Parasitologia
CONTEMPORÂNEA

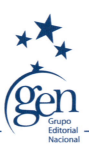

O GEN | Grupo Editorial Nacional – maior plataforma editorial brasileira no segmento científico, técnico e profissional – publica conteúdos nas áreas de ciências da saúde, exatas, humanas, jurídicas e sociais aplicadas, além de prover serviços direcionados à educação continuada e à preparação para concursos.

As editoras que integram o GEN, das mais respeitadas no mercado editorial, construíram catálogos inigualáveis, com obras decisivas para a formação acadêmica e o aperfeiçoamento de várias gerações de profissionais e estudantes, tendo se tornado sinônimo de qualidade e seriedade.

A missão do GEN e dos núcleos de conteúdo que o compõem é prover a melhor informação científica e distribuí-la de maneira flexível e conveniente, a preços justos, gerando benefícios e servindo a autores, docentes, livreiros, funcionários, colaboradores e acionistas.

Nosso comportamento ético incondicional e nossa responsabilidade social e ambiental são reforçados pela natureza educacional de nossa atividade e dão sustentabilidade ao crescimento contínuo e à rentabilidade do grupo.

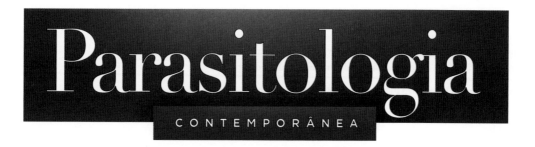

Marcelo Urbano Ferreira

Médico especialista em Clínica Médica e Medicina Tropical.
Mestre, Doutor e Livre-Docente em Parasitologia pela Universidade de São Paulo (USP).
Docente do Departamento de Parasitologia do
Instituto de Ciências Biomédicas da USP, São Paulo (SP), Brasil.

Segunda edição

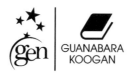

- O autor deste livro e a editora empenharam seus melhores esforços para assegurar que as informações e os procedimentos apresentados no texto estejam em acordo com os padrões aceitos à época da publicação, *e todos os dados foram atualizados pelo autor até a data do fechamento do livro.* Entretanto, tendo em conta a evolução das ciências, as atualizações legislativas, as mudanças regulamentares governamentais e o constante fluxo de novas informações sobre os temas que constam do livro, recomendamos enfaticamente que os leitores consultem sempre outras fontes fidedignas, de modo a se certificarem de que as informações contidas no texto estão corretas e de que não houve alterações nas recomendações ou na legislação regulamentadora.

- Data do fechamento do livro: 06/11/2020

- O autor e a editora se empenharam para citar adequadamente e dar o devido crédito a todos os detentores de direitos autorais de qualquer material utilizado neste livro, dispondo-se a possíveis acertos posteriores caso, inadvertida e involuntariamente, a identificação de algum deles tenha sido omitida.

- **Atendimento ao cliente: (11) 5080-0751 | faleconosco@grupogen.com.br**

- Direitos exclusivos para a língua portuguesa
  Copyright © 2021 by
  EDITORA GUANABARA KOOGAN LTDA.
  Uma editora integrante do GEN | Grupo Editorial Nacional
  Travessa do Ouvidor, 11
  Rio de Janeiro – RJ – CEP 20040-040
  www.grupogen.com.br

- Reservados todos os direitos. É proibida a duplicação ou reprodução deste volume, no todo ou em parte, em quaisquer formas ou por quaisquer meios (eletrônico, mecânico, gravação, fotocópia, distribuição pela Internet ou outros), sem permissão, por escrito, da EDITORA GUANABARA KOOGAN LTDA.

- Capa: Bruno Sales

- Editoração eletrônica: Edel

- Ficha catalográfica

CIP-BRASIL. CATALOGAÇÃO NA PUBLICAÇÃO
SINDICATO NACIONAL DOS EDITORES DE LIVROS, RJ

F442p
2. ed.

　Ferreira, Marcelo Urbano
Parasitologia contemporânea / Marcelo Urbano Ferreira. - 2. ed. - Rio de Janeiro : Guanabara Koogan, 2021.
336 p. : il. ; 28 cm.

　Inclui bibliografia e índice
ISBN 9788527736411

　1. Parasitologia. 2. Parasitologia médica. 3. Diagnóstico parasitológico. 4. Doenças parasitárias - Tratamento. I. Título.

20-67278　　　　　　　　　　　　　　　　　　CDD: 616.96
　　　　　　　　　　　　　　　　　　　　　　　CDU: 616-022

Camila Donis Hartmann - Bibliotecária - CRB-7/6472

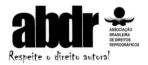

Colaboradores

Annette Silva Foronda
Médica especialista em Pediatria. Doutora em Parasitologia pela Universidade de São Paulo (USP). Docente aposentada do Departamento de Parasitologia do Instituto de Ciências Biomédicas da USP, São Paulo (SP), Brasil.

António Paulo Gouveia de Almeida
Médico especialista em Medicina Tropical. Mestre em Parasitologia Médica e Doutor em Entomologia Médica pela Universidade de Londres. Docente do Instituto de Higiene e Medicina Tropical da Universidade Nova de Lisboa, Lisboa, Portugal.

Ariel Mariano Silber
Biólogo. Doutor em Ciências pela Universidade de Buenos Aires, Argentina, e Livre-Docente em Parasitologia pela Universidade de São Paulo (USP). Docente do Departamento de Parasitologia do Instituto de Ciências Biomédicas da USP, São Paulo (SP), Brasil.

Carlos Eugênio Cavasini
Biólogo. Mestre e Doutor em Ciências da Saúde pela Faculdade de Medicina de São José do Rio Preto (FAMERP). Docente do Departamento de Doenças Dermatológicas, Infecciosas e Parasitárias da FAMERP, São José do Rio Preto (SP), Brasil.

Cláudio Santos Ferreira (*in memoriam*)
Médico especialista em Medicina Tropical. Doutor e Livre-Docente em Parasitologia pela Universidade de São Paulo (USP). Docente aposentado do Departamento de Parasitologia do Instituto de Ciências Biomédicas da USP, São Paulo (SP), Brasil.

Daniel Youssef Bargieri
Biomédico. Doutor em Microbiologia e Imunologia pela Universidade Federal de São Paulo (UNIFESP). Docente do Departamento de Parasitologia do Instituto de Ciências Biomédicas da Universidade de São Paulo (USP), São Paulo (SP), Brasil.

Fábio Ramos de Souza Carvalho
Biólogo. Doutor em Microbiologia pela Universidade de São Paulo (USP). Docente do Centro Universitário do Espírito Santo (UNESC), Colatina (ES), Brasil.

Gilberto Salles Gazeta
Médico-veterinário. Mestre e Doutor em Medicina Veterinária pela Universidade Federal Rural do Rio de Janeiro (UFRRJ). Coordenador do Laboratório de Referência Nacional em Vetores de Riquétsias, Fundação Oswaldo Cruz, Rio de Janeiro (RJ), Brasil.

Guita Rubinsky Elefant
Farmacêutica-bioquímica. Mestre e Doutora em Parasitologia pela Universidade de São Paulo (USP). Pesquisadora aposentada do Instituto de Medicina Tropical de São Paulo da USP, São Paulo (SP), Brasil.

Henrique Bunselmeyer Ferreira
Biólogo. Mestre e Doutor em Genética e Biologia Molecular pela Universidade Federal do Rio Grande do Sul (UFRGS). Docente do Departamento de Biologia Molecular e Biotecnologia da UFRGS, Porto Alegre (RS), Brasil.

Jeffrey J. Shaw
Zoólogo. Mestre em Parasitologia Aplicada e Entomologia e Doutor em Parasitologia pela Universidade de Londres. Docente sênior do Departamento de Parasitologia do Instituto de Ciências Biomédicas da USP, São Paulo (SP), Brasil.

João Pinto
Biólogo. Doutor em Genética pela Universidade de Lisboa. Docente do Instituto de Higiene e Medicina Tropical da Universidade Nova de Lisboa, Lisboa, Portugal.

Karen Luísa Haag
Bióloga. Mestre e Doutora em Genética e Biologia Molecular pela Universidade Federal do Rio Grande do Sul (UFRGS). Docente do Departamento de Genética do Instituto de Biociências da UFRGS, Porto Alegre (RS), Brasil.

Kézia Katiani Gorza Scopel
Bióloga. Mestre e Doutora em Parasitologia pela Universidade Federal de Minas Gerais (UFMG). Docente do Departamento de Parasitologia, Microbiologia e Imunologia do Instituto de Ciências Biológicas da Universidade Federal de Juiz de Fora (MG), Brasil.

Maria Odete Afonso
Médica especialista em Saúde Pública e Medicina Tropical. Doutora em Ciências Biomédicas, Especialidade de Parasitologia, pela Universidade Nova de Lisboa. Docente do Instituto de Higiene e Medicina Tropical da Universidade Nova de Lisboa, Lisboa, Portugal.

Nathália Ferreira Lima
Bióloga. Mestre e Doutora em Ciências pela Universidade de São Paulo (USP). Pós-Doutoranda na UniversitätsKlinikum Heidelberg, Universidade de Heidelberg, Alemanha.

Silvia Reni B. Uliana
Médica especialista em Doenças Infecciosas e Parasitárias. Mestre, Doutora e Livre-Docente em Parasitologia pela Universidade de São Paulo (USP). Docente do Departamento de Parasitologia do Instituto de Ciências Biomédicas da USP, São Paulo (SP), Brasil.

Stefan Vilges de Oliveira
Biólogo. Mestre e Doutor em Medicina Tropical pela Universidade de Brasília. Docente do Departamento de Saúde Coletiva da Faculdade de Medicina da Universidade Federal de Uberlândia (UFU), Uberlândia (MG), Brasil.

Teresinha Tizu Sato Schumaker
Bióloga. Mestre e Doutora em Parasitologia pela Universidade de São Paulo (USP). Docente aposentada do Departamento de Parasitologia do Instituto de Ciências Biomédicas da USP, São Paulo (SP), Brasil.

Prefácio à Segunda Edição

Esta edição revisada e ampliada de *Parasitologia Contemporânea* segue as mesmas diretrizes que orientaram a redação da primeira. Busca-se uma abordagem moderna, que combina a descrição biológica dos principais parasitos humanos com aspectos recentes de investigação, em um texto conciso e agradável de ler. Mantém-se uma rigorosa seleção de temas a serem discutidos, com base em sua importância médica global e regional.

No entanto, acrescentam-se, aqui, novos capítulos referentes a parasitos prevalentes em outros países de língua portuguesa, ainda que raros no Brasil. Novos autores foram convidados para suprir lacunas observadas na primeira edição, especialmente aquelas relativas a parasitos comuns na África. Amplia-se, deste modo, a abrangência da obra, que passa a contar com 20 capítulos.

Esta segunda edição de *Parasitologia Contemporânea* é dedicada à memória do Dr. Cláudio Santos Ferreira (1925-2017), médico e professor de Parasitologia da Universidade de São Paulo.

Marcelo Urbano Ferreira

Prefácio à Primeira Edição

Os tratados clássicos de Parasitologia médica descrevem minuciosamente os aspectos morfológicos e fisiológicos dos principais parasitos humanos, enquanto os tratados de clínica de doenças infecciosas e parasitárias relatam as doenças associadas à existência de parasitos em seres humanos, seu diagnóstico e tratamento. À luz das ciências biológicas contemporâneas e da investigação clínica moderna, *Parasitologia Contemporânea* foi elaborado com o objetivo de fornecer ao estudante e ao profissional da área biomédica a base factual e conceitual necessária para estabelecer associações entre características biológicas dos parasitos e a fisiopatologia das doenças a eles associadas.

Esta obra não se limita a listar e descrever, com base em critérios morfológicos, bioquímicos ou moleculares, os parasitos que infectam o homem, mas se aventura também em campos como a ecologia, a biologia populacional e a genômica comparativa.

Além disso, *Parasitologia Contemporânea* foi submetido a uma rigorosa seleção dos temas discutidos. O leitor não encontrará senão breves menções a parasitos raros no Brasil, ainda que, eventualmente, tenham importância epidemiológica em outras regiões do mundo. Em contrapartida, terá acesso a informações atualizadas sobre os temas de biologia parasitária moderna frequentemente negligenciados em tratados clássicos.

Embora este livro apresente informação atualizada sobre o diagnóstico laboratorial e o tratamento de diversas infecções parasitárias, o leitor deve estar atento ao constante desenvolvimento dessas áreas, veiculado em publicações científicas especializadas.

Esta edição é dedicada à memória do Dr. Marcos Luiz Simões Castanho, professor de Parasitologia Médica da Universidade de São Paulo.

Marcelo Urbano Ferreira

Material Suplementar

Este livro conta com o seguinte material suplementar:

- Ilustrações da obra em formato de apresentação (restrito a docentes).

O acesso ao material suplementar é gratuito. Basta que o leitor se cadastre e faça seu *login* em nosso *site* (www.grupogen.com.br), clicando em GEN-IO, no *menu* superior do lado direito.

O acesso ao material suplementar *online* fica disponível até seis meses após a edição do livro ser retirada do mercado.

Caso haja alguma mudança no sistema ou dificuldade de acesso, entre em contato conosco (gendigital@grupogen.com.br).

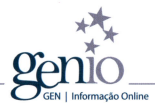

GEN-IO (GEN | Informação Online) é o ambiente virtual de aprendizagem do GEN | Grupo Editorial Nacional

Sumário

1 Introdução à Parasitologia, 1
Marcelo Urbano Ferreira
Introdução, 1
Associações entre seres vivos, 1
Parasitos e hospedeiros, 2
Parasitos em populações, 2
Classificação de parasitos e vetores, 3
Referências bibliográficas, 5
Leitura sugerida, 5

2 Entomologia Médica | Introdução e Conceitos Gerais, 7
António Paulo Gouveia de Almeida
Introdução, 7
História e desenvolvimento, 7
Doenças de transmissão vetorial e grandes endemias, 7
Conceito de vetor, 8
Tipos e mecanismos de transmissão de agentes patogênicos e pelos artrópodes, 9
Biossistemática e principais categorias taxonômicas, 11
Conceito de espécie e espécies gêmeas, 11
Filo Arthropoda, 13
Principais sistemas biológicos das doenças de transmissão por vetores artrópodes (DTV), 20
Medidas entomológicas nas doenças de transmissão vetorial (DTV), 20
Referências bibliográficas, 24
Leitura sugerida, 24

3 Os Plasmódios e a Malária, 25
Marcelo Urbano Ferreira ■ Kézia Katiani Gorza Scopel ■ João Pinto
Introdução, 25
Aspectos biológicos, 26
Aspectos clínicos, 30
Diagnóstico laboratorial da malária, 34
Tratamento da malária, 35
Vetores da malária, 36
Prevenção e controle da malária, 39
Referências bibliográficas, 44
Leitura sugerida, 45

4 *Toxoplasma gondii* e a Toxoplasmose, 47
Daniel Youssef Bargieri ■ Marcelo Urbano Ferreira
Introdução, 47
Toxoplasma, 47
Aspectos biológicos, 49
Aspectos clínicos, 53
Diagnóstico laboratorial da toxoplasmose, 54
Tratamento da toxoplasmose, 55
Prevenção e controle da toxoplasmose, 55
Referências bibliográficas, 57
Leitura sugerida, 58

5 *Trypanosoma cruzi* e a Doença de Chagas, 59
Ariel Mariano Silber ■ Marcelo Urbano Ferreira
Introdução, 59
Tripanossomas, 59
Aspectos biológicos, 60
Aspectos clínicos, 69
Diagnóstico laboratorial da doença de Chagas, 70
Tratamento da doença de Chagas, 71
Vetores da doença de Chagas, 72
Prevenção e controle da doença de Chagas, 74
Referências bibliográficas, 77
Leitura sugerida, 78

6 Os Tripanossomas Africanos e a Doença do Sono, 79
Marcelo Urbano Ferreira ■ Ariel Mariano Silber
Introdução, 79
Tripanossomas africanos de importância veterinária, 79
Aspectos biológicos de *Trypanosoma brucei gambiense* e *Trypanosoma brucei rhodesiense*, 81
Variação antigênica, 85
Aspectos clínicos da doença do sono, 86
Diagnóstico laboratorial da doença do sono, 87
Tratamento da doença do sono, 88
Vetores da doença do sono, 89
Prevenção e controle da doença do sono, 90
Referências bibliográficas, 92
Leitura sugerida, 92

7 O Gênero *Leishmania* e as Leishmanioses, 93
Silvia Reni B. Uliana ■ Maria Odete Afonso ■ Jeffrey J. Shaw

Introdução, 93
Aspectos biológicos, 93
Aspectos clínicos, 97
Diagnóstico laboratorial das leishmanioses, 98
Tratamento das leishmanioses, 98
Vetores das leishmanioses, 99
Prevenção e controle das leishmanioses, 101
Referências bibliográficas, 103
Leitura sugerida, 103

8 Os Protozoários Intestinais Clássicos, 105
Marcelo Urbano Ferreira ■ Annette Silva Foronda

Introdução, 105
Amebas intestinais e a amebíase, 105
Giardia duodenalis e a giardíase, 112
Balantidium coli e *Blastocystis hominis*, 118
Outros protozoários que habitam o trato digestório humano, 121
Referências bibliográficas, 124
Leitura sugerida, 125

9 Os Protozoários Intestinais Emergentes, 127
Annette Silva Foronda ■ Fábio Ramos de Souza Carvalho

Introdução, 127
Cryptosporidium hominis, Cryptosporidium parvum e a criptosporidiose, 128
Cyclospora cayetanensis e a ciclosporíase, 133
Cystoisospora belli (syn *Isospora belli*) e a cistoisosporíase, 135
Referências bibliográficas, 137
Leitura sugerida, 138

10 Amebas de Vida Livre Potencialmente Patogênicas, 139
Annette Silva Foronda ■ Fábio Ramos de Souza Carvalho

Introdução, 139
Aspectos biológicos, 139
Patologia e imunidade, 142
Patogenicidade e fatores de virulência, 142
Aspectos clínicos, 143
Diagnóstico laboratorial, 144
Tratamento de infecções por amebas de vida livre, 146
Prevenção e controle das infecções por amebas de vida livre, 147
Referências bibliográficas, 148
Leitura sugerida, 149

11 Os Microsporídios e as Microsporidioses, 151
Karen Luísa Haag

Introdução, 151
Aspectos biológicos, 151
Fatores de virulência, 152
Aspectos clínicos e patológicos da microsporidiose humana, 154
Diagnóstico laboratorial das microsporidioses, 154
Prevenção e controle das microsporidioses humanas, 154
Outras microsporidioses de importância econômica, 155
Referências bibliográficas, 156
Leitura sugerida, 157

12 *Trichomonas vaginalis* e a Tricomoníase, 159
Carlos Eugênio Cavasini ■ Marcelo Urbano Ferreira

Aspectos biológicos, 159
Mecanismos de lesão epitelial, 161
Aspectos clínicos, 162
Diagnóstico laboratorial e tratamento da tricomoníase, 163
Prevenção e controle da tricomoníase, 164
Referências bibliográficas, 164
Leitura sugerida, 165

13 Os Nematódeos Intestinais, 167
Marcelo Urbano Ferreira

Introdução, 167
Biologia dos nematódeos, 169
Ascaris e a ascaríase, 170
Trichuris e a tricuríase, 173
Ancilostomídeos e a ancilostomíase, 173
Strongyloides e a estrongiloidíase, 178
Enterobius e a enterobíase, 181
Diagnóstico laboratorial, 183
Tratamento, 184
Prevenção e controle, 185
Referências bibliográficas, 190
Leitura sugerida, 191

14 *Larva migrans* Visceral e Cutânea, 193
Guita Rubinsky Elefant ■ Marcelo Urbano Ferreira

Introdução, 193
Toxocara e a *larva migrans* visceral, 193
Ancilostomídeos e a *larva migrans* cutânea, 197
Referências bibliográficas, 199
Leitura sugerida, 200

15 As Filárias e as Filarioses, 201
Marcelo Urbano Ferreira ■ Nathália Ferreira Lima

Introdução, 201
Filárias, 201
Filariose linfática, 202
Oncocercose, 206
Mansonella ozzardi, Mansonella perstans, Mansonella streptocerca e as mansoneloses, 208
Loa loa e a loíase, 211
Dracunculus medinensis e a dracunculíase, 213
Dirofilaria immitis e a dirofilariose humana, 214
Artrópodes vetores das principais filarioses humanas, 215

Controle da filariose linfática e da oncocercose, *216*
Referências bibliográficas, *217*
Leitura sugerida, *218*

16 Trematódeos | *Schistosoma mansoni* e *Fasciola hepatica*, *219*
Marcelo Urbano Ferreira ■ *Silvia Reni B. Uliana*
Introdução, *219*
Trematódeos digenéticos, *219*
Schistosoma mansoni, *220*
Esquistossomose mansônica, *224*
Fasciola hepatica e a fasciolose humana, *231*
Referências bibliográficas, *233*
Leitura sugerida, *234*

17 Os Esquistossomos do Grupo *Haematobium*, *235*
Marcelo Urbano Ferreira
Introdução, *235*
Schistosoma haematobium e esquistossomose urogenital, *235*
Schistosoma guineensis e *Schistosoma intercalatum*, *241*
Prevenção e controle da esquistossomose na África, *242*
Referências bibliográficas, *243*
Leitura sugerida, *244*

18 Os Cestoides, *245*
Henrique Bunselmeyer Ferreira ■ *Karen Luísa Haag* ■ *Marcelo Urbano Ferreira*
Introdução, *245*
As teníases e a cisticercose humana, *246*
As equinococoses, *249*
Prevenção e controle de teníase, cisticercose e equinococoses, *254*

As himenolepíases, *255*
As difilobotríases, *256*
Referências bibliográficas, *259*
Leitura sugerida, *260*

19 Artrópodes que Causam Doença Humana, *261*
Gilberto Salles Gazeta ■ *Stefan Vilges de Oliveira* ■ *Teresinha Tizu Sato Schumaker*
Introdução, *261*
Aspectos biológicos, *261*
Insetos, *261*
Ácaros, *276*
Referências bibliográficas, *287*
Leitura sugerida, *288*

20 Diagnóstico Parasitológico, *289*
Marcelo Urbano Ferreira ■ *Kézia Katiani Gorza Scopel* ■ *Cláudio Santos Ferreira*
Introdução, *289*
Identificação morfológica de parasitos, *289*
Exame parasitológico de fezes, *289*
Exame de amostras sanguíneas, *300*
Diagnóstico de infecções por protozoários cavitários, *303*
Diagnóstico de infecções por protozoários teciduais, *305*
Diagnóstico de infecções por nematódeos intestinais, *310*
Diagnóstico de infecções por trematódeos, *311*
Diagnóstico de infecções por cestoides, *312*
Diagnóstico das filarioses, *313*
Diagnóstico de parasitos em vetores, *314*
Referências bibliográficas, *318*
Leitura sugerida, *318*

Índice Alfabético, *319*

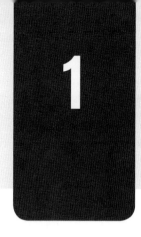

1 Introdução à Parasitologia

Marcelo Urbano Ferreira

Introdução

A Parasitologia é muitas vezes definida como o estudo dos *parasitos*, seres vivos que vivem em dependência metabólica com os seus hospedeiros, causando-lhes algum tipo de dano. Causar dano a seus hospedeiros não é, entretanto, uma consequência inevitável da infecção por organismos classicamente definidos como parasitos. Seria mais lógico, portanto, definir a Parasitologia como o estudo de um tipo particular de associação entre seres vivos, conhecido como *parasitismo*, em que alguns organismos podem estar engajados de modo ocasional ou permanente.

Um organismo pode dedicar-se ao parasitismo em certas fases de seu desenvolvimento ou em certos contextos específicos, sendo um parasito ocasional ou facultativo. Já um organismo metabolicamente dependente de outro durante parte de seu ciclo de vida pode apresentar também uma fase de *vida livre*, como o *Strongyloides stercoralis*. Ou pode ser um *comensal* inofensivo para a maioria dos hospedeiros que se torna extremamente patogênico em hospedeiros imunossuprimidos, como o *Cryptosporidium parvum* e o *C. hominis*. Finalmente, um organismo abundante na natureza pode ser essencialmente de vida livre, causando doença em raros hospedeiros aparentemente saudáveis por motivos ainda obscuros, como o *Naegleria fowleri*.

Os exemplos citados referem-se a organismos que fazem parte do âmbito deste livro, deixando claro que as fronteiras da Parasitologia humana são em grande parte delimitadas por convenções acadêmicas, em vez de conceitos precisos. Em Ecologia, estudam-se casos ainda mais complexos, nos quais a mesma associação entre seres vivos pode apresentar consequências positivas ou negativas, em termos de sobrevivência e sucesso reprodutivo dos organismos envolvidos, dependendo de determinadas circunstâncias ambientais – por exemplo, a existência de determinados predadores e a ocorrência de mudanças climáticas. Nesses contextos, definir a identidade do parasito torna-se um exercício sem sentido.

Portanto, o objeto de estudo da Parasitologia não é um conjunto de organismos convencionalmente definidos como parasitos na tradição acadêmica. De fato, a Parasitologia tem o objetivo de estudar um tipo específico de associação entre seres vivos, conhecido como parasitismo, de que frequentemente resultam doenças de grande importância em saúde pública.

Associações entre seres vivos

São de *vida livre* os seres vivos capazes de sobreviver sem uma associação estreita e duradoura com outros seres vivos de espécies diferentes. Essa associação envolve certo grau de dependência para a obtenção, por exemplo, de abrigo e alimento. O termo *simbiose*, que significa literalmente *viver junto*, engloba um conjunto de *associações duradouras* entre seres vivos, que podem ser benéficas para ambos ou para somente um dos organismos envolvidos. Chama-se *mutualismo* a associação benéfica para ambos os parceiros, e *comensalismo* aquela em que somente um dos parceiros obtém benefício, sem que o outro seja propriamente prejudicado. Em nosso tubo digestivo, *e.g.*, encontram-se numerosos microrganismos comensais, protozoários e bactérias. *Forese* refere-se a uma simbiose em que a relação entre os organismos não envolve obtenção de alimentos. O termo *parasitismo*, que significa literalmente *alimentar-se ao lado de*, refere-se à associação em que um dos parceiros, o *parasito*, em geral de pequeno porte, obtém benefício em detrimento do outro, de maior porte, conhecido como *hospedeiro*. Na Ecologia, o benefício ou prejuízo decorrente dessas associações entre seres vivos é geralmente expresso em termos quantitativos: define-se uma relação como parasitária quando ocorrem prejuízos mensuráveis na população de hospedeiros, tais como maior mortalidade ou retardo de crescimento. Na Parasitologia humana, entretanto, o prejuízo para o hospedeiro caracteriza-se, em termos bem mais subjetivos, como *doença*. Como a ideia de doença, longe de ser meramente biológica, incorpora traços culturais e psicológicos, a própria definição de *parasitismo* adquire contornos menos precisos quando se trata de associações que envolvem os seres humanos. Nem sempre a doença parasitária é acompanhada de sinais e sintomas dramáticos, como febre alta, calafrios ou lesões cutâneas evidentes; muitas manifestações clínicas são insidiosas, sutis. Além disso, não são raras as *infecções sem doença*, situações em que alguns hospedeiros parecem suportar a presença do parasito sem manifestarem algum sinal ou sintoma decorrente da infecção. Diferenças de suscetibilidade na população de hospedeiros, da carga parasitária e de virulência dos parasitos são algumas das explicações mais comuns para essa heterogeneidade de expressão clínica das infecções parasitárias. Os hospedeiros assintomáticos de parasitos constituem, frequentemente, um importante *reservatório* de infecção, que permanece sem diagnóstico nem tratamento por longos períodos de tempo. Os plasmódios e as amebas intestinais são exemplos de parasitos frequentemente associados a um amplo reservatório assintomático.

Parasitos e hospedeiros

Em termos gerais, a Parasitologia estuda o modo de vida de um grande grupo de organismos unicelulares – como bactérias, alguns fungos e protozoários – e multicelulares – como helmintos e artrópodes. No ambiente acadêmico, a Parasitologia foi tradicionalmente restrita ao estudo dos *protozoários*, *helmintos* e *artrópodes* envolvidos em relações parasitárias, legando à Microbiologia o estudo dos demais organismos citados. Embora essa divisão não seja propriamente lógica, ela será adotada para definir o escopo deste livro. Assim, inclui-se aqui o estudo dos protozoários (eucariotos unicelulares microscópicos) e dos helmintos (metazoários geralmente macroscópicos) que causam doença humana no Brasil, bem como de artrópodes e moluscos que servem como *vetores biológicos* de parasitos relevantes do ponto de vista clínico e epidemiológico e de artrópodes que causam doença humana.

Tradicionalmente, distinguem-se *endoparasitas* e *ectoparasitas*. Os primeiros habitam células e tecidos (*parasitos teciduais*) ou o lúmen de vísceras ocas (*parasitos cavitários*) dos hospedeiros, enquanto os ectoparasitas se nutrem de elementos da superfície do hospedeiro, como pulgas, piolhos e carrapatos, geralmente sem penetrar profundamente seu organismo. A maioria dos capítulos deste livro trata de endoparasitas e seus vetores biológicos; o Capítulo 19, *Artrópodes que Causam Doença Humana*, trata dos artrópodes ectoparasitas.

Os termos *hospedeiro definitivo* e *hospedeiro intermediário* são frequentemente utilizados em Parasitologia, ainda que não haja uma definição precisa para tais. Em geral, considera-se que o hospedeiro definitivo é aquele em que transcorre a maior parte do ciclo de vida do parasito, e que geralmente alberga as formas adultas do parasito, capazes de reprodução sexual. O hospedeiro intermediário seria aquele em que se passa uma fase curta, porém essencial, do ciclo do parasito, que às vezes inclui uma ou mais etapas de reprodução assexuada. Em geral, é o hospedeiro que alberga as formas larvárias do parasito. Essa definição é adequada à maioria dos helmintos, mas causa dúvidas em relação aos protozoários, em que não se podem definir formas adultas e nos quais nem sempre há reprodução sexual. Além disso, há situações peculiares, como a dos parasitos da malária, que fazem a maior parte de seu ciclo sexuado em artrópodes e seu ciclo assexuado em vertebrados, incluindo os seres humanos. Nesses casos, prefere-se falar em *hospedeiro vertebrado* e *hospedeiro invertebrado*, muitas vezes também conhecido como *vetor*. O vetor é geralmente um hospedeiro intermediário de pequeno porte e de alta mobilidade, responsável pela circulação do parasito entre os hospedeiros vertebrados. Pode ser um *vetor biológico*, caso haja desenvolvimento do parasito em seu interior, ou meramente um *vetor mecânico*, pelo qual o parasito passa sem sofrer modificações significativas. Os vetores mecânicos constituem um exemplo particular de *hospedeiro paratênico* ou *de transporte* e podem auxiliar na disseminação de parasitos, mas não são necessários para seu pleno desenvolvimento. Parasitos *monoxenos* são aqueles cujo ciclo vital se processa em apenas um hospedeiro, como as amebas; os parasitos *heteroxenos* desenvolvem-se sucessivamente em dois ou mais hospedeiros de espécies diferentes, como os parasitos da malária e da esquistossomose.

Os parasitos *eurixenos* são capazes de infectar uma ampla gama de hospedeiros distintos. O exemplo mais marcante é *Toxoplasma gondii*, que tem somente os felídeos como hospedeiros definitivos, mas se desenvolve em mais de 300 espécies distintas de hospedeiros intermediários vertebrados, incluindo mamíferos e aves. Os animais que servem de hospedeiros a parasitos humanos, representando importante fonte de infecção, constituem o chamado *reservatório animal* dessas parasitoses. As infecções que circulam entre animais e seres humanos são conhecidas como *zoonoses*. Os parasitos *estenoxenos* são capazes de infectar uma única espécie de hospedeiro, ou espécies muito próximas na escala zoológica. São exemplos o parasito da malária *Plasmodium falciparum*, a ameba *Entamoeba histolytica* e diversos helmintos como *Ancylostoma duodenale* e *Strongyloides stercoralis*, entre outros. As infecções que circulam exclusivamente entre seres humanos são conhecidas como *antroponoses*.

Uma questão recorrente na Parasitologia é a busca de critérios para definir novas espécies. No passado, muitas espécies novas foram descritas com base no hospedeiro; encontrar um parasito já conhecido em uma nova espécie de hospedeiro foi suficiente para prover a literatura de muitas espécies de validade biológica discutível. Em muitos casos, encontram-se parasitos morfologicamente idênticos em hospedeiros de espécies distintas, sem que se saiba com certeza se pertencem à mesma espécie ou a espécies distintas. *Ascaris lumbricoides*, a lombriga humana, é um exemplo disso: os vermes são morfologicamente semelhantes àqueles encontrados em suínos, pertencentes à espécie *Ascaris suum*. Seres humanos podem ser infectados com ovos eliminados nas fezes suínas, e porcos, com ovos provenientes de infecções humanas. A definição de novas espécies de *Giardia* e de *Echinococcus* também ilustra as dificuldades encontradas pelo taxonomista: somente a combinação de critérios epidemiológicos e moleculares tem possibilitado a reavaliação da validade de espécies classicamente definidas com base no hospedeiro de origem.

Parasitos em populações

Pode-se definir uma *população* de parasitos como o conjunto de indivíduos de uma mesma espécie, independentemente de seu estágio de desenvolvimento, que habitam uma mesma região. Entretanto, pela própria natureza do parasitismo, as populações de parasitos são subdivididas em hospedeiros; cada *infrapopulação* compreende os parasitos da mesma espécie que cada hospedeiro individual alberga. Essa subestruturação dos parasitos em hospedeiros reduz a possibilidade de panmixia que caracteriza a maioria das populações de organismos de vida livre. Dela resulta um fenômeno conhecido como *efeito Wahlund*: para sua reprodução, os parasitos tendem a encontrar seus parceiros em uma mesma infrapopulação, reduzindo a heterozigosidade da população em geral.

Em 1971, Crofton propôs que o padrão de distribuição de parasitos na população de hospedeiros segue um padrão típico de agregação: a maioria dos hospedeiros tem cargas parasitárias baixas (quando elas existem), enquanto alguns poucos têm altas cargas parasitárias e estão expostos ao risco de doença. Em geral, cerca de 20% dos hospedeiros albergam cerca de 80% dos parasitos de uma população (Crofton, 1971). O mesmo fenômeno, originalmente observado em infecções por helmintos intestinais (ver Capítulo 13, Os Nematódeos Intestinais), verifica-se em relação a protozoários como os plasmódios (ver Capítulo 3, Os Plasmódios e a Malária) e Giardia (ver Capítulo 8, Os Protozoários Intestinais Clássicos). Os níveis de agregação observados em diferentes espécies de parasitos e populações de hospedeiros variam, em geral, em uma faixa relativamente estreita. Esta pode ser uma consequência da seleção natural, que favoreceria níveis intermediários de agregação; níveis mais elevados resultariam em grande mortalidade de parte da população de hospedeiros, enquanto níveis muito baixos de agregação dificultariam o encontro de parceiros para a reprodução sexual, especialmente de helmintos com sexos separados (*dioicos*). Diversos fatores ligados ao hospedeiro que modulam a exposição ao parasito e o risco de infecção, como as características genéticas e comportamentais, também contribuem para a agregação dos parasitos em alguns indivíduos.

Finalmente, cada população de parasitos interage com outras populações de organismos da mesma espécie, especialmente por meio de migração de parasitos e hospedeiros. O conjunto de populações inter-relacionadas forma uma *metapopulação*. A frequência de interação entre populações de parasitos depende essencialmente da distância geográfica que as separa e do grau de mobilidade dos hospedeiros.

Classificação de parasitos e vetores

Os esquemas tradicionais de classificação dos seres vivos vêm sofrendo revisões frequentes à medida que se obtêm novos conhecimentos sobre as relações filogenéticas entre as espécies. Não se trata simplesmente de reclassificar alguns organismos em grupos preexistentes ou de criar novos grupos para abrigá-los, seguindo as regras da Comissão Internacional de Nomenclatura Zoológica. Em muitos casos, sequer existe consenso sobre o nível hierárquico (filo, classe, ordem, família) de um determinado agrupamento de organismos. Portanto, os parasitologistas encontram-se diante de um dilema: ou utilizam as classificações tradicionais, com as quais a maioria dos leitores está familiarizada, ou se valem de esquemas de classificação ainda em construção, com base em *relações filogenéticas* entre os organismos. Como a análise filogenética, especialmente aquela que emprega dados moleculares (*filogenia molecular*), é um dos campos mais ativos da pesquisa biológica atual, as classificações são frequentemente revistas. Consequentemente, todo esquema de classificação é provisório.

A posição taxonômica dos protozoários é definida segundo as normas sugeridas pela Sociedade de Protozoologistas (Adl et al., 2005), que não emprega os níveis hierárquicos superiores (filo, classe, ordem, família) adotados pela Comissão Internacional de Nomenclatura Zoológica, mantendo-se somente a nomenclatura clássica dos gêneros e das espécies. Assim, definem-se supergrupos, grupos e subgrupos de organismos relacionados filogeneticamente. Dos seis supergrupos de protistas, quatro têm organismos de interesse médico: Amoebozoa, que compreende a maioria das amebas; Opisthokonta, que reúne os metazoários e os fungos, incluindo os microsporídeos; Chromoalveolata, que reúne protistas com organelas semelhantes a cloroplastos, derivadas de algas endossimbiontes; e Excavata, que reúne um grande número de protozoários parasitos, muitos dos quais apresentam *citóstoma* (estrutura de alimentação) com morfologia característica, escavada (Dacks et al., 2008) (Tabela 1.1). Essa classificação substitui a proposta pela Sociedade de Protozoologistas há quase 40 anos (Levine et al., 1980), ainda amplamente utilizada em livros didáticos. A seguir, são descritos alguns exemplos de mudanças surgidas com a nova classificação. O filo Apicomplexa (definido por Levine em 1980), que reunia diversos protozoários de importância médica como *Plasmodium*, *Toxoplasma* e *Cryptosporidium*, passa a ser, na nova classificação, um subgrupo do supergrupo Chromoalveolata. A tradicional classe Kinetoplastida, que engloba os protozoários flagelados que apresentam *cinetoplasto* (uma mitocôndria modificada rica em DNA circular), como *Trypanosoma* e *Leishmania*, passa a ser um subgrupo do grupo Euglenozoa, por sua vez classificado no supergrupo Excavata.

A classificação dos helmintos não é menos controversa (Brooks, 1985). Os níveis superiores da hierarquia, os filos Platyhelminthes (vermes chatos) e Nematoda (vermes

TABELA 1.1 Classificação dos principais protozoários de importância médica.

Supergrupo	Grupo	Subgrupo	Exemplos de gêneros
Amoebozoa	Acanthamoebidae	–	*Acanthamoeba, Balamuthia*
	Entamoebida	–	*Entamoeba*
	Mastigamoebidae	–	*Endolimax*
Opisthokonta	Funghi	Microsporidia*	*Encephalitozoon, Enterocytozoon, Nosema*
Chromoalveolata	Stramenopiles	Opalinata	*Blastocystis*
	Alveolata	Apicomplexa	*Plasmodium, Cryptosporidium, Cyclospora, Toxoplasma*
		Ciliophora	*Balantidium*
Excavata	Fornicata	Eopharyngia	*Giardia, Chilomastix, Retortomonas, Enteromonas*
	Parabasalia	Trichomonadida	*Trichomonas, Diantamoeba*
	Heterolobosea	Vahlkampfiidae	*Naegleria*
	Euglenozoa	Kinetoplastea	*Leishmania, Trypanosoma*

*Os microsporídios são atualmente considerados fungos, mas continuam sendo estudados por protozoologistas.

cilíndricos), são amplamente aceitos; as maiores dificuldades estão no interior de cada filo. Os platelmintos compreendem um grupo extremamente diverso em termos de morfologia, ciclo de vida, tamanho e hábitat. Alguns são simbiontes (parasitos e comensais), outros são de vida livre. Há vasta literatura sobre a classificação dos platelmintos; a adotada neste livro (Tabela 1.2) foi compilada por Bush e colaboradores (2001), em seu excelente livro sobre ecologia parasitária, mas em hipótese nenhuma deve ser considerada definitiva. Baseia-se essencialmente em características morfológicas. Os platelmintos de importância médica agrupam-se nas subclasses Trematoda (infraclasse Digenea) e Cercomeromorphae (infraclasse Cestodaria).

Bush e colaboradores (2001) compilaram, igualmente, a classificação dos nematódeos utilizada na Tabela 1.2 e no restante deste livro. Trata-se de uma classificação de conveniência, que certamente sofrerá extensa revisão no futuro próximo. Os principais nematódeos que parasitam o homem agrupam-se na classe Rhabditea, que inclui as ordens Ascaridida (em que se encontra o gênero *Ascaris*), Strongylida (gêneros *Ancylostoma* e *Necator*), Rhabditida (gênero *Strongyloides*), Oxyurida (*Enterobius*) e Spirurida (filárias); a segunda classe de importância médica chama-se Enoplea, e inclui a ordem Trichurida (gênero *Trichuris*) (Bush et al., 2001). Entretanto, análises recentes de filogenia molecular sugerem a existência de três classes principais, divididas em cinco clados: Dorylaimia (que inclui o gênero *Trichuris*), Enoplia, Spirurina (que inclui os gêneros *Ascaris*, *Toxocara* e as filárias), Tylenchina (que inclui o gênero *Strongyloides*) e Rhabditina (que inclui os ancilostomídeos e o organismo modelo *Caenorhabditis elegans*) (Mitreva et al., 2005).

O Capítulo 2, *Entomologia Médica | Introdução e Conceitos Gerais*, e o Capítulo 19, *Artrópodes que Causam Doença Humana*, trazem informações referentes à classificação dos artrópodes de interesse médico – aqueles que transmitem infecções ou causam doença em seres humanos.

TABELA 1.2 Classificação dos principais helmintos de importância médica.

Filo	Classe	Subclasse	Infraclasse	Exemplos de gêneros
Platyhelminthes	Cercomeridea	Trematoda	Digenea	*Schistosoma, Fasciola, Fasciolopsis, Chlonorchis, Paragonimus, Opisthorchis, Metagonimus, Heterophyes*
		Cercomeromorphae	Cestodaria	*Taenia, Echinococcus, Hymenolepis, Diphyllobotrium*
Nematoda	Rhabditea	Rhabditia	–	*Ascaris, Strongyloides, Ancylostoma, Necator, Enterobius*
	Enoplea	–	–	*Trichuris*

PARASITOLOGIA EM FOCO

Samuel Barnsley Pessoa | Parasitologia e compromisso social

Samuel Barnsley Pessoa foi um dos mais destacados parasitologistas brasileiros do século XX. Formou uma notável escola, que combinou, com grande competência, a pesquisa de laboratório e o trabalho de campo para estudar doenças que afetam principalmente as populações mais pobres da zona rural negligenciadas pela Medicina à época.

Nascido em 1898, Pessoa ingressou na Faculdade de Medicina e Cirurgia de São Paulo (atualmente Faculdade de Medicina da Universidade de São Paulo [USP]) em 1916, onde iniciou suas atividades de pesquisa sobre as verminoses.

Depois de um ano (1927-28) de cursos e visitas ao exterior, onde teve contato com os serviços europeus de controle da malária, foi aprovado em concurso para a Cátedra de Parasitologia da Faculdade de Medicina e Cirurgia de São Paulo. Assumiu o posto de professor catedrático em 1931, com o compromisso de "atribuir sempre a maior prioridade aos verdadeiros problemas nosológicos do homem brasileiro".

Como professor, Samuel Pessoa fundou a principal escola de Parasitologia do Brasil. Seus discípulos diretos ocuparam importantes posições em universidades e institutos de pesquisa, do país e do exterior, formando uma nova geração de parasitologistas brasileiros. Publicou mais de 350 artigos científicos sobre temas de Parasitologia e Saúde Pública, especialmente sobre as verminoses intestinais e a leishmaniose tegumentar americana. Em 1946, lançou a primeira edição de seu grande tratado, intitulado *Parasitologia Médica*, que até o fim da década de 1980 foi o principal livro didático sobre esse tema em circulação no Brasil. Outras obras suas de grande impacto foram os livros *Problemas brasileiros de higiene rural*, de 1949, e uma coletânea com o nome de *Ensaios médico-sociais*, originalmente publicada em 1960, cuja última edição é de 1978.

Samuel Pessoa defendia que o controle das doenças parasitárias no Brasil, que afetam mais diretamente as populações rurais, é indissociável da reforma agrária e de uma ação estatal ampliada na área social e de saúde.

Aposentou-se como professor da Faculdade de Medicina da USP em 1956, aos 58 anos de idade, mantendo-se ativo como pesquisador em diversas instituições, especialmente na Seção de Parasitologia do Instituto Butantan, em São Paulo. Dedicou-se então ao estudo de tripanossomas e outros parasitos de répteis. A partir de 1964, Pessoa e seus discípulos mais destacados, cientistas de expressão acadêmica e intensa participação política, foram perseguidos pelo regime instaurado pelo golpe militar de 1964. Desse modo, dispersou-se o brilhante grupo de parasitologistas que constituíam o chamado "departamento vermelho" da Faculdade de Medicina; muitos foram demitidos, alguns presos e exilados. Em 1975, aos 77 anos de idade, Pessoa chegou também a ser preso e duramente interrogado sobre suas atividades políticas. Faleceu em São Paulo, em 1976, deixando como legado principal o compromisso entre a ciência e a saúde pública para a melhoria das condições de vida da população brasileira. Em tempos de obscurantismo científico, seu departamento de origem na USP o homenageia atribuindo-lhe o nome de seu principal auditório, lembrando a todos que a busca de uma sociedade mais justa continua entre os principais objetivos dos parasitologistas e especialistas em doenças negligenciadas contemporâneos.

Leitura sugerida

Paiva CHA. Samuel Pessoa: uma trajetória científica no contexto do sanitarismo campanhista e desenvolvimentista no Brasil. História, Ciências, Saúde – Manguinhos. 2006;13: 795-831.

Referências bibliográficas

Adl SM, Simpson AG, Farmer MA et al. The new higher level classification of eukaryotes with emphasis on the taxonomy of protists. J Eukaryot Microbiol. 2005;52:399-451.

Brooks DR. Phylogenetics and the future of helminth systematics. J Parasitol. 1985;71:719-27.

Bush AO, Fernández JC, Esch GW, Seed JR. Parasitism: the diversity and ecology of animal parasites. Cambridge, Cambridge University Press, 2011. 566p.

Crofton HD. A quantitative approach to parasitism. Parasitology. 1971;62:343-64.

Dacks JB, Walker G, Field MC. Implications of the new eukaryotic systematics for parasitologists. Parasitol Int. 2008;57:97-104.

Levine ND, Corliss JO, Cox FEG et al. A newly revised classification of the protozoa. J Protozool. 1980;27:37-58.

Mitreva M, Blaxter ML, Bird DM, McCarter JP. Comparasite genomics of nematodes. Trends Genet. 2005;21:573-81.

Leitura sugerida

Poulin R. Are there general laws in parasite ecology? Parasitology. 2007;134:763-76.

Walker G, Dorrell RG, Schlacht A, Dacks JB. Eukaryotic systematics: a user's guide for cell biologists and parasitologists. Parasitology. 2011;138:1638-63.

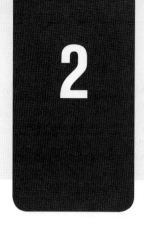

2 Entomologia Médica | Introdução e Conceitos Gerais

António Paulo Gouveia de Almeida

Introdução

A Entomologia Médica é a ciência que estuda os artrópodes de importância médica do ponto de vista clínico e, sobretudo, do ponto de vista de saúde pública, e que estabelece os meios de os combater. Os artrópodes têm interesse em medicina humana e veterinária por serem vetores de agentes patogênicos infecciosos (vírus, bactérias ou parasitos) que são transmitidos ao ser humano e a outros animais ou por serem causadores de incomodidade ou de doença, atuando como ectoparasitos ou endoparasitos, hematófagos ou não, do ser humano e de outros animais. Com efeito, é essa ação de ecto- ou endoparasitismo, acompanhada da alimentação de sangue (hematofagia) ou de tecidos cutâneos, de seres vertebrados, que lhes confere importância médica como vetores ou agentes de doença ou incomodidade.

A Entomologia Médica integra-se na área geral da Parasitologia, e é um ramo especializado da Entomologia Geral. Utiliza diversas tecnologias, como métodos morfológicos (microscopia óptica, microscopia confocal, microscopia eletrônica de varredura ou de transmissão), métodos bioquímicos e imunológicos, métodos de biologia molecular, modelação matemática e sistemas de informação geográfica, com recurso a dados de sensoriamento remoto para mapeamento e análise de risco.

História e desenvolvimento

Desde a Antiguidade existe a noção de que moscas, outros insetos e artrópodes estão relacionados com doenças. Isso é evidente, por exemplo, nas escrituras bíblicas e no Corão (El-Mallakh; El-Mallakh, 1994). Os antigos egípcios, em papiros de 1550 a.C., já relacionavam os carrapatos com a "febre do carrapato" (Varma, 1993). A monja beneditina alemã Hildegard von Bingen (1098-1179, mística, poetisa, compositora, dramaturga, médica e cientista, a abadessa do Mosteiro de Rupertsberg em Bingen, Alemanha) e o médico árabe de Sevilha, Avenzoar (1091-1162), terão sido precursores da Entomologia Médica ao observarem e descreverem, na Idade Média, "pequenas criaturas que corroíam a pele do homem", que corresponderiam aos ácaros causadores da escabiose ou sarna (Walton; Currie, 2007).

No entanto, pode dizer-se que a Entomologia Médica, tal como a conhecemos hoje, nasceu em 1877, com a descoberta histórica de Patrick Manson (1844-1922) de que as filárias causadoras da filaríose linfática ou elefantíase são transmitidas de um ser humano a outro por meio de mosquitos, necessitando dessa passagem para completar o seu ciclo de vida (Service, 1978). Em 1897, Ronald Ross (1857-1932) e Giovanni Battista Grassi (1854-1925) descobriram que os mosquitos também transmitiam a malária ou paludismo – cujos agentes, os plasmódios, haviam sido descobertos em 1880, por Alfonse Laveran. Logo no ano seguinte, Paul Louis Simond, em plena pandemia da peste em Bombaim (Mumbai), descobre que esta é transmitida pelas pulgas dos ratos, *Xenopsylla cheopis*. Em 1900, Walter Reed (1851-1902), oficial do Exército norte-americano em Cuba, descobre que a febre amarela é transmitida pelo mosquito *Aedes aegypti*, de acordo com a hipótese apresentada em 1881 pelo médico cubano Carlos Finlay (1833-1915) (Service, 1978; Brès, 1987). Assim, relaciona-se o início da Entomologia Médica a um conjunto de descobertas científicas que se deram no fim do século XIX, com o desenvolvimento da Microbiologia e da Parasitologia.

Doenças de transmissão vetorial e grandes endemias

É como vetores de agentes patogênicos, vírus, bactérias e protozoários ou helmintos parasitas que os artrópodes têm maior importância médica. Com efeito, as doenças de transmissão vetorial – ou doenças transmitidas por vetores (DTV) – têm assumido importância crescente no contexto atual. Estas encontram-se em plena ordem do dia, em emergência ou reemergência, quer nas regiões tropicais e países de baixa ou média renda (LMIC, do inglês *low- and middle-income countries*), onde tão grande fardo continuam a exercer sobre os sistemas de saúde, quer nos países considerados desenvolvidos, assumindo uma dimensão global. Nos últimos anos, vimos arboviroses, como chikungunya e Zika, estenderem seus limites ao hemisfério ocidental e tomarem uma magnitude epidêmica ou de emergência de saúde pública em nível internacional, cujas consequências, como a microcefalia no caso de Zika, ainda não estão totalmente avaliadas (WHO, 2016). Ao mesmo tempo, os surtos de dengue continuam a se repetir anualmente de modo implacável, e até mesmo doenças evitáveis por vacinação, como a febre amarela, têm causado epidemias com milhares de casos em surtos recentes em Angola, República Democrática do Congo, outros países africanos e no Brasil (WHO, 2019).

São casos paradigmáticos de DTV as grandes endemias como malária, transmitida por mosquitos, dengue, febre amarela, chikungunya, Zika, entre muitas outras arboviroses transmitidas por mosquitos e outras transmitidas por carrapatos, a tripanossomíase humana africana ou doença do sono, transmitida pelas moscas-tsé-tsé, a tripanossomíase humana americana ou doença de Chagas, transmitida pelos triatomíneos ou "barbeiros", a oncocercose ou cegueira dos rios, transmitida por simulídeos ou "borrachudos", as filarioses linfáticas ou elefantíase, transmitidas por mosquitos, e as leishmanioses, transmitidas por pequenos insetos denominados flebótomos. A estas, costumam-se também acrescentar as parasitoses como as esquistossomoses que, transmitidas por hospedeiros intermediários (caracóis de água doce), são muitas vezes incluídas entre as DTV. Todas essas infecções têm importante repercussão na saúde das populações, principalmente em países LMIC, quer africanos, sul-americanos ou asiáticos, constituindo grandes endemias, com importantes mortalidades ou morbilidades que se traduzem por elevadas perdas de DALYs.[1] Com efeito, várias das grandes endemias africanas são DTV, só suplantadas, dentre as doenças infeciosas, pela AIDS, pela tuberculose e por outras infecções respiratórias.

Dentre estas, continuam a destacar-se a malária, com 216 milhões de casos e 445 mil mortes estimados em 2016, e as doenças tropicais negligenciadas (NTD, do inglês *neglected tropical diseases*),[2] grupo de condições clínicas caracterizado pela proliferação em ambientes tropicais, onde é comum a coinfecção com mais de um agente por ser humano (múltiplas infecções) e sua associação com a pobreza. Entre as NTDs incluem-se várias DTV, como doença de Chagas, dengue, chikungunya; dracunculíase; tripanossomose humana africana; leishmanioses; filarioses linfáticas; oncocercose; escabiose e outras ectoparasitoses; e esquistossomoses. Estima-se em 1,5 bilhão de pessoas a população que necessitou de tratamento de massa ou individual para NTDs em 2016 (WHO, 2018).

São vários os fatores que contribuem para tão grande importância e/ou ressurgimento das DTV, tais como: mudanças climáticas; mudanças ambientais antropogênicas (crescimento populacional, desmatamento e perturbação dos hábitats naturais); resistência a fármacos e a inseticidas; mobilidade global de pessoas, animais e bens com a consequente introdução de espécies exóticas de vetores e reservatórios de patógeneos; fatores e instabilidade socioeconômica e crises humanitárias; insuficiências nos sistemas de saúde e descontinuação das operações de controle.

---

[1] DALY, do inglês *disability adjusted life year*, é uma medida do impacto que estas doenças causam. Trata-se da perda aferida de anos de vida saudável em decorrência da doença. Assim, 1 DALY é 1 ano perdido de vida saudável; é, pois, uma medida não só do número de mortes mas também do impacto destas quando prematuras e da incapacidade que a doença causa em uma população.

[2] As NTDs consideradas pela WHO são: dengue e chikungunya; raiva; tracoma; úlcera de Buruli; bouba (treponematose endêmica); hanseníase ou doença de Hansen; doença de Chagas; doença do sono ou tripanossomose humana africana; leishmanioses; teníase e neurocisticercose; dracunculíase (verme-da-guiné); equinococose; trematodíases de origem alimentar; filariose linfática; oncocercose (cegueira dos rios); esquistossomose; helmintíases transmitidas pelo solo; micetoma, cromoblastomicoses e outras micoses profundas; escabiose e outras ectoparasitoses; envenenamento por picada de cobras. Disponível em: http://www.who.int/neglected_diseases/diseases/en/. Acesso em: mar. 2020.

Quanto às situações em que o próprio artrópode é o agente da doença ou da incomodidade (Tabela 2.1), esta pode dar-se por invasão de tecidos superficiais ou profundos, algumas vezes com infecção bacteriana secundária. São exemplos:

- As parasitoses por (i) pentastomídeos (filo Arthropoda, subclasse Pentastomida[3]); (ii) larvas de várias moscas (ordem Diptera, infraordem Muscomorpha[4]), as miíases; (iii) pulgas (classe Insecta, ordem Siphonaptera), como a infestação pela *Tunga penetrans* ou tunguíase (conhecida como bitacaia em Angola); (iv) ácaros (classe Arachnida, subclasse Acari), como os agentes da sarna ou escabiose e demodicose
- A inoculação de venenos ou contato com substâncias cáusticas das defesas químicas do artrópode como, (i) escorpiões (classe Arachnida, ordem Scorpiones), (ii) aranhas (classe Arachnida, ordem Araneae), (iii) centopeias (classe Chilopoda), (iv) himenópteros (classe Insecta, ordem Hymenoptera), (v) coleópteros (classe Insecta, ordem Coleoptera), (vi) lepidópteros (classe Insecta, ordem Lepidoptera)
- As picadas que causam incomodidade, ou reações alérgicas, e/ou espoliação sanguínea, podendo em alguns casos levar a anemia, principalmente em crianças malnutridas, provocadas por (i) moscas, (ii) tavões/moscardos/mutucas (ordem Diptera, infraordem Tabanomorpha), (iii) mosquitos (ordem Diptera, família Culicidae), (iv) ácaros, (v) percevejos (ordem Hemiptera, família Cimicidae) e (vi) triatomíneos/barbeiros (ordem Hemiptera, família Reduviidae) e (vii) piolhos (ordem Phthiraptera, subordem Anoplura).

Conceito de vetor

As doenças transmissíveis provocadas por agentes infeciosos podem se dar através (i) da via aérea, por aerossóis, que é o caso de muitas doenças infeciosas respiratórias, (ii) por contato direto entre seres infectados e não infectados, ou (iii)

TABELA 2.1 Principais artrópodes patogênicos e causadores de desconforto. Situações em que o agente patogênico é o próprio artrópode.

Mecanismo patogênico	Grupos de artrópodes
Invasão de tecidos superficiais ou profundos, com ou sem infecção bacteriana secundária	- Pentastomídeos - Larvas de várias moscas – miíases - Pulgas – tunguíase - Ácaros – sarna, demodicose
Inoculação de venenos ou contato com substâncias cáusticas das defesas químicas do artrópode	- Escorpiões - Aranhas - Centopeias - Himenópteros - Coleópteros - Lepidópteros
Causadores de desconforto, espoliação sanguínea – anemia	- Moscas, tavões, mutucas, mosquitos - Ácaros - Percevejos - Triatomíneos, barbeiros - Piolhos

---

[3] De acordo com Grimaldi; Engel, 2005.
[4] Restante sistemática de acordo com Triplehorn & Johnson, 2005.

indiretamente, através de um veículo ou fômite ou um vetor (Figura 2.1). Um *fômite* é qualquer objeto inanimado ou substância capaz de absorver, reter e transportar organismos contagiantes ou infecciosos (desde germes como vírus e bactérias, até parasitos) de um indivíduo a outro. Exemplos de fômites são as maçanetas das portas e utensílios hospitalares (cateteres, estetoscópios etc.), considerados, por isso, uma forma de transmissão comum nas infecções de origem hospitalar. Um *vetor* é qualquer *veículo animado de transporte ou transmissão de patógenos*, ou seja, um ser vivo. É geralmente um *artrópode*, habitualmente de pequeno porte e alta mobilidade, que, pelos próprios meios, veicula os agentes patogênicos (vírus, bactérias, parasitos) de um hospedeiro para outro, direta ou indiretamente.

Do ponto de vista ecológico, ocorre transmissão vetorial quando um ser vivo, em razão de sua relação ecológica com outros, adquire um agente patogênico de um hospedeiro vivo e o transmite a outro. A transmissão vetorial é uma forma de transmissão indireta e horizontal, em que um intermediário biológico, o artrópode, transporta o agente patogênico entre hospedeiros. O artrópode pode ser vetor de um agente patogênico, fundamentalmente de duas formas:

Transmissor passivo ou *"transportador"*. O artrópode veicula agentes patogênicos de um hospedeiro para outro, graças à atividade do hospedeiro e não do artrópode; muitos autores não consideram esses casos como verdadeiros vetores, e sim apenas como transportadores. Ex.: copépode (artrópode aquático) que transmite o nematódeo *Dracunculus medinensis* (verme-da-guiné) ao ser humano.

Transmissor ativo ou o verdadeiro *"vetor"*. O artrópode veicula ativamente, pelos seus próprios meios, agentes patogênicos de um hospedeiro para outro. Ex.: mosquitos vetores de *Plasmodium* spp.

Por outro lado, os próprios vetores, quanto ao caráter biológico da transmissão, podem ser:

- Biológicos, quando (i) suportam a replicação do agente patogênico; (ii) têm uma relação biológica e ecológica com estes de longa duração; (iii) uma vez infectados, têm infecção persistente com o agente patogênico; (iv) e podem, em alguns casos, ser necessários ao ciclo de vida do parasito
- Mecânicos, quando (i) o vetor transporta o agente patogênico sem que este sofra alterações de número (não se replica) ou de forma/estado (não sofre evolução no sentido do seu ciclo biológico); (ii) a relação tende a ser de curta duração; (iii) é apenas considerado como se fosse um fômite com asas ou patas, ou um hospedeiro paratênico ou de transporte.

Habitualmente, a ação de vetor ativo está intimamente relacionada com seus hábitos alimentares, frequentemente alimentando-se de sangue de animais vertebrados. Esse comportamento, conhecido como hematofagia, é necessário nos vetores biológicos. Alguns vetores mecânicos também exibem hábito hemofágico, transportando os agentes nas peças bucais, mas podem igualmente transportar nas patas os agentes infecciosos: este é o caso comum das moscas que pousam em excrementos e, em seguida, em alimentos, contaminando-os, ou nas mucosas de pacientes ou crianças.

Tipos e mecanismos de transmissão de agentes patogênicos e pelos artrópodes

A transmissão de agentes patogênicos – *e.g.* vírus, bactérias ou parasitos – pelos artrópodes pode ser classificada tanto quanto ao *tipo de transmissão* como quanto ao *tipo de mecanismo* com que esta ocorre.

Tipos de transmissão

Os tipos de transmissão podem-se definir de acordo com quatro critérios distintos:

1. Modo de contato entre artrópode e o hospedeiro vertebrado, ou seja, no caso de um vetor ser *ativo* ou *passivo*:
   - Transmissão ativa: plasmódios, arbovírus e filárias por mosquitos, em que o próprio artrópode procura o hospedeiro
   - Transmissão passiva: *Hymenolepis nana* e pulgas ou gorgulhos (também conhecidos como *caruncos*), ou verme-da-guiné e o copépode, em que a transmissão se dá pela ingestão do vetor infectado.
2. Espécies entre as quais se dá a transmissão:
   - Indivíduos da mesma espécie: *transmissão vertical* (diferentes estados ou fases de desenvolvimento, ou gerações do vetor, diferentes momentos no tempo)

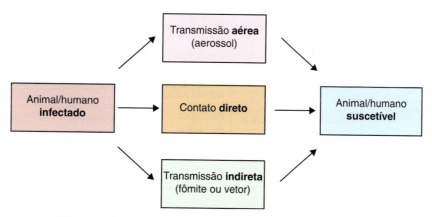

FIGURA 2.1 Principais meios de transmissão de agentes patogênicos.

- Indivíduos de espécies diferentes: *transmissão horizontal* (ocorrendo uma única vez).
3. Existência ou não de alterações de morfologia, fisiologia e/ou quantidade do agente patogênico no artrópode:
   - Biológica ou cíclica: *Trypanosoma cruzi* por triatomíneos
   - Mecânica: salmonelas pela *Musca domestica*.
4. As alterações morfofisiológicas são acompanhadas ou não de alterações quantitativas do agente patogênico no artrópode:
   - Evolutiva: filárias, em que as microfilárias ingeridas pelo inseto evoluem para o estado larvar L_1, L_2 e L_3, havendo apenas evolução e não aumento do número
   - Multiplicativa ou propagativa: *Yersinia pestis*, a bactéria causadora da peste multiplica-se dentro da pulga, que é o vetor.

Esses critérios podem agrupar os tipos de transmissão dos agentes patogênicos pelos artrópodes, de acordo com a Figura 2.2.

Mecanismos de transmissão

Os parasitos e agentes patogênicos veiculados por um artrópode transmissor atingem o organismo do hospedeiro vertebrado segundo diferentes mecanismos, que são fundamentalmente condicionados pela localização dos agentes patogênicos no corpo do artrópode, ou seja: (i) no revestimento exterior; (ii) no tubo digestório; ou (iii) na cavidade geral.

• *Localização no revestimento exterior*

Se os agentes são veiculados no revestimento exterior do artrópode, a transmissão faz-se por simples contato físico, seja *direto*, do artrópode com o hospedeiro vertebrado, seja *indireto*, com os alimentos, as roupas etc. A transmissão de *Escherichia coli* pelas moscas domésticas, *Musca domestica*, pode exemplificar ambas as situações: a mosca com as patas contaminadas pousa na boca ou nos olhos de alguém ou nos alimentos que essa pessoa consome. Já a mosca causadora de miíase furunculosa cutânea, *Dermatobia hominis*, faz a infecção por contato indireto, depositando os seus ovos em outro inseto que os leva ao hospedeiro vertebrado, constituindo um exemplo de parasitismo designado por forese (ver Capítulo 19, *Artrópodes que Causam Doença Humana*).

• *Localização no tubo digestório*

Se os agentes se localizam no tubo digestório do artrópode, podem atingir o hospedeiro vertebrado pela *via anterior*. É o caso das *Musca domestica*/*E. coli* com regurgitação do conteúdo estomacal; também é o caso da picada de pulgas contaminadas com *Yersinia pestis*, que bloqueiam o seu proventrículo causando regurgitação; e o de flebótomos com leishmânias na válvula estemodeal, que atingem o hospedeiro também no ato da picada. No entanto, os agentes podem atingir o novo hospedeiro vertebrado pela *via posterior*, ou seja, pelas fezes do artrópode, no caso dos piolhos e da *Rickettsia prowaseki*, agente do tifo exantemático ou epidêmico. No caso do *Pediculus h. humanus*, ele pica o ser humano infectado e ingere sangue com as riquétsias, as quais invadem as células do epitélio intestinal do invertebrado e multiplicam-se. Em seguida, as células parasitadas rompem-se, 4 a 5 dias após a infecção, liberando riquétsias para o lúmen intestinal e para as fezes do piolho, que vão, assim, infectar o novo hospedeiro humano por contaminação da ferida da picada e pela coceira causadas pelo piolho (ver Capítulo 19, *Artrópodes que Causam Doença Humana*). O mesmo mecanismo ocorre na transmissão do bacilo Gram-negativo *Bartonella quintana*, causador da febre das trincheiras.

• *Localização na cavidade geral*

Se os agentes patogênicos se localizam sobretudo na cavidade geral do artrópode, podem ser transmitidos ao hospedeiro vertebrado após terem atingido o exterior do artrópode ou mantendo-se no interior deste, sem terem tido acesso ao exterior, conforme descrito adiante.

Exterior do artrópode. Após terem *atingido o exterior do artrópode*, o acesso ao hospedeiro vertebrado pode dar-se por:

- Invasão das glândulas salivares e inoculação de saliva contendo o agente no ato da picada, caso dos plasmódios e dos arbovírus pelos mosquitos, ou do *Trypanosoma brucei* spp.

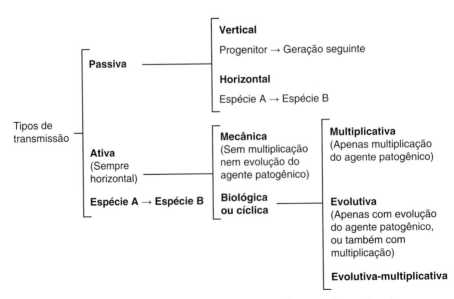

FIGURA 2.2 Tipos de transmissão de agentes patogênicos pelos artrópodes.

da tripanossomíase humana africana pelas moscas-tsé-tsé (ver Capítulo 6, *Os Tripanossomas Africanos e a Doença do Sono*), constituindo uma transmissão inoculativa
- Invasão das peças bucais no ato da picada de mosquitos, simulídeos, culicoides ou tabanídeos, com contaminação da ferida no caso de várias filarioses (linfática, oncocercose etc.; ver Capítulo 15, *As Filárias e as Filarioses*), constituindo uma transmissão contaminativa
- Exsudação de líquido da glândula coxal do carrapato *Ornithodoros moubata* infectada com *Borrelia duttoni*, agente da febre recorrente africana, no momento da picada/mordedura com contaminação da ferida, constituindo uma transmissão contaminativa.

Interior do artrópode. Mantendo-se *no interior do artrópode*, sem acesso ao exterior, o agente patogênico pode ser transmitido ao hospedeiro vertebrado por:

- Esmagamento do artrópode sobre a pele do hospedeiro, no caso da transmissão da *Borrelia recorrentis*, agente da febre recorrente cosmopolita ou epidêmica, e do piolho *Pediculus humanus*, estando na hemolinfa do piolho e sendo libertado no ato do esmagamento do piolho, por exemplo, no ato de coçar, vindo depois a contaminar o local da picada (ver Capítulo 19, *Artrópodes que Causam Doença Humana*)
- Ingestão acidental do artrópode pelo hospedeiro, como nos casos de *Dracunculus medinensis*/*Cyclops* (ver Capítulo 15, *As Filárias e as Filarioses*), de *Hymenolepis nana*/pulgas (ver Capítulo 18, *Os Cestoides*), e do *Dicrocoelium denditricum*/formigas
- Ingestão intencional do artrópode pelo hospedeiro vertebrado, como nos casos de infecção com o *Paragonimus westermani*, trematódeo agente da paragonimíase, após ingerir crustáceos como lagostins ou caranguejos.

No geral, a transmissão do agente patogênico ao novo hospedeiro vertebrado, pelo vetor, pode ser (i) inoculativa, (ii) contaminativa, ou (iii) por ingestão.

Biossistemática e principais categorias taxonômicas

Biossistemática

A *biossistemática* é a ciência dedicada ao estudo da biodiversidade: a inventariar, definir e descrever os grupos de seres vivos, segundo critérios de semelhança e parentesco. Esta ciência elabora sistemas hierárquicos nos quais posiciona os grupos assim definidos, ajudando a compreender as relações filogenéticas entre os organismos, e estabelece regras para os nomes desses grupos. Em geral, diz-se que a biossistemática compreende a classificação dos diversos organismos vivos e das relações evolutivas entre eles. A disciplina compreende:

Taxonomia. Ciência da classificação das espécies e grupos de espécies, com suas normas e seus princípios. É um ramo da biossistemática que define os grupos de seres vivos segundo critérios de semelhança e parentesco e elabora sistemas hierárquicos de classes nos quais posiciona esses grupos. *Categoria taxonômica* é a posição atribuída àqueles grupos em um sistema hierárquico de classes, e *taxon* (no plural, *taxa*) é um grupo de seres vivos suficientemente homogêneo e distinto de outros grupos ao qual se dá um nome próprio e se atribui determinada categoria taxonômica (também chamada de grupo taxonômico).

Filogenia. Ciência que estuda as relações evolutivas entre os organismos, que poderão ser de espécies mais ou menos próximas.

Nomenclatura. Ramo da biossistemática que estabelece as regras para os nomes dos taxa e categorias taxonômicas. Estas regras estão compiladas em um Código Internacional de Nomenclatura Zoológica (*International Code of Zoological Nomenclature* – ICZN, 1999), que estabelece as regras para a atribuição de nomes às espécies.

A biossistemática começou a ser desenvolvida por Carolus Linnaeus, ou Lineu (1707-1778), cientista sueco conhecido como o *pai da Taxonomia*, criador do "sistema de classificação binária" ou "nomenclatura binominal". Ele realizou os seus estudos com base na crença religiosa de que se poderia compreender Deus estudando a sua criação. Com o seu livro *Systema Naturae*, ou *A Classificação da Natureza*, de 1735, lança as bases da biossistemática moderna.

Principais categorias taxonômicas

Na Figura 2.3 estão exemplificadas as principais categorias taxonômicas; habitualmente não se usam todas, mas apenas o filo, a classe, a ordem, a família, o gênero e a espécie. Em geral, a família tem a terminação "-dae". Quando se designa um grupo de organismos ou uma espécie pela primeira vez, menciona-se a sua posição biossistemática, referindo a ordem e a família a que pertencem, para, assim, o leitor contextualizar. Por exemplo, se nos referirmos aos mosquitos, ou a uma espécie de mosquito, deveremos utilizar a seguir "(Diptera, Culicidae)". No entanto, se a referência for a categorias superiores, poderemos ter que mencionar, por exemplo, o filo e a classe, ou outras categorias que permitam igualmente dar o seu contexto.

Conceito de espécie e espécies gêmeas

Em Entomologia, frequentemente debate-se com o que se designa por complexos de espécies gêmeas. Comecemos por abordar o conceito de espécie.

O *conceito biológico de espécie* põe em evidência o isolamento reprodutor e o fato de o grupo de organismos possuir um programa genético responsável por tal isolamento (Mayr, 1969). Uma espécie é um grupo de populações de seres vivos naturalmente capazes de se reproduzir entre si: (i) produzindo indivíduos férteis de ambos os sexos; por exemplo, o cruzamento entre cavalo e burro, *Equus cabalus* (64 cromossomas) × *E. asinus* (62 cromossomas), produz indivíduos inférteis popularmente designados por "macho" ou "mula", (ii) reprodução isolada de outras populações. Essa definição é controversa no que toca aos organismos procariotos e outros, como os vírus, habitualmente designados como "*the species problem*" (Hey, 2001).

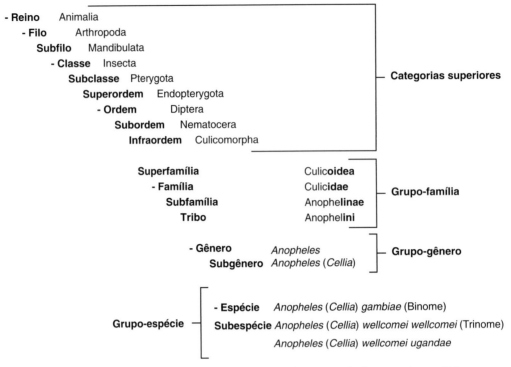

FIGURA 2.3 Principais categorias taxonômicas, utilizando o exemplo de mosquitos anófeles.

As espécies são designadas por um nome binomial, sistema introduzido por Linnaeus (1735): o primeiro nome corresponde ao do *gênero*, ou nome genérico, e o segundo nome (com inicial minúscula) constitui o nome da *espécie* ou epíteto específico: *Anopheles gambiae* (ver Figura 2.3). Algumas regras devem ser usadas na escrita e na grafia dos nomes das espécies:

- Sempre grafar em *itálico* ou sublinhado
- O nome genérico pode ser usado com a abreviatura sp. ou spp. para designar uma ou mais espécies, respectivamente, de um gênero. Estas abreviaturas não devem estar em itálico (por exemplo, *Canis* sp.)
- Os nomes das espécies são obrigatoriamente em latim e não são precedidos por artigos definidos. Após o uso de um nome específico, pode-se abreviar o nome do gênero, mas nunca no início de um período:
  - Os mosquitos do gênero *Anopheles*, como *An. atroparvus* ou *An. gambiae*, ou
  - *Anopheles gambiae* é um importante vetor de malária.

O nome de uma espécie, na primeira vez que é usado em um texto, deve ser seguido de:

- Autor e data de descrição, bem como ordem e família a que pertence, entre parênteses:
  - *Culex pipiens* Linnaeus, 1758 (Diptera, Culicidae)
- Quando um gênero se subdivide em mais que um *subgênero*, este vem entre parênteses a seguir ao gênero:
  - *Aedes (Stegomyia) aegypti* (Linnaeus, 1762) (Diptera, Culicidae). Note que Linnaeus está entre parênteses. Este é um dos casos em que, quando a espécie foi descrita, o autor colocou-a em outro gênero, tendo sido posteriormente incluída no gênero atual por outro autor
- O subgênero, tal como o gênero, pode ser abreviado com duas ou três letras:
  - *Aedes (Stg.) aegypti*

O *conceito politípico de espécie* estabelece que uma espécie pode ser constituída por duas ou mais subespécies (habitualmente abreviadas como "subsp." ou "ssp."). Assim, subespécies são duas ou mais populações de uma espécie diferindo taxonomicamente e em relação ao *pool* genético, não havendo, no entanto, isolamento reprodutivo entre estas. Seus indivíduos são, portanto, intercruzáveis; produzem progenia fértil mas habitualmente não se cruzam na natureza devido a isolamento geográfico ou outros fatores.

Existem igualmente os termos infraespécie, variedade e forma, mas de significado controverso; que a única categoria taxonômica com verdadeiro significado biológico é a *espécie*.

Chega-se, assim, ao conceito de *espécies gêmeas* ou *complexo de espécies*. Estas são entidades indistinguíveis morfologicamente, mas com isolamento reprodutivo. No entanto, há exceções, podendo haver introgressões genéticas, em casos em que o isolamento reprodutivo ainda não é completo. Mayr e Ashlock (1991) definiram espécies gêmeas como espécies simpátricas morfologicamente muito similares ou indistinguíveis, mas que apresentam características biológicas específicas e são reprodutivamente isoladas.

Usa-se *s.l.* (*sensu lato*) para designar o complexo, e *s.s.* (*sensu stricto*) para designar a espécie que dá nome ao complexo:

- *Anopheles gambiae* s.l. e *Anopheles gambiae* s.s.

O conceito de espécies gêmeas, só definido por Mayr em 1942, tornou-se evidente no estudo dos mosquitos ao perceber-se que *Anopheles maculipennis*, descrito por Meigen em 1818, correspondia de fato a um grupo de entidades com características bioecológicas (preferências alimentares) diferentes, dando origem ao paradigma do "anofelismo sem malária". Ou seja, alguns anófeles do grupo então designado *An. maculipennis* não eram vetores, embora fossem indistinguíveis morfologicamente, enquanto se verificou terem isolamento reprodutivo. As espécies gêmeas desse complexo foram sucessivamente estudadas por métodos morfológicos (como o índice maxilar, ou o exocórion dos ovos), citotaxonômicos (estudo dos cromossomos politénicos), zimotaxonomia (eletroforese de isoenzimas) e por métodos moleculares (sondas ou métodos de amplificação de ácidos nucleicos), correspondendo hoje a 13 membros paleárticos. Posteriormente, verificou-se que *An. gambiae*, o principal vetor de malária na África, correspondia igualmente a um complexo de espécies gêmeas, bem como outros anófeles vetores de malária e os simulídeos, também conhecidos como "borrachudos" (Diptera, Simuliidae), vetores de oncocercose, entre outros.

Filo Arthropoda

O filo Arthropoda inclui animais tão variados como caranguejos, camarões, lagostas, lagostins, tatuzinhos ou bichos-de-conta, aranhas, piolhos-de-cobra (conhecidos em Portugal como marias-café) ou milípedes, centopeias e todos os insetos. Compreende mais de 85% das espécies do reino Animalia. Já estão descritas 1 milhão de espécies de insetos, e estima-se que chegue a 30 milhões por extrapolação com base em estudos exploratórios de florestas tropicais.

Os artrópodes existem em todos os hábitats (do fundo marinho às maiores altitudes) e têm enorme diversidade em estrutura e ciclos de vida. Sua biomassa é colossal; calcula-se que seja maior que o conjunto de todos os outros animais.

Definição

Artrópodes são metazoários invertebrados, com exosqueleto quitinoso, simetria bilateral, corpo segmentado com metamerização heterônoma e com apêndices locomotores pares articulados (patas articuladas, *artro* = articulação, *podos* = pernas).

Origem e a evolução dos Arthropoda

Constituem um grupo muito antigo, e são considerados como descendentes dos trilobitas (Figura 2.4). Os trilobitas eram o grupo dominante de artrópodes dos mares do período Cambriano da Era Paleozoica, há cerca de 550 milhões de anos (M.a.), tendo-se extinguido há cerca de 280 M.a. Não existem hoje representantes desse grupo, apenas alguns seus semelhantes caranguejos-ferradura, ou *Limulus* sp. (filo Arthropoda, classe Xiphosura). Presume-se que os artrópodes tiveram um longo período de desenvolvimento no Pré-Cambriano em que se diferenciaram dos seus percursores.

Existem várias teorias e hipóteses evolutivas a respeito dos artrópodes, condicionando as diferentes classificações. Estas dependem de considerar-se ou sua origem de um ramo comum, monofilética, ou de origens diversas, segundo a hipótese polifilética. Originalmente, e desde os tempos de Darwin, formulou-se a hipótese de origem dos artrópodes em um antepassado comum semelhante a um anelídeo, com clara segmentação somática. Considerou-se que esse antepassado poderia ser semelhante a um animal ainda existente hoje em dia e que se considera um fóssil vivo, o *Peripatus* spp. do filo Onychophora. Com características intermédias/mistas entre os anelídeos (Annelida) e os artrópodes, poderia constituir-se

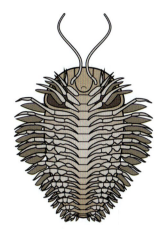

FIGURA 2.4 Esquema de um trilobita. Adaptada de Ross et al., 1982.

no elo evolucional entre esses grupos (Figura 2.5). Tal como os artrópodes, têm segmentação regular com apêndices/membros pares em cada segmento corporal, terminando em garras; têm respiração por traqueias, uma cavidade corporal conhecida como *homocele* (ou *hemocélio*) e o tipo de sistema reprodutor. Os Onychophora vivem em hábitats permanentemente úmidos, alimentando-se de vegetação em decomposição e não têm importância médica.

No entanto, a hipótese da ancestralidade dos Arthropoda nos Annelida é hoje reconhecida como incorreta. Dados e análises, quer morfológicas e moleculares, em especial da subunidade 18S do RNA ribossômico, reconhecem os Annelida como muito distantes, concluindo que os Arthropoda fazem parte de um grande grupo designado por Ecdysozoa (do grego, *ecdysis* – "escapa de", *zoon* – "animal"), que compreende animais que crescem por mudas periódicas da sua cutícula, onde também se encontram os nematódeos (Aguinaldo et al., 1997). Os quatro grandes grupos de artrópodes existentes na atualidade – miriápodes, quelicerados, insetos e crustáceos – são coletivamente designados Euarthropoda, tendo a

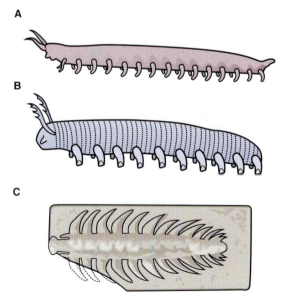

FIGURA 2.5 Onychophora ainda existentes (**A** e **B**) e um fóssil (**C**). Adaptada de Ross et al., 1982.

sistemática molecular provado inequivocamente sua monofilia. Isso significa que as características morfológicas por eles partilhadas têm origem em um antepassado comum (Budd; Telford, 2009). Nesse grupo, de acordo com análises moleculares de sequências codificantes de proteínas, separam-se os Mandibulata, agrupados com base em critérios morfológicos, englobando os Myriapoda e os Pancrustacea. Estes últimos são subdivididos em Hexapoda e Crustacea (Regier et al., 2010) (Figura 2.6).

Assim, as *características dos Arthropoda* são as seguintes:

- Corpo segmentado: número variável de segmentos, que podem estar agrupados em regiões distintas
- Apêndices pares segmentados
- Cobertura resistente: designada como *exosqueleto*, que é mudado periodicamente, permitindo assim o seu crescimento por mudas
- Cutícula endurecida, devido à presença de quitina (o polímero mais comum na Terra depois da celulose)
- Cutícula flexível entre os segmentos do corpo e/ou apêndices: articulações
- Simetria bilateral, com apêndices de diferentes funções consoante ao segmento em que se inserem.

Morfologia interna e desenvolvimento

Resumidamente, os artrópodes apresentam um *sistema digestório* tubular, com uma abertura bocal e um ânus; o *sistema circulatório* é aberto, constituído por um coração tubular, de localização dorsal em relação ao canal alimentar, e com aberturas e espaços vasculares, que bombeiam a hemolinfa que circula e banha a cavidade geral designada hemocele ou hemocélio; o *sistema nervoso central* é constituído por um núcleo anterior supraesofágico, ou cérebro, e um cordão nervoso ganglionar, ventral em relação ao canal alimentar, com cerca de um gânglio por segmento; o *sistema respiratório* pode ser constituído por *guelras* ou *filotraqueias*, no caso de aranhas e escorpiões, ou, na maioria dos artrópodes, por uma árvore ramificada de traqueias que se comunica com o exterior através de aberturas espiraculares, os *espiráculos*; a *excreção* faz-se através de tubos de Malpighi, que desembocam no canal alimentar; o *tecido muscular* é principalmente do tipo estriado, e há ausência de células epiteliais ciliadas.

Os artrópodes, por apresentarem um exosqueleto rígido, precisam libertar-se dele para crescer, sofrendo mudas ou ecdises periódicas da sua cutícula. A complexidade desse processo de mudas depende do grupo em questão; o número de mudas também é variável nos diferentes grupos. Com cada muda, há aumento de tamanho, crescimento. Pode haver também mudanças morfológicas, as quais caracterizam as metamorfoses. A mudança de forma pode não se dar, como no caso dos ametabola ou daqueles com desenvolvimento direto, ou ser ligeira, originando artrópodes adultos muito semelhantes aos imaturos, designando-se por hemimetábolos ou com metamorfoses incompletas, ou serem na realidade mudanças drásticas de forma, designadas por metamorfoses completas, sendo os artrópodes designados por holometábolos. Nos hemimetabola, os imaturos são designados por ninfas, e nos holometabola há caracteristicamente um estado de larva, que é considerada como a característica definidora dos Holometabola enquanto

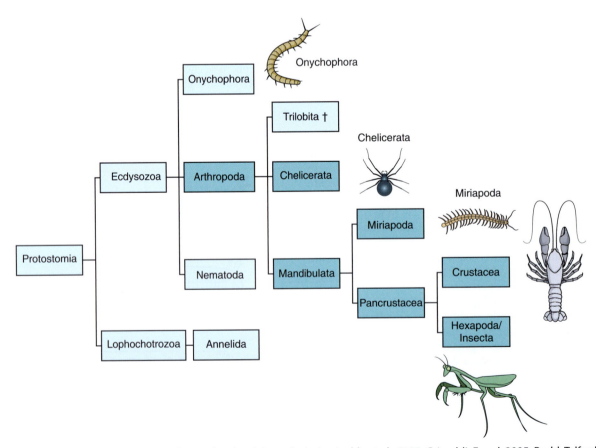

FIGURA 2.6 Possível esquema de evolução dos artrópodes. Adaptada de Aguinaldo et al., 1997; Grimaldi; Engel, 2005; Budd; Telford, 2009; Regier et al., 2010.

superordem (Grimaldi; Engel, 2005). A metamorfose completa é perfeitamente tipificada no caso da borboleta, que antes foi lagarta (estado larval), depois crisálida (estado de pupa), para depois eclodir o adulto. Estas mudanças profundas de estrutura são acompanhadas por um profundo rearranjo dos tecidos e órgãos internos, com intensos processos de histólise e histogênese, condicionados por alterações hormonais (Triplehorn; Johnson, 2005).

Habitualmente, as metamorfoses completas são acompanhadas não só de profundas alterações da forma do artrópode, mas também de (i) mudanças de hábitat (do aquático ou terrestre para o aéreo), e (ii) de estratégias de sobrevivência (as fases imaturas alimentam-se de uma forma e os adultos de outra). Por exemplo, as larvas de mosquito são aquáticas, alimentam-se de fitoplâncton e zooplâncton, e os adultos são hematófagos, o que lhes confere o papel de vetores (ver Capítulos 3, *Os Plasmódios e a Malária*, e 15, *As Filárias e as filarioses*). O conceito de metamorfose completa está investido dessa tripla associação: forma, hábitat e estratégia de sobrevivência. Nas metamorfoses incompletas, os imaturos e os adultos são pouco diferentes morfologicamente; frequentemente vivem no mesmo hábitat e com a mesma estratégia de sobrevivência. Este é o caso dos triatomíneos ou barbeiros, vetores da doença de Chagas, que vivem no mesmo local e são hematófagos em todos os estados (ver Capítulo 5, *Trypanosoma cruzi e a Doença de Chagas*).

Principais grupos de artrópodes com importância médica

Na organização geral dos Arthropoda, de acordo com Grimaldi & Engel (2005), temos o subfilo Arachnomorpha, com o extinto infrafilo Trilobita, o infrafilo Cheliceriforme, com a superclasse Chelicerata, que são providos de quelíceras e desprovidos de antenas e de mandíbulas, e com apêndices torácicos com função locomotora, onde se encontram as classes Xiphosura (caranguejo-ferradura ou *Limulus* spp.) e Arachnida. Além disso, temos o subfilo Mandibulata, sem quelíceras mas com antenas e mandíbulas articuladas, e em que os apêndices torácicos podem ter várias funções. Neste se encontram as classes Maxilopoda (incluindo os Pentastomida e os Copepoda), Chilopoda, Diplopoda e Hexapoda ou Insecta (Figura 2.7). No entanto, em uma fase de grande desenvolvimento e progressos nos estudos moleculares, quer com novos marcadores, quer com genomas completos (filogenômica), e também nos paleontológicos, são naturais as discrepâncias entre os critérios morfológicos clássicos e os novos dados. Há grupos e filogenias ainda não resolvidos, como também sujeitos a alterações.

Encontram-se na Tabela 2.2 os principais grupos de artrópodes com importância médica, abordados ao longo deste livro, enquadrando-os nas suas categorias taxonômicas e dando exemplos de alguns gêneros/espécies. A seguir, faremos uma descrição sintetizada desses vários grupos.

Subfilo Arachnomorpha

Classe Arachnida

Os Arachnida caracterizam-se por (i) terem o corpo dividido em *cefalotórax* e *abdome*, ou *prossoma* (do latim *pro* = frente e do grego *soma* = corpo) e *opistossoma* (do grego *opisthen* =

Filo Arthropoda

- **Subfilo Aracnomorpha**
  - Infrafilo Trilobita †
  - **Infrafilo Cheliceriforme**
    - Superclasse Chelicerata
      - Classe Xiphosura
        ○ Gênero *Limulus*
      - **Classe Arachnida**
        ○ Ordem Araneae
        ○ Ordem Scorpiones
        ○ Ordem Acari

- **Subfilo Mandibulata**
  - Infrafilo Crustaceomorpha
    - Superclasse Crustacea
      - **Classe Maxillopoda**
        ○ Subclasse Pentastomida
        ○ Subclasse Copepoda
  - Infrafilo Atelocerata
    - Superclasse Myriapoda
      - **Classe Chilopoda**
      - **Classe Diplopoda**
    - Superclasse Panhexapoda
      - Classe Entognatha
      - **Classe Insecta (Ectognatha)**

FIGURA 2.7 Organização geral do filo Arthropoda, com os grupos de interesse em entomologia médica assinalados. Adaptada de Grimaldi; Engel, 2005.

traseira, *soma* = corpo); o cefalotórax ou prossoma não está dividido em cabeça e tórax, ou seja, a cabeça não está individualizada nem separada do tórax; (ii) em alternativa, podem apresentar o prossoma e o opistossoma fundidos, constituindo um corpo indiviso, sem qualquer segmentação aparente, e designado idiossoma. Como os demais Chelicerata, (iii) não têm apêndices cefálicos pré-orais, portanto, *são isentos de antenas*; (iv) apresentam um par de apêndices cefálicos orais – as *quelíceras*; possuem igualmente (v) um par de *pedipalpos* que podem ter o aspecto de apêndices locomotores ou de pinças (quelados); (vi) quatro pares de apêndices ambulatórios, ou patas, no prossoma e sem apêndices locomotores no opistossoma; (vii) e abertura genital na base do opistossoma. São de interesse médico as ordens Scorpionida, Araneae e Acari (Figura 2.8).

Subclasse Scorpionida
O abdome é segmentado e termina em um ferrão (Figura 2.8A). Exemplo: escorpiões. Importância médica: picada, envenenamento.

Subclasse Araneae
O abdome não é segmentado e articula-se com o tórax por uma "cintura" estreita (Figura 2.8B). Exemplo: aranhas. Importância médica: mordedura, latrodectismo, loxocelismo e fononeutrismo.

Subclasse Acari
Cefalotórax e abdome fundidos e sem segmentação; o prossoma e o opistossoma estão intimamente fundidos, e a sua distinção clara não é possível, formando o idiossoma que tem a forma de "saco" único não segmentado. Tem quatro pares de patas no estado adulto e três no estado larval (Figura 2.8C e D). Exemplo: várias famílias de ácaros. Importância médica: vetores de encefalites virais, riquétsias, e agentes de dermatites e alergias. Carrapatos, famílias Argasidae e Ixodidae. Importância médica: vetores de riquétsias, borrelias, encefalites virais etc.

TABELA 2.2 Classificação dos principais artrópodes de importância médica e alguns exemplos.

Subfilo	Superclasse	Classe	Superordem	Ordem	Exemplos de gêneros	Exemplos de importância médica
Arachnomorpha	Chelicerata	Arachnida, subclasse Acari		Parasitiformes, subordem Ixodida	• Família Ixodidae: *Rhipicephalus, Amblyomma, Dermacentor, Hyalomma, Haemaphysalis, Ixodes* • Família Argasidae: *Ornithodoros, Argas*	Vetores de várias riquetsioses (p. ex., febre das Montanhas Rochosas), ehrlichiose, anaplasmose, borreliose de Lyme, febre recorrente africana (*Borrelia duttoni*), arboviroses, babesiose, theileriose e paralisia da carraça/carrapato
				Parasitiformes, subordem Mesostigmata	• Família Dermanyssidae: *Dermanyssus, Liponyssoides* • Família Macronyssidae: *Ornithonyssus*	Ectoparasitas e vetor de *Rickettsia akari*, que causa a varíola por riquétsias (Rickettsialpox) ou riquetsiose vesicular no ser humano
				Acariformes, subordem Sarcoptiformes	• Família Sarcoptidae: *Sarcoptes* • Família Pyroglyphidae: *Dermatophagoides* • Família Echimyopodidae: *Blomia* • Família Acaridae: *Tyrophagus*	Ectoparasitas – escabiose, ácaros das poeiras domésticas: asma, ácaros dos produtos alimentares: "vanilismo", "coceira dos padeiros", "coceira dos merceeiros", "sarna dos especieiros"
				Acariformes, subordem Trombidiformes	• Família Demodecidae: *Demodex* • Família Cheyletidae: *Cheyletus* • Família Pyemoptidae: *Pyemotes* • Família Trombiculidae: *Leptotrombidium*	Ectoparasitas e vetores de riquetsioses, como o rifo rural do Japão (*Orientia tsutsugamushi*)
		Arachnida, subclasse Araneae			• Família Theridiidae: *Latrodectus* • Família Sicariidae: *Loxosceles* • Família Ctenidae: *Phoneutria*	Mordedura de aranhas causa lactrodectismo, loxocelismo necrótico e foneutrismo
		Arachnida, subclasse Scorpionida			• Família Buthidae: *Centruroides* (Sul dos EUA, América Central), *Tityus* (América Central), *Androctonus* (África), *Leiurus* (África e Médio Oriente), *Buthus* (Sul da Europa, Oriente Médio e Norte de África), *Hottentotta* (África e Médio Oriente), *Mesobuthus* (Ásia)	Envenenamento por picada de escorpiões
Mandibulata	Crustacea	Maxillopoda, subclasse Pentastomida		Porocephalida	• Família Linguatulidae: *Linguatula* • Família Porocephalidae: *Porocephalus, Armillifer*	Pentastomíase
		Maxillopoda, subclasse Copepoda			• Família Cyclopidae: *Cyclops*	Transmissor passivo do verme-da-guiné (*Dracunculus medinensis*)
	Myriapoda	Chilopoda			Várias "centopeias"	Picadas venenosas
		Diplopoda			• Família Julidae: *Julus*	Secreções contêm alcaloides e aldeídos, excretados como forma de defesa, tóxicos para a pele humana

(continua)

TABELA 2.2 Classificação dos principais artrópodes de importância médica e alguns exemplos (*continuação*).

Subfilo	Superclasse	Classe	Superordem	Ordem	Exemplos de gêneros	Exemplos de importância médica
	Panexapoda	Insecta (Ectognatha)	Paraneoptera	Hemiptera	• Família Reduvidae: *Triatoma, Panstrongylus, Rhodnius* • Família Cimicidae: *Cimex*	Vetores da doença de Chagas; ectoparasitas
				Phthiraptera	• Família Pediculidae: *Pediculus* • Família Phthiridae: *Phthirus*	Ectoparasitas, e vetores de riquetsioses e tifo

			Holometabola	Diptera	• Subordem Nematocera:
					  ○ Família Culicidae: *Culex, Aedes, Anopheles, Mansonia*
					  ○ Família Simuliidae: *Simulium*
					  ○ Família Ceratopogonidae: *Culicoides*
					  ○ Família Psychodidae: *Phlebotomus, Sergentomyia, Lutzomyia, Psychodopygus*
						Vetores de malária, filarioses limfáticas e arboviroses. Vetores de oncocercose. Vetores de outras filárias e arboviroses. Vetores de leishmanioses, bartonelose e arboviroses

					• Subordem Brachycera:
					  ○ Família Glossinidae: *Glossina*
					  ○ Família Calliphoridae: *Cochliomyia, Chrysomya*
					  ○ Família Sarcophagidae: *Sarcophaga, Bercae*
					  ○ Família Cuterebridae: *Dermatobia*
					  ○ Família Muscidae: *Musca*
						Vetores de doença do sono e causadores de miíases

				Siphonaptera	• Família Pulicidae: *Pulex, Xenopsylla* • Família Tungidae: *Tunga*	Vetores de peste, e de outras doenças, e causadores de tungíase
				Coleoptera	• Família Staphylinidae: *Paederus* • Família Meloidae: *Litta*	Contêm um potente vesicante, pederina, na sua hemolinfa que pode causar uma irritação cutânea designada dermatite linearis. Secreções com cantaridina
				Hymenoptera	"Abelhas" e "vespas"	Picada de abelhas e vespas, reações alérgicas que podem ter gravidade variável, com alguns casos graves de anafilaxia
				Lepidoptera	• Família Thaumetopoeidae: *Thaumatopoea* "lagarta processionária", e outras	Larvas com pelos com venenos tóxicos ou urticariantes. Erucismo e alergias graves (urticária)

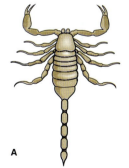 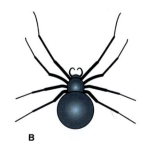 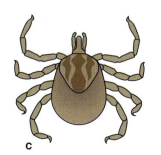 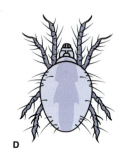

FIGURA 2.8 Classe Arachnida. **A.** Subclasse Scorpionida. **B.** Subclasse Araneae. **C.** e **D.** Subclasse Acari. Adaptada de Ross et al., 1982.

Subfilo Mandibulata

Superclasse Crustacea

Classe Maxillopoda

Subclasse Pentastomida

Artrópodes muito primitivos, com pouca diferenciação metamérica. Semelhantes a vermes e sem apêndices, com exceção de cinco apêndices anteriores, daí o nome Pentastomida: um apêndice é a boca, e os outros quatro são dois pares de ganchos "orais" com que se fixam ao hospedeiro. As larvas apresentam dois pares de apêndices com garras semelhantes a patas (Figura 2.9).

Os pentastomídeos adultos são parasitas obrigatórios das vias respiratórias de vertebrados, habitualmente carnívoros ou cobras, que expelem os ovos para o meio ambiente, sendo depois ingeridos por animais herbívoros na vegetação. Os seres humanos infectam-se ao ingerir as vísceras de herbívoros cruas ou malcozidas contendo as formas larvares. Uma vez no estômago, estas se desencistam e, subindo o esôfago, dirigem-se a fossas e seios nasais, olhos, faringe ou pulmões, onde se fixam com os ganchos orais. As espécies mais comuns são *Linguatula serrata*, *Armillifer armillatus* e *Porocephalus* spp. A importância médica é a pentastomíase, uma zoonose habitualmente limitada aos trópicos e subtrópicos em que o ser humano é um hospedeiro definitivo temporário. Consiste em uma parasitose de vias respiratórias, olho, fígado, muitas vezes encontrada em achados radiológicos ou de necropsia. A lingatulíase nasofaríngea é acompanhada de edema, corrimento, tosse e cefaleias, conhecida como síndrome de Halzoun; é comum no Oriente Médio, onde se costuma ingerir vísceras cruas em determinadas celebrações religiosas. No Sudão, é conhecida como síndrome de Marrara, e pode atingir 20% da população (Drabick, 1987; Tappe; Büttner, 2009).

Subclasse Copepoda

Ordem Cyclopoida, família Cyclopidae, gênero *Cyclops* (Müller, 1785). Transmissão passiva, por ingestão acidental na água de consumo, de *Cyclops* (Figura 2.10) infectados com larvas do nematódeo *Dracunculus medinensis*, causador da parasitose conhecida como verme-da-guiné (ver Capítulo 15, *As Filárias e as Filarioses*).

Superclasse Myriapoda

Caracteriza-se pela (i) cabeça habitualmente separada do restante corpo e (ii) presença de apêndices cefálicos pré-orais,

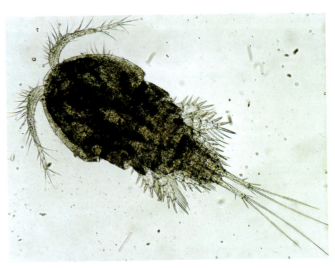

FIGURA 2.10 Classe Copepoda. *Cyclops* sp. Reproduzido de Environmental Protection Agency, EUA, com autorização.

as antenas (um ou dois pares); e (iii) três ou quatro pares de apêndices orais ou alimentares (peças bucais) – as mandíbulas e as maxilas.

Classe Chilopoda

Têm o corpo segmentado, cada segmento com um par de patas, com um par de apêndices para o veneno no primeiro segmento (Figura 2.11). Exemplo: centopeias. Importância médica: algumas com venenos irritantes e urticantes.

Classe Diplopoda

Cada segmento do corpo tem dois pares de patas (Figura 2.12). Exemplo: piolho-de-cobra.

Superclasse Panexapoda

Classe Insecta

São também conhecidos como hexapoda por terem três pares de patas. Têm o corpo dividido em três regiões, tagmas ou tegmatas (cabeça, tórax e abdome), resultantes da fusão dos segmentos. Cabeça com olhos compostos e/ou ocelos; um par de apêndices sensoriais pré-orais, e antenas normalmente na região frontal acima das peças bucais; vários apêndices orais,

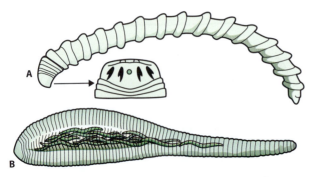

FIGURA 2.9 Pentastomida. **A.** Adulto de *Armillifer armillatus*, com detalhe dos ganchos orais (seta). **B.** Larva de *Linguatula serrata*. Adaptada de Lane; Crosskey, 1993.

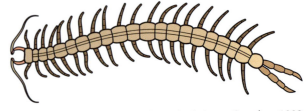

FIGURA 2.11 Classe Chilopoda. Adaptada de Lane; Crosskey, 1993.

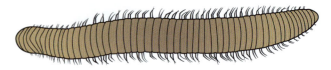

FIGURA 2.12 Classe Diplopoda. Adaptado de Lane; Crosskey, 1993.

um par de mandíbulas, dois pares de maxilas, o segundo dos quais está fundido para formar o *labium*. Tórax formado por três somitos e com três pares de patas, um em cada segmento, podendo ter um ou dois pares de asas. O abdome, com um número variável de somitos, habitualmente 11, é desprovido de apêndices ambulatórios. Seus segmentos caudais estão modificados para funções reprodutoras, nele se abrindo o orifício genital perto da extremidade posterior do corpo (Figura 2.13).

Ambas as superordens estudadas, os Paraneoptera e os Holometabola, compreendem insetos mais evoluídos, que se desenvolvem por metamorfoses (*metabola*). Pelo menos no seu desenvolvimento ontogênico, são alados (com asas), podendo tornar-se secundariamente, no seu estado adulto, ápteros.

Superordem Paraneoptera

Insetos com metamorfoses incompletas, hemimetabólicos, exopterygota ou hemimetabola, em que os imaturos são semelhantes aos adultos, deles se distinguindo pelo maior número de pares de patas, tamanho, cor, imaturidade dos órgãos sexuais. Nos casos em que os adultos têm asas, estas são incompletas e se desenvolvem externamente, daí serem chamados exoperigotas. As formas imaturas que precedem o estado adulto são designadas ninfas em vez de larvas: são nuas, sem invólucro rígido. Todas as fases ou estados são ativos. Deste grupo, estudamos as ordens Hemiptera e Phtiraptera.

Ordem Hemiptera

Insetos de corpo achatado dorsoventralmente, com probóscide ou aparelho bucal relativamente longo, tubular, perfurante e sugador, composto de três a quatro artículos, dobrado ventralmente quando em repouso. Dois pares de asas mais ou menos desenvolvidas, vestigiais ou nulas, em que as anteriores são de maior consistência que as posteriores.

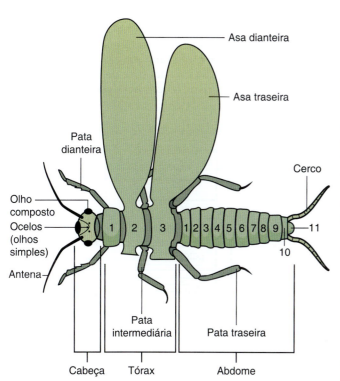

FIGURA 2.13 Classe Insecta, morfologia geral. Adaptada de Ross et al., 1982.

Com importância médica temos a subordem Heteroptera, em que a porção distal das asas anteriores é membranosa, ou seja, asa semimembranosa ou hemiélitro, e nestes:

- Família Cimicidae (percevejos). Importância médica: desconforto, reações alérgicas e espoliação sanguínea pela hematofagia
- Família Reduviidae (triatomíneos ou barbeiros). Importância médica: vetores de *Trypanossoma cruzi*, agente da doença de Chagas (ver Capítulo 5, Trypanosoma cruzi e a Doença de Chagas).

Ordem Phtiraptera

Insetos ápteros, corpo achatado dorsoventralmente. Antenas formadas por três a cinco artículos subiguais. Ectoparasitas de aves e mamíferos.

De importância médica temos a subordem Anoplura, caracterizada pela presença de armadura bucal curta e retrátil na cápsula cefálica; patas robustas com tarsos formados por um único artículo ou semiarticulados e com uma forte garra. As famílias com importância médica são:

- Pediculidae e Phthiridae. Compreendem os piolhos ectoparasitas do ser humano (Capítulo 19). Importância médica: vetores do tifo epidêmico ou exantemático, agentes da pediculose.

Superordem Holometabola

Insetos com metamorfoses completas, imaturos diferentes dos adultos, holometábolos. As asas, quando existem no adulto, desenvolvem-se internamente, daí serem conhecidos como endopterigotas. Os estados imaturos que precedem o adulto são a larva e a pupa. As larvas são especializadas na alimentação e ativas; as pupas têm um invólucro rígido, o pupário, sendo uma fase de quiescência com profundo rearranjo dos tecidos, em que se estabelece uma ponte entre as larvas, especializadas na alimentação, e os adultos, fundamentalmente ligados a dispersão e reprodução. Essas diferenças fazem com que os estados imaturos e os adultos vivam em locais e condições diferentes que permitem aos primeiros o crescimento rápido e aos segundos a dispersão, a fertilização e a oviposição. Assim, seus ciclos de vida são curtos, já que as larvas têm grande capacidade digestiva e de desenvolvimento (uma larva de mosca pode desenvolver-se completamente em 3 dias). As metamorfoses completas tornam possível aliar os dois meios de vida diferentes e evitar as desvantagens de ambos, com formas mais bem adaptadas a cada um deles. As ordens com importância médica são as seguintes.

Ordem Diptera

Tórax habitualmente com um par de asas membranosas no segundo segmento e um par de asas modificadas, designadas *balanceiros*, *balancins* ou *halteres*, no terceiro segmento. Antenas salientes projetando-se para diante. Distinguem-se duas subordens: Nematocera e Brachycera.

SUBORDEM NEMATOCERA

Dípteros com antenas longas (maiores que a cabeça) constituídas por seis a 40 artículos subiguais, com exceção dos dois segmentos basais que são diferenciados, seguindo-se um número variável "×" de artículos ou flagelómeros (antenas tipo "2 + ×"). Larvas com cápsula cefálica (cabeça) bem desenvolvida e distinta do tórax

- Infraordem Psychodomorpha
  - Família Psychodidae: flebótomos ou flebotomíneos. Importância médica: vetores de leishmanioses (ver Capítulo 7, *O Gênero* Leishmania *e as Leishmanioses*), bartonelose e arboviroses
- Infraordem Culicomorpha
  - Família Culicidae: mosquitos. Importância médica: vetores de malária, filarioses, febre amarela, dengue e outras arboviroses (ver Capítulos 3, *Os Plasmódios e a Malária*, e 15, *As Filárias e as Filarioses*)
  - Família Simuliidae: simulídeos, borrachudos ou piuns. Importância médica: vetores de oncocercose e da mansonelose (ver Capítulo 15, *As Filárias e as Filarioses*)
  - Família Ceratopogonidae: culicoides, mosquito-pólvora ou maruim. Importância médica: vetores de filarioses e arboviroses (ver Capítulo 15, *As Filárias e as Filarioses*)

SUBORDEM BRACHYCERA

Dípteros com antenas curtas (menores que a cabeça) constituídas no máximo por oito artículos, em que os três segmentos basais são diferenciados, seguindo-se um número variável "×" de artículos ou flagelómeros (antenas tipo "3 + ×"). Larvas com cabeça reduzida ou indistinta do corpo

- Infraordem Tabanomorpha:
  - Família Tabanidae: tavões, moscardos ou mutucas. Importância médica: vetores de filarioses (ver Capítulo 15)
- Infraordem Muscomorpha:
  - Família Glossinidae: moscas-tsé-tsé. Importância médica: vetora da doença do sono
  - Famílias Muscidae, Fanniidae, Calliphoridae, Sarcophagidae, Oestridae: moscas-domésticas, moscas-varejeiras e outras. Importância médica: transporte mecânico de agentes patogênicos, hematofagia e parasitismo larvar (miíases) (ver Capítulo 19).

▶ Ordem Siphonaptera

Ápteros, corpo achatado lateralmente, antenas curtas em uma goteira da cabeça, 3º par de patas em regra adaptado para o salto

- Famílias Pulicidae e Tungidae: pulgas. Importância médica: vetores da peste e causadoras de tungíase ou bitacaia (ver Capítulo 19).

Principais sistemas biológicos das doenças de transmissão por vetores artrópodes (DTV)

As DTV podem corresponder fundamentalmente a dois grandes grupos de sistemas biológicos ou epidemiológicos: as *antroponoses* e as *zoonoses* (Hubálek, 2003).

Nas antroponoses (do grego *anthrópos* = homem, *nosos* = doença), doenças transmissíveis entre seres humanos em que o principal reservatório da infecção é o compartimento humano, a transmissão é feita por um artrópode vetor, que transporta o agente patogênico entre o ser humano infectado e o não infectado.

Nas zoonoses (do grego *zoon* = animal, *nosos* = doença), doenças transmissíveis de outros animais vertebrados para os seres humanos, o principal contingente ou reservatório da infecção é o compartimento animal não humano, e a transmissão é feita por um artrópode vetor entre esses compartimentos. Aqui distinguimos fundamentalmente dois ciclos epidemiológicos: o *ciclo enzoótico* e o *ciclo endêmico* ou *epidêmico*. No ciclo enzoótico, o artrópode vetor transmite o agente infeccioso entre os animais infectados (reservatório da infecção) e não infectados, no seu hábitat natural. No ciclo endêmico ou epidêmico, os artrópodes infectados transmitem a doença na população humana, que muitas vezes se constitui em um reservatório da infecção, possibilitando a infecção de mais artrópodes.

Assim, as antroponoses circulam habitualmente no ecossistema sinantrópico, caso dos surtos urbanos de dengue, Zika e chikungunyia. As zoonoses podem circular entre os ecossistemas silvestre e sinantrópico, caso da febre amarela e da doença de Chagas, ocorrendo quer pela introdução de artrópodes infectados, quer pela introdução de um animal reservatório infectado, vindos do ciclo enzoótico para o ciclo endêmico (Figura 2.14), ou apenas no ambiente sinantrópico, caso da leishmaniose em contexto urbano, com o cão doméstico como reservatório.

Medidas entomológicas nas doenças de transmissão vetorial (DTV)

Eficácia vetorial

Na epidemiologia das doenças transmitidas por vetores artrópodes, a eficácia vetorial refere-se a maior ou menor eficiência de um vetor para transmitir um certo agente em uma determinada região. Essa característica depende de relações complexas entre seres vivos, biocenoses e ecossistemas, como

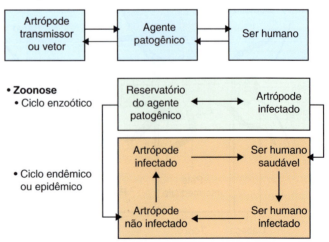

FIGURA 2.14 Sistemas biológicos das doenças de transmissão por vetores artópodes.

é característico de doenças que envolvem diferentes seres vivos como agentes infeciosos, vetores artrópodes e hospedeiros vertebrados, e com uma habitual íntima relação com o ambiente. Assim, a eficácia vetorial será função das características dos meios biótico (outros hospedeiros e/ou vetores eventualmente intervenientes, predadores, competidores etc.) e abiótico (meio físico, fatores climáticos, edáficos e outros) em que se insere o sistema biológico artrópode vetor-agente ou parasito-hospedeiro vertebrado. Da interação entre essa multiplicidade de fatores exógenos e o genoma do vetor, expresso ao nível da morfologia, fisiologia e etologia que lhe são próprias e diferentes de vetor para vetor, resultará a maior ou menor eficácia com que o agente ou parasita são transmitidos.

Havendo numerosos fatores, exógenos e endógenos, suscetíveis de fazer variar a eficácia vetorial, selecionam-se aqui os principais. Assim, poderemos definir fundamentalmente três grandezas ou medidas entomológicas, as quais serão, por sua vez, função de vários parâmetros: *competência vetora (V)*, *capacidade vetorial (C)* e *taxa entomológica de inoculação (h')*. Essas grandezas entomológicas foram inicialmente definidas no estudo da epidemiologia da malária, tendo sido mais tarde adaptadas às outras doenças de transmissão vetorial, como as filarioses, as arboviroses, tripanossomoses etc. Como tal, os exemplos dados focam a malária.

Competência vetora (V)

A competência vetora ou vetorial é função da constituição genética do vetor; são múltiplos os genes que regulam os mecanismos fisiológicos da respectiva resistência ou suscetibilidade natural ao agente ou parasita. Dentro da mesma espécie ou subespécie de vetor há uma significativa variabilidade genética, podendo-se selecionar estirpes ou cepas homogêneas desse ponto de vista, a partir das populações naturais.

A competência vetora de uma população ou estirpe tem de ser determinada experimentalmente e pode ser definida como a razão entre o número de indivíduos (p. ex., fêmeas de mosquitos) ensaiados em um hospedeiro potencialmente infectante (com parasitemia) e o número desses indivíduos que de fato infectam hospedeiros suscetíveis, uma vez transcorrido o correspondente período de incubação extrínseca. A competência vetora varia então entre zero e a unidade ($0 < V < 1$).

Capacidade vetorial (C)

A capacidade vetorial foi primeiro designada na epidemiologia da malária para quantificar a transmissão da doença pelos vetores anofelinos. O conceito e a própria grandeza, capacidade vetorial (C), foram criados por Garrett-Jones (1964) seguindo a linha de modelagem matemática da malária de George Macdonald (1957). Embora dirigida à malária, DTV com maior importância em saúde pública, a capacidade vetorial pode ser aplicada a outras doenças transmitidas por mosquitos, ou até outros vetores hematófagos, e causadas por organismos patogênicos que necessitem de uma certa evolução no vetor. Refere-se sempre a uma população local de uma dada espécie de vetores. Muitas vezes o termo capacidade vetorial é usado erroneamente como sinônimo de competência vetora, mesmo em publicações científicas.

A *capacidade vetorial* de uma determinada espécie de anofelino para transmitir uma dada espécie de plasmódio ao homem foi definida por Garrett-Jones (1964) como o *número de novas inoculações de esporozoítos (potencialmente infectantes) que a população local de uma dada espécie de anofelino é capaz de produzir a partir de um dia de doença de um único doente* (Molineaux, 1988).

É função das seguintes variáveis:

- Densidade (m). É a abundância do vetor relativamente ao ser humano ou a densidade dos mosquitos dessa espécie e desse local (dessa população) em relação ao ser humano. Ou seja, o número de fêmeas de uma dada espécie de vetor (anofelino no caso da malária) por pessoa em um dado local
- Hábito de picada humana ou agressividade para o ser humano. É o número de picadas infligidas por pessoa por cada fêmea do vetor por dia (Macdonald, 1957). O hábito de picada humana, por sua vez, é calculado pela fórmula:

$$a = IA \cdot f$$

em que:

- IA = índice de antropofilia; segundo Garrett-Jones (1964), a proporção de fêmeas dessa população local dessa espécie vetora que se alimenta no homem
- f = frequência diária de picada, ou seja, o número de picadas que esse mosquito faz por dia, de onde por sua vez, o produto de m por a, ma, é a taxa de agressividade do vetor para o ser humano, ou o número médio de repastos sanguíneos que a população dessa espécie vetora realiza no homem por dia (Macdonald, 1957)
- *Longevidade (p)* da população vetora é expressa pela probabilidade diária de sobrevivência, ou taxa diária de sobrevivência dessa população vetora (Davidson, 1954)
- *Período de incubação extrínseca (n)* é a duração, em dias, do período de incubação extrínseca do agente etiológico dessa doença. Na malária, corresponde ao número de dias do ciclo esporogônico do plasmódio, no vetor, desde que este ingere o sangue com gametócitos até que as glândulas salivares sejam invadidas pelos esporozoítos.

Para uma temperatura média de 25°C e uma umidade relativa entre 70 e 90%, o valor de **n** para os plasmódios humanos é de aproximadamente 10 dias para *Plasmodium vivax*, 12 dias para *P. falciparum*, 14 a 15 dias para *P. ovale* e 16 dias para *P. malariae*.

Assim, a capacidade vetorial (C) é calculada, com base nos parâmetros referidos, segundo a fórmula:

$$C = m \cdot (IA \cdot f)^2 \cdot p^n \cdot \frac{1}{-\log_e p}$$

ou

$$IC = \frac{m \cdot a^2 \cdot p^n}{-\log_e p}$$

Nesta fórmula, p^n traduz o número de mosquitos que consegue sobreviver durante a realização do ciclo extrínseco, e $1/-\log_e p$ traduz a esperança de vida desses mesmos mosquitos, após esse evento.

De outra forma, podemos dizer que um portador de infecção em uma zona endêmica é picado em um dia por ma vetores daquela espécie (sendo m, densidade de vetores por ser humano, que o picam a vezes por dia [hábito de picada no ser humano, que por sua vez resulta da sua frequência diária de picada, *f*, e da proporção de refeições que tendem a fazer no ser humano ou antropofilia, *IA*]), dos quais p^n vão sobreviver os dias necessários para se tornarem infectantes (completar-se o ciclo extrínseco de *n* dias a uma taxa de sobrevivência diária de *p*), após o que farão *a* refeições potencialmente infectantes (no ser humano) durante os dias $-log_e\, p$ que ainda viverem (esperança de vida, baseada na taxa diária de sobrevivência).

Essa fórmula expressa a capacidade de uma população de uma dada espécie vetora para transmitir a malária ou outra doença, em termos do potencial número de inoculações secundárias originadas por dia a partir de uma pessoa infectante, uma vez que mede o número de refeições sanguíneas infectantes para o ser humano, que os vetores que se alimentaram em um doente em um dia, terão probabilidade de vir a fazer. O seu valor varia entre zero e cerca de duas centenas.

Em uma zona endêmica, essa grandeza mostra o potencial de reprodução de novos casos, que, conjugado com a medida da recuperação dos casos existentes, dá a taxa básica de reprodução de casos, ou R_0. No entanto, em uma zona em que não exista doença mas exista o vetor, o valor da capacidade vetorial é uma medida da receptividade desse local à (re)introdução dessa doença.

Taxa entomológica de inoculação

Outra grandeza frequentemente utilizada para expressar a intensidade da transmissão malárica em dada região, e que também pode ser adaptada a outras doenças transmitidas por mosquitos, é a taxa entomológica de inoculação. Esta é definida como o número de picadas com esporozoítos ou outros agentes infectantes, por pessoa, por unidade de tempo. Seu valor é obtido por meio do produto da taxa de agressividade do vetor para o ser humano pelo índice esporozoítico, definido como a proporção de fêmeas de uma população vetora que apresentam esporozoítos ou outros agentes infectantes nas glândulas salivares ou peças bucais.

A *taxa entomológica de inoculação* (TEI), também designada por *h'*, exprime o número (médio) de picadas potencialmente infectantes de um dado vetor, por pessoa e por dia. Trata-se em princípio de uma taxa diária, mas pode ser expressa cumulativamente, em relação ao mês (mensal) ou ano (anual).

No caso da malária, será dada pelo produto da taxa de agressividade do vetor para o ser humano pelo seu índice *esporozoítico (s)*, este definido como a proporção das fêmeas de um vetor que apresentam esporozoítos nas glândulas salivares.

Assim, a taxa entomológica de inoculação (*h'*) é dada pela fórmula:

$$TEI = TAH \cdot s$$

ou, usando uma simbologia mais corrente,

$$h' = ma \cdot s$$

em que:

- *m* = densidade dos mosquitos dessa população vetora em relação ao ser humano
- *a* = hábito de picada humana da população vetora, segundo Macdonald (1957)
- *ma* = taxa de agressividade do vetor para o ser humano
- *s* = índice esporozoítico ou proporção de mosquitos com agentes infectantes nas glândulas salivares ou peças bucais.

Dado que:

$$a = IA \cdot f$$

sendo:

- *IA* = índice de antropofilia
- *f* = frequência diária de picada

então:

$$h' = m \cdot IA \cdot f \cdot s$$

Esta grandeza dá-nos a ideia do número de inoculações do agente infeccioso que uma pessoa está sujeita por dia, ou seja, é expressa em número de picadas infectantes por pessoa, por dia. Mede, portanto, o risco de infecção por essa doença, nesse local, por essa população de vetores de tal espécie.

PARASITOLOGIA EM FOCO

A Entomologia Médica no controle das DTV e a falta de entomologistas médicos

As DTV têm maior impacto nos sistemas de saúde dos países LMIC, que naturalmente precisam incluir o seu controle nas suas agendas de saúde, fortalecendo sua capacidade operacional e de pesquisa, aos níveis institucional e regional. Além disso, atualmente as DTV não estão restritas aos LMIC, mas estendem-se ao mundo desenvolvido, com situações de emergência e reemergência nos últimos anos. A abordagem e as prioridades estratégicas para o combate das DTV abrangem necessariamente estudos de ecologia vetorial e gestão integrada de vetores (WHO, 2004). Diante desse quadro, constata-se uma crescente falta de entomologistas médicos treinados, com perda de competências em Entomologia Médica, deixando de haver a substituição de entomologistas mais velhos, com experiência de campo, por profissionais jovens (Goddard, 2003).

Um dos problemas que contribuem para essa escassez é a falta de oportunidades de progressão em Entomologia Médica, não sendo esta a primeira escolha dos alunos nem em termos de formação nem de carreira. Com frequência, os graduados em Entomologia escolhem trabalhos em disciplinas gerais como Biologia ou Zoologia, em detrimento de posições de Entomologia Médica, seja por falta destas ou por diferenças no rendimento, estabilidade e/ou progressão (Almeida et al., 2017). Em muitos casos, os serviços de controle de vetores têm um caráter menos permanente, com descontinuidade do financiamento ou mudança nas prioridades políticas ou de agenda (Loxdale, 2016). Além disso, as unidades de Entomologia Médica são uma pequena proporção nas universidades a nível global, com departamentos de entomologia agrícola ou geral assumindo a liderança, embora estas já estejam também sob ameaça na academia como um todo (Leather, 2009; Loxdale, 2016).

As principais ameaças colocadas à Entomologia a nível global são:

a) Viés taxonômico que favorece a ciência de vertebrados na biologia da conservação, com pequena representação da Entomologia perante sua diversidade global (Cuisance; Rioux, 2004; Leather, 2009).

b) Falta de formação formal, ou clássica, com o desaparecimento de graus de Entomologia de muitas universidades (Cuisance; Rioux, 2004; Leather,

CAPÍTULO 2 ▪ Entomologia Médica | Introdução e Conceitos Gerais

PARASITOLOGIA EM FOCO *(continuação)*

2009). Apesar do excelente trabalho em novas tecnologias, como a biologia molecular de insetos e insetos transgênicos, para citar apenas alguns, o investimento em ensino e pesquisa em Entomologia está sendo drasticamente reduzido à escala global, pelos governos, órgãos de financiamento de pesquisa e indústria. As consequências desse desinvestimento podem ter efeitos tão vastos, já que a sua área de influência tem um espectro tão amplo que vai da medicina humana e veterinária à agricultura e silvicultura (Loxdale, 2016).

c) Viés de financiamento (provavelmente alimentado por fatores de impacto de publicações, que são muito mais baixos em Entomologia em comparação a outros campos).
d) Retirada de governos e agências de programas de pesquisa de ação e gestão integrada de vetores em LMIC visando a DTV.
e) Mudança geral da pesquisa no campo para pesquisa de laboratório baseada em biologia molecular, sem aplicação concomitante ao terreno.

Os surtos de DTV que exigem programas de controle destes, com participação de entomologistas de campo, em contexto nacional ou regional, nem sempre são acompanhados por disponibilidade de financiamento. Desde o advento dos inseticidas, no século XX, os vetores têm sido vistos como algo passível de ser solucionado com inseticidas. Trata-se de algo que, nos últimos anos, se provou totalmente errado, com a resistência a inseticidas e a contaminação ambiental dificultando o sucesso nas operações de controle. No entanto, os governos parecem não ter adotado essa realidade, como as mudanças climáticas e todos os outros fatores mencionados que favorecem a expansão e (re)emergência das DTV, com a consciência de que estas estão para ficar e, portanto, precisam ser inscritas no planejamento em saúde, em níveis acadêmico, político ou técnico, independentemente do contexto económico e social.

Só por ignorância dessa situação é que se pode discutir a relevância do ensino da Entomologia Médica. É, pois, necessário não negligenciar o conhecimento específico da sistemática, morfologia e bioecologia. Frequentemente, novos investigadores pensam que podem resolver as várias questões sem necessidade de morfologia, desperdiçando o conhecimento que foi adquirido ao longo de vários séculos. A identificação correta é fundamental para o sucesso das operações de controle que visamos. No entanto, a sistemática é uma área da Entomologia marginalizada ou condenada (Cuisance; Rioux, 2004; Loxdale, 2016; Daly, 1995). Simultaneamente, os entomologistas com mais experiência têm-se aposentado, abrindo-se uma evidente lacuna na transmissão de conhecimentos (Goddard, 2003).

Não se pode dizer que a pesquisa em Entomologia Médica não acompanhou os novos desenvolvimentos científicos, pois qualquer revisão da literatura apontará para o contrário. No entanto, nem sempre essas novas tecnologias são incorporadas aos métodos de controle de vetores utilizados no campo e ao ensino aplicado da Entomologia Médica. Avanços notáveis na pesquisa recente em biologia molecular e genômica de vetores ainda precisam ser traduzidos em ferramentas aperfeiçoadas para controle de vetores que efetivamente reduzam a incidência de DTV (Lambrechts et al., 2009; Reisen, 2014).

Os entomologistas médicos de hoje precisam não apenas estar de posse das técnicas clássicas, como a sistemática-morfologia para a discriminação desigual do objeto de interesse, mas também ter habilidades moleculares necessárias para complementar tais identificações, nos casos em que ferramentas moleculares são necessárias para alcançar o nível desejado de identificação. Da mesma forma, eles precisam de técnicas de campo para fazer o rastreio de populações vetoriais como também para poder usar, ou entender, ferramentas de SIG e dados de sensoriamento remoto, a fim de serem incorporados em ferramentas mais complexas de modelação e avaliação de risco que combinam dados de clima, abundância de vetores e suas taxas de infeção, com dados dos reservatórios e seroconversões de hospedeiros sentinelas, quando disponíveis, para fornecer sistemas de alerta precoce no espaço e no tempo, de transmissão transbordante eminente de animais para humanos (Reisen, 2014); não só precisam ser capazes de realizar os ensaios clássicos de suscetibilidade a inseticidas, mas também, ao mesmo tempo, passar para exames moleculares para os marcadores genéticos e bases de resistência (Hemingway et al., 2004); a partir dos métodos clássicos de controle, levando a técnicas de engenharia genética que possibilitem novas estratégias de controle, como organismos geneticamente modificados, tecnologias de insetos estéreis (Benedict; Robinson, 2003; Helinsky et al., 2008), incluindo novos métodos de controle biológico; a partir da base de interações vetor-patógeno para efetores e genômica do sistema imune de insetos que constituem candidatos para controle das DTV (Ito et al., 2002).

Almeida e colaboradores (2017) focaram alguns dos desafios que se colocam aos entomologistas médicos de hoje: (i) lidar com populações humanas em rápida expansão, em ambientes urbanos que crescem mais rapidamente do que os serviços de saneamento básico, proporcionando condições favoráveis para vetores como os mosquitos *Aedes aegypti e Culex pipiens s.l.* se instalarem no seu meio, sem controle vetorial (Reisen, 2014); (ii) conhecimento científico fundamentado e extensa experiência de campo (Cuisance; Rioux, 2004), adaptados às situações atuais. Ao contrário da pulverização de inseticidas para controlar vetores, o uso de estratégias como novos métodos de controle biológico implica maior sofisticação científica (Loxdale, 2016).

A fim de atingir tais objetivos de capacitação para entomologistas médicos, considerou-se que as prioridades devem ser: (i) maior diversificação e integração dos vários campos da pesquisa em biologia vetorial; (ii) transição da pesquisa de laboratório para estudos de campo dos ecossistemas das DTV; (iii) compreensão das heterogeneidades dos vários sistemas de DTV e acomodação de suas especificidades, envolvendo simultaneamente cientistas e instituições de pesquisa dos países endêmicos das DTV (Lambrechts et al., 2009; Almeida et al., 2017).

O controle de vetores, como parte de uma estratégia para eliminar ou controlar a DTV, é um processo contínuo que precisa ser sustentável no tempo e nos recursos. O desinvestimento visto no passado recente precisa ser revertido, ao passo que a formação em Entomologia Médica, usando uma abordagem multidisciplinar com a tecnologia atual, deve fazer parte das prioridades, uma vez que contribuirá definitivamente para essas metas. Novos cursos de Entomologia Médica, com um currículo adaptado aos requisitos da atualidade, juntamente com uma plataforma online, ajudariam a satisfazer as necessidades de treino direcionado para a mitigação das DTV, colmatando uma lacuna crucial na capacitação neste campo e prestando um serviço de grande utilidade (Almeida et al., 2017).

Referências bibliográficas

Almeida APG, Fouque F, Launois P et al. From the lab to the field: capacity building in Medical Entomology to address vector-borne diseases emergencies. Trends Parasitol. 2017;33:664-8.
Benedict MQ, Robinson AS. The first releases of transgenic mosquitoes: an argument for the sterile insect technique. Trends Parasitol. 2003;19:349-55.
Cuisance D, Rioux JA. Current status of medical and veterinary entomology in France: endangered discipline or promising science? Comp Immunol Microbiol Infect Dis. 2004; 27:377-92.
Daly H. Endangered species: doctoral students in systematic Entomology. Am Entomol. 1995;41:55-9.
Goddard J. Where have all the medical entomologists gone? Infect Med. 2003;20:89-90.
Hemingway J, Hawkes NJ, McCarroll L, Ranson H. The molecular basis of insecticide resistance in mosquitoes. Insect Biochem Mol Biol. 2004;34:653-65.

PARASITOLOGIA EM FOCO (continuação)

Ito J, Ghosh A, Moreira LA et al. Transgenic anopheline mosquitoes impaired in transmission of a malaria parasite. Nature. 2002;417:452-5.

Lambrechts L, Knox TB, Wong J, Liebman KA, Albright RG, Stoddard ST. Shifting priorities in vector biology to improve control of vector-borne disease. Trop Med Int Health. 2009;14:1505-14.

Leather SR. Taxonomic chauvinism threatens the future of entomology. Biologist. 2009; 56:10-3.

Loxdale HD Insect science – a vulnerable discipline? Entomol Exp Appl. 2016;159:121-34.

Reisen WK. Medical entomology – back to the future? Infect Genet Evol. 2014;28: 573-82.

World Health Organization, 2004. Global strategic framework for Integrated Vector Management. In: World Health Organization, Document WHO/CDS/CPE/PVC/2004.10 Geneva: WHO, 2004.12 p.

World Health Organization, 2016. WHO statement on the first meeting of the International Health Regulations, Emergency Committee on Zika virus and observed increase in neurological disorders and neonatal malformations. Disponível em: https://www.who.int/news-room/detail/01-02-2016-who-statement-on-the-first-meeting-of-the-international-health-regulations-(2005)-(ihr-2005)-emergency-committee-on-zika-virus-and-observed-increase-in-neurological-disorders-and-neonatal-malformations. Acesso em: maio 2020.

Referências bibliográficas

Aguinaldo AM, Turbeville JM, Linford LS et al. Evidence for a clade of nematodes, arthropods and other moulting animals. Nature. 1997;387: 489-93.

Brès PLJ. Un siècle de progrès dans la lutte contre la fièvre jaune. Bulletin of the World Health Organization. 1987;65:149-60.

Budd GE, Telford MJ. The origin and evolution of arthropods. Nature. 2009;457:812-7.

Davidson G. Estimation of the survival-rate of anopheline mosquitoes in nature. Nature. 1954;174:792-3.

Drabick JJ. Pentastomiasis. Rev Infect Dis. 1987;9:1087-94.

El-Mallakh OS, El-Mallakh RS. Insects of the Qur'an. Am Entomol. 1994;40:82-4.

Garrett-Jones C. Prognosis for interruption of malaria transmission through assessment of the mosquito's vectorial capacity. Nature. 1964;204:1173-5.

Grimaldi D, Engel MS. Evolution of the Insects. New York: Cambridge University Press, 2005. 755p.

Hey J. The mind of the species problem. Trends Ecol Evol. 2001;16:326-9.

Hubálek Z. Emerging human infectious diseases: Anthroponoses, zoonoses, and sapronoses. Emerg Infect Dis. 2003;9:403-4.

International Commission on Zoological Nomenclature. International Code of Zoological Nomenclature. 4.ed. London: International Trust for Zoological Nomenclature, 1999. 306pp.

Lane RP, Crosskey RW. Medical Insects and Arachnids. London: Chapman & Hall, 1993.

Macdonald G. The Epidemiology and Control of Malaria. London: Oxford University Press, 1957. 201p.

Mayr E. Principles of Systematic Zoology. New York: McGraw-Hill, 1969. 428p.

Mayr E, Ashlock PD. Principles of Systematic Zoology. 2. ed. New York: McGraw-Hill, 1991. 475p.

Molineaux L. The epidemiology of human malaria as an explanation of its distribution, including some implications for its control. In: Wernesdorfer WH, McGregor I (Eds.). Principles and Practice of Malariology. New York: Churchill Livingstone, v. II, 1988, p. 913-98.

Regier JC, Shultz JW, Zwick A et al. Arthropod relationships revealed by phylogenomic analysis of nuclear protein-coding sequences. Nature. 2010;463:1079-83.

Richards OW, Davies RG. Imms' General Textbook of Entomology. 10. ed. London: Science Paperbacks, Chapman and Hall, 1977. vol. 2. 1281p.

Ross HH, Ross CA, Ross JRP. A Textbook of Entomology. 4. ed. New York: John Wiley & Sons, 1982. 666p.

Service MW. Introduction. In: Willmott S. (Ed.). Medical Entomology Centenary Symposium Proceedings. London: Royal Society of Tropical Medicine and Hygiene. 144p.

Tappe D, Büttner DW. Diagnosis of human visceral pentastomiasis. PLoS Negl Trop Dis. 2009;3:e320.

Triplehorn CA, Johnson NF. Borror and DeLong's Introduction to the Study of Insects. 7. ed. Belmont: Thomsom Brooks/Cole, 2005. 864p.

Varma MRG. Ticks and mites (Acari). In: Lane RP, Crosskey RW (Eds.). Medical Insects and Arachnids. London: Chapman & Hall, 1993. pp. 597-658.

Walton SF, Currie BJ. Problems in diagnosing scabies, a global disease in human and animal populations. Clin Microbiol Rev. 2007;20:268-79.

World Health Organization, 2016. WHO statement on the first meeting of the International Health Regulations, Emergency Committee on Zika virus and observed increase in neurological disorders and neonatal malformations. Disponível em: https://www.who.int/news-room/detail/01-02-2016-who-statement-on-the-first-meeting-of-the-international-health-regulations-(2005)-(ihr-2005)-emergency-committee-on-zika-virus-and-observed-increase-in-neurological-disorders-and-neonatal-malformations. Acesso em: maio 2020.

World Health Organization, 2018. World Health Statistics 2018: monitoring health for the SDGs, sustainable development goals. Geneva: WHO. 2018. 86p.

World Health Organization, 2019. Yellow Fever. Disponível em: https://www.who.int/csr/don/archive/disease/yellow_fever/en/. Acesso em: mar. 2020.

Leitura sugerida

Kettle DS. Medical and Veterinary Entomology. Wallingford, Oxon, UK: CAB International, 1995.

Service MW. The making of a medical entomologist. Annu Rev Entomol. 2010;55:1-17.

3 Os Plasmódios e a Malária

Marcelo Urbano Ferreira ▪ Kézia Katiani Gorza Scopel ▪ João Pinto

Introdução

A malária é uma das principais doenças parasitárias da atualidade, com cerca de 216 milhões de casos e 445.000 mortes anuais. Mais de 90% dos casos ocorrem na África, especialmente nas extensas áreas de savana e floresta equatorial ao sul do Saara, onde a malária é uma das principais causas de morte entre crianças com menos de 5 anos de idade e gestantes.

Cerca de 40% da população mundial vive em áreas com transmissão de malária, distribuídas em 91 países da África, da Ásia, da Oceania e das Américas. Desses, 21 compõem a lista de países próximos de eliminar a malária, incluindo Cabo Verde e sete países latino-americanos (Belize, Costa Rica, Equador, El Salvador, México, Paraguai e Suriname). No outro extremo, mais de 80% da carga global da doença concentra-se em 15 países, dos quais 14 são africanos. Entre estes, encontram-se a Nigéria (com 27% dos casos de malária registrados no mundo), a República Democrática do Congo (10%), a Índia (6%) e Moçambique (4%). O Brasil, que contribui com 39% dos casos de malária registrados no continente americano, tem suas principais áreas endêmicas na Amazônia Legal. Registram-se no país quase 200.000 novos casos a cada ano.

Quatro espécies de plasmódios são classicamente reconhecidas como agentes etiológicos da malária humana: *Plasmodium falciparum*, *P. vivax*, *P. malariae* e *P. ovale*. *Plasmodium falciparum* predomina na África, e é a espécie encontrada em 91% das infecções nesse continente. *Plasmodium malariae* é a segunda espécie mais comum na África, também encontrada nos demais continentes. *Plasmodium ovale* compreende duas subespécies geneticamente distintas que se separaram há mais de um milhão de anos: *P. ovale curtisi* e *P. ovale wallikeri* (Sutherland et al., 2010). O parasito é relativamente incomum, mas as duas subespécies circulam na África, em partes da Ásia e da Oceania, não sendo encontrado nas Américas. *Plasmodium vivax* é raro na África, com exceção da Mauritânia e do Mali e dos países do Chifre da África (Eritreia, Etiópia e Somália); entretanto, 36% dos casos extra-africanos de malária devem-se a essa espécie. Em termos globais, são mais de 8 milhões de casos de malária *vivax* por ano; 86% deles provêm do Afeganistão, da Etiópia, da Índia, da Indonésia e do Paquistão. Nas Américas, *P. vivax* tornou-se a espécie predominante nas últimas décadas, e corresponde hoje a 64% das infecções; as demais espécies encontradas no continente são *P. falciparum* e *P. malariae*. Uma quinta espécie, *P. knowlesi*, é um parasito típico de macacos do Velho Mundo que pode infectar seres humanos no Sudeste Asiático (Singh; Daneshvar, 2013). Os plasmódios que infetam humanos são transmitidas exclusivamente por mosquitos (Diptera: Culicidae) do gênero *Anopheles*.

Plasmodium falciparum e *P. vivax* originaram-se na África, de onde progressivamente se disseminaram, com as migrações humanas, para os demais continentes (Tanabe et al., 2010). O primeiro tornou-se um parasito humano recentemente, adquirido mediante uma transferência lateral a partir de gorilas, enquanto o segundo parece prover de parasitos que circulavam entre chimpanzés e gorilas, embora não haja certeza a esse respeito (Loy et al., 2017). Pouco se sabe sobre a história evolutiva de *P. malariae* e *P. ovale* (Sutherland, 2016). Muito provavelmente, as Américas foram o último continente onde os plasmódios humanos se estabeleceram. *Plasmodium falciparum* foi introduzido com o tráfico de escravos africanos, entre os séculos XVI e XIX. As linhagens americanas de *P. vivax*, no entanto, parecem combinar características genéticas de parasitos de diferentes regiões do globo, podendo ter chegado ao continente em épocas pré-colombianas (Rodrigues et al., 2018). Nas Américas, *P. vivax* e *P. malariae* adaptaram-se a diversos primatas não humanos, como os bugios (*Alouatta sp.*) e outros macacos do Novo Mundo. Nesses hospedeiros, tais espécies de parasitos foram inicialmente descritas como *P. simium* e *P. brasilianum*, respectivamente. Hoje está demonstrado que, em alguns focos da América do Sul, as mesmas linhagens de *P. vivax* e *P. malariae* circulam entre seres humanos e macacos, com evidentes implicações para seu controle e a eliminação da malária no continente (Lalremruata et al., 2015; Brasil et al., 2017).

O genoma nuclear dos plasmódios que infectam o homem foi caracterizado nas duas últimas décadas. Os genomas de cada espécie, sequenciados e montados com o uso de diferentes métodos, compreendem 23 a 38 milhões de pares de bases e cerca de 5.000 a 8.000 genes anotados, distribuídos em 14 cromossomos. Os parasitos apresentam também dois genomas extranucleares: o mitocondrial, com 6.000 pares de bases, e o do apicoplasto, com 29.400 pares de bases. O apicoplasto é uma organela semelhante ao cloroplasto das plantas e proveniente de uma simbiose secundária com cianobactérias. A disponibilidade de dados genômicos de muitas centenas de parasitos de diferentes origens geográficas proporciona o estudo genético populacional em alta resolução, levando à descoberta das bases genéticas de fenótipos de importância médica, como a virulência dos parasitos e sua resistência aos antimaláricos (Neafsey; Volkman, 2017).

Aspectos biológicos

Por mais de 2.500 anos, a malária foi atribuída a miasmas emanados de regiões alagadas. O próprio nome da doença origina-se do italiano medieval "*mal aria*", fazendo referência aos "maus ares" dos pântanos. Somente em 1880 o médico militar francês Charles Louis Alphonse Laveran viria a descobrir, em amostras de sangue de pacientes febris da Argélia, o protozoário posteriormente conhecido como *P. malariae*. Laveran examinou amostras frescas de sangue, sem fixação nem coloração, em seu microscópio rudimentar sem objetiva de imersão em óleo, com aumento máximo de 400 ×. No entanto, observou e descreveu com precisão diversos estágios evolutivos do parasito presentes no sangue, interpretando corretamente seu significado biológico. Por sua descoberta extraordinária, contrariando as teorias então vigentes sobre as causas da malária, Laveran recebeu o Prêmio Nobel de Fisiologia ou Medicina de 1907 (Cox, 2010). As demais espécies de plasmódios humanos foram caracterizadas nos anos seguintes, com o uso de corantes apropriados e microscópios mais avançados; a última delas, *P. ovale*, foi descrita por John Stephens na África Ocidental em 1922.

Os plasmódios apresentam um ciclo vital complexo (Figura 3.1). A infecção humana inicia-se com a inoculação no tecido subcutâneo, durante o repasto sanguíneo, de 15 a 200 *esporozoítos* provenientes das glândulas salivares de mosquitos fêmeas do gênero *Anopheles*. Do subcutâneo, os esporozoítos atravessam diferentes tipos celulares, incluindo fibroblastos e fagócitos, até chegarem à corrente sanguínea ou linfática (Amino et al., 2006). Se alcançarem os vasos sanguíneos, chegam ao fígado cerca de 30 minutos após a inoculação, onde são capturados por células de Küpffer e atravessam as células endoteliais dos capilares hepáticos e diversos hepatócitos até se estabelecerem em um deles. Embora os mecanismos moleculares que possibilitam ao parasito atravessar diferentes tipos celulares ainda não sejam completamente conhecidos, demonstrou-se recentemente o papel essencial de duas proteínas de esporozoítos nesse processo, SPECT (do inglês, *sporozoite microneme protein essential for cell traversal*)-1 e SPECT-2, esta última também conhecida como PLP (*perforin-like protein*)-1 (Yang et al., 2017).

Concluída a fase de migração por diferentes células, o esporozoíto inicia o chamado *ciclo pré-eritrocitário* de multiplicação do parasito. Até meados da década de 1940, desconhecia-se o destino dos parasitos que, uma vez inoculados pelo vetor, somente surgem na corrente sanguínea cerca de 10 dias

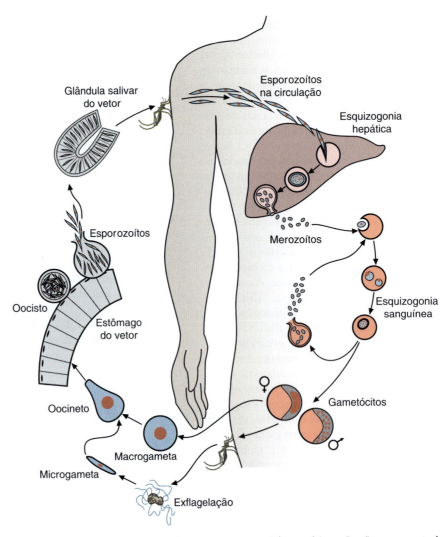

FIGURA 3.1 Ciclo vital dos plasmódios que infectam o homem. Observe que, neste ciclo genérico, não são representados os hipnozoítos que ocorrem em *P. vivax* e *P. ovale*. As etapas de desenvolvimento do parasito no vetor estão simplificadas.

depois. A hipótese mais aceita durante 40 anos, conhecida posteriormente como *falácia de Schaudinn*, baseava-se na observação relatada pelo conhecido parasitologista alemão Fritz Schaudinn em 1903, mas nunca confirmada de modo independente, de penetração direta de esporozoítos de *P. vivax* em hemácias humanas. Henry Shortt e Cyril Garnham basearam-se em trabalhos prévios com protozoários sanguíneos filogeneticamente próximos a plasmódios, que infectam aves, para refutar a falácia de Schaudinn. Demonstraram de modo inequívoco, em 1947, que os plasmódios humanos passam por uma fase de multiplicação no fígado antes de infectarem as hemácias (Cox, 2010). Entre as evidências prévias havia as publicações do parasitologista brasileiro Henrique Aragão, de 1908, descrevendo o ciclo pré-eritrocitário de *Haemoproteus columbae* no pulmão de pombos experimentalmente infectados (Sá, 2011).

No interior do hepatócito, os esporozoítos originam estágios esféricos uninucleares conhecidos como *criptozoítos*. Se caírem em vasos linfáticos, os esporozoítos deixam de sofrer desenvolvimento ulterior, mas podem induzir resposta imune do hospedeiro ao chegarem aos linfonodos (Amino et al., 2006). Demonstrou-se recentemente, em modelos experimentais, que alguns parasitos podem permanecer na derme e lá desenvolver-se. No fígado, a divisão nuclear dos criptozoítos origina uma célula multinucleada conhecida como *esquizonte*. Ao final de 8 a 15 dias, o hepatócito parasitado libera milhares de *merozoítos* (Figura 3.2), envoltos em uma vesícula conhecida como *merossomo*, na luz de sinusoides hepáticos. *Esquizogonia* é o processo de reprodução assexuada que resulta na formação do esquizonte, que, por sua vez, dará origem aos merozoítos. A esquizogonia que ocorre em hepatócitos é conhecida como esquizogonia hepática, tecidual, pré-eritrocitária ou exoeritrocitária, para distingui-la dos ciclos esquizogônicos que posteriormente ocorrem nas hemácias.

Em *P. vivax* e *P. ovale*, alguns esporozoítos originam formas dormentes intra-hepáticas conhecidas como *hipnozoítos* (ver Figura 3.2). Semanas ou meses depois da infecção primária, os hipnozoítos podem reativar-se, resultando nas *recaídas tardias* típicas da infecção humana por *P. vivax* e *P. ovale* (Tabela 3.1). Os mecanismos que levam à reativação dos hipnozoítos são desconhecidos; especula-se que a febre, causada pela própria malária ou infecções bacterianas, possa estimular a reativação (Shanks; White, 2013). Não está claro se os merozoítos originados de hipnozoítos são geneticamente idênticos aos produzidos durante a infecção primária, logo após a inoculação dos esporozoítos. Os dados disponíveis sugerem que subpopulações distintas de esporozoítos de *P. vivax*, presentes no mesmo inóculo, podem passar ou não pelo estágio de hipnozoítos antes de sofrerem a esquizogonia hepática. Além disso, diferentes gerações de hipnozoítos, provenientes de infecções independentes, podem reativar-se simultaneamente, aumentando a complexidade genética da população de parasitos presentes na corrente sanguínea.

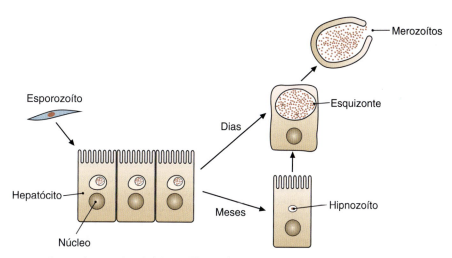

FIGURA 3.2 Hipnozoítos e a esquizogonia exoeritrocitária em *Plasmodium vivax* e *P. ovale*. Os esporozoítos que penetram hepatócitos podem multiplicar-se intensamente ao longo dos próximos 8 a 15 dias, originando milhares de merozoítos a serem liberados na corrente sanguínea (esquizogonia exoeritrocitária), ou podem permanecer dormentes no interior da célula hospedeira, por semanas ou meses, sob a forma de hipnozoítos.

TABELA 3.1 Características biológicas dos plasmódios humanos.

	P. vivax	*P. malariae*	*P. falciparum*	*P. ovale*
Período de incubação	8 a 27 dias	15 a 30 dias	8 a 25 dias	9 a 17 dias
Presença de hipnozoítos	Sim	Não	Não	Sim
Duração do ciclo eritrocitário	48 h	72 h	48 h	48 h
Número de merozoítos por esquizonte tecidual	10.000	2.000	40.000	15.000
Parasitemia (mm^3) • Média • Máxima	• 20.000 • 50.000	• 6.000 • 20.000	• 50.000 a 500.000 • 2.500.000	• 9.000 • 30.000
Duração máxima da infecção não tratada (anos)	Até 4	Até 50	Até 2	Até 4

Os merozoítos são estágios extracelulares de formato ovoide, com 1 a 3 μm de comprimento, que invadem exclusivamente hemácias. O processo de invasão dessa célula hospedeira por merozoítos de *P. falciparum*, que leva 1 a 2 minutos, envolve as cinco etapas representadas na Figura 3.3.

Nesse processo desempenham papel fundamental as estruturas que formam o chamado *complexo apical*, as roptrias, os micronemas, os grânulos densos e o anel polar, representadas na Figura 3.4. Ocorre inicialmente o reconhecimento de receptores da superfície da hemácia. Acredita-se que essa interação inicial seja mediada por componentes da superfície dos merozoítos, as *merozoite surface proteins* (MSPs). Algumas MSPs são ancoradas na membrana do parasito por uma estrutura de glicosilfosfatidilinositol (GPI), como MSP-1, 2, 4, 5, 8 e 10; outras são solúveis, como MSP-3, 6, 7 e 9. A MSP-1 parece interagir com a banda 3, uma proteína abundante na membrana da hemácia, mas o papel dessa interação no processo de invasão não está plenamente estabelecido. A etapa seguinte consiste na reorientação do merozoíto. O parasito posiciona seu polo apical em contato com a membrana da hemácia. No interior de roptrias e micronemas, encontram-se diversas outras moléculas, especialmente proteases, que serão secretadas durante o processo de invasão celular, facilitando a formação de um poro entre o merozoíto e a hemácia e a invaginação da membrana da hemácia.

Para sua entrada na célula, *P. falciparum* estabelece interações de alta afinidade com receptores da hemácia, a partir de seu polo apical. As primeiras interações envolvem duas famílias de adesinas, liberadas pelos micronemas em resposta a uma sinalização intracelular dependente de cálcio: a família *Duffy binding-like* (DBL) ou *erythrocyte-binding-like* (EBL) e a família *reticulocyte-binding-like protein homolog* (RBL ou Rh). Os receptores de algumas adesinas na superfície das hemácias são conhecidos: *Erythrocyte-binding antigen* (EBA)-175, da família EBL, liga-se à glicoforina A; EBA-140 liga-se à glicoforina C; EBL-1 liga-se à glicoforina B. Não se conhece, no entanto, o receptor de EBA-181. As interações entre membros da família DBL/EBL e as hemácias são redundantes; por exemplo, os merozoítos de *P. falciparum* invadem hemácias deficientes em glicoforina A, de fenótipo En(a-), utilizando a glicoforina B ou C como receptor. Das proteínas da família RBL/Rh, conhecidas como Rh1, Rh2a, Rh2b, Rh4 e Rh5, só se conhecem os receptores eritrocitários das duas últimas: Rh4 liga-se ao receptor de complemento CR1, enquanto Rh5 forma um complexo com duas outras proteínas do parasito (Ripr e CyRPA) e se liga à basigina, antígeno que define o grupo sanguíneo Ok na superfície da hemácia. A formação de uma *junção apertada* (*tight junction*), que possibilita o contato íntimo entre as membranas celulares do merozoíto e da hemácia, completa-se ao final desse processo de múltiplas interações.

Inicia-se então a etapa de entrada do merozoíto na hemácia, dependente da interação de uma proteína integral da membrana, a *apical membrane protein* (AMA)-1, produzida pelos micronemas, com proteínas de roptrias da família RON, especialmente RON-2. Segundo a hipótese mais aceita, RON-2 é translocada para a membrana da célula hospedeira e serve como ponto de ancoragem de AMA-1, que se conecta aos feixes de actina e miosina do parasito. Deste modo, o merozoíto é impulsionado para a frente, formando um vacúolo à medida que penetra a célula. Finalmente, o merozoíto descarta suas moléculas liberadas durante sua interação com a membrana da hemácia, tornando possível o fechamento do vacúolo que se formou durante a invasão. Conhecer as diversas moléculas envolvidas na invasão de hemácias tem possibilitado desenvolver estratégias para inibi-la com o uso de anticorpos específicos. Em particular, anticorpos que bloqueiam a interação entre Rh5 têm grande capacidade inibitória, sugerindo um possível alvo para o desenvolvimento de vacinas contra os estágios sanguíneos de *P. falciparum*. A combinação de anticorpos contra diferentes ligantes, incluindo EBA-175 e Rh4, parece ter efeito protetor ainda mais pronunciado (Cowman et al., 2017).

Plasmodium vivax parasita exclusivamente reticulócitos, hemácias jovens que ainda expressam o receptor de transferrina-1 (TfR-1), também conhecido como CD71. Em contraste, *P. falciparum* invade hemácias de todas as idades, ainda que apresente preferência por hemácias jovens. *P. malariae* não mostra preferência por algum tipo de hemácia. A literatura clássica refere-se a uma preferência de *P. malariae* por hemácias mais velhas, mas sem evidência clara a esse respeito. As bases moleculares da preferência de *P. vivax* por reticulócitos foram recentemente elucidadas. RBP2b, uma proteína da família das RBPs (*reticulocyte-binding proteins*), correspondente em *P. vivax* à família RBL/Rh de *P. falciparum*, é o ligante de TfR-1 (CD71) durante o reconhecimento inicial da célula

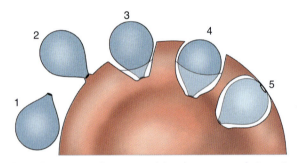

FIGURA 3.3 Representação esquemática do processo de invasão de hemácias por merozoítos de plasmódios. **1.** Reconhecimento, a distância, de receptores da superfície da hemácia. **2.** Reorientação da posição do merozoíto, de modo a colocar seu polo apical em contato direto com a membrana da hemácia. **3.** Invaginação da membrana da hemácia. **4.** Interações de alta afinidade de moléculas do merozoíto com receptores da hemácia, inicialmente em seu polo apical e estendendo-se até seu polo posterior, facilitando a penetração do merozoíto, que forma um vacúolo à medida que penetra célula. **5.** Descarte das moléculas que interagem com a membrana da hemácia, possibilitando o fechamento do vacúolo que se formou durante a invasão, com o merozoíto em seu interior. Adaptada de Cowman et al., 2017.

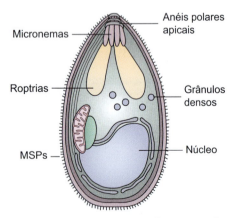

FIGURA 3.4 Representação esquemática da estrutura de um merozoíto de plasmódio. Adaptada de Cowman et al., 2017.

hospedeira. O parasita não invade hemácias incapazes de expressar TfR1. Além disso, anticorpos contra RBP2b, ao bloquearem essa interação, reduzem drasticamente o sucesso de entrada do parasita na hemácia (Gruszczyk et al., 2018). A preferência de merozoítos de *P. vivax* por reticulócitos favorece seu acúmulo no parênquima da *medula óssea*, onde as células sanguíneas imaturas que expressam CD71 são produzidas, formando um amplo reservatório para o desenvolvimento e a proliferação dos parasitos (Obadia et al., 2018).

A entrada de *P. vivax* depende ainda de outras interações receptor-ligante com as hemácias. Em geral, seus merozoítos penetram somente em hemácias que expressam o grupo sanguíneo Duffy, também conhecido como *Duffy antigen receptor for chemokines* (DARC) na literatura de língua inglesa. DARC serve como receptor para uma molécula que os merozoítos expressam em sua superfície, conhecida como *Duffy binding protein* (DBP). Os indivíduos Duffy-negativos, frequentemente encontrados na África Ocidental, não expressam DARC em seus eritrócitos, e por isso são geralmente refratários à infecção sanguínea por *P. vivax* (Zimmerman et al., 2013). Portanto, DBP constitui-se em um excelente alvo potencial para o desenvolvimento de vacinas contra esse parasito (Chitnis; Sharma, 2008). A interação entre DBP e DARC é essencial para a formação da *tight junction* entre o merozoíto e o reticulócito, que se segue à interação inicial entre RBP2b e TfR1. Anticorpos naturalmente adquiridos contra a DBP são capazes de inibir a interação entre o parasito e a DARC, reduzindo o risco de infecção (King et al., 2008) e de doença (Nicolete et al., 2016). Entretanto, há relatos de infecções por *P. vivax* em indivíduos *Duffy*-negativos da África Oriental (Ménard et al., 2010) e do Brasil (Cavasini et al., 2007), sugerindo que esse parasito utilize receptores alternativos, ainda desconhecidos, para a sua penetração em hemácias.

Os primeiros estágios intraeritrocitários dos plasmódios são os *trofozoítos*. No interior das hemácias ocorre nova esquizogonia; os esquizontes eritrocitários maduros apresentam entre 6 e 32 núcleos, cada um deles originando um merozoíto. Ao fim da esquizogonia, os merozoítos são liberados na corrente sanguínea, coincidindo temporalmente com os picos febris periódicos característicos da malária. Em geral, a febre e os demais sinais e sintomas típicos da malária surgem quando se ultrapassa certo limiar de parasitemia, em torno de 10 a 100 formas sanguíneas por microlitro de sangue. Por isso, os primeiros ciclos eritrocitários podem deixar de despertar sintomas. A saída dos merozoítos da hemácia exige a ruptura do vacúolo parasitóforo em que o parasita se instalou e da membrana celular da célula hospedeira (Figura 3.5). Primeiro rompe-se o vacúolo parasitóforo, como resultado da ação de proteases do parasito. Consequentemente, os merozoítos ficam livres no citosol da hemácia ainda intacta. A seguir, eleva-se subitamente a pressão intracelular e ocorre degradação do citoesqueleto da hemácia. Sua membrana celular rompe-se, liberando os merozoítos.

O intervalo entre os picos febris corresponde à duração da esquizogonia sanguínea em cada espécie (ver Tabela 3.1). Os merozoítos que invadem novas hemácias podem transformar-se em trofozoítos e posteriormente em esquizontes, ou alternativamente podem diferenciar-se em formas de reprodução sexuada, os *gametócitos*, infectantes para os mosquitos vetores. Os gametócitos de *P. falciparum* começam a ser produzidos depois de alguns ciclos de esquizogonia sanguínea; são encontrados gametócitos maduros na circulação periférica somente 8 a 10 dias depois do início dos sintomas e eles persistem viáveis por muitas semanas. Em contraste, os gametócitos de *P. vivax* são produzidos logo no início do ciclo sanguíneo; encontram-se gametócitos maduros no sangue periférico 3 a 5 dias depois de surgirem os primeiros estágios assexuados sanguíneos. Em geral, todos os indivíduos com malária *vivax* apresentam gametócitos circulantes, mas que sobrevivem por poucos dias no sangue periférico (Adams; Mueller, 2017). Os gametócitos imaturos das espécies acumulam-se na medula óssea, seu provável sítio de maturação, até chegarem à corrente sanguínea.

A próxima fase do ciclo vital, conhecida como *esporogonia*, ocorre no mosquito. Os gametócitos ingeridos durante o repasto sanguíneo, diferentemente dos demais estágios eritrocitários do parasito, não são digeridos no estômago dos mosquitos. Em poucos minutos o gametócito masculino sofre a *exflagelação*, desencadeada pela mudança de temperatura na passagem do ser humano para o mosquito, que resulta na formação de seis a oito gametas masculinos ou *microgametas*, enquanto os gametócitos femininos transformam-se em *macrogametas*. A exflagelação dos gametócitos masculinos foi inicialmente observada em 1897, em um hematozoário de pássaros, *Haemoproteus columbae*, por William MacCallum, um estudante de medicina canadense. MacCallum logo concluiu que um processo semelhante poderia ocorrer também em plasmódios humanos, mas não previa a participação de mosquitos no restante do ciclo do parasito. O zigoto formado

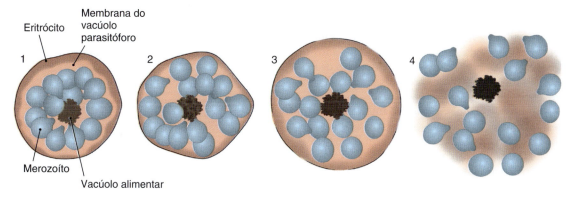

FIGURA 3.5 Representação esquemática do processo de saída dos merozoítos da hemácia infectada. **1.** Esquizonte maduro com merozoítos já formados. **2.** Ruptura do vacúolo parasitóforo, com liberação dos merozoítos no citosol da hemácia intacta. **3.** Aumento do diâmetro da hemácia como resultado da elevação da pressão intracelular e da degradação de seu citoesqueleto. **4.** Ruptura da membrana celular da hemácia liberando os merozoítos.

pela fusão de microgametas e macrogametas transforma-se, em poucas horas, em um estágio móvel chamado *oocineto*. Ao penetrar a parede do estômago do mosquito, o oocineto transforma-se em *oocisto*, uma estrutura esférica que se aloja entre o epitélio e a membrana basal, em cujo interior se formam *esporozoítos*. Com a ruptura do oocisto, milhares de esporozoítos liberam-se e migram para as glândulas salivares dos mosquitos. A cada repasto sanguíneo, dezenas de esporozoítos são inoculadas no hospedeiro vertebrado. O ciclo esporogônico, que dura de 10 a 17 dias, foi elucidado por Ronald Ross, um médico militar britânico agraciado em 1902 com o Prêmio Nobel de Fisiologia ou Medicina. Em 1898, Ross encontrou oocistos em culicíneos alimentados com sangue de pássaros infectados com *P. relictum*; nos anos seguintes, a participação de anofelinos na transmissão da malária humana foi confirmada por Giovanni Battista Grassi e Amico Bignami, na Itália, e pelo próprio Ronald Ross, em Serra Leoa (Cox, 2010).

Aspectos clínicos

Diversas infecções bacterianas e virais resultam em imunidade completa e duradoura após um único contato com o agente etiológico. Em contrapartida, a malária só induz imunidade parcial e de curta duração depois de vários anos de exposição contínua ao parasito. Por exemplo, as crianças de áreas rurais da África Subsaariana são geralmente expostas à malária desde o nascimento e passam a adoecer quando desaparece a proteção conferida pelos anticorpos maternos, adquiridos por passagem transplacentária e pela elevada concentração de hemoglobina fetal. Anticorpos adquiridos naturalmente também se mostram eficientes no controle da infecção, quando transferidos passivamente do soro de indivíduos imunes para sujeitos em fase aguda da doença. Muitas dessas crianças pequenas desenvolvem malária grave quando expostas a *P. falciparum*. A partir dos 5 anos de idade, entretanto, a malária grave raramente é observada nessas crianças, que parecem ter desenvolvido certo grau de imunidade contra a doença (*imunidade clínica*), ainda que permaneçam suscetíveis à infecção e eventualmente a episódios clínicos leves. Adolescentes e adultos dessas comunidades rurais africanas, mesmo que frequentemente albergem baixas cargas parasitárias, raramente apresentam doença clinicamente manifesta. Gestantes são exceção, especialmente as primigestas, que podem desenvolver malária grave. Outra exceção conhecida são os africanos que permanecem por longos períodos de tempo fora de áreas endêmicas, com perda parcial ou completa da imunidade adquirida. No Brasil, há evidência de aquisição de imunidade clínica em populações da Amazônia, após vários anos de exposição ao parasito, embora os níveis de transmissão de malária sejam substancialmente inferiores aos observados na África (Alves et al., 2002).

Entre indivíduos não imunes, como viajantes e migrantes provenientes de áreas não endêmicas, é comum a ocorrência de paroxismos característicos da malária, também chamados de *acessos palúdicos*. Os paroxismos iniciam-se com calafrios, acompanhados de mal-estar, cefaleia e dores musculares e articulares. Náuseas e vômitos são sintomas frequentes, podendo também ocorrer dor abdominal intensa. Em algumas horas inicia-se febre alta, que produz adinamia e prostração. A essa fase segue-se um período de sudorese profusa, com melhora progressiva do estado geral. Via de regra, pacientes com infecção por *P. falciparum*, *P. vivax* e *P. ovale* têm paroxismos febris a cada 48 h (*febre terçã*), enquanto aqueles infectados por *P. malariae* têm paroxismos a cada 72 h (*febre quartã*). Na prática, esse quadro clássico é pouco frequente em indivíduos continuamente expostos à malária; nesse caso, os sintomas tendem a ser mais brandos. A infecção pode ser completamente assintomática em indivíduos semi-imunes com baixas parasitemias. Há geralmente anemia, esplenomegalia e hepatomegalia. O diagnóstico diferencial da malária não complicada inclui quadros febris agudos comuns em regiões tropicais, como dengue, febre amarela e outras arboviroses, bem como diversas doenças bacterianas acompanhadas de bacteriemia, como septicemias, febre tifoide e pielonefrite aguda.

Do ponto de vista clínico, a diferença mais importante entre *P. falciparum* e as demais espécies está em sua maior capacidade de produzir doença potencialmente grave e de desenvolver rapidamente resistência a diversos antimaláricos de uso corrente. *Malária grave ou complicada* (Tabela 3.2) é um conceito operacional originalmente proposto para identificar pacientes com malária *falciparum* que requerem cuidados médicos de maior complexidade, mas hoje é amplamente reconhecida a capacidade de *P. vivax* produzir doença grave, eventualmente fatal, e adquirir resistência a diversos antimaláricos de uso corrente, especialmente à cloroquina (Price et al., 2009).

TABELA 3.2 Manifestações e complicações da malária grave por *Plasmodium falciparum*.

Complicação	Definição
Malária cerebral	Coma profundo na ausência de outra encefalopatia infecciosa ou metabólica.
Convulsões generalizadas	Mais de duas crises convulsivas em 24 h.
Anemia grave	Concentração de hemoglobina sanguínea abaixo de 5 g/100 mℓ ou hematócrito inferior a 15% geralmente requerem hemotransfusão.
Hipoglicemia	Concentração de glicose sanguínea inferior a 40 mg/100 mℓ.
Insuficiência renal aguda	Concentração de creatinina plasmática superior a 3 mg/100 mℓ com débito urinário inferior a 400 mℓ em 24 h (12 mℓ/kg/dia em crianças).
Edema pulmonar e síndrome da angústia respiratória do adulto	Se possível, com comprovação radiológica do edema pulmonar e monitoramento de pressão capilar pulmonar ou venosa central.
"Malária álgida"	Choque circulatório.
Acidose metabólica	Níveis sanguíneos de bicarbonato abaixo de 15 mmol/ℓ e pH sanguíneo abaixo de 7,35.
Alterações de hemostasia	Hemorragias retinianas e gengivais, trombocitopenia.
Febre hemoglobinúrica (*blackwater fever*)	Hemólise intravascular maciça.
Hipertermia	Temperatura retal acima de 39°C.
Hiperparasitemia	Parasitemia acima de 100.000 parasitos por microlitro de sangue.
Disfunção hepática e icterícia	
Ruptura esplênica	

Adaptada de Brasil, 2020.

Todos os pacientes incapazes de ingerir antimaláricos, que apresentam disfunção de órgãos vitais ou que têm altas parasitemias requerem hospitalização. Também devem ser hospitalizadas as gestantes com malária *falciparum*, em função do alto risco de abortamento e de complicações maternas; embora a transmissão congênita seja rara, as crianças de mães com malária gestacional por *P. falciparum* ou *P. vivax* frequentemente apresentam retardo de crescimento intrauterino.

A definição clássica de *malária cerebral* restringe-se aos pacientes com malária *falciparum* em coma profundo, incapazes de localizar estímulos dolorosos, nos quais outras encefalopatias (infecciosas e metabólicas) tenham sido excluídas. Os adultos que se recuperam de malária cerebral raramente apresentam sequelas neurológicas, mas até 10% das crianças podem apresentar algum tipo de sequela. Existem, entretanto, graus intermediários de comprometimento neurológico, como sonolência e prostração intensa, que não definem a malária cerebral. O estado pós-ictal em pacientes com convulsões pode simular coma profundo; por isso, sugere-se reexaminar o paciente pelo menos uma hora após a última crise convulsiva antes de diagnosticar-se malária cerebral. No Brasil, a maior parte dos pacientes com malária grave apresenta, à admissão ou durante a evolução, um comprometimento de múltiplos órgãos em que o quadro cerebral, se presente, é um componente adicional. A malária cerebral é geralmente considerada uma complicação exclusiva da malária *falciparum*, em função de sua clara associação com o fenômeno de citoaderência descrito a seguir. Entretanto, há diversos relatos recentes de complicações neurológicas, incluindo coma, em infecções por *P. vivax*. A confirmação desses achados e a elucidação de sua fisiopatogenia estão entre as áreas prioritárias de pesquisa clínica sobre a malária.

A *anemia* produzida pela hemólise intravascular que ocorre frequentemente em pacientes com malária é grave apenas em alguns pacientes infectados por *P. falciparum*. Resulta tanto da ruptura de hemácias parasitadas como da destruição de hemácias não parasitadas pelo sistema imune do hospedeiro. Algumas citocinas pró-inflamatórias também parecem contribuir para o agravamento da anemia, por suprimirem a atividade hematopoética da medula óssea.

A *insuficiência renal* é uma complicação particularmente comum na malária grave em adultos. Resulta de alterações da perfusão renal, decorrentes da desidratação (especialmente em pacientes com febre alta, vômitos e alterações do nível de consciência) e de eventual hipotensão, e agravadas pela hemólise intravascular e consequente lesão tubular. A diálise precoce é essencial para reduzir a letalidade do quadro.

A *insuficiência respiratória* decorre de edema pulmonar, com apresentação clínica frequentemente idêntica à da síndrome da angústia respiratória do adulto observada nas septicemias. Alguns pacientes, entretanto, apresentam pressão capilar pulmonar elevada, em função de excesso de hidratação parenteral na vigência de débito urinário reduzido. É um quadro comum entre pacientes adultos, com elevada letalidade. Não é exclusivo de malária *falciparum*; recentemente, numerosos relatos de casos de insuficiência respiratória, com diferentes níveis de gravidade, foram descritos na malária *vivax*, mas a sua fisiopatogenia permanece obscura.

A *icterícia* na malária decorre tanto de hemólise intravascular como de alterações funcionais dos hepatócitos, com aumento dos níveis de bilirrubina indireta (predominantemente) e direta. As concentrações séricas de enzimas hepáticas elevam-se em geral até 2 a 10 vezes acima dos valores normais, sem alcançar os níveis encontrados nas hepatites virais. As lesões hepáticas são discretas e reversíveis, sem expressão anatomopatológica significativa. Uma situação extrema de hemólise intravascular, com intensa hemoglobinúria, recebe o nome de *febre hemoglobinúrica* ou *blackwater fever*, na literatura de língua inglesa. Esse quadro está geralmente associado ao uso irregular de quinina (e, mais recentemente, de derivados da artemisinina ou de mefloquina), embora não se conheça o papel exato desses medicamentos na fisiopatologia desta complicação. O exame de amostras de urina indica a presença de hemoglobina ou mioglobina. A maior parte dos pacientes apresenta função renal normal, desde que a reposição de sangue seja feita adequadamente.

Os *distúrbios da hemostasia* resultam geralmente de trombocitopenia, muitas vezes associada a um quadro de coagulação intravascular disseminada. Existem relatos recentes de trombocitopenia em malária *vivax*. As hemorragias retinianas são relativamente comuns e têm valor como indicador de prognóstico.

A *ruptura esplênica*, espontânea ou após trauma abdominal, é uma complicação rara da malária por *P. falciparum* e também aquela causada por outras espécies. O quadro requer diagnóstico rápido e tratamento (habitualmente cirúrgico) imediato.

As *gestantes* tendem a ser mais suscetíveis à infecção pelos plasmódios e, uma vez infectadas, são mais propensas a desenvolverem quadros graves, com sérias consequências para a sua saúde e a de seu feto (Rogerson et al., 2018). O aumento de suscetibilidade à infecção pode dever-se à maior atratividade de mosquitos pela gestante, comparada com os demais membros da comunidade. Trata-se de fenômeno descrito para os vetores da malária na África Subsaariana, porém ainda não comprovado em outros contextos. Ao longo de décadas, a maior suscetibilidade à doença que se segue à infecção foi atribuída a alterações imunológicas que caracterizam a gestação, com o predomínio de respostas regulatórias que poderiam favorecer a multiplicação do parasito. No entanto, não se explica desse modo por que as primigestas, comparadas às multigestas, tendem a apresentar episódios mais graves, potencialmente fatais, de malária por *P. falciparum*. Hoje atribui-se a maior gravidade da infecção por *P. falciparum* durante a gestação ao sequestro maciço de parasitos no espaço interviloso da placenta, onde eles encontram um território favorável a sua multiplicação (Fried; Duffy, 2017). As primigestas, em particular, não têm imunidade contra as linhagens de parasitos com maior adesividade à placenta; já as multigestas têm maior probabilidade de apresentar certa imunidade especificamente contra essas linhagens, adquirida durante as infecções em suas gestações prévias. As gestantes podem apresentar baixas parasitemias no sangue periférico, dificultando o diagnóstico laboratorial da malária, mesmo na vigência de intensa infecção placentária. A malária *falciparum* durante a gestação aumenta o risco de óbito fetal, abortamento e parto prematuro e de retardo de crescimento intrauterino e baixo peso ao nascer, bem como de anemia e malária cerebral materna. As infecções congênitas são relativamente raras e muitas vezes assintomáticas, mas podem levar a óbito neonatal se não identificadas e tratadas. Embora a infecção por *P. vivax* durante a gestação raramente tenha a mesma gravidade observada na malária *falciparum*, seu efeito adverso para a saúde materno-fetal está bem demonstrado, mesmo em áreas de baixa endemicidade do Brasil (Bardají et al., 2017; Pincelli et al., 2018).

Fisiopatologia da malária grave

O principal fator de virulência de *P. falciparum* é a capacidade de adesão das hemácias parasitadas por estágios maduros do parasito ao endotélio de pequenos vasos sanguíneos, particularmente de vênulas pós-capilares, um fenômeno conhecido como *citoaderência*. A citoaderência deve-se à produção, pelos trofozoítos maduros e esquizontes sanguíneos de *P. falciparum*, de moléculas exportadas para a membrana das hemácias parasitadas. Essas proteínas do parasito formam protuberâncias (conhecidas como *knobs* na literatura de língua inglesa), vistas à microscopia eletrônica na membrana das hemácias, que medeiam o processo de aderência a receptores endoteliais (Figura 3.6). A principal molécula do parasito envolvida na aderência ao endotélio vascular é uma proteína variável de alta massa molecular (250-350 kDa) conhecida como *PfEMP-1* (proteína 1 da membrana do eritrócito), codificada pela família de genes *var*. Há cerca de 60 cópias de genes *var* por genoma de *P. falciparum*, mas somente uma é expressa pelos trofozoítos maduros e esquizontes. No entanto, o mesmo clone de *P. falciparum* pode expressar sequencialmente diferentes alelos de genes *var* durante o ciclo eritrocitário, fenômeno conhecido como *variação antigênica*, que lhe garante a sobrevivência em face da imunidade variante-específica despertada no hospedeiro.

Os diversos domínios de PfEMP-1 ligam-se a diferentes receptores presentes no endotélio vascular (Wahlgren et al., 2017). Os principais receptores são moléculas sulfatadas como o sulfato de condroitina A (CSA), CD36, o receptor endotelial de proteína C reativa (EPCR, *endothelial protein C receptor*) e a molécula de adesão intercelular do tipo 1 (ICAM-1, *intracellular adhesion molecule 1*). CD36, uma glicoproteína integral de membrana na forma de monômero, está presente na superfície de monócitos, plaquetas, células dendríticas, células endoteliais e uma ampla variedade de linhagens de células cultivadas. Trata-se de um receptor amplamente distribuído no endotélio vascular de vários órgãos. Os subtipos do domínio CDIR capazes de ligar-se a CD36 são CDIR1α2 a CDIR1α6. A adesão a dois receptores endoteliais está associada à malária cerebral: ICAM-1 e EPCR. PfEMP-1 liga-se a ICAM-1, que é muito abundante no endotélio dos vasos cerebrais, por meio de um dos domínios DBL, conhecido como DBLβ3. As variantes de PfEMP-1 que contêm os domínios DC8 e DC13 ligam-se ao receptor EPCR, levando à ativação da célula endotelial, com a produção excessiva de citocinas pró-inflamatórias e piora da disfunção endotelial. A integridade do endotélio deve-se, em parte, à ligação entre EPCR e a proteína C, que leva à produção de proteína C ativada, uma molécula capaz de regular a resposta inflamatória endotelial; com a ligação de PfEMP-1, perde-se esse efeito citoprotetor (Bernabeu; Smith, 2017). Os espaços intervilosos placentários proporcionam um ambiente favorável à adesão de hemácias parasitadas por parasitos que expressam variantes de PfEMP-1 capazes de aderir a CSA, receptor presente em grande quantidade pelo sinciciotrofoblasto. As hemácias contendo parasitos que expressam variantes de PfEMP-1 com alta especificidade para CSA, conhecidas como VAR2CSA, não aderem a CD36 ou ICAM-1. Durante a gestação, os parasitos que expressam VAR2CSA apresentam vantagem seletiva sobre os demais, multiplicando-se intensamente na placenta e produzindo forte inflamação local, que leva à disfunção placentária, com evidentes consequências para o feto. VAR2CSA constitui-se, portanto, em um potencial alvo para o desenvolvimento de vacinas a fim de proteger gestantes contra as complicações da malária *falciparum* (Fried; Duffy, 2017).

Além da aderência de hemácias infectadas a receptores do endotélio vascular, a PfEMP-1 e outras moléculas do parasito

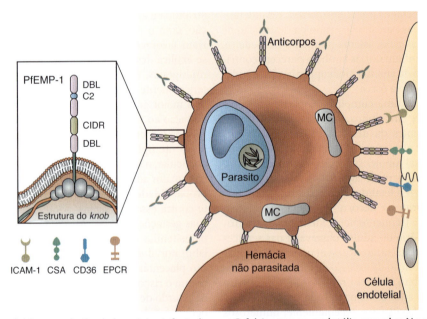

FIGURA 3.6 Moléculas envolvidas na adesão de hemácias infectadas por *P. falciparum* ao endotélio vascular. No painel da esquerda, são representados os principais domínios que compõem uma molécula de PfEMP-1 presente na superfície da hemácia parasitada, em uma estrutura que forma uma protuberância (*knob*) em sua membrana. A molécula compreende domínios DBL (*Duffy binding-like domains*), CIDR (*cystein-rich interdomain regions*) e C2. No painel da direita, são representadas as interações entre PfEMP-1 e quatro tipos de receptores (ICAM-1, CSA, CD36 e EPCR), que levam ao fenômeno de citoaderência da hemácia parasitada ao endotélio vascular, bem como as interações entre PfEMP-1 e hemácias não parasitadas, levando à formação de rosetas. Adaptada de Deitsch; Dzikowski, 2017. MC: fendas de Maurer (em inglês, Maurer clefts), que correspondem a uma rede tubulovesicular exportada pelo parasito ao citoplasma da hemácia parasitada, responsável pelo processamento de proteínas.

expostas na superfície da célula hospedeira medeiam a *formação de rosetas* (aglomerados de hemácias não parasitadas que se ligam a hemácias parasitadas) (ver Figura 3.6). As hemácias parasitadas aderidas ao endotélio e a outras hemácias podem obstruir pequenos vasos, com consequente hipoxia tecidual. Simultaneamente, moléculas do parasito liberadas localmente ao final da esquizogonia eritrocitária podem estimular a produção de citocinas pró-inflamatórias. A expressão, pelo endotélio vascular, de alguns receptores endoteliais, como ICAM-1, é estimulada por citocinas pró-inflamatórias como o fator de necrose tumoral (TNF-α), produzido por macrófagos e monócitos, e, em alguns casos, inibida por óxido nítrico. Anticorpos contra PfEMP-1 podem facilitar a fagocitose de hemácias infectadas e impedir ou reverter a citoaderência, especialmente em vasos placentários. Outras adesinas importantes na formação de rosetas são as proteínas conhecidas como rifinas (*repetitive interspersed families of polypeptides* ou RIFIN), com massa molecular de 20 a 45 kDa, que aderem ao grupo sanguíneo A (sistema ABO) e ao ácido siálico de glicoforina A, e a família de proteínas *STEVOR* (*subtemoleric variant open reading frame*), que se ligam ao ácido siálico de glicoforina C (Wahlgren et al., 2017).

A maioria das complicações clínicas que caracterizam a malária grave por *P. falciparum* é consequência direta ou indireta dos fenômenos de citoaderência e, possivelmente, da formação de rosetas, bem como da produção de citocinas pró-inflamatórias estimuladas por moléculas liberadas pelo parasito (Figura 3.7). Entre essas moléculas, encontram-se GPI, um glicoconjugado que ancora proteínas de superfície à membrana do parasito, e a hemozoína, um cristal insolúvel castanho formado pelos parasitos como subproduto da degradação de hemoglobina. A hemozoína quimicamente pura é imunologicamente inerte; no entanto, em condições naturais, a hemozoína liberada pelos esquizontes de *P. falciparum* no plasma vem recoberta pelo DNA do parasito, que estimula a resposta inflamatória mediante a ativação de receptores de tipo Toll (TLR)-9 (Parroche et al., 2007).

Hemácias infectadas por *P. vivax* são classicamente consideradas incapazes de aderir ao endotélio vascular, mas esse conceito vem sendo progressivamente revisto (Totino; Lopes, 2017). Moléculas derivadas desse parasito, expressas na superfície de hemácias infectadas, podem mediar a adesão a ICAM-1 e CSA (Carvalho et al., 2010), fornecendo uma base fisiopatológica para as alterações pulmonares e cerebrais ocasionalmente observadas na malária *vivax* (Price et al., 2009). O parasito, no entanto, não parece aderir ao sinciciotrofoblasto; ao contrário do observado na malária falciparum, a placenta de gestantes com malária vivax não apresenta sequestro maciço de hemácias parasitárias no espaço interviloso (Souza et al., 2013). As hemácias parasitadas por diferentes estágios assexuados sanguíneos de *P. vivax* são também capazes de formar rosetas, ainda que seu significado fisiopatológico não esteja claro. As adesinas de *P. vivax* não estão caracterizadas ao nível molecular.

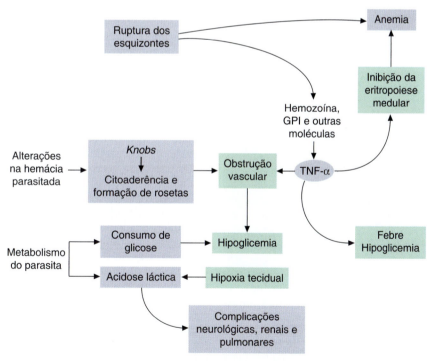

FIGURA 3.7 Fisiopatologia da malária grave e complicada por *Plasmodium falciparum*. O evento central é a aderência das hemácias infectadas ao endotélio de pequenos vasos (especialmente vênulas pós-capilares) e a hemácias não infectadas (formando rosetas), fenômenos mediados por antígenos (PfEMP-1) expressos na superfície da célula hospedeira. A produção de citocinas pró-inflamatórias por células do hospedeiro, como o fator de necrose tumoral (TNF)-α, é estimulada por produtos como a hemozoína e o glicosilfosfatidilinositol (GPI), ambos liberados pelo parasito ao final da esquizogonia sanguínea. Os níveis elevados de TNF-α e outras citocinas pró-inflamatórias induzem a expressão de alguns receptores endoteliais como ICAM-1, promovendo a citoaderência e agravando a inflamação e a lesão endotelial. Além disso, estão associados à febre, à hipoglicemia e à anemia. Por outro lado, o próprio metabolismo do parasito sequestrado nos pequenos vasos contribui para a hipoglicemia e a acidose metabólica. A obstrução microvascular, combinada a alterações inflamatórias e metabólicas, pode explicar o acometimento de diversos órgãos e sistemas observado na malária grave.

Diagnóstico laboratorial da malária

O diagnóstico laboratorial da malária baseia-se no encontro de estágios intraeritrocitários do parasito em amostras de sangue periférico examinadas ao microscópio óptico com objetiva de imersão. O corante mais usado é o de Giemsa. A gota espessa representa a melhor alternativa para obter-se alta sensibilidade, pois um volume relativamente grande de sangue é examinado em cada campo microscópico. No entanto, seu preparo envolve uma etapa de lise das hemácias para a remoção de hemoglobina, o que resulta em grande distorção da forma dos parasitos. Um microscopista experiente detecta parasitemias da ordem de 10 parasitos por $\mu\ell$ de sangue, mas em condições de campo, onde nem sempre a coloração e os microscópios são ideais, o limiar de sensibilidade do método situa-se entre 50 e 100 parasitos por $\mu\ell$ de sangue. Os esfregaços sanguíneos são a melhor alternativa para a distinção entre as espécies de plasmódios, já que possibilitam a avaliação da forma e do diâmetro relativo das hemácias, parâmetros essenciais para a definição da espécie infectante (Figura 3.8). No entanto, a sensibilidade diagnóstica do exame de esfregaços tende a ser inferior à da gota espessa. As principais características morfológicas dos parasitos da malária humana, observados ao microscópio óptico depois de corados com o corante de Giemsa, são descritas no Capítulo 20, *Diagnóstico Parasitológico*.

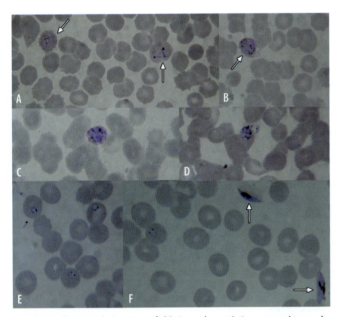

FIGURA 3.8 Características morfológicas de estágios sanguíneos de *Plasmodium vivax* (**A** a **D**) e de *Plasmodium falciparum* (**E** e **F**) em esfregaços sanguíneos corados pelo Giemsa. Nas figuras **A** e **B**, observam-se trofozoítos maduros, de aspecto irregular (*ameboide*) (**A**) e um gametócito feminino (*macrogametócito*) (**B**) de *Plasmodium vivax*, indicados por *setas*. Observe a *granulação de Schüffner* (uma granulação fina e avermelhada) recobrindo toda a hemácia parasitada. Em **C** e **D**, observam-se esquizontes de *Plasmodium vivax*. O esquizonte maduro, mostrado em **C**, é também conhecido como *rosácea*. Em **E** e **F**, observam-se trofozoítos jovens; em **F**, são vistos dois gametócitos (um imaturo e um maduro) de *Plasmodium falciparum* (*setas*). Observe que os gametócitos têm formato de meia-lua. As características morfológicas dos estágios sanguíneos dos plasmódios são descritas com mais pormenores no Capítulo 20. Fotografias de Marcelo Urbano Ferreira.

Existem várias alternativas à microscopia tradicional, mas nenhuma apresenta vantagens suficientes para justificar seu emprego em larga escala. As técnicas sorológicas de detecção de anticorpos podem ser úteis em estudos epidemiológicos e em triagem de doadores de sangue, mas não se aplicam ao diagnóstico individual por não distinguirem infecções atuais de pregressas. A reação em cadeia da polimerase (PCR) permite a detecção de parasitos com elevada sensibilidade, bem como sua especiação precisa, mas seu alto custo e a relativa complexidade limitam seu emprego a contextos de pesquisa. O recente desenvolvimento de métodos ultrassensíveis com base em PCR, tendo como alvo sequências repetitivas do parasito, torna possível a detecção de portadores de baixas parasitemias, muitas vezes completamente assintomáticos, que potencialmente contribuem com a manutenção da transmissão de malária nas comunidades endêmicas (Hofmann et al., 2018).

Atualmente, um novo método chamado LAMP (do inglês, *loop mediated isothermal amplification*) vem sendo testado visando à sua aplicação em campo. Derivado da PCR, trata-se de uma técnica simples, com base na amplificação de ácidos nucleicos em uma faixa estável de temperatura (60 a 65°C), usando uma enzima com propriedades de deslocamento e iniciadores específicos para alvos distintos na sequência de interesse. Durante a amplificação do DNA, originam-se precipitados de pirofosfato de magnésio; a turbidez decorrente da formação dos precipitados é interpretada como sinal de resultado positivo do teste. A LAMP é considerada eficiente para a amplificação de DNA partindo-se de pequeno número de cópias; quando comparada a outras técnicas, tais como PCR convencional e testes rápidos, tem demonstrado sensibilidade e especificidade em torno de 100% e 77%, respectivamente.

Nas duas últimas décadas, tem-se tornado comum o uso de fitas impregnadas com anticorpos monoclonais para a detecção de antígenos de plasmódios; são os *testes imunocromatográficos*, conhecidos com o nome genérico de *testes diagnósticos rápidos*. Os principais alvos utilizados nos produtos comercialmente disponíveis são proteínas solúveis como a *histidin-rich protein* (HRP)-2 de *P. falciparum* e a desidrogenase láctica (pDHL) de *P. falciparum* e *P. vivax* (Wilson, 2012). O teste é semelhante àqueles utilizados para o diagnóstico de gravidez e usa cerca de 5 $\mu\ell$ de sangue.

Os testes são geralmente apresentados em dois formatos distintos: Pf/Pan e Pf/Pv. O primeiro formato tem como alvo HRP-2 de *P. falciparum* e um domínio de pDHL conservado no gênero *Plasmodium*. O resultado é obtido em 15 a 20 minutos e interpretado do seguinte modo: (a) linha Pan presente e Pf ausente: infecção por espécie diferente de *P. falciparum* (no Brasil, *P. vivax* ou *P. malariae*); (b) linhas Pan e Pf presentes: infecção por *P. falciparum*. Os testes Pf/Pan não distinguem entre *P. vivax*, *P. malariae* e *P. ovale* nem entre infecções mistas incluindo *P. falciparum* e uma segunda espécie e aquelas exclusivamente por *P. falciparum*. O formato Pf/Pv tem três alvos: (a) HRP-2 de *P. falciparum*, (b) pDHL de *P. falciparum* e (c) pDHL de *P. vivax*, possibilitando confirmar o diagnóstico específico de infecção por *P. vivax*. Com pouco treinamento e sem necessidade de equipamento especial ou fonte de energia elétrica, agentes de saúde podem utilizar esse teste em áreas remotas. Estima-se o limiar de sensibilidade em 40 formas assexuadas sanguíneas de *P. falciparum* por $\mu\ell$ de sangue (detecção de HRP-2) e a partir de 100 parasitos por $\mu\ell$ de sangue para *P. vivax* (detecção de pDHL). Como a HRP-2 é mais abundante que a pDHL, o teste tende a ser mais sensível para o diagnóstico da malária falciparum.

Um problema emergente está na deleção do gene que codifica HRP-2 em isolados de *P. falciparum* de diversas regiões do mundo, incluindo o Brasil. Nesses parasitos, a expressão de HRP-2 está ausente, podendo produzir resultados falso-negativos no diagnóstico de malária *falciparum*. Isso ocorre no formato Pf/Pan, em que o único alvo específico desse parasito é HRP-2. Nos testes tipo Pf/Pv, a detecção de *P. falciparum* continua possível apesar da deleção do gene de HRP-2, por haver um segundo algo específico (pDHL), mas o limiar de sensibilidade passa a 100 parasitos por $\mu\ell$ de sangue. Entre as limitações adicionais estão a natureza exclusivamente qualitativa dos testes (não permitem quantificar as parasitemias), seu custo elevado e o longo tempo de clareamento de HRP-2, podendo levar a resultados falso-positivos até algumas semanas após o tratamento.

Tratamento da malária

Utilizam-se no tratamento da malária medicamentos que atuam em diferentes fases do ciclo do parasito, classificados como esquizonticidas sanguíneos, hipnozoiticidas ou gametocitocidas. Os regimes terapêuticos estão em constante revisão, diante do desenvolvimento de resistência aos antimaláricos; portanto, devem-se seguir as recomendações mais recentes das autoridades sanitárias de cada país, bem como os manuais publicados periodicamente pela Organização Mundial da Saúde (WHO, 2015). Os medicamentos disponíveis são esquizonticidas clássicos, como a quinina e a cloroquina; antibióticos, como a doxiciclina e a clindamicina; esquizonticidas sanguíneos rápidos derivados da artemisinina, como o artesunato e o artemeter; esquizonticidas sanguíneos de ação mais lenta e meia-vida longa, como a mefloquina e a lumefantrina; e hipnozoiticidas, como a primaquina e a tafenoquina.

O Ministério da Saúde do Brasil fornece atualmente, para uso rotineiro, os seguintes medicamentos: cloroquina, primaquina, quinina, doxiciclina, clindamicina, artemeter e artesunato, bem como combinações à base de derivados de artemisinina (*artemisinin-based combination therapy* [ACT], na literatura de língua inglesa), artemeter-lumefantrina e artesunato-mefloquina (Brasil, 2020). Três outras ACTs são utilizadas em outros países: artesunato-amodiaquina, di-hidroartemisinina-piperaquina e artesunato-sulfadoxina-pirimetamina. Em todos os casos, os derivados de artemisinina são administrados por 3 dias consecutivos. As infecções por *P. vivax* e *P. ovale* são tratadas com uma dose total de 25 mg de cloroquina (base) por kg de peso, administrada ao longo de 3 dias; associa-se 0,5 mg de primaquina (base) por kg, diariamente, por 7 dias, para a eliminação de hipnozoítos hepáticos. Neste caso, a primaquina é usada como hipnozoiticida. Esse medicamento é contraindicado em gestantes e crianças com menos de 6 meses de idade, bem como em indivíduos com deficiência de glicose-6-fosfato desidrogenase (G6 PD), que podem ter episódios graves de hemólise se expostos à primaquina. Nas infecções por *P. malariae*, utiliza-se apenas a cloroquina, na dose anteriormente indicada; não é necessário o uso de primaquina como hipnozoiticida, pois essa espécie não produz hipnozoítos.

Os derivados da artemisinina são os principais medicamentos utilizados no tratamento da malária falciparum. Foram caracterizados a partir da triagem de mais de 2.000 substâncias naturais extraídas de plantas empregadas pela medicina tradicional chinesa no tratamento de febres. Em 1972, o grupo liderado por Youyou Tu, da Academia de Medicina Tradicional Chinesa em Pequim, demonstrou a ação antimalárica de extratos da planta *Artemisia annua*, posteriormente caracterizando quimicamente seus componentes. Por esta descoberta, Youyou Tu foi agraciada com o Prêmio Nobel de Fisiologia ou Medicina de 2015. O mecanismo de ação das artemisininas não está plenamente estabelecido, mas parece envolver simultaneamente dois tipos de alvos. Estudos proteômicos mostraram que a di-hidroartemisinina, o principal composto ativo das artemisininas, se liga a numerosas proteínas do parasito, afetando simultaneamente diversos processos celulares. Essas proteínas modificadas pela ligação com di-hidroartemisinina seriam normalmente processadas pelo proteassoma do parasito, um complexo de enzimas proteolíticas que degradam proteínas danificadas ou desnecessárias no citoplasma da célula. Entretanto, a própria di-hidroartemisinina simultaneamente inibe o proteassoma, resultando no acúmulo de proteínas danificadas no citoplasma do parasito, levando à sua morte (Bridgford et al., 2018).

Os derivados da artemisinina não são administrados isoladamente; sempre são combinados com esquizonticidas de eliminação lenta, como a mefloquina e a lumefantrina, sob a forma de ACTs. O objetivo é reduzir o risco de desenvolvimento de resistência. Na América do Sul, a malária *falciparum* não complicada é tratada com dois tipos de ACTs: as combinações artemeter-lumefantrina e artesunato-mefloquina. No primeiro caso, utilizam-se 2 a 4 mg/kg/dia de artemeter e 12 a 24 mg/kg/dia de lumefantrina, divididos em duas tomadas diárias, por 3 dias consecutivos; este também é o regime mais frequentemente utilizado na África Subsaariana. O tratamento com uma combinação de dose fixa de artesunato-mefloquina, altamente eficaz no Brasil (Ladeia-Andrade et al., 2016) e também utilizado na Ásia, baseia-se em faixas etárias. Administram-se um (crianças entre 6 e 11 anos, 18 a 29 kg) ou dois (pacientes com mais de 12 anos ou mais de 29 kg) comprimidos contendo 100 mg de artesunato e 200 mg de mefloquina por dia, por 3 dias. Formulações especiais (50 mg de artesunato e 100 mg de mefloquina) para menores de 6 anos de idade também são distribuídas pelo Ministério da Saúde. Crianças entre 6 e 11 meses de idade (5 a 8 kg) recebem um comprimido por dia, enquanto aquelas entre 1 e 5 anos de idade (9 a 17 kg) recebem dois comprimidos diários; em ambos os casos, o tratamento dura 3 dias. Administra-se também uma dose única de primaquina (0,25 mg/kg) como gametocitocida, com o objetivo de interromper a transmissão. Esquemas alternativos de tratamento são geralmente utilizados durante o primeiro trimestre de gestação; entretanto, esta é uma área com intensa investigação, em que novas diretrizes podem surgir no futuro próximo (D'Alessandro et al., 2018).

Nos casos de malária grave ou complicada, utilizam-se principalmente derivados da artemisinina e clindamicina para uso parenteral. O artesunato é administrado por via intravenosa, com uma dose de ataque de 2,4 mg/kg, seguida de duas doses de 1,2 mg/kg, 12 h e 24 h após a dose inicial. Posteriormente, mantém-se uma dose diária de 1,2 mg/kg de artesunato por 6 dias; quando o paciente puder deglutir, o tratamento pode ser completado com artesunato por via oral. A clindamicina é utilizada na dose de 20 mg/kg/dia, dividida em três infusões ao dia, durante 7 dias. Quando o paciente estiver em condições de deglutir, a dose diária pode ser administrada em comprimidos, por via oral. O quinino representa uma alternativa, disponível para uso intravenoso e oral.

Resistência aos antimaláricos

O desenvolvimento de novos medicamentos antimaláricos é um processo dispendioso e lento. Portanto, a emergência de parasitos resistentes a antimaláricos disponíveis para uso clínico gera intensa preocupação. Os plasmódios adquirem rapidamente resistência aos antimaláricos a que são expostos; *P. falciparum*, por exemplo, tornou-se amplamente resistente à cloroquina menos de duas décadas após a sua introdução. Os primeiros relatos convincentes de falha terapêutica, no início da década de 1960, provêm da América do Sul e do Sudeste Asiático; nas décadas seguintes, a resistência espalhou-se por todo o mundo, com exceção da América Central.

Mais recentemente, linhagens de *P. falciparum* desenvolveram resistência aos derivados da artemisinina. A situação é mais preocupante no Camboja, Laos, Mianmar, Tailândia e Vietnã, mas também já ocorreu um registro de resistência aos derivados de artemisinina na África (Lu et al., 2017). Nesse contexto, os medicamentos parceiros utilizados nos ACTs expõem-se a maior pressão seletiva, como se estivessem sendo utilizados isoladamente, o que facilita a emergência de resistência também a eles (Martin et al., 2018). No Camboja, nenhum ACT tem atualmente eficácia superior a 90%. Após a introdução do ACT mais recente, di-hidroartemisinina-piperaquina, os parasitos locais desenvolveram resistência à piperaquina. Os parasitos resistentes aos derivados da artemisinina geralmente apresentam mutações em um domínio (*propeller*) do gene kelch 13, que servem como um marcador molecular de resistência (Ariey et al., 2014), mas o mecanismo preciso de aquisição desse fenótipo permanece incerto. Não há atualmente, no entanto, evidência de resistência disseminada de *P. falciparum* aos derivados de artemisinina nas Américas e na África (Ménard; Dondorp, 2017).

Plasmodium vivax tornou-se amplamente resistente à cloroquina em diversas regiões do mundo, especialmente na Oceania e em algumas ilhas da Indonésia e no Timor-Leste. Há relatos de resistência adequadamente documentada em diversos outros países, mas a cloroquina mantém-se como o medicamento de escolha para o tratamento da malária *vivax*, exceto na Oceania e em alguns países do Sudeste Asiático (Price et al., 2014). Os ACTs são a alternativa disponível quando há resistência à cloroquina. Nas Américas, há resistência de *P. vivax* à cloroquina documentada em ensaios clínicos em localidades do Brasil, do Peru, da Colômbia e da Bolívia; no Brasil, há relatos de resistência nos estados do Amazonas e do Acre (Gonçalves et al., 2014; Ladeia-Andrade et al., 2019).

Vetores da malária

A malária humana é transmitida exclusivamente por mosquitos do gênero *Anopheles*, que também são capazes de transmitir a filariose linfática em certas regiões do mundo, em particular na África Ocidental (ver Capítulo 15, *As Filárias e as Filarioses*), bem como algumas arboviroses (p. ex., o vírus O'Nyong-Nyong). O gênero *Anopheles* pertence à ordem Diptera, família Culicidae. Os culicídeos, ou mosquitos, são o grupo de artrópodes com maior importância em saúde humana, uma vez que incluem vetores de doenças como malária, filarioses linfáticas e diversas arboviroses, como a febre do Nilo Ocidental, febre amarela, dengue, chikungunya e Zika. A família Culicidae está dividida em três subfamílias: Anophelinae, Culicinae e Toxorhynchitinae. A subfamília Toxorhynchitinae não inclui espécies hematófagas; assim, não apresenta importância médica. Os mosquitos adultos desta família caracterizam-se por apresentarem a probóscida curvada sob a região ventral, e as larvas são predadoras de outras espécies de mosquitos, tendo assim interesse na luta biológica. As subfamílias Anophelinae e Culicinae compreendem todas as espécies de mosquitos vetores, uma vez que as fêmeas destes culicídeos são hematófagas. É possível diferenciar os mosquitos dessas subfamílias nas várias fases do seu ciclo de vida, por meio de características morfológicas e comportamentais (Figuras 3.9 e 3.10).

O gênero *Anopheles* pertence à subfamília Anophelinae e apresenta oito subgêneros, dos quais quatro incluem vetores de malária. São estes: *Anopheles*, que apresenta distribuição cosmopolita, contando com 185 espécies; *Cellia*, com 224 espécies e distribuição em regiões subtropicais e tropicais do Velho Mundo; *Nyssorhynchus*, com 40 espécies neotropicais; e *Kertesia*, com 12 espécies também exclusivamente neotropicais. Não são conhecidos vetores de malária humana pertencentes aos subgêneros *Baimaia* (região Asiática, Tailândia/Mianmar), *Lophopodomyia* (neotropical) e *Stethomyia* (neotropical) e *Christya* (África Subsaariana).

Tal como os demais culicídeos, os anofelinos são insetos holometabólicos, isto é, desenvolvem-se por meio de metamorfoses completas. Durante o seu ciclo vital, passam por quatro fases: ovo, larva, pupa e adulto – as três primeiras aquáticas e a última terrestre/aérea. Os ovos de *Anopheles* são oblongos e, em geral, apresentam flutuadores laterais preenchidos com ar. A oviposição de *Anopheles* ocorre à superfície da água, e uma fêmea pode depositar até 200 ovos por oviposição. Os biótopos larvares dos anofelinos são muito diversos; variam segundo a espécie ou mesmo entre populações da mesma espécie. Podem ser de natureza temporária (poças, charcos, pegadas) ou permanente (pântanos, arrozais, canais de irrigação, margens de rios), a maioria de água-doce e com pouca matéria orgânica.

Dos ovos eclodem as larvas, que apresentam uma cabeça distinta, um tórax largo e achatado e um abdome composto por 10 segmentos. Os primeiros sete segmentos são semelhantes. Os segmentos oito e nove são fundidos e têm um par de espiráculos (*i. e.*, aberturas respiratórias), e o segmento 10 apresenta apêndices designados por papilas anais. A larva passa por quatro estádios de desenvolvimento (L_1 a L_4), que correspondem a aumentos de tamanho, separados por mudas. No final do estado L_4, a larva sofre uma metamorfose, originando a pupa, que apresenta uma forma em vírgula, com um cefalotórax alargado e um abdome com oito segmentos. É da pupa que vai emergir o adulto, após nova metamorfose.

No adulto, a cabeça conta com dois olhos compostos, duas antenas (plumosas nos machos e pilosas nas fêmeas), dois palpos maxilares e uma probóscida picadora-sugadora (Figura 3.10). A cabeça do mosquito, além de um marcado dimorfismo sexual, apresenta também características que permitem diferenciar as subfamílias Anophelinae e Culicinae (Figura 3.10). O tórax é composto por três segmentos pouco definidos – protórax, mesotórax e metatórax – cada um com um par de pernas. O mesotórax apresenta um par de asas, e o metatórax, um par de balanceiros (asas modificadas, também conhecidas como balancins ou halteres). Espiráculos pares estão presentes lateralmente no mesotórax e no metatórax. O abdome conta com oito segmentos semelhantes, e os dois segmentos terminais estão modificados para constituir a genitália masculina ou feminina.

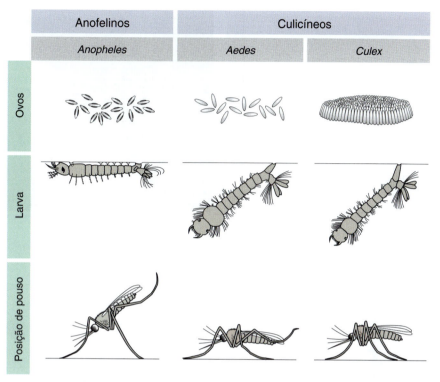

FIGURA 3.9 Principais características morfológicas para a distinção entre mosquitos anofelinos e culicíneos. Observe as diferenças nos ovos (que, nos anofelinos, têm flutuadores laterais), no modo como as larvas respiram (dependendo da presença ou ausência de sifão respiratório) e na posição de pouso dos insetos adultos.

Os machos emergem cerca de 24 horas antes das fêmeas e, nesse período, a genitália externa masculina sofre uma rotação de 180° de modo a ficar apta para a cópula. O acasalamento nos mosquitos anofelinos ocorre geralmente em enxames ao anoitecer. Os machos alimentam-se exclusivamente de néctares vegetais, e apenas as fêmeas se alimentam de sangue, cujas proteínas são necessárias à maturação dos ovos, em um processo que se designa por *ciclo gonotrófico*. Quando emergem, as fêmeas poderão acasalar de imediato ou procurar uma primeira refeição sanguínea, dependendo do seu estado nutricional pós-emergência, o que poderá implicar a realização de duas refeições sanguíneas para a conclusão do primeiro ciclo gonotrófico (Charlwood et al., 2003). Existem também algumas espécies que são autogênicas, isto é, conseguem maturar a primeira postura de ovos sem realizar uma refeição sanguínea. Após a primeira oviposição, as fêmeas entram em concordância gonotrófica, efetuando uma postura de ovos por cada refeição sanguínea.

A maioria das espécies de *Anopheles* alimenta-se, durante a noite, de animais de sangue quente, mamíferos em particular, designando-se por espécies antropofílicas quando se alimentam preferencialmente de hospedeiros humanos, ou zoofílicas no caso de se alimentarem majoritariamente em outros animais. Os estímulos que determinam a atração ao hospedeiro não estão completamente elucidados, mas incluem temperatura, umidade, dióxido de carbono, ácido láctico e odores específicos dos hospedeiros (McBride, 2016). Os anofelinos podem ainda ser designados por *endofágicos* ou *exofágicos*, consoante efetuem a refeição sanguínea no interior ou exterior das habitações. De igual modo, as espécies de *Anopheles* são consideradas *endofílicas* ou *exofílicas* se, respectivamente, repousarem no interior ou exterior das habitações durante a maior parte do ciclo gonotrófico. Os comportamentos de picada e repouso são de importância epidemiológica, dado que as principais medidas de controle de vetores de malária baseadas em inseticidas (*i. e.*, mosquiteiros tratados com inseticida e borrifação com inseticida residual) são de aplicação intradomiciliar.

A longevidade dos anofelinos varia conforme a espécie e depende de fatores ambientais, umidade e temperatura em particular. Nas regiões tropicais, os anofelinos vivem em média 2 semanas, enquanto nas regiões temperadas sua sobrevida tende a ser mais longa; em espécies que hibernam durante o inverno, as fêmeas podem viver durante meses. Também existem casos de estivação durante a estação seca no Saara (Huestis; Lehmann, 2014).

Das mais de 540 espécies conhecidas de anofelinos, somente cerca de 70 têm importância como vetores de malária. Entre os fatores que tornam um anofelino um bom vetor de malária humana encontra-se a suscetibilidade natural ao parasito, a preferência pelo sangue humano (*antropofilia*), a longevidade e a abundância em relação à população humana. Em áreas de simpatria, as espécies vetoras podem ser denominadas *primárias* ou *secundárias* de acordo com sua contribuição relativa na transmissão da malária. No entanto, como a capacidade vetorial pode variar geograficamente, uma espécie pode ser vetor primário em uma determinada região, mas ter pouca importância em outra.

Muitos anofelinos pertencem a *complexos* de espécies gêmeas, isto é, espécies morfologicamente indistintas porém reprodutivamente isoladas. Estas podem ocorrer em simpatria e sincronia, mas apresentar diferenciação genética, bioecológica e comportamental suficiente para diferirem na capacidade vetorial. A identificação correta dessas espécies torna-se,

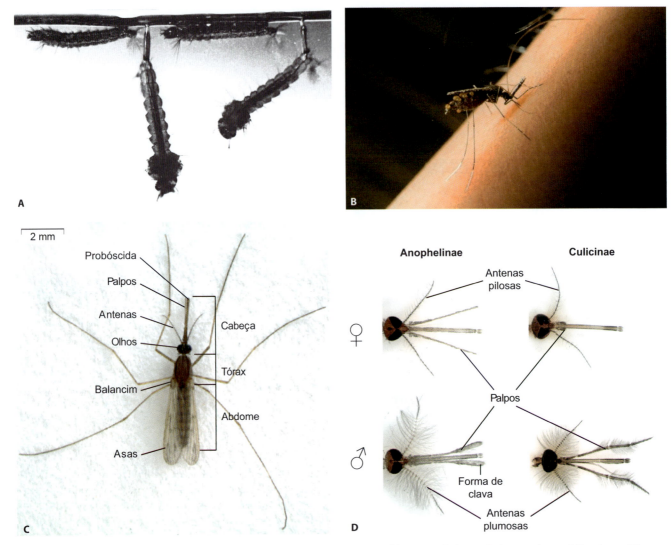

FIGURA 3.10 Características morfológicas para a distinção entre mosquitos anofelinos e culicíneos. **A.** Larvas de anofelino (sem sifão respiratório) e de culicíneo (com sifão respiratório) ao respirar na superfície da água. Fotografia de Cláudio Santos Ferreira. **B.** Posição de pouso de anofelino adulto. Fotografia de Guilherme Gomes. **C.** Morfologia geral de um mosquito (Diptera: Culicidae) adulto. **D.** Detalhe da cabeça de um mosquito, onde se destacam o dimorfismo sexual e as características morfológicas que possibilitam diferenciar as subfamílias Anophelinae e Culicinae. Fotografias de João Pinto.

assim, um requisito essencial para um melhor conhecimento da epidemiologia da malária em regiões onde ocorrem. Foi a descoberta do complexo *Anopheles maculipennis* na Europa que levou à resolução do paradoxo "anofelismo sem malária" na Europa em meados do século XX (Fantini, 1994). Na impossibilidade de se recorrer a caracteres morfológicos para a identificação inequívoca de espécies gêmeas, tem se recorrido a métodos alternativos baseados na análise de isoenzimas, citogenética e, mais recentemente, em ensaios moleculares baseados na reação em cadeia da polimerase, que detectam polimorfismos genéticos específicos de espécie.

No Brasil, os vetores da malária pertencem aos subgêneros *Nyssorhynchus* e *Kerteszia* do gênero *Anopheles*. Três espécies do subgênero *Nyssorhynchus* são consideradas vetores primários da malária no Brasil: *An. darlingi, An. aquasalis* e *An. albitarsis. Anopheles darlingi* é o principal vetor da malária no Brasil: existe em todo o território nacional, com exceção das regiões áridas do Nordeste e do extremo Sul do país. *Anopheles aquasalis* tem importância restrita a algumas áreas litorâneas. Já *An. albitarsis* é um complexo de espécies amplamente distribuído na América do Sul, com pelo menos oito espécies gêmeas que, em geral, apresentam elevada antropofilia. No Brasil, três membros do complexo foram implicados na transmissão de malária: *An. deaneorum, An. marajoara* e *An. janconnae*. No entanto, seu papel como vetores primários de malária permanece incerto. Dentre as espécies do subgênero *Kerteszia, An. cruzii* e *An. bellator* são reconhecidas como vetores primários em áreas residuais de Mata Atlântica, no litoral do Sudeste e do sul do país. Outros anofelinos são apontados como vetores secundários ou potenciais de malária na região Amazônica; essa lista inclui, entre outros, *An. braziliensis, An. nuneztovari, An. oswaldoi, An. triannulatus, An. strodei, An. evansae* e *An. galvaoi*.

Na África, a transmissão da malária é majoritariamente sustentada por membros do complexo *An. gambiae* e do grupo *An. funestus*. O complexo *An. gambiae* compreende oito espécies gêmeas que apresentam diferenças bioecológicas e de importâncias médica (Tabela 3.3). *Anopheles gambiae* e

An. arabiesis apresentam distribuição continental ao sul do deserto do Saara e são considerados os principais vetores de malária deste complexo. *Anopheles coluzzii* está presente em toda a África Ocidental, onde partilha extensas áreas de simpatria com as duas espécies anteriores. Esta espécie foi recentemente descrita (Coetzee et al., 2013), como resultado de mais de duas décadas de estudos genéticos que revelaram intrincados padrões de subestrutura populacional em *An. gambiae*. Apesar das evidências de isolamento reprodutivo entre *An. gambiae* e *An. coluzzii* em praticamente toda a sua distribuição, existe pelo menos uma zona de hibridação entre essas espécies, localizada no extremo ocidental da África (Vicente et al., 2017). A quebra do isolamento reprodutivo entre espécies gêmeas pode ter relevância epidemiológica, como terá sido o caso da introgressão genética em *An. coluzzii* de mutações associadas à resistência aos inseticidas que terão originalmente ocorrido em *An. gambiae* (Weill et al., 2000).

O complexo *An. gambiae* tem ainda duas espécies alopátricas com distribuição continental costeira, caracterizadas pela adaptação a biótopos larvares de água salobra: *An. melas* (África Ocidental) e *An. merus* (África Oriental). *Anopheles bwambae* é um vetor local de malária, descoberto na floresta Semliki do distrito de Bwamba, Uganda, associado a fontes geotermais. *Anopheles quadriannulatus* apresenta uma distribuição esparsa e irregular, principalmente na África do Sul e na parte insular da Tanzânia (Pemba e Zanzibar). A oitava espécie do complexo, *An. amharicus*, foi descrita a partir de exemplares coletados na região de Jimma, Etiópia. As duas últimas espécies são zoofílicas, e por isso não são consideradas vetores de malária.

O grupo *An. funestus* é composto por pelo menos 11 espécies morfologicamente semelhantes. *Anopheles funestus, An. vaneedeni, An. parensis* e *An. aruni* são espécies morfologicamente similares em todas as fases do ciclo de vida, enquanto *An. confusus, An. rivulorum, An. brucei, An. fuscivenosus* e *An. leesoni* apresentam algumas diferenças morfológicas, em particular nas formas imaturas. Mais recentemente, foram incluídas neste grupo duas novas espécies ainda não formalmente designadas, descobertas a partir de achados realizados em Burquina Faso (*An. rivulorum*-símile) e no Maláui (*An. funestus*-símile) (Coetzee; Koekemoer, 2013). Desses, apenas *An. funestus* é vetor principal de malária. Esse vetor está amplamente distribuído na África Subsaariana, tipicamente ocupando biótopos larvares permanentes e semipermanentes de alguma dimensão, tais como pântanos, lagoas e margens de lagos. É uma espécie altamente antropofílica, endofágica e endofílica. As espécies restantes são majoritariamente zoofílicas, e por isso não são consideradas vetores na maior parte da sua distribuição.

Para além dos membros do complexo *An. gambiae*, a malária na África é transmitida por outras espécies de vetores eficientes embora considerados secundários ou de importância local, entre os quais se destaca *An. moucheti*, em áreas de floresta, e os membros do complexo *An. nili*, em particular *An. carnevalei, An. ovengensis* e a espécie nominal *An. nili* (Sinka et al., 2010).

Prevenção e controle da malária

A Estratégia Técnica Global para a Malária 2016-2030, da Organização Mundial da Saúde (OMS), tem os seguintes pilares: (i) assegurar o acesso à prevenção, ao diagnóstico e ao tratamento; (ii) acelerar os esforços voltados à eliminação da malária; e (iii) tornar a vigilância da malária uma atividade central das políticas de saúde. Tem-se como objetivo reduzir a incidência global de malária em pelo menos 90% até 2030, com a sua completa eliminação em pelo menos 35 países onde atualmente ocorre transmissão. A eficiência dessa estratégia depende de características biológicas, ambientais e culturais que variam entre as regiões endêmicas. Entre os principais obstáculos para o controle da malária estão os grandes movimentos populacionais entre regiões não endêmicas e endêmicas e o desenvolvimento de resistência dos plasmódios aos antimaláricos disponíveis para uso clínico, bem como dos mosquitos anofelinos, vetores da malária, aos inseticidas de efeito residual habitualmente empregados. A experiência recente no Brasil ilustra esses desafios (Ferreira; Castro, 2016).

TABELA 3.3 Características bioecológicas gerais dos membros do complexo *Anopheles gambiae*.

Espécie	Distribuição geográfica	Biótopo larvar típico	Hábitat preferencial	Antropofilia (+ a +++++)	Endofagia	Hábito de repouso
An. gambiae	Continental	Água doce, temporário	Savana úmida e floresta	+++++	Indiferente	Endofílico
An. coluzzii	África Ocidental	Água doce, semipermanente (arrozais)	Savana seca, savana úmida e floresta	+++++	Indiferente	Endofílico
An. arabiensis	Continental	Água doce, temporário	Savana seca, estepes	++++	Variável	Variável
An. bwambae	Bwamba, Uganda	Água doce, nascentes termais (33 a 36°C)	Floresta de Semliki	+++	Exofágico	Exofágico
An. melas	África Ocidental	Água salobra (manguezal)	Áreas costeiras, estuarinas e ribeirinhas	+++	Indiferente	Indiferente
An. merus	África Oriental	Água salobra (mangezal)	Áreas costeiras, estuarinas e ribeirinhas	++	Exofágico	Exofágico
An. quadriannulatus	Etiópia, ilhas de Zanzibar e Pemba e África Austral	Água doce, temporário	Regiões temperadas úmidas	- (zoofílico)	Exofágico	Exofágico
An. amharicus	Jimma, Etiópia	?	Regiões montanhosas (> 1.000 m)	- (zoofílico)	Exofágico	Endofílico

No início da década de 1940, a população de áreas com transmissão de malária no Brasil chegava a 40 milhões, distribuídos por quase todo o território nacional. A cada ano, estimava-se a ocorrência de 6 a 8 milhões de casos, com 80.000 mortes. Em 1958, iniciaram-se os esforços coordenados para a eliminação da malária em vastas porções do país. Até 1970, em resposta a esses esforços, observou-se no Brasil uma drástica redução na incidência de malária e, particularmente, na área do território brasileiro com transmissão ativa (Figura 3.11). Pouco mais de 50.000 casos de malária foram notificados em 1970, contrastando com os milhões de casos anuais registrados três décadas antes. Esse sucesso no controle da malária no Brasil deveu-se ao uso de um inseticida de ação residual, o dicloro-difenil-tricloroetano (DDT), para o combate dos vetores nos domicílios humanos, e ao diagnóstico e ao tratamento das infecções humanas, geralmente com a cloroquina. Por tratar-se de uma doença sem reservatório animal significativo, a malária humana tende a extinguir-se com o tratamento maciço dos indivíduos portadores da infecção. A partir da década de 1970, no entanto, a intensa migração de indivíduos para a região Norte do país, atraídos pelos projetos de colonização agrícola da Amazônia, levou a um sério agravamento do quadro epidemiológico. Em meados da década de 1980, ainda que a transmissão de malária no Brasil continuasse virtualmente restrita à Amazônia, registravam-se 500.000 casos anuais de malária, com equilíbrio entre *P. falciparum* e *P. vivax*. Nas décadas de 1970 e 1980, houve também um grande aumento da mortalidade pela malária no Brasil, que coincide com a exposição de vastos contingentes de indivíduos não imunes a uma doença relativamente desconhecida. A incidência de malária vem sendo reduzida desde 2005 até 2016, ano em que se registraram 130.000 casos. Desde o início da década de 1990, *P. vivax* é a espécie predominante, hoje responsável por cerca de 88% dos casos registrados no país. Mais de 99% das infecções são adquiridas na Amazônia Legal (Figura 3.11).

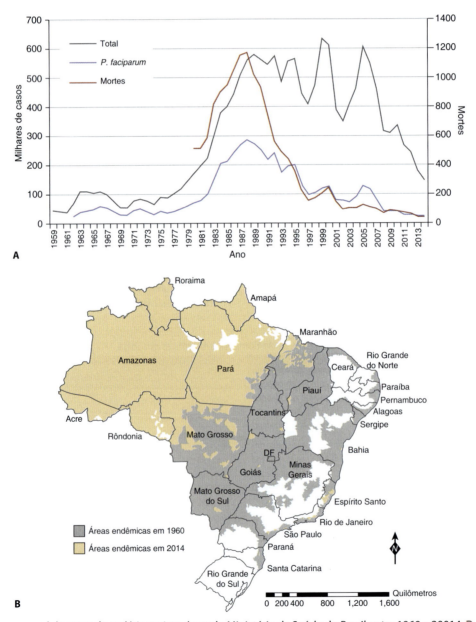

FIGURA 3.11 A. Número anual de casos de malária registrados pelo Ministério da Saúde do Brasil entre 1960 e 20014. **B.** Áreas de transmissão de malária no Brasil em 1960 e em 2014. Adaptada de Ferreira; Castro, 2016.

Outro desafio enfrentado pelo programa de controle no Brasil são os portadores de *infecções assintomáticas*, que formam um reservatório de infecção invisível ao sistema de saúde. Ao longo das duas últimas décadas, diversos estudos de coorte prospectiva revelaram a existência, em comunidades rurais amazônicas, de indivíduos que mantêm baixas parasitemias, muitas vezes não detectáveis pelas técnicas diagnósticas rotineiras, sem qualquer sintoma (Alves et al., 2002). Essas infecções subclínicas deixam de ser diagnosticadas quando as estratégias de busca de casos são restritas a indivíduos com febre e outros sintomas, e contribuem potencialmente para a manutenção da transmissão de malária. Em resposta a essa situação, diversas estratégias de *busca ativa* de indivíduos infectados, independentemente de sintomas, vêm sendo desenvolvidas e avaliadas quanto ao impacto.

As medidas de prevenção da malária podem ser aplicadas em diversos contextos. Há duas situações mais comuns: o viajante que permanecerá por um curto período de tempo em área endêmica e uma comunidade que vive em uma área de transmissão contínua. A Tabela 3.4 resume os princípios gerais da profilaxia da malária nesses dois contextos, o *individual* e o *coletivo*. Embora os alvos de intervenção sejam essencialmente os mesmos (combate ao vetor e ao parasito), a aplicabilidade de algumas medidas (como o uso de repelentes ou de quimioprofilaxia) depende da duração prevista para a exposição.

Os *mosquiteiros impregnados com inseticidas piretroides* estão entre as medidas de prevenção da malária mais eficazes, particularmente na África. Estima-se em 50% a redução média de incidência de malária, em diferentes contextos epidemiológicos, atribuível ao uso de mosquiteiros impregnados (Lengeler, 2004), com impacto significativo na mortalidade de crianças com menos de 5 anos de idade na África Subsaariana. O impacto dos mosquiteiros depende de vários fatores: (i) as características comportamentais dos mosquitos (aqueles que picam no interior das habitações humanas, preferencialmente à noite, são os mais afetados), (ii) a eficácia do inseticida utilizado (a resistência aos piretroides tem se disseminado em praticamente todas as áreas endêmicas de malária), (iii) a disponibilidade de mosquiteiros para todos os indivíduos expostos (na África, somente 43% dos domicílios têm mosquiteiros para todos os seus ocupantes), e (IV) o seu uso efetivo pelo indivíduo exposto (na África, somente 54% dos indivíduos dormem sob mosquiteiros impregnados com inseticidas). No Brasil, onde a distribuição de mosquiteiros impregnados com inseticidas prioriza as localidades com maior transmissão, estima-se que somente 3% da população da Amazônia Legal os utilize regularmente.

O uso do DDT como inseticida de ação residual, em ciclos semestrais de *borrifação intradomiciliar*, foi uma das medidas básicas que possibilitaram o controle da malária em boa parte do mundo, a partir do lançamento do Programa Global de Erradicação da Malária lançado pela OMS em 1955. No Brasil, a borrifação com DDT, iniciada em pequena escala em 1947, foi amplamente utilizada nas décadas de 1960 e 1970, e foi gradativamente abandonada ao longo da década de 1980, inicialmente por dificuldades operacionais (Ferreira; Castro, 2016). Mais recentemente, alguns países baniram o uso do DDT em saúde pública, incluindo o Brasil (1998), ainda que a OMS continue endossando seu uso no controle da malária (Attaran; Maharaj, 2000; Liroff, 2000). Os inseticidas alternativos ao DDT, como os piretroides, são de alto custo, têm menor ação residual e selecionam rapidamente mosquitos resistentes. Outras opções para uso em borrifação domiciliar são os carbamatos e os organofosforados. Atualmente, menos de 2% dos indivíduos que habitam áreas de risco de malária nas Américas têm seus domicílios borrifados regularmente; na África, a proporção chega a quase 5% (WHO, 2019). Em geral, a borrifação domiciliar restringe-se a situações de epidemia; são tratados seletivamente os domicílios de pacientes com malária recente.

Há diversas outras medidas de controle vetorial aplicáveis a contextos epidemiológicos específicos. Os *larvicidas*, por exemplo, têm papel no controle da malária em comunidades onde os criadouros de anofelinos são bem conhecidos e acessíveis, em geral em áreas urbanas e periurbanas. Atualmente, utilizam-se larvicidas biológicos ou *biolarvicidas*, que matam seletivamente as formas imaturas aquáticas de mosquitos sem afetar a qualidade da água para consumo humano. Os biolarvicidas mais utilizados são formulações em grânulos ou micropartículas que contêm as toxinas de *Lysinibacillus sphaericus* ou *Bacillus thuringiensis israelensis*, que devem ser aplicados a intervalos de 3 a 4 semanas. Predadores naturais de larvas de mosquitos, como os *peixes larvívoros*, constituem outra alternativa para o controle biológico de vetores.

A *quimioprofilaxia* geralmente não é indicada para indivíduos que vão expor-se à malária por curtos períodos na Amazônia brasileira, na falta de um medicamento de alta eficácia e isento de efeitos colaterais potencialmente graves. No entanto, os viajantes que se dirigem a áreas rurais da África e do Sudeste Asiático, por exemplo, devem procurar orientação em serviços especializados, que levará em conta o risco de adquirir malária de acordo com o estilo de viagem e as destinações previstas, bem como o perfil de resistência dos parasitos locais aos fármacos disponíveis. Entre as opções, podem ser mencionadas cloroquina, mefloquina, doxiciclina, primaquina, azitromicina e a combinação de atovaquona e proguanil.

Na África, utilizam-se esquemas quimioprofiláticos em grupos de risco mais vulneráveis, como gestantes e crianças (WHO, 2015). Em gestantes, essa estratégia é conhecida como tratamento intermitente preventivo na gravidez (IPTp, do inglês *intermittent preventive treatment in pregnancy*). Em sua

TABELA 3.4 Medidas profiláticas contra a malária.

- Medidas de proteção individual
  - Prevenção do contato com o vetor: uso de mosquiteiros (preferencialmente impregnados com inseticidas piretroides), de repelentes e de telas nas janelas e portas dos domicílios
  - Combate aos mosquitos adultos: uso de inseticidas domésticos
  - Combate às formas aquáticas dos vetores: saneamento do peridomicílio
  - Medidas contra o parasito: diagnóstico e tratamento precoces; quimioprofilaxia, quando indicada
  - Educação sanitária
- Medidas de proteção coletiva
  - Prevenção do contato com o vetor: escolha de locais adequados para a construção das casas, proteção dos domicílios contra a entrada dos mosquitos (telas) e uso de mosquiteiros
  - Combate aos insetos adultos: uso de inseticidas de efeito residual nos domicílios e de nebulização espacial
  - Combate às formas aquáticas dos vetores: saneamento de criadouros, uso de larvicidas, controle biológico das larvas
  - Medidas contra o parasito: diagnóstico e tratamento precoces; quimioprofilaxia seletiva
  - Educação sanitária: treinamento de agentes comunitários de saúde no diagnóstico e tratamento da malária.

modalidade mais comum, utiliza-se a sulfadoxina-pirimetamina. O objetivo é fornecer pelo menos três doses da combinação sulfadoxina-pirimetamina a todas as gestantes durante as consultas rotineiras de pré-natal. A primeira dose é administrada no segundo semestre, e as demais são fornecidas com intervalos de 1 mês. A controvérsia em torno dessa estratégia vem do fato de usar-se um medicamento que perdeu progressivamente parte de sua eficácia, em função do desenvolvimento de resistência por *P. falciparum*. Na África, cerca de 19% das gestantes elegíveis recebem atualmente pelo menos três doses de sulfadoxina-pirimetamina no contexto de IPTp; 56% delas receberam pelo menos uma dose. A medida tem impacto documentado na incidência de anemia materna e de baixo peso ao nascer, com redução significativa da mortalidade perinatal. No Brasil, a IPTp não é utilizada, mas o Ministério da Saúde preconiza que todas as gestantes que morem em áreas endêmicas de malária sejam submetidas a triagem diagnóstica, por microscopia ou teste diagnóstico rápido, em cada consulta de pré-natal; o tratamento das infecções deve ser feito independentemente de haver sintomas.

Nas áreas de média e alta transmissão da África em que a combinação sulfadoxina-pirimetamina mantém-se eficaz, preconiza-se seu uso em outra modalidade de tratamento intermitente preventivo, direcionado a crianças com idade inferior a 1 ano (*intermittent preventive treatment in infants*, IPTi). São oferecidas duas doses do medicamento, durante as vacinações rotineiras contra difteria-coqueluche-tétano (DPT) e sarampo.

Em áreas endêmicas de malária, a transfusão de hemoderivados é uma modalidade de transmissão plausível, mas raramente diagnosticada de maneira correta. Na Amazônia brasileira, preconiza-se que os hemocentros usem exames microscópicos, como o exame de gota espessa, para excluir portadores de infecções assintomáticas. Em áreas endêmicas, são excluídos, durante a entrevista, os candidatos a doador com história de malária nos últimos 12 meses ou de febre nos últimos 30 dias, bem como aqueles provenientes de áreas com incidência superior a 50 casos anuais de malária por 1.000 habitantes. Em áreas não endêmicas, excluem-se doadores que relatam viagem a áreas endêmicas há menos de 30 dias (caso seja possível examinar uma amostra sanguínea do doador para o diagnóstico de malária) ou 12 meses (na ausência de teste diagnóstico), bem como aqueles que referem ter tido uma ou mais infecções prévias por *P. malariae* (Brasil, 2016).

A vacinação proporcionaria um meio adicional de controle da malária. O uso de uma vacina de baixo custo, segura, eficaz e fácil de administrar, destinada a populações continuamente expostas ao risco de infecção em áreas endêmicas, pode tornar-se uma medida com grande impacto em saúde pública. Por outro lado, uma vacina mais cara e complexa, que proporcione proteção parcial e por tempo limitado, pode ainda ser útil para viajantes que serão expostos ao risco por curtos períodos. Entretanto, cinco décadas de intensa pesquisa de vacinas contra a malária e numerosos ensaios pré-clínicos e clínicos de diferentes protótipos não resultaram em um produto disponível para uso em larga escala.

PARASITOLOGIA EM FOCO

Vacinas antimaláricas direcionadas a estágios hepáticos e sanguíneos dos plasmódios

A obtenção de uma vacina antimalárica segura e eficaz para uso em humanos tem, há longos anos, motivado estudos ao redor do mundo. No entanto, vários fatores, incluindo a complexidade biológica dos parasitos, têm contribuído para o insucesso dos protótipos testados até o momento. Especificamente, as vacinas antimaláricas podem ser direcionadas ao estágio pré-eritrocitário, ao estágio eritrocitário e às formas sexuadas (vacinas bloqueadoras da transmissão) dos parasitos. A seguir, discutiremos alguns resultados relevantes obtidos com os dois primeiros modelos.

As vacinas contra os estágios pré-eritrocitários podem agir de duas maneiras distintas: (1) induzindo, com a ativação de linfócitos B, a produção de anticorpos neutralizantes que impediriam a interação entre esporozoítos e hepatócitos e (2) induzindo respostas de células T CD4+ e CD8+ contra os estágios intra-hepáticos do parasito. Nesta fase do ciclo de vida, o número de parasitos a serem eliminados é pequeno, certamente abaixo de uma centena. A vantagem de uma vacina eficaz contra parasitos intra-hepáticos é o bloqueio da infecção antes da ocorrência de manifestações clínicas decorrentes do ciclo sanguíneo do parasito.

A primeira evidência sobre a viabilidade de uma vacina contra os estágios pré-eritrocitários dos plasmódios data do final da década de 1960. Naquela época, a pesquisadora brasileira Ruth Nussenzweig demonstrou que camundongos imunizados com esporozoítos atenuados por irradiação, porém ainda vivos, eram protegidos contra o desafio subsequente com esporozoítos viáveis de *Plasmodium berghei*, um plasmódio de roedores (Nussenzweig et al., 1967). Parasitos mortos por irradiação, entretanto, não eram capazes de induzir imunidade protetora. Alguns anos depois, esses achados foram confirmados em voluntários humanos, que se tornaram protegidos contra o desafio experimental com esporozoítos de *P. falciparum*.

Os resultados animadores obtidos com esses estudos motivaram o desenvolvimento de várias outras estratégias de atenuação de parasitos com propósito vacinal. Dentre esses se destacam o uso de quimioatenuação e atenuação genética dos parasitos (Belnoue et al., 2004; Roestenberg et al., 2009). As imunizações com esporozoítos vivos seguidas de tratamento com medicações antimaláricas (quimioatenuação) (Belnoue et al., 2004; Raja et al., 2016; Raja et al., 2017) mostram-se mais eficientes na indução de imunidade do que o uso de esporozoítos atenuados por irradiação (Lyke et al., 2017; Mordmüller et al., 2017). Assim, especula-se que a quimioatenuação possibilite uma maior proliferação dos esporozoítos, transformando-se em esquizontes teciduais e liberando maiores quantidades de antígenos na corrente sanguínea. A consequência seria uma maior ativação do sistema imunológico em relação à verificada quando se utilizam esporozoítos atenuados por irradiação. Demonstrou-se recentemente que seres humanos desafiados com esporozoítos de *P. falciparum* e tratados desenvolvem imunidade capaz de protegê-los contra novo desafio por até 10 semanas após a 3ª dose da vacina (Mordmüller et al., 2017).

Embora o nível de proteção induzido com uso de esporozoítos atenuados seja animador (em torno de 100%), as limitações ao seu uso se devem ao fato de a proteção diminuir com o tempo e à dificuldade de obtenção de grande número de formas esporozoítas do parasito. Normalmente, o número de esporozoítos necessários para induzir imunidade é da ordem de $5,12 \times 10^4$ (Mordmüller et al., 2017) a 9×10^5 (Lyke et al., 2017); não é possível obtê-los por meio de cultivo *in vitro*, como ocorre para as formas sanguíneas de *P. falciparum*. O uso de parasitos quimioatenuados tem, ainda, outros obstáculos, entre os quais a necessidade de administração por via intravenosa. Além disso, não é descartada a possibilidade de reversão da quimioatenuação, o que possibilitaria o desenvolvimento da infecção nos indivíduos imunizados.

PARASITOLOGIA EM FOCO (continuação)

Uma forma de atenuação considerada mais segura para uso tem sido a atenuação genética, no qual genes específicos do parasito envolvidos no seu processo de desenvolvimento são deletados do genoma (Kreutzfeld et al., 2017). Já foi demonstrado, por exemplo, que o silenciamento dos genes UIS3 e UIS4, expressos na membrana do vacúolo parasitóforo de esporozoítos, e/ou sua completa deleção impede o desenvolvimento do plasmódio dentro dos hepatócitos de roedores (Mueller et al., 2005). Entretanto, os parasitos geneticamente modificados ainda podem escapar da atenuação genética, levando ao desenvolvimento do ciclo sanguíneo do parasito (Kumar et al., 2016). Nesse sentido, dois estudos clínicos utilizando dessa estratégia tiveram que ser suspensos devido ao surgimento de formas sanguíneas do parasito após os processos de imunização (Vaughan; Kappe, 2017). Em outro estudo pré-clínico, a atenuação dos esporozoítos de *P. falciparum* foi obtida com a deleção de três genes (p36-/p52-/sap1-), um modelo conhecido como PfGAP3 KO (Mikolajczak et al., 2014). Essa tripla atenuação inibiu o desenvolvimento dos parasitos durante a fase hepática, sendo considerado um modelo seguro para uso em humanos (Kublin et al., 2017).

Enquanto as vacinas com esporozoítos visam ao bloqueio da transmissão da malária, aquelas que utilizam formas sanguíneas assexuadas ou proteínas expressas pelos parasitos durante essa fase do ciclo são conhecidas como vacinas antidoença, pois seu objetivo é impedir ou amenizar os sintomas clínicos exibidos pelos indivíduos durante o desenvolvimento da infecção. Tais protótipos têm utilizado parasitos inteiros de fase sanguínea (vivos ou mortos) ou extrato proteico derivado da lise desses parasitos (Elliott et al., 2005; Pinzon-Charry et al., 2010; Pombo et al., 2002). Considerando-se as dificuldades no uso de parasitos inteiros vivos para indução de imunidade, como a possibilidade de escape da atenuação e o desenvolvimento da doença após as imunizações, o uso de parasitos inteiros, porém mortos por descongelamento e congelamento rápido ou ruptura de membrana também tem sido avaliado em ensaios de imunização antimalárica (Giddam et al., 2016; Pinzon-Charry et al., 2010; Zhu et al., 2016; Lu et al., 2017). Essa estratégia tem como principal vantagem a ampla exposição de diversos alvos antigênicos do parasito ao sistema imunológico do hospedeiro, fazendo com que haja um maior estímulo de resposta imune àquele parasito (Pinzon-Charry et al., 2010). Nesse sentido, demonstrou-se a eficácia do extrato proteico de parasitos de fase sanguínea, quando administrado com adjuvante, na ativação de células T CD4+ e T CD8+ mesmo quando utilizado em doses ultrabaixas (Pinzon-Charry et al., 2010; Lu et al., 2017). Esses estudos ainda demonstram que, além da imunidade celular, o uso de antígeno total também é capaz de estimular linfócitos B a produzirem anticorpos específicos que também contribuem para o controle da infecção (Lu et al., 2017). Atualmente, alguns estudos já visam ao desenvolvimento de novos meios de entrega do extrato do parasito ao sistema imunológico, como o uso de vesículas lipossomais, que são tão eficazes quanto o uso de adjuvante. Esse sistema de entrega, formado por uma membrana composta por uma camada dupla de lipídios, reduz a possibilidade de ocorrência de resposta contra antígenos próprios do hospedeiro, e é ainda considerado um sistema ideal para estimulação de células T (Giddam et al., 2016).

Apesar dos níveis de proteção animadores alcançados com o uso de parasitos inteiros de fase hepática ou sanguínea, as dificuldades na obtenção dos parasitos e/ou o risco de desenvolvimento da doença durante o processo de imunização impulsionam a busca de vacinas de subunidades – formulações contendo antígenos específicos bem definidos, sob a forma de proteínas recombinantes ou peptídios sintéticos. O protótipo vacinal RTS'S/AS02A é o principal exemplo bem-sucedido de uma vacina de subunidade (baseada em uma molécula bem definida) contra os estágios pré-eritrocitários da malária. Composta pela proteína circunsporozoíta (região central repetitiva e a região C-terminal) de *P. falciparum* associada ao antígeno de superfície de vírus da hepatite B (HBV-Ag)

e ao adjuvante AS02, esse protótipo gerou proteção em torno de 58% contra o desenvolvimento de malária grave ao final de 6 meses de seguimento (Alonso et al., 2004). Estudos sequenciais demonstraram que a vacina era capaz de conferir certo grau de proteção contra a malária clínica (em torno de 30%) por até 21 meses decorridos da imunização (Alonso et al., 2005). A hipótese formulada para explicar tal proteção é que, ao se induzir imunidade capaz de limitar o número de esporozoítos que alcançam o fígado, reduz-se o número de merozoítos que iniciam o ciclo eritrocitário. Consequentemente, a exposição prolongada do indivíduo a uma baixa carga parasitária possibilita a aquisição de imunidade contra a fase sanguínea da infecção (Guinovart et al., 2009), como proposto originalmente por Pombo et al. (2002).

Na tentativa de aumentar a imunogenicidade da RTS'S, o adjuvante AS02 foi, subsequentemente, substituído pelo AS01, o qual é baseado em lipossomos contendo a mesma quantidade de monofosfolipídio e QS21 que AS02. A partir de estudos conduzidos em crianças e adultos imunizados com a RTS'S/AS01, pode-se concluir que o protótipo é seguro, porém mais imunogênico quando comparado a RTS'S/AS02 (Lell et al., 2009; Kester et al., 2009; Polhemus et al., 2009; Asante et al., 2011). Comercialmente produzida pela companhia farmacêutica multinacional britânica GlaxoSmithKline (GSK) sob o nome de Mosquirix, essa tornou-se a única vacina antimalárica aprovada para estudos clínicos de fase 4 a serem iniciados a partir de 2018 na África. Em janeiro de 2016, a Organização Mundial da Saúde recomendou pela primeira vez a implementação em larga escala de uma vacina antimalárica, a RTS'S/AS01 (WHO, 2016). Contudo, os níveis de proteção induzidos pela RTS'S/AS01 em sua fase 3 ainda são considerados baixos. Especificamente, 18 meses após administração de três doses da RTS'S, o número de casos graves da doença em crianças com os sintomas clínicos foi reduzido em 35 a 47% em crianças com idade de 5 a 17 meses e em 15 a 38% em crianças com idade de 6 a 12 semanas (RTS'S Clinical Trials Partnership, 2015). Portanto, ainda há espaço para busca de vacinas que tenham índices mais elevados de proteção.

Referências bibliográficas

Alonso PL, Sacarlal J, Aponte JJ et al. Efficacy of the RTS'S/AS02A vaccine against *Plasmodium falciparum* infection and disease in young African children: randomised controlled trial. Lancet. 2004;364:1411-20.

Alonso PL, Sacarlal J, Aponte JJ et al. Duration of protection with RTS'S/AS02A malaria vaccine in prevention of *Plasmodium falciparum* disease in Mozambican children: single-blind extended follow-up of a randomised controlled trial. Lancet. 2005;366:2012-8.

Asante KP, Abdulla S, Agnandji S et al. Safety and efficacy of the RTS'S/AS01E candidate malaria vaccine given with expanded-programme-on-immunisation vaccines: 19-month follow-up of a randomised, open-label, phase 2 trial. Lancet Infect Dis. 2011;11:741-9.

Belnoue E, Costa FTM, Frankenberg T et al. Protective T cell immunity against malaria liver stage after vaccination with live sporozoites under chloroquine treatment. J Immunol. 2004;172:2487-95.

Elliott SR, Kuns RD, Good MF. Heterologous immunity in the absence of variant-specific antibodies after exposure to subpatent infection with blood-stage malaria. Infect Immun. 2005;73:2478-85.

Giddam AK, Reiman JM, Zaman M et al. A semi-synthetic whole parasite vaccine designed to protect against blood stage malaria. Acta Biomater. 2016;44:295-303.

Guinovart C, Aponte JJ, Sacarlal J et al. Insights into long-lasting protection induced by RTS'S/AS02A malaria vaccine: further results from a phase IIb trial in Mozambican children. PLoS One. 2009;4:e5165.

Kester KE, Cummings JF, Ofori-Anyinam O et al. Randomized, double-blind, phase 2 trial of falciparum malaria vaccines RTS'S/AS01B and RTS'S/AS02A in malaria-naïve adults: safety, efficacy, and immunologic associates of protection. J Infect Dis. 2009;200: 337-46.

Kreutzfeld O, Müller K, Matuschewski K. Engineering of genetically arrested parasites (GAPs) for a precision malaria vaccine. Front Cell Infect Microbiol. 2017;7:1-13.

PARASITOLOGIA EM FOCO (continuação)

Kublin JG, Mikolajczak SA, Sack BK et al. Complete attenuation of genetically engineered *Plasmodium falciparum* sporozoites in human subjects. Sci Transl Med. 2017;9:eaad9099.

Kumar H, Sattler JM, Singer M et al. Protective efficacy and safety of liver stage attenuated malaria parasites. Sci Rep. 2016;6:e26824.

Lell B, Agnandji S, Glasenapp IV et al. A randomized trial assessing the safety and immunogenicity of AS01 and AS02 adjuvanted RTS'S malaria vaccine candidates in children in Gabon. PLoS One. 2009;4: e7611.

Lu X, Liu T, Zhu F, Chen L, Xu W. A whole-killed, blood-stage lysate vaccine protects against the malaria liver stage. Parasite Immunol. 2017;39:e12386.

Lyke KE, Ishizuka AS, Berry AA et al. Attenuated PfSPZ vaccine induces strain-transcending T cells and durable protection against heterologous controlled human malaria infection. Proc Natl Acad Sci USA. 2017;114:2711-6.

Mikolajczak SA, Lakshmanan V, Fishbaugher M et al. A next-generation genetically attenuated *Plasmodium falciparum* parasite created by triple gene deletion. Mol Ther. 2014;22:1707-5.

Mordmüller B, Surat G, Lagler H et al. Sterile protection against human malaria by chemoattenuated PfSPZ vaccine. Nature. 2017;542:445-9.

Mueller AK, Labaied M, Kappe SH, Matuschewski, K. Genetically modified *Plasmodium* parasites as a protective experimental malaria vaccine. Nature. 2005; 433:164-7.

Nussenzweig RS, Vanderberg J, Most H, Orton C. Protective immunity produced by the injection of x-irradiated sporozoites of *Plasmodium berghei*. Nature. 1967;216:160-2.

Pinzon-Charry A, McPhun V, Kienzle V et al. Low doses of killed parasite in CpG elicit vigorous CD4+ T cell responses against blood-stage malaria in mice. J Clin Invest. 2010;120:2967-8.

Polhemus ME, Remich SA, Ogutu BR et al. Evaluation of RTS'S/AS02A and RTS'S/AS01B in adults in a high malaria transmission area. PLoS One. 2009;4:e6465.

Pombo DJ, Lawrence G, Hirunpetcharat C, Rzepczyk C, Bryden M. Immunity to malaria after administration of ultralow doses of red cells infected with *Plasmodium falciparum*. Lancet. 2002;360:610-7.

Raja AI, Cai Y, Reiman JM et al. Chemically attenuated blood-stage *Plasmodium yoelii* parasites induce long-lived and strain-transcending protection. Infect Immun. 2016;84:2274-8.

Raja AI, Stanisic DI, Good MF. Chemical attenuation in the development of a whole-organism malaria vaccine. Infect Immun. 2017;85:e00062-17.

RTS'S Clinical Trials Partnership. Efficacy and safety of RTS,S/AS01 malaria vaccine with or without a booster dose in infants and children in Africa: final results of a phase 3, individually randomised, controlled trial. Lancet. 2015;386:31-5.

Vaughan AM, Kappe, SHI. Genetically attenuated malaria parasites as vaccines. Exp Rev Vaccines. 2017;16:765-7.

World Health Organization, 2016. Malaria vaccine: WHO position paper – January 2016. WER. 2016;91:33-52.

Zhu F, Liu T, Zhao C, Lu X, Zhang J, Xu W. Whole-killed blood-stage vaccine-induced immunity suppresses the development of malaria parasites in mosquitoes. J Immunol. 2017;198:300-7.

Referências bibliográficas

Adams JH, Mueller I. The biology of *Plasmodium vivax*. Cold Spring Harb Perspect Med. 2017;7:a025585.

Alves FP, Durlacher RR, Menezes MJ, Krieger H, Silva LH, Camargo EP. High prevalence of asymptomatic *Plasmodium vivax* and *Plasmodium falciparum* infections in native Amazonian populations. Am J Trop Med Hyg. 2002;66:641-8.

Amino R, Thiberge S, Martin B et al. Quantitative imaging of *Plasmodium* transmission from mosquito to mammal. Nat Med. 2006;12:220-4.

Ariey F, Witkowski B, Amaratunga C et al. A molecular marker for artemisinin-resistant *Plasmodium falciparum* malaria. Nature. 2014;505: 50-5.

Attaran A, Maharaj R. DDT for malaria control should not be banned. BMJ. 2000;321:1403-5.

Bardají A, Martínez-Espinosa FE, Arévalo-Herrera M et al. Burden and impact of *Plasmodium vivax* in pregnancy: a multi-centre prospective observational study. PLoS Negl Trop Dis. 2017;11:e0005606.

Bernabeu M, Smith JD. EPCR and malaria severity: the center of a perfect storm. Trends Parasitol. 2017;33:295-308.

Brasil. Ministério da Saúde, Secretaria de Vigilância em Saúde, Departamento de Vigilância Epidemiológica, 2020. Guia de tratamento da malária no Brasil. Brasília: Ministério da Saúde, 2020. 76 p.

Brasil. Ministério da Saúde. Portaria n. 158, 4 de fevereiro de 2016. Disponível em: http://bvsms.saude.gov.br/bvs/saudelegis/gm/2016/prt0158_04_02_2016.html. Acesso em: maio 2020.

Brasil P, Zalis MG, Pina-Costa A et al. Outbreak of human malaria caused by *Plasmodium simium* in the Atlantic Forest in Rio de Janeiro: a molecular epidemiological investigation. Lancet Glob Health. 2017;5:e1038-46.

Bridgford JL, Xie SC, Cobbold SA et al. Artemisinin kills malaria parasites by damaging proteins and inhibiting the proteasome. Nat Commun. 2018;9:3801.

Carvalho BO, Lopes SC, Nogueira PA et al. On the cytoadhesion of *Plasmodium vivax*-infected erythrocytes. J Infect Dis. 2010;202:638-47.

Cavasini CE, Mattos LC, Couto AA et al. *Plasmodium vivax* infection among Duffy antigen-negative individuals from the Brazilian Amazon region: an exception? Trans R Soc Trop Med Hyg. 2007;101:1042-4.

Charlwood JD, Pinto J, Sousa CA, Ferreira C, Petrarca V, Rosario VE. 'A mate or a meal'--pre-gravid behaviour of female *Anopheles gambiae* from the islands of São Tomé and Príncipe, West Africa. Malar J. 2003;2:9.

Chitnis CE, Sharma A. Targeting the *Plasmodium vivax* Duffy-binding protein. Trends Parasitol. 2008;24:29-34.

Coetzee M, Koekemoer LL. Molecular systematics and insecticide resistance in the major African malaria vector *Anopheles funestus*. Annu Rev Entomol. 2013;58:393-412.

Coetzee M, Hunt RH, Wilkerson R, Torre AD, Coulibaly MB, Besansky NJ. *Anopheles coluzzii* and *Anopheles amharicus*, new members of the *Anopheles gambiae* complex. Zootaxa. 2013;3619:246-74.

Cowman AF, Tonkin CJ, Tham W-H, Duraisingh MT. The molecular basis of erythrocyte invasion by malaria parasites. Cell Host Microbe. 2017;22:232-45.

Cox FE. History of the discovery of the malaria parasites and their vectors. Parasit Vectors. 2010;3:5.

D'Alessandro U, Hill J, Tarning J et al. Treatment of uncomplicated and severe malaria during pregnancy. Lancet Infect Dis. 2018;18:e133-46.

Deitsch KW, Dzikowski R. Variant gene expression and antigenic variation by malaria parasites. Annu Rev Microbiol. 2017;71:625-41.

Fantini B. Anophelism without malaria: an ecological and epidemiological puzzle. Parassitologia. 1994;36:83-106.

Ferreira MU, Castro MC. Challenges for malaria elimination in Brazil. Malar J. 2016;15:284.

Fried M, Duffy PE. Malaria during pregnancy. Cold Spring Harb Perspect Med. 2017;7:a025551.

Gonçalves LA, Cravo P, Ferreira MU. Emerging *Plasmodium vivax* resistance to chloroquine in South America: an overview. Mem Inst Oswaldo Cruz. 2014;109:534-9.

Gruszczyk J, Kanjee U, Chan L-J et al. Transferin receptor 1 is a retyculocyte-specific receptor for *Plasmodium vivax*. Science. 2018;359:48-55.

Hofmann NE, Gruenberg M, Nate E et al. Assessment of ultra-sensitive malaria diagnosis versus standard molecular diagnosis for malaria elimination: an in-depth molecular cross-sectional study. Lancet Infect Dis. 2018;18:1108-16.

Huestis DL, Lehmann T. Ecophysiology of *Anopheles gambiae* s.l.: persistence in the Sahel. Infect Genet Evol. 2014;28:648-61.

King CL, Michon P, Shakri AR et al. Naturally acquired Duffy-binding protein-specific binding inhibitory antibodies confer protection from blood-stage *Plasmodium vivax* infection. Proc Natl Acad Sci USA. 2008;105:8363-8.

Ladeia-Andrade S, de Melo GN, Souza-Lima RC et al. No clinical or molecular evidence of *Plasmodium falciparum* resistance to artesunate-mefloquine in Northwestern Brazil. Am J Trop Med Hyg. 2016;95:148-54.

Ladeia-Andrade S, Menezes MJ, Sousa TN et al. Monitoring the efficacy of chloroquine-primaquine therapy for uncomplicated *Plasmodium vivax* malaria in the main transmission hot spot of Brazil. Antimicrob Agents Chemother. 2019;63:e01965-18.

Lalremruata A, Magris M, Vivas-Martínez S et al. Natural infection of *Plasmodium brasilianum* in humans: man and monkey share quartan malaria parasites in the Venezuelan Amazon. EBioMedicine. 2015; 2:1186-92.

Lengeler C. Insecticide-treated bed nets and curtains for preventing malaria. Cochrane Database Syst Rev. 2004;2:CD000363.

Liroff R. Commentary: Reduction and elimination of DDT should proceed slowly. BMJ. 2000;321:1404-5.

Loy DE, Liu W, Li Y et al. Out of Africa: origins and evolution of the human malaria parasites *Plasmodium falciparum* and *P. vivax*. Int J Parasitol. 2017;47:87-97.

Lu F, Culleton R, Zhang M et al. Emergence of indigenous artemisinin-resistant *Plasmodium falciparum* in Africa. New Engl J Med. 2017;376:991-3.

Martin RM, Shafik SH, Richards SN. Mechanisms of resistance to the partner drugs of artemisinin in the malaria parasite. Curr Opin Pharmacol. 2018;42:71-80.

McBride CS. Genes and odors underlying the recent evolution of mosquito preference for humans. Curr Biol. 2016;26:R41-6.

Ménard D, Dondorp A. Antimalarial drug resistance: a threat to malaria elimination. Cold Spring Harb Perspect Med. 2017;7:a025619.

Ménard D, Barnadas C, Bouchier C et al. *Plasmodium vivax* clinical malaria is commonly observed in Duffy-negative Malagasy people. Proc Natl Acad Sci USA. 2010;107:5967-71.

Neafsey DE, Volkman SK. Malaria genomics in the era of eradication. Cold Spring Harb Perspect Med. 2017;7:a025544.

Nicolete VC, Frischmann S, Barbosa S, King CL, Ferreira MU. Naturally acquired binding-inhibitory antibodies to *Plasmodium vivax* Duffy binding protein and clinical immunity to malaria in rural Amazonians. J Infect Dis. 2016;214:1539-46.

Obaldia 3rd N, Meibalan E, Sá JM et al. Bone marrow is a major parasite reservoir in *Plasmodium vivax* infection. mBio. 2018;9:e00625-18.

Parroche P, Lauw FN, Goutagny N et al. Malaria hemozoin is immunologically inert but radically enhances innate responses by presenting malaria DNA to Toll-like receptor 9. Proc Natl Acad Sci USA. 2007;104:1919-24.

Pincelli A, Neves PAR, Lourenço BH et al. The hidden burden of *Plasmodium vivax* malaria in pregnancy in the Amazon: an observational study in Northwestern Brazil. Am J Trop Med Hyg. 2018;99: 73-83.

Price RN, Douglas NM, Anstey NM. New developments in *Plasmodium vivax* malaria: severe disease and the rise of chloroquine resistance. Curr Opin Infect Dis. 2009;22:430-5.

Price RN, von Seidlein L, Valecha N, Nosten F, Baird JK, White NJ. Global extent of chloroquine-resistant *Plasmodium vivax*: a systematic review and meta-analysis. Lancet Infect Dis. 2014;14:982-91.

Rodrigues PT, Valdivia HO, Oliveira TC et al. Human migration and the spread of malaria parasites to the New World. Sci Rep. 2018; 8:1993.

Rogerson SJ, Desai M, Mayor A, Sicuri E, Taylor SM, van Eijk AM. Burden, pathology, and costs of malaria in pregnancy: new developments for an old problem. Lancet Infect Dis. 2018;18:e107-18.

Sá MR. Studies of avian malaria and Brazil in the international scientific context (1907-1945). Hist Cienc Saude Manguinhos. 2011;18: 499-518.

Shanks GD, White NJ. The activation of vivax malaria hypnozoites by infectious diseases. Lancet Infect Dis. 2013;13:900-6.

Singh B, Daneshvar C. Human infections and detection of *Plasmodium knowlesi*. Clin Microbiol Rev. 2013;26:165-84.

Sinka ME, Bangs MJ, Manguin S et al. The dominant *Anopheles* vectors of human malaria in Africa, Europe and the Middle East: occurrence data, distribution maps and bionomic précis. Parasit Vectors. 2010;3:117.

Souza RM, Ataíde R, Dombrowski JG et al. Placental histopathological changes associated with *Plasmodium vivax* infection during pregnancy. PLoS Negl Trop Dis. 2013;7:e2071.

Sutherland CJ. Persistent parasitism: the adaptive biology of malariae and ovale malaria. Trends Parasitol. 2016;32:808-19.

Sutherland CJ, Tanomsing N, Nolder D et al. Two nonrecombining sympatric forms of the human malaria parasite *Plasmodium ovale* occur globally. J Infect Dis. 2010;201:1544-50.

Tanabe K, Mita T, Jombart T et al. *Plasmodium falciparum* accompanied the human expansion out of Africa. Curr Biol. 2010;20:1283-9.

Totino PR, Lopes SC. Insights into the cytoadherence phenomenon of *Plasmodium vivax*: the putative role of phosphatidylserine. Front Immunol. 2017;8:1148.

Vicente JL, Clarkson CS, Caputo B et al. Massive introgression drives species radiation at the range limit of *Anopheles gambiae*. Sci Rep. 2017;7:46451.

Wahlgren M, Goel S, Akhouri RR. Variant surface antigens of *Plasmodium falciparum* and their roles in severe malaria. Nat Rev Microbiol. 2017;15:479-91.

Weill M, Chandre F, Brengues C et al. The kdr mutation occurs in the Mopti form of *Anopheles gambiae s.s.* through introgression. Insect Mol Biol. 2000;9:451-5.

Wilson ML. Malaria rapid diagnostic tests. Clin Infect Dis. 2012;54: 1637-41.

World Health Organization, 2015. Guidelines for the treatment of malaria. 3. ed. Genebra: World Health Organization, 2015. 316p.

World Health Organization, 2019. World Malaria Report 2019. Genebra: World Health Organization, 2019. 232p.

Yang AS, O'Neill MT, Jennison C et al. Cell transversal activity is important for *Plasmodium falciparum* liver infection in humanized mice. Cell Rep. 2017;18:3105-16.

Zimmerman PA, Ferreira MU, Howes RE, Mercereau-Puijalon O. Red blood cell polymorphism and susceptibility to *Plasmodium vivax*. Adv Parasitol. 2013;81:27-76.

Leitura sugerida

Ashley EA, Phyo AP, Woodrow CJ. Malaria. Lancet. 2018;391:1608-21.

Cowman AF, Tonkin CJ, Tham W-H, Duraisingh MT. The molecular basis of erythrocyte invasion by malaria parasites. Cell Host Microbe. 2017;22:232-45.

Ferreira MU, Castro MC. Challenges for malaria elimination in Brazil. Malar J. 2016;15:284.

Toxoplasma gondii e a Toxoplasmose

Daniel Youssef Bargieri ■ *Marcelo Urbano Ferreira*

Introdução

A toxoplasmose é uma infecção cosmopolita. Em algumas áreas da Europa, da África e da América Latina, observam-se frequentemente taxas de soroprevalência acima de 80% na população adulta. Em termos globais, estima-se que entre um terço e um quarto da população mundial esteja infectada. A grande importância da toxoplasmose, como problema clínico e de saúde pública, decorre de infecções em gestantes e pacientes imunocomprometidos, que podem produzir complicações graves e potencialmente fatais.

Toxoplasma

Toxoplasma gondii foi descrito pela primeira vez em 1908. Charles Nicolle (1866-1936) e Louis Manceaux (1865-1934) encontraram-no em um *gundi* (*Ctenodactylus gundi*), um pequeno roedor silvestre africano semelhante ao hamster, comum no sul da Tunísia. No mesmo ano, Alfonso Spendore (1871-1953) relatou a presença do parasito no Brasil, em coelhos de laboratório (Innes, 2010). Entretanto, em ambos os casos o parasito foi erroneamente identificado como uma leishmânia.

Toxoplasma é um parasito eurixeno que infecta mamíferos e aves, tradicionalmente classificado no subgrupo Apicomplexa, como os plasmódios e diversos coccídeos intestinais. O gênero *Toxoplasma* foi criado por Frenkel em 1973. Na classificação mais recente, os protozoários do subgrupo Apicomplexa estão classificados no supergrupo Chromoalveolata, grupo Alveolata (Adl et al., 2005). Entre seus parentes mais próximos, encontra-se *Neospora caninum*, protozoário de distribuição cosmopolita e importante causa de aborto em bovinos, que tem o cão como hospedeiro definitivo. Nos 30 anos seguintes à descoberta de *T. gondii*, organismos semelhantes a ele foram descritos em diversos hospedeiros, especialmente em roedores e répteis, muitas vezes recebendo nomes distintos. O primeiro caso de infecção humana foi descrito em 1937.

Por muitas décadas permaneceram desconhecidos aspectos fundamentais do ciclo vital e do modo de transmissão de *T. gondii*. Até meados dos anos 1960, sabia-se que a infecção podia ser adquirida pela ingestão de carne crua ou malpassada, mas não se podia explicar a alta prevalência de toxoplasmose em herbívoros. William Hutchison descreveu, em 1965, a infecção de camundongos pela ingestão de material fecal de gatos infectados. Posteriormente, Dubey, Miller e Frenkel descreveram, em 1970, os estágios sexuados do parasito no intestino de gatos e demonstraram que oocistos de *Toxoplasma* encontrados nas fezes desses felinos eram capazes de infectar camundongos pela via oral, explicando a alta prevalência de toxoplasmose em herbívoros (Dubey, 2009).

Toxoplasma gondii é um parasito intracelular obrigatório, com genoma nuclear de 14 cromossomos com tamanho que varia entre 2 e mais de 6 milhões de pares de bases. O genoma tem um total de 65 a 70 milhões de pares de bases, com cerca de 8.000 genes e conteúdo de guanina (G) e citosina (C) de 52% (Boothroyd, 2009). A frequência de recombinação situa-se em torno de 1 cM, correspondente a cerca de um evento recombinatório a cada 200.000 pares de bases. O genoma mitocondrial contém cerca de 6.000 pares de bases. O parasito invade e se multiplica em qualquer célula nucleada de mamíferos e aves. Há três estágios infectantes: *taquizoítos*, *bradizoítos* e *esporozoítos*. Os *esporozoítos* desenvolvem-se no interior dos oocistos liberados junto com as fezes de felinos infectados. Se ingeridos por mamíferos ou aves, os oocistos liberam no trato gastrintestinal os esporozoítos, que invadem células hospedeiras (provavelmente células epiteliais) e se transformam em taquizoítos. Os taquizoítos, às vezes chamados também de trofozoítos ou endozoítos, são alongados e encurvados, em forma de arco (*toxon* = arco, em grego) ou de crescente, com 5 a 8 µm de comprimento e 2 µm de largura (Figura 4.1A). Seu núcleo tem localização central. Multiplicam-se rapidamente no interior das células. Estas, repletas de taquizoítos, são algumas vezes chamadas de *pseudocistos* ou *ninho de taquizoítos* (Figura 4.1B). Depois de alguns dias ou semanas de multiplicação intensa no organismo, com invasão de células, multiplicação, saída das células e reinvasão, os taquizoítos convertem-se em formas quiescentes conhecidas como *bradizoítos*, que se multiplicam lentamente no interior de cistos teciduais (Figura 4.1C). Os bradizoítos medem aproximadamente 7 × 1,5 µm. Os cistos teciduais que os contêm, quando situados no cérebro, são aproximadamente esféricos e chegam a perto de 70 µm de diâmetro (Figura 4.1C); na musculatura do hospedeiro, no entanto, tendem a ser alongados, e podem chegar a 100 µm em seu diâmetro máximo.

À microscopia eletrônica, observam-se, nos estágios infectantes de *T. gondii* e dos demais protozoários do subgrupo Apicomplexa, as estruturas que compõem o *complexo apical*. São cinco estruturas distintas (Figura 4.2): (i) os *anéis polares*, estruturas anelares elétron-densas localizadas no polo apical da célula; (ii) o *conoide*, uma rede de microtúbulos enovelados envolta pelos anéis polares; (iii) os *micronemas*, organelas tubulares alongadas, em forma de bastão, situadas na porção anterior da célula; (iv) as *roptrias*, organelas vesiculares ou saculares que se estendem do conoide até a porção medial da célula; e (v) uma rede de *microtúbulos subpeliculares* (não representada na Figura 4.2), que percorre longitudinalmente a célula desde o anel polar até seu polo posterior. Essas estruturas desempenham papel fundamental durante a adesão e invasão, pelo parasito, da célula hospedeira, bem como em sua saída dessas células. Proteínas presentes nas roptrias, algumas das quais antigênicas, são importantes para a penetração na célula hospedeira; os micronemas contêm proteínas que também desempenham papel no processo de invasão. Além disso, os parasitos apresentam em seu citoplasma uma única mitocôndria longa e ramificada, um único retículo endoplasmático e um complexo de Golgi, ribossomos, um núcleo limitado por um duplo envoltório e com um único nucléolo, cerca de dez acidocalcissomos (organelas de 40 a 150 nm envolvidas na regulação da concentração de diversos íons) e um vacúolo digestivo multivesicular (conhecido como *compartimento vacuolar* ou VAC), uma organela semelhante a um lisossomo. O vacúolo digestivo está envolvido no processo de aquisição de nutrientes da célula hospedeira por endocitose, conhecido como heterofagia, dependente de uma endopeptidase, a catepsina protease L (CPL), semelhante à falcipaína que, nos plasmódios, degrada a hemoglobina da célula hospedeira (Coppens, 2014).

Os estágios invasivos de protozoários do subgrupo Apicomplexa – esporozoítos, taquizoítos e bradizoítos, no caso do *Toxoplasma* – apresentam um tipo de motilidade chamado de deslizamento ou *gliding*, com deslocamento à velocidade de até 1 μm/s sem deformação aparente da célula. Proteínas dos micronemas secretadas na superfície da célula desempenham papel importante na adesão do zoíto com o substrato. Essas proteínas fazem a conexão entre o meio externo e um complexo proteico submembranar que gera força, assegurando a motilidade do parasito.

Outra estrutura típica de *T. gondii* e de outros parasitos do subgrupo Apicomplexa, visível sob microscopia eletrônica, é a organela conhecida como *apicoplasto*, que alberga um genoma circular de 35.000 pares de bases. Acredita-se que essa organela envolta por quatro membranas seja um vestígio de cloroplasto, originado de algas vermelhas ou verdes como produto de uma simbiose secundária com cianobactérias. O apicoplasto tem função essencial para o parasito, pois apresenta no seu genoma a via de síntese de pirofosfato de isopentenilo (IPP), um precursor de isoprenoides. Credita-se ao apicoplasto o fato de os parasitos do grupo Apicomplexa, diferentemente dos demais eucariotos, serem sensíveis a antibióticos (McFadden; Yeh, 2017), já que o genoma dessa organela codifica uma maquinaria de replicação e expressão bacteriana remanescente de cianobactéria. A clindamicina, por exemplo, é um antibiótico macrolídeo que inibe a maquinaria de tradução de células procarióticas; seu efeito contra *Toxoplasma* e os plasmódios tem como alvo os ribossomos do apicoplasto.

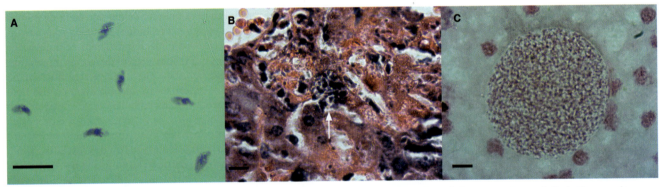

FIGURA 4.1 Estágios evolutivos de *Toxoplasma gondii*. **A.** Taquizoítos no exsudato peritoneal de camundongo infectado, corados com Giemsa. **B.** Corte histológico de fígado mostrando células infectadas por dezenas de taquizoítos, formando pseudocistos. Coloração pela hematoxilina-eosina. A seta aponta uma dessas células infectadas. **C.** Corte histológico de cérebro mostrando cisto tecidual que contém numerosos bradizoítos. Coloração pela hematoxilina-eosina. Barras de escala = 10 μm. Fotografias de Daniel Y. Bargieri.

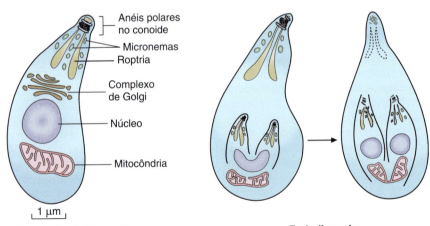

FIGURA 4.2 Representação esquemática dos taquizoítos de *Toxoplasma gondii* e do processo de reprodução assexuada por endodiogenia.

Aspectos biológicos

A infecção humana pelo *T. gondii* ocorre pela ingestão de alimentos contaminados com oocistos esporulados (contendo esporozoítos desenvolvidos) ou de carne contaminada com cistos teciduais (contendo bradizoítos). Os oocistos e cistos teciduais são altamente resistentes à ação de enzimas proteolíticas e ao ambiente gástrico ácido. Uma vez ingeridos, os oocistos e cistos teciduais liberam os esporozoítos e bradizoítos, respectivamente, que são capazes de invadir células hospedeiras no trato gastrintestinal. O processo de invasão é semelhante àquele caracterizado molecularmente em experimentos que utilizam taquizoítos, e será descrito mais adiante. Dentro da célula hospedeira, o parasito rapidamente se diferencia em taquizoítos, a forma replicativa. Taquizoítos são menos resistentes ao ambiente gástrico, mas a ingestão de carne altamente contaminada com *pseudocistos* (células hospedeiras repletas de taquizoítos) também pode causar infecção. Acredita-se que parte dos taquizoítos ingeridos pode penetrar células hospedeiras na mucosa oral; alguns podem sobreviver ao ambiente gástrico.

Os taquizoítos são haploides e multiplicam-se por *endodiogenia* dentro de um vacúolo parasitóforo, processo de reprodução assexuada que, depois do processo de mitose, resulta na formação de duas células-filhas no interior de uma célula-mãe, que finalmente se degenera (ver Figura 4.2). A replicação da mitocôndria e do apicoplasto é desencadeada pela divisão celular; não é um processo autônomo, como na maioria dos eucariotos. Os parasitos que resultam de sucessivos processos de endodiogenia permanecem ligados ao mesmo corpo residual, dando-lhes o aspecto de roseta no interior do vacúolo parasitóforo. Novos taquizoítos são liberados a cada 6 a 9 horas, quando se rompe a célula hospedeira repleta de parasitos (*pseudocisto*). A saída dos novos taquizoítos, ou *egresso*, pode ser regulada pelo parasito. Como consequência da multiplicação, há acidificação do vacúolo parasitóforo, importante para ativação de uma proteína do tipo perforina (PLP1), secretada pelo parasito, que se insere e produz poros nas membranas do vacúolo parasitóforo e da célula hospedeira, o que facilita a saída da célula (Kafsack et al., 2009). A saída da célula também pode ser induzida pelo ataque das células hospedeiras por linfócitos citotóxicos (Blader et al., 2015). Os taquizoítos liberados podem invadir células vizinhas ou se disseminar por via hematogênica ou linfática, eventualmente atingindo todos os tecidos do organismo.

A disseminação dos taquizoítos depende da motilidade por deslizamento destes parasitos. O deslocamento rápido dos taquizoítos é possibilitado pela adesão da célula ao substrato, via proteínas transmembranares secretadas pelos micronemas (coletivamente conhecidas como MICs), como a MIC2. As proteínas transmembranares mediam a motilidade ao conectar o substrato externo a um complexo proteico submembranar, chamado de *motor* ou *glideossomo*, cuja arquitetura é mantida por uma série de proteínas associadas ao glideossomo (GAPs). A força no glideossomo é gerada pela interação de miosinas (MyoA) com filamentos de actina, e transloca as proteínas transmembranares do polo apical para o polo basal da célula gerando tração (Bargieri et al., 2014). No polo basal da célula, as proteínas são clivadas por proteases do tipo romboide (Blader et al., 2015) e liberadas no meio externo como antígenos solúveis junto com outros antígenos de superfície (SAGs) envolvidos em adesão celular, como a *SAG1*.

As etapas de invasão celular são essencialmente as mesmas para esporozoítos, taquizoítos e bradizoítos (Dubremetz et al., 1998). Ocorre inicialmente uma primeira etapa de adesão, mediada por proteínas de superfície como as SAGs. Posteriormente, ocorre reorientação da célula do zoíto para promover contato entre o ápice do parasito, onde se encontra o complexo apical, e a superfície da célula a ser invadida. A internalização do parasito ocorre neste ponto de contato entre as duas células, acompanhada de exocitose do conteúdo das roptrias e dos micronemas. Entre as principais adesinas do parasito liberadas pelos micronemas está a MIC2, que parece mediar uma adesão mais forte da superfície do parasito à célula hospedeira. Forma-se, então, um ponto de junção com justaposição das membranas da célula hospedeira e do zoíto. Essa junção, que à micrografia eletrônica tem aspecto similar ao das junções entre células endoteliais, serve como ponto de apoio para que o parasito ativamente aplique força, gerada no glideossomo, e entre na célula hospedeira.

A composição molecular da junção formada entre os zoítos e a célula hospedeira no momento da invasão ainda é tema de debate. Algumas observações genéticas contrariam o modelo atual (Andenmatten et al., 2013; Bargieri et al., 2014). Segundo o modelo mais aceito atualmente, o parasito injeta proteínas de roptrias no citoplasma da célula hospedeira ao reorientar seu complexo apical para a célula-alvo. Parte dessas proteínas, como as ROPs, parecem garantir a integridade do vacúolo parasitóforo a ser formado. Outras proteínas, como as RONs (principalmente RON2, RON4 e RON5), inserem-se na membrana da célula hospedeira. O complexo de RONs parece conectar-se ao citoesqueleto da célula-alvo, enquanto parte da RON2 permanece exposta na superfície da célula e serve como receptor para a invasão. Do lado do parasito, a proteína transmembranar AMA1, conectada ao motor do parasito, serve de ligante à RON2 (Frenal et al., 2017). A ligação da AMA1 à RON2 é extremamente forte (Tonkin et al., 2011). Ao conectar o citoesqueleto da célula hospedeira ao motor do parasito, essa interação fornece o ponto de apoio onde o zoíto aplica força para se projetar para dentro da célula. A secreção de outra proteína do parasito, a toxofilina, promove o desarranjo da rede de actina no citoesqueleto da célula, eliminando a resistência à entrada do zoíto (Delorme-Walker et al., 2012).

O mecanismo de invasão, com injeção na célula hospedeira do próprio receptor, explica o fato de *T. gondii* invadir uma *ampla gama de células hospedeiras*. O processo de entrada ocorre com a invaginação da membrana da célula hospedeira. Ao final da invasão, o parasito encontra-se em um vacúolo parasitóforo, no citoplasma da célula hospedeira. O revestimento proteico desse vacúolo origina-se das roptrias e dos micronemas do parasito, como as ROPs. A membrana do vacúolo parasitóforo funciona como peneira molecular, que possibilita somente a entrada de pequenas moléculas como açúcares, nucleotídios, aminoácidos e outros nutrientes. Em geral, *T. gondii* é capaz de impedir a fusão do vacúolo que ele habita com os lisossomos da célula hospedeira, inibindo, desta maneira, a acidificação dos vacúolos e a sua destruição pelas enzimas digestivas lisossômicas. Compartilha este mecanismo de sobrevivência com outros microrganismos intracelulares, como as micobactérias, *Salmonella*, *Legionella* e *Chlamydia*. No entanto, quando taquizoítos opsonizados entram em macrófagos através dos receptores para a fração conservada dos anticorpos (Fc) ou de complemento, ocorre a formação de fagolisossomos e a morte do parasito (Bogdan; Rollinghoff, 1999). Admite-se que o fato de o vacúolo parasitóforo ser revestido por proteínas provenientes das roptrias e dos micronemas do parasito dificulte a fusão de lisossomos.

A imunopatogênese da toxoplasmose vem sendo estudada em detalhe. A fase inicial da infecção, com intensa multiplicação de taquizoítos, é chamada de ciclo lítico, caracterizado por intensa resposta inflamatória, com grande produção de fator de necrose tumoral alfa (TNF-α), interleucina (IL)-12 e interferona gama (IFN-γ) (Dupont et al., 2012) (Figura 4.3). A resposta inflamatória é estimulada pela liberação de grande quantidade de antígenos solúveis de *Toxoplasma*. Muitos dos produtos liberados durante o *gliding* têm potencial imunoestimulador. Além de gerar novos taquizoítos, o processo de endodiogenia resulta na formação de remanescentes da célula-mãe, liberados ao meio externo quando o parasito deixa a célula hospedeira; esses remanescentes contêm antígenos capazes de despertar respostas pró-inflamatórias.

Em camundongos, a principal citocina para controle da disseminação do parasito é IFN-γ, mediante a ativação de GTPases, enzimas que hidrolisam guanosina trifosfato (GTP). Algumas GTPases são importantes no controle de patógenos intracelulares, e são denominadas IRG (do inglês, *immunity related guanosine triphosphatases*). As IRGs agem diretamente na membrana do vacúolo parasitóforo, desestabilizando-a (Melzer et al., 2008). Algumas proteínas secretadas pelas roptrias, como as serina-treonina quinases ROP18 e ROP17, fosforilam e inibem a ação das IRGs; são, portanto, fatores de virulência (Steinfeldt et al., 2010). Parasitos que expressam variantes alélicas distintas dessas proteínas diferem quanto à virulência em roedores. Em seres humanos, o controle da infecção também depende largamente de IFN-γ. Como os seres humanos não têm as mesmas IRGs presentes em roedores, a ação antiparasitária dependente de IFN-γ ocorre pela produção de reativos de oxigênio, limitação da disponibilidade de triptofano pela ativação da enzima indoleamina 2,3-dioxigenase (IDO), sequestro de ferro e ativação de inflamassoma. Outra via de ação antiparasitária é a deposição de LC3, um marcador de autofagia, na membrana do vacúolo parasitóforo. O recrutamento de LC3 pode ser dependente de IFN-γ ou independente, no caso de ligação direta de CD40 ao seu receptor na superfície da célula hospedeira (Hakimi et al., 2017). Diferentes cepas de *T. gondii* diferem quanto à virulência em camundongos e em seres humanos.

O parasito desenvolveu mecanismos elegantes para sequestrar as funções da célula hospedeira e, por exemplo, evitar sua eliminação por apoptose, além de alterar diversas funções celulares. A proteína ROP16, secretada das roptrias, é capaz de fosforilar e ativar os fatores de transcrição STAT6 e STAT3, inibindo a transcrição de IL-12 e, portanto, favorecendo a multiplicação parasitária. Uma vez internalizado, o parasito secreta o conteúdo de outra organela especializada, os *grânulos densos*. Os grânulos densos contêm proteínas secretadas no citoplasma da célula hospedeira, como GRA6 e GRA15, que também modulam o programa transcricional da célula. GRA16 e GRA24, por sua vez, têm a capacidade de penetrar no núcleo da célula hospedeira. GRA16 modula a expressão de genes envolvidos em metabolismo, ciclo celular e promove sobrevivência da célula por meio da modulação do fator de transcrição p53. Outro modulador importante secretado é a proteína *Tg*IST, que também penetra no núcleo da célula hospedeira e atua como repressor da transcrição de genes induzidos por IFN-γ (Hakimi et al., 2017).

A célula parasitada pode eventualmente ser envolta por uma membrana espessa, formando um *cisto tecidual* (ver Figura 4.1C). Em seu interior, encontram-se desde algumas dezenas até milhares de parasitos que continuam se reproduzindo por endodiogenia, porém de modo muito lento. São conhecidos como *bradizoítos*. Alojados no interior de cistos em células epiteliais, musculares e nervosas, entre outras, os bradizoítos permanecem viáveis por longos períodos, mas provavelmente não por toda a vida do hospedeiro (Rougier et al., 2017). A parede do cisto, originada a partir na membrana do vacúolo parasitóforo e composta majoritariamente de polissacarídeos e glicoproteínas, chega a ter 250 nm de espessura, com permeabilidade seletiva, e protege os bradizoítos da resposta imunológica do hospedeiro.

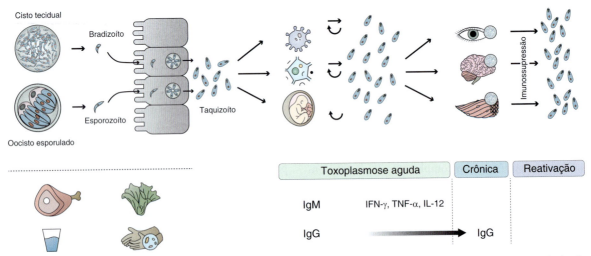

FIGURA 4.3 Representação esquemática da infecção humana por *Toxoplasma gondii*. Cistos teciduais ou oocistos esporulados ingeridos liberam bradizoítos e esporozoítos, respectivamente, no lúmen intestinal. Os zoítos rapidamente invadem células epiteliais e se transformam em taquizoítos, que se disseminam pelo organismo, podendo ocorrer a passagem transplacentária de taquizoítos, o que resulta em infecção congênita. Com o controle da infecção por uma resposta imunológica competente, o parasito forma cistos teciduais preferencialmente em tecidos nervosos e musculares. Os principais sítios de reativação de toxoplasmose no ser humano são o cérebro e os olhos.

Em culturas *in vitro*, a conversão de taquizoítos em bradizoítos pode ser induzida por estresse. A taxa de conversão é maior em culturas mantidas em pH alcalino, sob estresse nutricional ou químico. Compostos que inibem a atividade mitocondrial também induzem conversão de taquizoítos em bradizoítos pelo estresse oxidativo. Algumas cepas de *Toxoplasma* convertem para bradizoítos espontaneamente *in vitro* mesmo na ausência de estímulos, especialmente quando a cultura é infectada com poucos parasitas. Além disso, o tipo de célula hospedeira infectada pode favorecer a conversão em bradizoítos, como é o caso de células musculares e nervosas (Jeffers et al., 2018). Isso explica em parte por que cistos teciduais são preferencialmente encontrados nos músculos e no cérebro em infecções crônicas (ver Figura 4.3).

Os fatores que determinam a conversão de taquizoítos em bradizoítos e formação de cistos teciduais *in vivo* são menos claros. O estresse provocado pela resposta imunológica do hospedeiro parece ter algum papel na indução da conversão. O tratamento *in vitro* de macrófagos infectados com IFN-γ estimula a conversão de taquizoítos em bradizoítos pela indução de óxido nítrico (NO) e estresse oxidativo. *In vivo*, o IFN-γ induz a produção de NO por macrófagos, células da micróglia e astrócitos, e pode estar envolvido na conversão de taquizoítos em bradizoítos. Outro efeito do IFN-γ *in vivo* é a ativação da enzima IDO e a consequente degradação de triptofano, o que pode estimular a conversão em bradizoítos (Jeffers et al., 2018). Duas outras citocinas, IL-6 e TNF-α, induzem a conversão *in vitro*, mas seu papel na formação de bradizoítos *in vivo* ainda é pouco claro.

A resposta imunológica do hospedeiro parece ser mais importante para a manutenção da infecção crônica do que na indução dela (ver Figura 4.3). Camundongos deficientes de IFN-γ ou IL-12 são altamente suscetíveis à infecção por *Toxoplasma*, assim como camundongos deficientes de linfócitos B ou T. Em camundongos infectados cronicamente, os bradizoítos reconvertem-se em taquizoítos na ausência de estímulos como IFN-γ, TNF-α e IL-12 (Lyons et al., 2002). Da mesma forma, pacientes com deficiências de linfócitos T são mais suscetíveis. Isso explica a reativação de infecção aguda por *Toxoplasma*, ou seja, reconversão de bradizoítos em taquizoítos, em pacientes infectados pelo HIV.

Embora ambos os estágios sejam morfologicamente semelhantes e capazes de invadir diversos tipos de células hospedeiras, taquizoítos e bradizoítos diferem quanto ao metabolismo e à composição antigênica. Taquizoítos e bradizoítos têm, por exemplo, isoformas distintas de diversas enzimas, como a enolase e a lactato desidrogenase (Boothroyd, 2009), e bradizoítos parecem gerar ATP a partir de glicólise anaeróbica, pois não têm ciclo de ácidos tricarboxílicos (ciclo de Krebs) funcional (Jeffers et al., 2018). As diferenças antigênicas não chegam a ser surpreendentes, pois possibilitam a sobrevivência dos bradizoítos diante da imunidade adquirida contra taquizoítos na fase inicial da infecção. Das principais proteínas de superfície envolvidas no processo de invasão de células por taquizoítos, *SAG1* (também conhecida como *p30*) e *SAG3* (*p43*), somente a segunda é expressa na superfície de bradizoítos (Boothroyd et al., 1998). Estes, por outro lado, expressam proteínas de superfície estágio-específicas, como *SAG2C*, *SAG2D* e *SAG4* (Lyons et al., 2002). Os antígenos de superfície de taquizoítos e bradizoítos são, predominantemente, membros de uma grande família de proteínas relacionadas com a *SAG1*, conhecidas como *SAG1-related sequence* (*SRS*) *proteins*. Entretanto, a abundância relativa de proteínas SRS em diferentes estágios do parasito é amplamente variável, sugerindo que cada proteína desempenhe um papel biológico distinto em cada estágio. Outro exemplo são as proteínas GRA, que, na infecção por taquizoítos, agem no citoplasma e no núcleo da célula hospedeira modulando as funções da célula. Em bradizoítos, algumas proteínas GRA são localizadas na parede do cisto e, portanto, podem desempenhar função biológica distinta nesses estágios do parasito.

As diferenças de expressão gênica entre taquizoítos e bradizoítos são em grande parte reguladas por fatores de transcrição. Parasitos do subgrupo Apicomplexa apresentam fatores de transcrição do tipo Apetala-2 (AP2), comuns em plantas. Pelo menos três membros da família AP2 – AP2IV-3, AP2XI-4 e AP2XII-6 – estão envolvidos na expressão de genes de bradizoítos (Jeffers et al., 2018). Outros três, AP2IV-4, AP2IX-4 e AP2IX-9, atuam como repressores de genes de bradizoítos. O controle transcricional em taquizoítos e bradizoítos também ocorre no nível epigenético. A acetilação de histonas em regiões promotoras de genes de bradizoítos, pela acetiltransferase *Tg*GCN5a, parece favorecer a expressão desses genes, enquanto a deacetilação de histonas nestas regiões, pela *Tg*HDAC3, tem o efeito inverso de reprimir a expressão de genes de bradizoítos (Jeffers et al., 2018). Finalmente, o nível global de tradução parece ser reduzido em bradizoítos pela fosforilação da subunidade alfa do fator de iniciação eucariótico 2 em *Toxoplasma* (*Tg*EIF2α). A redução dos níveis de tradução proteica contribui para a manutenção do estado de lenta multiplicação dos bradizoítos, e a defosforilação do *Tg*EIF2α parece estar envolvida na reconversão de bradizoítos em taquizoítos (Jeffers et al., 2018).

No ciclo natural, *gatos e outros felinos* alimentam-se frequentemente de roedores que contêm cistos teciduais repletos de bradizoítos. Menos de dez bradizoítos são suficientes para a infecção de um gato não imune. No epitélio intestinal dos felinos, *T. gondii* realiza um ciclo assexuado (*esquizogonia*) (Figura 4.4A) e um ciclo sexuado em que se formam gametas (*gametogonia*) (Figura 4.4B). Deste modo, os felinos servem como hospedeiros definitivos para o parasito. No lúmen intestinal dos felinos, a parede dos cistos teciduais é digerida, liberando os bradizoítos. Estes penetram as células epiteliais do intestino delgado, mais precisamente do íleo, e sofrem várias etapas de divisão celular, resultando na formação de uma célula multinucleada conhecida como *esquizonte*. Ao romper-se, a célula hospedeira libera dezenas de *merozoítos*, que invadirão novas células e sofrerão novo ciclo de esquizogonia. Admite-se atualmente a existência de cinco estágios distintos de esquizontes, os tipos A, B, C, D e E, que se desenvolvem no interior do vacúolo parasitóforo. O primeiro estágio surge 12 a 18 horas após a ingestão de cistos teciduais. Seguem-se a eles esquizontes do tipo B, que se multiplicam por endodiogenia, morfologicamente semelhantes a taquizoítos. Os próximos estágios, esquizontes do tipo C, com 6 × 1,5 μm de tamanho, desenvolvem-se 24 a 32 horas após a infecção e, como todos os demais esquizontes (exceto os do tipo B), multiplicam-se por endopoligenia, originando múltiplas células-filhas no interior de uma única célula-mãe. Os tipos A, B e C desenvolvem-se de modo sequencial. Seguem-se os esquizontes do tipo D, com tamanho semelhante aos do tipo C, a partir de 32 horas após a infecção. Finalmente, a partir do terceiro dia de infecção, desenvolvem-se no epitélio intestinal do gato esquizontes do tipo E, com 4,5 × 1,1 μm de tamanho. Depois de alguns ciclos, os merozoítos podem originar formas sexuadas, os *macrogametas* (femininos), com 8 × 6 μm, e os *microgametas* (masculinos), com 6 × 3,5 μm. Os gametas surgem simultaneamente com os esquizontes de tipos D e E, sugerindo que estes sejam precursores dos estágios assexuados. A fertilização dos macrogametas pelos microgametas forma zigotos que darão origem aos oocistos diploides. Com o rompimento da célula epitelial hospedeira, os oocistos caem no lúmen intestinal e são eliminados nas fezes dos felinos (Figura 4.4C). Entre a infecção com cistos teciduais com bradizoítos e a primeira eliminação de oocistos nas fezes decorrem 3 a 10 dias.

Os gatos infectam-se ainda quando filhotes e adquirem imunidade contra novas infecções. Por isso, geralmente eliminam oocistos durante um curto período de tempo (1 a 2 semanas), uma única vez em suas vidas. Um único filhote infectado pode eliminar centenas de milhões de oocistos junto com as fezes. *Toxoplasma gondii* também é capaz, nos felinos, de invadir uma ampla variedade de células nucleadas, além de enterócitos, e multiplicar-se por endodiogenia, como ocorre nos demais hospedeiros (Figura 4.4C). Filhotes de gatos podem desenvolver doença clínica.

Os oocistos diploides recém-eliminados são subesféricos ou esféricos e medem 10 × 12 μm. Requerem entre 1 e 5 dias para sua esporulação no solo, processo conhecido como *esporogonia*, que envolve meiose e mitoses consecutivas, resultando na formação de dois esporocistos em seu interior, cada um com quatro esporozoítos haploides (Figura 4C). Ao final desse período, os oocistos tornam-se infectantes; têm agora formato

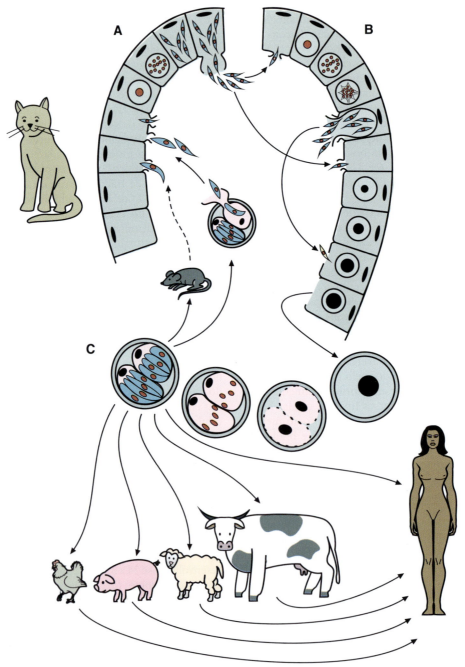

FIGURA 4.4 Ciclo vital de *Toxoplasma gondii*. São representadas as etapas de esquizogonia (**A**) e gametogonia (**B**), que ocorrem no epitélio intestinal do gato, e de esporogonia (**C**), que ocorre no solo.

elipsoide e medem cerca de 11 × 13 μm (Figura 4.5). Os oocistos permanecem infectantes no solo por longos períodos, chegando a 12 a 18 meses. Em condições experimentais, os oocistos sobrevivem a temperaturas em torno de 4°C por até 54 meses e ao congelamento a −10°C por cerca de 100 dias. Seu revestimento impermeável os torna resistentes a desinfetantes e outros agentes químicos; sobrevivem ao tratamento da água com o cloro, ozônio e raios ultravioleta. Entretanto, os oocistos deixam de ser infectantes quando expostos a temperaturas de 55 a 60°C por 1 ou 2 minutos.

Os herbívoros adquirem toxoplasmose mediante a *ingestão de oocistos esporulados* (Figura 4.4C). Os demais hospedeiros, incluindo os felinos e o ser humano, podem adquirir a infecção tanto pela ingestão de oocistos contendo esporozoítos como pela ingestão de cistos contendo bradizoítos. Entretanto, os camundongos requerem uma dose infectante substancialmente maior que os felinos, da ordem de 1.000 bradizoítos, para infectarem-se com esses estágios. Quando os felinos se infectam ingerindo oocistos, são necessários entre 20 e 30 dias para os primeiros oocistos serem eliminados. Uma vez liberados no lúmen intestinal, os esporozoítos presentes nos oocistos ingeridos por felinos são capazes de invadir o epitélio intestinal e sofrer os mesmos processos de esquizogonia e gametogonia descritos acima, resultando na produção de oocistos. Somente ocorre infecção patente em um terço dos felinos infectados por essa via; acredita-se que a dose infectante mínima para felinos seja da ordem de 1.000 oocistos, muito superior àquela necessária para a infecção de roedores, suínos e outros hospedeiros (Elmore et al., 2010). Os bradizoítos provenientes dos cistos teciduais e os esporozoítos provenientes dos oocistos penetram nas células do epitélio intestinal dos hospedeiros intermediários (ver Figura 4.3), inclusive do ser humano, onde se multiplicam nas próximas 24 h por endodiogenia (ver Figura 4.2). Os taquizoítos resultantes disseminam-se para os linfonodos mesentéricos e, a seguir, para órgãos distantes mediante a invasão de vasos sanguíneos e linfáticos (ver Figura 4.3).

Outra via importante de infecção humana é a *passagem transplacentária de taquizoítos* durante a toxoplasmose aguda em gestantes (Figura 4.3). Os taquizoítos atingem a circulação materna e atravessam a barreira fetoplacentária, multiplicando-se de modo irrestrito nos tecidos fetais. Os felinos, os ovinos e os roedores também se infectam por via transplacentária (Hide et al., 2009). O risco de toxoplasmose congênita em seres humanos é maior em infecções contraídas no terceiro trimestre da gestação (cerca de 71% em infecções adquiridas na 36ª semana, comparado com 15% na 13ª semana), mas o risco de malformações fetais graves, uma vez contraída a infecção, tende a ser tanto maior quanto mais precoce for a gestação. Lesões intracranianas, por exemplo, são detectadas em até 40% das infecções congênitas contraídas antes de 5 semanas de gestação, mas em menos de 10% daquelas contraídas depois da 20ª semana (Devakumar et al., 2018). Os taquizoítos livres podem ultrapassar a barreira placentária por migração ativa paracelular, sem romper a integridade do epitélio, ou por uma travessia transcelular. Os taquizoítos podem também explorar as vias normais de migração das células hospedeiras, como os leucócitos. Os leucócitos parasitados por taquizoítos, ao aderirem ao endotélio de pequenos vasos, facilitam a passagem do parasito pela barreira celular. Este último mecanismo, conhecido como cavalo de Troia, torna possível a passagem do parasito por outras barreiras naturais, como a hematoliquórica e a intestinal. A infecção por *T. gondii* e outros patógenos intracelulares, como *Salmonella typhimurium*, pode aumentar significativamente a motilidade de algumas células hospedeiras, como células dendríticas e macrófagos, facilitando a sua disseminação pelo organismo (Lambert; Barragan, 2010).

Aspectos clínicos

Em pacientes imunocompetentes, a maioria das infecções primárias adquiridas após o nascimento (ou seja, excluindo as infecções congênitas) é assintomática. Em menos de 10% dos casos ocorre um quadro autolimitado de linfadenopatia febril com linfocitose, com período de incubação entre 4 e 21 dias. Essa forma clínica, conhecida como linfoglandular, caracteriza-se por linfadenomegalia localizada ou generalizada, eventualmente unilateral, com febre de intensidade variável, mas geralmente baixa. Trata-se de um quadro clínico semelhante ao descrito na síndrome da mononucleose infecciosa. Podem ocorrer também hepatoesplenomegalia, mialgias e artralgias, com resolução espontânea dos sintomas em algumas semanas; a mialgia pode ser particularmente intensa. Mais raramente ocorre uma infecção aguda disseminada, acompanhada de exantema cutâneo, febre alta e prostração, em que pode haver meningoencefalite, hepatite, pneumonite e miocardite. As infecções primárias podem resultar em comprometimento ocular, geralmente uma coriorretinite unilateral.

Em pacientes imunocomprometidos, particularmente entre aqueles infectados pelo HIV, ocorre frequentemente a reativação de infecções crônicas latentes (Figura 4.3). Estima-se em 10 a 50% a possibilidade de reativação de infecção entre os pacientes com a síndrome da imunodeficiência adquirida (AIDS) que apresentem infecções latentes por *T. gondii*. O sítio mais comum de reativação é o sistema nervoso central, o que resulta em um quadro de encefalite caracterizado por febre, letargia e alteração do nível de consciência no qual frequentemente ocorrem convulsões e déficits motores focais. Podem ocorrer alterações dos pares de nervos cranianos e alterações visuais em quase 20% dos pacientes. A encefalite por *T. gondii* é considerada uma doença definidora de AIDS. Em exames de imagem encontra-se uma ou múltiplas lesões nodulares com

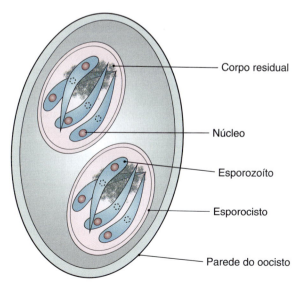

FIGURA 4.5 Representação esquemática dos oocistos de *Toxoplasma gondii*. Adaptada de Neva, Brown, 1994.

padrão típico, geralmente hiperdensas e com edema ao redor. A reativação de infecções oculares latentes ocorre tipicamente em indivíduos imunocompetentes, mas pouco se sabe sobre os possíveis fatores de risco associados a esta reativação. Com o advento da terapia antirretroviral mais potente, levando à recuperação parcial da resposta imune do hospedeiro com AIDS, os quadros mais graves de encefalite tornaram-se progressivamente mais raros em pacientes sob tratamento.

A transmissão congênita de toxoplasmose pode resultar em quadros clínicos de gravidade variável. Cerca de 12,5% dos nascidos vivos com toxoplasmose congênita desenvolvem sequelas neurológicas graves e 5% deles têm microcefalia (Devakumar et al., 2018). Algumas crianças apresentam a síndrome típica descrita por Albert Sabin em 1942, com múltiplas calcificações intracranianas, coriorretinite (geralmente grave e bilateral), hidrocefalia ou microcefalia, alterações psicomotoras e convulsões. Os sintomas oculares variam segundo a idade dos pacientes; geralmente incluem diminuição da acuidade visual, podendo haver nistagmo, estrabismo, dor ocular e fotofobia, entre outros. O quadro clínico da toxoplasmose ocular compreende uma retinite, muitas vezes associada a coroidite, irite e uveíte anterior. Pode ocorrer também comprometimento visceral e muscular. Acredita-se que 5 a 15% das infecções congênitas resultem em aborto e 8 a 10% resultem em lesões graves, oculares ou do sistema nervoso central. As demais crianças infectadas apresentam distúrbios visuais leves ou moderados, ou são completamente assintomáticas ao nascer. Entre as crianças assintomáticas, sequelas neurológicas ou oculares podem desenvolver-se mais tarde, até mesmo na idade adulta.

A toxoplasmose, congênita ou adquirida, pode ser um fator desencadeante de esquizofrenia e de diversas alterações psicomotoras e comportamentais (Henríquez et al., 2009). Em ratos experimentalmente infectados, por exemplo, observam-se comportamentos de risco que podem facilitar sua captura por predadores, especialmente os gatos, aumentando as chances de transmissão do parasito (Lambert; Barragan, 2010).

Diagnóstico laboratorial da toxoplasmose

O isolamento do agente e a detecção de seus produtos, como ácidos nucleicos ou antígenos, são relativamente difíceis. Durante a fase aguda da infecção (*ciclo lítico*), a pesquisa de *T. gondii* pode ser feita em amostras de creme leucocitário, coletado após a centrifugação do sangue na interface entre as hemácias e o plasma. Os esfregaços preparados com o creme leucocitário podem ser examinados ao microscópio a fresco ou após coloração com Giemsa. A sensibilidade da técnica é de aproximadamente 90%, variando de acordo com a parasitemia. A reação em cadeia da polimerase (PCR) é empregada na pesquisa de DNA de *T. gondii* no líquido amniótico e no líquido cefalorraquidiano. *Toxoplasma gondii* pode ser ocasionalmente isolado pela inoculação de amostras clínicas (creme leucocitário do sangue venoso, sedimento de líquido cefalorraquidiano, líquido amniótico etc.) no peritônio de camundongos. Ao final de 1 a 3 semanas de inoculação em animais, pesquisam-se taquizoítos no líquido peritoneal (Figura 4.1A) ou cistos no cérebro (Figura 4.1C) ou outros órgãos. Uma alternativa de menor sensibilidade consiste em semear amostras clínicas em culturas de células de rim de macaco verde africano (Vero). Após 4 a 5 dias de cultura, as células devem ser coradas com Giemsa e examinadas ao microscópio, para a busca de taquizoítos intracelulares ou livres no meio de cultura. Geralmente são observados pontos de necrose (chamados de *placas de lise*) na monocamada das células parasitadas. Podem-se também utilizar métodos imunológicos ou moleculares para o encontro do parasito em animais inoculados ou cultivo de células.

Na prática clínica, o diagnóstico laboratorial da toxoplasmose primária baseia-se geralmente na *pesquisa de anticorpos específicos*. Os testes sorológicos mais utilizados são a reação de imunofluorescência indireta, o ensaio imunoenzimático (ELISA) e a hemaglutinação, embora existam diversos ensaios alternativos desenvolvidos com esta finalidade (Dard et al., 2016). Diferentes padrões de resposta de anticorpos retratam as fases aguda, de transição e crônica da infecção. O perfil da fase aguda caracteriza-se pela presença de anticorpos das classes IgM, IgA, IgE e IgG contra o parasito (Figura 4.6). Caracteriza-se por títulos médios ou altos de anticorpos de classe IgG ou rápida elevação de títulos ao se obterem amostras pareadas com intervalo de 2 semanas. Os anticorpos IgG de fase aguda são em geral de *baixa avidez*, característica que pode ser avaliada em ELISA com o acréscimo de agentes caotrópicos. No perfil de transição, encontram-se altos títulos de anticorpos de classe IgG, com avidez crescente, na ausência das classes IgA e IgE. Anticorpos IgM podem estar presentes em baixos títulos. Este perfil é gradativamente substituído, em algumas semanas ou meses, por aquele encontrado em infecções crônicas ou latentes, que se mantém por décadas. Encontram-se aqui *baixos títulos de anticorpos IgG de alta avidez* na ausência de anticorpos das demais classes.

A infecção aguda, acompanhada ou não de sintomas, é diagnosticada com a detecção do perfil sorológico. Em certas circunstâncias clínicas, especialmente em gestantes, a diferenciação entre infecções agudas e crônicas é essencial. Não há risco de transmissão congênita de toxoplasmose em gestantes com perfil sorológico de infecção crônica, desde que elas sejam imunocompetentes, pois a vigência de uma infecção crônica protege os humanos contra novas infecções agudas. Entretanto, as gestantes soronegativas devem ser acompanhadas durante a gravidez, para a detecção precoce de eventual soroconversão, já que a transmissão congênita ocorre na vigência de infecção aguda. Preconiza-se, em geral, a realização de testes sorológicos sequenciais em todas as gestantes sem anticorpos IgG ou IgM específicos. Caso haja suspeita clínica ou sorológica (detecção de IgM específica) de infecção durante a gestação, o exame sorológico é repetido em 3 semanas.

O diagnóstico laboratorial de toxoplasmose congênita tem sido realizado, em laboratórios de referência, pela pesquisa de DNA de *T. gondii* no líquido amniótico com o uso da PCR. O alvo mais empregado para amplificação é o gene B1, uma sequência altamente repetitiva (Sensini, 2006). O isolamento do parasito a partir de amostras de líquido amniótico pode também ser útil. A pesquisa de anticorpos no sangue fetal, no entanto, tem papel limitado pela presença de anticorpos maternos. No recém-nascido, o isolamento do parasito em amostras de creme leucocitário apresenta sensibilidade de cerca de 90%. Títulos de anticorpos elevados no recém-nascido, na vigência de um perfil sorológico de infecção aguda na mãe, são altamente sugestivos de toxoplasmose congênita.

Em pacientes com comprometimento imunológico, como aqueles infectados pelo HIV, a análise de perfis sorológicos tende a ser pouco confiável. É comum encontrar, por exemplo,

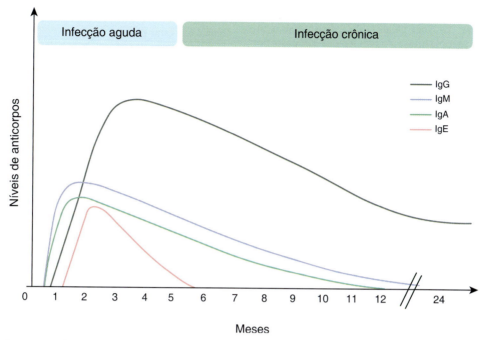

FIGURA 4.6 Cinética da resposta de anticorpos contra *Toxoplasma gondii* na infecção humana. Na exposição primária, encontram-se imunoglobulinas de diferentes classes, com o aparecimento de IgM e IgA na primeira semana. IgG surge por volta da terceira semana, com um pico de concentração em 2 a 3 meses e persistência por muitos anos. Adaptada de Dard et al., 2016.

reativação de toxoplasmose em pacientes com AIDS que apresentam um típico perfil de infecção crônica. Nesses casos, o isolamento do parasito e a detecção de seu DNA por PCR podem ser alternativas úteis, ainda que de baixa sensibilidade. Em tais pacientes, o diagnóstico de toxoplasmose, que comumente acomete o sistema nervoso central, é geralmente feito com base no quadro clínico e nos exames de imagem. Na toxoplasmose ocular, o exame de fundo de olho pode indicar o diagnóstico clínico, e títulos de anticorpos IgG elevados no humor aquoso são altamente sugestivos do diagnóstico. A produção intraocular de anticorpos pode ser avaliada com a medida simultânea de anticorpos em amostras de soro e humor aquoso, calculando-se o coeficiente de Goldmann-Witmer: (concentração de anticorpos específicos de classe IgG no humor aquoso/concentração de anticorpos específicos de classe IgG no soro) dividida por (concentração de IgG total no humor aquoso/concentração de IgG total no soro). A produção intraocular de anticorpos específicos contra *Toxoplasma* é confirmada por um coeficiente de Goldmann-Witmer superior a 3 (Garweg, 2005). Em geral, esses anticorpos são de baixa avidez, ao contrário daqueles encontrados simultaneamente no soro do paciente.

Tratamento da toxoplasmose

O tratamento das infecções primárias sintomáticas e de reativações é feito com a combinação sinérgica de sulfadiazina (dose para adultos: 4 g/dia dividida em quatro tomadas) e pirimetamina (dose para adultos: 75 mg no primeiro dia, seguidos de 25 mg/dia) por 4 a 6 semanas, acompanhada de 10 a 15 mg/dia de ácido folínico. Uma alternativa em pacientes alérgicos a sulfas é a clindamicina (1,2 a 1,8 g/dia para adultos dividido em três tomadas diárias) acompanhada de pirimetamina. Na gravidez, emprega-se a espiramicina (3 g/dia divididos em três tomadas diárias) ou a clindamicina para o tratamento de infecções primárias e a consequente prevenção da toxoplasmose congênita. O tratamento é feito durante 21 semanas ou até o fim da gestação. O tratamento das infecções oculares pode requerer o uso de corticosteroides para reduzir a inflamação e o risco de necrose. A toxoplasmose congênita é tratada com sulfadiazina (100 mg/kg/dia divididos em duas tomadas diárias) e pirimetamina (dose de ataque, 2 mg/kg/dia durante 2 dias, seguidos de 1 mg/kg/dia durante 2 a 6 meses e de 1 mg/kg 3 vezes/semana) por um período de 12 meses. O tratamento precoce, iniciado até 3 semanas após a soroconversão, reduz o risco de infecção congênita, mas não há evidência conclusiva de associação entre o tratamento pré-natal e a redução de risco de manifestações clínicas no recém-nascido (SYROCOT Study Group et al., 2007).

Prevenção e controle da toxoplasmose

No Brasil, entre 70 e 80% dos adultos apresentam evidência sorológica de infecção crônica por *T. gondii*. Os dados existentes referem-se principalmente a gestantes participantes de programas de cuidado pré-natal em grandes cidades, mas a infecção pode ser ainda mais frequente em áreas rurais remotas do país. Algumas das taxas mais elevadas de soroprevalência de toxoplasmose no Brasil foram descritas em estudos de base populacional na Amazônia rural (Ferreira et al., 2009). Manifestações oculares da toxoplasmose ocorrem em cerca de 80% dos casos de toxoplasmose congênita e em 2 a 3% dos pacientes que adquirem infecção aguda sintomática após o nascimento; em estudo no Sul do Brasil, 18% dos indivíduos de uma amostra aleatória apresentavam evidência clínica de toxoplasmose ocular (Glasner et al., 1992). Estima-se a incidência global de toxoplasmose congênita em 1,5 caso por 1.000 nascidos vivos, com a maior incidência (cerca de 3,4 por 1.000 nascidos vivos) na América Latina.

Os principais fatores de risco para a infecção humana por *T. gondii* variam segundo características culturais e geográficas de cada país (Petersen et al., 2010). Na Europa e nos EUA, por exemplo, o consumo de carne crua ou malpassada é geralmente identificado como a principal via de infecção (Jones et al., 2009). Nos EUA, cerca de 50% das infecções podem ser pela ingestão de carne contaminada (Hill; Dubey, 2016), ao passo que no Brasil as infecções contraídas pela ingestão de oocistos contaminando a água e os alimentos são relativamente comuns, especialmente em surtos (De Moura et al., 2006; Heukelbach et al., 2007). Entretanto, a contribuição exata de cada via de transmissão é difícil de ser determinada. A contaminação de carnes produzidas para alimentação depende largamente dos processos de criação dos animais. A carne de animais criados em confinamento raramente contém cistos teciduais de *Toxoplasma*, enquanto animais não confinados são mais frequentemente infectados. Em um exemplo extremo, carne de frangos criados em confinamento e com grande controle sanitário em indústrias avícolas raramente está contaminada; entretanto, é frequente encontrar 100% das galinhas e frangos criados em quintais, sítios e fazendas infectados por *T. gondii*. Outras formas de aquisição da toxoplasmose humana, mais raras, são o aleitamento materno, a transfusão de hemoderivados e o transplante de órgãos e tecidos.

As medidas práticas para a prevenção da toxoplasmose consistem no cozimento adequado de carnes e em evitar o contato com as fezes de gatos. O aquecimento de cortes de carne bovina contendo cistos teciduais a temperaturas iguais ou superiores a 63°C é suficiente para inativá-los imediatamente; para a carne moída, recomenda-se temperatura superior a 71°C. O congelamento da carne contaminada a temperaturas abaixo de –12°C reduz acentuadamente a viabilidade dos cistos teciduais. Gatos domésticos alimentados com rações comerciais e mantidos em ambientes isentos de roedores têm menor risco de infectar-se. A presença de gatos, especialmente de filhotes, nos domicílios pode ser um fator de risco para infecção, ainda que os dados epidemiológicos disponíveis não sejam conclusivos (Ferreira et al., 2009; Jones et al., 2009; Petersen et al., 2010). Os vegetais e as hortaliças crus devem ser cuidadosamente lavados antes de seu consumo.

Gestantes e pacientes com comprometimento imunológico, que representam os grupos sob risco de complicações clínicas graves, devem ser particularmente estritos no seguimento das medidas profiláticas sugeridas na Tabela 4.1. Recomendam-se esquemas quimioprofiláticos em todos os pacientes infectados pelo HIV com contagem de linfócitos T CD4 abaixo de 100 células por microlitro de sangue que tenham evidência sorológica de infecção latente por *T. gondii*. A profilaxia deve ser mantida por pelo menos 3 meses ou até a elevação sustentada da contagem de linfócitos T CD4 acima de 200 células por microlitro de sangue. O esquema profilático mais utilizado emprega sulfametoxazol (800 mg/dia) e trimetoprima (160 mg/dia), com eficácia entre 70 e 80% (Nascimento et al., 2001). O tratamento precoce da toxoplasmose adquirida durante a gravidez reduz o risco de transmissão congênita (McLeod et al., 2009).

Não existe vacina contra a toxoplasmose licenciada para uso humano, mas uma vacina com parasitos vivos atenuados da cepa 48 (Toxovax) está disponível para uso veterinário. É administrada a fêmeas de ovinos semanas antes da fertilização para a prevenção da toxoplasmose durante a gestação, que frequentemente leva a infecções congênitas e ao abortamento, com grandes prejuízos econômicos (Innes, 2010). A proteção conferida por uma única dose parece perdurar por toda a vida do animal. Várias outras vacinas para uso veterinário estão atualmente em desenvolvimento, com alguns resultados preliminares muito promissores (Hiszczynska-Sawicka et al., 2014)

TABELA 4.1 Medidas profiláticas contra a toxoplasmose.

Contato com carne crua
- Evitar o consumo de carnes cruas ou malpassadas, mesmo aquelas que tenham sido congeladas
- Não provar carnes cruas durante seu preparo
- Lavar cuidadosamente as mãos com sabão depois de manusear carne crua durante seu preparo.

Consumo de água e vegetais crus
- Evitar o consumo de água não filtrada, não fervida ou de origem desconhecida
- Lavar cuidadosamente os vegetais (frutas, hortaliças) consumidos crus.

Contato com fezes de gatos
- Limpar diariamente os ambientes domésticos contaminados com fezes de gatos. O uso de água fervente para desinfetar esses ambientes oferece bons resultados. Lavar as mãos ao concluir esta tarefa. Pessoas sob maior risco de complicações clínicas devem delegar essa tarefa a outros
- Os tanques de areia de parques em que as crianças brincam devem ser cobertos quando não estão sendo utilizados.

Gestantes
- A sorologia no início da gravidez distingue as gestantes com infecção crônica daquelas soronegativas, que ainda podem contrair uma infecção aguda
- Gestantes com infecção aguda diagnosticada durante a gestação devem ser tratadas para reduzir o risco de transmissão congênita da infecção.

Pacientes infectados pelo HIV
- Caso o paciente tenha evidência de infecção latente e contagem de linfócitos T CD4 abaixo de 100 células/µℓ sangue, recomenda-se o uso de quimioprofilaxia (geralmente com sulfametoxazol-trimetoprima).

Investigação de surtos
- Definir a fonte de infecção é o objetivo central da investigação de surtos, com vistas à prevenção de novos casos. No Brasil, a maioria dos surtos investigados resultou da contaminação de reservatórios de água com oocistos. Sempre que possível, recomenda-se isolar o agente.

PARASITOLOGIA EM FOCO

Invasão de células hospedeiras por *Toxoplasma gondii*

Taquizoítos de *T. gondii* são capazes de infectar qualquer célula nucleada do hospedeiro. Usando microscopia eletrônica, observou-se que, durante a invasão, a membrana do taquizoíto une-se de maneira íntima à membrana da célula hospedeira. Esta estrutura, chamada de junção, também pode ser visualizada durante a invasão de células hospedeiras por merozoítos de *Plasmodium* e *Babesia*, e esporozoítos de *Toxoplasma*, *Plasmodium* e *Eimeria*, todos pertencentes ao subgrupo Apicomplexa. Determinar os componentes moleculares da

PARASITOLOGIA EM FOCO (continuação)

junção é um objetivo antigo em estudos de protozoologia molecular. Durante muito tempo considerou-se que deveria existir um receptor muito conservado na célula hospedeira, com expressão em vários tipos celulares, já que parasitos apicomplexas invadem desde eritrócitos (*Plasmodium*) a qualquer célula nucleada (*Toxoplasma*). A este receptor se ligaria um ligante do parasito, provavelmente uma proteína transmembranar conectada ao glideossomo, já que tais parasitos entram na célula de maneira ativa e dependente de actina.

Em 2005, dois grupos demonstraram que proteínas RON de taquizoítos são localizadas na junção durante a invasão, e que uma proteína transmembranar, AMA1, forma um complexo proteico com a RON2 (Alexander et al., 2006; Lebrun et al., 2005). Mais tarde, foi demonstrado que as proteínas RON2, RON4 e RON5 são injetadas pelo parasito na célula-alvo e que RON2 é inserida na membrana da célula-alvo (Besteiro et al., 2009), levando à proposição do modelo de invasão de apicomplexas em que a RON2 serve de receptor para a AMA1, e que este é o complexo estrutural da junção. A ligação forte entre RON2 e AMA1 foi confirmada por estudos de biologia estrutural (Tonkin et al., 2011), reforçando o modelo proposto.

Ao passo que evidências bioquímicas dão suporte ao modelo AMA1-RON de invasão, experimentos genéticos desafiam o modelo. Taquizoítos de *Toxoplasma* e merozoítos e esporozoítos de *Plasmodium* geneticamente modificados, com o gene da AMA1 deletado do genoma, são capazes de invadir células hospedeiras com a formação de uma junção (Bargieri et al., 2013). Estes resultados questionam o papel da AMA1 como componente estrutural da junção. Taquizoítos de *Toxoplasma* sem o gene da AMA1 aumentam a expressão de parálogos desta proteína, sugerindo que a função dela possa ser compensada e explicando como estes parasitos mantêm a capacidade de invasão (Bargieri et al., 2013). Entretanto, os plasmódios não têm parálogos da AMA1 em seu genoma. Além disso, ainda não foi encontrada uma conexão entre a AMA1 e o glideossomo.

Mesmo com dados genéticos questionando o modelo AMA1-RON de invasão, este é ainda o modelo mais aceito. Restam, no entanto, questões em aberto. A identificação da conexão molecular entre o complexo AMA1-RON e o glideossomo é tema importante de estudos. Ainda é um desafio explicar como o plasmódio é capaz de invadir células hospedeiras sem a AMA1. Estudos usando taquizoítos de *Toxoplasma* demonstram que a invasão de células hospedeiras ocorre mesmo na ausência de outros componentes até pouco tempo considerados essenciais, como MIC2, MyoA e actina (Andenmatten et al., 2013). Estes dados têm contribuído para discussões sobre possíveis mecanismos de invasão diferentes do modelo atual, com maior participação da célula hospedeira na geração da força mecânica para a internalização (Andenmatten et al., 2013; Bargieri et al., 2014).

Referências bibliográficas

Alexander DL, Arastu-Kapur S, Dubremetz JF, Boothroyd JC. *Plasmodium falciparum* AMA1 binds a rhoptry neck protein homologous to TgRON4, a component of the moving junction in *Toxoplasma gondii*. Eukaryot Cell. 2006;5:1169-73.

Andenmatten N, Egarter S, Jackson AJ et al. Conditional genome engineering in *Toxoplasma gondii* uncovers alternative invasion mechanisms. Nat Methods. 2013;10:125-7.

Bargieri D, Lagal V, Andenmatten N et al. Host cell invasion by Apicomplexan parasites: the junction conundrum. PLoS Pathog. 2014;10:e1004273.

Bargieri DY, Andenmatten N, Lagal V et al. Apical membrane antigen 1 mediates apicomplexan parasite attachment but is dispensable for host cell invasion. Nat Commun. 2013;4:2552.

Besteiro S, Michelin A, Poncet J et al. Export of a *Toxoplasma gondii* rhoptry neck protein complex at the host cell membrane to form the moving junction during invasion. PLoS Pathog. 2009;5:e1000309.

Lebrun M, Michelin A, El Hajj H et al. The rhoptry neck protein RON4 re-localizes at the moving junction during *Toxoplasma gondii* invasion. Cell Microbiol. 2005;7:1823-33.

Tonkin ML, Roques M, Lamarque MH et al. Host cell invasion by Apicomplexan parasites: insights from the co-structure of AMA1 with a RON2 peptide. Science. 2011;333:463-7.

Referências bibliográficas

Adl SM, Simpson AG, Farmer MA et al. The new higher level classification of eukaryotes with emphasis on the taxonomy of protists. J Eukaryot Microbiol. 2005;52:399-451.

Andenmatten N, Egarter S, Jackson AJ et al. Conditional genome engineering in *Toxoplasma gondii* uncovers alternative invasion mechanisms. Nat Methods. 2013;10:125-7.

Bargieri D, Lagal V, Andenmatten N et al. Host cell invasion by Apicomplexan parasites: the junction conundrum. PLoS Pathog. 2014; 10:e1004273.

Blader IJ, Coleman BI, Chen CT, Gubbels MJ. Lytic cycle of *Toxoplasma gondii*: 15 years later. Annu Rev Microbiol. 2015;69:463-85.

Bogdan C, Röllinghoff M. How do protozoan parasites survive inside macrophages? Parasitol Today. 1999;15:22-8.

Boothroyd JC. *Toxoplasma gondii*: 25 years and 25 major advances for the field. Int J Parasitol. 2009;39:935-46.

Boothroyd JC, Hehl A, Knoll LJ, Manger ID. The surface of *Toxoplasma*: more and less. Int J Parasitol. 1998;28:3-9.

Coppens I. *Toxoplasma*, or the discovery of a heterophage. Trends Parasitol. 2014;30:467-9.

Dard C, Fricker-Hidalgo H, Brenier-Pinchart MP, Pelloux H. Relevance of and new developments in serology for toxoplasmosis. Trends Parasitol. 2016;32:492-506.

De Moura L, Bahia-Oliveira LM, Wada MY et al. Waterborne toxoplasmosis, Brazil, from field to gene. Emerg Infect Dis. 2006;12: 326-9.

Delorme-Walker V, Abrivard M, Lagal V et al. Toxofilin upregulates the host cortical actin cytoskeleton dynamics, facilitating *Toxoplasma* invasion. J Cell Sci. 2012;125:4333-42.

Devakumar D, Bamford A, Ferreira MU et al. Infectious causes of microcephaly: epidemiology, pathogenesis, diagnosis, and management. Lancet Infect Dis. 2018;18:e1-e13.

Dubey JP. History of the discovery of the life cycle of *Toxoplasma gondii*. Int J Parasitol. 2009;39:877-82.

Dubremetz JF, Garcia-Réguet N, Conseil V, Fourmaux MN. Apical organelles and host-cell invasion by Apicomplexa. Int J Parasitol. 1998;28:1007-13.

Dupont CD, Christian DA, Hunter CA. Immune response and immunopathology during toxoplasmosis. Semin Immunopathol. 2012;34:793-813.

Elmore SA, Jones JL, Conrad PA, Patton S et al. *Toxoplasma gondii*: epidemiology, feline clinical aspects, and prevention. Trends Parasitol. 2010;26:190-6.

Ferreira MU, Hiramoto RM, Aureliano DP et al. A community-based survey of human toxoplasmosis in rural Amazonia: seroprevalence, seroconversion rate, and associated risk factors. Am J Trop Med Hyg. 2009;81:171-6.

Frénal K, Dubremetz JF, Lebrun M, Soldati-Favre D. Gliding motility powers invasion and egress in Apicomplexa. Nat Rev Microbiol. 2017;15:645-60.

Garweg JG. Determinants of immunodiagnostic success in human ocular toxoplasmosis. Parasite Immunol. 2005;27:61-8.

Glasner PD, Silveira C, Kruszon-Moran D et al. An unusually high prevalence of ocular toxoplasmosis in southern Brazil. Am J Ophthalmol. 1992;114:136-44.

Hakimi MA, Olias P, Sibley LD. *Toxoplasma* effectors targeting host signaling and transcription. Clin Microbiol Rev. 2017;30:615-45.

Henríquez SA, Brett R, Alexander J et al. Neuropsychiatric disease and *Toxoplasma gondii* infection. Neuroimmunomodulation. 2009;16: 122-33.

Heukelbach J, Meyer-Cirkel V, Moura RC et al. Waterborne toxoplasmosis, northeastern Brazil. Emerg Infect Dis. 2007;13:287-9.

Hide G, Morley EK, Hughes JM et al. Evidence for high levels of vertical transmission in *Toxoplasma gondii*. Parasitology. 2009;136:1877-85.

Hill DE, Dubey JP. *Toxoplasma gondii* as a parasite in food: analysis and control. Microbiol Spectr. 2016;4.

Hiszczyńska-Sawicka E, Gatkowska JM, Grzybowski MM, Dlugońska H. Veterinary vaccines against toxoplasmosis. Parasitology. 2014;141:1365-78.

Innes EA. A brief history and overview of *Toxoplasma gondii*. Zoonoses Public Health. 2010;57:1-7.

Jeffers V, Tampaki Z, Kim K, Sullivan Jr WJ. A latent ability to persist: differentiation in *Toxoplasma gondii*. Cell Mol Life Sci. 2018;75:2355-73.

Jones JL, Dargelas V, Roberts J et al. Risk factors for *Toxoplasma gondii* infection in the United States. Clin Infect Dis. 2009;49:878-84.

Kafsack BF, Pena JD, Coppens I et al. Rapid membrane disruption by a perforin-like protein facilitates parasite exit from host cells. Science. 2009;323:530-3.

Lambert H, Barragan A. Modelling parasite dissemination: host cell subversion and immune evasion by *Toxoplasma gondii*. Cell Microbiol. 2010;12:292-300.

Lyons RE, McLeod R, Roberts CW. *Toxoplasma gondii* tachyzoite-bradyzoite interconversion. Trends Parasitol. 2002;18:198-201.

McFadden GI, Yeh E. The apicoplast: now you see it, now you don't. Int J Parasitol. 2017;47:137-44.

McLeod R, Kieffer F, Sautter M et al. Why prevent, diagnose and treat congenital toxoplasmosis? Mem Inst Oswaldo Cruz. 2009;104:320-44.

Melzer T, Duffy A, Weiss LM, Halonen SK. The gamma interferon (IFN-gamma)-inducible GTP-binding protein IGTP is necessary for *Toxoplasma* vacuolar disruption and induces parasite egression in IFN-gamma-stimulated astrocytes. Infect Immun. 2008;76:4883-94.

Nascimento LV, Stollar F, Tavares LB et al. Risk factors for toxoplasmic encephalitis in HIV-infected patients: a case-control study in Brazil. Ann Trop Med Parasitol. 2001;95:587-93.

Neva FA, Brown HW. Basic clinical parasitology. 6. ed. Norwalk: Appleton & Lange, 1994.

Petersen E, Vesco G, Villari S, Buffolano W. What do we know about risk factors for infection in humans with *Toxoplasma gondii* and how can we prevent infections? Zoonoses Public Health. 2010;57:8-17.

Rougier S, Montoya JG, Peyron F. Lifelong persistence of *Toxoplasma* cysts: a questionable dogma? Trends Parasitol. 2017;33:93-101.

Sensini A. *Toxoplasma gondii* infection in pregnancy: opportunities and pitfalls of serological diagnosis. Clin Microbiol Infect. 2006;12:504-12.

Steinfeldt T, Könen-Waisman S, Tong L et al. Phosphorylation of mouse immunity-related GTPase (IRG) resistance proteins is an evasion strategy for virulent *Toxoplasma gondii*. PLoS Biol. 2010;8:e1000576.

SYROCOT Study Group, Thiébaut R, Leproust S et al. Effectiveness of prenatal treatment for congenital toxoplasmosis: a meta-analysis of individual patients' data. Lancet. 2007;369:115-22.

Tonkin ML, Roques M, Lamarque MH et al. Host cell invasion by apicomplexan parasites: insights from the co-structure of AMA1 with a RON2 peptide. Science. 2011;333:463-7.

Leitura sugerida

Blader IJ, Coleman BI, Chen CT, Gubbels MJ. Lytic cycle of *Toxoplasma gondii*: 15 years later. Annu Rev Microbiol. 2015;69:463-85.

De Souza W, Belfort Jr R. Toxoplasmose e *Toxoplasma gondii*. Rio de Janeiro: Ed. Fiocruz, 2014. 214p.

Hakimi MA, Olias P, Sibley LD. *Toxoplasma* effectors targeting host signaling and transcription. Clin Microbiol Rev. 2017;30:615-45.

5 Trypanosoma cruzi e a Doença de Chagas

Ariel Mariano Silber ▪ *Marcelo Urbano Ferreira*

Introdução

A tripanossomíase americana ou doença de Chagas é causada pelo protozoário flagelado *Trypanosoma cruzi*, cujo ciclo de vida transcorre entre insetos vetores reduvídeos e hospedeiros mamíferos. A Organização Mundial da Saúde classifica a doença de Chagas entre as 20 doenças tropicais mais negligenciadas, constituindo um importante problema social e econômico nas Américas, com predomínio na América Latina. O ciclo natural ocorre exclusivamente nas Américas, onde o inseto vetor está presente. Com base no achado de DNA do parasito em tecidos de múmias de civilizações pré-colombianas, acredita-se que *T. cruzi* infecte populações humanas há pelo menos 4.000 anos (Aufderheide et al., 2004). Verifica-se infecção humana por via vetorial no México e em todos os países da América Central e do Sul, com 6 a 7 milhões de indivíduos infectados. No Brasil, estima-se a existência de 1 milhão de portadores de infecção.

Os vetores da doença de Chagas são insetos hemípteros hematófagos da família Reduviidae. Das 140 espécies conhecidas de triatomíneos, distribuídas em 18 gêneros, somente algumas dos gêneros *Triatoma*, *Panstrongylus* e *Rhodnius* são reconhecidas como vetores da doença de Chagas. Dentre estas, *Triatoma infestans*, *Rhodius prolixus* e *Triatoma dimidiata* são as mais relevantes na transmissão humana. O parasito circula entre mais de 150 espécies de animais domésticos (cães, gatos, cobaias, *hamsters*) e silvestres (roedores, marsupiais, tatus), que constituem o reservatório de infecção. A área de transmissão enzoótica abrange desde o sul dos EUA até o sul da Argentina e Chile.

A doença de Chagas foi descrita pela primeira vez, em 1909, pelo médico e cientista brasileiro Carlos Chagas. Em um caso único na história da Medicina, ele descreveu, além da doença, o seu agente etiológico, o ciclo de transmissão, os hospedeiros vertebrados e os vetores, bem como as manifestações clínicas da fase aguda no primeiro caso humano estudado.

Tripanossomas

Segundo a classificação tradicional de Norman Levine, *T. cruzi* pertence à ordem Kinetoplastidae, que reúne protozoários com cinetoplasto, uma estrutura intramitocondrial. O cinetoplasto está composto por DNA constituínte do genoma mitocondrial (aproximadamente 30% do DNA total da célula) com uma organização fibrilar (kDNA) e proteínas associadas. Nessa ordem, *T. cruzi* localiza-se na família Trypanosomatidae, que reúne organismos com o kDNA em forma de rede e que apresentam um único flagelo emergindo de um bolso flagelar anterior ou lateral, neste último caso unido ao corpo (Levine et al., 1980). Todos os tripanossomatídeos são parasitos.

A classificação tradicional dos protistas, entretanto, tem sido revista nas últimas décadas, com a definição de agrupamentos de organismos que não correspondem aos níveis taxonômicos tradicionais como famílias e ordens (Adl et al., 2005). Nesse novo esquema de classificação, os cinetoplastídeos pertenceriam ao subgrupo taxonômico Kinetoplastea do grupo Euglenozoa, por sua vez membro do supergrupo Excavata. No subgrupo Kinetoplastea encontra-se o agrupamento Metakinetoplastina, definido com base na análise de sequências de gene de RNA ribossômico, que compreende, entre outros, o clado Trypanosomatida. Este último agrupamento, na classificação mais recente, corresponde à família Tripanosomatidae tradicional.

O clado Trypanosomatida contém os gêneros *Crithidia*, *Blastocrithidia*, *Endotrypanum*, *Herpetomonas*, *Leishmania*, *Leptomonas*, *Phytomonas*, *Rinchoidomonas*, *Sauroleishmania*, *Trypanosoma* e *Wallaceina*. Desses, apenas dois reúnem espécies causadoras de doença humana: *Trypanosoma* e *Leishmania*. No gênero *Trypanosoma* encontram-se, além de *T. cruzi*, *T. brucei gambiense* e *T. b. rhodesiense*, que produzem a doença do sono ou tripanosomíase africana em populações humanas de extensas áreas da África. *Trypanosoma rangeli* é eventualmente encontrado nas Américas em infecções assintomáticas no homem e em animais silvestres e domésticos. Este capítulo, entretanto, restringe-se a *T. cruzi*, único tripanossoma causador da doença de Chagas.

Trypanosoma cruzi

Trypanosoma cruzi apresenta grande diversidade biológica, associada à sua distribuição geográfica, ao grande número de mamíferos que podem ser infectados e, potencialmente, à variedade das manifestações clínicas e de resposta ao tratamento em pacientes. Desde a década de 1960, observa-se grande polimorfismo morfológico e de comportamento biológico em *T. cruzi* (Brener, 1973). No fim da década de 1970, técnicas bioquímicas e moleculares evidenciaram a existência de extensa diversidade genética em *T. cruzi*. Esses resultados levaram à criação de diferentes tipos de classificação infraespecífica. Os isolados de *T. cruzi* foram inicialmente agrupados com base em padrões de migração de isoenzimas em eletroforese; cada grupo de isolados com características semelhantes, com base nesse critério, forma um *zimodema*. Com o desenvolvimento de técnicas de tipagem molecular e de sequenciamento de DNA, surgiram novos critérios para classificar isolados e cepas de *T. cruzi*. Com base em diferenças de tamanho de produtos de digestão do kDNA, com enzimas de restrição foram propostos, na década de 1980, os agrupamentos conhecidos como *esquizodemas*. No final da década de 1990, observou-se que *T. cruzi* podia ser classificado em dois grupos majoritários (*T. cruzi* I e *T. cruzi* II, com alguns isolados híbridos), a partir da análise de sequências dos genes de RNA ribossômico (Souto et al., 1996). Com a análise de maior número de isolados e cepas, o grupo *T. cruzi* II foi progressivamente subdividido em IIa, IIb, IIc, IId e IIe. Em 2009, chegou-se a um consenso que reconhece o agrupamento dos isolados em seis linhagens genéticas denominadas *unidades discretas de tipagem* ou *discrete typyng units* (DTU, na sigla em inglês), numerados com algarismos romanos de I a VI (Zingales et al., 2009). Mais recentemente, incorporou-se uma sétima linhagem de *T. cruzi* originariamente isolada de morcegos, denominada por esse motivo *Tcbat*. Devido a sua identificação e incorporação recente como sétima DTU, até agora um único caso de infecção humana foi relatado (Zingales, 2018).

Propõem-se associações entre parasitos agrupados nas diferentes DTUs e algumas características epidemiológicas, distribuição geográfica e patogenicidade da infecção. TcI e TcII são provavelmente as duas linhagens subespecíficas que divergiram há mais tempo. Predominam no sul e na região central da América do Sul. TcIII apresenta uma distribuição geográfica mais ampla, desde o noroeste da Venezuela até a Argentina. TcIV é encontrada na América do Norte e do Sul; porém, algumas análises nas quais foram utilizados múltiplos marcadores genéticos apontam para divergências entre isolados de cada região do continente. TcV e TcVI predominam no norte da América do Sul. Finalmente, a linhagem Tcbat foi isolada no Brasil, Panamá e Colômbia.

Trypanosoma cruzi é encontrado em mamíferos e insetos vetores em três tipos de ambientes diferentes que se sobrepõem: silvestre, peridoméstico e doméstico. Diferentes DTUs predominam em cada um desses ecossistemas. TcI é frequentemente encontrada em ecossistemas silvestres, mas também em infecções humanas na Amazônia e em países do norte da América do Sul. TcII, TcV e TcVI participam predominantemente de ciclos de infeção domésticos e peridomésticos, e são frequentemente encontradas em populações humanas, animais domésticos e pequenos roedores silvestres. TcIII e TcIV são majoritariamente associadas ao ciclo silvestre, tendo sido isoladas principalmente de animais selvagens. Porém, são conhecidos alguns casos de infeções humanas e de animais domésticos (cães) por essas DTUs.

Em relação ao perfil clínico da infecção, há indícios de associação entre certas DTUs e determinadas manifestações clínicas da doença de Chagas. Vários estudos têm apontado o predomínio de TcI em pacientes com as formas indeterminada ou cardíaca da infecção crônica no Norte da América do Sul e na América Central, enquanto outros estudos mostram predomínio de TcII, TcV e TcVI em pacientes com a fase crônica nas formas cardíaca e, especialmente, digestiva. Na região Sul do Brasil, TcII predomina entre os pacientes crônicos analisados até agora (Zingales, 2018).

As últimas propostas para uma taxonomia subespecífica relatadas anteriormente parecem ter uma base sólida e estável: em geral, novos isolados podem ser classificados em algum dos DTUs previamente estabelecidos sem maiores problemas. Essa estabilidade populacional depende do fato de as populações de *T. cruzi* apresentarem uma estrutura majoritariamente clonal. Porém, registram-se eventos de coinfecção no vetor e no hospedeiro mamífero por parasitos de diferentes DTUs; em ambos os hospedeiros, pode haver troca de material genético, o que poderia resultar em novas formas híbridas entre os DTUs existentes.

Aspectos biológicos

Os principais estágios do parasito encontrados em diferentes porções do tubo digestório do vetor são os *epimastigotas* (estágios capazes de dividir-se, mas não de infectar células) e os tripomastigotas metacíclicos (estágios infectantes, mas sem capacidade de dividir-se). Porém, descrevem-se também outros estágios intermediários, de presença transitória, como o esferomastigota (estágio capaz de replicação sem flagelo aparente). No hospedeiro mamífero, predominam os amastigotas (estágios capazes de dividir-se, mas pouco infectantes para células) no interior de células nucleadas e os tripomastigotas (que não se reproduzem, mas são muito infectantes) na corrente sanguínea. Neste caso, também foram observadas e caracterizadas formas intracelulares intermediárias que apresentam semelhanças bioquímicas e morfológicas com os epimastigotas, denominadas epimastigotas intracelulares. As características morfológicas de epimastigotas, tripomastigotas e amastigotas são apresentadas na Figura 5.1. Apesar de certo pleomorfismo, cada estágio pode ser identificado com base em parâmetros como a morfologia geral da célula e as posições relativas do flagelo, do núcleo e do cinetoplasto, bem como a partir de suas propriedades biológicas e de sua constituição proteica.

Os *amastigotas* de *T. cruzi* são tipicamente arredondados ou ovoides, medem aproximadamente 3 a 5 μm de diâmetro e apresentam um flagelo incipiente que não chega a emergir do bolso flagelar e o cinetoplasto próximo do núcleo. Os amastigotas ocorrem principalmente durante o ciclo intracelular na infecção dos mamíferos, constituindo o principal estágio reprodutivo nesses hospedeiros. Multiplicam-se por fissão binária no citoplasma das células infectadas.

Os *tripomastigotas* são formas extracelulares alongadas, de aproximadamente 15 μm de comprimento, que apresentam um flagelo que emerge do bolso flagelar na parte posterior da célula e a percorre longitudinalmente até a parte anterior, ligado à membrana. O flagelo produz movimento ondulatório na região da membrana à qual está associado; por isso, o complexo que compreende o flagelo e a membrana é denominado *membrana ondulante*. No tripomastigota, o cinetoplasto está situado em posição posterior ao núcleo. No hospedeiro vertebrado, os tripomastigotas são encontrados majoritariamente no sangue, e são conhecidos como *tripomastigotas sanguícolas* ou *sanguíneos*. Nos triatomíneos, são encontrados tripomastigotas na extremidade distal do tubo digestório; são denominados *tripomastigotas metacíclicos*. Os tripomastigotas não se reproduzem, mas são as principais formas infectantes do parasito. Apesar da semelhança morfológica e biológica, tripomastigotas metacíclicos e sanguícolas diferem quanto ao metabolismo e ao perfil de expressão de proteínas, bem como quanto aos mecanismos de infecção celular.

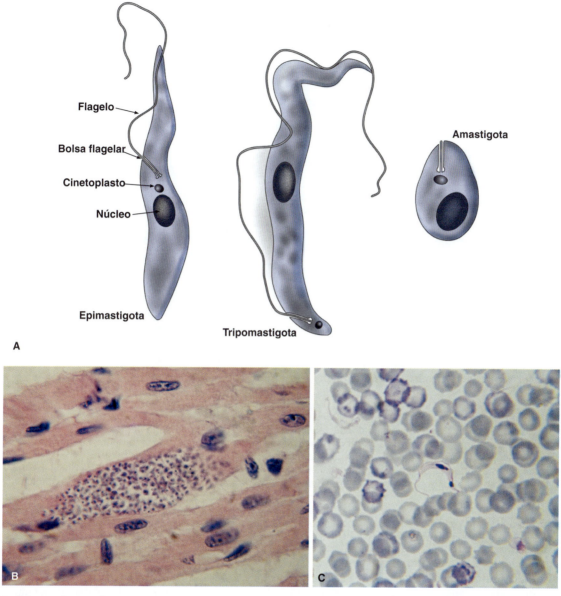

FIGURA 5.1 Estágios evolutivos de *Trypanosoma cruzi*. **A.** Representação esquemática da morfologia dos principais estágios encontrados ao longo do ciclo de vida de *T. cruzi*. Observe, em cada estágio, a posição relativa do núcleo e do flagelo; em amastigotas, o flagelo rudimentar não chega a emergir do bolso flagelar. **B.** Corte histológico que mostra ninho de amastigotas de *T. cruzi* na musculatura esquelética cardíaca (coloração: hematoxilina-eosina). **C.** Tripomastigota em esfregaço sanguíneo (coloração: Giemsa). (Fotografias de Marcelo Urbano Ferreira.)

Os *epimastigotas* são estágios extracelulares alongados, medem aproximadamente 20 μm de comprimento e apresentam o cinetoplasto situado em posição anterior, mas próximo ao núcleo. O flagelo também forma uma membrana ondulante, porém mais curta e menos evidente. Os epimastigotas são encontrados no intestino médio dos triatomíneos, onde se multiplicam abundantemente por fissão binária. São as únicas formas capazes de reproduzir-se que podem ser mantidas em cultivo axênico.

Organização celular

Trypanosoma cruzi apresenta diversas peculiaridades em sua organização celular, a maior parte delas características também de outros organismos do subgrupo Trypanosomatida (Figura 5.2A). Todas as formas de *T. cruzi* têm um único flagelo na região anterior. O flagelo está composto por um axonema de estrutura clássica (nove pares de microtúbulos externos e um par central), e uma estrutura fibrilar proteica que o percorre longitudinalmente, denominada haste paraflagelar (Figura 5.2B). O flagelo emerge de uma estrutura denominada bolso flagelar, formada por uma invaginação de uma região da membrana celular do parasito. O bolso flagelar, além de ser a região de emergência do flagelo, é um sítio ativo de troca de moléculas entre os meios extracelular e intracelular; a maior parte dos processos endocíticos e exocíticos ocorre nesse local. Em uma região próxima ao bolso flagelar existe uma segunda estrutura envolvida na endocitose de partículas, o citóstoma (de Souza, 2009).

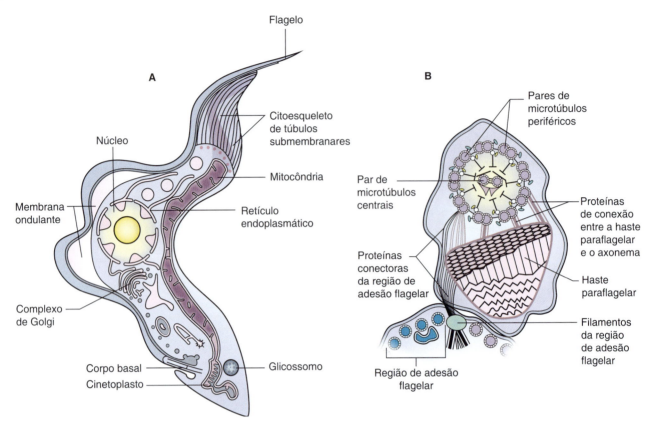

FIGURA 5.2 Esquematização dos principais aspectos da ultraestrutura celular de um tripanossomatídeo. **A.** Representação da célula com seus principais componentes. Pode ser observado um núcleo típico, um único flagelo nascendo dentro do bolso flagelar e percorrendo praticamente todo o corpo da célula, aderido à membrana, uma mitocôndria tubular de grande tamanho contendo o cinetoplasto no extremo posterior. Também estão representados o retículo endoplásmico, com o sistema de Golgi, e os glicossomos. Finalmente, há uma representação do citoesqueleto subcortical (ou subpelicular) em forma de corte transversal dos microtúbulos que percorrem o parasito em sentido anteroposterior por baixo do plano da membrana citoplasmática. **B.** Detalhe de corte transversal do flagelo e a estrutura de adesão. Estão representados um axonema típico (corte transversal) constituído por nove pares de microtúbulos periféricos e um par central (estrutura típica). Paralelo ao axonema está representada a haste paraflagelar, com o sistema de proteínas conectoras com o axonema e com o filamento de conexão à haste flagelar, localizado na região de adesão flagelar, estrutura subjacente à membrana plasmática que a percorre paralelamente à haste paraflagelar.

O citoesqueleto de *T. cruzi* também apresenta peculiaridades. Ele consiste essencialmente de uma rede de microtúbulos de α e β tubulina, entrecruzados entre si e com a membrana plasmática. Embora tenham sido encontrados, no genoma de *T. cruzi*, genes que codificam actina, não foram evidenciados microfilamentos clássicos de actina na composição do citoesqueleto.

Em um domínio específico da membrana plasmática e da membrana flagelar, denominado zona de anexação do flagelo (FAZ, do inglês *flagellum attachment zone*), ocorrem as interações entre o citoesqueleto e o flagelo, que dão origem à membrana ondulante (ver Figura 5.2B). Diferentemente de outras células eucariotas, os microtúbulos percorrem a célula longitudinalmente, subjacentes à membrana plasmática, formando uma estrutura similar a uma gaiola (microtúbulos subpeliculares). Os microtúbulos encontram-se interligados por proteínas associadas a eles. O citoesqueleto, além de fornecer estrutura mecânica às células, determina a sua morfologia; em seções transversais do parasito, observou-se a presença de microtúbulos mais curtos intercalados nas regiões de maior diâmetro.

Trypanosoma cruzi também apresenta uma mitocôndria com características singulares (Paes et al., 2011). Consiste em uma única rede de túbulos com dupla membrana, que percorre o interior da célula, ocupando entre 15 e 30% do seu volume, dependendo do estágio do ciclo celular e do estado nutricional da célula. Próximo do local de emergência do flagelo, no interior da mitocôndria, encontra-se o cinetoplasto, estrutura em forma de disco cujo plano é sempre perpendicular ao eixo do flagelo (Figura 5.3). O cinetoplasto contém o DNA mitocondrial ou kDNA, que corresponde a cerca de 30% do DNA total da célula. Compreende cerca de 50 maxicírculos, estruturas de DNA circular com aproximadamente 20.000 pares de bases, além de cerca de 20.000 minicírculos, estruturas menores de DNA circular, com aproximadamente 1.500 pares de bases. Os maxicírculos contêm genes que codificam algumas das proteínas mitocondriais. No entanto, como ocorre nos demais cinetoplastídeos, esses genes não codificam as mensagens completas para a síntese dessas proteínas, devendo ser editados para tornar possível a síntese de proteínas funcionais.

A *edição de RNA* consiste na mudança sítio-específica da sequência de RNA recém-transcrito (pré-mRNA). Mais especificamente, ocorre adição e/ou remoção de uridinas no pré-mRNA. Participam do processo de edição, além do transcrito primário, diversas enzimas, assim como pequenas moléculas de RNA (RNA guias, ou gRNAs) cujas sequências estão codificadas nos minicírculos. A edição é executada por uma maquinaria multienzimática denominada *editossomo*, *complexo*

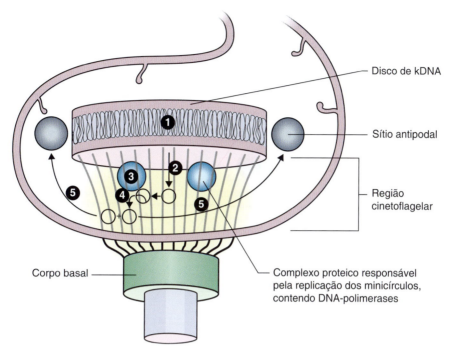

FIGURA 5.3 Representação esquemática do cinetoplasto: estrutura em forma de disco contendo o DNA mitocondrial (kDNA). O cinetoplasto está fisicamente conectado ao corpo basal, estrutura de que se origina o flagelo, mediante a região cinetoflagelar. O DNA está organizado em maxicírculos e minicírculos concatenados, formando uma malha densa. O cinetoplasto contém também complexos constituídos por proteínas estruturais responsáveis por sua organização, proteção, replicação e transcrição, e duas estruturas localizadas de maneira oposta, formadas por um complexo multiproteico denominadas "sítios antipodais". Os minicírculos (**1**) são liberados da região interna da rede, com sua abertura e posterior fechamento catalisados por uma topoisomerase (**2**). Na região cinetoflagelar, são replicados mediante a ação de complexos que contêm DNA polimerases (**3**). A replicação ocorre a partir de um único sítio por minicírculo, formando as estruturas em forma de "q" (**4**). Uma vez replicados, cada cópia-filha de cada minicírculo (**5**) é direcionada para um sítio antipodal diferente, onde são anelados à parte externa de cada uma das redes-filhas em formação. Sabe-se pouco sobre os mecanismos de replicação dos maxicírculos. Diferentemente dos minicírculos, a sua replicação ocorre sem a sua liberação da rede-mãe. Uma vez replicada a rede, os minicírculos são compactados por enzimas específicas para concluir a formação de um novo cinetoplasto.

do núcleo de edição do RNA ou RECC (do inglês, *RNA editing core complex*). Os sítios do pré-mRNA onde as uridinas serão adicionadas ou removidas são "marcados" pelo pareamento por complementariedade parcial de bases dos gRNAs com o pré-mRNA que será alvo da edição (Figura 5.4A). Esse pareamento parcial produz estruturas em forma de alça tanto no gRNA quanto no RNA alvo. Tais alças não pareadas são utilizadas como "marcas de edição" para a adição ou remoção de uridinas pelo editossomo sempre no RNA alvo (o gRNA nunca é modificado). Desta forma, o processo em cada sítio de edição fica completo quando as alças são totalmente eliminadas. Embora predominem os pareamentos clássicos de Watson e Crick (U-A), pareamentos G-U são também possíveis.

A edição de RNA é um processo muito comum nas mitocôndrias de tripanossomatídeos: ocorre em 12 dos 18 transcritos codificados nos maxicírculos. Esses 12 RNAs imaturos precisam ser editados para reconstituir uma mensagem "traduzível" e originar uma proteína funcional. Embora esse processo tenha sido inicialmente observado em tripanossomatídeos, hoje é considerado amplamente distribuído entre os eucariotos. A edição processa-se em cascata, iniciando-se na extremidade 3' e progredindo para a extremidade 5' do pré-mRNA. O editossomo apresenta variantes na sua composição, mas para ser funcional deve conter as enzimas que catalisam um ciclo de edição completo: pelo menos uma endonuclease, ligases de edição de RNA, uma 3'-uridina terminal transferase, uma exoribonuclease uridina-específica e um

RNA helicase. O primeiro passo de um ciclo de edição acontece quando o gRNA hibrida a jusante do primeiro sítio a ser editado, mediante uma sequência complementar ao pré-mRNA que serve como uma âncora. O resultado é um RNA parcialmente de dupla fita, com alças que correspondem a regiões ausentes no pré-mRNA ou no gRNA. A seguir, uma endonuclease cliva o pré-mRNA na região não pareada. Se a alça foi produzida no gRNA, uma uridil-transferase terminal adiciona ao pré-mRNA as uridinas necessárias para estabelecer o pareamento completo com o gRNA. Se a alça for produzida no pré-mRNA, ela é completamente removida pela ação da exoribonuclease uridina específica. Finalmente, uma ligase "sela" as descontinuidades nas uniões fosfodiéster e uma helicase separa as fitas do gRNA e o pré-mRNA editado, para o processo prosseguir em outra posição (Paes et al., 2011; Read et al., 2016) (Figura 5.4B).

Outra organela típica dos cinetoplastídeos, semelhante ao peroxissomo encontrado em outros protozoários, é o *glicossomo*, onde ocorre parte da glicólise (Haanstra et al., 2016). O glicossomo tem uma membrana com uma única camada de fosfolipídios, delimitando uma matriz de conteúdo proteico elétron-denso. No glicossomo encontram-se enzimas da via glicolítica; em sua matriz, os componentes proteicos majoritários são as enzimas hexoquinase, glicose-6-fosfato isomerase, fosfofrutoquinase, aldolase, triosefosfato isomerase, gliceraldeído-3-fosfato desidrogenase, fosfogliceratoquinase, glicerol-3-fosfato desidrogenase e glicerolquinase. No glicossomo, a

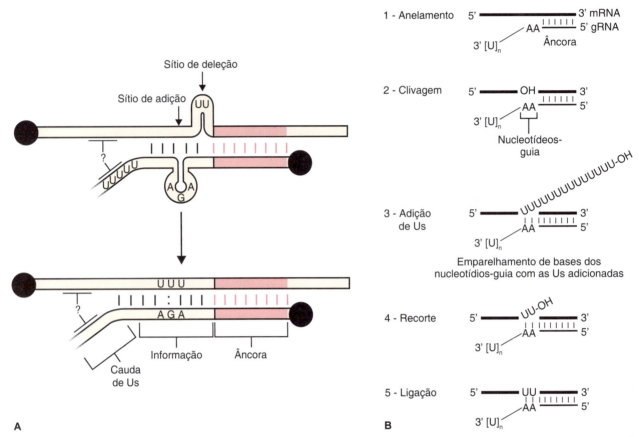

FIGURA 5.4 Esquematização do processo de edição de RNA, que consiste na adição e/ou remoção sequencial de uridinas (U) nas cadeias de RNA recém-transcrito para a maturação do RNA mensageiro (mRNA) de modo que ele seja traduzido em uma proteína funcional. **A.** O pré-mRNA hibridiza-se por complementariedade de bases com RNA guias (gRNAs) que delimitam o sitio de edição. Duas situações são possíveis: 1) podem faltar Us no pré-mRNA; neste caso, o gRNA formará uma estrutura de tipo "haste-alça", sinalizando que nesse local devem ser adicionadas Us até preencher o espaço; 2) podem sobrar Us no pré-mRNA; neste caso, a "haste-alça" se formará no pré-mRNA, sinalizando que nesse local os nucleotídios em excesso devem ser removidos. Note-se que as interações de tipo Watson e Crick não são sempre respeitadas; o que é corrigido é sempre o número de Us a serem adicionadas ou eliminadas do pré-mRNA. **B.** Edição passo a passo: (**1**) o gRNA e o pré-mRNA formam um híbrido no qual restam duas bases do gRNA não pareadas, formando-se um grampo no pré-mRNA; (**2**) o pré-mRNA é clivado, deixando um grupo -OH livre na região 5´; (**3**) uma uridil-terminal transferase adiciona algumas Us; (**4**) as Us restantes são removidas, ficando unidas ao mRNA em edição somente o número necessário para preencher o espaço; (**5**) forma-se a união fosfodiéster entre a extremidade 5' da última U adicionada e o restante do mRNA sendo editado.

glicose é processada até a formação de 3-fosfoglicerato; este é liberado no citosol, onde é convertido em piruvato. Além disso, o glicossomo parece desempenhar também um importante papel no metabolismo redox do parasito: contém as enzimas da via das pentoses-fosfato, e é portanto uma das principais fontes de NADPH nessas células. Interessantemente, tal como acontece com os peroxissomos, os glicossomos são organelas permeáveis a metabólitos com uma massa molecular aproximada de até 400 Da. Como consequência disso, os glicossomos funcionam como compartimentos em relação a enzimas e cofatores tais como NAD^+, $NADP^+$, FAD e as suas correspondentes formas reduzidas, CoA e nucleotídios, entre outros, mas não em relação aos metabólitos intermediários da maior parte das vias metabólicas que ocorrem neles (Figura 5.5).

Não há evidência de que *T. cruzi* armazene substâncias de reserva tais como carboidratos de alto peso molecular (glicogênio ou amido). Entretanto, os epimastigotas parecem armazenar energia sob a forma de proteínas e lipídios, em organelas denominadas *reservossomos*. O conteúdo proteico dessas organelas é degradado durante a diferenciação de epimastigotas para tripomastigotas metacíclicos, no intestino do inseto vetor; portanto, os reservossomos são perdidos durante a metaciclogênese (Cunha-e-Silva et al., 2006). Não foram descritos reservossomos ou estruturas semelhantes em outros estágios do parasito.

Ciclo de vida

O ciclo de vida de *T. cruzi* é digenético, com um hospedeiro mamífero e um inseto. Em ambos os hospedeiros, observa-se alternância entre estágios reprodutivos que não são infectantes e estágios infectantes que não se reproduzem (Figura 5.6).

Os insetos vetores infectam-se quando fazem seu repasto sanguíneo sobre um mamífero infectado com formas tripomastigotas circulantes no sangue. Os tripomastigotas sanguícolas são ingeridos e diferenciam-se em epimastigotas no intestino médio do inseto. Nessa fase observam-se estágios de diferenciação transitórios, como os *esferomastigotas*, esféricos e morfologicamente semelhantes aos amastigotas. Os epimastigotas reproduzem-se por fissão binária e colonizam o intestino médio e posterior do inseto. Na porção distal do tubo

CAPÍTULO 5 ▪ *Trypanosoma cruzi* e a Doença de Chagas

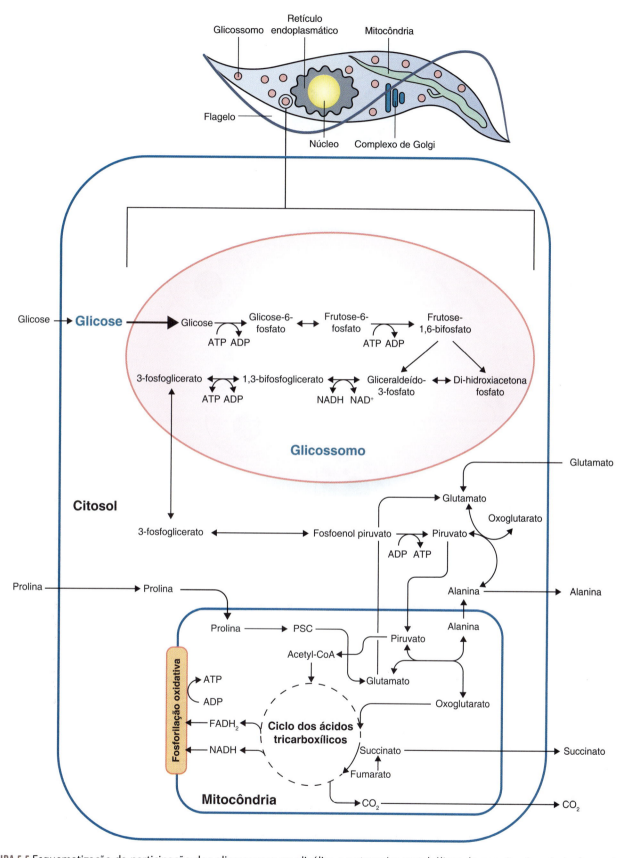

FIGURA 5.5 Esquematização da participação dos glicossomos na glicólise e outras vias metabólicas do parasito. A maioria das enzimas glicolíticas está compartimentalizada nessa organela, de tal forma que a glicose, para ser metabolizada, deve atravessar a membrana citoplasmática e a membrana glicossomal. A parte intraglicossomal da via glicolítica produz 3-fosfoglicerato, intermediário que pode difundir-se livremente para o citoplasma, onde ocorre o restante da glicólise. Eventualmente, o piruvato produzido pode ser translocado para o interior da mitocôndria, onde ou é completamente oxidado mediante o ciclo dos ácidos tricarboxílicos e a cadeia respiratória, ou é parcialmente oxidado mediante um processo de fermentação aeróbica da glicose.

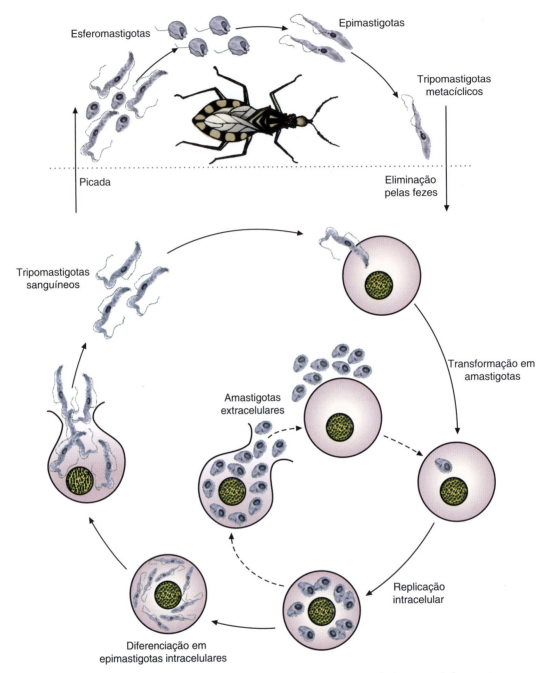

FIGURA 5.6 Ciclo de vida de *Trypanosoma cruzi*. As *setas tracejadas* representam situações relativamente infrequentes em que amastigotas são encontrados no ambiente extracelular, em decorrência da ruptura prematura da célula infectada (antes da diferenciação dos amastigotas intracelulares em tripomastigotas sanguíneos). Os amastigotas podem eventualmente invadir células nas imediações do local onde foram liberados para prosseguir o ciclo intracelular em uma nova célula infectada.

digestório, os epimastigotas aderem-se às células epiteliais e inicia-se o processo de diferenciação em tripomastigotas metacíclicos, infectantes. Os estímulos conhecidos para desencadear a diferenciação do parasito no tubo digestório do vetor, conhecida como *metaciclogênese*, são a queda de pH para abaixo de 5,5 e o estresse metabólico. Quando os parasitos atingem o reto, encontram maior concentração de certos nutrientes que viabilizam, do ponto de vista energético, a etapa final da diferenciação. Os aminoácidos prolina, glutamato, aspartato e glutamina, assim como a glicose, são nutrientes que individualmente ou em conjunto são requeridos para a metaciclogênese *in vitro*. Os tripomastigotas metacíclicos perdem a aderência ao epitélio intestinal, sendo liberados no lúmen da porção distal do tubo digestório do vetor. Desta maneira, o parasito prepara-se para o encontro com o hospedeiro mamífero, no próximo repasto sanguíneo do vetor. O desenvolvimento completo dos parasitos em triatomíneos requer pelo menos 7 dias. Não há relatos na literatura de transmissão horizontal nem de cura em triatomíneos infectados (Guarneri; Lorenzo, 2017).

Os triatomíneos defecam durante – ou pouco tempo após – o repasto sanguíneo, depositando as fezes sobre a pele do mamífero do qual se alimentam. Nas fezes de triatomíneos infectados encontram-se tripomastigotas metacíclicos capazes de penetrar o novo hospedeiro por pequenas lesões ou escarificações da pele ou pelas mucosas, mesmo íntegras. A cada evacuação, um triatomíneo infectado elimina em média 50 a 300 tripomastigotas metacíclicos. Ao encontrar células do hospedeiro mamífero, o parasito começa o complexo processo de invasão, que pode se dar essencialmente por duas vias: uma semelhante à fagocitose (predominante em células fagocíticas como macrófagos, por exemplo) e outra independente da fagocitose. Em ambos casos, a *invasão celular* depende de múltiplas interações bem coordenadas entre as células hospedeiras e o parasito (Figura 5.7). Do ponto de vista do parasito, o processo de invasão de células é ativo, dependente de energia, e envolve numerosas moléculas de adesão presentes em sua superfície. Ocorre troca de sinais moleculares, incluindo mobilização transitória de cálcio, que sinaliza para o recrutamento de lisossomos da célula hospedeira. Os lisossomos migram para as regiões da membrana plasmática onde há parasitos aderidos. Durante ou após a invaginação da membrana plasmática, há a fusão de lisossomos para formar o *vacúolo parasitóforo*, estrutura que aloja os tripomastigotas de maneira transitória (Barrias et al., 2013).

As condições ambientais do vacúolo parasitóforo, em especial o pH ácido, induzem o início do processo de diferenciação em amastigotas, que *escapam do vacúolo* para se estabelecerem no citoplasma celular. Livres no citosol, os amastigotas começam a replicar-se por fissão binária. Portanto, a invasão das células hospedeiras parece ser um processo fundamental para a diferenciação do parasito em um estágio capaz de reproduzir-se. Calcula-se que cada tripomastigota que penetra em uma célula hospedeira originará até 500 amastigotas, e essa grande capacidade de multiplicação é um passo fundamental para o estabelecimento da infecção (Alves; Colli, 2007).

Depois de um número variável de divisões celulares, os parasitos voltam a diferenciar-se em tripomastigotas, passando por um estágio intermediário conhecido como *epimastigota intracelular*, com características morfológicas, bioquímicas e biológicas semelhantes ao epimastigota encontrado no vetor (Alves; Colli, 2007; Tyler; Engman, 2001). Alternativamente, os amastigotas podem espontaneamente adiar sua proliferação e entrar em um estado de *dormência*. Esses amastigotas dormentes podem despertar, reiniciando seu ciclo proliferativo normalmente, ou ainda diferenciar-se em tripomastigotas infectantes (Sánchez-Valdez et al., 2018). Os tripomastigotas rompem a membrana plasmática da célula hospedeira e são liberados no meio extracelular. Uma vez fora da célula hospedeira, os tripomastigotas podem invadir células vizinhas ou atingir a corrente sanguínea, disseminando-se para outros órgãos

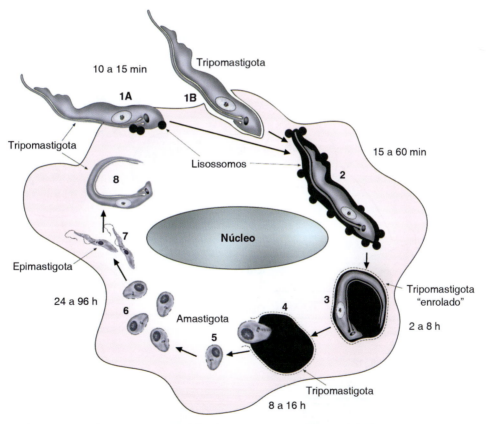

FIGURA 5.7 Mecanismos de invasão e sobrevivência intracelular de *Trypanosoma cruzi*. Em células não fagocitárias, o parasito interage com a superfície da célula hospedeira e estimula um intercâmbio de sinais moleculares que levam ao recrutamento e à fusão de lisossomos no local de adesão do parasito (**1A**). O parasito penetra ativamente; a fusão dos lisossomos com a membrana plasmática é a etapa inicial da formação do vacúolo parasitóforo, onde os tripomastigotas se alojam (**2**). Em células fagocitárias, o parasito é internalizado logo após a adesão à membrana da célula hospedeira (**1B**). Forma-se o fagossomo, ao qual posteriormente se fundem lisossomos (**2**). Em ambos os casos, o compartimento em que se aloja o parasito contém proteínas lisossômicas e pH ácido, que favorecem a lise da membrana vacuolar (**3**) e a liberação do parasito no citoplasma da célula hospedeira (**4**). No citosol, os tripomastigotas diferenciam-se em amastigotas (**5**), que se multiplicam por fissão binária (**6**). Após um número variável de replicações, os amastigotas diferenciam-se novamente em tripomastigotas (**8**), passando transitoriamente pelo estágio de epimastigota intracelular (**7**). Os tripomastigotas lisam a membrana citoplasmática e são liberados ao meio extracelular.

e tecidos. Ao fazer seu repasto sanguíneo em um hospedeiro mamífero com formas tripomastigotas sanguícolas, um vetor ingere esses estágios circulantes e se infecta. Ocasionalmente, a célula hospedeira rompe-se antes da diferenciação dos amastigotas em tripomastigotas (ver Figura 5.6). Os amastigotas que chegam ao meio extracelular penetram em algumas células hospedeiras, especialmente células fagocitárias, mas provavelmente não atingem a corrente sanguínea (Bonfim-Melo et al., 2018).

Imunidade contra *Trypanosoma cruzi*

O parasito precisa sobreviver no hospedeiro por longos períodos de tempo para aumentar as chances de encontro com o vetor (Boscardin et al., 2010). Deve, portanto, lidar com as respostas imunes inatas e adaptativas do hospedeiro vertebrado, desencadeadas para controlar a infecção (Figura 5.8). Devido à dificuldade de acesso a casos clínicos durante a fase aguda da infecção, a resposta inata foi majoritariamente estudada em modelos de infecção experimental, com escassa validação dos dados da literatura em seres humanos. Quanto à resposta imune adquirida, existem mais dados que validam os dados experimentais em infecções humanas. Quanto aos mecanismos de imunidade inata, sabe-se que animais deficientes na via de sinalização através dos receptores de tipo Toll (*Toll-like receptors* [TLR], na literatura de língua inglesa), quando infectados experimentalmente com *T. cruzi*, apresentam infecção aguda mais grave. Várias moléculas do parasito, como glicosilinositolfosfolipídios (GIPLs), glicofosfatidilinositol (GPI) e seu próprio DNA, são capazes de ativar TLRs específicos, com participação na regulação das fases iniciais da infecção por *T. cruzi*. Em relação à resposta imune adquirida, sabe-se que tanto as células T $CD4^+$ quando as $CD8^+$ ($\alpha\beta$) são críticas no controle da infecção. Diferentes tentativas de desenvolvimento de vacinas têm mostrado que a resposta de tipo T_H1 geralmente contribui com a proteção, enquanto a resposta T_H2 contribui com a persistência do parasito, com maior gravidade da infecção. Também desempenham papel protetor na infecção experimental as células *natural killer* (NK) e *natural killer T* (NKT) e diversas citocinas, além de óxido nítrico produzido pela enzima óxido nítrico sintase induzível (iNOS). Dados experimentais indicaram que a interferona gama (IFN)-γ e a interleucina (IL)-12 são componentes fundamentais da resposta imune protetora na infecção aguda e crônica. Embora a produção de IL-10 contribua para o controle da parasitemia, o excesso dessa citocina pode também resultar em agravamento da lesão tecidual. A resposta humoral também parece contribuir para o controle da evolução da doença; a transferência passiva de anticorpos, em infecções experimentais, controla a infecção, possivelmente por desencadear mecanismos efetores de citotoxicidade celular dependente de anticorpos.

Em pacientes, a resposta celular é crucial para controlar a fase crônica da infecção. Sabe-se que, quando os pacientes sofrem imunossupressão devido a uma coinfecção com HIV ou com medicamentos para evitar a rejeição de transplantes,

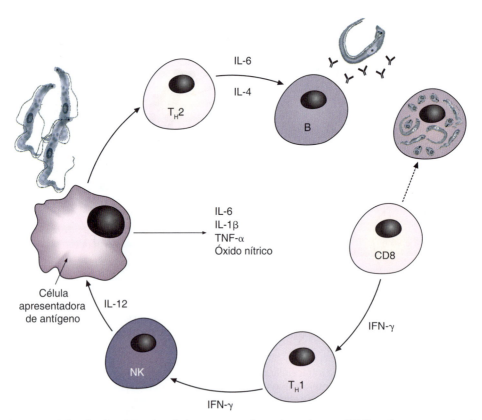

FIGURA 5.8 Resposta imune na infecção chagásica. As células apresentadoras de antígenos (APC) estão entre as primeiras a serem infectadas. Em resposta à infecção ocorre produção de citocinas como interleucina (IL)-6, IL-1 β, IL-12 e fator de necrose tumoral alfa (TNF-α), além da produção de óxido nítrico. IL-12 ativa as células *natural killer* (NK). Por sua vez, as células NK produzem interferona gama (IFN)-γ, ativando respostas de tipo T_H1, que estimulam a atividade citotóxica de células $CD8^+$. Os antígenos apresentados por APC estimulam uma resposta de tipo T_H2, com produção de altos níveis de IL-4 e IL-6, as quais estimulam a expansão de células B produtoras de anticorpos específicos contra o parasito.

a manifestação e gravidade dos sintomas associados à doença de Chagas aumenta significativamente. De fato, o papel da resposta imunológica do paciente na patologia é reforçado pelo encontro de células T CD4+ e CD8+ em biopsias de endomiocárdio em pacientes agudos e de células T CD8+ ativadas em pacientes crônicos com sintomatologia cardíaca.

Aspectos clínicos

A doença de Chagas apresenta duas fases: aguda e crônica. A fase aguda inicia-se no momento da infecção; caracteriza-se por parasitemia patente (*i. e.*, detectável por técnicas parasitológicas rotineiras) e pelos baixos títulos de anticorpos específicos de classe IgG, embora anticorpos IgM possam ser encontrados. A fase crônica inicia-se entre algumas semanas e uns poucos meses depois de adquirida a infecção, e caracteriza-se pela ausência de parasitemia patente e por uma intensa resposta imune humoral, com predomínio de anticorpos de tipo IgG (Figura 5.9).

A maior parte das infecções agudas é assintomática ou inaparente. O quadro clínico da *doença de Chagas aguda* tipicamente se instala nos primeiros dias ou meses após a infecção primária (geralmente entre 1 e 2 semanas após a transmissão vetorial) e dura entre 4 e 12 semanas, quando não há tratamento. Caracteriza-se por febre baixa e mal-estar acompanhados de linfadenopatia e de hepatoesplenomegalia. Quase sempre são encontrados sinais eletrocardiográficos sugestivos de miocardite, embora nem sempre acompanhados de expressão clínica. Podem ser observados sinais associados à porta de entrada do parasito, como o sinal de Romaña (edema bipalpebral unilateral com linfadenopatia satélite, que sugere penetração do parasito pela mucosa da conjuntiva) ou o chagoma de inoculação (lesão cutânea eritematosa e endurecida, porém indolor, que se desenvolve no sítio de penetração do parasito). Em 1 a 5% dos casos decorrentes de transmissão vetorial, a fase aguda é grave; as complicações mais comuns, nesses casos, são a miocardite e a meningoencefalite. Sugere-se, entretanto, que as infecções adquiridas por via oral são mais frequentemente acompanhadas por miocardite grave, potencialmente levando ao óbito (Messenger et al., 2015).

A infecção crônica pode ser indeterminada ou sintomática. A *forma indeterminada* é aquela que se segue à fase aguda, aparente ou não, em que o indivíduo permanece assintomático. Cerca de 70% dos indivíduos cronicamente infectados têm a forma indeterminada, de duração variável, podendo estender-se por alguns meses ou muitos anos, até o fim da vida do paciente. Eventualmente, a forma indeterminada pode evoluir para *formas sintomáticas* ou *determinadas*, das quais as mais comuns são a cardíaca e a digestiva. Na forma cardíaca, que acomete cerca de 20 a 30% dos indivíduos infectados ao fim de décadas de seguimento, a manifestação clínica mais comum é a insuficiência cardíaca congestiva, acompanhada de alterações eletrocardiográficas típicas como o bloqueio completo do ramo direito e, frequentemente, o hemibloqueio anterior esquerdo. Em casos avançados, ocorre cardiomegalia. Arritmias complexas e morte súbita são relativamente comuns. Nas câmaras cardíacas (especialmente no ventrículo esquerdo) formam-se trombos que, ao se desprenderem, causam embolia sistêmica grave, como o acidente vascular cerebral isquêmico, a uma taxa de 2,7 eventos a cada 100 pacientes seguidos por 1 ano. Estima-se que, entre indivíduos na fase crônica indeterminada, a taxa de progressão para a miocardiopatia seja de 1,8% ao ano (Sabino et al., 2013). Na forma digestiva, que acomete 10 a 21% dos indivíduos infectados cronicamente, a destruição dos plexos nervosos ao longo do trato digestório produz alterações funcionais e morfológicas principalmente no esôfago, no cólon ou ambos. As manifestações clínicas mais comuns são aquelas associadas ao megaesôfago (disfagia, regurgitação, dor epigástrica) e o megacólon (constipação intestinal crônica, distensão abdominal). As formas digestivas da doença de Chagas são menos comuns que as forma cardíacas, e são encontradas em geral na Argentina, na Bolívia, no Brasil, no Chile, no Paraguai e no Uruguai, mas não no norte da América do Sul, na América Central e no México. Uma hipótese para explicar as diferenças de expressão clínica da doença seria o predomínio de diferentes linhagens de parasitos nas infecções adquiridas em cada região (Messenger et al., 2015; Zingales, 2018). Podem ocorrer *formas mistas* em que se associam sintomas cardíacos e digestivos, as quais representam 5 a 20% dos casos com miocardiopatia.

Finalmente, em pacientes imunocomprometidos, uma infecção chagásica crônica pode reativar-se; isto ocorre, por exemplo, em 20% dos pacientes com coinfecção pelo HIV. A forma mais comum de comprometimento cerebral é a meningoencefalite (75 a 90% dos casos), que tem a neurotoxoplasmose como um importante diagnóstico diferencial; abscessos cerebrais também são relatados. A segunda forma clínica mais comum na reativação da doença de Chagas é a miocardite aguda (10 a 55% dos casos), algumas vezes sobreposta a uma miocardiopatia crônica preexistente. A letalidade chega a 20%. Pacientes com miocardiopatia chagásica grave são candidatos a um transplante cardíaco, seguido de imunossupressão. Nesse contexto, a reativação da infecção é uma complicação comum (que ocorre em 20 a 50% dos pacientes), mas raramente leva à morte. Taxas mais baixas de reativação são relatadas após o transplante renal (8 a 37%) e de medula óssea (27%) (Pérez-Molina; Molina, 2018).

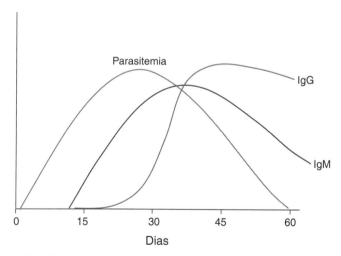

FIGURA 5.9 Evolução da parasitemia e da resposta imune humoral nas diferentes fases da infecção. A fase aguda inicia-se no momento da infecção e pode durar até alguns meses. Caracteriza-se por uma parasitemia evidente, e, no início, ausência total de anticorpos. Entre 2 e 4 semanas após o início da infecção, observam-se anticorpos IgM específicos. A parasitemia declina a partir de 40 a 60 dias após a infecção. Na fase crônica, a parasitemia não é mais evidente; cai a concentração de anticorpos IgM, mantendo-se títulos elevados de anticorpos IgG.

Quando há manifestações clínicas da doença em indivíduos imunocompetentes, em geral se observam infiltrados inflamatórios nos tecidos afetados, mas a carga parasitária em tecidos cronicamente infectados é muito baixa. Esses achados serviram de base para a hipótese de que as lesões teciduais que produzem manifestações clínicas da doença de Chagas se devem essencialmente a uma resposta autoimune contra células do hospedeiro, desencadeada originalmente pela presença do parasito. Descreveram-se diversos anticorpos e linhagens celulares que reconhecem cruzadamente antígenos do parasito e de hospedeiros experimentais e do ser humano, sugerindo a ocorrência de mimetismo molecular; no entanto, a hipótese autoimune não explica, por si só, a natureza multifocal da miocardite nem a localização preferencial das lesões no ápice do ventrículo. Por outro lado, há um grande acúmulo de evidências que mostram uma relação direta entre a carga parasitária inicial e a gravidade das lesões teciduais observadas na fase crônica em modelos experimentais, dados que indicam uma participação direta do parasito na patologia (Tarleton, 2001).

Diagnóstico laboratorial da doença de Chagas

A Tabela 5.1 resume os principais métodos utilizados para diagnóstico laboratorial da doença de Chagas. O *diagnóstico parasitológico* direto baseia-se no encontro de tripomastigotas em amostras de sangue capilar ou venoso, e é particularmente útil na fase aguda da infecção. Em preparações não fixadas, pode-se observar batimento flagelar do parasito com uma coloração vital simples, usando-se azul de metileno (Figura 5.10). Na fase crônica, utilizam-se mais frequentemente os *métodos diagnósticos indiretos*, orientados a identificar componentes da resposta imune específica contra o parasito.

A sensibilidade do exame microscópico de preparações a fresco, esfregaços e gotas espessas varia, na fase aguda, entre 50 e 90%, dependendo dos níveis de parasitemia e da experiência do microscopista que examina a preparação. O exame de sangue centrifugado em tubos de micro-hematócrito resulta em maior sensibilidade, pois os parasitos presentes na amostra são concentrados na interface entre o plasma e as hemácias, logo acima do creme leucocitário. Outra técnica de concentração é a de Strout, que consiste na centrifugação de amostras de soro de pacientes e pesquisa de tripomastigotas no sedimento. Em casos de dúvida diagnóstica, outras metodologias complementares deverão ser utilizadas. A pesquisa de anticorpos IgM específicos e o uso de técnicas de amplificação por cultura das amostras sendo analisadas (xenodiagnóstico e hemocultura) podem ser úteis, mas a pesquisa de anticorpos específicos da classe IgG é raramente positiva.

O *xenodiagnóstico* consiste na alimentação de ninfas de triatomíneos livres de infecção com o sangue de pacientes. Os parasitos, se presentes, multiplicam-se no tubo digestório do vetor. As fezes das ninfas utilizadas no exame são examinadas 30, 60 e 120 dias após o repasto sanguíneo. Pode ser feito o chamado xenodiagnóstico *natural*, originalmente descrito por Émile Brumpt, em 1914, que consiste na alimentação de ninfas aplicadas diretamente sobre a pele dos pacientes (Figura 5.11A), ou o xenodiagnóstico *artificial*, em que as ninfas são alimentadas através de membranas com sangue do paciente coletado com anticoagulante. A hemocultura baseia-se

TABELA 5.1 Métodos laboratoriais para o diagnóstico da doença de Chagas.

Fase aguda ou infecção congênita
- Microscopia: detecção de tripomastigotas sanguíneos em exame a fresco em lâmina (pode-se usar coloração vital com azul de metileno), em gota espessa ou esfregaço corado com Giemsa ou Leishman, ou após centrifugação em tubos de micro-hematócrito. A técnica de Strout (centrifugação de amostras de soro) também é utilizada
- Sorologia: níveis elevados de anticorpos IgM, na reação de imunofluorescência indireta ou ELISA, sugerem infecção recente, mas a sensibilidade é relativamente baixa. Isoladamente, não é possível fechar o diagnóstico
- Xenodiagnóstico e hemocultura: podem detectar baixas parasitemias, mas a leitura dos resultados só é feita depois de pelo menos 30 dias
- Reação em cadeia da polimerase (PCR) e outros métodos moleculares: podem detectar e quantificar o DNA do parasito no sangue com alta sensibilidade. Possibilitam também determinar o genótipo do parasito, uma informação potencialmente útil para a definição de prognóstico.

Fase crônica
- Sorologia: níveis elevados de anticorpos IgG, na reação de imunofluorescência indireta, hemaglutinação indireta ou ELISA indicam infecção crônica. Resultados discordantes entre diferentes métodos ocorrem em 3% dos casos
- Xenodiagnóstico e hemocultura: têm sensibilidade relativamente baixa, mas podem ser úteis na confirmação diagnóstica
- Reação em cadeia da polimerase (PCR) e outros métodos moleculares: podem detectar DNA do parasito no sangue ou em tecidos com razoável sensibilidade (50 a 90%), mas não são amplamente disponíveis em áreas endêmicas. Os testes quantitativos possibilitam avaliar se houve redução na carga parasitária após o tratamento.

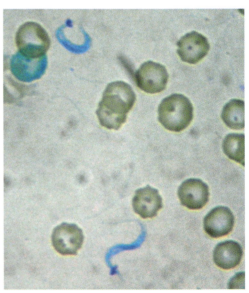

FIGURA 5.10 Tripomastigotas sanguíneos de *Trypanosoma cruzi* corados com azul de metileno. Fotografia de Cláudio Santos Ferreira.

no mesmo princípio: os parasitos eventualmente presentes no sangue periférico dos pacientes podem ser encontrados com maior facilidade após uma etapa de multiplicação de epimastigotas em cultura *in vitro*. As leituras são quase sempre feitas 30, 60, 120 e 180 dias após a semeadura. O meio de cultura mais utilizado é o *liver infusion tryptose* (LIT), ainda que várias alternativas estejam disponíveis. A principal desvantagem dessas técnicas parasitológicas no diagnóstico da doença de

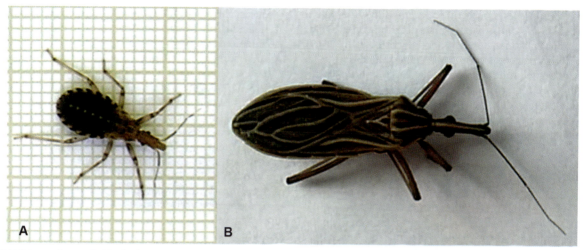

FIGURA 5.11 Triatomíneos. **A.** Ninfa de *Triatoma infestans*. As ninfas, assim como os adultos, são hematófagas e permitem a replicação do parasito em seu tubo digestivo. Por isso, são frequentemente usadas para o xenodiagnóstico. Fotografia de Cláudio Santos Ferreira. **B.** Exemplar adulto de *Rhodnius brethesi*, importante vetor silvestre de *Trypanosoma cruzi* na Amazônia brasileira. Fotografia de Marcelo Urbano Ferreira.

Chagas aguda reside no tempo necessário para a obtenção de resultados, ainda que a sensibilidade seja próxima a 100%.

Na fase crônica, as parasitemias são baixas e intermitentes. Por isso, as técnicas de cultura de parasitos de amostras clínicas têm sensibilidade variável: entre 13 e 59% para o xenodiagnóstico natural e entre 22 e 79% para a hemocultura, dependendo de diversas variáveis experimentais. A *reação em cadeia da polimerase* (PCR) possibilita a detecção de parasitos no sangue e tecidos de pacientes, com razoável sensibilidade mesmo na fase crônica (50 a 90%). É frequentemente utilizada em contexto de pesquisa, mas ainda não se tornou amplamente disponível em laboratórios de rotina. Os testes moleculares quantitativos, como a PCR em tempo real, produzem estimativas de carga parasitária úteis no seguimento de pacientes tratados.

Diversas modalidades de diagnóstico sorológico podem ser empregadas na fase crônica, com importante papel também na triagem de doadores de sangue. Para o diagnóstico de infecção congênita, a detecção de anticorpos IgG específicos na criança tem baixo valor preditivo positivo até os 8 a 9 meses de idade, em função da transferência transplacentária de anticorpos maternos. A reação de fixação de complemento foi a primeira técnica indireta de diagnóstico, originalmente descrita por Guerreiro e Machado, em 1913. Deixou de ser recomendada pelo Ministério da Saúde para uso rotineiro, em 1996, devido às grandes dificuldades na sua padronização. As técnicas atualmente mais utilizadas para a detecção de anticorpos são a reação de imunofluorescência indireta, hemaglutinação indireta e imunoensaio enzimático (ELISA); existem também métodos baseados em quimioluminescência. Há um grande número de antígenos recombinantes atualmente disponíveis para captura de anticorpos específicos em testes de tipo ELISA, mas os ensaios clássicos com extratos proteicos purificados de parasitos ainda são amplamente utilizados (Balouz et al., 2017). Existem no comércio diversos testes imunocromatográficos qualitativos para a detecção de anticorpos contra *T. cruzi* em amostras de soro, plasma ou sangue total, que produzem resultados em 15 min. Um exemplo é o teste SD Bioline Chagas AB, produzido pela Abbott, com formato semelhante a um teste de gravidez convencional (Sánchez-Camargo et al., 2014). No entanto, esses produtos ainda não se tornaram amplamente utilizados, especialmente em função do custo relativamente elevado.

Tratamento da doença de Chagas

Na fase aguda da infecção, o tratamento é feito com *benznidazol*, também conhecido como *benzonidazol*, produzido pelo Laboratório Farmacêutico do Estado de Pernambuco (LAFEPE) e distribuído para todo o Brasil e outros países da América Latina. Utilizam-se 5 a 10 mg/kg/dia divididos em duas ou três doses ao longo de 60 dias. O *nifurtimox*, que pode ser utilizado na dose de 8 a 10 mg/kg/dia (adultos) ou 15 mg/kg/dia (crianças) por 60 a 90 dias, encontra-se atualmente fora do mercado nacional. Na fase aguda, estima-se que o tratamento com benznidazol seja eficaz em 80 a 100% dos pacientes. As infecções congênitas são tratadas com benznidazol (10 mg/kg/dia durante 60 dias) ou nifurtimox (15 mg/kg/dia durante 60 dias), com eficácia semelhante à do tratamento da infecção aguda. Os efeitos colaterais mais comuns do benznidazol, especialmente em pacientes na fase crônica, são distúrbios gastrintestinais (náuseas, vômitos e diarreia), lesões cutâneas (como prurido e exantema) e neuropatia periférica; cerca de 30% dos indivíduos tratados apresentam alguma reação adversa.

Os medicamentos disponíveis são relativamente pouco eficientes contra estágios intracelulares do parasito. Isso foi atribuído, recentemente, ao fato já mencionado de os amastigotas intracelulares poderem permanecer durante longos períodos de tempo como formas "dormentes" (Sánchez-Vadéz et al., 2018), com redução de sua atividade metabólica e replicativa. Portanto, o tratamento etiológico da doença de Chagas crônica é ainda assunto controverso. Recomenda-se o tratamento de todas as infecções recentes, diagnosticadas em crianças e adolescentes soropositivos com idade inferior a 18 anos (Andrade et al., 1996). Nesse contexto, a eficácia do tratamento é estimada em 60%. As formas indeterminadas e clínicas incipientes também podem ser tratadas com benznidazol, embora não haja consenso a esse respeito. Um estudo multicêntrico comparou recentemente as taxas de cura e piora da doença cardíaca em indivíduos com miocardiopatia chagásica tratados com benznidazol (5 mg/kg/dia durante 60 dias) ou placebo. Ao fim de 5 anos de seguimento, 47% dos indivíduos tratados e 33% dos indivíduos não tratados, que receberam placebo, tinham resultados de PCR diagnóstica negativos;

entretanto, proporções semelhantes de indivíduos tratados e controles (27% vs. 29%) tiveram uma deterioração grave da função cardíaca ao longo do seguimento (Morillo et al., 2015). Na maioria dos pacientes com formas determinadas, o tratamento geralmente limita-se ao controle das complicações tardias, cardíacas e digestivas (Bocchi et al., 2017; Pinazo et al., 2010). Uma exceção deve ser notada: recomenda-se, em muitos países, que as mulheres em idade fértil portadoras de infecção crônica sejam tratadas com benznidazol (5 a 8 mg/kg/dia durante 60 dias) ou nifurtimox (8 a 10 mg/kg/dia durante 60 a 90 dias) para reduzir o risco de transmissão congênita (Pérez-Molina; Molina, 2018). Os pacientes portadores de coinfecção pelo HIV e *T. cruzi* que apresentem reativação da doença de Chagas devem receber profilaxia secundária após a cura clínica e parasitológica da reativação enquanto mantiverem contagens de linfócitos CD4+ abaixo de 200 células por microlitro. A profilaxia é feita com 2,5 a 5 mg/kg/dia de benznidazol três vezes/semana.

Alvos para o desenvolvimento de novos medicamentos

Os dois fármacos atualmente aprovados para o tratamento da doença de Chagas foram descobertos aproximadamente meio século atrás, e, como mencionado, são insatisfatórios. A descoberta de alvos metabólicos para desenvolver medicamentos com ação tripanocida é uma prioridade de pesquisa e desenvolvimento (Dushak, 2016). Descrevem-se aqui alguns resultados de pesquisa recente nesse campo.

As *cisteína-proteases* participam em vários processos celulares fundamentais no ciclo de vida de *T. cruzi*, como o metabolismo energético, a diferenciação, a invasão da célula hospedeira e a evasão do sistema imune. O membro mais abundante da família das cisteína-proteases de *T. cruzi* é a *cruzipaína*, também denominada *cruzaína*. Por ser uma enzima com características bioquímicas diferentes das proteases do hospedeiro, a cruzipaína é considerada um alvo potencial para o desenvolvimento de inibidores específicos. O uso de inibidores sintéticos destas enzimas, como dipeptídios derivatizados com sulfona, ou análogos de 8-cloro-N-(3-morfolinopropil)-5 H-pirimido [5,4-b]indol-4-amina, tem mostrado resultados promissores no tratamento da infecção experimental por *T. cruzi*.

A *via de síntese de esteróis* também fornece alvos promissores, uma vez que o principal esterol nas membranas de *T. cruzi* é o ergosterol, e não o colesterol, presente nas células dos hospedeiros mamíferos. Portanto, a busca de inibidores específicos de enzimas dessa via apresenta boas perspectivas em termos de obtenção de fármacos com toxicidade seletiva.

A inibição de enzimas da *via de síntese de poli-isoprenoides*, utilizando bisfosfonatos, reduz a parasitemia em infecções experimentais em camundongos. Os bisfosfonatos acumulam-se nos acidocalcissomos (organelas que armazenam Ca^{2+} e polifosfatos), indicando que estes poderiam ser também alvos desses compostos.

O *metabolismo redox* dos tripanossomatídeos apresenta, entre outras, a peculiaridade de basear-se na produção de tripanotiona, uma tiol-poliamina conjugada presente exclusivamente em *T. cruzi*, em vez de glutationa. Uma enzima-chave no metabolismo de tripanotiona em *T. cruzi* é a tripanotiona redutase, ausente no hospedeiro mamífero, um potencial alvo para o desenvolvimento de medicamentos.

Várias particularidades identificadas no metabolismo de aminoácidos em *T. cruzi* estão sendo exploradas para o desenvolvimento de novos medicamentos, como as enzimas de tipo arginina quinase e prolina racemase, ausentes no hospedeiro mamífero. Como os tripanossomatídeos são parasitos auxotróficos para purinas, *as vias de salvação de purinas e de biossíntese de nucleotídios* compreendem candidatos naturais a alvos para novos medicamentos. Dentre essas enzimas, a (hipoxantina/guanina)-fosforribosil transferase mostrou ser alvo particularmente interessante. De fato, o alopurinol, que inibe essa enzima, foi proposto para o tratamento de reativações da infecção por *T. cruzi* após transplante cardíaco.

A *superóxido dismutase dependente de ferro* (Fe-SOD, do inglês *Fe-superoxide dismutase*) catalisa a transferência do ânion superóxido por meio de sua dismutação para oxigênio ou peróxido de hidrogênio. É uma enzima-chave na resistência do parasito ao desbalanço redox que enfrenta em alguns ambientes oxidantes. *Tripanossoma cruzi* apresenta quatro isoformas da Fe-SOD, uma mitocondrial, uma citosólica e duas glicossomais. Todas elas são diferentes de seus correspondentes em mamíferos, e são, portanto, excelentes alvos para o desenho de inibidores com atividade seletiva contra os tripanossomos.

A maquinaria de replicação do DNA do parasito também fornece algumas peculiaridades e foram exploradas como alvos para a inibição seletiva. Inibidores da topoisomerase I, envolvida na replicação do DNA nuclear, e particularmente da topoisomerase II, envolvida na replicação do kDNA, mostraram-se eficazes contra *T. cruzi*. O próprio DNA do parasito também foi proposto como alvo de intercalantes e ligantes de DNA com atividade tripanocida.

Finalmente, as nitrorredutases são enzimas presentes em muitos microrganismos procariotas e eucariotas que catalisam processos redutivos em compostos nitrogenados. Essas enzimas podem reduzir compostos nitro-heterocíclicos de baixa toxicidade a compostos de alta toxicidade, como acontece com o nifurtimox. O desenho de compostos de baixa toxicidade que essas enzimas podem converter em fármacos altamente tóxicos (pró-drogas) no local de ação (dentro do parasito) abre perspectivas para o desenho racional de fármacos altamente específicos contra *T. cruzi*. Porém, deve-se ressaltar que os dados obtidos até agora mostram que as nitrorredutases por si sós não são um alvo terapêutico, pois a sua inibição não compromete de forma significativa a viabilidade do parasito durante a infecção.

Vetores da doença de Chagas

Os insetos adultos recebem, em diferentes regiões do Brasil, os nomes de barbeiro, bicho-da-parede, bicudo, chupão, chupança e vários outros. Os hemípteros são geralmente muito semelhantes entre si. Entretanto, algumas características morfológicas simples distinguem os triatomíneos dos hemípteros predadores e fitófagos, que não são vetores de doenças humanas. As diferenças mais evidentes estão na probóscida (Figura 5.12).

A probóscida dos *triatomíneos*, adaptada à sucção de sangue, é curta (composta de três segmentos) e reta. Quando em repouso, ela não ultrapassa para trás a inserção do primeiro par de patas do inseto (Figura 5.13). Os *predadores* também apresentam probóscida curta, porém curva. Além disso, geralmente têm o primeiro par de patas mais forte e desenvolvido

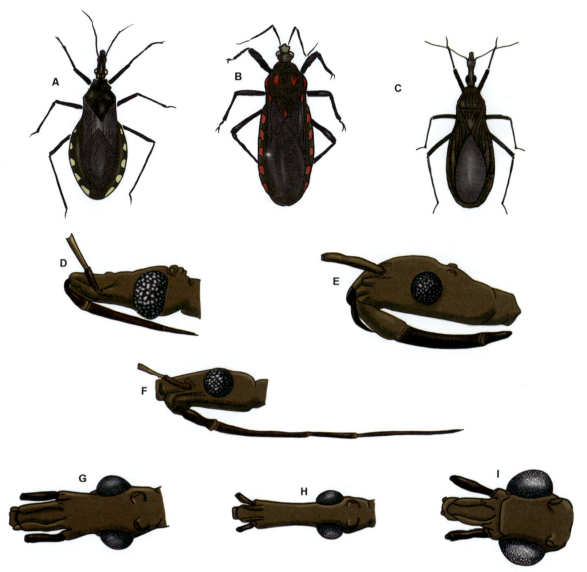

FIGURA 5.12 Características morfológicas de hemípteros hematófagos, predadores e fitófagos. No painel superior representa-se o corpo de hemípteros com diferentes hábitos alimentares: hematófago (**A**), predador (**B**) e fitófago (**C**). Os predadores têm pernas anteriores mais robustas e um pescoço facilmente identificável, que serve para manipular as presas. Nos fitófagos, a cabeça é pequena e o pescoço não é visível. Nos hematófagos, a cabeça é alongada e o pescoço é evidente. No painel do meio, apresentam-se as características do aparelho bucal ou probóscida desses três grupos de hemípteros. Nos hematófagos (**D**) e predadores (**E**), a probóscida é curta, com três segmentos. A probóscida é reta nos hematófagos e curva nos predadores. Nos fitófagos (**F**), a probóscida é longa (em repouso, ultrapassa o primeiro par de patas), com quatro segmentos, e reta. O painel inferior mostra a diferença no nível de implantação das antenas em hemípteros hematófagos (triatomíneos) pertencentes aos três gêneros de importância médica: *Triatoma* (**G**), *Rhodnius* (**H**) e *Panstrongylus* (**I**). Observe que, em *Rhodnius*, cuja cabeça é alongada, os tubérculos em que se implantam as antenas localizam-se bem distante dos olhos, junto à extremidade conhecida como clípeo; em *Panstrongylus*, cuja cabeça é curta, os tubérculos situam-se junto aos olhos; em *Triatoma*, os tubérculos são distantes dos olhos, mas não tanto como em *Rhodnius*.

do que os demais. A probóscida dos *fitófagos* é longa, composta de quatro segmentos; quando em repouso, ultrapassa para trás a inserção do primeiro par de patas do inseto. Além disso, os fitófagos geralmente não têm pescoço visível, como os demais hemípteros reduvídeos.

Todos os triatomíneos são potenciais vetores da doença de Chagas. Dentre as 140 espécies descritas, existem aquelas de hábitos domiciliares, domésticos e peridomiciliares, que são as responsáveis por fazer a interligação entre o ciclo silvestre e o ciclo domiciliar na transmissão. Vem ocorrendo domiciliação progressiva de certas espécies de triatomíneos, o que pode mudar o padrão de transmissão da doença.

No Brasil, as espécies vetoras atualmente mais importantes são *P. megistus*, principalmente na faixa litorânea, *T. brasiliensis* e *T. pseudomaculata* no Nordeste e *T. sordida* no interior do país. *Triatoma infestans*, historicamente o principal vetor da infecção em boa parte do território nacional e no Cone Sul da América do Sul, tornou-se raro no país em função dos programas de controle dessa espécie, mas é ainda o principal vetor na Bolívia e no sul do Peru. Algumas espécies encontradas no domicílio e no peridomicílio humanos têm importância secundária, como *T. rubrovaria* no Rio Grande do Sul, *R. neglectus* em Goiás e *P. nasutus* no Ceará e no Rio Grande do Norte, bem como aquelas com elevada prevalência de infecção natural,

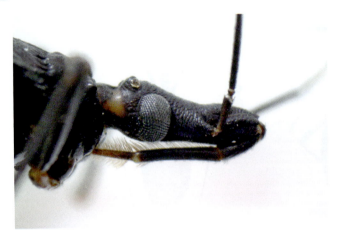

FIGURA 5.13 Probóscida de *Triatoma infestans*, adaptada à sucção de sangue. Observe que a probóscida é composta de três segmentos e reta. Na posição de repouso, sua extremidade distal não ultrapassa para trás a inserção do primeiro par de patas do inseto. Fotografia de Cláudio Santos Ferreira.

como *T. vitticsps* no Rio de Janeiro e no Espírito Santo e *P. lutzi* no Ceará e em Pernambuco. No norte da América do Sul e em diversos países da América Central, *R. prolixus* é o principal vetor da doença de Chagas; no Brasil, é encontrado no extremo norte do país. A diferenciação entre os três gêneros principais pode ser feita com facilidade, comparando-se a posição da inserção da antena em relação aos olhos do inseto. Em *Panstrongylus*, o tubérculo em que a antena é implantada localiza-se junto aos seus olhos, enquanto em *Rhodnius* a antena é inserida na extremidade anterior do clípeo, longe dos olhos. No gênero *Triatoma*, as antenas inserem-se em posição intermediária entre os olhos e o clípeo (ver Figura 5.12).

Triatoma infestans é o principal vetor de *T. cruzi* em grande parte da América do Sul. É uma espécie bem adaptada ao domicílio humano, encontrada particularmente nas frestas das paredes de casas não rebocadas. Os adultos são capazes de voar, mas não atingem grande distância. Em casas infestadas, geralmente são encontradas grandes quantidades de ovos, ninfas e adultos; como as ninfas e os adultos são suscetíveis à ação de diversos inseticidas, a borrifação dos domicílios com inseticidas de ação residual tem grande impacto sobre a população de vetores. *T. brasiliensis* é um importante vetor primário da doença de Chagas no sertão nordestino, onde é frequentemente o único triatomíneo encontrado no interior dos domicílios humanos. *Panstrongylus megistus* apresenta ampla distribuição geográfica no Brasil, e é o principal (e às vezes o único) vetor da doença de Chagas em certas áreas endêmicas, especialmente na Bahia e em Minas Gerais. No entanto, é uma espécie pouco domiciliada no Sudeste e no Sul do país, onde não parece desempenhar um papel importante no ciclo doméstico da doença de Chagas. É possível, portanto, que exista um complexo de espécies com comportamento distinto reunidas sob o nome comum de *P. megistus*.

Desde o final da década de 1960 são relatados casos autóctones de doença de Chagas na Amazônia brasileira. Dez espécies de triatomíneos amazônicos foram encontradas naturalmente infectadas por *T. cruzi*. Dessas, algumas espécies do gênero *Rhodnius* (5.11B), como *R. pictipes*, *R. brethesi*, *R. robustus* e *R. prolixus*, são os principais vetores locais; *T. maculata* e *P. geniculatus* são também encontrados (Coura et al., 2002). Atualmente, a quase totalidade dos casos de doença de Chagas aguda por transmissão vetorial relatados no Brasil ocorre na Amazônia. Uma importante característica da maioria dos vetores locais, com a exceção de *T. maculata* e *R. prolixus*, é sua incapacidade de colonizar as moradias humanas. Os triatomíneos mantêm-se como insetos silvestres, frequentemente abrigados em palmeiras, que esporadicamente adentram os domicílios humanos em busca de sangue, mas logo retornam ao meio externo. São comumente atraídos pela luz das moradias humanas. Algumas atividades econômicas, como a coleta de piaçaba ou piaçava (fibra de palmeira utilizada na fabricação de vassouras e peças de artesanato, além da cobertura das casas) por populações ribeirinhas do alto e médio Rio Negro, estão associadas ao risco de contato com triatomíneos, especialmente *R. brethesi*, e consequente infecção. Além da transmissão vetorial, ocorrem na Amazônia surtos frequentes de doença de Chagas aguda de aquisição por via oral, associados ao consumo de açaí e outros frutos regionais contaminados com o conteúdo do trato digestório de barbeiros. A prevalência de anticorpos contra *T. cruzi* nessas comunidades chega a 5%.

Prevenção e controle da doença de Chagas

A transmissão vetorial da doença de Chagas é tipicamente rural. Os principais vetores adaptaram-se ao domicílio humano, especialmente ao abrigo proporcionado por fendas nas paredes de casas de construção precária, de pau a pique e barro, e seus telhados de palha. Com a maciça migração para as áreas urbanas ao longo das últimas décadas, chegou às cidades latino-americanas um grande contingente de pacientes portadores das formas crônicas de infecção. O mesmo ocorre nas grandes cidades europeias e norte-americanas que recebem muitos migrantes latino-americanos. Nos EUA, estima-se haver 300.000 indivíduos com infecção chagásica crônica; cerca de 4% dos migrantes latino-americanos que vivem na Europa estão infectados.

Entre 1991 e 2010, estima-se que a prevalência global da infecção chagásica tenha sido reduzida em mais de três vezes, de 18 milhões para 5,7 milhões de portadores do parasito. No Brasil, existem entre 1,5 e 3,5 milhões de indivíduos infectados. Cerca de 70 milhões de indivíduos estão expostos ao risco de transmissão vetorial em 21 países das Américas, desde o sul dos EUA até o norte da Argentina e Chile. A principal área de transmissão é o Chaco boliviano, com 0,1 a 4% de incidência anual. Estima-se o impacto global da doença de Chagas em cerca de 800.000 anos de vida perdidos ajustados por incapacidade (DALY, do inglês *disability-adjusted life-years*); no mundo ocidental, essa estimativa é mais de sete vezes superior à da malária. Aproximadamente 37.000 pessoas são infectadas, e 12.000 pessoas morrem de doença de Chagas a cada ano em todo o mundo (Pérez-Molina; Molina, 2018).

O reservatório animal de *T. cruzi* compreende mais de 100 espécies, incluindo marsupiais, morcegos, diversos carnívoros e roedores, tatus e bichos-preguiça e numerosos primatas não humanos. Cães, gatos e ratos domésticos são um importante elo entre o ciclo silvestre e o ciclo doméstico do parasito.

Embora a principal via de transmissão da doença de Chagas seja a vetorial, a infecção pode ser adquirida por vias alternativas, que exigem medidas preventivas específicas. Acredita-se que a *transmissão oral* tenha maior relevância epidemiológica do que se suspeitava até recentemente, com cerca de 100 casos anuais no Brasil, especialmente na Amazônia (Shikanai-Yasuda; Carvalho, 2012); estima-se que 69% dos novos casos no país sejam contraídos por via oral, 9% por via vetorial e 21% por via não identificada. Os principais veículos de transmissão oral descritos são a polpa e o suco de açaí, patauá, buriti, bacaba e de outras palmeiras amazônicas, contaminados com fezes de triatomíneos infectados durante seu preparo. Há também exemplos de surtos associados ao consumo de caldo de cana e suco de goiaba acidentalmente contaminados com parasitos provenientes de triatomíneos. Ocasionalmente trituram-se triatomíneos infectados junto com a cana durante o preparo do caldo, originando a contaminação. O período de incubação varia entre 3 e 22 dias, com mortalidade na fase aguda entre 1 e 35%. Na natureza, a ingestão de triatomíneos contaminados é, muito provavelmente, a principal forma de infecção do vasto reservatório silvestre da infecção. Outras fontes mais raras de transmissão oral em seres humanos são a ingestão de carne de caça, crua ou malcozida, de animais contaminados e o aleitamento materno. A *transmissão transfusional* é extremamente importante em regiões com grande número de doadores de sangue provenientes de áreas endêmicas. A probabilidade de infecção a partir da transfusão de uma bolsa de sangue infectado situa-se em torno de 10 a 20%, dependendo de fatores como a parasitemia do doador e o tipo de hemoderivado transfundido. Na triagem de doadores de sangue, excluem-se os candidatos com sorologia positiva (com base em imunoensaio enzimático de alta sensibilidade), bem como os candidatos com diagnóstico clínico ou sorológico prévio de infecção, ainda que se mantenham assintomáticos ou tenham sido tratados, e aqueles que, durante a entrevista, informem ter contato com o vetor em seu domicílio. Finalmente, a doença de Chagas pode também ser adquirida por *via transplacentária* (congênita), bem como em *acidentes de laboratório* ou *transplante de órgãos*. A frequência de transmissão congênita é extremamente variável; cerca de 1 a 18% (média de 5%) dos filhos de mães cronicamente infectadas apresentam infecção congênita em diferentes regiões da América Latina. Estima-se que 8.600 casos de infecção congênita ocorram a cada ano. As infecções podem ser diagnosticadas no período neonatal ou até várias semanas após o parto, com letalidade média abaixo de 2% (Pérez-Molina; Molina, 2018). O parasito pode ser encontrado no leite materno, motivo pelo qual recomenda-se interromper o aleitamento materno durante a fase aguda da doença de Chagas.

O sucesso no controle da transmissão da doença de Chagas no Brasil, na Argentina, no Chile e no Uruguai deve-se essencialmente a um extenso programa de eliminação de vetores domiciliados e à melhoria da qualidade do sangue e demais hemoderivados usados em transfusões (Dias, 2015). O controle dos vetores é feito com a borrifação regular de domicílios sabidamente infestados por triatomíneos. As campanhas de borrifação objetivaram a completa eliminação de *T. infestans* e a erradicação de colônias intradomiciliares de *P. megistus*, *T. brasiliensis* e outros triatomíneos que mantêm focos silvestres. Os inseticidas organoclorados (BHC e dieldrina) vêm sendo substituídos por piretroides (cipermetrina, deltametrina, lambdacialotrina e ciflutrina), que apresentam ação inseticida e repelente. Os ciclos de borrifação são feitos a cada 12 meses até a completa erradicação de colônias intradomiciliares de triatomíneos. Em 2006, o Brasil recebeu a certificação, pela Organização Panamericana da Saúde, de eliminação da transmissão da doença de Chagas por *T. infestans*, ainda que permaneçam focos residuais desses vetores nos estados da Bahia e Rio Grande do Sul. Os triatomíneos amazônicos de hábitos essencialmente silvestres, ainda que não colonizem as moradias humanas, são vetores importantes em comunidades ribeirinhas. Por outro lado, outras espécies de triatomíneos consideradas vetores secundários da doença de Chagas, como *T. brasiliensis* e *T. pseudomaculata*, vêm sendo encontradas com frequência no ambiente peridomiciliar e doméstico, muitas vezes infectadas com *T. cruzi*. A emergência de resistência aos inseticidas piretroides mostra-se um importante obstáculo aos programas de controle de vetores em diversos países latino-americanos; no Brasil, observa-se a resistência de *T. sordida* ao piretroide deltametrina.

A prevenção da transmissão transfusional requer a triagem sorológica dos doadores de sangue na rede de hemocentros e bancos de sangue, diretamente fiscalizados pelo Ministério da Saúde. O sangue de doadores com resultado positivo ou duvidoso deve ser descartado. Uma alternativa de alta eficácia e baixo custo, a adição de substâncias tripanocidas ao sangue a ser transfundido (como a violeta de genciana), não alcançou popularidade no Brasil. O controle da transmissão oral requer medidas de educação em saúde pública sobre os alimentos de risco e estratégias para garantir a higiene e a inocuidade dos alimentos que servem de meio para a infecção.

PARASITOLOGIA EM FOCO

Entrada e sobrevivência de *Trypanosoma cruzi* na célula hospedeira

Penetrar nas células do hospedeiro mamífero é fundamental para o estabelecimento da infecção por *T. cruzi*. Diferentes formas evolutivas do parasito interagem com um grande número de células hospedeiras distintas; portanto, não é surpreendente que o parasito apresente diferentes estratégias de invasão celular. Todas essas estratégias têm em comum: (i) o reconhecimento de receptores celulares por parte de moléculas de superfície do parasito; (ii) o desencadeamento de sistemas complexos de sinalização; (iii) a mobilização de lisossomos; (iv) a formação de um vacúolo parasitóforo, que alojará transitoriamente o parasito e fornecerá as condições ambientais adequadas para o início da sua diferenciação para a forma amastigota.

Há um consenso de que a invasão celular pode ser dividida em duas partes: reconhecimento e adesão à superfície da célula a ser infectada, e internalização. A adesão depende de uma complexa rede de receptores e moléculas de reconhecimento, enzimas que modificam glicoconjugados de membrana convertendo-os em novos receptores. A internalização ocorre mediante uma ampla variedade de processos, dos quais quatro estão bem descritos: a fagocitose, a entrada ativa, a endocitose dependente de microdomínios de membrana e a macropinicitose. Embora um processo de endocitose mediada por clatrina também seja descrito na literatura, esse mecanismo não está completamente caracterizado.

As principais moléculas de superfície dos tripomastigotas envolvidas no processo de adesão e penetração nas células hospedeiras pertencem à família da transialidase, que envolvem formas ativas e inativas dessa enzima. Sua

PARASITOLOGIA EM FOCO (continuação)

principal atividade enzimática (quando ativa) é transferir ácido siálico de sialoglicoconjugados (majoritariamente glicoproteínas do hospedeiro mamífero) para glicoconjugados, tais como glicoproteínas parasitárias, que não apresentam ácido siálico nas suas extremidades glicídicas devido à incapacidade do parasito em sintetizá-lo (Freire-de-Lima et al., 2015). Formas inativas dessa enzima são geralmente capazes de reconhecer e se ligar a resíduos galactosil-terminais. Alguns membros dessa família envolvidos na invasão celular são a gp85, gp82, gp 80 e gp35/50 e LLGP65. Uma vez que as transialidases enzimaticamente ativas catalisam a transferência de resíduos de ácido siálico para a superfície do parasito (Figura 5.14), deixam resíduos desialidados descobertos na superfície das células hospedeiras, geralmente resíduos galactosil. Dessa forma, proteínas da família das transialidadses que não têm atividade enzimática mas se ligam a resíduos galactosil reconhecem esses açúcares na superfície da célula hospedeira como receptores (Mattos et al., 2014; Cortez et al., 2014,). Do lado do parasito, as principais moléculas aceptoras de ácido siálico são mucinas, proteínas altamente glicosiladas que parecem desempenhar um papel fundamental durante a invasão celular (Barrias et al., 2013). Sabe-se também que algumas das glicoproteínas da família da transialidase sem atividade enzimática são capazes de ligar-se a proteínas de superfície da célula hospedeira ou da matriz extracelular mediante o reconhecimento de resíduos não glucídicos. Algumas dessas interações foram bem definidas, como as que estabelece a Tc85 com citoqueratina 18, fibronectina, laminina e integrinas (Figura 5.14) (Mattos et al., 2014).

No caso dos amastigotas liberados ao meio extracelular por lise prematura da célula infectada (amastigotas extracelulares), acredita-se que, às células hospedeiras, envolvem receptores e ligantes distintos, assim como moléculas sinalizadoras. A glicoproteína denominada "proteína estágio-específica de superfície 4" (conhecida também como Ssp-4, pelas suas iniciais em inglês) é a mais estudada dentre as envolvidas na adesão às células hospedeiras. Mostrou-se que essa glicoproteína de superfície pode ser reconhecida por galectina 3, uma lectina galactose-específica presente em uma grande variedade de tecidos em mamíferos (Bonfim-Melo et al., 2018).

A forma de internalização dos tripomastigotas mais estudada é aquela entre os parasitos e os macrófagos. Em geral, os *tripomastigotas* e *amastigotas* penetram macrófagos e outras células com grande capacidade fagocitária por meio de *fagocitose clássica*, que envolve a formação de projeções da membrana celular para englobar o parasito. Esse processo é geralmente descrito como um mecanismo de *penetração passiva*. Nele, parasitos intracelulares são inicialmente encontrados em vacúolos com características de *fagossomos*. A invasão de macrófagos ativados resulta na destruição da maioria dos parasitos, como consequência da produção de radicais superóxido e água oxigenada; não ocorre estresse oxidativo significativo, entretanto, quando os parasitos penetram macrófagos residentes.

Quando os tripomastigotas penetram em *células não fagocitárias*, como células musculares ou nervosas, não se formam projeções citoplasmáticas na célula hospedeira que caracterizam a fagocitose. A adesão do parasito a receptores de membrana da célula hospedeira desencadeia uma troca de sinais moleculares entre a célula hospedeira e o parasito, que resulta no recrutamento de lisossomos para a região da superfície onde se iniciará a invasão. Isso é definido como um processo ativo de invasão celular. Os lisossomos recrutados podem fundir-se à membrana da célula hospedeira, logo no início da formação do vacúolo parasitóforo que abrigará o parasito, ou fundir-se ao fagossomo já formado, quando o parasito é fagocitado (Barrias et al., 2013).

A *endocitose dependente de microdomínios de membrana* é um mecanismo comum na invasão de células fagocíticas e não fagocíticas. Há evidências de que o colesterol, componentes das denominadas "jangadas lipídicas de membranas", está envolvido de alguma forma com a internalização: células artificialmente depletadas de colesterol nas membranas são refratárias à internalização. Ainda não está claro se o colesterol tem um papel direto na invasão ou se fornece à membrana as características mecânicas e físico-químicas necessárias para que o parasito possa ser internalizado. A presença de outros componentes de jangadas lipídicas de membranas, tais como flotilina e caveolina na interface entre a membra celular e a parasitária, parece confirmar a participação de microdomínios na internalização dos parasitos.

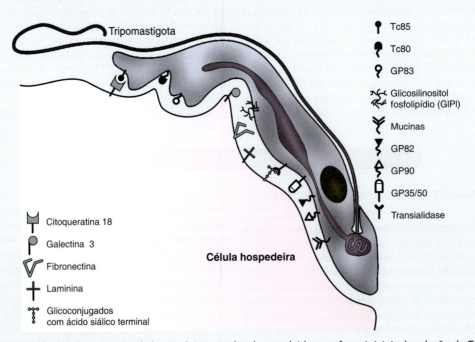

FIGURA 5.14 Principais moléculas do parasito e do hospedeiro vertebrado envolvidas nas fases iniciais de adesão de *Trypanosoma cruzi* à célula hospedeira. Adaptada de de Souza et al., 2010.

PARASITOLOGIA EM FOCO (continuação)

Tripomastigotas e amastigotas de *T. cruzi* podem também ser internalizados mediante *macropinocitose*, um processo ativado por uma complexa cascata de sinalização dependente do reconhecimento de receptores de membrana, e que envolve uma reorganização da membrana celular dependente de actina.

O recrutamento dos lisossomos pode ocorrer previamente à formação da vacúola endocítica (por qualquer um dos mecanismos descritos) ou mais tardiamente. No primeiro caso, os lisossomos são recrutados ao local da infecção por "disparos" de sinais (aumentos) transitórios de cálcio estimulados pelo parasito. Esses sinais, em células que não estão sendo infectadas, sinalizam dano mecânico na membrana citoplasmática. A resposta celular consiste no recrutamento dos lisossomos para a região onde esse dano acontece: as membranas lisossomais são utilizadas como material de reparo mediante um processo de fusão dependente de cálcio. Porém, o processo de recrutamento de lisossomos para o local da invasão pode se dar mais tardiamente, e esse evento pode ocorrer quando o endossomo inicial que contém um parasito já está completamente formado. É importante ressaltar que a fusão dos lisossomos ao vacúolo parasitóforo é fundamental para a sua adequação: os passos seguintes que o parasito deve seguir para estabelecer a infecção celular só acontecerão após esse evento.

Os tripomastigotas de *T. cruzi* são capazes de sobreviver por um período de várias horas no interior de um vacúolo resultante da fusão de lisossomos com a membrana celular. As membranas lisossômicas contribuem com bombas de prótons ATP-dependentes que acidificam o vacúolo. O baixo pH é ideal para a ação coordenada de enzimas de *T. cruzi* – como a transialidase, que instabiliza as membranas, e a Tc-TOX, que apresenta atividade tipo hemolisina – e é também necessário para dar início ao processo de diferenciação para a forma replicativa amastigota. A lise do vacúolo parasitóforo pelas enzimas parasitárias acontece entre 10 e 16 horas após a invasão, possibilitando a saída dos parasitos. No citosol das células hospedeiras, os amastigotas começam a multiplicar-se em cerca de 24 horas. Posteriormente, convertem-se transitoriamente em formas intermediárias semelhantes a epimastigotas (epimastigotas intracelulares) e finalmente diferenciam-se em tripomastigotas, que são liberados para o meio extracelular ao romper-se a célula. Em infecções crônicas, encontram-se geralmente de forma intermitente poucos tripomastigotas na corrente sanguínea, o que sugere que esse processo de multiplicação intracelular possa ser desacelerado. De fato, recentemente foi demonstrada a presença de formas dormentes encistadas nos tecidos infectados.

Os poucos dados disponíveis sugerem que os *amastigotas* de *T. cruzi* sejam somente capazes de entrar passivamente, em células tanto fagocitárias quanto não fagocitárias. Durante o processo de adesão, os amastigotas induzem nas células do hospedeiro a formação de uma taça endocítica, na qual ocorre o processo de adesão e troca de sinais mediada pelo reconhecimento de receptores por parte de glicoproteínas secretadas ao espaço intercelular. Duas proteínas parasitárias foram identificadas como participantes ativos do processo de comunicação entre as células antes da fagocitose: a P21 e a mevalonato quinase, que participa da via de biossíntese de esteróis e pode ser secretada, sendo assim capaz de interagir com receptores de membrana da célula hospedeira e auxiliar na invasão. Ambas parecem capazes de desencadear uma cascata complexa de sinais que induzem o rearranjo de actina necessário para a internalização passiva do parasito (Bonfim-Melo et al., 2018).

Referências bibliográficas

Barrias E S, de Carvalho TM, de Souza W. *Trypanosoma cruzi*: entry into mammalian host cells and parasitophorous vacuole formation. Front Immunol. 2013;4:186.

Bonfim-Melo A, Ferreira ER, Florentino PT, Mortara RA. Amastigote synapse: the tricks of *Trypanosoma cruzi* extracellular amastigotes. Front Microbiol. 2018;9:1341.

Cortez C, Sobreira TJ, Maeda FY, Yoshida N. The gp82 surface molecule of *Trypanosoma cruzi* metacyclic forms. Subcell Biochem. 2014;74:137-50.

de Souza W, de Carvalho TM, Barrias ES. Review on *Trypanosoma cruzi*: host cell interaction. Int J Cell Biol. 2010;2010:295394.

Freire-de-Lima L, Fonseca LM, Oeltmann T, Mendonça-Previato L, Previato JO. The trans-sialidase, the major *Trypanosoma cruzi* virulence factor: three decades of studies. Glycobiology. 2015;25:1142-9.

Mattos EC, Tonelli RR, Colli W, Alves MJ. The Gp85 surface glycoproteins from *Trypanosoma cruzi*. Subcell Biochem. 2014;74;151-80.

Leitura sugerida

Alves MJ, Colli W. Role of the gp85/trans-sialidase superfamily of glycoproteins in the interaction of *Trypanosoma cruzi* with host structures. Subcell Biochem. 2008;47:58-69.

Mott GA, Burleigh BA. The role of host cell lysosomes in *Trypanosoma cruzi* invasion. Subcell Biochem. 2008;47:165-73.

Referências bibliográficas

Adl SM, Simpson AG, Farmer MA et al. The new higher level classification of eukaryotes with emphasis on the taxonomy of protists. J Eukaryot Microbiol. 2005;52:399-451.

Andrade AL, Zicker F, Oliveira RM et al. Randomised trial of efficacy of benzonidazole in the treatment of early *Trypanosoma cruzi* infection. Lancet. 1996;348:1407-13.

Aufderheide AC, Salo W, Madden M et al. A 9,000-year record of Chagas' disease. Proc Natl Acad Sci USA. 2004;101:2034-9.

Alves MJ, Colli W. *Trypanosoma cruzi*: adhesion to the host cell and intracellular survival. IUBMB Life. 2007;59:274-9.

Balouz V, Agüero F, Buscaglia CA. Chagas disease diagnostic applications: present knowledge and future steps. Adv Parasitol. 2017;97:1-45.

Barrias ES, Carvalho TM, Souza W. *Trypanosoma cruzi*: entry into mammalian host cells and parasitophorous vacuole formation. Front Immunol. 2013;4:186.

Bocchi EA, Bestetti RB, Scanavacca MI et al. 2017. Chronic Chagas heart disease management: from etiology to cardiomyopathy treatment. J Am Coll Cardiol. 2017;70:1510-24.

Bonfim-Melo A, Ferreira ER, Florentino PT, Mortara RA. Amastigote synapse: the tricks of *Trypanosoma cruzi* extracellular amastigotes. Front Microbiol 2018;9:1341.

Boscardin SB, Torrecilhas AC, Manarin R et al. Chagas' disease: an update on immune mechanisms and therapeutic strategies. J Cell Mol Med. 2010;14:1373-84.

Brener Z. Biology of *Trypanosoma cruzi*. Annu Rev Microbiol. 1973;27:347-82.

Coura JR. Present situation and new strategies for Chagas disease chemotherapy – a proposal. Mem Inst Oswaldo Cruz. 2009;104:549-54.

Coura JR, Junqueira AC, Fernandes O et al. Emerging Chagas disease in Amazonian Brazil. Trends Parasitol. 2002;18:171-6.

Cunha-e-Silva N, Sant'Anna C, Pereira MG et al. Reservosomes: multipurpose organelles? Parasitol Res. 2006;99:325-7.

de Souza W, de Carvalho TM, Barrias ES. Review on *Trypanosoma cruzi*: host cell interaction. Int J Cell Biol. 2010;2010:295394.

de Souza W. Structural organization of *Trypanosoma cruzi*. Mem Inst Oswaldo Cruz. 2009;104:89-100.

Dias JC. Evolution of Chagas disease screening programs and control programs: historical perspective. Glob Heart. 2015;10:193-202.

Guarneri AA, Lorenzo MG. Triatomine physiology in the context of trypanosome infection. J Insect Physiol. 2017;97:66-76.

Haanstra JR, González-Marcano EB, Gualdrón-López M, Michels PA. Biogenesis, maintenance and dynamics of glycosomes in trypanosomatid parasites. Biochim Biophys Acta. 2016;1863:1038-48.

Levine ND, Corliss JO, Cox FE et al. A newly revised classification of the protozoa. J Protozool. 1980;27:37-58.

Messenger LA, Miles MA, Bern C. Between a bug and a hard place: *Trypanosoma cruzi* genetic diversity and the clinical outcomes of Chagas disease. Expert Rev Anti Infect Ther. 2015;13:995-1029.

Morillo CA, Marin-Neto JA, Avezum A et al. Randomized trial of benznidazole for Chronic Chagas' cardiomyopathy. N Engl J Med. 2015;373:1295-306.

Paes LS, Mantilla BS, Barisón MJ et al. The uniqueness of the *Trypanosoma cruzi* mitochondrion: opportunities to identify new drug target for the treatment of Chagas disease. Curr Pharm Des. 2011;17:2074-99.

Pérez-Molina JA, Molina I. Chagas disease. Lancet. 2018;391:82-94.

Pinazo MJ, Cañas E, Elizalde JI et al. Diagnosis, management and treatment of chronic Chagas' gastrintestinal disease in areas where *Trypanosoma cruzi* infection is not endemic. Gastroenterol Hepatol. 2010;33:191-200.

Read LK, Lukeš J, Hashimi H. Trypanosome RNA editing: the complexity of getting U in and taking U out. Wiley Interdiscip Rev RNA. 2016;7:33-51.

Sabino EC, Ribeiro AL, Salemi VM et al., National Heart, Lung and Blood Institute Retrovirus Epidemiology Donor Study-II (REDS-II) International Component. Ten-year incidence of Chagas cardiomyopathy among asymptomatic *Trypanosoma cruzi-seropositive* former blood donors. Circulation. 2013;127:1105-15.

Sánchez-Camargo CL, Albajar-Viñas P, Wilkins PP et al. Comparative evaluation of 11 commercialized rapid diagnostic tests for detecting *Trypanosoma cruzi* antibodies in serum banks in areas of endemicity and nonendemicity. J Clin Microbiol. 2014;52:2506-12.

Sánchez-Valdéz FJ, Padilla A, Wang W et al. Spontaneous dormancy protects *Trypanosoma cruzi* during extended drug exposure. Elife. 2018;7:e34039.

Shikanai-Yasuda MA, Carvalho NB. Oral transmission of Chagas disease. Clin Infect Dis. 2012;54:845-52.

Souto RP, Fernandes O, Macedo AM et al. DNA markers define two major phylogenetic lineages of *Trypanosoma cruzi*. Mol Biochem Parasitol. 1996;83:141-52.

Tarleton RL. Parasite persistence in the aetiology of Chagas disease. Int J Parasitol. 2001;31:550-4.

Tyler KM, Engman DM. The life cycle of *Trypanosoma cruzi* revisited. Int J Parasitol. 2001;31:472-81.

Zingales B, Andrade SG, Briones MR et al. A new consensus for *Trypanosoma cruzi* intraspecific nomenclature: second revision meeting recommends TcI to TcVI. Mem Inst Oswaldo Cruz. 2009;104:1051-4.

Zingales BS. *Trypanosoma cruzi* genetic diversity: something new for something known about Chagas disease manifestations, serodiagnosis and drug sensitivity. Acta Trop. 2018;184:35-52.

Leitura sugerida

Bern C. Chagas' disease. N Engl J Med. 2015;373:456-66.

Duschak VG. Targets and patented drugs for chemotherapy of Chagas disease in the last 15 years-period. Recent Pat Antiinfect Drug Discov. 2016;11:74-173.

Pérez-Molina JA, Molina I. Chagas disease. Lancet. 2018;391:82-94.

Silber AM, Colli W, Ulrich H et al. Amino acid metabolic routes in *Trypanosoma cruzi*: possible therapeutic targets against Chagas' disease. Curr Drug Targets Infect Disord. 2005;5:53-64.

Shikanai-Yasuda MA, Carvalho NB. Oral transmission of Chagas disease. Clin Infect Dis. 2012;54:845-52.

6 Os Tripanossomas Africanos e a Doença do Sono

Marcelo Urbano Ferreira ▪ Ariel Mariano Silber

Introdução

Este capítulo trata dos tripanossomas que causam *a tripanossomíase africana humana*. Também conhecida como *doença do sono*, a infecção é endêmica em países da África Subsaariana. Os tripanossomas africanos dividem-se em cinco subespécies morfologicamente indistinguíveis com importância médica e veterinária: *Trypanosoma brucei gambiense*, *T. brucei rhodensiense*, *T. brucei brucei*, *T. brucei evansi* e *T. brucei equiperdum*. Os quatro primeiros são transmitidos entre os mamíferos por insetos vetores infectados, enquanto o último é transmitido de modo direto, não vetorial. Todas as subespécies de *T. brucei* de transmissão vetorial colonizam a glândula salivar do inseto e são transmitidas pela saliva; por isso, são incluídas no grupo denominado *Salivaria*. Das cinco subespécies de *T. brucei*, somente duas são patogênicas para o homem: *T. brucei gambiense* e *T. brucei rhodensiense*. As demais infectam exclusivamente animais e são apenas brevemente mencionadas neste capítulo.

Os *vetores da doença do sono* são dípteros da família Glossinidae. Conhecidas como moscas-tsé-tsé, são amplamente distribuídas na África Subsaariana, mas não em outros continentes (Figura 6.1). As glossinas de ambos os sexos são hematófagas e suscetíveis à infecção por *T. brucei*; por isso, são capazes de transmitir os tripanossomas aos hospedeiros vertebrados. As 31 espécies e subespécies conhecidas de glossinas dividem-se em clados mais adaptados a regiões de floresta (clado *fusca*), savana (clado *morsitans*) ou áreas fluviais (clado *palpalis*). Duas espécies ribeirinhas, *Glossina fuscipes* e *G. palpalis*, são as principais espécies vetoras de *T. brucei gambiense*. *Trypanosoma brucei rhodensiense* tem como principais vetores *G. fuscipes*, em Uganda, e diversas espécies de glossinas de savana, especialmente *G. morsitans* e *G. pallidipes*.

No início do século XX, registraram-se grandes epidemias de doença do sono em Uganda, na bacia do Rio Congo e em Camarões. A doença estava presente em todas as antigas colônias portuguesas na África (Havik, 2014). Ao final de décadas de intensa atividade de controle, chegou-se a menos de 5.000 casos de doença do sono notificados por ano em todo o continente africano, em meados dos anos 1960. Entretanto, com o relaxamento das atividades de vigilância e controle, especialmente durante as guerras de libertação das colônias, a doença reapareceu e atingiu proporções epidêmicas entre 1970 e o final do século passado. Atualmente, a tripanossomíase africana animal (também conhecida como *nagana*) encontra-se disseminada por todas as regiões da África infestadas por glossinas, que compreendem 36 países. A doença do sono, no entanto, tem uma distribuição geográfica bem mais restrita, de *caráter focal* (ver Figura 6.1).

Cerca de 57 milhões de pessoas vivem em áreas com risco de transmissão de doença do sono. De modo geral, os 300 focos conhecidos de infecção por *T. brucei gambiense* distribuem-se por 24 países da África Ocidental e Central, enquanto as áreas com infecção humana por *T. brucei rhodensiense* restringem-se a 13 países da África Oriental e Meridional. Uganda é o único país onde ambas as subespécies podem ser encontradas em infecções humanas (Franco et al., 2018). Menos de 1.500 casos de doença do sono são atualmente notificados à Organização Mundial da Saúde (OMS) a cada ano. Destes, mais de 98% devem-se a *T. brucei gambiense* e provêm, em grande parte, da República Democrática do Congo (77% do total), República Centro-Africana e Chade. Entre viajantes que adquirem a infecção em visitas à África, *T. brucei rhodensiense* é a espécie mais comum, principalmente entre aqueles que visitam parques e reservas ao longo da África Oriental (Bottieu; Clerinx, 2019). Entretanto, em função da subnotificação, estima-se que em toda a África ocorram quase 10.000 casos anuais de doença do sono. Angola, entre os países de língua portuguesa, é o único a notificar casos recentes, especialmente na região noroeste do país; Moçambique e Guiné Bissau estão entre os 15 países historicamente endêmicos que não notificam novos casos há mais de uma década. A OMS tem como meta a eliminação da doença do sono como problema de saúde pública em 2020 e a interrupção da transmissão para seres humanos em 2030 (Bottieu; Clerinx, 2019).

Tripanossomas africanos de importância veterinária

Trypanosoma brucei inclui três subespécies de importância veterinária, os quais se encontram descritos adiante.

Trypanosoma brucei brucei

Trypanosoma brucei brucei é um parasito de ungulados e carnívoros, silvestres ou domésticos, incluindo cavalos, camelos e cães. É transmitido por glossinas e está presente exclusivamente na África. É uma das causas da tripanossomíase animal africana ou *nagana*, uma palavra de origem zulu que significa "estar sem forças" ou "estar deprimido" e descreve

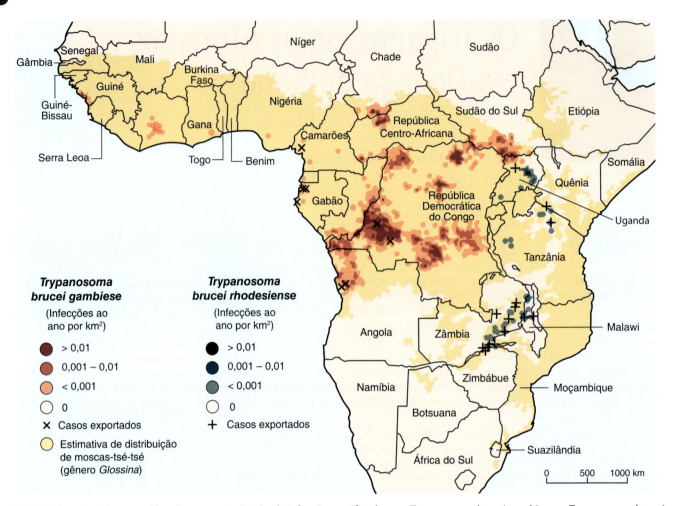

FIGURA 6.1 Distribuição geográfica das moscas-tsé-tsé e de infecções notificadas por *Trypanosoma brucei gambiense* e *Trypanosoma brucei rhodesiense* no continente africano. Adaptada de Büscher et al., 2017.

adequadamente seu impacto nos animais infectados. O genoma de *T. brucei brucei* compreende 11 cromossomos grandes, com 1 a 6 megabases (Mb) cada, cinco cromossomos de tamanho intermediário, com 200 a 300 kilobases (kb) cada, e 60 a 100 minicromossomos com tamanho que varia entre 30 e 150 kb (Berriman et al., 2005).

Trypanosoma brucei evansi

Trypanosoma brucei evansi infecta uma ampla gama de animais domésticos e silvestres, mas é particularmente patogênico em cavalos, camelos e búfalos asiáticos. Roedores podem ser naturalmente infectados, servindo como reservatório. O parasito é transmitido em toda a África e também na Ásia e América do Sul. Tem glossinas como vetores biológicos na África e moscas hematófagas dos gêneros *Tabanus* (mutucas, também conhecidas como tavões ou moscardos) e *Stomoxys* (moscas-de-estábulo) como vetores mecânicos nos demais continentes. Na região do Pantanal mato-grossense do Brasil, *T. brucei evansi* é um parasito extremamente comum em cavalos, com grande importância econômica, e aparentemente também é transmitido por morcegos hematófagos. A doença que essa subespécie causa em seus diversos hospedeiros é conhecida como *surra*, palavra de origem hindi que significa "podre", ou *mal das cadeiras*.

Trypanosoma brucei equiperdum

Trypanosoma brucei equiperdum é um parasito *monoxeno*, transmitido entre equinos por via sexual, sem a participação de vetores. Causa a doença fatal, se não tratada, conhecida como *durina* ou *mal do coito*, que está amplamente distribuída na África, Oriente Médio, Ásia, Sudeste Europeu e América do Sul (Giordani et al., 2016).

Outros tripanossomas africanos

Outros tripanossomas africanos frequentemente encontrados em animais, mas que não se encontram agrupados na espécie *T. brucei*, são *T. congolense* e *T. vivax*. São morfologicamente distinguíveis entre si e também de *T. brucei* (Figura 6.2). *Trypanosoma congolense*, transmitido exclusivamente por glossinas, é o tripanossoma mais patogênico para os bovinos, e também parasita cavalos, camelos, ovinos e suínos. *Trypanosoma vivax*, parasito de bovinos, ovinos, caprinos e equinos, tem glossinas como vetores biológicos, mas é também transmitido mecanicamente por moscas do gênero *Tabanus* e *Stomoxys*, especialmente na América do Sul. *Trypanosoma congolense* e *T. vivax* são agentes etiológicos da tripanossomíase animal africana ou *nagana* (Giordani et al., 2016).

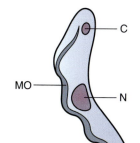
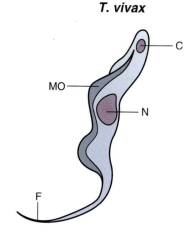

FIGURA 6.2 Características morfológicas dos tripomastigotas sanguíneos de tripanossomas do grupo *Trypanosoma brucei* (*T. brucei brucei*, *T. brucei gambiense*, *T. brucei rhodesiense*, *T. brucei evansi* e *T. brucei equiperdum*), de *Trypanosoma congolense* e de *T. vivax*. Adaptada de Giordani et al., 2016.

Aspectos biológicos de *Trypanosoma brucei gambiense* e *Trypanosoma brucei rhodesiense*

Trypanosoma brucei gambiense foi originalmente descrito pelo parasitologista britânico Joseph Everett Dutton, em 1901, a partir do exame repetido de amostras de sangue periférico de um paciente que adquiriu sua infecção em Gâmbia. Embora *T. brucei gambiense* seja encontrado em diversos animais domésticos e silvestres, especialmente em suínos, a infecção humana por esse parasito é considerada uma *antroponose*, sem reservatório animal significativo. Com base em características fenotípicas e genéticas, *T. brucei gambiense* divide-se em dois *grupos* ou *tipos*. A maioria dos isolados conhecidos pertence ao *grupo 1*, que compreende parasitos associados a uma doença de evolução crônica em seres humanos, com baixas parasitemias. Os isolados de *T. brucei gambiense* do grupo 1 são geneticamente homogêneos, multiplicam-se lentamente em roedores experimentalmente infectados e são mais adaptados à transmissão por moscas-tsé-tsé ribeirinhas das espécies aparentadas com *G. palpalis*, comparadas àquelas do grupo *G. morsitans*. Em contraste, os isolados de *T. brucei gambiense* do *grupo 2* são geneticamente heterogêneos, multiplicam-se rapidamente em roedores e são facilmente transmitidos por glossinas do grupo *morsitans*. Os isolados do grupo 2 são raramente encontrados em infecções humanas, exclusivamente na Costa do Marfim e em Burkina Faso, e parecem ser heterogêneos quanto à sua capacidade de resistir aos fatores líticos presentes no soro humano. DAL 972, o isolado de *T. brucei gambiense* cujo genoma foi sequenciado, pertence ao grupo 1. Seu cariótipo molecular mostra um número reduzido de minicromossomos, quando comparado a *T. brucei brucei* e *T. brucei rhodesiense* (Gibson, 2012).

Trypanosoma brucei rhodesiense foi originalmente descrito em bovinos da África do Sul, em 1903, pelo microbiologista escocês David Bruce. O parasito é encontrado no ser humano e em numerosos animais silvestres e domésticos que constituem um importante reservatório de infecção; trata-se, portanto, de uma *zoonose*. Estudos genéticos ao longo da última década, recentemente confirmados em escala genômica (Sistrom et al., 2016), mostram uma grande similaridade entre *T. brucei brucei* e *T. brucei rhodesiense*, embora ambos possam ser facilmente diferenciados de *T. brucei gambiense*. Aliás, parece haver menor distância genética entre isolados simpátricos de *T. brucei brucei* e *T. brucei rhodesiense* do que entre isolados alopátricos de *T. brucei rhodesiense*. Esses achados sugerem que *T. brucei rhodesiense* seja uma variante de *T. brucei brucei* que teria recentemente adquirido a capacidade de infectar seres humanos por sobreviver à ação lítica de componentes do plasma humano.

Estágios evolutivos

Os tripanossomas africanos encontram-se em dois estágios principais: *tripomastigotas* e *epimastigotas*. Os *tripomastigotas* de *T. brucei*, independentemente da subespécie em questão, são formas extracelulares alongadas, de aproximadamente 10 a 40 μm de comprimento, com um citoesqueleto composto por microtúbulos subpeliculares. Entre o centro da célula e sua extremidade posterior, encontram-se o núcleo e as principais organelas e estruturas do protozoário, a maior parte delas presente em uma única cópia: bolsa flagelar e flagelo, uma mitocôndria alongada e o cinetoplasto, além do complexo de Golgi. Como os tripomastigotas de *T. cruzi* (ver Capítulo 5, Trypanosoma cruzi e a Doença de Chagas), apresentam um flagelo que emerge da bolsa flagelar, uma porção especializada da membrana plasmática, na parte posterior da célula. O flagelo percorre longitudinalmente a célula até a extremidade anterior, ligado à membrana plasmática na *zona de anexação do flagelo* (FAZ, do inglês *flagellum attachment zone*). Essa disposição do flagelo produz uma movimentação ondulante da região da membrana à qual está aderido, com um aspecto peculiar na microscopia ótica denominada *membrana ondulante* (ver Figura 6.2). Nos tripomastigotas de *T. brucei*, um pequeno cinetoplasto situa-se posteriormente ao núcleo, este em posição central no parasito. Os *glicossomos* são as organelas responsáveis pela glicólise, que produz a energia utilizada pela célula. Estão dispostos geralmente nas proximidades da mitocôndria em número variável entre 30 e 60. A mitocôndria dos tripomastigotas sanguíneos é uma estrutura tubular simples, com os compartimentos característicos – matriz, membrana interna, espaço entre as membranas e membrana externa. Estão ausentes as típicas cristas da membrana interna mitocondrial, além da maior parte dos componentes da cadeia respiratória, como esperado na ausência de respiração mitocondrial. Portanto, o ATP produzido pelas formas tripomastigotas de *T. brucei* é de origem exclusivamente glicolítica. A mitocôndria não apenas não fornece energia química para a célula como também consome grande quantidade de ATP para manter o potencial de membrana e a funcionalidade da organela. O potencial de membrana, em formas tripomastigotas sanguíneas de *T. brucei*, é mantido pela ATP sintase funcionando de *modo reverso*, como uma bomba de H⁺ ATP-dependente.

Ciclo biológico

Trypanosoma brucei tem seu ciclo exclusivamente extracelular, sem invadir as células dos seus hospedeiros. No hospedeiro vertebrado, os tripomastigotas encontram-se no sangue, na linfa, no líquido cerebrospinal e no espaço intersticial de diferentes tecidos, especialmente no cérebro, na pele e no tecido adiposo visceral. Nesses sítios extravasculares, o parasito está menos exposto ao efeito de medicamentos e anticorpos. Os tripomastigotas sanguíneos são claramente *pleomórficos*: encontram-se *formas longas e delgadas* (slender, na literatura de língua inglesa) e *formas curtas e grossas* (stumpy), bem como formas intermediárias (Figura 6.3). As formas longas e

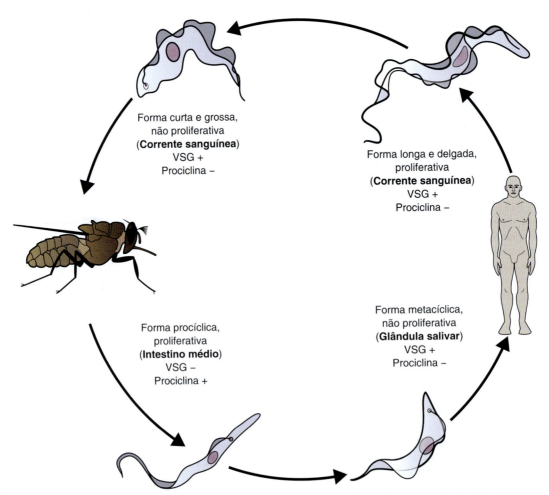

FIGURA 6.3 Características biológicas dos diferentes tipos de tripomastigotas encontrados ao longo do ciclo de vida de *Trypanosoma brucei gambiense* e *Trypanosoma brucei rhodesiense*. Adaptada de Welburn; Molyneux; Maudlin, 2016; Matthews, 2005.

delgadas, presentes ao longo de toda a infecção, apresentam sua extremidade posterior afilada, com cinetoplasto pequeno e terminal (próximo à extremidade posterior da célula) e flagelo relativamente longo, com sua extremidade livre (Figura 6.4). As formas curtas e grossas, por outro lado, têm um flagelo mais curto, geralmente sem porção livre, ainda que a membrana ondulante seja evidente; seu cinetoplasto também é terminal. As formas longas e curtas são capazes de multiplicar-se no hospedeiro vertebrado. Como não há formas amastigotas intracelulares, estes são os únicos estágios capazes de dividir-se, por fissão binária, no hospedeiro vertebrado. Após um certo número de divisões celulares, quando as formas longas e delgadas atingem uma determinada densidade celular, diferenciam-se em formas curtas e grossas que não se dividem. Quando ambas as formas estão presentes no sangue, o vetor pode ingeri-las durante o repasto sanguíneo. As formas longas e delgadas não são capazes de sobreviver e, portanto, de estabelecer a infecção no inseto; as formas curtas e grossas, no entanto, são infectantes para as glossinas.

A *conversão de formas longas em formas curtas* depende de um mecanismo de percepção de densidade populacional (*quorum sensing*, na literatura de língua inglesa) baseado na abundância de peptidases secretadas pelo parasito. Essas proteases geram oligopeptídeos que correspondem ao fator de indução de formas curtas (SIF, do inglês *stumpy induction factor*) previamente descrito. A sinalização celular depende da internalização desses oligopeptídeos pelo receptor TbGRP89, o análogo em *T. brucei* de um receptor acoplado à proteína G encontrado em mamíferos. Esse receptor é responsável pela detecção de moléculas no meio extracelular e pela ativação de diversas vias de sinalização no interior da célula, com a indução de respostas celulares que resultam na formação de formas curtas do parasito. Portanto, a sinalização via receptor TbGRP89 é essencial para a formação de formas curtas e a subsequente infecção do vetor, constituindo um potencial alvo para fármacos capazes de reduzir a transmissão (Sollelis; Marti, 2019).

Os tripomastigotas sanguíneos codificam em seu genoma aproximadamente 800 variantes de uma glicoproteína que forma uma camada espessa recobrindo a superfície da célula. Apenas uma variante é expressa de cada vez, e o parasito é capaz de trocar a variante da glicoproteína de superfície a ser expressa. Por isso, essa família de proteínas foi denominada *glicoproteínas variantes de superfície* (VSG, do inglês *variant surface glycoproteins*). As VSGs têm massa molecular de 55 a 60 kDa, e compreendem cerca de 450 aminoácidos. A VSG expressa a cada momento torna-se o antígeno imunodominante, contra o qual o hospedeiro produz anticorpos específicos. Quando os anticorpos se mostram capazes de reduzir a densidade parasitária mediante lise celular, a população remanescente de tripomastigotas troca a VSG expressa, adquirindo uma cobertura de superfície constituída por uma nova variante ainda não reconhecida pelo sistema imune. Esse processo de troca de VSGs expressas é denominado *variação antigênica*. Trata-se de um fenômeno crucial para a sobrevivência do parasito no ambiente extracelular do hospedeiro vertebrado, onde os tripomastigotas ficam expostos à ação de anticorpos.

Existem no soro outros fatores capazes de lisar tripanossomas. Os tripomastigotas sanguíneos de *T. brucei brucei*, por exemplo, são alvo de *fatores líticos de tripanossomas* (TLFs, do inglês *trypanolytic factors*) presentes no soro humano, o que provavelmente explica a sua incapacidade de infectar o homem. Há dois tipos de TLFs: (i) TLF1, um complexo de

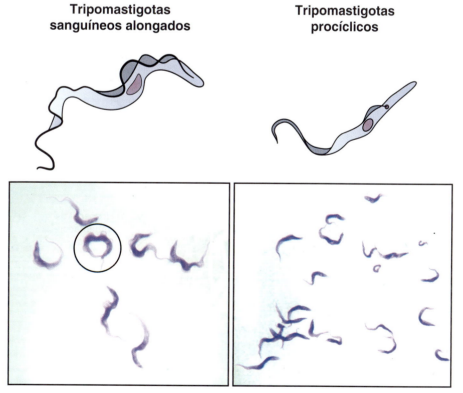

FIGURA 6.4 Características morfológicas dos tripomastigotas sanguíneos e procíclicos do grupo *Trypanosoma brucei*. Apresentam-se no painel inferior microfotografias de esfregaços preparados a partir de material de cultivo *in vitro* da cepa Lister 427 de *T. brucei brucei*, preparados por Carla Cristi Ávila e corados com Giemsa. O círculo destaca um tripomastigota sanguíneo em divisão celular.

lipoproteínas de alta densidade que contém uma proteína relacionada à haptoglobina (HRP) complexada com hemoglobina, que é internalizada pelo tripanossoma por meio do receptor de haptoglobina/hemoglobina (TbHpHbR); e (ii) TLF2, membro de um complexo de proteínas de ligação a proteínas do soro. Tanto TLF1 como TLF2 medeiam a lise de tripomastigotas pela ação da apopipoproteína 1 (ApoL1), que se insere em sua membrana endossômica e penetra no lisossomo, permeabilizando sua membrana e produzindo lise osmótica dos parasitos. Os tripanossomas africanos que infectam seres humanos desenvolveram diferentes mecanismos para inativar os TLFs. *T. brucei rhodesiense* produz uma *proteína de resistência ao soro* (SRA, do inglês *serum resistance associated protein*) que se liga à ApoL1 e inibe sua capacidade de permeabilização da membrana do lisossomo. *Trypanosoma brucei gambiense*, no entanto, não produz SRA. Sua resistência ao soro humano depende de outra molécula, a glicoproteína TgsGP, que torna a membrana do lisossomo menos suscetível à permeabilização por ApoL1. Além disso, os tripomastigotas sanguíneos de *T. brucei gambiense* reduzem a expressão de TbHpHbR, prevenindo a internalização de HRP complexada com hemoglobulina.

A infecção da mosca-tsé-tsé começa quando formas longas e curtas de tripomastigotas são ingeridas durante o repasto sanguíneo (Figura 6.5). As formas longas presentes no sangue

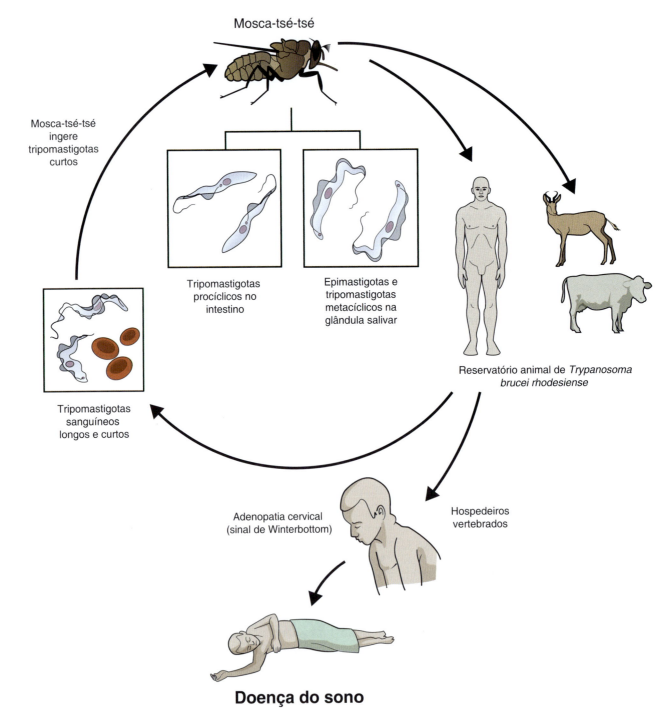

FIGURA 6.5 Ciclo de vida de *Trypanosoma brucei gambiense* e *Trypanosoma brucei rhodesiense*. Adaptada de Neva; Brown, 1994.

são rapidamente destruídas pela ação de proteases. Na luz intestinal do vetor, o sangue ingerido encontra-se revestido por uma camada rica em quitina e glicosaminoglicanos, conhecida como *membrana peritrófica*, que o separa das células epiteliais que revestem o intestino. Em 6 a 8 dias, as formas curtas ingeridas atravessam a membrana peritrófica e tornam-se progressivamente alongadas, chegando a medir 35 μm de comprimento. Essas formas *procíclicas* com cinetoplasto subterminal (ver Figura 6.4) apresentam uma mitocôndria com cristas que utiliza a prolina como principal fonte de energia. A superfície dos tripomastigotas procíclicos não é mais recoberta por VSG, que é liberada mediante a ação de uma fosfolipase, capaz de clivar a *âncora de glicosilfosfatidilinositol* (GPI) que fixa a VSG na membrana celular, e de uma metaloprotease, que cliva sua porção proteica. No entanto, os tripomastigotas procíclicos apresentam um revestimento de *prociclinas*, que não está sujeito à variação antigênica, formado por duas proteínas distintas: a *prociclina EP*, que contém motivos repetitivos compostos por ácido glutâmico (E) e prolina (P), e a *prociclina GPEET*, que contém motivos repetitivos compostos por glicina (G), prolina, ácido glutâmico e teronina (T). As prociclinas começam a ser produzidas precocemente, antes mesmo de os tripomastigotas procíclicos perderem sua camada de VSG, e conferem ao parasito resistência às proteases existentes no lúmen intestinal da mosca-tsé-tsé. Desta forma, os tripomastigotas procíclicos, agora resistentes às proteases presentes no trato digestório da mosca, multiplicam-se no intestino médio e anterior do vetor.

A seguir, iniciam um processo de migração complexo, ainda não completamente esclarecido, que os leva às glândulas salivares do vetor. Nesse novo ambiente, os parasitos fixam-se ao epitélio pela extremidade flagelar e convertem-se em *epimastigotas* longos, com o cinetoplasto situado em posição anterior, próximo ao núcleo. Os epimastigotas multiplicam-se inicialmente de modo assimétrico, originado *epimastigotas curtos e grossos*. Na literatura, debate-se atualmente se o processo de multiplicação dos tripanossomas na glândula salivar do vetor envolveria uma etapa de *meiose*, com a formação de *gametas haploides* e *reprodução sexual* ainda não completamente caracterizados (Gibson; Peacock, 2019). Ao final de 3 a 7 semanas depois da infecção das glossinas, os epimastigotas curtos convertem-se em *tripomastigotas metacíclicos*, também conhecidos como *metatripanossomas*, recobertos por VSG (ver Figura 6.3). Esses estágios pequenos e grossos, com 14 a 18 μm de comprimento, com núcleo central, cinetoplasto terminal e geralmente sem flagelo livre, são infectantes para o hospedeiro vertebrado.

Na natureza, as taxas de infecção dos vetores situam-se em torno de 1 a 3% em áreas com transmissão ativa de tripanossomíase humana ou animal. Os diferentes clados de glossinas diferem quanto à sua suscetibilidade a *T. brucei gambiense* e *T. brucei rhodesiense*. Por exemplo, as moscas-tsé-tsé do grupo *palpalis* transmitem *T. brucei gambiense* com maior competência que as moscas do grupo *morsitans*. Em geral, as moscas machos são mais suscetíveis à infecção que as fêmeas. A infecção do hospedeiro vertebrado decorre da picada, tipicamente dolorida, de uma glossina infectada. Durante seu repasto sanguíneo, o vetor inocula não apenas os tripomastigotas metacíclicos infectantes, mas também estágios não infectantes como epimastigotas e tripomastigotas procíclicos, que são prontamente lisados pelo soro. Outras vias de infecção, bem mais raras, são a congênita e a sexual.

Os tripomastigotas metacíclicos ficam inicialmente confinados no sítio da picada na pele, frequentemente em um nódulo cutâneo inflamatório conhecido como *cancro de inoculação*. Somente ao fim de 5 a 21 dias ocorre a conversão de tripomastigotas metacíclicos em *formas longas* que chegam aos vasos linfáticos e linfonodos regionais, ao ducto torácico e, finalmente, à corrente sanguínea. Os tripomastigotas são capazes de atravessar a barreira placentária e infectar o feto, mas a incidência de infecção congênita permanece desconhecida.

Variação antigênica

Os tripanossomas africanos, exclusivamente extracelulares, despertam intensa resposta de anticorpos protetores, especialmente aqueles da classe IgM, durante sua passagem pelos hospedeiros vertebrados. O revestimento dos tripanossomas metacíclicos e sanguíneos por VSGs, que correspondem a 95% de seu proteoma de superfície, permite-lhes escapar da lise mediada por anticorpos. Bem caracterizadas do ponto de vista estrutural e antigênico, as VSGs contêm domínios altamente polimórficos em sua porção amino (N)-terminal e domínios mais conservados em sua porção carboxi (C)-terminal, junto ao sítio de fixação na membrana celular por uma estrutura de GPI. Os domínios mais conservados da extremidade C-terminal são inacessíveis aos anticorpos, mas os domínios polimórficos N-terminais são altamente imunogênicos. A sobrevivência dos parasitos é assegurada pelo mecanismo de *variação antigênica*, que possibilita que as subpopulações de parasitos circulantes mudem seu revestimento de VSGs, tornando-se irreconhecíveis pelos anticorpos produzidos. Cada população de tripanossoma presente em um hospedeiro mamífero expressa apenas uma variante de VSG de cada vez. Deste modo, os parasitos que expressam a primeira variante de VSG são progressivamente eliminados à medida que o hospedeiro produz anticorpos específicos, dando lugar a uma subpopulação antigenicamente distinta, que expressa outra VSG, contra a qual ainda não há anticorpos preformados. Consequentemente, como mostra a Figura 6.6, alternam-se picos de parasitemia associados a populações que expressam sucessivamente, de modo coordenado, variantes distintas de VSGs presentes no vasto repertório antigênico do parasito. Este compreende mais de 2.000 genes que codificam VSGs distintas, assegurando que o processo de variação antigênica se prolongue por muitos anos em uma infecção crônica. O processo de variação antigênica representa

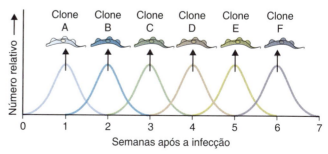

FIGURA 6.6 Evolução da parasitemia e expressão de glicoproteínas variantes de superfície (VSG) ao longo de uma infecção por tripanossomas africanos. Observe os picos de parasitemia associados a populações que expressam variantes distintas de VSGs presentes no vasto repertório antigênico do parasito.

um obstáculo formidável à aquisição de imunidade protetora na infecção natural, bem como para o desenvolvimento de vacinas baseadas em VSGs.

Cerca de 800 genes que codificam VSGs foram identificados no genoma nuclear de *T. brucei brucei* (Berriman et al., 2005). Destes, somente 7% são genes intactos e funcionais, enquanto 66% são pseudogenes, 18% são fragmentos de genes que precisam ser reunidos para formar mosaicos funcionais e 9% são genes de VSG atípicos. Os mecanismos de regulação da expressão de VSGs estão sendo progressivamente elucidados. Os genes que codificam essas VSGs localizam-se normalmente na região subtelomérica do cromossomo. Para serem expressos, os genes são inseridos em *sítios de expressão* (ES, do inglês *expression sites*) que têm como característica mais notável o fato de serem sítios de transcrição para a RNA polimerase I, enquanto os demais RNAs mensageiros são, em geral, transcritos pela RNA polimerase II. Os genes que codificam as VSGs ficam ativos (ou seja, aptos para serem transcritos) quando estão localizados junto aos ES, adjacentes aos telômeros. Apenas uma região ES encontra-se ativa de cada vez. Embora haja vários ES contendo genes VSGs, só um deles, aquele posicionado no ES ativo, será efetivamente transcrito.

De um modo geral, há dois mecanismos que possibilitam alterar a VSG que está sendo transcrita: mudança transcricional (mudança do ES ativo) ou substituição do gene VSG em um ES ativo por outro que pode ser translocado para um desses sítios ativos. Esse último processo parece ser o predominante, e pode ocorrer por conversão gênica ou troca recíproca de telômeros, substituindo o gene VSG previamente expresso (Silva et al., 2018). Há sítios ES distintos para tripanossomas metacíclicos (conhecidos como *MESs*) e tripanossomas sanguíneos (conhecidos como *BESs*). Existem cerca de 15 BESs, e cada um é composto por um promotor funcional, vários genes associados ao sítio de expressão (*ESAGs*, do inglês *expression site-associated genes*), uma região de DNA repetitivo de aproximadamente 70 pares de bases (pb) e o gene VSG. Todos esses elementos são transcritos em conjunto, a partir do promotor funcional. Diversos produtos dos ESAGs vêm sendo caracterizados e alguns deles parecem promover o crescimento dos tripomastigotas sanguíneos. Em *T. brucei rhodesiense*, um único BES é sistematicamente selecionado para transcrição pelos tripomastigotas sanguíneos. O BES selecionado contém um ESAG particularmente importante, que codifica uma proteína chamada SRA, crucial para a sobrevivência do parasito, que corresponde a uma VSG truncada. O silenciamento de BESs ativos e a ativação de novos BESs proporcionam um mecanismo adicional de variação antigênica com alternância de BES, denominado comutação *in situ* (*in situ switching*, na literatura de língua inglesa), caracterizado em *T. brucei gambiense* mas aparentemente ausente em *T. brucei rhodesiense*. Os MESs não apresentam ESAGs funcionais; seu promotor situa-se imediatamente a montante do gene que codifica a VSG.

Aspectos clínicos da doença do sono

Existem essencialmente duas formas da doença do sono: uma de *evolução lenta*, causada por *T. brucei gambiense*, e outra de *evolução rápida*, causada por *T. brucei rhodesiense*. Em geral, as duas formas da doença são fatais se não tratadas, mas o espectro clínico é amplo e compreende infecções assintomáticas e casos de cura espontânea, principalmente no parasitismo por *T. brucei gambiense* (Sternberg; Maclean, 2010). A doença compreende *duas fases ou períodos*: a fase *hemolinfática* seguida da fase *meningoencefálica*, em que os tripomastigotas atravessam a barreira hematencefálica e atingem o sistema nervoso central. As alterações neurológicas que caracterizam a doença do sono, incluindo os distúrbios de sono, são típicos da segunda fase; porém, a maioria dos sinais e sintomas ocorre em ambas as fases da doença. A infecção por *T. brucei rhodesiense* geralmente evolui para a segunda fase em poucas semanas, com morte em até 6 meses, enquanto a infecção por *T. brucei gambiense* tem duração média de 1 a 3 anos, com grande variação individual (Büscher et al., 2017).

A primeira manifestação clínica é o *cancro de inoculação*, uma lesão de 3 a 4 cm de diâmetro que pode aparecer 2 a 3 dias após a picada. Entretanto, é raramente observada nas infecções por *T. brucei gambiense*. Segue-se a *fase hemolinfática*, com sinais e sintomas de intensidade variável que se iniciam 3 a 14 dias depois da inoculação de *T. brucei rhodesiense* e alguns meses ou anos após a inoculação de *T. brucei gambiense* (Tabela 6.1). Essa fase caracteriza-se por episódios de febre intermitente, com duração de 1 dia a 1 semana, que, nas infecções por *T. brucei gambiense*, são intercalados por dias ou meses livres de sintomas. Esses longos períodos assintomáticos tornam o diagnóstico clínico extremamente difícil nessa fase, e exigem o rastreamento ativo de infecções por *T. brucei gambiense* na população sob risco para instituir-se o tratamento precoce. Observam-se também cefaleia, edema facial, perda de peso, prurido e linfadenopatia, especialmente nas cadeias cervicais e supraclavicular. Os linfonodos encontram-se muito aumentados, mas são indolores, produzindo tumorações no pescoço que constituem o *sinal de Winterbottom*, mais frequentemente observado na infecção por *T. brucei gambiense*. Na infecção por *T. brucei rhodesiense*, os linfonodos submandibulares, axilares e inguinais são mais frequentemente acometidos que os cervicais. Observam-se muitas vezes erupções cutâneas, sob a forma de pápulas dispostas em placas com diâmetro de 1 a 10 cm, conhecidas como *tripânides*. Relatam-se mais raramente hepatoesplenomegalia, edema generalizado e disfunção endócrina caracterizada por amenorreia, infertilidade e abortamentos em mulheres e redução da libido e impotência em homens. Durante a fase aguda da infecção por *T. brucei gambiense*, encontram-se parasitos na corrente sanguínea, de modo intermitente, em cerca de 30% dos casos; na infecção por *T. brucei rhodesiense*, as parasitemias são tipicamente elevadas e persistentes, detectadas em 95% dos casos com o uso de microscopia convencional. Os picos de parasitemia associados ao processo de variação antigênica ocorrem em intervalos de 1 ou 2 semanas.

A *fase meningoencefálica* é caracterizada por distúrbios neuropsiquiátricos que se somam aos sinais e sintomas típicos da primeira fase. A febre, no entanto, torna-se menos frequente nessa fase. Encontram-se parasitos no líquido cerebrospinal, na fase meningoencefálica, em 40% das infecções por *T. brucei gambiense*, proporção que chega a 85% nas infecções por *T. brucei rhodesianse*. Observa-se também aumento da celularidade liquórica (> 5 leucócitos por microlitro). O termo *doença do sono* descreve os distúrbios do sono típicos da infecção tardia, com sonolência cada vez mais intensa, inicialmente diurna e acompanhada de insônia durante a

TABELA 6.1 Frequência relativa (%) aproximada de manifestações clínicas da tripanossomíase africana humana segundo subespécie de *Trypanosoma brucei* e fase da infecção.

Manifestação clínica	*Trypanosoma brucei gambiense* Fase hemolinfática	*Trypanosoma brucei gambiense* Fase meningoencefálica	*Trypanosoma brucei rhodesiense* Fase hemolinfática	*Trypanosoma brucei rhodesiense* Fase meningoencefálica
Sinais e sintomas não neurológicos				
Cancro de inoculação	< 5	0	50	15
Febre medida	20	15	50	20
Cefaleia	80	80	70	95
Anorexia	---	25	---	85
Prurido	45	50	---	20
Linfadenopatia	60	55	50	30
Edema	15	35	25	40
Esplenomegalia	50	15	15	25
Sinais e sintomas neurológicos				
Algum distúrbio do sono	60	75	25	85
Sonolência diurna	---	40	5	75
Insônia	---	55	---	65
Alteração de comportamento	10	30	---	20
Fraqueza muscular	---	35	---	20
Ataxia	---	20	---	50
Alteração de consciência	---	15	5	20
Déficit sensitivo ou motor	---	35	---	20
Tremores	---	20	30	40
Movimentos involuntários	15	10	---	25
Distúrbios de fala	---	15	---	15

Adaptada de Bottieau; Clerinx, 2019.

noite. Alterações do ciclo circadiano são também observadas em infecções experimentais em camundongos (Rijo-Ferreira et al., 2018). Outras alterações neurológicas são descritas, como hipertonia ou hipotonia muscular, tremores dos membros superiores, movimentos involuntários dos membros e tronco, fraqueza, ataxia, acinesia e distúrbios da fala. As alterações mentais incluem labilidade emocional, déficit de atenção, indiferença, apatia, agressividade, comportamentos estereotipados, episódios de mania e melancolia, confusão mental e demência. A infiltração de glândulas endócrinas pelos tripanossomas, principalmente da tireoide e das suprarrenais, mas também do eixo hipotálamo-hipófise, altera o ritmo circadiano de secreção hormonal. Ocorrem também alterações cardíacas, entre as quais a pericardite e a miocardite são as mais comuns, especialmente nas infecções por *T. brucei rhodesiense*.

Diagnóstico laboratorial da doença do sono

Os métodos laboratoriais de diagnóstico são empregados com três objetivos: (i) rastreamento da população sob risco, mediante a detecção de anticorpos contra os tripanossomas; (ii) confirmação da presença do parasito no sangue ou aspirado de linfonodo; e (iii) estadiamento da doença, mediante análise de amostra de líquido cefalorraquidiano. O *rastreamento populacional* é geralmente feito, em condições de campo, com o uso de testes sorológicos. Embora técnicas baseadas em imunofluorescência indireta e imunoensaios enzimáticos (ELISA) tenham sido desenvolvidos, o método mais prático e disseminado de pesquisa de anticorpos específicos é o *teste de aglutinação em cartão* (CATT, do inglês *card agglutination test for trypanosomiasis*) desenvolvido há várias décadas pelo Instituto de Medicina Tropical de Antuérpia, na Bélgica. O teste está disponível somente para *T. brucei gambiense*, com sensibilidade que chega a mais de 95% (Tabela 6.2). Mais recentemente, foram desenvolvidos testes rápidos de detecção de anticorpos, em formato de cassetes, semelhantes aos testes de gravidez disponíveis no comércio. Esses testes usam VSGs nativas ou recombinantes como antígeno de captura, com elevada sensibilidade e especificidade (Bottieu; Clerinx, 2019). O rastreamento é crucial para diagnosticar infecções de curso prolongado e com poucas manifestações clínicas, observadas na maioria dos portadores de *T. brucei gambiense*.

Uma vez que o tratamento da tripanossomíase africana é complexo e potencialmente tóxico, especialmente na fase meningoencefálica, objetiva-se sempre estabelecer o diagnóstico de certeza pela *demonstração do parasito* no sangue, líquido cefalorraquidiano ou aspirado obtido por punção de linfonodo. Com essa finalidade empregam-se métodos microscópicos, como os relacionados na Tabela 6.2, para a confirmação

TABELA 6.2 Sensibilidade e especificidade de métodos selecionados para o diagnóstico laboratorial de infecção por *Trypanosoma brucei gambiense*.

Método diagnóstico	Limiar de detecção de parasitos	Sensibilidade (%)	Especificidade (%)
Microscopia			
Exame a fresco	10/mℓ	5 a 55	100
Gota espessa ou esfregaço fixado e corado com Giemsa	---	25 a 50	100
Exame a fresco de aspirado de linfonodo	---	20 a 60	100
Técnicas de amplificação de DNA do parasito			
Reação em cadeia da polimerase (PCR)	0,001 a 1/mℓ	87 a 100	92 a 100
Amplificação isotérmica (LAMP)	0,1 a 1/mℓ	75	100
Técnicas de detecção de anticorpos específicos			
Teste de aglutinação em cartão (CATT)	---	87 a 98	95
Teste rápido de detecção de anticorpo (Sero-K-Set)	---	98 a 100	97 a 98
Teste rápido de detecção de anticorpo (SD Bioline HAT)	---	89	95
Teste rápido de detecção de anticorpo (SD Bioline HAT 2.0)	---	70	98

Adaptada de Bottieau; Clerinx, 2019.

do diagnóstico em indivíduos com quadro clínico compatível ou com anticorpos específicos detectados no soro. Observa-se, entretanto, baixa sensibilidade no diagnóstico microscópico da infecção por *T. brucei gambiense*, em função das baixas parasitemias, exigindo-se frequentemente o exame de diversas amostras sequenciais para a sua confirmação. Nesse contexto, os métodos moleculares de diagnóstico, tais como aqueles de amplificação cíclica (PCR, do inglês *polymerase chain reaction*) ou isotérmica (LAMP, do inglês *loop-mediated isothermal amplification*) de sequências específicas de DNA do parasito, representam uma alternativa de alta sensibilidade, ainda que de custo elevado, ao exame microscópico convencional. O diagnóstico parasitológico da infecção por *T. brucei rhodesiense* é geralmente confirmado mediante a análise de uma única amostra de sangue – esfregaço sanguíneo ou gota espessa – corada com Giemsa (como descrito adiante no Capítulo 20, *Diagnóstico Parasitológico*) ou, mais raramente, de aspirado obtido por punção de linfonodo aumentado. Mesmo na ausência de um teste de triagem sorológica disponível para essa subespécie, o diagnóstico de infecção por *T. brucei rhodesiense* não apresenta maiores problemas em função das altas parasitemias encontradas nos pacientes.

Uma vez confirmado o diagnóstico, procede-se ao *estadiamento da doença* para orientar o tratamento. Com essa finalidade, obtém-se amostra de líquido cerebrospinal por punção lombar, para a pesquisa de tripomastigotas e contagem de leucócitos. Os critérios para confirmar o acometimento do sistema nervoso central são a presença do parasito no líquido cerebrospinal ou uma contagem de leucócitos superior a 5 células/μℓ. Por um lado, a sensibilidade da microscopia convencional para a pesquisa do parasito no liquor permanece limitada, indicando a necessidade de desenvolvimento de métodos moleculares de diagnóstico. Por outro lado, discute-se a especificidade do limiar de celularidade liquórica tradicionalmente adotado; sugere-se confirmar o resultado quando as contagens de leucócitos se situam entre 5 e 20 células/μℓ (Bottieu; Clerinx, 2019). Quando pelo menos um desses critérios diagnósticos de acometimento do sistema nervoso central é preenchido, o paciente é encaminhado para tratamento da fase meningoencefálica da doença.

Tratamento da doença do sono

Há cinco medicamentos atualmente recomendados para o tratamento da tripanossomíase africana humana: pentamidina, eflornitina, nifurtimox, suramina e melarsoprol (Tabela 6.3). Nenhum deles é utilizado na quimioprofilaxia da infecção. O tratamento a ser utilizado depende da sensibilidade de cada subespécie de tripanossoma aos medicamentos disponíveis e da fase da doença em que se encontra o paciente, pois nem todos os medicamentos atravessam a barreira hematencefálica. Todos os esquemas terapêuticos em uso são complexos, caros e de difícil administração, com efeitos colaterais potencialmente graves e frequentes (Bottieu; Clerinx, 2019).

Nifurtimox-eflornithine combination therapy (NECT)

A *pentamidina*, descoberta em 1937, altera o DNA do cinetoplasto, e é utilizada desde 1940 no tratamento da fase hemolinfática da infecção por *T. brucei gambiense* por via intramuscular (IM) ou intravenosa (IV). A *eflornitina*, descoberta em 1970, teve sua ação tripanostática descrita em 1980, e foi aprovada para o tratamento da fase meningoencefálica da infecção por *T. brucei gambiense* em 1990. A eflornitina inibe a enzima ornitina descarboxilase de *T. brucei gambiense*, mas não de *T. brucei rhodesiense*. Atravessa a barreira hematencefálica, e é administrada por via intravenosa, geralmente a cada 6 horas em função de sua meia-vida curta (3 horas). O *nifurtimox*, também usado no tratamento da doença de Chagas (ver Capítulo 5, *Trypanosoma cruzi* e a Doença de Chagas), não deve ser utilizado isoladamente, mas sempre associado com a eflornitina (NECT, do inglês *nifurtimox-eflornithine combination therapy*) no tratamento da fase meningoencefálica da infecção por *T. brucei gambiense*. A *suramina*, descoberta em 1917, interfere na síntese de glicose. Não ultrapassa a barreira hematencefálica; seu uso é restrito à fase hematoliquórica da doença, com administração por via intravenosa. Seus efeitos colaterais são variados e potencialmente graves,

TABELA 6.3 Tratamento recomendado da tripanossomíase africana humana segundo subespécie de *Trypanosoma brucei* e fase da infecção.

	Primeira escolha	Segunda escolha
Trypanosoma brucei gambiense		
Fase hemolinfática	Pentamidina: 4 mg/kg/dia, IM ou IV, 1 vez/dia, por 7 dias	Eflornitina: 100 mg/kg, IV, 4 vezes/dia, por 14 dias
Fase meningoencefálica	NECT: eflornitina 200 mg/kg, IV, 2 vezes/dia, por 7 dias, combinada com nifurtimox 15 mg/kg, VO, dividido em 3 doses por 10 dias	Eflornitina: 100 mg/kg, IV, 4 vezes/dia, por 14 dias
Trypanosoma brucei rhodesiense		
Fase hemolinfática	Suramina: 4 a 5 mg/kg, IV, sob monitoramento no dia 1, seguidos de 20 mg/kg (máximo 1 g), 1 vez/semana, por 5 semanas, começando no dia 3	Pentamidina: 4 mg/kg/dia, IM ou IV, 1 vez/dia, durante 7 dias
Fase meningoencefálica	Melarsoprol: 2,2 mg/kg/dia, IV, por 10 dias	---

NECT: nifurtimox-eflornithine combination therapy. Adaptada de Bottieau; Clerinx, 2019; Büscher et al., 2017.

incluindo reações de hipersensibilidade e toxicidade neurológica, ocular, renal e hepática. Finalmente, o *melarsoprol*, desenvolvido em 1949, tem seu uso restrito ao tratamento da fase meningoencefálica da infecção por *T. brucei rhodesiense*. O medicamento, insolúvel em água, é solubilizado em propilenoglicol e administrado por via intravenosa em seringas de vidro. O diluente é altamente irritante, o que torna as injeções muito doloridas. Ocorrem recidivas em 10 a 30% dos pacientes tratados, com evidências de perda gradual da eficácia em vários países africanos.

O mecanismo de resistência dos tripanossomas ao melarsoprol foi recentemente elucidado, envolvendo mutações no gene que codifica uma *aquagliceroporina* (Aqp2) que media a entrada de melarsoprol e pentamidina em sua bolsa flagelar. Esse achado é surpreendente, pois as aquagliceroporinas estão geralmente envolvidas no transporte passivo de água e pequenos solutos através de membranas, mas não de moléculas substancialmente maiores como o melarsoprol e a pentamidina. A resistência à pentamidina, apesar do mecanismo de transporte compartilhado com o melarsoprol, permanece infrequente entre isolados de campo, com taxas de cura superiores a 95% nas infecções por *T. brucei gambiense* (Fairlamb; Horn, 2018). Outra limitação séria do melarsoprol, um composto orgânico de arsênio, é sua elevada toxicidade; 5 a 10% dos pacientes desenvolvem uma *encefalopatia reativa* 1 a 10 dias após o início do tratamento, provavelmente em resposta à lise maciça de tripomastigotas no sistema nervoso central. A letalidade desse quadro chega a 50% (Baker; Welburn, 2018).

A grande novidade nesse cenário desolador é a recente demonstração de eficácia de um medicamento de uso oral para o tratamento das fases hemolinfática e meningoencefálica da infecção por *T. brucei gambiense*. Trata-se do *fexinidazol*, um composto 5-nitroimidazólico que inibe a síntese de DNA atualmente submetido a ensaios clínicos de fase 3 em diversos países africanos. Tem sua eficácia demonstrada em modelos experimentais de infecção por *T. brucei brucei*, *T. brucei gambiense* e *T. brucei rhodesiense*, e é rapidamente absorvido e metabolizado. Seus dois metabólitos ativos atravessam a barreira hematencefálica (Deeks, 2019). O esquema de tratamento proposto para adultos consiste em uma dose diária de 1.800 mg nos 4 primeiros dias, seguida de 1.200 mg por dia nos 6 dias seguintes, em um total de 10 dias de tratamento exclusivamente por via oral, com poucos efeitos colaterais. Os dados disponíveis mostram uma eficácia comparável à da combinação nifurtimox-eflornitina no tratamento da fase meningoencefálica da infecção por *T. brucei gambiense* (Mesu et al., 2018). O medicamento vem sendo submetido a ensaios clínicos de fase 2 para avaliar sua eficácia no tratamento da infecção por *T. brucei rhodesiense*, na doença de Chagas crônica e na leishmaniose visceral (Deeks, 2019).

Vetores da doença do sono

As glossinas distribuem-se em uma área de cerca de 10 milhões de quilômetros quadrados da África Subsaariana (ver Figura 6.1). Os insetos adultos, com até 1 cm de comprimento, têm cor âmbar, um sulco na frente da cabeça e listras brancas no abdome. Suas asas são transparentes (Figura 6.7). São insetos *holometábolos*, que sofrem metamorfose completa até tornarem-se adultos. As moscas adultas, machos e fêmeas, alimentam-se exclusivamente do sangue de animais vertebrados; as larvas e pupas, estágios imaturos, não se alimentam. As glossinas adultas, uma vez infectadas, permanecem infectadas e infectantes pelo resto de suas vidas, tornando possível a multiplicação do parasito em seu aparelho digestório. No entanto, as taxas de infecção com tripanossomas que infectam o homem, em populações naturais de glossinas, são geralmente inferiores a 0,1%, chegando a 10 a 15% no caso de tripanossomas que parasitam animais.

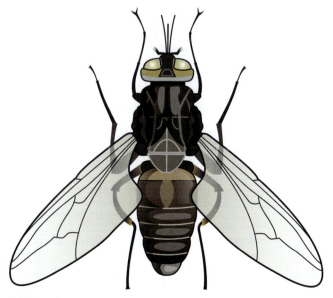

FIGURA 6.7 Representação esquemática de exemplar adulto de mosca-tsé-tsé (gênero *Glossina*). Observam-se a cor âmbar, o sulco na frente da cabeça, as listras brancas no abdome posterior e as asas transparentes.

As 31 espécies e subespécies de *Glossina* descritas até o momento classificam-se em três clados ou grupos: *fusca* (subgênero *Austenina*), *palpalis* (subgênero *Nemorhina*) e *morsitans* (subgênero *Glossina*). Esse agrupamento baseia-se principalmente em características morfológicas da genitália dos insetos adultos, mas também reflete características comportamentais e a distribuição geográfica das glossinas. As espécies do grupo *fusca* distribuem-se em áreas cobertas por floresta equatorial das planícies da África Central e Ocidental, e são importantes vetoras de tripanossomas que infectam animais. As espécies do grupo *palpalis*, geralmente encontradas em regiões de vegetação ribeirinha mas ocasionalmente também em áreas de savana localizadas entre rios, e aquelas do grupo *morsitans*, comuns em áreas mais secas de savana, são os vetores da tripanossomíase africana humana (Tabela 6.4). A transmissão de *T. brucei gambiense* é geralmente atribuída a espécies do grupo *palpalis* encontradas em hábitats fluviais e florestais na África Ocidental e Central, enquanto a transmissão de *T. brucei rhodesiense* se deve essencialmente a espécies do grupo *morsitans* encontradas em áreas mais áridas de savana ao longo da África Oriental.

As moscas-tsé-tsé têm características biológicas únicas entre os insetos vetores de importância médica. Em primeiro lugar, as fêmeas fertilizadas não depositam ovos, mas sim larvas de terceiro estádio que se desenvolvem em seu útero. São, portanto, *larvíparas*. Uma vez depositadas, as larvas penetram no solo e em algumas horas tornam-se pupas, envolvidas por um casulo rígido acastanhado. Novos adultos emergem 20 a 45 dias depois de depositadas as larvas, dependendo das condições de temperatura e umidade do solo. A faixa de temperatura ideal para seu desenvolvimento no solo situa-se entre 17°C e 32°C. Outra particularidade reside no fato de cada fêmea depositar uma única larva no solo ao fim da gestação, resultando em até 12 larvas, depositadas a intervalos de 9 a 10 dias, durante sua vida, que dura 2 a 3 meses. Deste modo, a taxa de multiplicação das glossinas, mesmo em condições ideais, é relativamente baixa.

Como as larvas de moscas-tsé-tsé não se alimentam, sobrevivendo às custas de nutrientes obtidos no útero das mães, todo o alimento ingerido por esses vetores ao longo de suas vidas consiste em sangue de animais vertebrados. A principal fonte de energia para o voo é a prolina, aminoácido obtido do sangue dos hospedeiros vertebrados a ser parcialmente metabolizado. A *capacidade de dispersão dos adultos* é limitada; cada voo dura 30 a 60 segundos, com um total de 15 a 30 minutos de voo diários, percorrendo uma distância total de 4,5 a 9 km por dia.

Uma particularidade biológica adicional das glossinas é sua *pequena variabilidade genética*. Esta resulta, em parte, da baixa capacidade de dispersão dos adultos e de sua capacidade reprodutiva limitada. Trata-se, assim, de um vetor que raramente adquire resistência aos inseticidas mais frequentemente utilizados para seu controle, como os piretroides. Essas características tornam as glossinas um excelente alvo para as campanhas de controle e eliminação de vetores das tripanossomíases africanas humana e animal com o uso de inseticidas. De fato, virtualmente todas as campanhas dessa natureza executadas até o momento mostraram-se bem-sucedidas até serem interrompidas, por diferentes motivos, tornando possível a invasão da área de intervenção por moscas-tsé-tsé provenientes do entorno.

TABELA 6.4 Espécies e subespécies de *Glossina* descritas até o momento e sua classificação nos três grandes clados ou grupos: *mositans*, *palpalis* e *fusca*.

Grupo	Espécies	Distribuição geográfica
Morsitans	Glossina langipalpis Glossina pallidipes Glossina morsitans morsitans Glossina morsitans submorsitans Glossina morsitans oentralis Glossina swynnertoni Glossina austeni	Savana da África Central e Oriental
Palpalis	Glossina palpalis palpalis Glossina palpalis gambiensis Glossina fuscipas fuscipes Glossina fuscipes martinii Glossina fuscipes quanzensis Glossina tachinoides Glossina pallicera pallicera Glossina pallicera newsteadi Glossina caliginea	Áreas lacustres e fluviais da África Central e Ocidental
Fusca	Glossina nigrofusca nigrofusca Glossina nigrofusca hopkinsi Glossina fusca fusca Glossina fusca congolensis Glossina fuscipleuris Glossina haningtoni Glossina schwetzi Glossina tabaniformis Glossina nashi Glossina vanhoofi Glossina medicorum Glossina frezili Glossina severini Glossina brevipalpis Glossina longipennis	Florestas da África Ocidental e Central

Adaptada de Moloo, 1993.

Prevenção e controle da doença do sono

As estratégias atuais de controle da doença do sono baseiam-se em três pilares: (i) controle de vetores; (ii) busca ativa de casos com o uso de unidades volantes de rastreamento e diagnóstico; e (iii) tratamento dos casos confirmados em unidades de saúde fixas, equipadas para a administração parenteral de medicamentos.

A redução da população de glossinas desempenha papel central no controle da infecção humana por *T. brucei rhodesiense*, parasito com extenso *reservatório animal*. As primeiras campanhas de eliminação de glossinas basearam-se no desmatamento de extensas áreas, para eliminar as áreas tipicamente sombreadas onde as fêmeas depositam suas larvas, bem como no abate de animais selvagens que serviam como fonte de alimento para os vetores. Evidentemente, essas medidas não são mais aplicáveis em programas de Saúde Pública. As alternativas restantes consistem no uso de *inseticidas* aplicados a partir do solo ou por pulverização aérea, o emprego de *armadilhas* ou de *iscas vivas* para os insetos e a *introdução de insetos estéreis* na população.

O uso de inseticidas traz consigo evidente impacto ambiental, especialmente por sua baixa seletividade – outros insetos e diversas espécies animais relevantes para o ecossistema podem ser afetados. No entanto, a grande sensibilidade das moscas-tsé-tsé aos inseticidas torna possível a aplicação de doses ultrabaixas dos produtos. Em Botsuana, por exemplo, as doses do piretroide deltametrina usadas em pulverização aérea contra *G. morsitans centralis* foram cerca de 10.000 vezes inferiores àquelas rotineiramente aplicadas nas campanhas de eliminação de triatomíneos domiciliados, vetores da doença de Chagas (ver Capítulo 5, Trypanosoma cruzi e a Doença de Chagas) na América do Sul (Kuzoe; Schofield, 2004).

As *armadilhas* são estruturas de pano colorido que atraem moscas-tsé-tsé para seu interior, onde são retidas mecanicamente ou mortas pelo contato com um inseticida. Podem ou não ser impregnadas com inseticidas, geralmente piretroides, e conter substâncias que atraem a mosca – em geral compostos aromáticos de cadeia curta, como acetona e octenol. As armadilhas mais usadas são dispositivos cônicos ou piramidais com paredes de cor azul-real e preta, cobertos em sua extremidade superior com uma tela geralmente branca. São suspensos em árvores de modo que o vento possa movimentá-los, mimetizando o movimento de animais (Figura 6.8). As armadilhas são produzidas em uma variedade de formatos e tamanhos, com o objetivo de reduzir seu custo sem perda de eficiência (Kuzoe; Schofield, 2004). Os olhos compostos das glossinas distinguem cores; os insetos são atraídos pela cor azul; a faixa de pano preto induz o pouso dos insetos. Uma versão mais simples desses dispositivos são os chamados *alvos*, que consistem em uma faixa de pano azul-real e outra de pano preto, impregnadas com um inseticida biodegradável de ação rápida (geralmente a deltametrina), suspensas em estruturas fixas; as moscas atraídas pela cor azul pousam no tecido preto e são mortas pelo inseticida. As *iscas vivas* consistem em bovinos submetidos a pulverização com deltametrina; o odor dos animais atrai as moscas e, em contato com a deltametrina, as mata. Somente em Uganda, cerca de um milhão de cabeças de gado são pulverizados por ano.

O emprego de *insetos estéreis* para o controle de populações de glossinas em escala continental vem sendo sugerido pela União Africana, depois do sucesso do programa de erradicação dos vetores na ilha de Zanzibar, no litoral da Tanzânia. O método explora uma característica biológica das glossinas: as fêmeas em geral copulam uma única vez durante suas vidas e não deixarão descendentes se o fizerem com um macho estéril. Em geral, os insetos machos são irradiados para tornarem-se estéreis – um método de custo elevado e que exige infraestrutura complexa para a produção e liberação dos insetos estéreis em larga escala na população (Aksoy et al., 2017).

A *busca ativa* de casos é crucial para o controle de infecções humanas latentes, como frequentemente ocorre com *T. brucei gambiense*. De fato, sugere-se que esse parasito tenha dois *reservatórios crípticos* frequentemente negligenciados pelas estratégias de controle e eliminação da doença: (i) o grande número de infecções crônicas latentes em seres humanos, que formam um reservatório de portadores sãos da infecção; e (ii) um possível reservatório animal significativo, composto especialmente por suínos (Büscher et al., 2018). O diagnóstico de infecções humanas latentes exige a disponibilidade de métodos diagnósticos aplicáveis no campo, capazes de detectar infecções com baixas parasitemias. Empregam-se com essa finalidade os testes sorológicos, como o CATT e os testes rápidos em formato de cassete, para a detecção de anticorpos

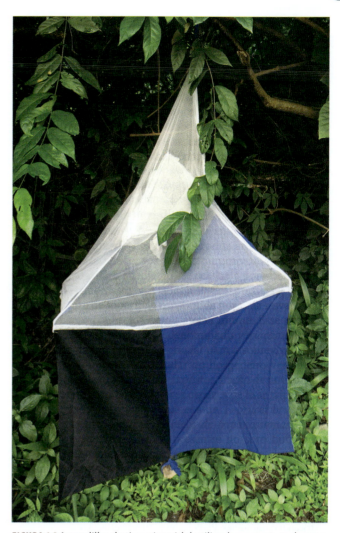

FIGURA 6.8 Armadilha de tipo piramidal utilizada na captura de moscas-tsé-tsé no norte de Uganda, onde *Glossina fuscipes fuscipes* transmite *Trypanosoma brucei rhodesiense* para seres humanos, bovinos e animais silvestres. Observe o pano azul-real e preto usado para atrair as moscas e induzir seu pouso. Fotografia de Marcelo Urbano Ferreira.

específicos contra *T. brucei gambiense*. Os testes moleculares podem tornar-se uma alternativa viável, desde que tenham seus protocolos simplificados para uso no campo, e seu custo reduzido (Tabela 6.2). Os testes de rastreamento não estão disponíveis para *T. brucei rhodesiense*, mas as infecções humanas por essa subespécie são geralmente sintomáticas, e as parasitemias são suficientemente elevadas para sua fácil detecção pela microscopia convencional.

Uma vez confirmado o diagnóstico de infecção, muitas vezes dependente de busca ativa, tem-se o seguinte desafio: o *tratamento* dos pacientes com medicamentos tóxicos e de administração parenteral. Com essa finalidade, é preciso manter uma rede de unidades de saúde capazes de armazenar e administrar os medicamentos e tratar possíveis efeitos colaterais. Essas unidades, que são importantes pontos de referência de diagnóstico laboratorial confirmatório e o tratamento dos pacientes, devem manter-se operantes mesmo em regiões que vêm alcançando sucesso na eliminação da doença do sono, para identificar novos casos e tratá-los oportunamente, prevenindo a reintrodução ou recrudescimento da transmissão.

A despeito de todos os desafios biológicos e logísticos envolvidos, considera-se factível a eliminação da doença do sono como problema de Saúde Pública em 2020 (Franco et al., 2018). Os recentes progressos alcançados pela grande maioria dos países endêmicos, com redução de mais de 90% dos casos novos entre 2000 e 2016, alimentam o otimismo de especialistas e agências de fomento internacionais. A África Subsaariana conta hoje com 1.338 unidades fixas para o diagnóstico e tratamento das infecções por *T. brucei gambiense* e 124 unidades para o diagnóstico e tratamento das raras infecções por *T. brucei rhodesiensis*. O rastreamento de infecções por *T. brucei gambiense* por equipes móveis abrange hoje cerca de 2 milhões de indivíduos por ano. Somente 12 países notificaram infecções por *T. brucei gambiense* em 2016 (entre os quais Angola, que notificou 20 casos); e apenas quatro países notificaram infecções por *T. brucei rhodesiensis* nesse mesmo ano.

Referências bibliográficas

Aksoy S, Buscher P, Lehane M, Solano P, Van Den Abbeele J. Human African trypanosomiasis control: Achievements and challenges. PLoS Negl Trop Dis. 2017;11:e0005454.

Baker CH, Welburn SC. The long wait for a new drug for human African trypanosomiasis. Trends Parasitol. 2018;34:818-27.

Berriman M, Ghedin E, Hertz-Fowler C et al. The genome of the African trypanosome *Trypanosoma brucei*. Science. 2005;309:416-22.

Bottieau E, Clerinx J. Human African trypanosomiasis: progress and stagnation. Infec Dis Clin North Am. 2019;33:61-77.

Informal Expert Group on Gambiense HAT Reservoirs; Büscher P, Bart JM, Boelaert M et al. Do cryptic reservoirs threaten gambiense-sleeping sickness elimination? Trends Parasitol. 2018;34:197-207.

Büscher P, Cecchi G, Jamonneau V, Priotto G. Human African trypanosomiasis. Lancet. 2017;390:2397-409.

da Silva MS, Hovel-Miner GA, Briggs EM et al. Evaluation of mechanisms that may generate DNA lesions triggering antigenic variation in African trypanosomes. PLoS Pathog. 2018;14:e1007321.

Deeks ED. Fexinidazole: first global approval. Drugs. 2019;79:215-20.

Fairlamb AH, Horn D. Melarsoprol resistance in African trypanosomiasis. Trends Parasitol. 2018;34:481-92.

Franco JR, Cecchi G, Priotto G et al. Monitoring the elimination of human African trypanosomiasis: Update to 2016. PLoS Negl Trop Dis. 2018;12:e0006890.

Gibson W, Peacock L. Fluorescent proteins reveal what trypanosomes get up to inside the tsetse fly. Parasit Vectors. 2019;12:6.

Gibson W. The origins of the trypanosome genome strains *Trypanosoma brucei brucei* TREU 927, *T. b. gambiense* DAL 972, *T. vivax* Y486 and *T. congolense* IL3000. Parasit Vectors. 2012;5:71.

Giordani F, Morrison LJ, Rowan TG et al. The animal trypanosomiases and their chemotherapy: a review. Parasitology. 2016;143:1862-89.

Havik PJ. Public health and tropical modernity: the combat against sleeping sickness in Portuguese Guinea, 1945-1974. Hist Cienc Saude-Manguinhos. 2014;21:641-66.

Kuzoe FAS, Schofield CJ. Strategic review of traps and targets for tsetse and African trypanosomiasis control. TDR/IDE/TRY/05.1. Genebra: World Health Organization, 2004.

Matthews KR. The developmental cell biology of *Trypanosoma brucei*. J Cell Sci. 2005;118:283-90.

Mesu VK, Kalonji WM, Bardonneau C et al. Oral fexinidazole for late-stage African *Trypanosoma brucei gambiense* trypanosomiasis: a pivotal multicentre, randomised, non-inferiority trial. Lancet. 2018;391:144-54.

Moloo SK. The distribution of *Glossina* species in Africa and their natural hosts. Insect Sci Its Appl. 1993;14:511-27.

Neva FA, Brown HW. Basic Clinical Parasitology. 6. ed. Norwalk: Appleton & Lange, 1994.

Rijo-Ferreira F, Carvalho T, Afonso C et al. Sleeping sickness is a circadian disorder. Nat Commun. 2018;9:62.

Sistrom M, Evans B, Benoit J et al. *De novo* genome assembly shows genome wide similarity between *Trypanosoma brucei brucei* and *Trypanosoma brucei rhodesiense*. PLoS One. 2016;11;2016:e0147660.

Sollelis L, Marti M. A major step towards defining the elusive stumpy inducing factor in *Trypanosoma brucei*. Trends Parasitol. 2019;35:6-8.

Sternberg JM, Maclean L. A spectrum of disease in human African trypanosomiasis: the host and parasite genetics of virulence. Parasitology. 2010;137:2007-15.

Welburn SC, Molyneux DH, Maudlin I. Beyond tsetse – Implications for research and control of human African trypanosomiasis epidemics. Trends Parasitol. 2016;32:230-41.

Leitura sugerida

Bottieau E, Clerinx J. Human African trypanosomiasis: progress and stagnation. Infect Dis Clin North Am. 2019;33:61-77.

7 O Gênero *Leishmania* e as Leishmanioses

Silvia Reni B. Uliana ▪ *Maria Odete Afonso* ▪ *Jeffrey J. Shaw*

Introdução

As leishmanioses constituem um grupo de doenças causadas por protozoários do gênero *Leishmania*, que pertence ao subgrupo taxonômico Kinetoplastea. Mais de 20 espécies nesse gênero foram descritas como agentes etiológicos de doenças humanas. Dos nove países da Comunidade dos Países de Língua Portuguesa (CPLP), apenas Brasil e Portugal registraram a ocorrência de leishmaniose. Porém, é possível que ocorra também em Angola, Moçambique e Guiné-Bissau. Esses são países com sistemas de saúde atualmente carentes e que fazem fronteira com regiões onde a doença já foi encontrada (Namíbia, fronteira com Angola e Moçambique) ou é endêmica (Senegal, que faz fronteira com Guiné-Bissau). As diferentes formas clínicas podem ser agrupadas em leishmaniose tegumentar e visceral. As leishmanioses são endêmicas em 97 países, distribuídos na América, na África, na Ásia e na Europa, com cerca de 600.000 a 1 milhão de casos novos de leishmaniose cutânea e por volta de 50.000 a 90.000 novos casos de leishmaniose visceral a cada ano. Uma grande concentração de casos de leishmaniose visceral ocorre em apenas sete países: Brasil, Etiópia, Índia, Quênia, Somália, Sudão e Sudão do Sul. Os países com maior incidência de leishmaniose cutânea nos últimos anos são: Afeganistão, Argélia, Brasil, Colômbia, Irã e Síria.

No Brasil, a epidemiologia da leishmaniose tem-se alterado nas últimas décadas. Com frequência cada vez maior, identificam-se novos focos de transmissão em áreas urbanas, decorrentes da adaptação do inseto vetor a esses ambientes. Até o século XX, a leishmaniose visceral concentrava-se principalmente na região Nordeste, enquanto a transmissão de leishmaniose tegumentar estava relacionada preferencialmente com áreas com mata preservada, como a Amazônia e a faixa litorânea que compõe a Mata Atlântica. Atualmente, ocorre transmissão autóctone das leishmanioses em todos os estados brasileiros. Surtos epidêmicos recentes em capitais de estado, como Belo Horizonte e Recife, bem como no noroeste do estado de São Paulo, mostram que as leishmanioses estão em franca expansão geográfica. A urbanização da leishmaniose visceral, alastrando-se por cidades como Teresina, Belo Horizonte, Campo Grande e Araçatuba, é motivo de grande preocupação entre os profissionais de saúde pública (Harhay et al., 2011). Apesar de ser uma doença de notificação compulsória, o caráter crônico das leishmanioses, as dificuldades no diagnóstico e a ocorrência de casos em regiões remotas do país fazem crer que exista grande subnotificação. As estatísticas do Ministério da Saúde relatam uma incidência média anual de 21.275 casos de leishmaniose tegumentar e 3.713 casos de leishmaniose visceral no período de 2007 a 2018 (Figura 7.1). A carga global de leishmaniose visceral no Brasil (*global disease burden*) aumentou consideravelmente no período de 1990 a 2016, verificando-se um importante aumento em parâmetros como o número de anos perdidos (YLL, do inglês *years of life lost*) e de anos vividos com incapacidade (YLD, do inglês *years lived with disability*), resultando em um aumento de 86% no número de anos de vida perdidos ajustados por incapacidade (*DALY*, do inglês *disability adjusted life years*) (Bezerra et al., 2018).

Aspectos biológicos

Os hospedeiros das espécies de *Leishmania* são diversos vertebrados mamíferos silvestres ou domésticos; o ser humano é um hospedeiro acidental. Os animais mais frequentemente infectados são os roedores e os canídeos, principais reservatórios do parasito. A maioria das infecções em animais silvestres é assintomática. Classicamente, o ser humano adquire a doença ao adentrar áreas silvestres onde o ciclo de *Leishmania* ocorre sem prejuízo para a saúde dos animais ou dos insetos vetores.

Os protozoários do gênero *Leishmania*, que hoje é dividido em quatro subgêneros (Espinosa et al., 2018), pertencem, junto com *Trypanosoma*, ao subgrupo Kinetoplastea do grupo Euglenozoa, supergrupo Excavata (Adl et al., 2005). A

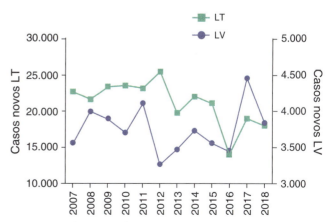

FIGURA 7.1 Incidência anual de leishmaniose visceral (LV) e leishmaniose tegumentar (LT) no Brasil, no período de 2007 a 2018. Adaptada de dados do Ministério da Saúde (Brasil, 2020a; 2020b).

principal espécie causadora de leishmaniose tegumentar no Brasil, tanto em número de casos como em distribuição geográfica, é *Leishmania (Viannia) braziliensis*. Outras espécies que também ocorrem, especialmente na região amazônica do Brasil, são *Leishmania (Leishmania) amazonensis* e *L. (V.) guyanensis* junto com menor número de casos de infecção por *L. (V.) shawi*, *L. (V.) naiffi*, *L. (V.) lainsoni* e *L. (V.) lindenbergi*. A leishmaniose visceral, por outro lado, é causada no Brasil pela espécie *L. (L.) infantum chagasi* (Lainson; Shaw, 1987).

O ciclo de vida dos protozoários do gênero *Leishmania* é heteroxeno, envolvendo um hospedeiro mamífero e um inseto (Figura 7.2). Os insetos vetores são pequenos dípteros que pertencem aos gêneros *Phlebotomus*, na Europa, no Oriente Médio, na Ásia e na África (Velho Mundo) e a vários gêneros nas Américas (Novo Mundo), como *Lutzomyia*, *Nyssomyia* e *Psychodopygus* (Galati 2018). As leishmânias são transmitidas entre os hospedeiros mamíferos pela picada do flebotomíneo fêmea.

As diversas espécies de *Leishmania* compartilham muitas características de seu ciclo de vida. Enquanto parasitam o inseto vetor, sobrevivem sob a forma promastigota, alongada e com um único flagelo, que emerge na região anterior da célula (Figura 7.3). O flagelo origina-se a partir do *cinetoplasto*, região especializada da única mitocôndria encontrada nesses parasitos, que caracteriza os protozoários do subgrupo Kinetoplastea. O cinetoplasto contém grande quantidade de DNA extranuclear, organizado em moléculas circulares: os maxicírculos, que apresentam genes que codificam principalmente enzimas mitocondriais, e os minicírculos, presentes em milhares de cópias e que dão origem aos RNA guias, pequenos transcritos responsáveis pelo fenômeno de *edição de RNA*. A edição de RNA, encontrada em diversos tripanossomatídeos, é o mecanismo pelo qual transcritos primários de diversos genes mitocondriais têm resíduos de uridina acrescentados ou removidos depois da transcrição. Nos promastigotas são também encontradas outras organelas citoplasmáticas presentes

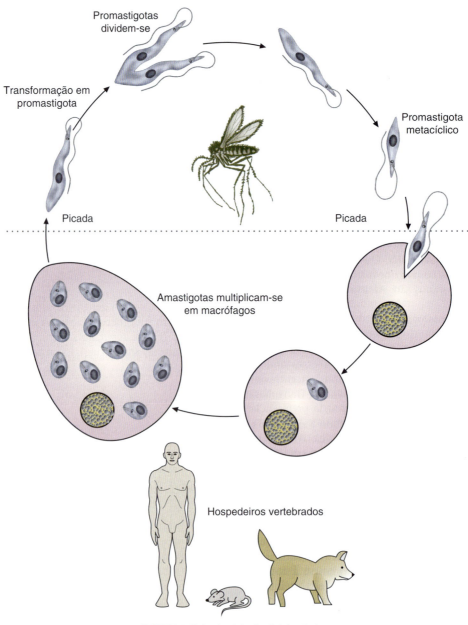

FIGURA 7.2 Ciclo de vida das leishmânias.

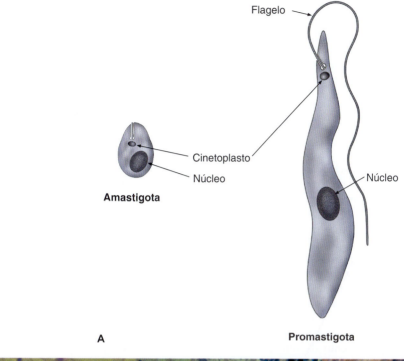

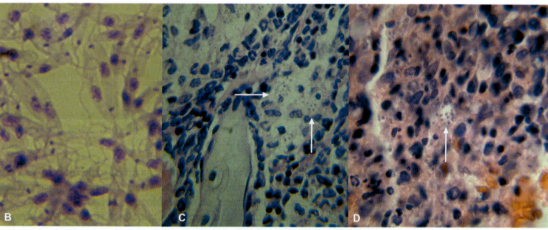

FIGURA 7.3 Estágios evolutivos das leishmânias. **A.** Representação esquemática dos estágios evolutivos das leishmânias. **B.** Promastigotas de *Leishmania amazonensis* em meio de cultura (coloração: Giemsa). **C.** Amastigotas de *L. braziliensis* em corte histológico de pele (coloração: hematoxilina-eosina). **D.** Amastigotas de *L. infantum chagasi* em amostra de biopsia de medula óssea (coloração: hematoxilina-eosina). As *setas* em **C** e **D** indicam amastigotas no interior de macrófagos. Fotografias de Marcelo Urbano Ferreira.

na maioria das células eucariotas, como o retículo endoplasmático, o complexo de Golgi e os lisossomos, além do núcleo. Entretanto, diferentemente do que ocorre em outros organismos superiores, a cromatina não se condensa durante a divisão celular dos promastigotas, e os cromossomos não podem ser visualizados individualmente. Os protozoários do gênero *Leishmania* contêm ainda glicossomos, organelas essenciais que participam da regulação metabólica necessária à adaptação a ambientes tão diversos quanto os encontrados nos diferentes hospedeiros (Michels et al., 2006).

A infecção do flebotomíneo fêmea ocorre mediante a ingestão de sangue contaminado com células infectadas de um hospedeiro mamífero. Os parasitos ingeridos junto com o sangue diferenciam-se rapidamente em formas promastigotas chamadas de procíclicas, que sobrevivem no meio extracelular e passam a multiplicar-se por divisão binária (ver Figura 7.2). Esses protozoários nutrem-se do conteúdo intestinal do inseto, utilizando principalmente a glicose e a prolina como fontes de carbono. À medida que os nutrientes no tubo digestivo do inseto escasseiam, ocorre uma diferenciação dos promastigotas procíclicos em promastigotas metacíclicos. Essa diferenciação traduz-se em mudanças morfológicas, como o aumento da extensão do flagelo e o encurtamento do corpo do parasito, bem como em alterações fisiológicas. O promastigota metacíclico é incapaz de multiplicar-se, e deve ser inoculado no mamífero para dar continuidade ao ciclo.

Os diversos estágios de diferenciação do parasito ocupam hábitats também distintos no interior do inseto (Kamhawi, 2006). Após o repasto sanguíneo, e imediatamente após sua diferenciação em promastigotas, os parasitos são encontrados no interior da membrana peritrófica, misturados ao conteúdo do repasto sanguíneo. Para escapar das enzimas digestivas que serão secretadas para o interior do saco alimentar, os promastigotas escapam de seu interior e, mediante interações entre moléculas presentes no lado externo de sua membrana plasmática (lipofosfoglicano, LPG) e lectinas no epitélio digestivo do inseto vetor, instalam-se na região do intestino anterior (subgênero *Leishmania*) ou no intestino posterior (subgênero *Viannia*). Aderidos ao epitélio digestivo, os promastigotas multiplicam-se extensamente. Alguns dias depois, com a redução do conteúdo de nutrientes no intestino, ocorre a diferenciação para promastigotas metacíclicos. As moléculas presentes na superfície do parasito são alteradas, desaparecendo a capacidade de adesão específica a lectinas do epitélio (Naderer, 2004; Kamhawi, 2006).

Os promastigotas metacíclicos, agora livres no interior do tubo digestório, fazem então uma migração retrógrada até as porções anteriores do esôfago do inseto, onde passam a secretar fosfolipídios. Formam, assim, uma substância de consistência gelatinosa capaz de obstruir parcialmente a luz da válvula estomodeal, por onde deve ser conduzido o sangue ingerido no próximo repasto sanguíneo. Por isso, o flebotômineo infectado precisa picar inúmeras vezes até atingir a saciedade, regurgitando saliva e porções desse material gelatinoso com parasitos a cada picada. Os promastigotas metacíclicos são injetados no mamífero, pela picada do inseto, misturados à saliva e ao gel secretado anteriormente, ambos representando fatores importantes para o estabelecimento da infecção (Bates, 2007).

Outra característica importante do promastigota metacíclico é sua capacidade de resistir à lise por moléculas do sistema complemento, uma das primeiras linhas de defesa do hospedeiro mamífero. Entretanto, o complemento é ativado pelo parasito e por fatores inflamatórios presentes na saliva do inseto. Os produtos da cascata do complemento depositam-se na superfície do promastigota, opsonizando-o. Desse modo, o promastigota metacíclico torna-se mais "apetitoso" para a fagocitose por células especializadas. Dois tipos celulares principais no mamífero são responsáveis por essa fagocitose precoce: leucócitos polimorfonucleares e macrófagos.

Um grande número de neutrófilos é atraído precocemente para o sítio de inoculação dos parasitos, graças à lesão mecânica causada pela picada e pela atividade inflamatória de componentes da saliva do inseto. Os neutrófilos são capazes de fagocitar os promastigotas inoculados e desempenham um papel importante na defesa inata. Promastigotas fagocitados por neutrófilos são, em grande parte, destruídos no interior do fagossomo. Normalmente os neutrófilos têm um período curto de vida, que termina pela entrada em apoptose. Os neutrófilos apoptóticos são então fagocitados por macrófagos. Entretanto, parte dos neutrófilos que fagocitam promastigotas tem sua fisiologia alterada, tornando-se incapazes de destruir os parasitos. Os promastigotas de *Leishmania* que conseguem instalar-se em compartimentos não líticos do neutrófilo retardam o programa de apoptose e prolongam a vida da célula hospedeira, tornando possível que os parasitos permaneçam viáveis durante as primeiras horas da infecção enquanto os macrófagos e as células dendríticas são progressivamente atraídos para o local. Em um segundo momento, os neutrófilos parasitados transferem os parasitos para o interior de macrófagos, por serem fagocitados por eles ou por liberarem os parasitos nas vizinhanças de macrófagos que chegam ao sítio da lesão (Peters; Sacks, 2009).

Os macrófagos são, de fato, a célula hospedeira por excelência para as leishmânias. Componentes do complemento depositados na superfície do promastigota favorecem a fagocitose pelo macrófago por meio do receptor CR3, que, quando ativado, induz fagocitose sem estimular a produção de intermediários reativos de oxigênio e nitrogênio. O parasito fagocitado permanece envolto pela membrana que forma o fagossomo ou vacúolo parasitóforo. Como consequência da formação do vacúolo, são a seguir recrutados lisossomos que se fundem ao fagossomo, despejando em seu interior seu conteúdo ácido e rico em enzimas proteolíticas. Os promastigotas sobrevivem no interior do vacúolo fagolisossômico, neutralizando seu conteúdo proteolítico graças à liberação, a partir da membrana plasmática, de proteases de superfície (glicoproteína de 63 kDa, gp63) que serão responsáveis pela inativação das enzimas lisossômicas. O pH ácido remanescente e o aumento drástico de temperatura ao passar do inseto (temperatura ambiente) para o mamífero (em torno de 37°C) funcionam como sinais desencadeadores de uma nova transformação do parasito: eles passam agora ao estágio *amastigota* (ver Figura 7.3). Os amastigotas, diferentemente dos promastigotas, são formas de vida intracelulares. Perfeitamente adaptados ao ambiente do vacúolo fagolisossômico, multiplicam-se por divisão binária, até que a quantidade de amastigotas intracelulares seja suficiente para romper a célula hospedeira. Nesse momento, os amastigotas liberados no meio extracelular podem ser fagocitados por outros macrófagos ou podem migrar, por via hematogênica, a outros órgãos do hospedeiro mamífero.

Promastigotas e amastigotas de *Leishmania* utilizam um mecanismo que mimetiza a sua própria apoptose para escapar das defesas do hospedeiro. Desse modo, parte da população de promastigotas metacíclicos no inseto vetor, assim como amastigotas recuperados de lesão, tem a propriedade de expor moléculas semelhantes à fosfatidilserina (PS) em sua superfície. A PS é habitualmente encontrada na face interna de membranas plasmáticas. Quando exposta na superfície celular, é considerada típica de células em apoptose. Assim, parasitos que expõem moléculas semelhantes à PS em sua superfície induzem fagocitose mediante receptores de PS no macrófago. A fagocitose mediada por esses receptores modula a resposta da célula hospedeira, induzindo citocinas anti-inflamatórias e inibindo a resposta oxidativa, como ocorre quando o macrófago fagocita uma célula em apoptose (Balanco et al., 2001; Wanderley et al., 2006; van Zandbergen et al., 2006).

Especialmente no caso dos mamíferos silvestres com papel de reservatório, são encontrados macrófagos infectados na derme em regiões de pele sã. Para se alimentarem, os insetos flebotômineos perfuram várias vezes a pele no local da picada, de maneira que se forme um pequeno "lago" de sangue. Essas picadas repetidas causam lesão suficiente na derme para que o sangue ingerido contenha também parasitos liberados de macrófagos presentes na região. Os amastigotas ingeridos com o sangue, ao experimentarem a mudança de pH e de temperatura, novamente assumem a forma promastigota no intestino do inseto.

Embora os principais reservatórios de *L. (V.) braziliensis* e *L. (L.) amazonensis* sejam roedores silvestres, esses parasitos também infectam animais domésticos e peridomésticos, como cães, gatos e equinos. Os reservatórios silvestres de *L. (L.) infantum chagasi* são principalmente raposas e roedores, enquanto os cães são considerados um importante reservatório no peridomicílio e em regiões urbanas. Diferentes espécies de *Leishmania* foram encontrados em muitas ordens de mamíferos desde morcegos até xenartra. Porém, existem poucos estudos avaliando sua importância no ciclo enzoótico.

Aspectos clínicos

Na maior parte dos casos, é difícil reconhecer o local de inoculação do parasito após a picada do flebotomíneo. Em algumas circunstâncias, uma pápula ou mesmo uma pequena pústula pode se desenvolver, com duração de alguns dias. Após um período de incubação de duração incerta (provavelmente em torno de 2 a 8 semanas), podem surgir sinais e sintomas de leishmaniose. No entanto, muitas infecções por Leishmania são completamente assintomáticas. Estudos epidemiológicos em áreas endêmicas de leishmaniose visceral mostram que somente cerca de 5 a 6% das pessoas infectadas desenvolvem sintomas. Na leishmaniose tegumentar, não se dispõe de dados precisos quanto à proporção de indivíduos infectados que desenvolvem a doença.

Leishmaniose tegumentar

A forma tegumentar de leishmaniose tem apresentação clínica variável, de acordo com fatores específicos do parasito e de fatores genéticos do hospedeiro. A forma mais comum é chamada de *leishmaniose tegumentar localizada ou cutânea*. Na região próxima à inoculação dos parasitos desenvolve-se uma lesão cutânea, inicialmente papular, que pode ou não ser seguida de lesões satélites ou secundárias. A maior parte das lesões cutâneas na leishmaniose assume a forma ulcerada. Considera-se uma lesão típica aquela com bordas elevadas e infiltradas, com fundo granular, indolor e não pruriginosa, lembrando o topo de uma "cratera de vulcão" (Figura 7.4). Infecções bacterianas secundárias podem ocorrer, levando à formação de uma secreção purulenta, com edema, rubor e calor locais. Podem ocorrer também outras apresentações, como lesões polipoides, nodulares, verrucoides e impetigoides. A progressão da doença acarreta aumento de diâmetro da úlcera, às vezes com extensões laterais e formação de lesões satélites. Pode haver linfadenopatia regional. Em infecções por *L. (V.) guyanensis*, é possível observar linfangite nodular. Após uma evolução de muitos meses, a(s) úlcera(s) pode(m) cicatrizar espontaneamente, com resolução da lesão cutânea. Mesmo após a cicatrização, espontânea ou em resposta a quimioterapia específica, parasitos viáveis são frequentemente encontrados no tecido subcutâneo e em linfonodos.

Uma segunda forma de doença tegumentar, geralmente associada a infecções por *L. (L.) amazonensis*, é a *leishmaniose cutâneo difusa*. Nesse caso, as lesões demoram muito para ulcerar e evoluem inicialmente como nódulos. Essa forma é rara e extremamente grave. Os pacientes desenvolvem múltiplas lesões em todo o tegumento, e eventualmente têm perda de tecido nas extremidades, devido às lesões crônicas que determinam necrose tecidual.

A terceira forma clássica de leishmaniose tegumentar é a *cutaneomucosa*. Acredita-se que, no Brasil, esta apresentação clínica esteja associada preferencialmente a infecções por *L. (V.) braziliensis*. As lesões em mucosas oral e nasal podem surgir muitos anos após o aparecimento das lesões cutâneas, mas também podem precedê-las ou mesmo surgir sem manifestações cutâneas. Essas lesões mucosas são encontradas mais frequentemente no palato, nos lábios, nas cavidades nasais, na faringe e na laringe. São lesões infiltradas, indolores, que eventualmente ulceram, levando à perda tecidual e a perfurações, com desabamento do septo nasal, formação de fístulas oronasais etc.

Infecções por *L. (V.) braziliensis* podem ainda estar relacionadas a uma forma denominada *leishmaniose disseminada*, em que dezenas a centenas de lesões polimórficas ocorrem em diversas áreas do corpo, frequentemente com acometimento de mucosas.

Leishmaniose visceral

A leishmaniose visceral tem início insidioso, com febre alta, porém irregular. O quadro febril é acompanhado de astenia, mal-estar geral e perda de peso. No exame físico são observadas hepatomegalia e esplenomegalia, que podem alcançar grandes dimensões; nesses casos, sinais de desnutrição são também evidentes. Em áreas de transmissão mais recente tem-se observado evolução mais rápida para as formas graves e/ou complicadas de leishmaniose. Os exames laboratoriais inespecíficos mostram anemia, leucopenia e plaquetopenia intensas, assim como hipergamaglobulinemia. A leishmaniose visceral pode ser uma das doenças oportunistas associadas à síndrome

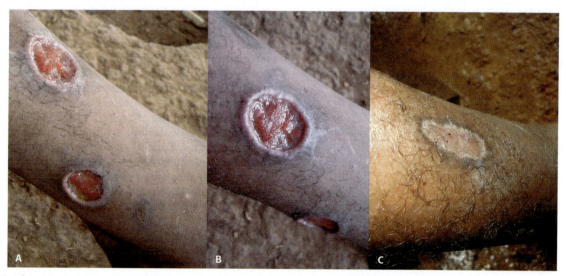

FIGURA 7.4 Leishmaniose tegumentar em paciente da Amazônia brasileira. Aspecto de lesões ulceradas, antes (**A** e **B**) e 6 meses depois do tratamento com antimonial pentavalente (**C**). Fotografias de Nathália Ferreira Lima, Instituto de Ciências Biomédicas da USP.

da imunodeficiência adquirida (AIDS). Nessas circunstâncias, o quadro clínico é muito variável e atípico; em geral, a evolução da doença é muito grave, e a resposta ao tratamento muito precária, quando comparadas a infecções em hospedeiros imunocompetentes (Alvar et al., 2010).

Diagnóstico laboratorial das leishmanioses

Os métodos mais frequentemente utilizados para o diagnóstico de leishmaniose humana tomam como base a demonstração de formas amastigotas no tecido infectado. Na leishmaniose tegumentar, o material a ser examinado é obtido por biopsia, punção ou escarificação de lesões cutâneas ou mucosas. Na leishmaniose visceral, o material é obtido por aspiração da medula óssea ou, mais raramente, do fígado ou do baço. Em lesões cutâneas, punção, escarificação ou biopsia devem ser realizadas nas bordas da lesão, em regiões com tecido mais bem preservado e com maior número de parasitas.

O material biopsiado deve ser submetido, sempre que possível, a exame histopatológico. Além disso, recomenda-se seu exame utilizando-se a técnica de *imprint* que consiste na aposição do tecido coletado a uma lâmina, para fixação e exame após coloração com os corantes de Giemsa ou Leishman. O material obtido por punção ou escarificação é utilizado para o preparo de esfregaços, examinados após a coloração com Giemsa ou Leishman. Os mesmos procedimentos aplicam-se ao material coletado de medula óssea por aspiração ou biopsia, com a realização de esfregaços ou a inclusão em parafina e posterior coloração. Encontrar formas amastigotas no interior de macrófagos pode ser uma tarefa árdua, especialmente em lesões causadas por *L. (V.) braziliensis*, que frequentemente têm um número muito reduzido de parasitas. Outra desvantagem do exame direto é que a visualização dos parasitas intramacrofágicos não possibilita a diferenciação de espécies, mas apenas a identificação do gênero *Leishmania*.

Uma alternativa para aumentar a sensibilidade de detecção do exame direto é a utilização de parte do material para a inoculação de culturas *in vitro* ou a inoculação em animais. Os meios de cultura utilizados imitam as condições existentes no inseto vetor e possibilitam que os amastigotas se diferenciem em promastigotas e se multipliquem. O material obtido a partir desses promastigotas de cultivo pode, então, ser utilizado para tipagem do parasito, mediante determinação de padrões de migração de isoenzimas ou reação com anticorpos monoclonais. Essas técnicas, porém, são realizadas apenas em centros de referência para o diagnóstico das leishmanioses.

Outra alternativa diagnóstica de alta sensibilidade é a detecção de DNA do parasito no material de punção ou biopsia mediante reações de polimerização em cadeia. Várias sequências de DNA do parasito podem ser utilizadas como alvo de amplificação, o que possibilita o diagnóstico espécie-específico.

Métodos imunológicos podem ser utilizados como auxiliares no diagnóstico. Um teste classicamente utilizado em pacientes com leishmaniose tegumentar é a intradermorreação de Montenegro, um teste de hipersensibilidade tardia. Antígenos totais de formas promastigotas de *Leishmania* são injetados, por via intradérmica, no antebraço do paciente. A leitura é realizada 48 horas depois, e o teste é considerado positivo se houver induração com diâmetro superior a 5 mm no local da injeção. A positividade da reação de Montenegro é alta em pacientes com leishmaniose cutânea, exceto naqueles infectados por *L. (L.) amazonensis*. Essa reação é negativa em pacientes com leishmaniose visceral ativa, tornando-se positiva após o tratamento bem-sucedido. O teste de Montenegro também é positivo em indivíduos com infecção assintomática ou em indivíduos curados de leishmanioses pregressas.

A detecção de anticorpos circulantes específicos também pode ser feita, mas a utilização de antígenos totais de promastigotas em técnicas sorológicas clássicas, como a reação de imunofluorescência indireta e o imunoensaio enzimático, resulta em grande proporção de resultados falso-positivos. Observam-se reações cruzadas em pacientes com doença de Chagas, tuberculose, sífilis e malária, entre outras. Mais recentemente, vêm sendo utilizados antígenos recombinantes purificados em ensaios sorológicos, com melhora da especificidade. Um desses antígenos, conhecido como rK-39, tem-se mostrado bastante específico e sensível em testes imunocromatográficos rápidos (de Assis et al., 2011). A disponibilidade do produto, entretanto, não tem sido constante para o diagnóstico em zonas endêmicas no Brasil.

O diagnóstico da infecção em cães em áreas endêmicas também merece atenção. O método mais utilizado na prática para a detecção de anticorpos específicos é a reação de imunofluorescência indireta, que oferece baixas sensibilidade e especificidade. Métodos alternativos de detecção de anticorpos, como os imunoensaios enzimáticos com antígenos recombinantes ou testes de aglutinação adaptados para uso em cães, estão em estudo, mas ainda não estão disponíveis em larga escala.

Tratamento das leishmanioses

Os medicamentos de primeira escolha na terapêutica das leishmanioses são os antimoniais pentavalentes. No continente americano, utiliza-se o antimoniato de meglumina em doses de 20 mg/kg/dia por via intravenosa ou intramuscular, por 20 a 30 dias; em alguns países da Europa, da África e da Ásia usam-se doses equivalentes de estibogluconato de sódio. O tratamento com antimoniais pentavalentes pode provocar efeitos colaterais, por vezes graves, como febre, mialgia, hepatite, pancreatite e arritmias cardíacas.

O medicamento de segunda escolha é a anfotericina B, também administrada por via intravenosa e capaz de induzir toxicidade grave, especialmente nefrotoxicidade. Durante a administração, podem ocorrer episódios febris. As doses de anfotericina B utilizadas são de 1 mg/kg/dia em dias alternados durante 14 a 20 dias. Mais recentemente, formulações de anfotericina B em emulsões lipídicas têm possibilitado a redução das doses utilizadas, resultando em menor toxicidade. Por outro lado, o custo dessas formulações é frequentemente proibitivo para pacientes em regiões endêmicas. A pentamidina é um medicamento alternativo, utilizado principalmente nas infecções por *L. (V.) guyanensis*, que não respondem bem aos antimoniais.

O primeiro medicamento de uso oral para o tratamento das leishmanioses foi a miltefosina, introduzida inicialmente na Índia para o tratamento da leishmaniose visceral causada por *L. (L.) donovani*. Por ser teratogênica, a miltefosina não pode ser utilizada em gestantes. Naquele país, em que mais de 60% das linhagens desse parasito isoladas de pacientes são resistentes aos antimoniais, o tratamento com miltefosina foi bem-sucedido inicialmente. Entretanto, em poucos anos surgiram sinais de que a eficácia do tratamento poderia se reduzir rapidamente devido à seleção de parasitas resistentes. A tendência atual para o tratamento de leishmaniose é a utilização de combinações de fármacos, na tentativa de melhorar a eficácia e reduzir as chances de falha terapêutica por seleção de resistência. Estudos clínicos com algumas combinações de fármacos estão em andamento, especialmente na Índia e África.

A eficácia dos medicamentos disponíveis no Brasil foi recentemente avaliada em pacientes com leishmaniose visceral (Romero et al., 2017), e mostrou que o tratamento com antimoniato de meglumina resulta em cerca de 77,5% de sucesso em 6 meses. Esse estudo levou à proposta de substituição do uso de antimoniais por anfotericina lipossomal, com melhores taxas de cura aos 6 meses.

Em relação ao tratamento de leishmaniose tegumentar, a situação é ainda mais complexa. Mesmo os quadros de leishmaniose tegumentar localizada tem tido taxas de cura após o tratamento com antimoniato de meglumina que podem ser de apenas cerca de 50% em diferentes áreas no Brasil (Machado et al., 2010; Crushiak-Talhari et al., 2011).

Vetores das leishmanioses

Os insetos vetores das leishmanioses pertencem ao filo Arthropoda, classe Insecta, ordem Diptera, subordem Nematocera, família Psychodidae e subfamília Phlebotominae. Por pertencerem a essa subfamília, são conhecidos por flebotomíneos, ou flebótomos, e só estes apresentam espécies com importância em medicina humana e/ou veterinária. Os psicodídeos, nos quais se inserem os flebotomíneos, não são, na sua quase totalidade, vetores de agentes patogênicos. Assim, em português, quando nos referirmos aos vetores das leishmanioses, dever-se-á utilizar o termo flebotomíneo ou flebótomo.

Os flebotomíneos, ou flebótomos, são denominados como "*phlebotomine sand flies*", ou "*sand flies/sandflies*" pelos anglo-saxônicos e por "*phlébotomes*" pelos francófonos (Dépaquit; Léger, 2017). Em português, não se deve traduzir a palavra "*sand fly*" para mosca da areia, uma vez que causa confusão sugerindo que eles são encontrados exclusivamente em regiões desérticas ou litorâneas, o que não corresponde à sua real distribuição. Nas Américas, os flebotomíneos estão predominantemente associados a matas e florestas. Além disso, eles não são muscoides. Também não se deve dizer que são "mosquitos", pois, em termos taxonômicos, bioecológicos e vetoriais, nada têm a ver com os culicídeos. Contudo, em diferentes países há termos regionais específicos para os flebotomíneos que podem ser úteis em estudos de vigilância e controle. Por exemplo, no Brasil os flebotomíneos têm nomes regionais como mosquito-palha, birigui, cangalhinha, tatuquira, asa-dura, asa-branca ou anjinho.

Os flebótomos encontram-se no Velho e no Novo Mundo, em regiões tropicais, subtropicais e temperadas, ainda que distribuídos de maneira focal. No que diz respeito à taxonomia, verificam-se vários gêneros e subgêneros; a divisão destes ainda não é consensual. Nas Américas, a maioria dos pesquisadores segue as divisões genéricas e subgenéricas propostas por Eunice Galati em suas várias revisões taxonômicas (Galati, 2018).

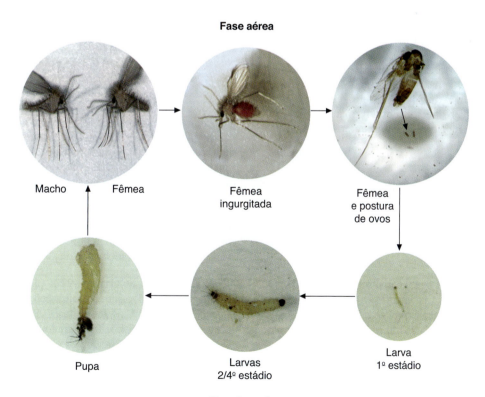

FIGURA 7.5 Ciclo de vida de flebotomíneos (Diptera, Psychodidae): fases aérea e terrestre. Fotografias de M.O. Afonso, S. Branco, A. Pereira e C. Maia.

Os flebotomíneos adultos alimentam-se de sucos açucarados, quer de plantas, quer de afídeos. Só as fêmeas são hematófagas e telmofágicas, isto é, durante a refeição sanguínea fazem pequenos movimentos de vaivém com suas peças bucais, dando origem a micro-hematomas na derme do vertebrado. O sangue coletado nesse local não coagula devido às enzimas que a saliva de tais insetos contém. A atividade dos adultos é principalmente crepuscular e/ou noturna. As larvas são saprófagas e fitófagas (Figura 7.5), e as pupas não se alimentam. O ciclo de vida, desde a postura até a eclosão dos adultos, corresponde a um período de cerca de 37 a 76 dias a uma temperatura de 28°C e alimentação adequada. Quando a temperatura ambiente é de cerca de 18°C, o ciclo de vida é ainda mais longo: 116 a 165 dias. Abaixo de 12°C, os flebotomíneos cessam a sua atividade (Tesh; Guzman, 1996).

Nas regiões temperadas, como é o caso de Portugal, Espanha e outros países da bacia mediterrânica, as larvas do quarto estado entram em diapausa no outono/inverno, quando as temperaturas baixam para níveis não compatíveis com a atividade dos adultos. Na primavera seguinte, as larvas passam a pupas que vão dar origem aos adultos. Frente às alterações climáticas e ambientais, é possível prever que o aumento médio da temperatura anual provocará a eclosão mais precoce dos adultos, ao passo que as larvas entrarão em diapausa mais tarde. Assim, o período de atividade flebotomínica e o número de gerações anuais aumentariam, o que provavelmente levará a aumento no risco de transmissão vetorial de leishmanioses (Afonso; Alves-Pires, 2008; Trájer et al., 2013). Não existem dados confiáveis sobre a longevidade dos adultos na natureza, mas sabe-se que a taxa de sobrevivência é reduzida após cada oviposição (Dye et al., 1987). As chances de uma fêmea sobreviver são maiores na primeira oviposição, diminuem na segunda e se reduzem ainda mais na terceira oviposição. Em uma população de *Phlebotomus (Larroussius) ariasi* no sul da França, a taxa de sobrevivência foi 1,54 ciclos ovarianos. Como a alimentação sanguínea está relacionada à oviposição, isso significa que as chances de uma fêmea infectada durante seu primeiro repasto sanguíneo sobreviver para transmitir a infecção em sua segunda alimentação são bem reduzidas. Existem evidências laboratoriais de que algumas espécies sobrevivem à oviposição com mais sucesso, o que teoricamente aumentaria sua importância vetorial.

Em Portugal, até a presente data, são conhecidos dois gêneros, três subgêneros e cinco espécies transmissoras, nomeadamente *P. (L.) perniciosus* Newstead, 1911; *P. (L.) ariasi* Tonnoir, 1921; *Phlebotomus (Paraphlebotomus) sergenti* Parrot, 1917; *P. (P.) papatasi* (Scopoli, 1786) e *Sergentomyia (Sergentomyia) minuta* (Rondani, 1843) (Afonso; Alves-Pires, 2008). Destas espécies, apenas *P. perniciosus* e *P. ariasi* são comprovadamente vetores de *L. infantum*, de norte a sul de Portugal Continental, ou seja, apresentam as características vetoriais definidas por Killick-Kendrick (1990), Ready (2013) e Maroli et al. (2013). No entanto, nos últimos anos, e para alguma surpresa dos flebotomologistas/parasitologistas, fêmeas de *S. minuta* capturadas no Algarve e no Alentejo, Portugal, foram identificadas por técnicas moleculares como infectadas por *L. major* e *L. infantum*, respetivamente (Campino et al., 2013; Pereira et al., 2017). Entretanto, são necessários estudos adicionais para que se possa afirmar que esses flebotomíneos podem ser infectantes e, portanto, vetores verdadeiros dessas espécies de *Leishmania* (Maia; Dépaquit, 2016).

A complexidade de transmissão nas Américas é revelada pelo grande número de vetores em que diferentes espécies de *Leishmania* foram encontradas. Em revisões recentes (Rangel et al., 2018a, 2018b), leishmânias associadas a leishmaniose tegumentar no Brasil foram encontradas em 31 espécies de flebotomíneos, enquanto o parasito associado a leishmaniose visceral foi identificado em 16 flebotomíneos brasileiros. Porém, muitas dessas infecções só foram assinaladas por métodos moleculares. Em alguns casos, a mesma espécie de flebotomíneo foi encontrada infectada com até três espécies de leishmânia em diferentes localizações geográficas, sugerindo que um mesmo vetor pode estar envolvido com a transmissão de mais de uma espécie de *Leishmania*, dependendo da situação ecológica. O grande desafio é a comprovação vetorial de uma dada espécie. Sem dúvida, *Lutzomyia longipalpis* é o principal vetor de leishmaniose visceral (*L. infantum*) no Brasil e encontra-se distribuída em 24 dos 27 estados brasileiros. Até agora esse flebotomíneo não foi encontrado nos estados do Acre, Amazonas e Santa Catarina. Considerando-se as atuais tendências de mudanças ambientais, especialmente em relação ao desmatamento, é possivelmente que seja apenas uma questão de tempo até que a espécie seja encontrada nos estados de Acre e Amazonas. Por outro lado, sua ausência não é garantia da ausência de leishmaniose visceral. Já foram identificados casos de doença em cachorros e no homem em Santa Catarina e são fortes as evidências de que outras espécies de flebotomíneos, como *Pintomyia fischeri* e *Nyssomyia neivai* sejam responsáveis pela transmissão. Situações semelhantes ocorrem em outros estados em áreas onde *L. longipalpis* está ausente e espécies como *Migonemyia migonei* são responsáveis pela transmissão de leishmaniose visceral. No que diz respeito à transmissão vetorial de leishmaniose tegumentar (cutânea), as principais espécies flebotomínicas no Brasil são: *Bichromomyia flaviscutellata* (*L. amazonensis*), *Migonemyia migonei* (*L. braziliensis*), *Nyssomyia intermedia* (*L. braziliensis*), *Ny. neivai* (*L. braziliensis*), *Ny. umbratilis* (*L. guyanensis*), *Ny. whitmani* (*L. braziliensis*; *L. shawi*), *Psychodopygus ayrozai* (*L. naiffi*) *Ps. complexus* (*L. braziliensis*), *Ps. davisi* (*L. braziliensis*; *L. naiffi*) e *Ps. wellcomei* (*L. braziliensis*). A importância de cada um desses vetores varia de acordo com a região geográfica.

Em relação aos principais aspectos morfológicos, todos os flebotomíneos adultos apresentam as asas com características únicas, representadas na Figura 7.6. Os adultos ou imagos, quer machos, quer fêmeas, apresentam dimensões reduzidas – 2 a 3 mm de comprimento –, têm cerdas distribuídas pelo corpo e dimorfismo sexual acentuado. Quando estão em repouso, suas asas lanceoladas ficam abertas sobre o tórax em forma de "V". São holometabólicos, isto é, têm metamorfoses completas. Além das formas adultas, são encontrados os estágios imaturos que incluem ovos, quatro estados larvais e pupas (ver Figura 7.5). Contrariamente à maioria dos dípteros de importância médica, o ciclo de vida dos flebotomíneos decorre em duas fases: meio aéreo para os adultos e meio terrestre para os imaturos.

O monitoramento de áreas endêmicas e o conhecimento acerca dos vetores de leishmânias torna-se ainda mais importante no momento atual em que se intensificam as alterações climáticas e ambientais no planeta. Tais alterações potencialmente contribuem para o aumento da densidade vetorial e a sua expansão territorial, representando maiores desafios ao controle dessa doença negligenciada.

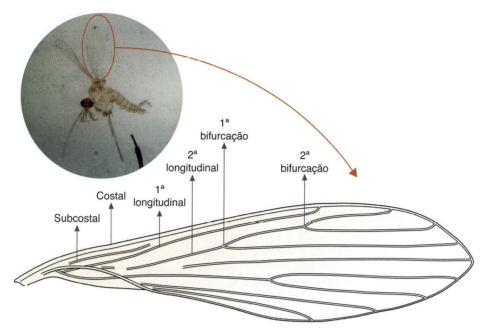

FIGURA 7.6 Esquema da asa de um flebotomíneo: asa lanceolada com nervuras bem individualizadas, e com a segunda nervura longitudinal bifurcada duas vezes. Adaptada de Andrade Filho et al., 2004. Fotografia de M.O. Afonso.

Prevenção e controle das leishmanioses

As propostas de controle de transmissão de leishmaniose devem levar em consideração as diferentes situações epidemiológicas em que ocorrem as infecções. Para a leishmaniose tegumentar clássica de ciclo silvestre, no interior ou nas proximidades de regiões de mata, a profilaxia da infecção só é possível por meio de métodos de proteção individual, como o uso de repelentes, janelas teladas e mosquiteiros impregnados com inseticidas. Nesse contexto, o controle do reservatório é impraticável, já que esse é constituído de animais silvestres.

No caso da leishmaniose visceral, os focos clássicos de transmissão estão em ambientes rurais, identificando-se o cão como um reservatório importante na cadeia de transmissão. Assim, recomendam-se em geral o tratamento dos doentes e o sacrifício dos cães infectados, já que o tratamento desses animais com substâncias utilizadas no tratamento humano é ineficaz e está proibido. Entretanto, há evidências recentes de que o sacrifício de cães tenha pouco impacto na redução da transmissão, mas as campanhas de controle realizadas em condições distantes das ideais não possibilitam avaliar adequadamente essa medida. Em anos mais recentes, com a instalação de grandes surtos epidêmicos em regiões completamente urbanizadas, o controle do vetor passou a ter maior importância, assim como as medidas individuais de prevenção e tratamento precoce dos doentes. A aplicação de inseticidas de efeito residual em habitações reduz a transmissão, especialmente em áreas urbanas. Outra medida aplicável ao controle é a utilização de mosquiteiros impregnados com inseticidas. Devido ao pequeno tamanho do vetor, a malha dos mosquiteiros deve ser muito fina para impedir sua passagem. Além disso, passou a ser recomendada a utilização de coleiras impregnadas com repelentes em cães domésticos, com a intenção de evitar a infecção do animal.

Não existem vacinas contra leishmaniose para uso humano. Uma estratégia vacinal que consiste em escarificação da pele de crianças com fragmentos de lesão de pessoas doentes era usada na Rússia, no início do século XX. Essa técnica induzia a formação de uma úlcera em locais cobertos que geralmente evoluía para cura espontânea e evitava o aparecimento de lesões em áreas expostas, mais tarde. A técnica era geralmente bem-sucedida, mas se aplicava em regiões onde o agente etiológico é a *L. (L.) major*, espécie que geralmente causa doença autolimitada. Raramente, entretanto, as úlceras não cicatrizavam espontaneamente, e essa técnica foi abandonada.

Embora várias estratégias estejam em estudo com o objetivo de obter vacinas contra as leishmanioses humanas, nenhuma delas está disponível para uso. Uma vacina utilizada por alguns anos no Brasil consistia em uma preparação de promastigotas mortos, mas não foi possível demonstrar sua eficácia (Noazin et al., 2009). Uma vacina para uso em cães está disponível no Brasil, mas com poucos resultados que suportem seu uso e eficácia (Grimaldi et al., 2017).

PARASITOLOGIA EM FOCO

Quimioterapia das leishmanioses

A terapêutica das leishmanioses conta com um arsenal medicamentoso bastante restrito. O tratamento da doença com antimoniais trivalentes foi inicialmente descrito no Brasil, por Gaspar Vianna, em 1912. Esses compostos foram logo abandonados por serem extremamente tóxicos e, na década de 1940, foram substituídos pelos antimoniais pentavalentes, que continuam sendo os medicamentos de primeira escolha no tratamento de todas as formas de leishmaniose no Brasil. O mecanismo de ação dos antimoniais ainda não está

PARASITOLOGIA EM FOCO (continuação)

totalmente esclarecido. Eles são ativos contra os amastigotas intracelulares, mas sua atividade contra promastigotas é muito baixa. Isso pode ser explicado em parte pela conversão intramacrofágica dos antimoniais pentavalentes em antimoniais trivalentes, mais ativos porém também mais tóxicos. A atividade dos antimoniais contra amastigotas no ser humano parece estar relacionada com a ativação do sistema imune, que auxiliaria na ativação dos mecanismos microbicidas dos macrófagos. Essa ativação parece ocorrer no homem, mas não em outros hospedeiros animais, como o cão. Por isso, o tratamento de animais com antimoniais está proibido no Brasil. Há evidências sugestivas de que os antimoniais também sejam responsáveis pela inibição da atividade de enzimas glicolíticas de *Leishmania* e de enzimas responsáveis pela remoção de radicais livres, como a tripanotiona redutase.

Nas décadas de 1990 e 2000, tornou-se óbvia a seleção de parasitos resistentes aos antimoniais na Índia, especialmente no estado de Bihar, altamente endêmico para leishmaniose visceral. Mais de 60% dos parasitos isolados de pacientes nessa região são agora insensíveis aos antimoniais, fazendo com que esses medicamentos não possam mais ser utilizados (Sundar, 2001). Nessa região, a leishmaniose visceral é causada por *L. (L.) donovani*, e a doença é considerada uma antroponose; não são conhecidos reservatórios animais. Isso explica a seleção de parasitos resistentes, já que a pressão de seleção do medicamento é mais sustentada. Entretanto, a seleção de parasitos resistentes pode, teoricamente, ocorrer em outras áreas geográficas e representa motivo de preocupação. O risco de seleção de parasitos resistentes é outro fator que reforça a proibição do uso de antimoniais no tratamento de cães, já que esses não se curam e têm sua carga parasitária somente reduzida pela administração prolongada desses medicamentos.

Os medicamentos de segunda escolha no tratamento de leishmaniose incluem anfotericina B e pentamidina. A anfotericina B também é de administração parenteral, e seus efeitos tóxicos cumulativos são intensos. A utilização de anfotericina encapsulada em lipossomos ou associada a lipídios reduz a dose necessária para o tratamento de leishmaniose visceral, mas com custos normalmente proibitivos para o tratamento em larga escala em zonas endêmicas. A pentamidina é mais tóxica e menos eficaz, reservada apenas aos casos de falha terapêutica dos dois fármacos mencionados anteriormente. A pentamidina também é usada em regiões com alta incidência de infecções por *L. (V.) guyanensis*, por oferecer melhores resultados terapêuticos do que os antimoniais nesses casos.

Alternativas terapêuticas propostas mais recentemente incluem a miltefosina (um análogo de fosfocolina) e a aminosidina (paromomicina). A miltefosina foi inicialmente descrita como substância antineoplásica, mas não foi aprovada nos testes clínicos iniciais em pacientes com câncer. Administrada por via oral, mostrou-se segura e eficaz no tratamento de leishmaniose visceral na Índia. Entretanto, não pode ser administrada durante a gravidez por seus efeitos teratogênicos (Sundar, 2001). Estudos clínicos iniciais realizados na Colômbia e na Guatemala indicam que a eficácia da miltefosina não é homogênea no tratamento de infecções por diferentes espécies de *Leishmania*: obteve-se boa resposta terapêutica no tratamento de infecções por *L. (V.) panamensis*, enquanto casos de leishmaniose cutânea causada por *L. (V.) braziliensis* na Guatemala tiveram resposta inferior à observada com o tratamento por antimoniais (Soto et al., 2004). Diferenças importantes de sensibilidade de espécies de *Leishmania* à miltefosina foram observadas também *in vitro*; espécies presentes nas Américas do Sul e Central, como *L. (V.) braziliensis*, *L. (V.) guyanensis* e *L. (L.) mexicana*, são menos suscetíveis do que cepas de *L. (L.) donovani* isoladas na Índia (Yardley et al., 2006). Assim, a eficácia da miltefosina para o tratamento de leishmaniose visceral nas Américas e na África e de leishmaniose cutânea ainda não está estabelecida. A miltefosina está sendo aplicada ao tratamento de cães no Brasil com a justificativa de que é um medicamento não aprovado para uso humano. Essa medida coloca em risco o uso futuro de miltefosina em esquemas de combinação de fármacos em humanos, já que pode precipitar a seleção de parasitas resistentes à miltefosina.

A atividade tópica do aminoglicosídio paromomicina no tratamento de leishmaniose cutânea foi relatada inicialmente em 1985 (El-On et al., 1985), mas estudos clínicos obtiveram resultados contraditórios (Iraji; Sadeghinia, 2005; El-On et al., 2007; Mussi et al., 2007).

Muitos outros compostos ou moléculas vêm sendo testados em laboratório ou em modelos experimentais buscando-se novas alternativas para o tratamento de leishmanioses, uma necessidade premente no contexto atual de expansão geográfica, aumento de incidência e ameaça de seleção de parasitos resistentes.

Mais recentemente a tendência global na busca por alternativas no tratamento de leishmaniose é a de usar terapia combinada, com associação de pelo menos dois fármacos, se possível com modos de ação diferentes. Essa estratégia é amplamente utilizada para o tratamento de tuberculose, AIDS e malária, por exemplo. Testes clínicos estão em andamento para as associações de anfotericina lipossomal com antimoniais pentavalentes ou miltefosina ou paromomicina (Abongomera et al., 2018; Kimutai et al., 2017; Rahman et al., 2017).

Referências bibliográficas

Abongomera C, Diro E, de Lima Pereira A et al. The initial effectiveness of liposomal amphotericin B (AmBisome) and miltefosine combination for treatment of visceral leishmaniasis in HIV co-infected patients in Ethiopia: A retrospective cohort study. PLoS Negl Trop Dis. 2018;12:e0006527.

El-On J, Bazarsky E, Sneir R. *Leishmania major: in vitro* and *in vivo* antileishmanial activity of paromomycin ointment (Leshcutan) combined with the immunomodulator Imiquimod. Exp Parasitol. 2007;116:156-62.

El-On J, Weinrauch L, Livshin R et al. Topical treatment of recurrent cutaneous leishmaniasis with ointment containing paromomycin and methylbenzethonium chloride. Br Med J. (Clin Res Ed). 1985;291:704-5.

Iraji F, Sadeghinia A. Efficacy of paromomycin ointment in the treatment of cutaneous leishmaniasis: results of a double-blind, randomized trial in Isfahan, Iran. Ann Trop Med Parasitol. 2005;99:3-9.

Kimutai R, Musa AM, Njoroge S et al. Safety and effectiveness of sodium stibogluconate and paromomycin combination for the treatment of visceral leishmaniasis in Eastern Africa: results from a pharmacovigilance programme. Clin Drug Investig. 2017;37:259-72.

Mussi SV, Fernandes AP, Ferreira LA. Comparative study of the efficacy of formulations containing fluconazole or paromomycin for topical treatment of infections by *Leishmania (Leishmania) major* and *Leishmania (Leishmania) amazonensis*. Parasitol Res. 2007;100:1221-6.

Rahman R, Goyal V, Haque R et al. Safety and efficacy of short course combination regimens with AmBisome, miltefosine and paromomycin for the treatment of visceral leishmaniasis (VL) in Bangladesh. PLoS Negl Trop Dis. 2017;11: e0005635.

Sundar S. Drug resistance in Indian visceral leishmaniasis. Trop Med Int Health. 2001;6: 849-54.

Yardley V, Ortuno N, Llanos-Cuentas A et al. American tegumentary leishmaniasis: is antimonial treatment outcome related to parasite drug susceptibility? J Infect Dis. 2006;194:1168-75.

Referências bibliográficas

Adl SM, Simpson AG, Farmer MA et al. The new higher level classification of eukaryotes with emphasis on the taxonomy of protists. J Euk Microbiol. 2005;52:399-451.

Afonso MO, Alves-Pires C. Bioecologia dos vectores. In: Santos-Gomes G, Fonseca IM (Eds.). Leishmaniose canina. Lisboa: Chaves-Ferreira Publicações, 2008. p. 27-40.

Alvar J, Aparicio P, Aseffa A et al. The relationship between leishmaniasis and AIDS: the second 10 years. Clin Microbiol Rev. 2008;21:334-59.

Andrade Filho JD, Galati EA, de Andrade WA, Falcão AL. Description of *Micropygomyia (Silvamyia) echinatopharinx sp. nov.* (Diptera, Psychodidae) a new species of phlebotomine sand fly from the State of Tocantins, Brazil. Mem Inst Oswaldo Cruz. 2004;99:609-15.

Balanco JM, Moreira ME, Bonomo A et al. Apoptotic mimicry by an obligate intracellular parasite downregulates macrophage microbicidal activity. Curr Biol. 2001;11:1870-3.

Bezerra JM, de Araújo VE, Barbosa DS et al. Burden of leishmaniasis in Brazil and federated units, 1990-2016: Findings from Global Burden of Disease Study 2016. PLoS Negl Trop Dis. 2018;12:e0006697.

Bates PA. Transmission of *Leishmania* metacyclic promastigotes by phlebotomine sand flies. Int J Parasitol. 2007;37:1097-106.

Brasil. Ministério da Saúde. Casos confirmados de leishmaniose visceral, Brasil. 2020a. Disponível em: http://tabnet.datasus.gov.br/cgi/deftohtm.exe?sinannet/cnv/leishvbr.def. Acesso em 14 jul 2020.

Brasil. Ministério da Saúde. Casos confirmados de leishmaniose tegumentar, Brasil. 2020b. Disponível em: http://tabnet.datasus.gov.br/cgi/tabcgi.exe?sinannet/cnv/ltabr.def. Acesso em 14 jul 2020.

Campino L, Cortes S, Dionísio L et al. The first detection of *Leishmania major* in naturally infected *Sergentomyia minuta* in Portugal. Mem Inst Oswaldo Cruz. 2013;108:516-8.

Chrusciak-Talhari A, Dietze R, Chrusciak-Talhari C et al. Randomized controlled clinical trial to access efficacy and safety of miltefosine in the treatment of cutaneous leishmaniasis caused by *Leishmania (Viannia) guyanensis* in Manaus, Brazil. Am J Trop Med Hyg. 2011;84:255-60.

de Assis TS, Braga AS, Pedras MJ et al. Multi-centric prospective evaluation of rk39 rapid test and direct agglutination test for the diagnosis of visceral leishmaniasis in Brazil. Trans R Soc Trop Med Hyg. 2011;105:81-5.

Dépaquit J, Léger N. Les flébotomes (Diptera: Psychodidae: Phlebotominae). In: Duvallet G, Fontenille D, Robert V. Entomologie médicale et vétérinaire. Marseille, Versailles: IRD Éditions, 2017. p. 295-320.

Dye C, Guy MW, Elkins DB, Wilkes TJ, Killick-Kendrick R. The life expectancy of phlebotomine sandflies: first field estimates from southern France. Med Vet Entomol. 1987;1:417-25.

Espinosa OA, Serrano MG, Camargo EP et al. An appraisal of the taxonomy and nomenclature of trypanosomatids presently classified as *Leishmania* and *Endotrypanum*. Parasitology. 2018;145:430-42.

Galati EAB. Phlebotominae (Diptera, Psychodidae): classification, morphology and terminology of adults and identification. In: Rangel EF, Shaw JJ (Eds.). Brazilian Sand Flies. Basel: Springer International Publishing, 2018. p. 9-212.

Grimaldi G Jr., Teva A, Dos-Santos CB et al. Field trial of efficacy of the Leish-tec® vaccine against canine leishmaniasis caused by *Leishmania infantum* in an endemic area with high transmission rates. PLoS One. 2017;12:e0185438.

Harhay MO, Olliaro PL, Costa DL, Costa CHN. Urban parasitology: visceral leishmaniasis in Brazil. Trends Parasitol. 2011;27:403-9.

Kamhawi S. Phlebotomine sand flies and *Leishmania* parasites: friends or foes? Trends Parasitol. 2006;22:439-45.

Killick-Kendrick R. Phlebotomine vectors of the leishmaniases: a review. Med Vet Entomol 1990;4:1-24.

Lainson R, Shaw JJ. Evolution, classification and geographical distribution. In: Peters EW, Killick-Kendrik R. The Leishmaniases in Biology and Medicine. London: Academic Press, 1987. p.1-20.

Machado PR, Ampuero J, Guimarães LH et al. Miltefosine in the treatment of cutaneous leishmaniasis caused by *Leishmania braziliensis* in Brazil: a randomized and controlled trial. PLoS Negl Trop Dis. 2010;4:e912.

Maia C, Dépaquit J. Can *Sergentomyia* (Diptera, Psychodidae) play a role in the transmission of mammal-infecting *Leishmania*? Parasite. 2016;23:55-69.

Maroli M, Feliciangeli MD, Bichaud L et al. Phlebotomine sand flies and the spreading of leishmaniasis and other diseases of public health concerning. Med Vet Entomol. 2013;27:123-47.

Michels PA, Bringaud F, Herman M, Hannaert V. Metabolic functions of glycosomes in trypanosomatids. Biochim Biophys Acta. 2006;1763:1463-77.

Naderer T, Vince JE, McConville MJ. Surface determinants of *Leishmania* parasites and their role in infectivity in the mammalian host. Curr Mol Med. 2004;4:649-65.

Noazin S, Khamesipour A, Moulton LH et al. Efficacy of killed whole-parasite vaccines in the prevention of leishmaniasis: a meta-analysis. Vaccine. 2009;27:4747-53.

Pereira S, Pita-Pereira D, Araújo-Pereira T et al. First molecular detection of *Leishmania infantum* in *Sergentomyia minuta* (Diptera, Psychodidae) in Alentejo, southern Portugal. Acta Trop. 2017;174:45-8.

Peters NC, Sacks DL. The impact of vector-mediated neutrophil recruitment on cutaneous leishmaniasis. Cell Microbiol. 2009;11:1290-6.

Rangel EF, Lainson R, Carvalho BM et al. Sand fly vectors of American cutaneous leishmaniasis in Brazil. In: Rangel EF, Shaw JJ (Eds.). Brazilian Sand Flies. Basel: Springer International Publishing, 2018a. p. 341-80.

Rangel EF, Afonso MM, Shaw J. Eco-epidemiology of American visceral leishmaniasis with particular reference to Brazil. In: Rangel EF, Shaw JJ (Eds.). Brazilian Sand Flies. Basel: Springer International Publishing, 2018b. p. 381-416.

Ready PD. Biology of phlebotomine sand flies as vectors of diseases agents. Annu Rev Entomol. 2013;58:227-50.

Romero GA, Costa DL, Costa CH et al. Efficacy and safety of available treatments for visceral leishmaniasis in Brazil: A multicenter, randomized, open label trial. PLoS Negl Trop Dis. 2017;11:e0005706.

Tesh RB, Guzman H. Sand flies and the agents they transmit. In: Beaty BJ, Marquardt WC. The Biology of Disease Vectors. University Press of Colorado, 1996. p. 117-27.

Trájer AJ, Bede-Fazékas Á, Hufnagel L et al. The effect of climate change on the potential distribution of the European *Phlebotomus* species. App Ecol Environ Res. 2013;11:189-208.

van Zandbergen G, Bollinger A, Wenzel A et al. *Leishmania* disease development depends on the presence of apoptotic promastigotes in the virulent inoculum. Proc Natl Acad Sci USA. 2006;103:13837-42.

Wanderley JL, Moreira ME, Benjamin A et al. Mimicry of apoptotic cells by exposing phosphatidyserine participates in the establishment of amastigotes of *Leishmania (L.) amazonensis* in mammalian hosts. J Immunol. 2006;176:1834-9.

Leitura sugerida

Burza S, Croft SL, Boelaert M. Leishmaniasis. Lancet. 2018;392:951-70.

Podinovskaia M, Descoteaux A. *Leishmania* and the macrophage: a multifaceted interaction. Future Microbiol. 2015;10:111-29.

Romero GA, Boelaert M. Control of visceral leishmaniasis in Latin America – a systematic review. PLoS Negl Trop Dis 2010;4:e584.

8 Os Protozoários Intestinais Clássicos

Marcelo Urbano Ferreira ▪ *Annette Silva Foronda*

Introdução

Os protozoários intestinais mais comuns em hospedeiros imunocompetentes, as amebas *Entamoeba histolytica* e *Entamoeba dispar* e o flagelado *Giardia duodenalis* são o principal tema deste capítulo. Diversos outros protozoários podem ser eventualmente encontrados no trato digestório humano, incluindo aqueles considerados comensais (não patogênicos), os oportunistas (que causam doença somente em hospedeiros imunocomprometidos) e os emergentes (que foram recentemente caracterizados como causa de doença humana). Os parasitos intestinais emergentes são objeto do Capítulo 9, Os Protozoários Intestinais Emergentes.

Amebas intestinais e a amebíase

O termo *amebíase* refere-se ao parasitismo humano por *E. histolytica* e *E. dispar*, acompanhado ou não de manifestações clínicas. Embora durante quase um século *E. histolytica* tenha sido considerada uma única espécie, definem-se atualmente duas espécies morfologicamente idênticas, que diferem em características bioquímicas, imunológicas, genéticas e epidemiológicas, associadas à amebíase humana: *E. histolytica*, patogênica, e *E. dispar*, não patogênica. Quando o diagnóstico específico não for possível, recomenda-se referir-se ao protozoário como *E. histolytica/E. dispar*. A existência de duas espécies distintas explicaria, pelo menos em parte, a grande variedade de manifestações clínicas associadas à amebíase, como originalmente descrito por Émile Brumpt em 1925 (Diamond; Clark, 1993). Uma terceira espécie morfologicamente indistinguível de *E. histolytica/E. dispar*, originalmente isolada a partir de amostras colhidas na rede de esgotos da cidade de Moscou em 1941, também infecta o ser humano. Trata-se de *Entamoeba moshkovskii*, também descrita, em 1961, como a cepa Laredo de *E. histolytica*. Existem atualmente métodos moleculares que tornam possível o diagnóstico específico de infecções por *E. moshkovskii*. Entretanto, resta determinar a contribuição relativa dessa espécie, inicialmente descrita como um protozoário de vida livre, como causa de amebíase humana (Heredía et al., 2012). Uma das características marcantes de *E. moshkovskii* é sua capacidade de crescimento, *in vitro*, em temperaturas que variam entre 4°C e 40°C. Finalmente, a quarta espécie semelhante a *E. histolytica*, que recebeu o nome de *Entamoeba bangladeshi*, foi recentemente descrita em crianças de Daca, capital de Bangladesh. As primeiras análises filogenéticas mostram que *E. bangladeshi* pertence ao mesmo clado que as demais *Entamoeba* que infectam seres humanos, e é mais próxima a *E. histolytica* que *E. dispar* e *E. moshkovskii* (Royer et al., 2012). Diversas espécies de *Entamoeba* infectam primatas não humanos, incluindo *E. hartmanni*, *E. dispar* e *E. nuttalli*, uma espécie frequentemente confundida com *E. histolytica* (Elsheikha et al., 2018).

Aspectos biológicos

O agente etiológico da amebíase foi descoberto em 1875, em São Petersburgo, pelo médico russo Fiodor Lesh. Em 1903, Fritz Schaudinn afirmou que *E. histolytica* era a única espécie de ameba patogênica para o ser humano, criando o nome específico definitivo. *Entamoeba histolytica* e *E. dispar* são protozoários monoxenos situados, na classificação mais recente (Adl et al., 2005), no grupo Entamoebida do supergrupo Amoebozoa. Seu ciclo vital inclui três formas.

Os *trofozoítos* de *E. histolytica*/*E. dispar* são pleomórficos, de tamanho entre 15 e 20 μm, com um único núcleo e apresentando movimentação por pseudópodes, tipo lobópodes, e divisão assexuada por fissão binária simples. Embora não haja evidência de reprodução assexuada em *Entamoeba*, seu genoma contém genes que codificam diversas proteínas necessárias para a mitose em eucariotos. O núcleo, fora da mitose, apresenta um aglomerado de cromatina rico em DNA, conhecido como *cariossoma* ou *endossoma*, pequeno, compacto e localizado geralmente em sua porção central, ainda que possa ter posição ligeiramente excêntrica. A cromatina periférica, rica em RNA, é delicada, homogeneamente distribuída na periferia do núcleo (Figura 8.1). Estas são algumas das características morfológicas que possibilitam a diferenciação entre trofozoítos e cistos de *E. histolytica*/*E. dispar* e de outras amebas comensais que habitam o trato digestório humano, como *Entamoeba coli*, *E. hartmanni* e *E. polecki*. As formas invasivas de *E. histolytica*/*E. dispar* são grandes e, em geral, têm hemácias no citoplasma. Alimentam-se por emissão de pseudópodes, por processo de fagocitose. No citoplasma dos trofozoítos, observa-se frequentemente uma nítida separação entre o ectoplasma, de aspecto hialino, e o endoplasma, mais granuloso e geralmente corado de modo mais intenso (Figura 8.1 A,G).

Os *pré-cistos* são intermediários entre trofozoítos e cistos, com um núcleo (Figura 8.1B). Os *cistos* são esféricos ou ovais, com tamanho de 10 a 15 μm e parede cística rígida. Apresentam divisão múltipla por esquizogonia; podem conter um a quatro núcleos, que apresentam as mesmas características morfológicas descritas para os núcleos dos trofozoítos. Os *cistos* imaturos, isto é, aqueles com um ou dois núcleos, apresentam uma ou mais estruturas cilíndricas conhecidas

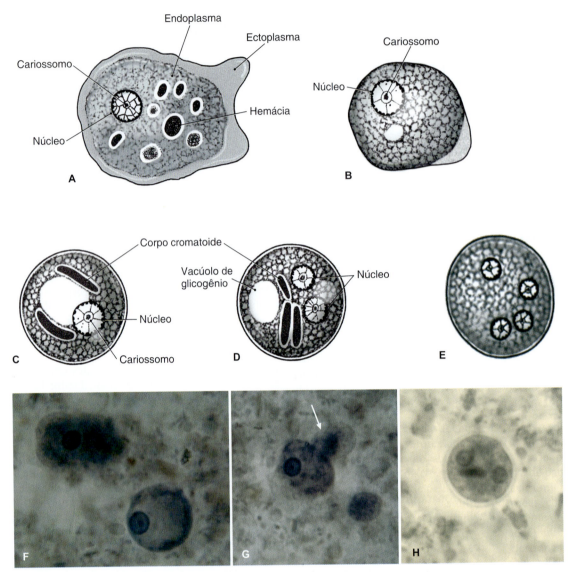

FIGURA 8.1 Estágios evolutivos de *Entamoeba histolytica/E. dispar*. Representação esquemática da morfologia do trofozoíto (**A**), pré-cistos (**B**) e cistos (**C, D** e **E**) de *E. histolytica/E. dispar*. Em **F**, observam-se um trofozoíto e um cisto uninucleado com vacúolo de glicogênio; em **G**, um trofozoíto emitindo pseudópode (*seta*), e em **H**, um cisto binucleado com corpo cromatoide de *E. histolytica/E. dispar*, em preparações coradas com hematoxilina férrica. Observa-se que o corpo cromatoide tem formato de charuto. Fotografias de Marcelo Urbano Ferreira.

como *corpos cromatoides*, constituídas por agrupamentos de ribossomos, em forma de bastão ou charuto, com extremidades arredondadas (Figura 8.1 C, D, H). Têm também um ou mais *vacúolos de glicogênio*, que servem como reserva de energia para essa forma de resistência (Figura 8.1 C, D, F).

O hábitat de *E. histolytica* e *E. dispar* é o intestino grosso. Dos cistos maduros, quadrinucleados, são liberadas, nos últimos segmentos do intestino delgado ou na parte anterior do intestino grosso, formas chamadas de metacísticas. Após rápida divisão mitótica, transformam-se em oito *trofozoítos* que passam a colonizar o epitélio do intestino grosso. Os trofozoítos multiplicam-se de modo assexuado, por fissão binária simples. Se levados às últimas porções do intestino grosso, os trofozoítos progressivamente desenvolvem uma membrana cística, e são liberados para o meio exterior (Figura 8.2A). Contaminam a água e os alimentos, podendo então atingir outros hospedeiros. Os *cistos* são as únicas formas com condições de sobrevivência no ambiente externo. Os *cistos maduros*, com quatro núcleos (Figura 8.1E), não apresentam vacúolos de glicogênio nem corpos cromatoides e são as formas responsáveis pela transmissão ao próximo hospedeiro. As formas invasivas ou trofozoítos penetram no epitélio intestinal e dividem-se intensamente na submucosa. Podem ser eventualmente eliminados nas fezes de pacientes com disenteria grave. Produzem ulcerações extensas e podem atingir outros órgãos por via hematogênica (Figura 8.2B). A transmissão do protozoário é orofecal (Figura 8.3), por contaminação de água e alimentos com cistos, dependendo de hábitos culturais, idade, saneamento básico, aglomeração populacional e nível socioeconômico.

Embora consideradas classicamente como anaeróbicas, essas amebas são microaerófilas, isto é, utilizam pequenas quantidades de oxigênio. Têm estrutura celular simples, com metabolismo semelhante ao das bactérias. Durante muitos anos, as amebas foram consideradas protozoários primitivos, especialmente por não apresentarem uma mitocôndria típica. Entretanto, as amebas têm uma pequena organela, chamada

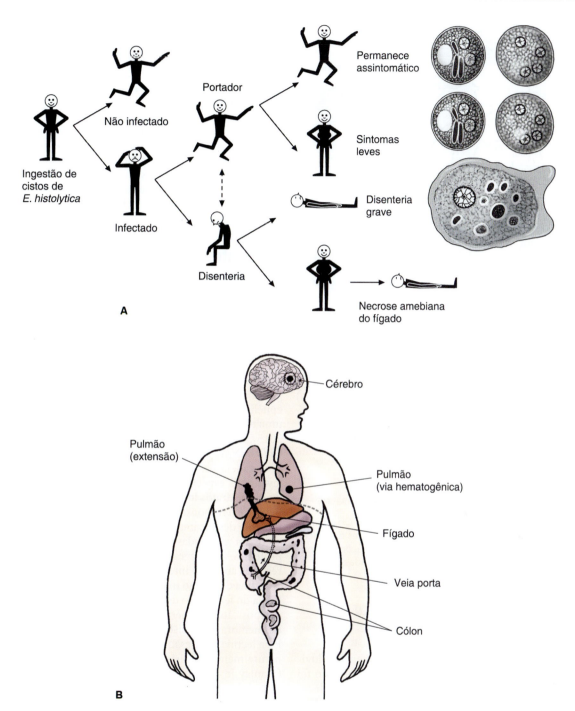

FIGURA 8.2 Evolução das infecções por *Entamoeba histolytica/E. dispar*, com representação dos estágios evolutivos eliminados em cada quadro clínico (**A**) e localização das lesões mais frequentes causadas por *E. histolytica* (**B**).

mitossoma (Tovar et al., 1999) ou *cripton* (Mai et al., 1999), que exerce várias funções típicas de mitocôndrias. Organelas semelhantes foram identificadas em *G. duodenalis* (Tovar et al., 2003) e em diversos microsporídeos. Provavelmente o mitossoma e as mitocôndrias têm um ancestral comum, mas, diferentemente destas, os mitossomas não contêm um genoma próprio. Os genes que codificam as proteínas de mitossomas estão no genoma nuclear das amebas. *Entamoeba* não apresenta um retículo endoplasmático rugoso e um complexo de Golgi típicos, mas é possível que algumas vesículas citoplasmáticas exerçam pelo menos parte de suas funções.

O genoma de *E. histolytica* (cepa HM1:IMSS) foi publicado e analisado em 2005 (Loftus et al., 2005), com nova montagem e anotação publicada logo a seguir (Lorenzi et al., 2010). Compreende quase 21 milhões de pares de bases de DNA, com aproximadamente 75% de adenosina (A) e timina (T) e 8.333 genes anotados. O genoma de *E. dispar* tem quase 23 milhões de pares de bases, com 76% de A e T e 8.749 genes anotados (Tawari et al., 2008). Não se sabe a ploidia de *Entamoeba*; com o uso de eletroforese em campo pulsado, foram identificados 14 cromossomos em *E. histolytica* (Willhoeft; Tannich, 1999).

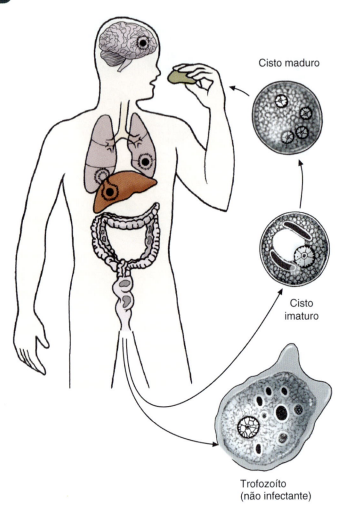

FIGURA 8.3 Ciclo vital de *Entamoeba histolytica/E. dispar*. Observa-se que os trofozoítos eventualmente eliminados nas fezes diarreicas não são infectantes. As localizações mais comuns de acometimento intestinal e extraintestinal também são representadas.

Diferenças entre *Entamoeba histolytica* e *Entamoeba dispar*

O consenso quanto à existência de duas espécies morfologicamente idênticas de amebas que infectam o ser humano foi estabelecido em uma reunião internacional de especialistas em 1997 (WHO, 1997). A diferenciação baseou-se inicialmente na caracterização do padrão de mobilidade de isoenzimas em eletroforese de diversos isolados de *E. histolytica* (Sargeunt et al., 1978). O padrão de migração de um grupo de isoenzimas constitui o chamado *zimodema*. Existem vários zimodemas conhecidos, uns associados a cepas invasivas (*E. histolytica*) e outros a cepas não invasivas (posteriormente definidas como *E. dispar*). Observaram-se também diferenças no padrão de crescimento de amebas pertencentes a zimodemas distintos em culturas axênicas. Em geral, o crescimento em cultura é facilmente obtido em *E. histolytica* mas não em *E. dispar*.

Embora as amebas patogênicas difiram das amebas não patogênicas quanto à sua capacidade de adesão às células-alvo e de produzir lesão da mucosa intestinal, os determinantes moleculares de padrões distintos de virulência não são completamente conhecidos. Todas as cepas de amebas, invasivas ou não, apresentam uma molécula de adesão, com estrutura altamente conservada, conhecida como *Gal/GalNAc inhibitable adhesion lectin* (lectina de adesão inibível por galactose e N-acetil-D-galactosamina). No entanto, há diferenças antigênicas (que podem ser detectadas com anticorpos monoclonais específicos) e funcionais entre as lectinas de adesão de *E. histolytica* e *E. dispar*. Há também diferenças na composição de glicoconjugados de membrana, como as moléculas semelhantes a lipofosfoglicano (LPG), abundantes somente em *E. histolytica*, e lipofosfopeptoglicano (LPPG), comuns às duas espécies.

Do ponto de vista diagnóstico, existem diferenças genéticas, demonstráveis por métodos moleculares, úteis para a distinção entre as duas espécies. Entre os principais alvos está o gene que codifica a subunidade 18S de RNA ribossômico, amplamente explorado com finalidade diagnóstica (Fotedar et al., 2007).

Lesão intestinal causada por *Entamoeba histolytica*

As formas invasivas da amebíase são resultado de uma sequência de eventos bem caracterizados (Figura 8.4). O ambiente ácido do estômago serve como a primeira barreira contra os patógenos entéricos, mas os cistos de *Entamoeba* resistem ao baixo pH e o excistamento ocorre somente no lúmen do intestino delgado terminal ou nas primeiras porções do intestino grosso. A adesão das amebas à camada de muco que reveste o epitélio intestinal é a primeira etapa do processo que levará a uma erosão do epitélio da mucosa intestinal (Watanabe; Petri, 2015). A adesão é mediada pela lectina de adesão inibível por *Gal/GalNAc*, um heterodímero composto por três proteínas, uma cadeia pesada, uma cadeia intermediária e uma cadeia leve. Mais especificamente, um domínio de reconhecimento de carboidratos localizado no domínio extracelular da cadeia pesada é o responsável pela adesão à mucina, o principal componente dessa camada mucosa. Uma vez aderidas, as amebas secretam glicosidases e proteases, especialmente cisteína-proteases, que degradam os polímeros do muco. As amebas restritas ao muco intestinal geralmente não causam sintomas. A lectina de adesão inibível por *Gal/GalNAc* não somente participa do fenômeno de adesão ao muco, mas também bloqueia a deposição, na superfície das amebas, do complexo de ataque de membrana do sistema complemento, impedindo sua lise. Essa lectina de adesão é também alvo de imunidade protetora, naturalmente adquirida, mediada por anticorpos de classe IgA (Stanley Jr., 2006); por isso, é considerada um potencial alvo para o desenvolvimento de vacinas contra a amebíase (Singh et al., 2016). A degradação da camada mucosa, como consequência da ação enzimática, torna possível o contato inicial entre as amebas e suas células-alvo, os enterócitos. A partir dessa etapa inicia-se o processo de quebra da barreira epitelial, com alteração do transporte de íons e de absorção de nutrientes, inflamação local e sistêmica e mudança da composição da microbiota intestinal que caracteriza a amebíase como doença.

Uma vez aderidas aos enterócitos, as amebas desencadeiam a morte das células do epitélio intestinal mediante dois processos distintos (Figura 8.5). O primeiro é a apoptose. As amebas fagocitam exclusivamente as células apoptóticas (Ackers; Mirelman, 2006). Entre os componentes com ação digestiva produzidos pelos trofozoítos de *E. histolytica* encontram-se as proteínas formadoras de poros A, B e C, conhecidas coletivamente como *amoebapore*, cuja principal função, no interior dos vacúolos fagocitários, consiste na inativação e morte das bactérias ingeridas pelas amebas. No entanto, não há

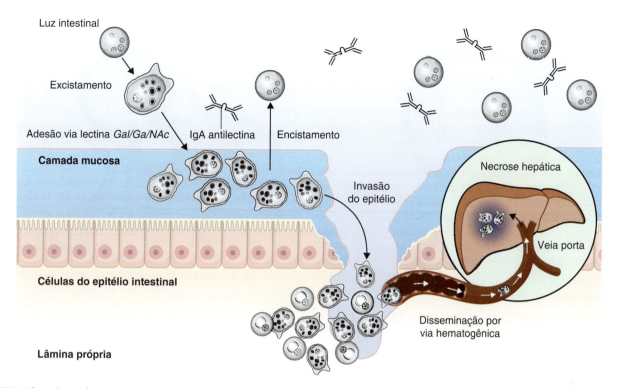

FIGURA 8.4 Sequência de eventos que resultam na amebíase invasiva. O excistamento ocorre na luz do intestino e os trofozoítos aderem à camada mucosa que recobre as células epiteliais, via lectina *Gal/Ga/NAc*. Os componentes da camada mucosa são degradados por glicosidades e proteases. Os trofozoítos desencadeiam a morte das células epiteliais, ultrapassam a lâmina própria e podem chegar a vasos sanguíneos da submucosa, disseminando-se por via hematogênica e podendo chegar ao fígado e a outros órgãos. Adaptada de Watanabe; Petri, 2015.

evidência de participação da *amoebapore* na morte de células do hospedeiro desencadeada pelo contato com as amebas. O segundo processo de morte celular, recentemente desvendado, é conhecido como *trogocitose* (Figura 8.5). Trata-se da internalização de fragmentos de células hospedeiras vivas, resultando em elevação dos níveis intracelulares de cálcio e morte celular. A trogocitose, entretanto, só é desencadeada quando a ameba interage com enterócitos vivos, com a participação da lectina de adesão inibível por *Gal/GalNAc*; os enterócitos apoptóticos são ingeridos por fagocitose (Ralston, 2015). A morte celular estimula a produção de pré-interleucina (IL) 1β e de IL-1β, que, por sua vez, ativam o fator de transcrição nuclear NF-κB, o que resulta na produção de diversos mediadores de inflamação (IL-1α, IL-8, IL-6, COX-2, GM-CSF) e no recrutamento de neutrófilos. Este processo é facilitado pelas cisteína-proteases das amebas, capazes de converter pré-IL-1β em sua forma ativa, IL-1β. Além disso, os trofozoítos são capazes de produzir prostaglandina E2, que estimula a produção de IL-8. A migração de neutrófilos e outros leucócitos, atraídos pelos mediadores liberados, agrava a lesão epitelial. Nas áreas de erosão epitelial inicia-se a invasão das amebas, preferencialmente através do epitélio interglandular. Em sua passagem até as camadas internas da mucosa intestinal, as amebas lisam células e degradam componentes da matriz extracelular. Neste processo agem as diversas cisteína-proteases produzidas pelas amebas. Pelo menos oito cisteína-proteases distintas foram caracterizadas em *E. histolytica*. A morte de neutrófilos recrutados para a lesão resulta na liberação de mais citocinas inflamatórias, como o fator de necrose tumoral (TNF)-α, contribuindo para agravar a inflamação e a destruição celular, com consequente aumento da permeabilidade intestinal.

Aspectos clínicos da amebíase

Amebíase intestinal

Os indivíduos que ingerem cistos de *E. histolytica* podem infectar-se ou não. Quando infectados, podem tornar-se portadores crônicos assintomáticos (possivelmente quando as amebas restringem-se à camada mucosa, sem interação direta com o epitélio intestinal), apresentar disenteria moderada a grave, a chamada *disenteria amebiana*, ou ainda apresentar colite sem disenteria, a chamada *colite amebiana não disentérica*. A composição da microbiota intestinal e as diferenças de virulência entre cepas de *E. histolytica* estão entre os determinantes do desfecho clínico. Cerca de 3 a 10% dos portadores assintomáticos de infecção, se não tratados, desenvolvem sintomas de doença invasiva ao final de 1 ano de seguimento. Tradicionalmente, distinguem-se quatro formas clínicas principais de amebíase intestinal invasiva, todas de evolução aguda: *disenteria amebiana* ou diarreia sanguinolenta, *colite fulminante*, *apendicite amebiana* e *ameboma do cólon*. As síndromes diarreicas e disentéricas correspondem a 90% dos casos de amebíase intestinal invasiva. Os pacientes apresentam geralmente três a cinco evacuações por dia, sem febre. Ocorre dor moderada em cólica precedendo as evacuações, bem como tenesmo retal nos casos de disenteria. A disenteria amebiana é a diarreia com muco e sangue nas fezes. A retossigmoidoscopia mostra a mucosa intensamente inflamada, com ou sem ulcerações. Na colite amebiana não disentérica, observam-se episódios recorrentes de diarreia sem muco ou sangue nas fezes, tendo a mucosa do cólon um aspecto geralmente normal à retossigmoidoscopia. A colite fulminante ou

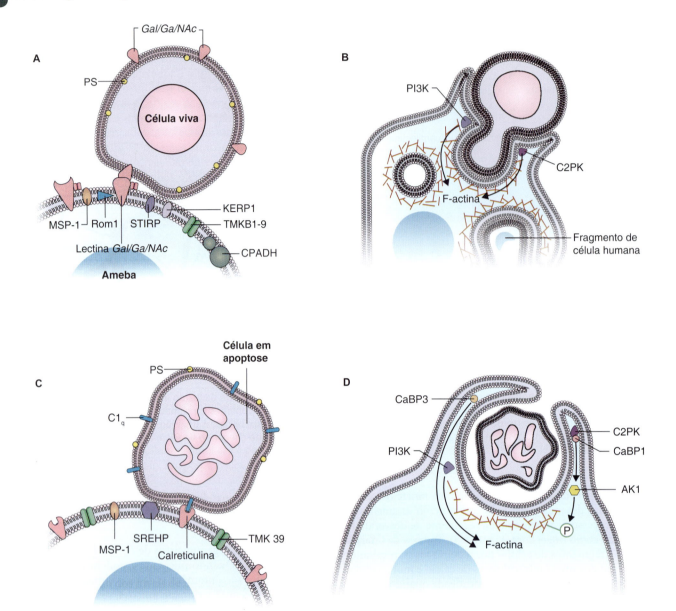

FIGURA 8.5 Sequência de eventos que desencadeiam a morte das células do epitélio intestinal. **A.** O trofozoíto adere à célula do epitélio intestinal, via lectina *Gal/Ga/NAc*, que reconhece *Gal/Ga/NAc* na célula do hospedeiro. Entre as demais moléculas envolvidas nesse processo encontram-se a STIRP (uma proteína transmembrana rica em serina, teronina e isoleucina) e TMKb1-9 (uma quinase transmembrana). **B.** Uma das possíveis consequências dessa interação entre o trofozoíto e a célula do hospedeiro é a trogocitose, a internalização de fragmentos de células hospedeiras vivas, resultando em elevação dos níveis intracelulares de cálcio e morte celular. Esse processo requer a sinalização via Pf3K e C2PK para a polimerização de actina. **C.** A interação com o trofozoíto pode também resultar na apoptose da célula epitelial, que passa a expressar fosfatidilserina (PS) e a proteína do complemento C1q em sua membrana. A adesão da ameba ao enterócito apoptótico, mediada pela interação entre calreticulina e C1q, é o primeiro passo para a fagocitose. **D.** Os enterócitos apoptóticos e aqueles que sofreram trogocitose são ingeridos por fagocitose, dependente da sinalização via Pf3K e C2PK, que é essencial para a polimerização da actina. Adaptada de Ralston, 2015.

necrosante, que compreende 0,5% dos casos de doença invasiva, é um quadro de evolução rápida, em que os pacientes apresentam 30 ou mais evacuações diárias acompanhadas de cólicas intensas e tenesmo. A letalidade situa-se em torno de 40%. Os amebomas são lesões pseudotumorais resultantes de necrose, inflamação e edema da mucosa e submucosa do cólon.

Nos primeiros estágios de invasão das células epiteliais, as amebas podem causar reações inflamatórias, com edema e hiperemia – lesões inespecíficas precursoras de ulcerações focais. Inicialmente estas ulcerações são superficiais; podem depois estender-se à submucosa, com rápida disseminação das amebas. Essa característica dá à lesão causada por *E. histolytica* um aspecto típico, com lesão epitelial desproporcional à da submucosa. Raramente são encontrados neutrófilos e eosinófilos em úlceras da mucosa intestinal humana, mas se observa um intenso infiltrado linfocitário. Os trofozoítos das amebas são circundados por um halo claro, resultante de citólise; por isso, o nome específico de *histolytica*.

Amebíase extraintestinal

Outros órgãos podem ser infectados secundariamente por *E. histolytica*. O fígado pode ser atingido por disseminação sistêmica, causando o chamado *abscesso amebiano de fígado*, terminologia considerada inadequada para a maioria dos patologistas por não se tratar de verdadeiro abscesso. Prefere-se atualmente a denominação de *necrose amebiana de fígado*. O quadro clínico caracteriza-se por início súbito, com dor no hipocôndrio direito que aumenta à inspiração profunda, geralmente acompanhada de febre. Raramente ocorre icterícia. Por motivos desconhecidos, a amebíase hepática é muito mais comum em homens do que em mulheres, e incomum em crianças.

As lesões podem ser únicas ou múltiplas e, nos casos mais graves, muito extensas. Os protozoários que se desprendem dos bordos das lesões podem penetrar outros locais do fígado. O pulmão direito em geral é atingido por contiguidade ou extensão, pelo diafragma, a partir de lesões hepáticas (ver Figura 8.2B). As lesões pulmonares apresentam também aspecto necrótico e podem ser múltiplas. Em casos graves, porém relativamente raros, o cérebro também pode apresentar focos necróticos. Eventualmente a pele, sobretudo a região perianal, pode ser afetada.

Diagnóstico laboratorial e tratamento da amebíase

O diagnóstico laboratorial da amebíase intestinal é rotineiramente realizado por meio de exame parasitológico de fezes. Em fezes diarreicas ou disentéricas, predominam as formas trofozoíticas; nas fezes formadas predominam os cistos. O encontro de trofozoítos nas fezes exige o exame de amostra fresca ou preservada; se não fixados adequadamente até 30 minutos após a sua eliminação nas fezes, os trofozoítos tendem a degenerar-se. Para a identificação das características morfológicas que possibilitam distinguir trofozoítos de *E. hystolytica*/*E. dispar* de trofozoítos de amebas comensais, as preparações devem ser coradas, geralmente com hematoxilina férrica ou tricrômico, antes do exame microscópico. O achado de cistos, em fezes formadas, é geralmente feito com o auxílio de métodos de concentração. Entre eles, os mais frequentemente utilizados na prática diagnóstica são os métodos de Hoffmann e colaboradores, que se baseia na sedimentação de elementos parasitários por ação da gravidade, e o de Faust e colaboradores, que objetiva concentrar os elementos parasitários mediante diversas etapas de centrífugo-flutuação das amostras de fezes (ver Capítulo 20, *Diagnóstico Parasitológico*).

Embora o cultivo de amebas intestinais seja realizado em laboratórios de pesquisa há quase nove décadas, seu uso para diagnóstico não é amplamente recomendado. A sensibilidade é relativamente baixa (50 a 70%), mesmo em laboratórios de referência, e o procedimento é excessivamente laborioso para sua implementação na rotina diagnóstica. Entretanto, o cultivo *in vitro* pode ser utilizado para a posterior caracterização biológica e bioquímica de isolados de amebas.

Como o exame microscópico não possibilita distinguir *E. histolytica* de *E. dispar*, o desenvolvimento de métodos imunológicos e moleculares com essa finalidade recebeu grande impulso em décadas recentes (Fotedar et al., 2007). Há cinco imunoensaios comerciais disponíveis para a detecção específica de antígenos de *E. histolytica* nas fezes com o uso de anticorpos monoclonais, embora nenhum deles seja de uso disseminado em laboratórios de análises clínicas do Brasil.

Os métodos laboratoriais mais sensíveis para o diagnóstico da amebíase humana são aqueles fundamentados na reação em cadeia da polimerase (PCR). O primeiro obstáculo para o desenvolvimento de ensaios moleculares foi a padronização de métodos apropriados para a conservação e a extração de DNA de cistos e trofozoítos do parasito a partir de amostras de fezes, extremamente ricas em substâncias capazes de inibir a ação das DNA polimerases. Atualmente, entretanto, são encontrados diversos produtos comerciais que possibilitam a extração rápida e eficaz de DNA a partir de amostras fecais frescas ou preservadas. Dos inúmeros alvos moleculares usados em ensaios com diferentes formatos, desde a PCR convencional até os protocolos de PCR em tempo real, o mais comum é o gene que codifica a subunidade 18S de RNA ribossômico (Fotedar et al., 2007). Diversos métodos disponíveis em laboratórios de referência possibilitam a distinção entre *E. histolytica*, *E. dispar* e *E. moshkovskii*, embora nenhum deles seja amplamente empregado nos laboratórios de rotina diagnóstica do Brasil. Os métodos moleculares possibilitam também, de modo mais simples e sensível que a análise de zimodemas, examinar níveis de diversidade genética existentes em isolados naturais de *E. histolytica* de diferentes regiões endêmicas, associados a padrões distintos de doença.

O diagnóstico de abscesso amebiano pode ser relativamente difícil e depende, em grande parte, de dados clínicos e epidemiológicos. Exames de imagem, como a ultrassonografia ou a tomografia computadorizada, tornam possível a identificação de abscessos hepáticos. Em geral não se recomenda a punção dos abscessos amebianos, com finalidade diagnóstica ou terapêutica, diante do risco de contaminação bacteriana secundária. Entretanto, os métodos imunológicos e moleculares de detecção de amebas nas fezes podem também ser utilizados com material obtido por meio de punção de abscessos.

Os testes sorológicos são positivos para anticorpos na maioria dos indivíduos com amebíase intestinal invasiva (75%) e abscesso amebiano (90%). O imunoensaio enzimático (ELISA), considerado teste de referência, tem grande utilidade diagnóstica na amebíase extraintestinal de indivíduos provenientes de áreas não endêmicas, em que a presença de anticorpos em pacientes com um quadro clínico sugestivo pode ser interpretada como a confirmação do diagnóstico. Entretanto, em área endêmicas, muitos indivíduos saudáveis podem apresentar anticorpos detectáveis meramente em função de infecções prévias. Existem pelo menos sete imunoensaios enzimáticos para a detecção de anticorpos específicos contra *E. histolytica* comercialmente disponíveis. Os testes de aglutinação em látex, desenvolvidos com a mesma finalidade, são raramente utilizados hoje em dia em função de sua baixa especificidade (Fotedar et al., 2007).

O tratamento de amebíase depende da forma clínica encontrada. As estratégias de tratamento baseiam-se em agentes com ação predominante no lúmen intestinal, utilizados nas formas não invasivas, e aqueles com melhor penetração nos tecidos, utilizados nas formas invasivas. Na forma intestinal assintomática, utilizam-se geralmente uma dicloroacetamida (etofamida) ou uma benzilamina (teclosan) como amebicidas de ação luminal nos seguintes esquemas:

- *Etofamida*: 500 mg, 2 vezes/dia, durante 3 dias
- *Teclosan*: 500 mg, de 8 em 8 horas, por 1 dia, ou 100 mg, 3 vezes/dia, durante 5 dias.

Alternativamente, pode-se empregar um composto nitroimidazólico com ação tecidual:

- *Tinidazol*: 2 g/dia, durante 2 a 5 dias, em adultos; 50 mg/kg/dia, durante 2 dias, em crianças.

Há poucos ensaios clínicos aleatorizados de boa qualidade metodológica que avaliaram o tratamento da amebíase invasiva ou extraintestinal. Em geral, empregam-se derivados nitroimidazólicos nas seguintes dosagens:

- *Metronidazol*: 500 a 750 mg/dose, 3 vezes/dia, durante 10 dias, em adultos; 20 a 40 mg/dia, durante 10 dias, em crianças
- *Tinidazol*: 2 g/dia, durante 2 a 5 dias, em adultos; 50 mg/kg/dia, durante 2 a 5 dias, em crianças.

O esquema fundamentado em tinidazol parece ser ligeiramente superior, em termos de eficácia, no tratamento da colite amebiana, embora o número disponível de estudos para comparação ainda seja pequeno (Gonzales et al., 2009). Nas formas intestinais, sugere-se realizar a pesquisa de cistos e trofozoítos nas fezes, como controle de cura, 7, 14, 21 e 28 dias após o término do tratamento.

Prevenção e controle da amebíase

Entamoeba histolytica e *E. dispar* são cosmopolitas, embora as infecções amebianas ocorram mais frequentemente na Ásia, na África e na América Latina. *Entamoeba histolytica*, junto com *Cryptosporidium* spp. e *G. duodenalis*, está entre os protozoários mais frequentemente encontrados no esgoto não tratado. Estima-se que 500 milhões de indivíduos sejam portadores de *Entamoeba* em todo o mundo. Sabe-se hoje que *E. dispar* é dez vezes mais comum do que *E. histolytica*, motivo pelo qual o número anual de casos sintomáticos de amebíase se situa em torno de 50 milhões. A amebíase é a quarta causa mais frequente de morte por protozoários (100.000 mortes anuais), situando-se depois da malária, da doença de Chagas e das leishmanioses (Lozano et al., 2012). Nos países desenvolvidos, a ocorrência de amebíase está, em geral, ligada à imigração de trabalhadores vindos de países em desenvolvimento. Nas áreas urbanas do Sudeste do Brasil, a amebíase intestinal vem se tornando progressivamente menos comum, e são raros os casos de disseminação extraintestinal.

A amebíase é uma típica doença de transmissão orofecal, cuja profilaxia depende de condições sanitárias adequadas e de educação sanitária. A principal fonte de infecção são os indivíduos assintomáticos que eliminam cistos por longos períodos sem procurar tratamento, formando um importante reservatório de infecção. Os pacientes com disenteria amebiana são relativamente pouco importantes para a disseminação da infecção, pois eliminam predominantemente trofozoítos que se degeneram ao cair no meio externo; além disso, quando confirmado o diagnóstico, são tratados. O principal veículo de transmissão de cistos é a água, embora alimentos como vegetais e frutas também desempenhem um papel importante. Manipuladores de alimentos também são importantes na transmissão, bem como moscas e baratas, considerados vetores mecânicos. A contaminação pessoa a pessoa também é possível. Como os cistos de *Entamoeba* são sensíveis à dessecação, a transmissão pelo ar não é relatada. A identificação e o tratamento dos excretores assintomáticos de cistos é uma estratégia potencial de controle, porém de difícil implementação em áreas de alta transmissão.

Giardia duodenalis e a giardíase

Somente no fim da década de 1970, *G. duodenalis* foi amplamente reconhecida como causador de doença humana. Em 1981, foi colocada pela Organização Mundial da Saúde na lista de microrganismos patogênicos. Na década seguinte, a giardíase foi reconhecida como uma doença tropical negligenciada (Savioli et al., 2006). O estudo clássico de Theodore Nash em voluntários humanos possibilitou preencher os quatro postulados de Koch para definir *Giardia* como causa de doença diarreica em seres humanos (Nash et al., 1987).

Gardia duodenalis tem distribuição global, e é o parasito intestinal mais frequentemente diagnosticado em países desenvolvidos. Nos EUA, por exemplo, *Giardia* é um agente comumente associado a surtos de diarreia veiculados pela água. Cerca de 200 milhões de indivíduos apresentam giardíase sintomática na Ásia, na África e na América Latina, com 500.000 novos casos relatados a cada ano. Consequentemente, a giardíase é uma das principais causas de diarreia entre viajantes que visitam essas regiões. A infecção também é comum em animais domésticos, principalmente em cães, gatos e no gado (Thompson, 2000).

Taxonomia de *Giardia*

A taxonomia do gênero *Giardia* permanece controversa há várias décadas. Na primeira metade do século XX, dezenas de espécies foram descritas com base nos hospedeiros em que foram encontradas e em discretas variações morfológicas, nem sempre confirmadas de modo independente. A partir do trabalho clássico de Filice (1952), passou-se geralmente a admitir a existência de somente três espécies morfologicamente distintas de *Giardia*: *G. duodenalis*, que ocorre na maioria dos mamíferos, incluindo o ser humano e animais domésticos; *G. agilis*, de anfíbios; e *G. muris*, de roedores. Mais recentemente, duas novas espécies foram descritas em pássaros, *G. psittaci* e *G. ardeae*, e uma em roedores, *G. microti*. *Giardia duodenalis* tem dois *sinônimos* frequentemente encontrados na literatura médica: *G. lamblia* e *G. intestinalis*.

Nas últimas décadas, foram definidos oito agrupamentos genéticos, ou *assemblages* (A, B, C, D, E, F, G e H), de *G. duodenalis* com características epidemiológicas distintas, ainda que os isolados classificados em cada agrupamento sejam morfologicamente indistinguíveis. Alguns deles circulam em hospedeiros específicos e podem corresponder a espécies definidas com base no hospedeiro em que foram originalmente encontradas. Entretanto, os dois principais grupos, A e B, compreendem parasitos capazes de infectar um grande número de animais domésticos e silvestres, além do ser humano, evidenciando o potencial zoonótico da infecção (Feng; Xiao, 2011). Embora os critérios para a definição de novas espécies de *Giardia* ainda não sejam consensuais, predomina atualmente a tendência de referir-se aos parasitos que infectam o ser humano, pertencentes aos agrupamentos A e B, como *G. duodenalis* e *G. enterica*, respectivamente (Monis et al., 2009). Nesses agrupamentos encontram-se alguns subtipos caracterizados com o uso de genotipagem de múltiplos *loci*, tais como AI, AII, BIII e BIV (Cacciò et al., 2018). *Giardia duodenalis* que circula exclusivamente em cães (agrupamentos C e D) e em gatos (agrupamento F) corresponderia a duas espécies distintas, *G. canis* e *G. cati*, respectivamente. De modo análogo,

G. bovis e *G. simondi* seriam as novas espécies correspondentes aos isolados de *Giardia duodenalis* reunidos nos agrupamentos E (encontrados principalmente em bovinos, suínos e equinos) e G (encontrados em roedores), respectivamente (Tabela 8.1). *Giardia duodenalis* é o termo taxonômico abrangente empregado neste capítulo para referir-se às espécies de *Giardia* que infectam o ser humano, abrangendo *G. duodenalis* e *G. enterica*.

O primeiro genoma completo de *G. duodenalis* a ser sequenciado deriva de um isolado humano conhecido como WB, pertencente ao agrupamento A (Morrison et al., 2007); subsequentemente, caracterizaram-se os genomas completos de dois isolados dos agrupamentos A e B (de origem humana) e um isolado do agrupamento E (de origem suína). O genoma haploide de *G. duodenalis*, bastante compacto (10 a 12 milhões de pares de bases), compreende cinco cromossomos e cerca de 4.500 genes. A divergência entre os dois genomas obtidos de subtipos distintos (AI e AII) pertencentes ao agrupamento A é de cerca de 1%. Entre as quatro cópias do genoma encontradas nos dois núcleos diploides do mesmo parasito, a divergência entre alelos pode chegar a 0,5% (Ortega-Pierres et al., 2018).

Aspectos biológicos de *Giardia duodenalis*

Giardia duodenalis talvez tenha sido o primeiro protozoário a ser observado em fezes humanas. Foi observado por Anton van Leeuwenhoek, em 1681, que verificou estar ele próprio infectado. No entanto, credita-se ao médico tcheco Vilém Dušan Lambl a primeira descrição detalhada do flagelado, em 1859. Na classificação mais recente, *G. duodenalis* é incluída no clado Diplomonadida (que reúne protozoários flagelados binucleados) do supergrupo Excavata, grupo Fornicata, subgrupo Eopharyngia, ainda que não apresente um citóstoma funcional (Adl et al., 2005). Em *Giardia* estão ausentes algumas organelas típicas de eucariotos, como peroxissoma, mitocôndria e complexo de Golgi. O papel de mitocôndria é desempenhado pelo mitossoma (Tovar et al., 2003), organela também presente em *Entamoeba* e em microsporídios (ver Capítulo 11, *Os Microsporídios e as Microsporidioses*).

Giardia duodenalis é um parasito monoxeno cujo ciclo vital inclui essencialmente duas formas. Os *trofozoítos* medem 12 a 15 μm de comprimento e 6 a 8 μm de largura e são piriformes, com simetria bilateral (Figura 8.6). Movimentam-se por intermédio de quatro pares de flagelos e dividem-se aparentemente de modo assexuado, por fissão binária longitudinal. No genoma de *G. duodenalis*, no entanto, encontram-se diversos genes que codificam proteínas necessárias para a meiose em eucariotos, tais como *Dmc1*, *Spo11*, *Mnd1*, *Hop1* e *Hop2* (Ramesh et al., 2005). Além disso, há evidência de recombinação genética entre isolados naturais de *G. duodenalis*, com a descrição de vários exemplos de compartilhamento de características genéticas de mais de um agrupamento, gerando *assemblages* mistas (p. ex., A/B, A/C, A/D, A/E etc.) (Cacciò; Sprong, 2010).

Os trofozoítos contêm dois núcleos diploides transcricionalmente ativos, com cariossoma central grande mas sem cromatina periférica. Não se sabe como o trofozoíto binucleado regula simultaneamente a atividade transcricional de seus dois núcleos (Ortega-Pierres et al., 2018). Os *axonemas*, feixes de microtúbulos que se originam nos corpúsculos basais, percorrem longitudinalmente o citoplasma, formando quatro pares de flagelos de disposição simétrica (McInally; Dawson, 2016). Um ou dois *corpos parabasais* ou *corpos medianos*, em formato de vírgula, estão presentes na maioria dos trofozoítos. De função desconhecida, os corpos parabasais são formados por feixes de microtúbulos (Piva; Benchimol, 2004). Na superfície ventral côncava do trofozoíto há um *disco adesivo* ou *disco suctorial*, de 8 a 10 μm de diâmetro, principal responsável pela fixação do protozoário às células epiteliais do intestino. O disco adesivo repousa sobre uma rede de microtúbulos paralelos dispostos em espiral (Piva; Benchimol, 2004). As *giardinas*, proteínas de 29 a 38 kDa com função adesiva, são encontradas exclusivamente no disco adesivo. Os trofozoítos alimentam-se por meio de pinocitose.

Do processo de encistamento de *Giardia* não se conhecem muitos detalhes. Mudanças de pH e da concentração de sais biliares ao longo do trato digestório parecem estimular o encistamento. As mudanças transcricionais associadas a esse processo vêm sendo caracterizadas (Ortega-Pierres et al., 2018). Os *cistos* são ovalados ou elipsoides e medem cerca de 12 μm (Figura 8.7). São formas de resistência. As estruturas internas são as mesmas dos trofozoítos, só que duplicadas. Durante o encistamento parece haver fusão dos envelopes nucleares (*cariogamia*), sugerindo a existência de uma fase meiótica que possibilita as trocas genéticas entre os núcleos dos cistos (Cacciò; Spring, 2010). Os cistos são bastante resistentes, podendo permanecer viáveis na água a 4°C por até 3 meses.

O hábitat desse flagelado é o intestino delgado, principalmente o duodeno e as primeiras porções do jejuno. O ciclo vital é semelhante ao de *E. histolytica*. A infecção humana ocorre pela ingestão de cistos eliminados nas fezes (Figura 8.8); são necessários de 10 a 100 cistos para que ocorra a infecção. O protozoário desencista-se na luz do intestino delgado.

TABELA 8.1 Distribuição dos oito agrupamentos genéticos atualmente reconhecidos em *Giardia duodenalis*, com nomes recentemente sugeridos para as respectivas espécies, segundo os hospedeiros infectados.

Agrupamento	Nome proposto para a espécie	Hospedeiros principais
A	*Giardia duodenalis sensu stricto*	Seres humanos, primatas não humanos, canídeos, ruminantes domésticos e silvestres, alpacas, suínos, equinos, canídeos, gatos, furões, roedores, marsupiais e outros mamíferos
B	*Giardia enterica*	Seres humanos, primatas não humanos, bovinos, cães, cavalos, coelhos, esquilos e ratos-almiscarados
C	*Giardia canis*	Canídeos domésticos e silvestres
D	*Giardia canis*	Canídeos domésticos e silvestres
E	*Giardia bovis*	Bovinos, ovinos, suínos, caprinos e outros ungulados
F	*Giardia cati*	Gatos
G	*Giardia simondi*	Roedores
H	Nenhum até o momento	Pinípedes (focas, leões-marinhos, lobos-marinhos e morsas)

Adaptada de Feng; Xiao, 2011.

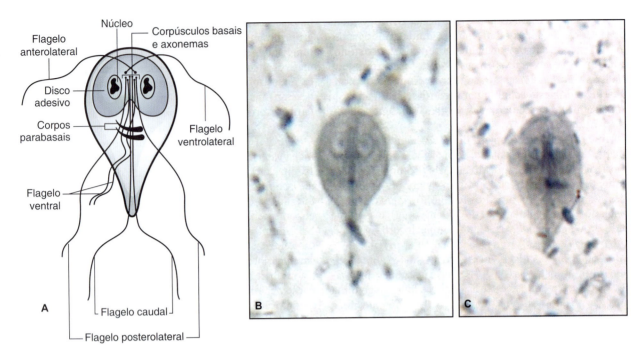

FIGURA 8.6 Trofozoítos de *Giardia duodenalis*. **A.** Representação esquemática do trofozoíto de *G. duodenalis*. Observa-se o formato piriforme. O trofozoíto apresenta dois núcleos, quatro pares de flagelos e corpos parabasais em forma de vírgula. **B** e **C.** Trofozoítos de *G. duodenalis* em amostras de fezes corados com hematoxilina férrica. Fotografias de Marcelo Urbano Ferreira.

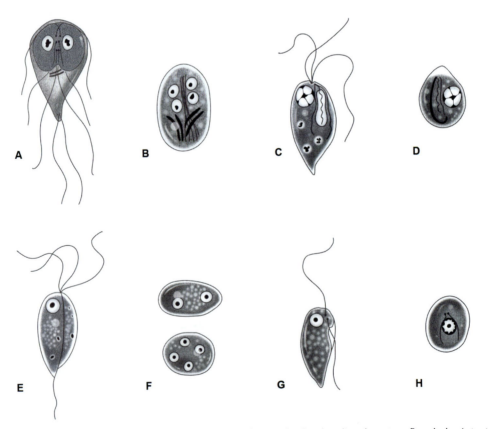

FIGURA 8.7 Representação esquemática dos trofozoítos (**A**) e cistos (**B**) de *Giardia duodenalis* e de outros flagelados intestinais. Observa-se que os cistos de *G. duodenalis* são ovalados (**B**). Podem apresentar dois (cistos imaturos) ou quatro núcleos (cistos maduros), correspondendo, respectivamente, a um ou dois trofozoítos em desenvolvimento em seu interior. Apresentam-se também características morfológicas dos seguintes flagelados comensais do trato digestório humano: trofozoítos (**C**) e cistos (**D**) de *Chilomastix mesnili*, trofozoítos (**E**) e cistos (**F**) de *Enteromonas hominis* e trofozoítos (**G**) e cistos (**H**) de *Retortomonas intestinalis*.

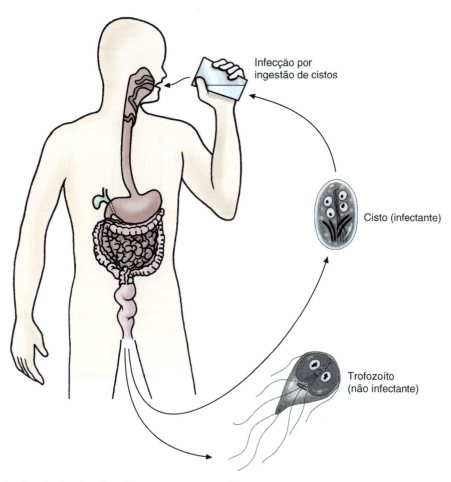

FIGURA 8.8 Ciclo vital de *Giardia duodenalis*. Observa-se que os trofozoítos eventualmente eliminados nas fezes diarreicas não são infectantes.

Mecanismos de lesão intestinal causada por *Giardia duodenalis*

Em seres humanos, a infecção por *Giardia* pode ser assintomática ou produzir ate síndromes graves de má absorção. Os fatores que possivelmente contribuem para esta variabilidade de expressão clínica incluem a virulência das cepas de *Giardia*, o número de cistos ingeridos e a idade e o estado imunitário do hospedeiro no momento da infecção. As infecções prévias por *Giardia* produzem certo grau de proteção contra formas clínicas em infecções subsequentes. Por isso, em áreas endêmicas, a maioria das infecções sintomáticas em indivíduos imunocompetentes ocorre em crianças ou em viajantes não imunes, provenientes de áreas de baixa transmissão. Em pacientes semi-imunes, a fase aguda pode resolver-se espontaneamente. Se isso não acontecer, segue-se um estágio crônico. A aquisição de imunidade protetora é, pelo menos em parte, restrita pelo fenômeno de variação clonal antigênica, que possibilita ao parasito mudar rapidamente suas glicoproteínas de superfície mais imunogênicas.

Não se conhece em detalhes a fisiopatologia das alterações intestinais na giardíase. Na Figura 8.9 apresentam-se esquematicamente alguns mecanismos de patogenia propostos até o momento. *Giardia* coloniza preferencialmente o duodeno e o jejuno, um ambiente hostil em que poucos microrganismos são capazes de sobreviver. Os trofozoítos não invadem as células intestinais do hospedeiro, revestidas por uma camada de muco; no entanto, aderem ao epitélio com auxílio do disco adesivo presente em sua superfície ventral, bem como de proteínas com ação de lectina. Entre elas, destaca-se a giardina α-1, uma das proteínas imunodominantes na superfície de *G. duodenalis*, que se liga a moléculas sulfatadas no epitélio intestinal (Roxström-Lindquist et al., 2006). A corrente líquida produzida pelo batimento dos flagelos também auxilia na adesão ao epitélio intestinal.

Em textos clássicos menciona-se que os parasitos aderidos à mucosa intestinal podem constituir uma barreira mecânica para a absorção de nutrientes. No entanto, a grande reserva funcional do intestino delgado, cuja área é equivalente à de uma quadra de tênis, torna essa hipótese insustentável diante das pequenas dimensões do parasito. As lesões mais evidentes na morfologia da mucosa intestinal são a *atrofia de vilos* e a *hiperplasia das criptas*, que podem reduzir a superfície disponível para a absorção de nutrientes. No entanto, podem ocorrer sintomas em pacientes sem atrofia de vilos, sugerindo que essa alteração não explica completamente a patogênese da giardíase.

Do ponto de vista funcional, a alteração mais frequentemente associada à infecção por *G. duodenalis* é a redução da atividade de diversas *enzimas da orla em escova da mucosa intestinal*, como a maltase, a sucrase, a lactase, a sacaridase e outras, bem como de enzimas do lúmen intestinal, como a tripsina, a quimiotripsina, a amilase e a lipase. Os fatores que

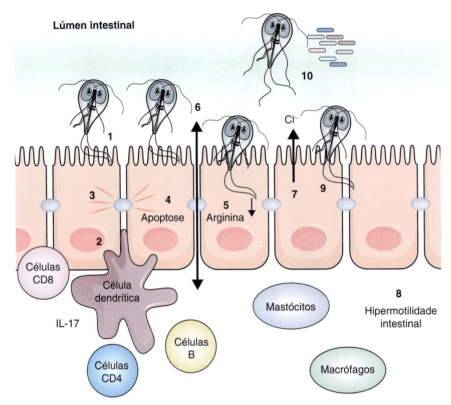

FIGURA 8.9 Patogenia da giardíase. (**1**) Os trofozoítos aderem ao epitélio com auxílio do disco adesivo presente em sua superfície ventral, bem como de proteínas com ação de lectina. (**2**) A interação entre os trofozoítos e o enterócito induz a liberação de quimiocinas que, por sua vez, atraem mastócitos, células dendríticas e outras células do sistema imune. (**3**) A inflamação resultante produz a ruptura das junções aderentes entre as células epiteliais, bem como (**4**) a apoptose dos enterócitos. (**5**) Os trofozoítos consomem grande quantidade de arginina em seu metabolismo energético; a falta de arginina disponível para o enterócito aumenta sua propensão à apoptose. (**6**) A perda das junções aderentes intercelulares e a morte celular por apoptose produzem aumento da permeabilidade intestinal. (**7**) O aumento da secreção de cloretos pelo enterócito, levando ao acúmulo de líquido no lúmen intestinal, e a hipermotilidade intestinal (**8**), decorrente do aumento de secreção de hormônios digestivos como a motilina, contribuem para a diarreia, agravada pela hiperplasia das criptas intestinais (**9**), que reduz a superfície disponível para a absorção de água e nutrientes. Finalmente, acredita-se que a giardíase produza alterações na composição da microflora intestinal (**10**) que podem afetar a resposta do hospedeiro à presença do próprio parasito e de outros patógenos intestinais. Adaptada de Einarsson et al., 2016.

levam à redução de atividade dessas enzimas permanecem desconhecidos, mas suas consequências (essencialmente a redução da absorção de carboidratos, gorduras e vitaminas) são bem documentadas na literatura. A giardíase produz também aumento da *permeabilidade intestinal*, provavelmente como consequência de *inflamação da mucosa* e *apoptose de enterócitos* (Troeger et al., 2007), bem como *aumento da secreção de cloretos*, levando ao acúmulo de líquido no lúmen intestinal durante a infecção (Buret, 2007). Observa-se também *aumento da motilidade intestinal*. Finalmente, acredita-se que a giardíase produza alterações na *composição da microflora intestinal* que podem afetar a resposta do hospedeiro à presença do próprio parasito e de outros patógenos intestinais. Falta definir, no entanto, a contribuição relativa de cada um desses fatores para a enteropatia aguda observada na giardíase (Bartelt; Sartor, 2015; Einarsson et al., 2016).

Aspectos clínicos da giardíase

A *infecção assintomática* ocorre tanto em adultos como em algumas crianças. Estima-se que, em países industrializados, 5 a 15% dos portadores de infecção permaneçam sem sintomas mesmo se não tratados. Entre crianças de países em desenvolvimento, a infecção é extremamente comum, mas frequentemente deixa de ocorrer diarreia; ainda assim, episódios repetidos de infecção levam ao retardo do crescimento ao longo dos dois primeiros anos, sugerindo que as infecções subclínicas tenham algum impacto nutricional (Donowitz et al., 2016; Bartelt; Platts-Mills, 2016). É possível que alguns indivíduos classificados como assintomáticos apresentem episódios de diarreia transitória, que escapam ao registro clínico. A *giardíase aguda* caracteriza-se como uma doença diarreica, com duração entre 2 e 4 semanas. Os sinais e sintomas mais comuns são a esteatorreia e o desconforto abdominal; pode haver náuseas, vômitos e perda de peso. Na fase inicial da doença, a diarreia é frequentemente explosiva, mas progressivamente as evacuações se tornam mais intermitentes. Embora a infecção seja autolimitada na maioria dos indivíduos imunocompetentes, cerca de 30 a 50% deles apresentam diarreia crônica (duração superior a 2 semanas). Em 25% dos pacientes não imunes, os sintomas podem persistir por 7 semanas ou mais. Nesses casos, a perda de peso pode ser pronunciada em função das dificuldades de absorção de diversos nutrientes. Pode haver deficiência secundária de lactase em até 40% dos pacientes, criando dificuldades de absorção de lactose. Se não tratadas, as infecções podem durar vários meses, com exacerbação periódica do quadro diarreico. As infecções crônicas são mais comuns entre indivíduos com baixa produção de anticorpos, como os portadores de agamaglobulinemia ligada ao X, de imunodeficiência comum variável e de deficiência de IgA (Minetti et al., 2016).

Diagnóstico laboratorial e tratamento da giardíase

A infecção humana por *G. duodenalis* é, em geral, diagnosticada por meio de exame parasitológico de fezes (ver Capítulo 20, *Diagnóstico Parasitológico*). Em fezes diarreicas, espera-se encontrar trofozoítos do parasito, situação em que amostras recém-emitidas devem ser examinadas por método direto, preferencialmente com coloração pela hematoxilina férrica ou pelo tricrômico. Nas fezes formadas, predominam cistos. Para o encontro de cistos, são geralmente necessárias técnicas de concentração, a fim de separá-los de partículas interferentes presentes nas fezes. Os métodos de sedimentação de Hoffman et al. e de centrífugo-flutuação de Faust et al. são os mais utilizados em nosso meio com essa finalidade. Os cistos podem ser corados com solução de Lugol, hematoxilina férrica ou tricrômico (Figura 8.10). Como os trofozoítos e, principalmente, os cistos de *G. duodenalis* são eliminados intermitentemente nas fezes, sugerem-se a coleta e o exame de pelo menos três amostras fecais, colhidas ao longo de 1 semana, para aumentar a sensibilidade do exame parasitológico. Estima-se que a sensibilidade de um único exame de fezes esteja em torno de 60 a 80%, enquanto três exames seriados seriam capazes de detectar mais de 90% das infecções por *G. duodenalis*. Ocasionalmente, aspirados duodenais são obtidos para o diagnóstico de giardíase pelo encontro de trofozoítos. A obtenção de amostras de tecido por biopsia é raramente justificada, mas o achado do parasito é possível em amostras obtidas por aposição do fragmento de tecido em uma lâmina, seguida de fixação e coloração.

Existem diversos produtos comerciais para a detecção de antígenos de *G. duodenalis* nas fezes, por meio de imunoensaio enzimático (ELISA) de captura, com sensibilidade entre 85 e 98% e especificidade superior a 90%. O teste mais utilizado tem como alvo a glicoproteína GSA 65, presente em cistos e trofozoítos, e pode ser realizado com amostras congeladas ou mantidas em soluções preservativas (Soares; Tasca, 2016). Alguns dos testes comercialmente disponíveis, como o Tri-Combo (produzido nos EUA pela empresa TechLab), detectam não somente antígenos de *G. duodenalis*, mas também de outros protozoários intestinais como *E. histolytica/dispar*, *Cryptosporidium parvum* e *C. hominis*. A sensibilidade situa-se acima de 90%, com especificidade de 97 a 99% (Soares; Tasca, 2016). Os métodos moleculares para o diagnóstico de giardíase, que se baseiam na amplificação de sequências de DNA do parasito com a reação em cadeia da polimerase (PCR), em versão convencional ou em tempo real, permanecem essencialmente restritos ao ambiente de pesquisa. Os principais alvos de PCR são os genes *18S rRNA* e *gdh*, proporcionando uma sensibilidade de 90 a 94% (Soares; Tasca, 2016). Por outro lado, os métodos de detecção de anticorpos séricos contra *G. duodenalis* são utilizados em estudos epidemiológicos, com o objetivo de estimar a população exposta ao parasito, mas não distinguem infecções atuais de pregressas. Por isso, não são em geral aplicados rotineiramente em análises clínicas. As técnicas de cultivo do parasito *in vitro* são raramente utilizadas com finalidade diagnóstica.

Os compostos nitroimidazólicos, como metronidazol, tinidazol, secnidazol, ornidazol e nimorazol, são os principais agentes atualmente empregados no tratamento da giardíase. Em geral, são recomendados os seguintes esquemas terapêuticos:

- *Tinidazol, secnidazol, ornidazol, nimorazol*: 2 g, dose única, em adultos; 50 mg/kg, também dose única, em crianças
- *Metronidazol*: 250 mg, 3 vezes/dia, durante 5 a 10 dias, em adultos; 5 mg/kg/dia, 3 vezes/dia, por 5 a 10 dias, em crianças.

A *resistência* aos compostos nitroimidazólicos vem sendo descrita na giardíase, mas sua prevalência é desconhecida (Carter et al., 2018). As alternativas aos nitroimidazólicos são a furazolidona (100 mg, 2 vezes/dia, por 7 a 10 dias em adultos

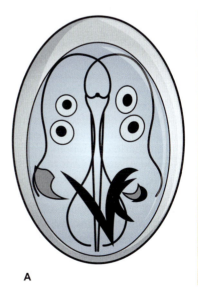 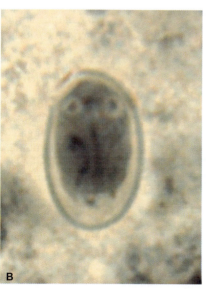 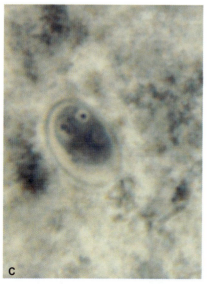

FIGURA 8.10 Cistos de *Giardia duodenalis*. **A.** Representação esquemática do cisto. **B** e **C.** Cistos binucleados em amostras de fezes coradas com hematoxilina férrica. Fotografias de Marcelo Urbano Ferreira.

e 2 mg/kg, 2 vezes/dia, por 7 a 10 dias em crianças) e o albendazol (400 mg/dia, por 5 dias em adultos, e 15 mg/kg/dia [dose máxima, 400 mg], por 5 a 7 dias em crianças) (Gardner; Hill, 2001). A nitazoxanida (400 a 500 mg/dia, 3 dias em adultos) pode ser uma alternativa em casos refratários ao tratamento com nitroimidazólicos, mas não apresenta vantagens em relação ao tratamento clássico na ausência de resistência documentada. Sugere-se realizar novos exames parasitológicos de fezes 7, 14 e 21 dias após o término do tratamento, como controle de cura.

Prevenção e controle da giardíase

Nos EUA, estima-se que 4 a 7% dos exames parasitológicos de fezes realizados em laboratórios especializados sejam positivos para *G. duodenalis*. No Brasil, observa-se uma tendência de queda pronunciada da prevalência de helmintos intestinais entre crianças ao longo das três últimas décadas, especialmente em áreas urbanas, tornando *G. duodenalis* o parasito intestinal mais comum em populações de pré-escolares (Muniz et al., 2002). A exemplo do que ocorre com os nematódeos intestinais (ver Capítulo 13, *Os Nematódeos Intestinais*), as cargas parasitárias de *Giardia* são distribuídas de modo heterogêneo em populações de hospedeiros; a maioria dos indivíduos não está infectada ou excreta pequenas quantidades de cistos, compatíveis com uma baixa carga parasitária. Poucos excretam quantidades de cistos sugestivas de grandes cargas parasitárias (Figura 8.11).

O uso de métodos moleculares para a caracterização de isolados de *G. duodenalis* possibilitou esclarecer o papel de reservatórios animais como fonte potencial de infecção humana. Existem variantes eurixenas de *G. duodenalis*, reunidas nos grupos A e B, que circulam entre seres humanos e diversos outros mamíferos. Esses parasitos têm claro *potencial zoonótico*, um importante obstáculo para o controle da giardíase humana (Feng; Xiao, 2011). A importância relativa do reservatório animal na infecção humana varia em diferentes contextos epidemiológicos. Em um surto de giardíase de veiculação hídrica no Canadá, por exemplo, a aplicação de métodos bioquímicos tornou possível incriminar esquilos como a fonte de infecção (Isaac-Renton et al., 1993). Em áreas urbanas da Austrália, proporções semelhantes de cães são infectadas com variantes de *G. duodenalis* com potencial zoonótico (agrupamentos A e B) e variantes exclusivamente caninas, sugerindo a possibilidade de transmissão de *G. duodenalis* entre animais de estimação e o ser humano (Thompson, 2000).

A água é reconhecida como importante veículo para a transmissão da giardíase. Salienta-se também o papel de alimentos contaminados por manipuladores e dos insetos que atuam como *vetores mecânicos* para o transporte de cistos. Os contatos pessoa a pessoa também são relevantes na transmissão, especialmente em instituições como *creches* e *asilos*. O saneamento ambiental e o acesso à água tratada reduzem substancialmente o risco de giardíase em populações expostas (Speich et al., 2016). Entretanto, a transmissão pessoa a pessoa não se restringe necessariamente a situações em que as condições sanitárias são precárias. Explica-se assim, em parte, a persistência da giardíase em comunidades com acesso adequado a água encanada e esgoto tratado, mesmo quando os demais parasitos intestinais se tornam raros.

Existe uma vacina comercialmente disponível para a *prevenção da giardíase canina*, produzida a partir de trofozoítos inativados (Olson et al., 2000). Não se sabe a que agrupamento genético pertence o isolado utilizado em sua produção. Sua eficácia, no entanto, parece limitada. Entre os potenciais alvos para desenvolvimento de novas vacinas incluem-se a giardina α-1, as proteínas da parede do cisto e as VSP. De fato, VSPs purificadas, quando usadas como vacina, induzem imunidade protetora em cães e gatos, o que sugere um caminho promissor a ser seguido para criar novas vacinas (Serradell et al., 2016).

Balantidium coli e *Blastocystis hominis*

Dois outros protozoários intestinais patogênicos são ocasionalmente encontrados em infecções humanas: *Balantidium coli* e *Blastocystis hominis*. Ambos os agentes são membros do supergrupo Chromoalveolata (Adl et al., 2005).

Balantidium coli

Balantidium coli, encontrado em vários mamíferos, especialmente em suínos, é o único ciliado que infecta o ser humano. Foi originalmente descrito por Malmstein (1857) em pacientes com disenteria. Este protozoário cosmopolita pertence ao subgrupo Ciliophora do grupo Alveolata (Adl et al., 2005). A infecção humana é raramente observada no Brasil e na maioria dos países industrializados, embora os suínos sejam frequentemente infectados. Pode haver subdiagnóstico, pois os cistos desse protozoário são raramente encontrados nas fezes humanas e, portanto, o diagnóstico laboratorial requer o exame de amostras de fezes frescas em busca de trofozoítos (ver Capítulo 20, *Diagnóstico Parasitológico*). Os seres humanos adquirem a infecção ingerindo cistos existentes em verduras ou água contaminada com excrementos de suínos, primatas não humanos e potencialmente de roedores, cães e gatos que

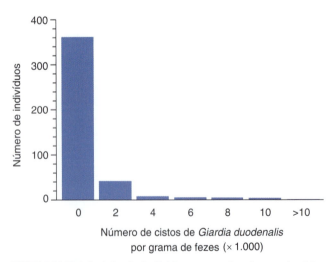

FIGURA 8.11 Distribuição de indivíduos segundo número de cistos de *Giardia duodenalis* eliminados nas fezes em duas populações brasileiras. As contagens de cistos foram expressas como número de cistos por grama de fezes. Pouco mais de 1% dos hospedeiros excretam mais de 6.000 cistos por grama de fezes, contagem sugestiva de alta carga parasitária. Adaptada de Ishida, 1995, p. 47.

albergam protozoários morfologicamente semelhantes a *B. coli* (Figura 8.12). De fato, todos os parasitos de mamíferos morfologicamente semelhantes a *B. coli*, incluindo a espécie *B. suis* encontrada em suínos, são atualmente definidos como *B. coli*, ainda que diversas outras espécies tenham sido descritas no passado. A infecção pode ser encontrada mesmo em indivíduos sem contato com suínos, como os muçulmanos. Os trofozoítos ovais são recobertos de cílios (Figura 8.12), medindo geralmente 30 a 200 μm em seu maior diâmetro. Contêm dois núcleos: um macronúcleo extremamente grande, em forma de feijão ou de rim, e um micronúcleo arredondado, bem pequeno. Os trofozoítos são liberados no intestino delgado e colonizam o intestino grosso, onde se multiplicam por fissão binária e finalmente se encistam. Embora habitem um ambiente muito pobre em oxigênio, os trofozoítos apresentam estruturas semelhantes a mitocôndrias, ainda que sem cristas ou túbulos, que parecem ser hidrogenossomos; não têm, entretanto, um complexo de Golgi típico (Schuster; Ramírez-Ávila, 2008). Apresentam um *citóstoma*, a abertura de uma invaginação da superfície celular associada à função de fagocitose, em sua porção anterior, bem como um citopígio posterior para a eliminação de resíduos não digeridos de alimentos. Encontram-se também dois vacúolos contráteis, que funcionam como organelas reguladoras de pressão osmótica no citoplasma dos trofozoítos. Os cistos, esféricos ou ligeiramente ovalados, medem geralmente 40 a 60 μm em seu maior diâmetro. Tanto trofozoítos quanto cistos são eliminados nas fezes de indivíduos infectados; são, portanto, estágios diagnósticos. Entretanto, somente os cistos, geralmente presentes em fezes formadas, são infectantes para os próximos hospedeiros. Esses estágios são sensíveis ao hipoclorito de sódio na concentração de 1%.

A maioria das infecções humanas por *B. coli* é assintomática. Em Papua Nova Guiné, por exemplo, onde as infecções de suínos são extremamente comuns, há raros relatos de doença humana por *B. coli* (Owen, 2005). Em alguns pacientes, observam-se diarreia intermitente, dor abdominal e perda de peso ou, mais raramente, uma disenteria aguda com a eliminação de fezes com sangue e muco (Bellanger et al., 2013). Nesses casos, pode haver ulceração e perfuração intestinal com disseminação do parasito, por via hematogênica, para o fígado e pulmões. Trofozoítos podem ser ocasionalmente encontrados no sedimento urinário (Maino et al., 2010). O aspecto das lesões intestinais, ao exame retossigmoidoscópico, lembra o encontrado na amebíase. As infecções tendem a ser mais graves em indivíduos imunocomprometidos, por exemplo em portadores da infecção pelo vírus da imunodeficiência humana (HIV) ou de leucemias agudas. O diagnóstico laboratorial é feito mediante o exame parasitológico de fezes, com o achado de trofozoítos e, mais raramente, de cistos, corados com solução de Lugol, hematoxilina férrica ou tricrômico. Nas amostras de fezes diarreicas, geralmente se encontram somente trofozoítos. Sugere-se a coleta de amostras seriadas de fezes, pois a eliminação de cistos e trofozoítos pode ser intermitente. O isolamento e cultivo *in vitro* de trofozoítos a partir de amostras de fezes humanas e de animais são possíveis, mas são raramente empregados como método diagnóstico; não há produção de cistos *in vitro*.

Trata-se a balantidíase com tetraciclina na dose de 30 a 50 mg/kg/dia divididos em três tomadas (500 mg, 3 vezes/dia em adultos), durante 10 dias. Em gestantes e crianças com idade inferior a 8 anos, em que a tetraciclina é contraindicada, pode-se usar metronidazol (20 a 50 mg/kg/dia [dose máxima,

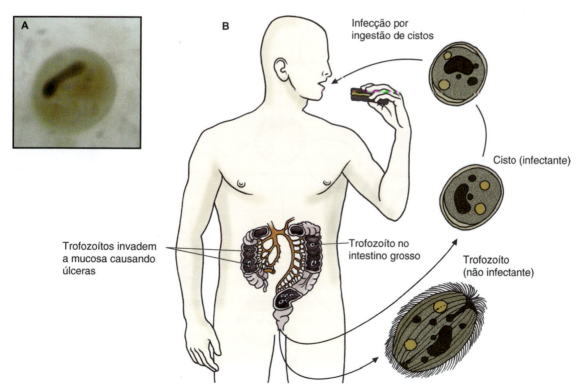

FIGURA 8.12 A. Ciclo vital de *Balantidium coli* e características morfológicas de seus trofozoítos e cistos. Os trofozoítos eliminados nas fezes diarreicas não são infectantes. **B.** Cisto corado com hematoxilina férrica. Fotografia de Marcelo Urbano Ferreira.

2 g] divididos em três doses) durante 5 a 7 dias. Outras alternativas terapêuticas são a paromomicina, a nitazoxanida e o iodoquinol.

Blastocystis hominis

O agrupamento Stramenopiles (Adl et al., 2005), que inclui *Blastocystis*, compreende organismos eucariotos muito diversos entre si, a maioria dos quais aeróbios e de vida livre. Entre eles, encontram-se desde algas unicelulares como as diatomáceas, componentes primários do plâncton, até algas gigantes pluricelulares e *Pythium*, um importante patógeno de plantas. *Blastocystis hominis*, originalmente descrito por Alexeieff em 1911, recebeu seu nome atual de Émile Brumpt em 1912. Apesar de ser conhecido há mais de um século, esse microrganismo anaeróbio que habita o intestino humano permanece envolto em controvérsias, especialmente quanto à sua taxonomia e patogenicidade (Stensvold; Clark, 2016).

Como a maioria dos protistas intestinais, *Bastocystis* apresenta uma forma responsável por sua transmissão a outros hospedeiros, o *cisto*, e uma forma vegetativa, o *trofozoíto*, capaz de dividir-se por fissão binária (Figura 8.13). A infecção humana por *B. hominis* é extremamente comum, mas seus trofozoítos são lisados quando colocados em contato com a água e outras soluções empregadas nos métodos de concentração mais usados para o exame parasitológico de fezes (ver Capítulo 20, *Diagnóstico Parasitológico*). Portanto, os trofozoítos de *Blastocystis* somente são encontrados ao exame direto, sem concentração, de amostras de fezes recém-depositadas e coradas com a hematoxilina férrica, o tricrômico ou a tionina. Os cistos podem ser encontrados no exame direto ou em amostras concentradas com solução de ácido isopícnico. Os trofozoítos são extremamente pleomórficos, com estágios vacuolares que se tornam multivacuolares e ameboides, variando em tamanho entre 2 e 200 μm (Stensvold et al., 2009). Tanto as formas multivacuolares como as formas ameboides podem originar pré-cistos e cistos (Figura 8.13). Os cistos esféricos de paredes espessas, descritos detalhadamente somente nas três últimas décadas, têm de 1 a 4 núcleos e medem de 3 a 10 μm de diâmetro. Estima-se que somente 20% dos indivíduos infectados excretem cistos. Todos esses fatores sugerem que a maior parte das infecções deixe de ser diagnosticada com os exames parasitológicos de rotina. Os trofozoítos de *Blastocystis*, obtidos preferencialmente de fezes frescas, podem ser mantidos em cultivo xênico ou axênico *in vitro* (Clark; Stensvold, 2016); a cultura, entretanto, tem menor sensibilidade diagnóstica que os métodos moleculares.

A posição taxonômica de *Blastocystis* é incerta (Tan, 2008). Na classificação mais recente, situam-se entre os protozoários do supergrupo Chromoalveolata, que apresentam uma organela semelhante ao cloroplasto adquirida de um endossimbionte. Como ocorre com *G. duodenalis*, os isolados de *B. hominis* encontrados em mamíferos e aves apresentam grande diversidade genética, e são classificados

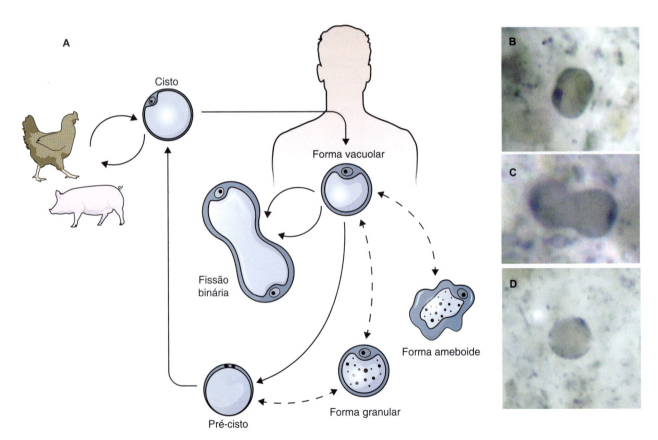

FIGURA 8.13 Ciclo vital de *Blastocystis hominis* (**A**) e características morfológicas de seus estágios evolutivos encontrados nas fezes, corados com hematoxilina férrica (**B**, **C** e **D**). Fotografias de Marcelo Urbano Ferreira.

em 17 subtipos que podem corresponder a espécies distintas com diferentes reservatórios animais (Yoshikawa et al., 2016). Diferentes subtipos (STs) são encontrados em populações humanas, mas globalmente cerca de 95% das infecções devem-se aos STs 1 (28%), 2 (11%), 3 (44%) e 4 (10%) (Stensvold; Clark, 2016). No Brasil, os dados existentes limitam-se a uma comunidade indígena do Mato Grosso onde predomina ST1 (41%), seguido de ST2 (32%) e ST3 (17%) (Malheiros et al., 2011); ST4 parece ser raro ou ausente na América do Sul, Norte da África e Oriente Médio, embora seja o segundo subtipo mais comum na Europa. Organismos semelhantes a *Blastocystis* são encontrados em diversos primatas não humanos, roedores, pássaros, répteis, anfíbios e insetos. Dos demais subtipos presentes no homem (ST4-9), somente ST9 ainda não foi encontrado em outro hospedeiro. ST10, por outro lado, é extremamente comum em bovinos, mas não foi encontrado até o momento em serem humanos, sugerindo a existência de alguma especificidade quanto ao hospedeiro. Os genomas nucleares completos dos STs 1, 4 e 7 são compactos e apresentam diversos exemplos de transferência horizontal de genes; têm menos de 19 milhões de pares de bases, com aproximadamente 6.000 genes (Gentekaki et al., 2017). O genoma circular de organelas semelhantes a mitocôndrias compreende 27 a 29 milhares de pares de bases (Stensvold; Clark, 2016).

A infecção humana ocorre mediante a ingestão de cistos (geralmente binucleados), que são eliminados de modo intermitente pelo hospedeiro e contaminam o solo, a água e vegetais consumidos pelo homem. Após o excistamento, os trofozoítos vacuolares colonizam o intestino grosso, dividem-se por fissão binária e podem dar origem a formas multivacuolares e ameboides (Figura 8.13). A infecção é crônica, com relatos de mais de 10 anos de duração (Stensvold; Clark, 2016). A presença de reprodução assexuada por esquizogonia para a formação do cisto multinucleado, frequentemente mencionada em textos didáticos, não está comprovada (Tan, 2008). Os métodos moleculares de diagnóstico mais recentemente descritos, que em geral têm como alvo a subunidade 18S do gene de rRNA do parasito, apresentam alta especificidade e detectam todos os nove subtipos que infectam o ser humano. Em comunidades de países em desenvolvimento, a quase totalidade da população encontra-se infectada, ainda que poucos tenham sintomas; em países industrializados, a infecção tende a ser menos comum. Estima-se globalmente a existência de 1 a 2 bilhões de indivíduos colonizados por esse agente.

Não há consenso quanto à patogenicidade de *B. hominis*; há quem o considere um parasito ou um comensal que habita o cólon humano sem produzir lesão significativa (Scanlan; Stensvold, 2013). Em estudos *in vitro*, os parasitos podem produzir lesões de células do epitélio intestinal, incluindo apoptose e ruptura das junções aderentes (*tight junctions*) entre essas células, resultando em aumento da permeabilidade intestinal. *Blastocystis* parece ter efeitos imunomoduladores, com degradação de IgA, inibição da enzima óxido nítrico sintetase (NOS) e indução da produção de diversas citocinas pró-inflamatórias por células do epitélio intestinal e macrófagos (Ajjampur; Tan, 2016). Embora muitos indivíduos infectados apresentem diarreia, náuseas e vômitos, dor abdominal, flatulência ou anorexia, é difícil se estabelecer o nexo causal entre a infecção e os sintomas diante da possibilidade de coinfecção com outros patógenos gastrintestinais, também adquiridos por via orofecal. Além disso, a infecção é mais comum, em diversas populações estudadas, em indivíduos completamente assintomáticos. Em alguns inquéritos, encontra-se proporcionalmente menos infecções por *Blastocystis* entre indivíduos com sintomas de doença colônica do que entre aqueles da mesma comunidade que se mostram plenamente saudáveis. Esses dados sugerem que a presença de *Blastocystis* possa ser interpretada como um marcador de homeostase e diversidade da microbiota do trato digestório em vez de doença (Scanlan; Stensvold, 2013). Os relatos de associação entre a infecção por *Blastocystis* e a ocorrência de síndrome do cólon irritável, derivados de estudos transversais, não são conclusivos (Stensvold et al., 2009; Scanlan; Stensvold, 2013). Entretanto, indivíduos imunocomprometidos, quando infectados, parecem mais suscetíveis à doença. É possível que os parasitos de diferentes genótipos difiram quando à virulência, mas os dados disponíveis não possibilitam chegar a conclusões definitivas a este respeito. A critério médico, as infecções humanas podem ser tratadas com metronidazol, nas mesmas doses sugeridas para o tratamento da amebíase.

Outros protozoários que habitam o trato digestório humano

Existem protozoários que, embora considerados não patogênicos, podem ser encontrados no trato digestório humano:

- *Entamoeba coli*
- *Entamoeba hartmanni*
- *Entamoeba gingivalis*
- *Iodamoeba bütschlii*
- *Endolimax nana*
- *Dientamoeba fragilis*
- *Chilomastix mesnili*
- *Pentatrichomonas hominis*
- *Retortamonas intestinalis*
- *Enteromonas hominis*

Seriam, então, de acordo com alguns conceitos, comensais, pois dependem do intestino humano para sua sobrevivência. Os quatro primeiros são amebídeos e os cinco últimos, flagelados. *Retortamonas intestinalis* e *Enteromonas hominis* são de encontro raro. Existem relatos de casos de diarreia por *Dientamoeba fragilis*, mas estes são episódios autolimitados. Os indivíduos que albergam estes protozoários não devem ser tratados, mas estão potencialmente expostos à transmissão orofecal de agentes patogênicos. A Figura 8.14 ilustra as características morfológicas dos trofozoítos e dos cistos de cinco amebas comensais encontradas no trato digestório humano, comparando-as com *E. histolytica*/*E. dispar*. A Figura 8.15 ilustra a morfologia de *E. coli* e *I. bütschlii*. As características morfológicas de alguns flagelados comensais do trato digestório humano estão representadas na Figura 8.7.

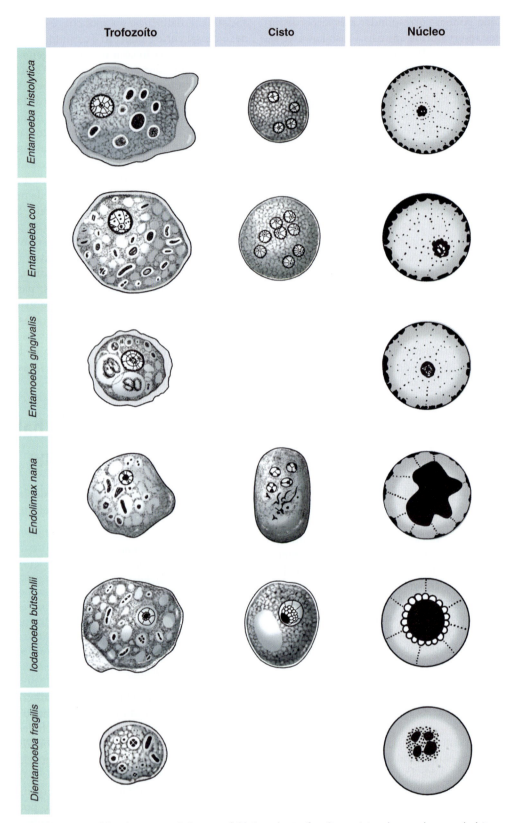

FIGURA 8.14 Representação esquemática das características morfológicas dos trofozoítos e cistos das amebas que habitam o trato digestório humano e representação esquemática dos núcleos. Com exceção de *E. gingivalis*, encontrada na cavidade oral, todas as demais espécies habitam o intestino grosso. Observa-se que os trofozoítos de *E. histolytica/E. dispar* apresentam nítida separação entre ectoplasma e endoplasma e podem ter hemácias semidigeridas em seu citoplasma. O núcleo dos trofozoítos e cistos (até quatro núcleos nos cistos maduros) apresentam cariossoma central e cromatina periférica delicada. O comensal *E. coli*, frequentemente encontrado em fezes humanas, apresenta trofozoítos sem separação nítida entre ectoplasma e endoplasma e sem hemácias (mas com grande quantidade de bactérias) nos vacúolos digestivos de seu citoplasma. Os núcleos apresentam cariossoma excêntrico e cromatina periférica mais grosseira e heterogeneamente distribuída. Os cistos maduros de *E. coli* apresentam oito núcleos. *Dientamoeba fragilis*, representada na figura, é atualmente considerada um flagelado. *Entamoeba hartmanni*, que não é representada na figura, apresenta essencialmente as mesmas características morfológicas de *E. histolytica/E. dispar*, mas distingue-se pelo menor tamanho. Seus cistos raramente chegam a 10 μm de diâmetro (média: 6 a 7 μm).

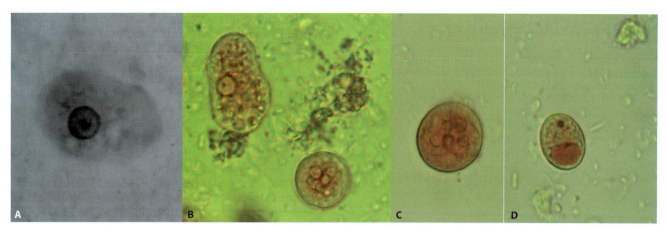

FIGURA 8.15 Características morfológicas de amebas comensais do trato digestório humano. **A.** Trofozoíto de *Entamoeba coli* (coloração: hematoxilina férrica). **B.** Trofozoíto e cisto multinucleado de *E. coli* (coloração: solução de Lugol). **C.** Cisto multinucleado de *E. coli* (coloração: solução de Lugol). **D.** Cisto de *Iodamoeba bütschlii* (coloração: solução de Lugol). Fotografias de Cláudio Santos Ferreira.

PARASITOLOGIA EM FOCO

Variação antigênica em *Giardia*

Variação antigênica é o mecanismo pelo qual uma linhagem clonal de microrganismos expressa sucessivamente formas alternativas de um antígeno sem alterações de genótipo. É um fenômeno bem conhecido em plasmódios e em tripanossomas africanos. *Giardia* compartilha com os demais organismos unicelulares que apresentam variação antigênica as seguintes características: (i) seu genoma apresenta uma grande família de genes homólogos que codificam antígenos de superfície imunodominantes; (ii) existe um mecanismo de regulação de expressão que torna possível que um único membro dessa família seja expresso em cada célula individual; (iii) esse mecanismo de regulação viabiliza a troca (ou *switching*) de gene a ser expresso (Gargantini et al., 2016).

Em *Giardia*, as primeiras evidências de variação antigênica foram obtidas *in vitro* em experimentos realizados em meados da década de 1980. Linhagens de *G. duodenalis* mantidas em cultivo axênico variavam, ao longo do tempo, os determinantes antigênicos expressos na superfície dos trofozoítos, abolindo seu reconhecimento por alguns anticorpos monoclonais (Nash; Aggarwal, 1986). A variação antigênica foi interpretada como um mecanismo adaptativo que possibilita ao parasito a flexibilidade fenotípica necessária para sobreviver em um ambiente hostil como o intestino delgado, para infectar diferentes hospedeiros e para escapar da resposta imune desenvolvida por esses hospedeiros. Pouco depois, demonstrou-se a ocorrência de variação antigênica em infecções experimentais humanas (Nash et al., 1990).

As proteínas de superfície de *Giardia* que sofrem variação antigênica são conhecidas como *variant surface proteins* (proteínas variantes de superfície), ou VSP. Trata-se de uma família de proteínas altamente imunogênicas, glicosiladas e ricas em cisteína, com massa molecular entre 20 e 200 kDa. O genoma de *G. duodenalis* contém cerca de 200 genes *vsp*. Os RNA mensageiros (mRNAs) de todos esses genes são transcritos continuamente em trofozoítos de *Giardia*, mas apenas uma variante é expressa na superfície de cada trofozoíto, o que sugere a existência de um mecanismo muito eficiente de controle de sua expressão. Os trofozoítos de *Giardia* são binucleados, com ambos os núcleos apresentando transcrição igualmente ativa. Portanto, se a expressão de VSP fosse controlada em nível transcricional, o mecanismo de controle teria de agir de modo coordenado nos dois núcleos. Sabe-se hoje, no entanto, que a regulação da expressão de VSP ocorre em nível pós-transcricional, no citoplasma da célula, e envolve *pequenos RNAs* (sRNAs), que fazem parte de uma família de RNAs regulatórios, não codificadores, derivados de RNAs de dupla fita.

Há essencialmente *dois mecanismos* propostos para o controle de expressão de VSP por meio de silenciamento dependente de sRNA. O primeiro envolve moléculas análogas ao RNA de interferência (RNAi). Diversas VSP seriam transcritas nos núcleos de um trofozoíto e transportadas para o citoplasma. Esses transcritos são reconhecidos por uma RNA polimerase dependente de RNA, que somente é ativa quando mais de um transcrito de VSP está presente. Essa enzima cataliza a síntese de transcritos complementares, com pareamento de fitas e a formação de complexos de RNA de dupla fita. Esses complexos são alvos de RNA endonucleases que reconhecem RNA de dupla fita, com a produção de pequenas moléculas de RNA resultantes da clivagem do RNA mensageiro transcrito, mas não traduzido, de VSP. Essas pequenas moléculas, análogas ao RNA de interferência que controla a expressão de genes em geral, ligam-se especificamente a alguns transcritos de VSP e impedem sua tradução. A única VSP transcrita é aquela para a qual não existem transcritos complementares e, consequentemente, não foram produzidas moléculas de RNA de interferência.

O segundo mecanismo envolveria uma centena de microRNAs (miRNAs) de 24 a 28 nucleotídios, com múltiplos alvos específicos nos transcritos dos genes *vsp* (Saraiya et al., 2014). Cada um desses miRNAs é capaz de reprimir parcialmente a tradução do gene *vsp* correspondente; a ação combinada de vários miRNAs sobre o mesmo mRNA proporciona inibição completa da tradução. Portanto, o silenciamento de expressão de um gene *vsp* resultaria da ligação simultânea de vários miRNAs a alvos específicos na fita de mRNA. Entretanto, ainda não se sabe como um único transcrito é capaz de escapar do mecanismo de silenciamento de tradução; uma hipótese a ser investigada é a de que a probabilidade de um transcrito específico de VSP a ser traduzido depende de sua abundância relativa. O fenômeno de variação antigênica também ocorre *in vitro*, sem pressão exercida pelo sistema imune do hospedeiro, mas não se conhecem os sinais que desencadeiam a troca periódica de VSP a ser expressa.

Referências bibliográficas

Gargantini PR, Serradell MC, Ríos DN et al. Antigenic variation in the intestinal parasite *Giardia lamblia*. Curr Opin Microbiol. 2016. 32:52-8.

Nash TE, Aggarwal A. Cytotoxicity of monoclonal antibodies to a subset of *Giardia* isolates. J Immunol. 1986;136:2628-32.

Nash TE, Herrington DA, Levine MM et al.. Antigenic variation of Giardia lamblia in experimental human infections. J Immunol. 1990;144:4362-9.

Saraiya AA, Li W, Wu J et al. The microRNAs in an ancient protist repress the variant-specific surface protein expression by targeting the entire coding sequence. PLoS Pathog. 2014;10:e1003791.

Referências bibliográficas

Adl SM, Simpson AG, Farmer MA et al. The new higher level classification of eukaryotes with emphasis on the taxonomy of protists. J Eukaryot Microbiol. 2005;52:399-451.

Ajjampur SS, Tan KS. Pathogenic mechanisms in *Blastocystis* spp. – Interpreting results from *in vitro* and *in vivo* studies. Parasitol Int. 2016;65:772-9.

Bartelt LA, Platts-Mills JA. *Giardia*: a pathogen or commensal for children in high-prevalence settings? Curr Opin Infect Dis. 2016;29:502-7.

Bartelt LA, Sartor RB. Advances in understanding *Giardia*: determinants and mechanisms of chronic sequelae. F1000Prime Rep. 2015;7:62.

Bellanger AP, Scherer E, Cazorla A, Grenouillet F. Dysenteric syndrome due to *Balantidium coli*: a case report. New Microbiol. 2013;36:203-5.

Buret AG. Mechanisms of epithelial dysfunction in giardiasis. Gut. 2007;56:316-7.

Cacciò SM, Lalle M, Svärd SG. Host specificity in the *Giardia duodenalis* species complex. Infect Genet Evol. 2018;66:335-45.

Cacciò SM, Sprong H. *Giardia duodenalis*: genetic recombination and its implications for taxonomy and molecular epidemiology. Exp Parasitol. 2010;124:107-12.

Carter ER, Nabarro LE, Hedley L, Chiodini PL. Nitroimidazole-refractory giardiasis: a growing problem requiring rational solutions. Clin Microbiol Infect. 2018;24:37-42.

Clark CG, Stensvold CR. *Blastocystis*: Isolation, xenic cultivation, and cryopreservation. Curr Protoc Microbiol. 2016;43:20A.1.1-20A.1.8.

Diamond LS, Clark CG. A redescription of *Entamoeba histolytica* Schaudinn, 1903 (emended Walker, 1911) separating it from *Entamoeba dispar* Brumpt, 1925. J Eukaryot Microbiol. 1993;40:340-34.

Donowitz JR, Alam M, Kabir M et al. A prospective longitudinal cohort to investigate the effects of early life giardiasis on growth and all cause diarrhea. Clin Infect Dis. 2016;63:792-7.

Einarsson E, Ma'ayeh S, Svärd SG. An up-date on *Giardia* and giardiasis. Curr Opin Microbiol. 2016;34:47-52.

Elsheikha HM, Regan CS, Clark CG. Novel *Entamoeba* findings in non-human primates. Trends Parasitol. 2018;34:283-94.

Feng Y, Xiao L. Zoonotic potential and molecular epidemiology of *Giardia* species and giardiasis. Clin Microbiol Rev. 2011;24:110-40.

Fotedar R, Stark D, Beebe N et al. 2007. Laboratory diagnostic techniques for *Entamoeba* species. Clin Microbiol Rev. 2007;20:511-32.

Gentekaki E, Curtis BA, Stairs CW et al. Extreme genome diversity in the hyper-prevalent parasitic eukaryote *Blastocystis*. PLoS Biol. 2017;15:e2003769.

Gonzales ML, Dans LF, Martinez EG. Antiamoebic drugs for treating amoebic colitis. Cochrane Database Syst Rev. 2009;2:CD006085.

Isaac-Renton J, Cordeiro C, Sarafis K, Shahriari H. Characterization of *Giardia duodenalis* isolates from a waterborne outbreak. J Infect Dis. 1993;167:431-40.

Heredia RD, Fonseca JA, López MC. *Entamoeba moshkovskii* – perspectives of a new agent to be considered in the diagnosis of amebiasis. Acta Trop. 2012;123:139-45.

Ishida MMI. A coproscopia no diagnóstico da giardíase. Dissertação de Mestrado, Universidade de São Paulo. São Paulo, 1995.

Loftus B, Anderson I, Davies R et al. The genome of the protist parasite *Entamoeba histolytica*. Nature. 2005;433:865-8.

Lorenzi HA, Puiu D, Miller JR et al. New assembly, reannotation and analysis of the *Entamoeba histolytica* genome reveal new genomic features and protein content information. PLoS Negl Trop Dis. 2010;4:e716.

Lozano R, Naghavi M, Foreman K et al. Global and regional mortality from 235 causes of death for 20 age groups in 1990 and 2010: a systematic analysis for the Global Burden of Disease Study 2010. Lancet. 2012;380:2095-128.

Mai Z, Ghosh S, Frisardi M et al. Hsp60 is targeted to a cryptic mitochondrion-derived organelle ('crypton') in the microaerophilic protozoan parasite *Entamoeba histolytica*. Mol Cell Biol. 1999;19:2198-205.

Maino A, Garigali G, Grande R et al. Urinary balantidiasis: diagnosis at a glance by urine sediment examination. J Nephrol. 2010;23:732-7.

Malheiros AF, Stensvold CR, Clark CG et al. Short report: Molecular characterization of *Blastocystis* obtained from members of the indigenous Tapirapé ethnic group from the Brazilian Amazon region, Brazil. Am J Trop Med Hyg. 2011;85:1050-3.

McInally SG, Dawson SC. Eight unique basal bodies in the multi-flagellated diplomonad *Giardia lamblia*. Cilia. 2016;5:21.

Minetti C, Chalmers RM, Beeching NJ, Probert C, Lamden K. Giardiasis. BMJ. 2016;355:i5369.

Monis PT, Caccio SM, Thompson RC. Variation in *Giardia*: towards a taxonomic revision of the genus. Trends Parasitol. 2009;25:93-100.

Morrison HG, McArthur AG, Gillin FD et al. Genomic minimalism in the early diverging intestinal parasite *Giardia lamblia*. Science. 2007;317:1921-6.

Muniz PT, Ferreira MU, Ferreira CS et al. Intestinal parasitic infections in young children in São Paulo, Brazil: prevalences, temporal trends and associations with physical growth. Ann Trop Med Parasitol. 2002;96:503-12.

Nash TE, Herrington DA, Losonsky GA, Levine MM. Experimental human infections with *Giardia lamblia*. J Infect Dis. 1987;156:974-84.

Olson ME, Ceri H, Morck DW. *Giardia* vaccination. Parasitol Today. 2000;16:213-7.

Ortega-Pierres MG, Jex AR, Ansell BR, Svärd SG. Recent advances in the genomic and molecular biology of *Giardia*. Acta Trop. 2018;184:67-72.

Owen IL. Parasitic zoonoses in Papua New Guinea. J Helminthol. 2005;79:1-14.

Piva B, Benchimol M. The median body of *Giardia lamblia*: an ultrastructural study. Biol Cell. 2004;96:735-46.

Ralston KS. Chew on this: amoebic trogocytosis and host cell killing by *Entamoeba histolytica*. Trends Parasitol. 2015;31:442-52.

Ramesh MA, Malik SB, Logsdon Jr JM. A phylogenomic inventory of meiotic genes; evidence for sex in *Giardia* and an early eukaryotic origin of meiosis. Curr Biol. 2005;15:185-91.

Roxström-Lindquist K, Palm D, Reiner D et al. *Giardia* immunity – an update. Trends Parasitol. 2006;22:26-31.

Royer TL, Gilchrist C, Kabir M et al. *Entamoeba bangladeshi* nov. sp., Bangladesh. Emerg Infect Dis. 2012;18:1543-5.

Sargeaunt PG, Williams JE, Greene JD. The differentiation of invasive and non-invasive *Entamoeba histolytica* by isoenzyme electrophoresis. Trans R Soc Trop Med Hyg. 1978;72:519-21.

Scanlan PD, Stensvold CR. *Blastocystis*: getting to grips with our guileful guest. Trends Parasitol. 2013;29:523-9.

Savioli L, Smith H, Thompson A. *Giardia* and *Cryptosporidium* join the 'Neglected Diseases Initiative'. Trends Parasitol. 2006;22:203-8.

Schuster FL, Ramírez-Ávila L. Current world status of *Balantidium coli*. Clin Microbiol Rev. 2008;21:626-38.

Serradell MC, Saura A, Rupil LL et al. Vaccination of domestic animals with a novel oral vaccine prevents *Giardia* infections, alleviates signs of giardiasis and reduces transmission to humans. NPJ Vaccines. 2016;1:16018.

Singh RS, Walia AK, Kanwar JR, Kennedy JF. Amoebiasis vaccine development: A snapshot on *E. histolytica* with emphasis on perspectives of Gal/GalNAc lectin. Int J Biol Macromol. 2016;91:258-68.

Soares R, Tasca T. Giardiasis: an update review on sensitivity and specificity of methods for laboratorial diagnosis. J Microbiol Methods. 2016;129:98-102.

Speich B, Croll D, Fürst T et al. Effect of sanitation and water treatment on intestinal protozoa infection: a systematic review and meta-analysis. Lancet Infect Dis. 2016;16:87-99.

Stanley Jr SL. Vaccines for amoebiasis: Barriers and opportunities. Parasitology. 2006;133:S81-S86.

Stensvold CR, Nielsen HV, Mølbak K, Smith HV. Pursuing the clinical significance of *Blastocystis* – diagnostic limitations. Trends Parasitol. 2009;25:23-9.

Tan KS. New insights on classification, identification, and clinical relevance of *Blastocystis* spp. Clin Microbiol Rev. 2008;21:639-65.

Tawari B, Ali IK, Scott C et al. Patterns of evolution in the unique tRNA gene arrays of the genus *Entamoeba*. Mol Biol Evol. 2008;25:187-98.

Thompson RCA. Giardiasis as a re-emerging infectious disease and its zoonotic potential. Int J Parasitol. 2000;30:1259-67.

Tovar J, Fischer A, Clark CG. The mitosome, a novel organelle related to mitochondria in the amitochondrial parasite *Entamoeba histolytica*. Mol Microbiol. 1999;32:1013-21.

Tovar J, León-Ávila G, Sánchez LB et al. Mitocondrial remnant organelles of *Giardia* function in iron-sulphur protein maturation. Nature. 2003;426:172-6.

Troeger H, Epple HJ, Schneider T et al. Effect of chronic *Giardia lamblia* infection on epithelial transport and barrier function in human duodenum. Gut. 2007;56:328-35.

Watanabe K, Petri Jr WA. Molecular biology research to benefit patients with *Entamoeba histolytica* infection. Mol Microbiol. 2015;98: 208-217.

Willhoeft U, Tannich E. The electrophoretic karyotype of *Entamoeba histolytica*. Mol Biochem Parasitol. 1999;99:41-53.

WHO/PAHO/UNESCO report. A consultation with experts on amoebiasis: Mexico City, Mexico 28-29 January, 1997. Epidemiol Bull. 1997;18:13-4.

Yoshikawa H, Koyama Y, Tsuchiya E, Takami K. *Blastocystis* phylogeny among various isolates from humans to insects. Parasitol Int. 2016;65:750-9.

Leitura sugerida

Marie C, Petri Jr WA. Regulation of virulence of *Entamoeba histolytica*. Annu Rev Microbiol. 2014;68:493-520.

Einarsson E, Ma'ayeh S, Svärd SG. An up-date on *Giardia* and giardiasis. Curr Opin Microbiol 2016;34:47-52.

Stensvold CR, Clark CG. Current status of *Blastocystis*: A personal view. Parasitol Int. 2016;65:763-71.

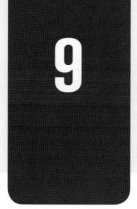

9 Os Protozoários Intestinais Emergentes

Annette Silva Foronda ▪ *Fábio Ramos de Souza Carvalho*

Introdução

São considerados *emergentes* os protozoários recentemente reconhecidos como patogênicos para o ser humano. Alguns deles assumiram grande importância por causarem infecções oportunistas em indivíduos imunodeprimidos, com consequências graves, muitas vezes levando à morte. Outros acometem indivíduos imunocompetentes, e são emergentes por terem adquirido novas propriedades de virulência ou em decorrência da proximidade mais recente entre seus reservatórios e o hospedeiro humano (Mahmoud, 1998). O número de casos de infecções por protozoários intestinais emergentes transmitidos por alimentos e/ou água tem aumentado em função da globalização de fontes alimentares, viagens internacionais, consumo de frutas frescas e de alimentos crus ou malcozidos (Ortega; Sanchez, 2010).

Este capítulo compreende os principais *coccídeos intestinais* – *Cyclospora cayetanensis* e *Cystoisospora belli*, membros do supergrupo Chromalveolata (Alveolata – Apicomplexa – Coccidia) –, bem como *Cryptosporidium hominis* e *Cryptosporidium parvum*. Os agrupamentos taxonômicos mencionados baseiam-se na proposta da Sociedade de Protozoologistas, publicada em 2005, que substitui as categorias clássicas (Reino, Filo, Classe e Ordem) por supergrupos ou agrupamentos amplos, definidos com critérios morfológicos, bioquímicos e de filogenia molecular (Adl et al., 2005; revista em Adl et al., 2012). Algumas semelhanças e diferenças entre os principais protozoários intestinais emergentes que infectam o ser humano são listadas na Tabela 9.1.

Cryptosporidium hominis, *Cryptosporidium parvum* e *Cystoisospora belli* são primariamente encontrados em hospedeiros imunocomprometidos. *Cyclospora cayetanensis*, embora possa ser encontrada em indivíduos imunocomprometidos, está mais ligada a quadros diarreicos de viajantes e a surtos ocasionais em comunidades de países em desenvolvimento. As infecções causadas pelos protozoários intestinais emergentes, principalmente a criptosporidiose, podem ser também comuns em crianças imunocompetentes, associadas a sintomatologia intestinal (Kumar et al., 2017). A presença de *Myxobolus* sp., um novo parasito, foi descrita em fezes de pacientes imunodeprimidos, mas a etiologia da diarreia não foi confirmada, já que outros patógenos também foram encontrados nas mesmas amostras (Moncada et al., 2001).

TABELA 9.1 Diferenças e semelhanças entre os protozoários intestinais emergentes.

Espécies	*Cryptosporidium hominis/C. parvum*	*Cyclospora cayetanensis*	*Cystoisospora belli*
Hospedeiros	Completa o ciclo em um só hospedeiro (monoxeno)	Completa o ciclo em um só hospedeiro (monoxeno)	Completa o ciclo em um só hospedeiro (monoxeno)
Ciclo vital	Esquizogonia Gametogonia Esporogonia	Esquizogonia Gametogonia Esporogonia	Esquizogonia Gametogonia Esporogonia
Localização	Intracelular e extracitoplasmática: intestino delgado, trato respiratório, ductos biliares e pancreáticos	Intracelular: intestino delgado	Intracelular: intestino delgado
Ocorrência	Não sazonal	Sazonal	Não sazonal
Transmissão	Orofecal e pessoa a pessoa	Orofecal. É necessário tempo de esporulação no ambiente, não pode ser pessoa a pessoa	Orofecal. É necessário tempo de esporulação no ambiente, não pode ser pessoa a pessoa
Diagnóstico	Exame de fezes: colorações de Ziehl-Neelsen modificada e similares. Oocistos de 4 mm com 4 esporozoítos nus	Exame de fezes: a fresco ou colorações de Ziehl-Neelsen modificada e similares, autofluorescência. Oocistos de 10 mm, contendo 2 esporocistos com 2 esporozoítos (total de esporozoítos: 4)	Exame de fezes: a fresco ou colorações de Ziehl-Neelsen modificada e similares. Oocistos de 25 mm, contendo 2 esporocistos com 4 esporozoítos (total de esporozoítos: 8)
Tratamento	Nitazoxanida em imunocompetentes	Sulfametoxazol-trimetoprima Nitazoxanida?	Sulfametoxazol-trimetoprima

Cryptosporidium hominis, Cryptosporidium parvum e a criptosporidiose

Discute-se atualmente a taxonomia dos organismos do gênero *Cryptosporidium* diante da dificuldade de aplicar o conceito biológico de espécie, neste e na maioria dos protozoários, e da diversidade de hospedeiros parasitados. Baseando-se em morfologia de oocistos, sítios de infecção, especificidade de hospedeiros e diferenças genéticas, atualmente consideram-se válidas, do ponto de vista taxonômico, 27 espécies de *Cryptosporidium* (Morgan-Ryan et al., 2002; Putignani; Menichella, 2010; Ryan et al., 2014; Ryan; Hijjawi, 2015). Oito espécies são frequentes em infecções humanas: *C. hominis, C. parvum, C. meleagridis, C. felis, C. canis, C. suis, C. muris* e *C. andersoni*, embora 20 espécies distintas de *Cryptosporidium* tenham sido encontradas em infecções humanas (Ryan et al., 2014). Dentre elas, as responsáveis pela maioria de casos de criptosporidiose humana são *C. hominis* e *C. parvum*, temas deste capítulo, mas é possível que todas as espécies do gênero *Cryptosporidium* sejam potencialmente patogênicas para o ser humano (Xiao et al., 2000; Xiao, 2010; Jex; Gasser, 2010).

Até recentemente, agrupava-se o gênero *Cryptosporidium* entre os coccídeos. Entretanto, sugere-se, há vários anos, que esses protozoários poderiam ser o elo perdido entre os coccídeos e as *gregarinas*, um grupo de protozoários primitivos do agrupamento Apicomplexa, predominantemente extracelulares, que tipicamente infectam o intestino de invertebrados e podem ou não causar-lhes doença (Rueckert et al., 2019). A similaridade entre *Cryptosporidium* e as gregarinas vem sendo confirmada com base em critérios biológicos, morfológicos, genômicos e bioquímicos (Aldeyarbi; Karanis, 2016; Clode et al., 2015). Entre os principais critérios biológicos, está a sua capacidade de desenvolvimento fora de células. De fato, em meio de cultivo contendo células hospedeiras, *Cryptosporidium* parece tornar-se progressivamente *extracelular* ao longo de seu ciclo; em meio axênico e em coleções hídricas na natureza, desprovidas de células, o parasito mostra-se capaz de completar seu ciclo de vida, não podendo mais ser classificado entre os coccídeos, organismos intracelulares obrigatórios. *Cryptosporidium* é atualmente o único membro de um novo agrupamento de gregarinas, criado em 2014 e denominado Cryptogregaria (Ryan et al., 2016).

Nos países em desenvolvimento, a criptosporidiose é considerada uma das infecções entéricas mais frequentes em seres humanos, principalmente em crianças, embora adultos sejam também acometidos. Em hospedeiros imunocompetentes, a evolução do quadro é autolimitada. É uma doença endêmica, com eventuais surtos epidêmicos ligados à transmissão pela água. A criptosporidiose ganhou grande destaque em decorrência das consequências letais das infecções em indivíduos imunodeprimidos, a partir dos primeiros casos humanos descritos no final da década de 1970. Desde então, relatos no mundo todo evidenciam a grande disseminação desse protozoário (Bouzid et al., 2013; Ryan et al., 2014).

Aspectos biológicos

Cryptosporidium hominis e *C. parvum* são protozoários do grupo Apicomplexa que, ao contrário dos coccídeos, são desprovidos de *apicoplasto*, um vestígio de cloroplasto adquirido mediante simbiose com algas verdes. São *epicelulares facultativos*. Apresentam estágios *intracelulares* alojados em vacúolos parasitóforos resultantes de sua fusão com a membrana da célula hospedeira, o enterócito. Ao mesmo tempo, esses estágios são *extracitoplasmáticos* porque se localizam fora do citoplasma da célula hospedeira (Tzipori; Griffiths, 1998). Têm uma estrutura de alimentação típica das gregarinas, conhecida como *epimerito* (*epimerite*, na literatura de língua inglesa), que resulta do redobramento da membrana da porção anterior do vacúolo que envolve o organismo. O epimerito forma-se tanto em estágios *extracelulares* como *epicelulares*. No primeiro caso, *Cryptosporidium* forma um vacúolo independentemente de qualquer interação com as células hospedeiras e o epimerito extrai alimentos diretamente do ambiente. No segundo caso, o vacúolo forma-se com a incorporação de componentes da célula hospedeira e do próprio parasito – é, portanto, definido como um *vacúolo parasitóforo*; o epimerito extrai os alimentos da própria célula hospedeira (Clode et al., 2015).

Seu ciclo vital transcorre em um só hospedeiro vertebrado; são, portanto, parasitos monoxenos, compreendendo uma fase de reprodução assexuada por esquizogonia (ou merogonia) e outra de reprodução sexuada por gametogonia e esporogonia. Há duas divisões esquizogônicas. A primeira resulta em esquizontes tipo I, e dá origem a seis ou oito merozoítos. Essas formas infectam novas células para uma segunda divisão esquizogônica, o que resulta em esquizontes tipo II, que originam quatro merozoítos cada. Os merozoítos tipo II dão início ao ciclo sexuado, com formação de gametócitos e gametas. Nessa etapa, ocorre *sizígia*, o pareamento entre trofozoítos que precede a formação dos gametócitos, comumente observado em gregarinas. O produto da fusão dos gametas é um zigoto que desenvolve um oocisto com quatro esporozoítos (Smith; Rose, 1998) (Figura 9.1). Especula-se que os oocistos possam também ser produzidos no lúmen intestinal dos hospedeiros, a partir da fusão de gametas no ambiente extracelular, como ocorre com as demais gregarinas (Ryan et al., 2016). É provável que existam outros estágios extracelulares, ainda não descritos, presentes no lúmen intestinal dos hospedeiros (Clode et al., 2015).

A morfologia dos oocistos esporulados de *Cryptosporidium* e dos coccídeos intestinais é comparada na Figura 9.2. Os oocistos de *C. hominis* e *C. parvum* são idênticos: ambos são esféricos, medem de 2 a 4 µm de diâmetro e contêm quatro esporozoítos nus. Podem ser de dois tipos, de parede rígida e de parede delgada, e são eliminados esporulados, e é até mesmo possível a liberação dos esporozoítos no lúmen intestinal.

A transmissão de *C. hominis*/*C. parvum* é principalmente orofecal, pela ingestão de oocistos. Como ainda não foi comprovada a especificidade de hospedeiros, caracteriza-se uma transmissão zoonótica. As vias de aquisição da infecção podem ser: (i) pessoa a pessoa; (ii) animal a animal; (iii) animal a pessoa; (iv) por água de abastecimento e recreacional; (v) por alimentos; e (vi) possivelmente pelo ar. A *autoinfecção* é também relatada, principalmente em imunodeprimidos,

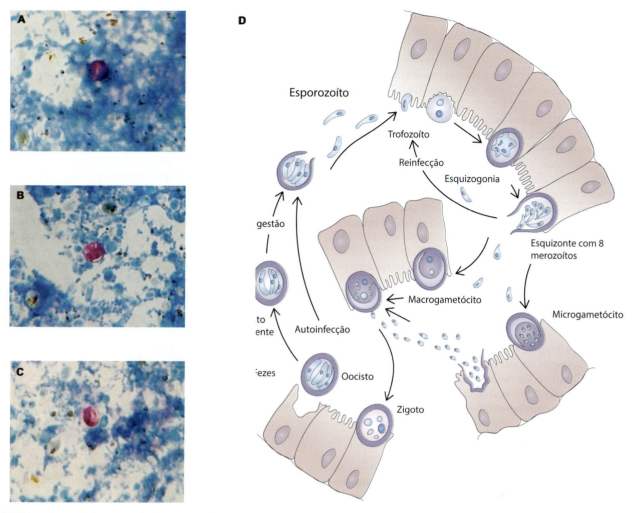

FIGURA 9.1 A, **B** e **C**. Oocistos de *Cryptosporidium parvum* corados com Kinyoun. Fotografias de Marcelo Urbano Ferreira. **D**. Ciclo vital de *Cryptosporidium*.

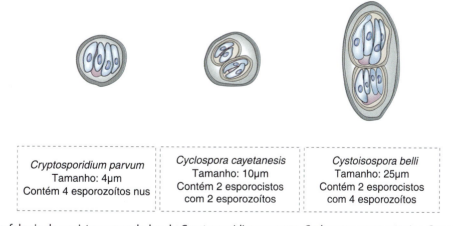

FIGURA 9.2 Morfologia de oocistos esporulados de *Cryptosporidium parvum*, *Cyclospora cayetanensis* e *Cystoisospora belli*.

explicando-se pela eliminação do oocisto já esporulado e a liberação de esporozoítos no lúmen intestinal, onde invadem enterócitos (Fayer el al., 2000).

Nos últimos anos, inúmeras técnicas moleculares têm sido desenvolvidas para detectar e diferenciar linhagens de *Cryptosporidium*, caracterizando-se genótipos e subtipos. Uma das mais usadas é a análise da sequência de DNA do gene que codifica a glicoproteína de massa molecular de 60 kDa (gp60). Esses estudos são complementados por análises da sequência nucleotídica do gene da subunidade menor do RNA ribossômico 18S (SSU rRNA) de espécies de *Cryptosporidium*, beneficiando-se da presença de múltiplas cópias do gene SSU rRNA no genoma do protozoário e da ocorrência, nesse gene, de regiões conservadas e variáveis, proporcionando maior sensibilidade e especificidade aos estudos de filogenia, evolução e epidemiologia (Xiao, 2010). Outro marcador molecular para análise genotípica de espécies de *Cryptosporidium*, apesar de fatores limitantes intrínsecos quanto à especificidade restrita a algumas espécies do protozoário, é o gene que codifica a proteína da parede celular do oocisto, denominada COWP (Xiao, 2010). Até o momento, evidenciaram-se seis genótipos ou subtipos em *C. hominis* (Ia, Ib, Id, Ie, If e Ig) e 11 genótipos em *C. parvum* (IIa, IIb, IIc, IId, IIe, IIf, IIg, IIh, IIi, IIk e III) (Xiao, 2010). A partir de análises de sequências nucleotídicas, como novas tecnologias de sequenciamento de alta capacidade, descreveram-se mais de 40 genótipos de *Cryptosporidium* na literatura, havendo alta probabilidade de que muitos desses genótipos sejam elevados, a partir de estudos fenotípicos e genotípicos complementares, ao nível de espécies (Ryan; Hijjawi, 2015). O hábitat das duas espécies que infectam o ser humano é principalmente o intestino delgado, embora possam ser encontradas em qualquer segmento do trato digestório. Outras localizações, como o trato respiratório e as vias biliares, também são descritas, ainda que mais raramente (Xiao, 2010).

Fatores de virulência

Cryptosporidium hominis e *C. parvum* invadem as células epiteliais, principalmente do intestino delgado, sem atingir as camadas mais profundas da mucosa. As alterações histológicas no intestino delgado incluem atrofia de vilosidades, variando de média a intensa, com intensidade correlacionada positivamente à carga parasitária. Pode-se também observar infiltrado inflamatório na lâmina própria, constituído por linfócitos, macrófagos e neutrófilos (Laurent et al., 1999).

A maior parte do conhecimento sobre fatores de virulência em criptosporidiose deriva de infecções agudas em animais, e não em seres humanos imunodeprimidos. Desse modo, é difícil explicar os mecanismos envolvidos na diarreia profusa dos casos fulminantes em seres humanos. A semelhança clínica com doenças diarreicas induzidas por toxinas, como a cólera, combinada com a observação de que a intensidade da infecção nem sempre está relacionada com a gravidade do quadro clínico, levantam a hipótese de os criptosporídios secretarem uma enterotoxina, embora ainda não tenha sido isolada (Clark; Sears, 1996; Laurent et al., 1999).

Na criptosporidiose, ocorre redução da absorção de nutrientes e da produção de enzimas digestivas, como a lactase e a fosfatase alcalina. A perda de absorção de vitamina B_{12} e de D-xilose relaciona-se com a intensidade da infecção. Sugere-se que as prostaglandinas e o fator de necrose tumoral-α (TNF-α, da abreviação em inglês) tenham papel na diarreia por *Cryptosporidium*; estudos nessa área podem levar a avanços terapêuticos. A resposta imune inata e a adaptativa, mediada por células, parecem estar igualmente envolvidas na imunidade contra a criptosporidiose, mas resta identificar a maioria dos componentes específicos dessas respostas (Griffiths, 1998).

A dificuldade de cultivo *in vitro* e de manipulação genética desses parasitos tem limitado a investigação de fatores que contribuem para a virulência das infecções por *Cryptosporidium*. Apesar disso, por técnicas imunológicas e moleculares, foram caracterizados, principalmente nas infecções por *C. parvum*, 25 possíveis fatores de virulência envolvidos em eventos que vão desde a adesão do parasito ao enterócito e sua locomoção até a invasão celular e a subsequente proliferação (Figura 9.3). Geralmente, *Cryptosporidium* não causa uma infecção sistêmica nem penetra nos tecidos. O parasito aloja-se em um compartimento na superfície apical das células do epitélio intestinal, causando importantes mudanças nas funções de absorção e secreção intestinais, resultantes de lesões diretas ao epitélio ou indiretas pela ação de células inflamatórias e citocinas. No processo de adesão a células, desempenham importante papel a glicoproteína circunsporozoíta-símile (CSL, da abreviação em inglês) e a glicoproteína 900 (gp900). Na lesão celular, estão envolvidas fosfolipases, proteases e hemolisinas. Está em análise a função das proteínas de choque térmico (*heat shock proteins*, HSP) e de moléculas que modulam a resposta imune do hospedeiro. Aliás, entre os fatores ligados ao hospedeiro determinantes para o estabelecimento da criptosporidiose, a resposta imune parece ser o mais importante. A imunidade reduz não somente o risco de infecção como também a gravidade da doença. Embora nem todas as formas de imunossupressão levem a infecções mais graves, a perda ou disfunção de células T (especialmente em casos com contagem de células T CD4 abaixo de $50/\mu\ell$ de sangue), é um claro fator de risco (Bouzid et al., 2013).

Aspectos clínicos e patológicos

Cryptosporidium hominis e *C. parvum* podem ser agentes de infecção intestinal, respiratória e hepatobiliar. Na doença intestinal, podem ser encontradas quatro formas: (i) assintomática; (ii) autolimitada aguda ou transitória; (iii) crônica; e (iv) fulminante. As duas primeiras formas são comuns em indivíduos imunocompetentes, e as duas últimas, em portadores de AIDS ou outros estados de imunocomprometimento grave. As formas intestinais têm período de incubação de 2 a 14 dias, caracterizam-se por diarreia aquosa, intermitente ou contínua, vômitos, dores abdominais e perda de peso. A diarreia em indivíduos imunodeprimidos geralmente é grave, com várias evacuações, podendo levar à perda de mais de 20 ℓ de líquido diariamente. A forma fulminante é uma doença dramática, assemelhando-se à cólera. A infecção respiratória é comum, mas, em geral, inaparente. Pacientes com criptosporidiose persistente podem desenvolver infecção de ductos hepatobiliares ou pancreáticos.

Não existe, até o momento, nenhum fármaco específico e efetivo para o tratamento de criptosporidiose. Um composto tiazolídeo, a nitazoxanida, que apresenta ampla ação contra outros patógenos intestinais, como protozoários, nematódeos e cestoides, foi introduzido mais recentemente no tratamento de criptosporidiose. Por ser bem tolerado e ter baixa incidência de efeitos colaterais, vem sendo usado em várias partes do mundo, especialmente nas Américas Central e do Sul. Não é efetivo, no entanto, para os casos de criptosporidiose em imunocomprometidos (Snelling et al., 2007; Yoder; Beach, 2010). Cuidados gerais, hidratação e tratamentos sintomático e antiviral para os portadores de AIDS são as melhores medidas terapêuticas disponíveis nesses casos. A restauração da imunocompetência é a melhor arma contra a infecção (Griffiths, 1998). Em indivíduos imunocompetentes, a infecção por *Cryptosporidium*, em geral, é autolimitada, mas os sintomas podem persistir além da fase aguda (Cacciò; Chalmers, 2016). Diante das limitadas opções terapêuticas disponíveis, a busca por novos fármacos ativos contra *Cryptosporidium* é uma área de investigação prioritária (Stebbins et al., 2018).

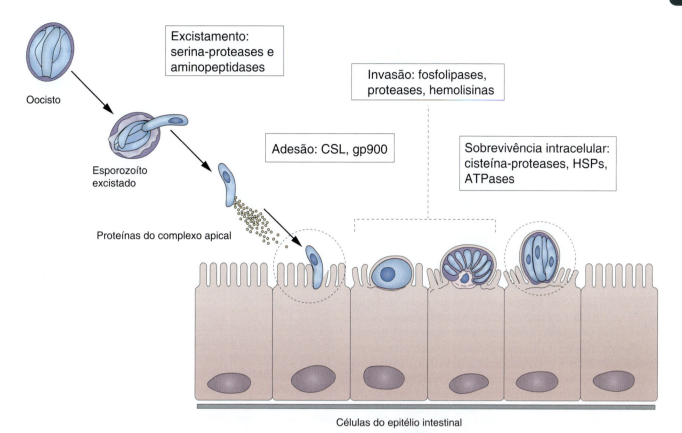

FIGURA 9.3 Fatores de virulência de *Cryptosporidium* e sua função em diferentes fases do ciclo vital. Cerca de 25 fatores de virulência foram descritos até o momento, com papel no excistamento dos esporozoítos, na adesão dos esporozoítos ao epitélio intestinal com a consequente invasão celular e na multiplicação do parasito no vacúolo parasitóforo. No processo de adesão, desempenham importante papel a glicoproteína circunsporozoíta-símile (CSL, da abreviação em inglês) e a glicoproteína 900 (gp900). Na invasão celular, estão envolvidas fosfolipases, proteases e hemolisinas. Proteínas de choque térmico (HSP, do inglês *heat shock proteins*), ATPases e cisteína-proteases são necessárias para a sobrevivência intracelular. Adaptada de Bouzid M et al., 2013.

Diagnóstico laboratorial da criptosporidiose

O diagnóstico laboratorial baseia-se no achado de oocistos nas fezes, no escarro, na bile ou em material jejunal, em exame direto ou após a concentração do material com uso de flutuação em sacarose, centrifugação em formol-éter ou técnicas similares. Os oocistos podem ser visibilizados a fresco, com microscopia óptica comum ou microscopia de contraste de fase, ou em material corado, com o uso de técnicas de tipo Ziehl-Neelsen, incluindo a técnica de Kinyoun (ver Figuras 9.2 e 9.4), além de safranina-azul de metileno, auramina e corantes similares. Oocistos de *C. hominis* e *C. parvum* não são diferenciados com base em critérios morfológicos.

É importante a medida dos oocistos para a diferenciação entre os criptosporídios e *Cyclospora cayetanensis* (Figura 9.2). O diagnóstico histológico pode ser feito corando-se o material com hematoxilina-eosina ou utilizando-se a microscopia eletrônica. O principal elemento para o sucesso na pesquisa de oocistos de *Cryptosporidium* nas fezes consiste em solicitar a realização de técnicas específicas de diagnóstico, especialmente de coloração. Os métodos imunodiagnósticos também são usados, como a pesquisa de antígenos nas fezes. A detecção de *C. hominis/C. parvum* pode ser feita também por anticorpos monoclonais nas fezes ou na água de abastecimento. Técnicas baseadas na reação em cadeia da polimerase (PCR) para a detecção de DNA de oocistos em amostras de fezes são também utilizadas com finalidade diagnóstica, ainda que não estejam amplamente disponíveis em laboratórios de rotina.

Prevenção e controle da criptosporidiose

As infecções entéricas são responsáveis por cerca de 230.000 mortes anuais em todo o mundo. Entre as infecções entéricas causadas por parasitos, cerca de 104 milhões de casos anuais, a maioria está associada a protozoários (cerca de 77 milhões). Entre os protozoários, *Cryptosporidium* é responsável por 8,6 milhões de casos anuais, com 3.759 mortes em 2010 (Ryan et al., 2018). *Cryptosporidium hominis* e *C. parvum* são parasitos cosmopolitas, ainda que mais frequentes nos países em desenvolvimento. Infectam a maioria dos mamíferos e são altamente infecciosos; estima-se que o inóculo necessário para a infecção em indivíduos imunocompetentes seja de 30 oocistos, embora a dose infectante média seja de 132 oocistos (Fayer et al., 2000).

Acredita-se que a prevalência e a incidência sejam subestimadas, por serem as técnicas diagnósticas relativamente laboriosas. As estimativas de prevalência são em torno de 0,1 a 2% na população geral de países desenvolvidos, variando entre 0,5 e 10% em regiões menos desenvolvidas. O pico de incidência em crianças ocorre entre 1 e 5 anos de idade. Um estudo

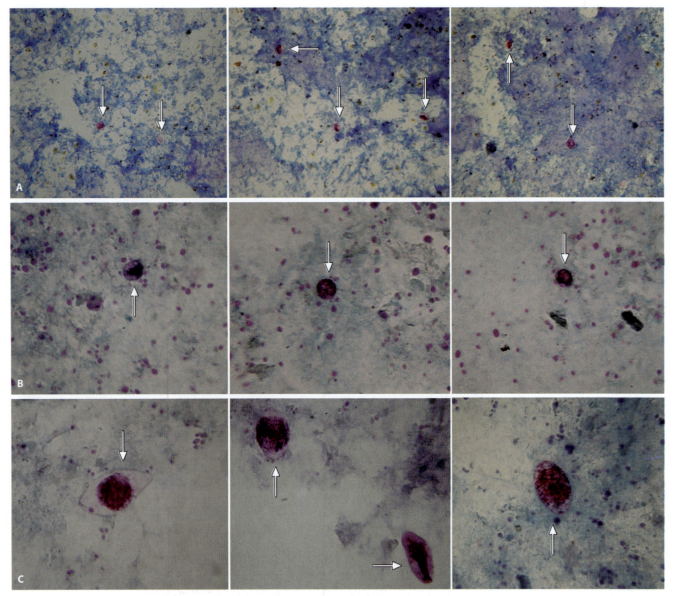

FIGURA 9.4 Oocistos de *Cryptosporidium* (**A**), *Cyclospora cayetanensis* (**B**) e *Cystoisospora belli* (**C**) recém-eliminados nas fezes. Esfregaços corados com Kinyoun. Observe as diferenças de intensidade de coloração entre oocistos no mesmo campo microscópico (*setas*). Fotografias de Marcelo Urbano Ferreira.

longitudinal na cidade de Fortaleza, no Nordeste do Brasil, mostra que quase todas as crianças têm anticorpos contra *C. parvum* quando completam 2 anos de idade, sugerindo intensa exposição ao parasito na primeira infância. Aparentemente não existe relação entre sexo e predisposição à infecção. Os fatores que explicam o acometimento preferencial de crianças são, além da baixa imunidade, os hábitos de higiene, a desnutrição e a contaminação de água e alimentos consumidos crus (Cacciò; Chalmers, 2016; Kumar et al., 2017; Ryan et al., 2018). Nos portadores de AIDS, a prevalência média é de 3 a 4% nos EUA, chegando a 50% entre pacientes com AIDS hospitalizados (Griffiths, 1998). Outros grupos de risco são indivíduos que vivem em instituições como orfanatos, os viajantes para regiões endêmicas e os trabalhadores rurais. A distribuição de casos humanos causados por *C. hominis* e *C. parvum* difere em várias regiões geográficas. Nos países europeus, as duas espécies são igualmente prevalentes, mas em outras regiões do mundo, especialmente nos países em desenvolvimento, as infecções por *C. hominis* são relativamente mais frequentes (Xiao, 2010). Têm sido registrados surtos epidêmicos ligados à transmissão por água, sendo o mais conhecido aquele que ocorreu em Milwaukee, EUA, em 1993, com 400.000 casos e cerca de 100 mortes. Depois desse, mais de 20 surtos foram relatados nos EUA, no Reino Unido e no Japão.

Os oocistos de *Cryptosporidium* podem permanecer viáveis por vários meses, mas altas temperaturas (60°C) levam à perda de infectividade. Os oocistos resistem ao cloro, mas morrem quando congelados e não suportam a dessecação (Fayer et al., 2000; Yoder; Beach, 2010; Jex; Gasser, 2010). A prevenção baseia-se em medidas gerais de saneamento básico, educação sanitária, filtração da água, controle de contaminação ambiental com fezes de animais infectados e evitando-se contato direto com animais. É importante ressaltar que a criptosporidiose ocorre não somente em hospedeiros imunocomprometidos, mas também em indivíduos imunocompetentes. Em pacientes com AIDS com controle da viremia, especialmente após o tratamento com terapia antirretroviral, com células T CD4 em níveis elevados, a infecção pode ser autolimitada (Bouzid et al., 2013). O tratamento com fármacos antirretrovirais tem reduzido gradualmente a incidência de infecções oportunistas em pacientes com HIV/AIDS (Barcelos et al., 2018). Não há vacinas com eficácia comprovada contra *Cryptosporidium* (Ryan et al., 2018).

Cyclospora cayetanensis e a ciclosporíase

Os protozoários do gênero *Cyclospora* são importantes parasitos em várias espécies animais. Entretanto, das 20 espécies conhecidas, apenas *Cyclospora cayetanensis* infecta seres humanos. Entre 1986 e 1993, mais de 200 casos de diarreia em imunocompetentes e imunodeprimidos foram descritos, atribuindo-se a etiologia inicialmente a "um *Cryptosporidium* grande" (Soave, 1996). Após um período de confusão entre esse organismo e as cianobactérias, os fungos e *Blastocystis*, Ortega et al. obtiveram a esporulação, a visibilização de esporozoítos dentro de esporocistos e o excistamento dos oocistos em laboratório, estabelecendo-se então a classificação desse organismo como coccídeo, do gênero *Cyclospora*. A denominação de uma nova espécie, *Cyclospora cayetanensis*, foi proposta em publicações de 1993 e 1994, com base na instituição onde o organismo foi inicialmente estudado – a Universidad Peruana Cayetano Heredia. Estudos com microscopia eletrônica e análises filogenéticas moleculares confirmaram a classificação desse organismo como um coccídeo (Ortega et al., 1998; Ortega; Sanchez, 2010). A ciclosporíase é uma doença endêmica, como a criptosporidiose, com eventuais surtos epidêmicos. Os primeiros casos humanos foram descritos em 1979 e 1980, em Papua Nova Guiné. De modo semelhante, *Cyclospora* não é um novo patógeno, apenas foi reconhecida recentemente (Soave, 1996; Herwaldt, 2000).

Cyclospora cayetanensis difere de outras espécies de *Cyclospora* não só pela especificidade de hospedeiro, como também pela morfologia dos oocistos, esféricos e menores. A ciclosporíase está amplamente distribuída no mundo, como atestam os relatos de casos nas Américas, Europa, Austrália, Ásia e África (Chacín-Bonilla; Barrios, 2011).

Aspectos biológicos

Cyclospora cayetanensis é um protozoário pertencente ao supergrupo Chromalveolata (Alveolata – Apicomplexa – Coccidia). Por meio de técnicas de caracterização molecular, concluiu-se pela estreita relação desse protozoário com espécies de *Eimeria* (Chacín-Bonilla; Barrios, 2011). É um protozoário intracelular obrigatório, com formação de vacúolo parasitóforo dentro do citoplasma da célula hospedeira. Seu hábitat é o intestino delgado. Desenvolve-se em um só hospedeiro; é, portanto, um parasito monoxeno. Os indivíduos parasitados excretam oocistos não esporulados em suas fezes, que precisam de 7 a 15 dias para esporular no ambiente, em condições ideais de temperatura (23 a 27°C). Quando ingeridos por um hospedeiro suscetível, os oocistos esporulados liberam os esporozoítos, infectando as células epiteliais do duodeno e do jejuno. A multiplicação assexuada resulta em merontes tipos I e II. Os merontes tipo II diferenciam-se em formas sexuadas – os gametócitos. A fertilização das formas sexuadas femininas pelas masculinas dá origem ao zigoto. Formam-se os oocistos, excretados antes de sua esporulação, fechando-se assim o ciclo. Em outras espécies de *Cyclospora*, o ciclo varia conforme o hospedeiro. O tempo prolongado de esporulação no ambiente e tentativas malsucedidas de infectar animais com oocistos esporulados levantam a hipótese de haver estímulos desconhecidos para o desencadeamento da infecção (Ortega; Sanchez, 2010). O ciclo de *C. cayetanensis* está esquematizado na Figura 9.5. Até o momento, não foram encontrados outros hospedeiros de *C. cayetanensis*. Será necessário o desenvolvimento de modelos animais e de estudos *in vitro* para o esclarecimento de vários aspectos ligados à biologia dessa espécie.

Os oocistos são esféricos e medem de 8 a 10 μm de diâmetro; contêm, quando esporulados, dois esporocistos com dois esporozoítos cada um (Figura 9.2). As vias de transmissão ainda não estão totalmente esclarecidas, embora a via orofecal, diretamente ou por meio da água e de alimentos, deva ser a mais importante. A contaminação direta animal a ser humano e de pessoa a pessoa não foi comprovada. Possíveis reservatórios animais da infecção não foram identificados, afastando-se, até o momento, a transmissão zoonótica (Ortega; Sanchez, 2010; Chacín-Bonilla; Barrios, 2011).

Fatores de virulência

Os mecanismos pelos quais *Cyclospora* causa diarreia ainda são desconhecidos. Estudos histopatológicos de infecções humanas mostram atrofia de vilosidades, hiperplasia de criptas e moderada inflamação aguda da lâmina própria. Essas alterações poderiam reduzir a área de absorção e, assim, causar diarreia. Os relatos de diminuição de absorção de xilose em pacientes com infecção por *C. cayetanensis* reforçam essa hipótese. Em estudos clínicos e histopatológicos, observa-se que os sintomas cessam com a erradicação dos parasitos, mas as alterações inflamatórias associadas persistem (Connor et al., 1999).

Embora não se conheça exatamente a dose infectante, acredita-se, com base em estudos com outros coccídeos, que seja baixa, em torno de 10 a 100 oocistos. A variação de virulência e da suscetibilidade do hospedeiro à ciclosporíase permanece pouco explorada. Existem múltiplos clones de *C. cayetanensis*, caracterizados em áreas geográficas distintas com base na diversidade de sequência de nucleotídios em certas regiões genômicas, que podem potencialmente diferir quanto à sua virulência (Chacín-Bonilla; Barrios, 2011).

Aspectos clínicos e patológicos

Embora se afirme que a diarreia na infecção por *C. cayetanensis* seja clinicamente indistinguível daquela causada por criptosporídios e *Cystoisospora belli* (Barta et al., 2005), nem sempre a diarreia é a manifestação predominante no quadro da ciclosporíase. Em regiões endêmicas, as infecções podem ser assintomáticas. Em áreas não endêmicas, o quadro clínico apresenta, além da diarreia aquosa (que pode ser cíclica, alternando-se com períodos de constipação intestinal), importantes sintomas e sinais associados, incluindo fadiga profunda, indigestão, sensação de queimação (pirose) no

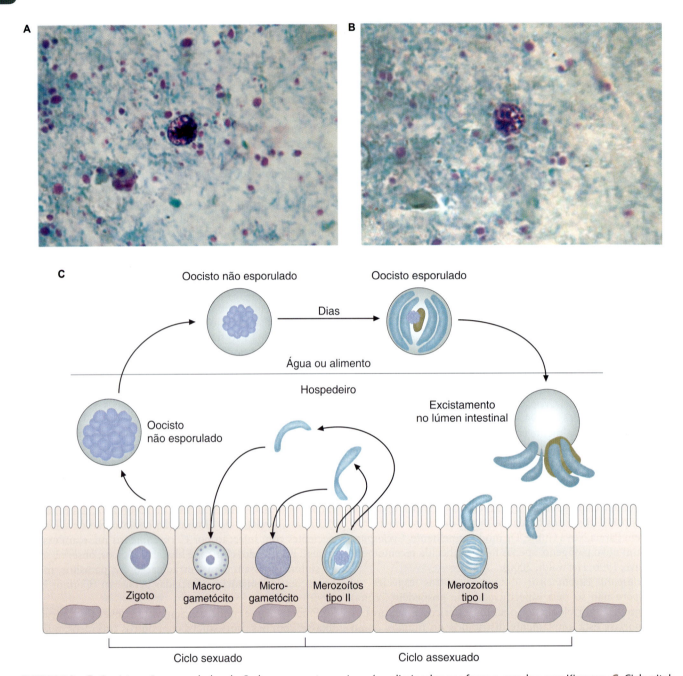

FIGURA 9.5 A e **B.** Oocistos não esporulados de *Cyclospora cayetanensis* recém-eliminados nas fezes e corados com Kinyoun. **C.** Ciclo vital de *C. cayetanensis*. Fotografias de Marcelo Urbano Ferreira.

estômago, náuseas, dores abdominais, perda de peso e vômitos. A ciclosporíase é autolimitada, apesar da possibilidade de prolongar-se por várias semanas. A demora em estabelecer o diagnóstico pode ocorrer em função da predominância dos outros sintomas, como fadiga e perda de peso, sobre a diarreia. Manifestações biliares também têm sido relatadas. Em pacientes imunocomprometidos, a infecção pode ser prolongada e grave, com alto grau de recorrência, atenuada, porém, com a terapêutica. O tratamento é bem-sucedido com sulfametoxazol-trimetoprima. Tem-se proposto o uso de nitazoxanida, por 7 dias, nos pacientes com intolerância às sulfas (Ortega et al., 1998; Ortega; Sanchez, 2010). Alguns autores recomendam sulfametoxazol-trimetoprima como primeira escolha (Weitzel et al., 2017).

Diagnóstico laboratorial da ciclosporíase

O diagnóstico laboratorial é feito pelo encontro de oocistos nas fezes, usando-se o exame direto ou métodos de concentração, como flutuação ou sedimentação. A visibilização é possível com o material a fresco, em microscopia de contraste de fase ou corado pelas técnicas de Ziehl-Neelsen modificada, Kinyoun, safranina-azul de metileno, auramina e similares, como para *Cryptosporidium hominis/C. parvum* (Figuras 9.4 e 9.5). Outras técnicas de coloração, como Giemsa, tricrômico e Gram-chromothrope, não coram oocistos de *Cyclospora*. Os oocistos de *C. hominis/C. parvum* (diâmetro de 2 a 4 μm) e *C. cayetanensis* (diâmetro de 8 a 10 μm) têm morfologia interna distinta (Figura 9.2), e sua mensuração é fundamental para a diferenciação entre as espécies. Os oocistos de *Cyclospora* são autofluorescentes e podem ser visualizados com microscópio de fluorescência com epiluminação. Além das fezes, os oocistos podem ser encontrados em aspirados jejunais e biopsias (Ortega; Sanchez, 2010). Estudos imunológicos para a detecção de anticorpos séricos contra *Cyclospora* estão em curso. A PCR tem potencial diagnóstico por ser mais sensível do que a microscopia, mas não é possível a distinção entre oocistos esporulados e não esporulados; entretanto, é a técnica de referência para a identificação de fontes de contaminação em grandes surtos (Herwaldt, 2000) e pode ser útil no diagnóstico de infecções humanas por *C. cayetanensis* (Weitzel et al., 2017).

A estrutura populacional e a diversidade genética de *C. cayetanensis* podem ser estudadas a partir do método de tipagem, utilizando sequenciamento de múltiplos *loci* (MLST, do inglês *multilocus sequence typing*). Observam-se padrões moleculares compatíveis com panmixia, com eventuais expansões clonais epidêmicas e subpopulações geograficamente segregadas. Análises moleculares adicionais de espécimes de outras regiões geográficas são necessárias para o melhor entendimento da genética populacional de *C. cayetanensis* (Guo et al., 2018).

Prevenção e controle da ciclosporíase

Cyclospora cayetanensis é amplamente disseminada no mundo. Pode ser adquirida pela ingestão de alimentos e/ou água contaminados. A transmissão pessoa a pessoa não é observada, em função da necessidade de tempo de esporulação dos oocistos no ambiente. Há áreas endêmicas da ciclosporíase tradicionalmente reconhecidas, como Haiti, Guatemala, Peru e Nepal, mas a infecção é diagnosticada tanto em habitantes quanto em viajantes em várias regiões do mundo, incluindo as Américas (Venezuela, Brasil, Colômbia, Cuba e Argentina), Europa Oriental, Índia, África do Sul e Sudeste Asiático. A infecção acomete pessoas de todas as idades. Existe uma marcada sazonalidade na infecção, que coincide com a estação chuvosa, no Hemisfério Sul entre dezembro e julho. Nos EUA, as duas maiores epidemias ocorreram de maio a julho. A explicação para esse fato poderia estar ligada a fatores ambientais, como temperatura e umidade, o que contribui para a esporulação e sobrevivência dos oocistos. A prevalência pode ser subestimada pela falta de diagnóstico. Estudos realizados em comunidades de regiões em desenvolvimento registram estimativas de 0 a 41,6% (Chacín-Bonilla; Barrios, 2011).

A maioria das infecções nos países desenvolvidos é relatada em pacientes que viajaram para regiões endêmicas. Surtos epidêmicos são observados na América do Norte, desde 1995. Em 1996, 1.400 pessoas foram afetadas em 20 estados dos EUA e duas províncias canadenses (Connor et al., 1999). Em 2015 e 2016, foram descritos surtos de ciclosporíase em turistas na Península de Yucatán, México (Weitzel et al., 2017).

Os oocistos são altamente resistentes a desinfetantes comumente usados na indústria alimentícia e ao cloro. Podem sobreviver na água a 4°C por 2 meses e a 37°C por 7 dias, mas são muito sensíveis à dessecação e mais facilmente removidos por filtração convencional do que os de *C. hominis/C. parvum* (Chacín-Bonilla; Barrios, 2011). As medidas de prevenção são semelhantes àquelas que se aplicam a *C. hominis/C. parvum* e incluem saneamento básico, tratamento e filtração da água, cuidados com a ingestão de alimentos crus e educação sanitária, além de orientação de viajantes para zonas endêmicas (Ortega; Sanchez, 2010).

Cystoisospora belli (syn *Isospora belli*) e a cistoisosporíase

A espécie *Isospora belli*, citada como agente causal de infecções humanas, é agora denominada *Cystoisospora belli* (Barta et al., 2005; Lindsay et al., 2014). Todas as espécies de *Cystoisospora*, que infectam mamíferos, são parasitos intracelulares obrigatórios e geralmente parasitos de animais vertebrados. Diversos erros taxonômicos foram corrigidos nos últimos anos, como a exclusão da espécie *Isospora hominis*, agora reclassificada como *Sarcocystis hominis*. Embora haja relatos de infecções humanas por *Cystoisospora natalensis* (originalmente descrita como *Isospora natalensis*) na África do Sul na década de 1950, considera-se *C. belli* a principal espécie do gênero causadora de infecções humanas (Lindsay et al., 1997).

Aspectos biológicos

Este protozoário pertence ao supergrupo Chromalveolata (Alveolata – Apicomplexa – Coccidia) e completa seu ciclo em um único hospedeiro; é, portanto, monoxeno. Estudos moleculares indicam que os parasitos dos gêneros *Isospora* e *Cystoisospora* são filogeneticamente mais próximos de *Toxoplasma* e *Neospora*, heteroxenos, do que de *Eimeria* (Carreno et al., 1998). Seu ciclo vital compreende duas fases, uma assexuada e outra sexuada, como os demais protozoários estudados neste capítulo. Na fase assexuada, ocorre a esquizogonia e, na fase sexuada, ocorrem a gametogonia e a esporogonia (Figura 9.6). O produto final, forma infectante, é um oocisto ovalado que mede de 20 a 33 µm × 10 a 19 µm de diâmetro, em média 25 µm. Esses oocistos são eliminados não esporulados, necessitando de 24 a 48 horas no meio exterior para se tornarem infectantes. Quando esporulados, contêm dois esporocistos, cada um com quatro esporozoítos (ver Figura 9.2). A transmissão ocorre por ingestão de oocistos presentes em água ou alimentos; não foi assinalada contaminação pessoa a pessoa em decorrência da necessidade da esporulação no ambiente.

Fatores de virulência

Cystoisospora belli produz citólise epitelial. Embora tenha sido sugerida a ação de uma toxina para explicar a patogenia do quadro digestório, tal suposição não foi confirmada (Neira et al., 2010). Os conhecimentos sobre os mecanismos de imunidade contra esse patógeno são limitados, com necessidade de mais pesquisa nessa área (Stark et al., 2009). Histologicamente, encontram-se atrofia de vilosidades, hiperplasia de criptas e células inflamatórias, principalmente eosinófilos, infiltrando as lesões. Vários relatos descrevem distúrbios de absorção de nutrientes. As alterações do sistema imunitário que levam à doença prolongada não estão esclarecidas.

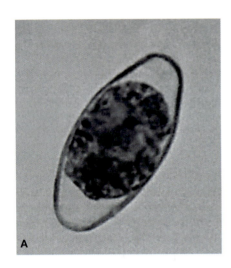

FIGURA 9.6 A. Oocisto não esporulado, recém-eliminado nas fezes. **B.** Ciclo vital de *Cystoisospora belli*. Fotografia de Cláudio Santos Ferreira.

Aspectos clínicos

O quadro clínico da cistoisosporíase pode desenvolver-se vários meses ou anos após a exposição ao agente causal. A infecção por esse coccídeo pode ser oligo ou assintomática ou ainda sintomática, com quadro diarreico de início brusco, com dores abdominais, náuseas, febre e mal-estar geral, com oito a dez evacuações líquidas por dia e perda de peso importante (5 kg ou mais). Pode haver leucocitose e eosinofilia moderada ou alta; esta é a única protozoose intestinal humana que causa eosinofilia. Em indivíduos imunocompetentes, pode ser autolimitada, desaparecendo em algumas semanas; em pacientes imunocomprometidos e em crianças, a diarreia pode ser grave. Em alguns pacientes, a infecção pode durar mais de 20 anos, com aparecimento intermitente da sintomatologia (Neira et al., 2010). Embora o protozoário seja geralmente restrito ao intestino, existem relatos de disseminação para outros órgãos em indivíduos portadores de AIDS (Curry; Smith, 1998). Em um indivíduo imunocomprometido, não portador de AIDS, foi relatada infecção fatal por *C. belli*. (Post et al., 2018). Outras localizações desse coccídeo foram descritas, como fígado, vesícula biliar e baço (Chiu et al., 2016). Em 2016, foi publicada uma avaliação clinicopatológica de 18 casos de cistoisosporíase na vesícula biliar, em indivíduos imunocompetentes (Lai et al., 2016). A infecção por *C. belli* responde bem à terapia com sulfametoxazol-trimetoprima, sulfadiazina e pirimetamina.

Diagnóstico laboratorial da cistoisosporíase

O diagnóstico laboratorial é estabelecido pelo achado de oocistos nas fezes, usando-se técnicas de concentração, como flutuação ou sedimentação. A visibilização é feita a fresco, com microscopia óptica comum com pouca iluminação ou microscopia de contraste de fase, ou com o material corado pelas mesmas técnicas usadas na identificação de *Cryptosporidium hominis*, *C. parvum* e *Cyclospora cayetanensis*: Ziehl-Neelsen modificada, Kinyoun, safranina-azul de metileno, auramina e similares (Figuras 9.4 e 9.5). Em caso de dificuldade do encontro de oocistos no material fecal, aspirados duodenais e eventualmente biopsias podem ser feitos. Algumas formas teciduais foram identificadas em casos humanos, e podem ser visualizadas por microscopia óptica e eletrônica. O diagnóstico de infecção por PCR pode basear-se tanto na técnica convencional como em PCR de tempo real, que chega a 100% de especificidade e sensibilidade (Stark et al., 2009; Chiu et al., 2016).

Prevenção e controle da cistoisosporíase

Cystoisospora belli tem distribuição mundial, embora a maioria dos casos seja encontrada nos trópicos. É endêmica em muitas regiões da África, Sudeste Asiático e América do Sul. As infecções entéricas por *C. belli* eram relativamente raras até o advento das síndromes de imunodeficiência. Até 1935, havia o registro de somente 200 casos humanos de infecção por *C. belli* no mundo. Em uma revisão de 1960, 800 casos foram relatados, 43 deles nos EUA. Em pacientes com infecção pelo HIV, as prevalências vão de 0,2 a 6% na América do Norte; 1,5 a 15% na América Central; 1,8 a 32% na América do Sul. Em outros países, as prevalências estimadas são de 0,07% no Japão, 41,1% na Índia, 1,9% em Camarões e 16% em Zâmbia (Neira et al., 2010). A falta de diagnóstico, porém, pode falsear os dados de prevalência no mundo todo.

Como não se encontraram fontes animais para a infecção humana, a transmissão é considerada antroponótica. A prevenção da cistoisosporíase baseia-se em medidas gerais de saneamento básico, educação sanitária, filtração da água e não ingestão de alimentos crus. Indivíduos imunocomprometidos em viagem para zonas endêmicas devem ser orientados sobre os cuidados a serem tomados com a ingestão de água e alimentos. Em pacientes com manifestações clínicas de AIDS, recomenda-se profilaxia secundária com sulfametoxazol-trimetoprima e eventualmente pirimetamina para aqueles com hipersensibilidade às sulfas (Neira et al., 2010). Há um relato de possível transmissão pessoa a pessoa, talvez por contato sexual.

Referências bibliográficas

Adl SM, Simpson AG, Farmer MA et al. The new higher level classification of eukaryotes with emphasis on the taxonomy of protists. J Eukaryot Microbiol. 2005;52:399-451.

Adl SM, Simpson AG, Lane CE et al. The revised classification of eukaryotes. J Eukaryot Microbiol. 2012;59:429-93.

Aldeyarbi HM, Karanis P. The ultra-structural similarities between *Cryptosporidium parvum* and the gregarines. J Eukaryot Microbiol. 2016;63:79-85.

Barcelos NB, Freitas e Silva L, Ferreira R et al. Opportunistic and non-opportunistic intestinal parasites in HIV/AIDS patients in relation to their clinical and epidemiological status in a specialized medical service in Goiás, Brazil. Rev Inst Med Trop São Paulo. 2018;60:e13.

Barta JR, Schrenzel MD, Carreno R et al. The genus *Atoxoplasma* (Garnham 1950) as a junior objective synonym of the genus *Isospora* (Schneider 1881) species infecting birds and resurrection of *Cystoisospora* (Frenkel 1977) as the correct genus for *Isospora* species infecting mammals. J Parasitol. 2005;91:726-7.

Bouzid M, Hunter PR, Chalmers RM et al. *Cryptosporidium* pathogenicity and virulence. Clin Microbiol Rev. 2013;26:115-34.

Cacciò SM, Chalmers RM. Human cryptosporidiosis in Europe. Clin Microbiol Infect. 2016;22:471-80.

Carreno RA, Schnitzler BE, Jeffries AC et al. Phylogenetic analysis of coccidia based on 18S rDNA sequence comparison indicates that *Isospora* is most closely related to *Toxoplasma* and *Neospora*. J Eukaryot Microbiol. 1998;45:184-8.

Chacín-Bonilla L. Epidemology of *Cyclospora cayetanensis*: A review focusing in endemic areas. Acta Trop. 2010;115:181-93.

Chacín-Bonilla L, Barrios F. *Cyclospora cayetanensis*: Biologia, distribuición ambiental y transferencia. Biomedica. 2011;31:132-44.

Clark DP, Sears CL. The pathogenesis of cryptosporidiosis. Parasitol Today. 1996;12:221-5.

Chiu KW, Chiou SS, Lu LS et al. Molecular Identification of biliary *Isospora belli*: A case report. Medicine (Baltimore). 2016;95:e3071.

Clode PL, Koh WH, Andrew Thompson RC. Life without a host cell: What is *Cryptosporidium*? Trends Parasitol. 2015;31:614-24.

Connor BA, Reidy J, Soave R. Cyclosporiasis: Clinical and histophatologic correlates. Clin Infect Dis. 1999;28:1216-22.

Curry A, Smith HV. Emerging pathogens: *Isospora*, *Cyclospora* and microsporidia. Parasitology. 1998;117:S143-59.

DeHovitz JA, Pape JW, Boncy M et al. Clinical manifestations and therapy of *Isospora belli* infection in patients with acquired immunodeficiency syndrome. N Engl J Med. 1986;315:87-90.

Fayer R, Morgan U, Upton SJ. Epidemiology of *Cryptosporidium*: Transmission, detection and identification. Int J Parasitol. 2000;30:1305-22.

Griffiths JK. Human cryptosporidiosis: Epidemiology, transmission, clinical disease, treatment, and diagnosis. Adv Parasitol. 1998;40:37-85.

Guo Y, Li N, Ortega YR et al. Population genetic characterization of *Cyclospora cayetanensis* from discrete geographical regions. Exp Parasitol. 2018;184:121-7.

Herwaldt BL. *Cyclospora cayetanensis*: A review, focusing on the outbreaks of cyclosporiasis in the 1990s. Clin Infect Dis. 2000;31:1040-57.

Jex AR, Gasser RB. Genetic richness and diversity in *Cryptosporidium hominis* and *C. parvum* revels major knowledge gaps and a need for the application of "next generation" technologies – Research review. Biotechnol Adv. 2010;28:17-26.

Kumar P, Vats O, Kumar D, Singh S. Coccidian intestinal parasites among immunocompetent children presenting with diarrhea: Are we missing them? Trop Parasitol. 2017;7:37-40.

Lai KK, Goyne HE, Hernandez-Gonzalo D et al. *Cystoisospora belli* infection of the gallbladder in immunocompetent patients: A clinicopathologic review of 18 cases. Am J Surg Pathol. 2016;40:1070-4.

Laurent F, McCole D, Eckmann L et al. Pathogenesis of *Cryptosporidium parvum* infection. Microbes Infect. 1999;1:141-8.

Lindsay DS, Dubey JP, Blagburn BL. Biology of *Isospora* spp. from humans, nonhuman primates, and domestic animals. Clin Microbiol Rev. 1997;10:19-34.

Lindsay DS, Houk AE, Mitchell SM et al. Developmental biology of *Cystoisospora* (Apicomplexa: Sarcocystidae) monozoic tissue cysts. J Parasitol. 2014;100:392-8.

Mahmoud AAF. "New" Intestinal Parasitic Protozoa. In: Krause RM. Emerging Infections. New York: Academic Press, 1998. p. 431-45.

Moncada LI, López MC, Murcia MI et al. *Myxobolus* sp., another opportunistic parasite in immunosupressed patients? J Clin Microbiol. 2001;39:1938-40.

Morgan-Ryan UM, Fall A, Ward LA et al. *Cryptosporidium hominis* n. sp. (Apicomplexa: Cryptosporidiidae) from *Homo sapiens*. J Eukaryot Microbiol. 2002;49:433-40.

Neira OP, Barthel EM, Wilson GL et al. Infección por *Isospora belli* en pacientes con infección por VIH: Presentación de dos casos y revisión de la literatura. Rev Chilena Infectol. 2010;27:219-27.

Ortega YR, Sterling CR, Gilman RH. *Cyclospora cayetanensis*. Adv Parasitol. 1998;40:399-418.

Ortega YR, Sanchez R. Update on *Cyclospora cayetanensis*, a food-borne and waterborne parasite. Clin Microbiol Rev. 2010;23:218-34.

Post L, Garnaud C, Maubon D et al. Uncommon and fatal case of cystoisosporiasis in a non HIV-immunosuppressed patient from a non-endemic country. Parasitol Int. 2018;67:1-3.

Putignani L, Menichella D. Global distribution, public health and clinical impact of the protozoan pathogen *Cryptosporidium*. Interdiscip Perspect Infect Dis. 2010;2010:753512.

Rueckert S, Betts EL, Tsaousis AD. The symbiotic spectrum: Where do the gregarines fit? Trends Parasitol. 2019;35:687-94.

Ryan U, Fayer R, Xiao L. *Cryptosporidium* species in humans and animals: Current understanding and research needs. Parasitology. 2014;141:1667-85.

Ryan U, Hijjawi N. New developments in *Cryptosporidium* research. Int J Parasitol. 2015;45:367-73.

Ryan U, Hijjawi N, Xiao L. Foodborne cryptosporidiosis. Int J Parasitol. 2018;48:1-12.

Ryan U, Paparini A, Monis P et al. It's official – *Cryptosporidium* is a gregarine: What are the implications for the water industry? Water Res. 2016;105:305-13.

Smith HV, Rose JB. Waterborne cryptosporidiosis: Current status. Parasitol Today. 1998;14:14-22.

Snelling WJ, Xiao L, Ortega-Pierres G et al. Cryptosporidiosis in developing countries. J Infect Dev Ctries. 2007;1:242-56.

Soave R. *Cyclospora*: An overview. Clin Infect Dis. 1996;2:429-35.

Stark D, Barrat JL, van Hal S et al. Clinical significance of enteric protozoa in the immunosupressed human population. Clin Microbiol Rev. 2009;22:634-50.

Stebbins E, Jumani RS, Klopfer C et al. Clinical and microbiologic efficacy of the piperazine-based drug lead MMV665917 in the dairy calf cryptosporidiosis model. PLoS Negl Trop Dis. 2018;12:e0006183.

Tzipori S, Griffiths JK. Natural history and biology of *Cryptosporidium parvum*. Adv Parasitol. 1998;40:5-36.

Weitzel T, Vollrath V, Porte L. *Cyclospora cayetanensis*. Rev Chilena Infectol. 2017;34:45-6.

Xiao L, Morgan UM, Fayer R et al. *Cryptosporidium* systematics and implications for public health. Parasitol Today. 2000;16:287-92.

Xiao L. Molecular epidemiology of cryptosporidiosis: An update. Exp Parasitol. 2010;124:80-9.

Yoder JS, Beach MJ. *Cryptosporidium* surveillance and risk factors in the United States. Exp Parasitol. 2010;124:31-9.

Leitura sugerida

Bouzid M, Hunter PR, Chalmers RM et al. *Cryptosporidium* pathogenicity and virulence. Clin Microbiol Rev. 2013;2:115-34.

Karanis P, Kourenti C, Smith H. Waterborne transmission of protozoan parasites: A worldwide review of outbreaks and lessons learnt. J Water Health. 2007;5:1-38.

Ryan U, Hijjawi N. New developments in *Cryptosporidium* research. Int J Parasitol. 2015;45:367-73.

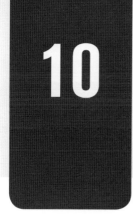

10 Amebas de Vida Livre Potencialmente Patogênicas

Annette Silva Foronda ■ *Fábio Ramos de Souza Carvalho*

Introdução

As *amebas de vida livre* (AVLs) são protozoários amplamente dispersos na natureza. Entretanto, seu envolvimento em patologia humana só foi reconhecido a partir de 1965, quando foram descritos casos fatais de meningoencefalite na Austrália. Com esses relatos, *Entamoeba histolytica* deixa de ser a única espécie de ameba reconhecidamente patogênica para o ser humano. Por serem encontrados tanto no ambiente quanto nos hospedeiros humanos, esses protozoários são considerados *anfizoicos*.

Desde as primeiras descrições de casos de infecção humana, novos conhecimentos vêm-se acumulando sobre esse grupo de protozoários, previamente de interesse apenas zoológico. Sabe-se atualmente que várias espécies podem ser encontradas no homem, algumas somente em hospedeiros imunocomprometidos, outras em indivíduos imunocompetentes – nesses casos, em consequência de traumas ou em situações ainda não esclarecidas. A associação entre seres humanos e AVLs é um campo aberto de investigação.

Como a maioria dos profissionais de saúde desconhece as infecções por AVLs e a notificação não é obrigatória, torna-se difícil determinar a incidência das infecções do sistema nervoso central (SNC) causadas por esses microrganismos. Cerca de 500 casos já foram relatados; estima-se que 200 sejam por *Naegleria fowleri*, 200 atribuídos a espécies de *Acanthamoeba* e mais de 100 a *Balamuthia mandrillaris* (Schuster; Visvesvara, 2004a). Uma publicação recente registra 200 casos globais de encefalite amebiana granulomatosa (EAG) por *B. mandrillaris* (Vollmer; Glaser, 2016). No Brasil, há relatos de infecções por AVLs em São Paulo, Rio de Janeiro e Ceará. Nos EUA, 138 casos de meningoencefalite amebiana primária (MAP) por *N. fowleri* foram relatados entre 1962 e 2015. Baseados em fatores de risco epidemiológicos e múltiplas causas de mortalidade, pesquisadores do Centers for Disease Control and Prevention (CDC) estimaram a ocorrência anual de cerca de 16 óbitos por MAP causados por *N. fowleri*, não diagnosticados nem notificados, somente nos EUA (Matanock et al., 2018).

A partir de 1974, com o primeiro relato de encontro de *Acanthamoeba* spp. no olho, causando graves lesões de córnea, o interesse em sua pesquisa tem sido crescente. Observou-se a associação desse tipo de infecção com o uso de lentes de contato. Atualmente, estima-se a ocorrência de 3.000 casos de *ceratite*, embora esse número possa estar subestimado. Em São Paulo, a experiência no isolamento, no diagnóstico e no atendimento aos casos de ceratite por *Acanthamoeba* acumula-se há mais de 20 anos (Carvalho et al., 2009). Recentemente, foram relatados 28 casos de ceratite por *Acanthamoeba* em Porto Alegre (RS), em usuários de lente de contato (dos Santos et al., 2018).

Estudos sobre *Acanthamoeba* spp. têm recebido maior atenção porque as espécies desse gênero, além de causarem doenças por si mesmas, como ceratites e encefalites, podem albergar outros microrganismos patogênicos, como *Legionella* spp., *Francisella tularensis*, *Mycobacterium avium*, *Burkholderia* spp., *Vibrio cholerae*, *Listeria monocytogenes*, *Helicobacter pylori*, *Afipia felis*, *Escherichia coli* e mimivírus. O crescimento intracelular de bactérias em AVLs pode aumentar-lhes a virulência e a resistência a antibióticos e biocidas (Marciano-Cabral; Cabral, 2003; Schuster; Visvesvara, 2004). Recentemente, sob condições experimentais, foi estudada a interação entre trofozoítos de *Acanthamoeba* e oocistos de *Cryptosporidium*, demonstrando o potencial papel dessas amebas na transmissão dos coccídeos (Gómez-Couso et al., 2007).

Estudos experimentais sobre a interação celular entre *A. castellanii* e diferentes espécies de fungos, como *Cryptococcus neoformans*, *C. gattii*, *Blastomyces dermatitidis*, *Sporothrix schenckii* e *Histoplasma capsulatum*, sugerem que a associação com o protozoário forneça proteção contra a ação de agentes antifúngicos, promova a proliferação intracelular e potencialize os fatores de virulência (Steenbergen et al., 2004, Ribeiro et al., 2017; Rizzo et al., 2017).

Aspectos biológicos

A posição taxonômica das AVLs descritas neste capítulo segue a proposta da Sociedade de Protozoologistas publicada em 2005, que substitui as categorias superiores clássicas, de reino a ordem, por seis supergrupos ou agrupamentos amplos, definidos por critérios morfológicos, bioquímicos e de filogenia molecular (Adl et al., 2005). A nomenclatura das demais categorias taxonômicas foi mantida.

As espécies de AVLs potencialmente patogênicas para a espécie humana são classificadas em dois *supergrupos*: Excavata e Amoebozoa. Em Excavata, encontra-se *Naegleria fowleri* (Vahlkampfiidae); em Amoebozoa, *Acanthamoeba* (*A. culbertsoni*, *A. castellanii*, *A. polyphaga*, *A. royreba*, *A. astronyxis*, *A. hatchetti*, *A. rhysodes*, *A. palestinensis*) e *B. mandrillaris* (Acanthamoebidae), além de *Sappinia pedata* (Thecamoebidae). Informações sobre as infecções por AVLs estão resumidas na Tabela 10.1.

TABELA 10.1 Amebas de vida livre (AVLs) potencialmente patogênicas: principais características clínicas e biológicas.

	Naegleria fowleri	*Acanthamoeba* spp.	*Balamuthia mandrillaris*
Doenças causadas	Meningoencefalite amebiana primária (MAP)	Encefalite amebiana granulomatosa (EAG) Ceratites (CA)	Encefalite amebiana por *Balamuthia* (EAB) Lesões de pele e mucosas
Posição taxonômica	Supergrupo Excavata (Vahlkampfiidae)	Supergrupo Amoebozoa (Acanthamoebidae)	Supergrupo Amoebozoa (Acanthamoebidae)
Epidemiologia	Amplamente dispersa no ambiente, principalmente piscinas aquecidas. Acomete jovens imunocompetentes. Casos ligados a banhos em coleções de água	Amplamente dispersas no ambiente, água, solo úmido e ar. São as mais frequentes dentre todas as espécies de AVL. EAG: imunodeprimidos. CA: usuários de lentes de contato	Amplamente dispersas no ambiente. EAB e lesões de pele: imunocompetentes
Quadro clínico	Via de entrada: epitélio neuro-olfatório. Início súbito. Doença aguda, com evolução rápida para coma e morte em 4 a 6 dias. Patologia: leptomeningite aguda necrosante	EAG: via de entrada – pele, pulmões e epitélio neuro-olfatório. Início insidioso. Sinais e sintomas dependem da localização das lesões. Evolução crônica, coma e morte em torno de 30 dias. Patologia: encefalite granulomatosa. CA: lesão de córnea, úlcera, dor desproporcional à lesão, evolução lenta. Casos graves podem evoluir para perfuração da córnea	EAB: semelhante ao de EAG por *Acanthamoeba* spp. Lesões de pele extensas podendo haver comprometimento de sistema nervoso central (SNC) e evolução para coma e morte. Nos últimos casos descritos, com diagnóstico precoce, houve boa evolução clínica
Diagnóstico	Quadro clínico e achados liquóricos semelhantes ao de meningite bacteriana. Achado de amebas no líquido cerebrospinal (direto e cultura). Técnicas imuno-histoquímicas. Dados epidemiológicos de contato com a água	EAG: em geral, só é feito *post mortem*. Sorologia. CA: achado de amebas no raspado da lesão de córnea (exame direto e cultura). Diferencial com ceratites fúngicas e herpéticas	EAB: em geral, só é feito *post mortem*. Sorologia (CDC). Lesões de pele: achado de amebas no raspado (exame direto e cultura). Sorologia. Diferencial com leishmanioses tegumentares
Tratamento	Anfotericina B associada a miconazol. Miltefosina	EAG: pentamidina, fluconazol, flucitosina, itraconazol, miconazol, sulfadiazina. CA: casos de evolução recente, sucesso com uso tópico de isotionato de propamidina (Brolene®), biguanida. Casos de evolução prolongada: transplante de córnea	EAB: pentamidina, fluconazol, flucitosina, itraconazol, miconazol, sulfadiazina. Lesões de pele: pentamidina, cetoconazol creme, clorexidina
Número estimado de casos	Cerca de 200	EAG: cerca de 200. CA: > 3.000	EAB: > 100

Observação: *Sappinia pedata* (supergrupo Amoebozoa – Thecamoebidae) não foi incluída nessa tabela porque há apenas um relato de infecção humana e os dados disponíveis são insuficientes.

Os protozoários do gênero *Naegleria* apresentam três tipos de formas evolutivas durante o ciclo vital: (i) *trofozoítos*, que medem de 8 a 15 μm, têm movimentação rápida por meio de pseudópodes tipo lobópodes e apresentam somente um núcleo; (ii) *cistos*, que medem de 7 a 12 μm, são formas de resistência a ambientes adversos, com paredes lisas e poros; e (iii) *flagelados*, com dois flagelos, de aparecimento fugaz (Figura 10.1). Em algumas horas, ocorre reversão das formas flageladas para trofozoítos.

No gênero *Naegleria*, são descritas 30 espécies, mas apenas *N. fowleri* apresenta patogenicidade comprovada em humanos. A *forma ameboide*, também denominada *trofozoítica* ou *vegetativa*, pode diferenciar-se morfologicamente em *forma flagelada* quando o protozoário está presente em ambiente natural privado de nutrientes, como água destilada. A conversão à forma ameboide pode ocorrer quando as condições extracelulares forem favoráveis ao metabolismo e à proliferação do protozoário. A etapa de flagelação possibilita a dispersão das amebas no solo ou no hábitat aquático. O protozoário pode também *encistar-se* quando as condições de crescimento se tornam adversas e o suprimento de alimento se torna escasso. Os *cistos* são geralmente esféricos, com paredes duplas com poros finos, conhecidos como *ostíolos*. Todos os estágios são caracterizados por um único núcleo com *cariossomo proeminente*, sem cromatina periférica. Apenas a forma trofozoítica está associada à infecção tecidual.

As espécies do gênero *Acanthamoeba* apresentam duas formas em seu ciclo vital: (i) *trofozoítos*, que medem de 15 a 40 μm, com movimentação lenta por subpseudópodes típicos, denominados *acantopódios*, expansões semelhantes a espinhos; e (ii) *cistos*, que medem de 15 a 20 μm, formas de resistência com paredes duplas, uma delas rugosa, dando-lhe aspecto de estrela (Figura 10.2).

Os membros do gênero *Acanthamoeba* toleram uma ampla variedade de condições ambientais de osmolaridade, temperatura, salinidade e pH, tornando possível aos protozoários sobreviverem em água destilada, cultura de células teciduais e fluido corporal de mamíferos. Apesar da condição ótima de proliferação a 25°C, cistos podem sobreviver a 37°C e em temperaturas corporais ainda mais elevadas. Algumas espécies de

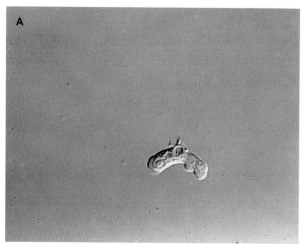 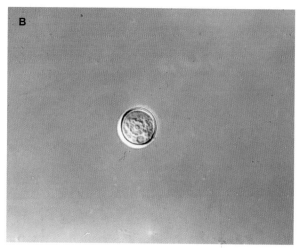

FIGURA 10.1 *Naegleria* sp. **A.** Trofozoíto. Notam-se pseudópodes lobópodes, núcleo e nucléolo. **B.** Cisto de paredes lisas. Notar núcleo e nucléolo. Fotomicrografias em microscopia de contraste de interferência (Nomarski/DIC) 1.000 ×. Fotografias de Annette S. Foronda.

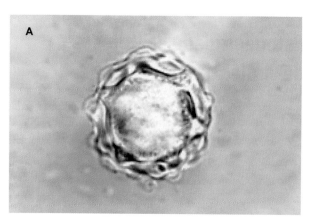 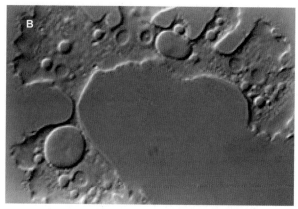

FIGURA 10.2 *Acanthamoeba* sp. **A.** Trofozoíto em divisão. Notam-se acantopódios. **B.** Cisto de dupla parede, uma delas rugosa. Fotomicrografias em microscopia de contraste de interferência (Nomarski/DIC) 1.500 ×. Fotografias de Annette S. Foronda.

Acanthamoeba podem causar infecções humanas, enquanto outras podem ser termotolerantes, mas não patogênicas. Os acantopódios possibilitam a adesão do trofozoíto a superfícies plásticas, movimentos celulares para locomoção e fagocitose. O trofozoíto é a forma infectante e invasiva, não sobrevivendo por longo período de tempo em condições ambientais adversas. Assim, a diferenciação de trofozoíto para a forma cística, de resistência, pode ocorrer devido à falta de nutrientes, aumento da osmolaridade e/ou condições extremas de temperatura ou pH. Os *ostíolos* são responsáveis pelo monitoramento de mudanças ambientais extracelulares. Em função de sua dupla parede constituída de quitina e celulose, os cistos permanecem protegidos de dessecação, inanição e ampla variedade de agentes químicos antimicrobianos. Os cistos podem permanecer viáveis metabolicamente por um longo período de tempo, retornando à forma vegetativa a partir do restabelecimento das condições ambientais favoráveis à proliferação celular.

Balamuthia mandrillaris tem duas formas no ciclo vital, *trofozoítos* e *cistos*. Os trofozoítos têm dimensões entre 50 e 60 µm, e são, em geral, uninucleados. Ocasionalmente, podem apresentar formas com dois núcleos. Durante a locomoção, apresentam pseudópodes largos e dendriformes (Visvesvara et al., 1993). Os cistos medem de 12 a 30 µm, podendo ser uni ou binucleados. A parede apresenta três camadas, observadas à microscopia eletrônica.

Mais recentemente, uma nova espécie, *Sappinia pedata*, foi implicada na patologia humana. Esse protozoário de vida livre apresenta também dois tipos de formas evolutivas, *trofozoítos* e *cistos*, com *dois núcleos* em ambas as formas. Acreditava-se que a espécie patogênica desse gênero fosse *S. diploidea*, mas com o auxílio de técnicas moleculares chegou-se à caracterização de *S. pedata* (da Rocha-Azevedo et al., 2009). Os trofozoítos (40 a 80 µm) são caracterizados pela presença de dois núcleos, locomoção monopodial e superfície celular ausente de projeções pseudopodiais. Os cistos (18 a 25 µm) são binucleados, com dupla parede e poros nucleares. São resistentes ao suco gástrico durante a passagem pelo estômago. A presença do protozoário na forma cística no intestino, geralmente, não está associada ao processo infeccioso (Schuster; Visvesvara, 2004).

Uma nova espécie de AVL, *Allovahlkampfia spelaea* (Vahlkampfiidae), foi recentemente descrita como agente etiológico de ceratite. Apresenta-se sob duas formas, *trofozoítica* (20 a 40 µm, com movimentos eruptivos característicos dos membros da família Vahlkampfiidae) e *cística* (16 a 25 µm de diâmetro, circulares, sem presença de ostíolos). O protozoário foi isolado a partir de caso clínico de ceratite (Tolba et al., 2016).

O *ciclo vital* de todas as espécies de AVL compreende *divisão binária simples* nas formas trofozoíticas, *vida latente* nas formas císticas e, em *Naegleria* spp., uma fase flagelar, transitória. O metabolismo é aeróbico. A transmissão pode ser pela água, solo ou ar, em função da grande dispersão ambiental desses protozoários (Figura 10.3).

Patologia e imunidade

A resposta imune na MAP por *N. fowleri* permanece pouco conhecida, pois o curso da infecção é extremamente rápido. Entretanto, com os dados de casos clínicos não fatais, sabe-se que as imunoglobulinas específicas da classe IgM são detectadas após o 7º dia do início dos sintomas. Indivíduos em exposição prolongada a coleções de água doce mostraram IgM para *N. fowleri*. Não se sabe, porém, se esses anticorpos são protetores. O primeiro caso de MAP foi diagnosticado retrospectivamente, com o uso de imunoperoxidase, em tecido cerebral conservado desde 1909.

Anticorpos contra as espécies de *Acanthamoeba*, protozoários muito disseminados na natureza, são detectados tanto em seres humanos infectados como em indivíduos sadios. Embora a resposta de anticorpos seja expressiva, não se sabe se é protetora. Alguns estudos *in vitro* mostraram que essas espécies induzem ativação da via alternativa do complemento. Os pacientes com ceratite por *Acanthamoeba* têm baixos níveis de IgA secretora, o que indica possível suscetibilidade. Embora as imunoglobulinas dessa classe não afetem a viabilidade dos protozoários, os mecanismos de proteção podem estar ligados à inibição de adesão dos trofozoítos às células epiteliais da córnea. Supõe-se que outros mecanismos de imunidade adaptativa possam estar envolvidos na resistência à ceratite por *Acanthamoeba*, mas a recorrência da infecção indica que a memória imunológica não se estabelece adequadamente (Clarke; Niederkorn, 2006a).

Na ceratite por *Acanthamoeba*, a imunidade inata é a mais efetiva, com importante papel dos macrófagos. Acredita-se que constituam a primeira linha de defesa, eliminando diretamente os trofozoítos na superfície ocular por fagocitose. Os neutrófilos constituem uma linha de defesa complementar, que previne a evolução da ceratite para uma infecção intraocular (Clarke; Niederkorn, 2006).

Nas infecções por *B. mandrillaris*, detectam-se imunoglobulinas das classes IgM e IgG tanto em indivíduos sadios quanto naqueles acometidos por balamutíase. O papel protetor desses anticorpos não foi esclarecido. Detectaram-se também anticorpos contra essa espécie em uma grande variedade de animais, como gorilas, babuínos, cavalos, ovelhas e cães.

Como existe somente um caso de encefalite humana por *S. pedata* descrito até o momento, os dados imunológicos e patológicos são inconclusivos.

Patogenicidade e fatores de virulência

A associação homem-AVL não constitui ainda uma verdadeira relação entre parasito e hospedeiro (ver Capítulo 1, *Introdução à Parasitologia*). As amebas têm o ambiente externo como seu hábitat natural, e só algumas espécies eventualmente acometem o homem, apresentando reversibilidade de vida e não dependendo de hospedeiro para sua transmissão. Pode-se estar

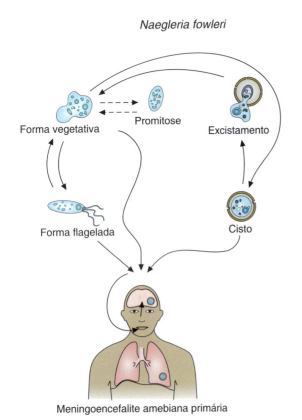
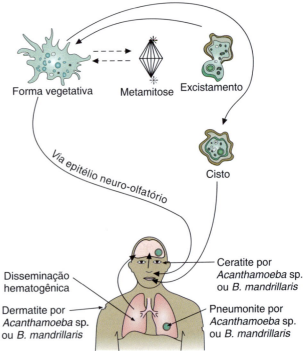

FIGURA 10.3 Ciclo vital das principais amebas de vida livre que infectam o homem.

diante de um complexo de protozoários em transição para a vida parasitária. Desde que a primeira comunicação de MAP por AVL foi feita, relatos de novas espécies implicadas na etiologia de infecções humanas corroboram essa afirmativa (Foronda, 2009). Há cinco componentes de considerável importância na determinação da infecção por AVL: temperatura, capacidade de persistir nas mucosas, imunidade de mucosas, imunodeficiência e dose infectante (Ferrante, 1991).

As amebas do gênero *Naegleria* penetram na mucosa nasal, por aspiração de poeira ou água contaminada com trofozoítos ou cistos, onde são fagocitadas pelas células de sustentação do epitélio neuro-olfatório. O espaço subaracnóideo é bastante vascularizado, representando uma rota de disseminação importante de trofozoítos para outras áreas do SNC. No processo final de migração, trofozoítos podem infectar o bulbo e lobo olfatórios, causando necrose hemorrágica e culminando na proliferação de trofozoítos por todo o encéfalo.

Naegleria fowleri apresenta uma variedade de fatores de virulência que podem auxiliar no mecanismo de evasão do protozoário da resposta imune do hospedeiro e, finalmente, promover a invasão tecidual. Os principais fatores de virulência são enzimas da classe das cisteíno-proteases, fosfolipases, proteínas formadoras de poros e enzimas mediadoras de atividade mucinolítica em células de defesa do hospedeiro (Cervantes-Sandoval et al., 2008).

Não se tem certeza sobre a porta de entrada para o SNC nos indivíduos acometidos por *Acanthamoeba* spp. Pode ser o epitélio neuro-olfatório, como em *N. fowleri*, mas a pele e os pulmões poderiam apresentar lesões iniciais que, por via hematogênica, disseminariam os protozoários para o SNC (Martínez; Visvesvara, 1997).

Várias espécies de *Acanthamoeba* podem causar EAG, infecções do trato nasofaríngeo e cutânea em pacientes imunocomprometidos, bem como infecções oculares dolorosas, principalmente em usuários de lentes de contato. No entanto, considerando as muitas oportunidades de contato com as amebas, as infecções por *Acanthamoeba* spp. raramente são encontradas em humanos e animais. Por exemplo, Chappell et al. (2001) demostraram a presença de anticorpos anti-*Acanthamoeba* em mais de 80% de indivíduos saudáveis. Acredita-se, portanto, que a patogenicidade mediada pelo protozoário seja resultante de vários processos infecciosos e imunológicos que devem ocorrer em conjunto e dependem da capacidade de adesão do trofozoíto ao epitélio mucoso, disseminação hematogênica e migração tecidual.

Admite-se atualmente que a entrada e a colonização de *Acanthamoeba* spp. na córnea só sejam possíveis se houver traumatismo preexistente.

Interessante paralelo pode ser feito entre a cascata patogênica da ceratite por *Acanthamoeba* e a da colite amebiana por *E. histolytica*, pois ambas têm início com a adesão dos trofozoítos às glicoproteínas do hospedeiro. A diferença está apenas no açúcar, em que na ceratite é manose e na colite é galactose. A adesão nas ceratites é promovida por meio de uma proteína da superfície do trofozoíto com afinidade para manose, 136 kDa. Na sequência, tanto *Acanthamoeba* spp. como *E. histolytica* secretam diversas proteases que destroem as células epiteliais. Na ceratite, após a adesão e destruição do epitélio corneano, segue-se a invasão e a degradação do estroma. Os trofozoítos de *Acanthamoeba* muitas vezes se aglomeram ao redor dos nervos corneanos, produzindo neurites radiais. A cascata patogênica parece cessar antes da destruição do endotélio (Clarke; Niederkorn, 2006). As espécies patogênicas de *Acanthamoeba* excretam mais fosfolipases do que as não patogênicas, bem como mostram mais atividade de proteases. Algumas cepas de *Acanthamoeba* produzem serino e cisteíno-proteases, metaloproteases e ativadores de plasminogênio e também mostram resposta quimiotática a extratos endoteliais de córnea (Schuster; Visvesvara, 2004b; Visvesvara et al., 2007).

Recentemente, a partir de isolados de casos de ceratite no Brasil, foram estabelecidas associações entre o quadro clínico e o padrão de enzimas proteolíticas secretadas extracelularmente pelos trofozoítos de *Acanthamoeba* spp. O predomínio de enzimas da classe das serino-proteases, de baixo peso molecular, mostrou-se positivamente associado a maior gravidade clínica observada nos pacientes. Consequentemente, esses perfis enzimáticos podem caracterizar a virulência dos protozoários, tornando-se potenciais marcadores de patogenicidade (de Souza Carvalho et al., 2011).

Balamuthia mandrillaris, na forma trofozoítica, exibe atividades proteolíticas para degradar componentes de matriz extracelular (CMEs). Em cérebros saudáveis, os CMEs compreendem a maior porcentagem do volume cerebral normal que forma a lâmina basal ao redor dos vasos sanguíneos, além de fornecer o suporte estrutural e funcional para o tecido neuronal. A degradação excessiva de CME pode afetar as propriedades neurovasculares estruturais e funcionais, e é, como consequência, altamente destrutiva para as funções do SNC. Assim, a capacidade do trofozoíto de *B. mandrillaris* degradar os CMEs pode auxiliar no processo de invasão e proliferação amebiana no tecido cerebral. As proteases secretadas por *B. mandrillaris* são inibidas com 1,10-fenantrolina, o que indica que são enzimas da classe das metaloproteases (Matin et al., 2006). Além disso, estudos *in vitro* demonstraram a capacidade dos trofozoítos de *B. mandrillaris* hidrolisarem o ATP extracelular (Matin et al., 2008). Acredita-se que essa habilidade ATPase mediada por *B. mandrillaris* possa ter papel na biologia do protozoário e na patogênese da infecção. No entanto, os mecanismos patogenéticos de *B. mandrillaris* precisam ser mais bem investigados sob o ponto de vista experimental e clínico. Acredita-se que tanto o perfil da doença quanto a patologia da encefalite por *B. mandrillaris* sejam semelhantes aos processos infecciosos mediados por *Acanthamoeba* spp.

Aspectos clínicos

Meningoencefalite amebiana primária por *Naegleria fowleri*

A meningoencefalite amebiana primária (MAP) é uma *infecção fatal do SNC* e geralmente acomete *crianças e adultos jovens saudáveis*. O maior registro de ocorrência da infecção se dá normalmente no verão, durante atividades recreativas em água doce, morna e poluída. A infecção tem, quase sempre, início abrupto, desenvolvimento agudo e término fatal. Depois de um período de incubação curto, de 3 a 7 dias, a doença se manifesta bruscamente por cefaleia bitemporal ou bifrontal, febre, náuseas, vômitos (em geral, em jato) e rigidez de nuca. Fotofobia e paralisia de nervos cranianos podem indicar edema cerebral. A pressão intracraniana é geralmente aumentada para 44 mm de mercúrio ou mais (Visvesvara et al., 2007). Descreveram-se, em alguns casos, alterações do ritmo cardíaco e necrose miocárdica (Martínez, 1985). Segue-se rápida progressão do quadro clínico, até convulsões e coma. A morte se dá por comprometimento cardiorrespiratório como consequência de grave edema cerebral.

Encefalite amebiana granulomatosa por *Acanthamoeba* e *Balamuthia mandrillaris*

A encefalite amebiana granulomatosa (EAG) por *Acanthamoeba* (*A. culbertsoni*, *A. castellanii*, *A. polyphaga* e *A. astronyxis*) e *B. mandrillaris* ocorre geralmente em *pacientes imunodeprimidos*. Tem período de incubação desconhecido; várias semanas ou meses são necessários para o aparecimento da doença, e a evolução clínica pode ser prolongada. Por ser doença não disseminada, as manifestações clínicas dependem da localização das lesões, como hemiparesias, convulsões e alterações de personalidade. A cefaleia é insidiosa e ocorre precocemente em alguns casos. A febre é esporádica e quase sempre baixa. Em geral, a morte é decorrente de broncopneumonia, insuficiência hepática ou renal, associadas ou em combinação com septicemia.

As infecções do SNC por *B. mandrillaris*, além de incidirem em imunodeprimidos, têm sido descritas com frequência em indivíduos sadios. Os principais sintomas da infecção cerebral incluem cefaleia, fotofobia, febre, alteração de personalidade, rigidez de nuca, ataxia cerebelar, hemiparesia, afasia e convulsões. A letalidade de EAG por essa espécie de ameba é elevada: dos 200 casos descritos até os dias atuais, apenas 11 sobreviveram (Vollmer; Glaser, 2016). Há ainda descrição de quadro clínico com extensas lesões de pele, assemelhando-se a leishmanioses tegumentares (Recaverren-Arce et al., 1999). Além de EAG, espécies de *Acanthamoeba* e *B. mandrillaris* podem originar infecções localizadas e disseminadas, que incluem pele, pulmões, rins e ossos (Król-Turminska; Olender, 2017).

Infecção cerebral por *Sappinia pedata*

Sappinia pedata não demonstrou ser letal em humanos ou animais experimentais e nunca foi implicada em patologia antes da descoberta de um único caso clínico de encefalite causada por essa ameba, ocorrido em um jovem imunocompetente que sobreviveu à infecção (Gelman et al., 2001; Gelman et al., 2003). Nesse caso, segundo os autores, é provável que a infecção cerebral tenha se desenvolvido a partir de uma infecção sinusal precoce. Os principais sintomas foram inconsciência, convulsões, náuseas, vômitos, dores de cabeça bifrontais, fotofobia e visão embaçada por 2 a 3 dias. Foi detectada uma massa única, com 2 cm de diâmetro, no lobo temporal posterior esquerdo, evidenciando ao exame anatomopatológico inflamação hemorrágica necrosante com trofozoítos, particularmente em torno dos vasos sanguíneos. Após a excisão cirúrgica da lesão e o tratamento por mais de 31 semanas com azitromicina, pentamidina intravenosa, itraconazol e flucitosina, o paciente se recuperou (Gelman et al., 2001; Gelman et al., 2003).

Ceratite por *Acanthamoeba*

Na superfície ocular, trofozoítos de *Acanthamoeba* spp. encontram-se, em geral, aderidos ao epitélio, promovendo a invasão da camada estromal e causando a doença denominada *ceratite amebiana* (CA). O protozoário tem se destacado no campo da oftalmologia e ciências visuais, pelo aumento de incidência de infecção e morbidade ocular a ela associada. A infecção acomete indivíduos sadios, jovens e em alta produtividade econômica. Além da córnea, as infecções oculares causadas por algumas espécies de *Acanthamoeba* (*A. polyphaga*, *A. castellanii*, *A. rhysodes*, *A. hatchetti*, *A. culbertsoni*, *A. astronyxis*, *A. quina*, *A. lugdunensis*) podem acometer também a esclera, a íris, o cristalino e a retina, comprometendo progressivamente a visão. Quando diagnosticada tardiamente, a ceratite amebiana pode evoluir para situações clínicas de maior gravidade, como perda da transparência do tecido da córnea, incapacitação física ou, eventualmente, perda definitiva da visão. Os principais sintomas relatados pelos pacientes portadores de ceratite por *Acanthamoeba* spp. são fotofobia, dor intensa, sensação de corpo estranho, lacrimejamento, blefarospasmos e visão embaçada. Do ponto de vista clínico, os pacientes com suspeita da infecção apresentam algumas características peculiares, por exemplo, a ocorrência de inflamação limbar, epiteliopatia (pseudodendritos), ceratoneurite, hipópio e infiltrados inflamatórios corneanos de vários tipos (de Souza Carvalho et al., 2011).

Em pacientes com diagnóstico tardio, pode-se observar um infiltrado em anel característico como resultado da migração de células de defesa do hospedeiro (macrófagos e neutrófilos) e da atividade de enzimas proteolíticas secretadas pelo protozoário no sítio infeccioso. Em linhas gerais, o processo de infecção de *Acanthamoeba* spp. na córnea ocorre em três etapas: (i) adesão superficial do protozoário; (ii) invasão e destruição do epitélio; e (iii) degradação do estroma (Clarke; Niederkorn, 2006b). O traumatismo é considerado precondição para adesão inicial dos trofozoítos à superfície epitelial e posterior invasão das camadas teciduais posteriores. Em alguns pacientes, a sucessão de períodos de remissão e recrudescência pode aparentar cura completa. Acredita-se serem tais casos em razão de ciclos de encistamento e desencistamento das amebas. O quadro clínico caracteriza-se por infiltrados epiteliais que podem coalescer, formando anéis, centrais ou paracentrais, e dor de intensidade desproporcional à lesão (Freitas et al., 2001; Neelam; Niederkorn, 2017).

Diagnóstico laboratorial

Mediante exame direto, pesquisam-se AVL em amostras clínicas (líquido cerebrospinal, secreções faringianas e pulmonares, lesões de pele, raspados de córnea e fragmentos de tecidos, como cérebro e pulmão, obtidos de biopsia ou necropsia) e em amostras ambientais (coleções de água, solo ou ar-condicionado).

As colorações comumente usadas para o diagnóstico de amebas intestinais, como hematoxilina férrica, não diferenciam os trofozoítos de AVL, nem os cistos de *Naegleria*; se for obtida a visibilização dos cistos de *Acanthamoeba*, o diagnóstico é possível por causa de sua morfologia peculiar. Dentre as colorações utilizadas para preparações diretas, estão hematoxilina férrica de Heidenhain, Wright e Giemsa. A coloração de Gram não é útil para o diagnóstico de amebas, pois não salienta as estruturas nucleares. A técnica de coloração apoiada no composto fluorescente branco de Calcofluor (*Calcofluor White*) tem sido sugerida como método complementar ao exame direto do diagnóstico laboratorial. Em função da afinidade desse composto por estruturas constituídas de quitina e celulose, essa técnica de coloração está voltada exclusivamente à observação de formas císticas do protozoário (Figura 10.4). A coloração por laranja de acridina pode ser recomendada para um rápido diagnóstico histológico.

O exame a fresco, com a observação do material vivo e as amebas em locomoção, é o que oferece melhores condições de caracterização de AVLs, usando-se microscopia de contraste de fase e/ou de contraste de interferência. Os padrões morfológicos adotados tornam possível a identificação até gênero; não é possível caracterização específica (Page, 1988; Pussard; Pons, 1977).

O *isolamento e cultivo de AVLs* são o padrão-ouro no diagnóstico parasitológico. Cultivam-se as AVLs semeando-se a amostra em placas de Petri que contenham meios de cultura especiais para isolamento. Podem ser usados ágar não nutriente semeado com bactérias vivas ou mortas (*Escherichia coli* ou *Enterobacter aerogenes*), ou o meio de cultura de Foronda (Carvalho et al., 2007). A temperatura ideal de cultivo é de 25°C. Se o material for muito abundante, recomenda-se filtração em membranas de 1,2 µm de porosidade, semeando-se as membranas diretamente nas placas de Petri com meio de cultura. As placas devem ser examinadas diariamente. Dependendo do tamanho do inóculo, é possível observar microscopicamente cistos e trofozoítos do protozoário em até 24 horas após a semeadura (Figura 10.5). A precocidade do diagnóstico é fundamental nas infecções por AVLs, diante das deficiências terapêuticas.

Para a caracterização de *Naegleria*, pode-se fazer o *teste de flagelação*, auxiliar na identificação. Esse teste consiste em uma preparação a fresco, em gota pendente, incubação a 37°C por cerca de 2 horas, inversão da lâmina e observação de eventuais formas flageladas. Embora haja informação de aparecimento de flagelados em outras espécies, esse teste é bastante útil quando se trata de diagnóstico em meningoencefalite, pois dentre as AVLs (pelos conhecimentos disponíveis), só *N. fowleri* causa esse tipo de infecção. No estágio avançado de MAP, o número de eritrócitos no liquor chega a 24.600/mm³. A contagem de leucócitos, predominantemente polimorfonucleares, pode variar de 300 a 26.000/mm³. A concentração de proteína pode variar de 1 a 10 mg/mℓ, e a glicose pode ser 0,1 mg/mℓ ou inferior (Martínez, 1985; Visvesvara; Maguire, 2006).

Em ceratites, o material obtido de raspados de córnea é semeado e cultivado, podendo-se tentar também o isolamento de amebas a partir de lentes de contato e/ou materiais utilizados na desinfecção. Culturas positivas das lentes e/ou dos materiais não fecham o diagnóstico, apenas sugerem a fonte primária de infecção por *Acanthamoeba* (Foronda, 2009). Após o isolamento, cultivos axênicos e clonagem de cepa devem ser feitos se houver interesse em caracterização específica ou para utilização de técnicas moleculares. Os meios usados são PYG e Neff modificado (Page, 1988; Band, 1959).

Não se consegue cultivar *B. mandrillaris* em placas com ágar e bactérias. A fonte alimentar dessa espécie na natureza não está bem esclarecida; esse agente pode alimentar-se, *in vitro*, de outras AVLs (*Acanthamoeba* e *Naegleria*). Cultivos de células são usados para seu isolamento. Embora infecções acidentais em laboratório não tenham sido relatadas, precauções são necessárias ao trabalhar-se com agentes reconhecidamente patogênicos.

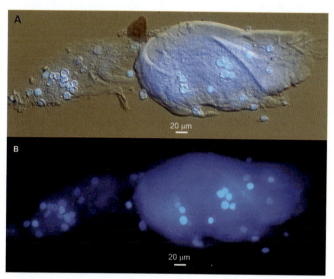

FIGURA 10.4 Fotomicrografia de fluorescência aplicada ao exame direto para o diagnóstico laboratorial de ceratite por *Acanthamoeba* spp., utilizando o corante Calcofluor White e evidenciando a presença de cistos inseridos no tecido epitelial da córnea. **A.** Fotomicrografia em contraste de interferência (DIC) com sobreposição à fluorescência. **B.** Fotomicrografia de fluorescência. Aumento: 200×. Fotomicrografias de Fábio R. S. Carvalho.

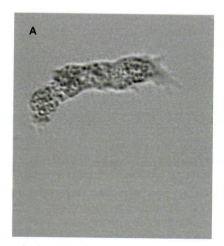
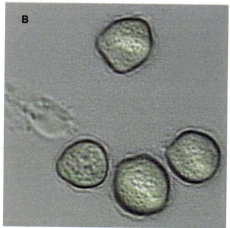

FIGURA 10.5 Fotomicrografia de contraste de fase demonstrando a morfologia de um trofozoíto (**A**) e quatro cistos (**B**) de *Acanthamoeba* spp. em meio de cultura sólido, a partir de raspagem superficial do epitélio da córnea. Aumento: 400×. Fotomicrografias de Fábio R. S. Carvalho.

As características antigênicas de amebas pertencentes aos gêneros *Naegleria*, *Acanthamoeba* e *Hartmannella* têm sido intensamente estudadas. Com técnicas de imunoeletroforese, foi possível caracterizar espécies de *Naegleria*, mostrando pouca ou nenhuma reação cruzada com *Entamoeba* e *Acanthamoeba*. O soro humano contém anticorpos, das classes IgM e IgG, contra espécies de *Naegleria* e *Acanthamoeba*, patogênicas ou não. Verificou-se que 50 a 100% da população humana têm anticorpos contra espécies de *Acanthamoeba*. Os anticorpos contra *B. mandrillaris* não reagem cruzadamente com antígenos de outras espécies de amebas.

Análises de isoenzimas mostram que todas as cepas de *N. fowleri*, a despeito da origem geográfica, são basicamente homogêneas com base em zimodemas. As espécies de *Acanthamoeba*, não distinguíveis por critérios morfológicos, podem ser caracterizadas por análise de isoenzimas, até com descrição de novas espécies (Moura et al., 1992). Apesar de os resultados não serem conclusivos, a utilização de técnicas de biologia molecular pode trazer novas perspectivas para a identificação de AVLs (Alves et al., 2000). A reação em cadeia da polimerase (PCR), utilizando como alvo a sequência nucleotídica do gene da subunidade menor do RNA ribossômico (18S rRNA), tornou possível o estabelecimento de análises moleculares e filogenéticas complementares. Assim, 20 genótipos (T1 a T20) de *Acanthamoeba* spp. e o agrupamento de cepas patogênicas e não patogênicas foram estabelecidos especificamente, corroborando, em grande medida, os grupos propostos por Pussard e Pons (1977), baseados na morfologia dos cistos. A maioria das cepas patogênicas tem genótipos T3 e T4. Atualmente há descrição de isolados de olho, que seriam colocados em outros genótipos, como T5, T6 e T11 (Gast, 2001; Khan et al., 2002; Khan, 2006). Como a precocidade na detecção do agente etiológico a partir do sítio infeccioso pode estar diretamente relacionada com o sucesso terapêutico, o *diagnóstico molecular* tem sido proposto como importante ferramenta complementar ao diagnóstico por cultivo na rotina laboratorial. A tecnologia de PCR em tempo real mostra-se promissora para o diagnóstico laboratorial, com quantificação da carga parasitária metabolicamente viável presente em determinado sítio infeccioso (Visvesvara, 2010; Karsenti et al., 2017).

Apesar dos conhecimentos atuais, os testes sorológicos para o diagnóstico de infecções por AVLs não estão padronizados, nem se mostram úteis, pelo menos até o momento. Nas infecções por *N. fowleri*, os pacientes geralmente morrem antes de produzir anticorpos; nas infecções do SNC por *Acanthamoeba* spp., dificilmente se suspeita da etiologia antes do óbito. O diagnóstico específico de *B. mandrillaris* tem sido feito por sorologia no CDC, em Atlanta, EUA.

O exame do líquido cerebrospinal é o primeiro a ser feito, mas os achados não são patognomônicos; as alterações do aspecto do liquor (turvo ou opalescente), de celularidade (pleocitose com predomínio de polimorfonucleares) e bioquímicas (hiperproteinorraquia e hipoglicorraquia) são semelhantes às da meningite bacteriana. Só o encontro de trofozoítos de AVL possibilita firmar o diagnóstico.

Diagnóstico anatomopatológico e com técnicas de imagem

Nos casos de MAP, o exame de tecido cerebral, corado por hematoxilina-eosina (HE), evidencia uma leptomeningite purulenta, com meningoencefalite hemorrágica necrosante, edema cerebral e necrose de nervos e bulbos olfatórios. O exsudato é composto principalmente de leucócitos polimorfonucleares, poucos eosinófilos e linfócitos. As amebas encontram-se na forma trofozoítica, geralmente nos espaços perivasculares, em aglomerados, com pouca ou nenhuma reação inflamatória. A coloração por imunofluorescência indireta e imunoperoxidase facilita o reconhecimento dos protozoários nos tecidos. Imagens de ressonância nuclear magnética do cérebro podem mostrar a obliteração das cisternas ao redor do mesencéfalo e do espaço subaracnóideo sobre os hemisférios cerebrais. A ocorrência de realce difuso evidente nessas regiões pode ser detectada após a administração de meio de contraste intravenoso (Martínez, 1985; Visvesvara; Maguire, 2006).

Na EAG, há geralmente encefalite granulomatosa com necrose focal e leptomeningite localizada. O exsudato é composto, em geral, por linfócitos e monócitos, raros leucócitos polimorfonucleares. As amebas se encontram nas formas trofozoítica e cística tanto em *Acanthamoeba* quanto em *B. mandrillaris*, também nos espaços perivasculares e geralmente invadem a parede dos vasos (Martínez; Visvesvara, 1997). É interessante assinalar que os cistos de *Acanthamoeba* spp. e de *B. mandrillaris* podem mostrar semelhanças. No diagnóstico de EAG, pode-se utilizar tomografia computadorizada (TC) e ressonância nuclear magnética (RMI) para o diagnóstico por imagem. Os achados, porém, não são específicos, observando-se apenas um processo expansivo. Análises de RMI e TC do cérebro em pacientes com suspeita de infecção por *Acanthamoeba* spp., em linhas gerais, evidenciam lesões aumentadas em formato de anel ou anormalidades de baixa densidade, mimetizando único ou múltiplo espaço e ocupando a massa necrótica, respectivamente (Khan, 2008). Em casos clínicos suspeitos de EAG por *B. mandrillaris*, os exames podem demonstrar lesões focais, lesões císticas, edema e hidrocefalia, mimetizando abscesso cerebral, tumor cerebral ou hematoma intracerebral.

No quadro histopatológico de ceratites por *Acanthamoeba*, há destruição da córnea, com infiltrado inflamatório nas camadas superficiais e medianas do estroma corneano. A principal resposta inflamatória do hospedeiro consiste na existência de polimorfonucleares ao redor da parede cística das amebas. É bom enfatizar que amebas do gênero *Acanthamoeba* têm a capacidade de formar cistos nos tecidos. O exame em botão corneano torna possível a visibilização, no estroma, de trofozoítos e cistos de *Acanthamoeba* spp., pela coloração de rotina, HE, embora a coloração pelo ácido periódico de Schiff (PAS) seja considerada melhor.

Auxiliar ao exame clínico da ceratite, o microscópio confocal possibilita a visibilização de imagens de alto contraste de cortes corneanos contendo trofozoítos ou cistos de *Acanthamoeba*.

Tratamento de infecções por amebas de vida livre

Meningoencefalite amebiana primária

A anfotericina B, a rifampicina, a tetraciclina e o miconazol têm ação *in vitro* sobre *N. fowleri*. Em MAP, provavelmente, não se desencadeia resposta protetora celular ou humoral; portanto, o diagnóstico precoce é essencial para o sucesso do tratamento. O paciente deve ser tratado imediatamente com altas doses de anfotericina B, por via intravenosa (IV) e intratecal, em associação com miconazol.

Embora a MAP seja de ocorrência rara, essa infecção tem recebido bastante atenção nos últimos anos, em função de sua gravidade, com evolução fatal em quase todos os casos. Até 2015, havia somente sete relatos de sobrevivência, dos quais três nos EUA e um no México. Dois novos casos de sobrevivência à MAP foram descritos nos EUA. Em um deles, uma menina, de 12 anos de idade, foi tratada com anfotericina B (intravenosa e intratecal), miltefosina, fluconazol, rifampicina, dexametasona e azitromicina, além de indução de hipotermia. A paciente teve recuperação sem sequelas. O outro, um garoto de 8 anos, recebeu o mesmo tratamento, mas neste caso não foi feita hipotermia e o paciente teve sequelas cerebrais. O uso de miltefosina, uma alquilfosfocolina usada para tratamento de câncer e depois com sucesso em leishmanioses, deu resultados nesses dois casos relatados, embora a primeira escolha de tratamento seja anfotericina B (Grace et al., 2015).

Encefalite amebiana granulomatosa

Não há tratamento efetivo para EAG por *Acanthamoeba* e *B. mandrillaris*. A maioria dos casos tem sido diagnosticada *post mortem*, não havendo assim experiência suficiente em relação a esquemas terapêuticos. Se a lesão cerebral for única, pode ser feito tratamento cirúrgico. Infelizmente, as lesões cerebrais são múltiplas e de localização profunda.

O principal fator associado ao mau prognóstico da EAG é a situação de imunodeficiência dos pacientes, agravado pelo fato de as espécies de *Acanthamoeba* serem, entre as AVLs, as mais resistentes ao tratamento. Embora sulfadiazina, pentamidina, propamidina e cetoconazol pareçam ser eficazes *in vitro*, é questionável que sejam úteis em função do estado imunitário do hospedeiro.

Um importante fator em relação à terapêutica é a capacidade de *Acanthamoeba* e *B. mandrillaris* formarem cistos nos tecidos quando as condições são adversas, podendo dar a falsa impressão de cura. As dificuldades terapêuticas aumentam em decorrência de não se dispor de um fármaco que atue tanto em trofozoítos quanto em cistos de *Acanthamoeba*. Além disso, há crescente risco de toxicidade com o uso combinado de vários medicamentos e a possibilidade de interações entre eles. Cita-se relato de tratamento bem-sucedido em infecção disseminada por *Acanthamoeba rhysodes*, em indivíduo imunocomprometido, com isotionato de pentamidina por via intravenosa, itraconazol por via oral (VO) e tratamento tópico das lesões de pele com cetoconazol creme e gliconato de clorexidina. Foram relatados dois casos clínicos de encefalite por *B. mandrillaris* que sobreviveram em função de tratamento inicial com flucitosina, pentamidina, fluconazol, sulfadiazina e um antibiótico macrolídio (azitromicina ou claritromicina); também foram usadas fenotiazinas. Há caso de sobrevivência relatado de tratamento com os fármacos citados, acrescentando-se miltefosina (Vollmer; Glaser, 2016).

Ceratite por *Acanthamoeba*

Os resultados dos esquemas terapêuticos adotados dependem da precocidade do diagnóstico, da virulência da cepa da ameba e da eventual resistência adquirida pelos protozoários. Muitos fármacos foram usados, como cetoconazol, clotrimazol, miconazol, itraconazol, neomicina, isotionato de propamidina, poli-hexametileno de biguanida, com ação sobre os trofozoítos das amebas, exceto a biguanida, que atua também sobre os cistos. São usados atualmente agentes antissépticos catiônicos (biguanida ou clorexidina) e diamidinas aromáticas (propamidina – Brolene® – e hexamidina). Como primeira escolha, poli-hexametileno biguanida, também conhecido como poli-hexanida, com apresentação sob forma de colírio a 0,02%, obtida em farmácias de manipulação a partir do produto comercial Baquacil® + isotionato de propamidina, ou apresentação como colírio ou pomada, a 0,1%, de propamidina (disponível apenas na Inglaterra), de hora em hora, dia e noite, nos 3 primeiros dias e depois de hora em hora, em vigília, diminuindo-se paulatinamente conforme a evolução. Se a evolução for favorável, mantém-se a média de quatro aplicações por dia, por um período prolongado (aproximadamente 4 meses). Se esse esquema não funcionar, substitui-se a biguanida por clorexidina, e se também não funcionar, tenta-se iniciar hexamidina (disponível apenas na França). O uso de neomicina, relacionado em alguns esquemas, foi abandonado em decorrência da alta toxicidade.

Raramente são utilizados fármacos antifúngicos, quer por via tópica, quer por via sistêmica (cetoconazol – 400 mg/dia – ou itraconazol – 200 mg/dia, VO).

Para outros, no entanto, os fármacos sistêmicos são úteis. Para controle da dor, usa-se a associação de amitriptilina com tenoxicam. O uso de corticoide, tanto tópico como sistêmico, é controverso e é indicado somente na vigência de resposta inflamatória muito importante, pois acredita-se que seja responsável pelo excistamento das amebas, aumentando a citopatogenicidade. O transplante de córnea é indicado nos casos resistentes ao tratamento clínico ou com necrose e perfuração extensas. Deve ser feito somente após o controle da infecção ativa. Cita-se um caso submetido à ceratoplastia por quatro vezes, sem sucesso. Em casos de infecção grave e de disseminação, a enucleação pode ser indicada (Kumar; Lloyd, 2002; Freitas et al., 2001).

Há relatos de desenvolvimento de catarata e atrofia de íris após tratamento prolongado de ceratite por *Acanthamoeba* spp. Tem sido constante a busca por fármacos efetivos contra *Acanthamoeba* spp. (Schuster; Visvesvara, 2004a; Sacramento et al., 2009; Cariello et al., 2010).

Prevenção e controle das infecções por amebas de vida livre

As AVLs estão em praticamente todos os ambientes, nas mais diversas altitudes e em todos os continentes. Podem resistir a condições extremas de temperatura e de pH, bem como ao cloro e outros sistemas de desinfecção. As fontes de infecção podem ser as mais diversas, incluindo-se coleções de água (como piscinas, lagos, açudes e rios), solo e aparelhos de ar-condicionado. Na MAP, deve-se indagar sobre contato de indivíduos sadios com tais fontes. Na EAG, situações de imunodepressão e doenças intercorrentes devem ser levadas em consideração. Indivíduos provenientes de certas regiões podem ser jovens sadios, como em uma série de casos de infecção por *B. mandrillaris* no Peru, não associados à imunodepressão. Nas ceratites, os usuários de lentes de contato constituem o principal grupo de risco, principalmente por uso, manipulação e higiene inadequados das lentes. O uso de solução salina caseira para assepsia e a utilização das lentes de contato em atividades recreacionais são alguns exemplos de potenciais fontes primárias de infecção da superfície da córnea pelo protozoário. Relatos sobre origem da infecção por traumatismos de córnea em zona rural também têm sido observados.

Dentre todas as AVLs, e mesmo dentre os protozoários em geral, as mais encontradas em qualquer ambiente são *Acanthamoeba* spp., explicando talvez os inúmeros casos de infecções a elas associados. Essa ampla disseminação ambiental, aliada a características de sobrevivência e aparecimento de novas espécies como agentes etiológicos de doenças humanas, justifica o esclarecimento da classe médica e a inclusão das infecções por esses protozoários no diagnóstico diferencial de meningoencefalites, encefalites, lesões de pele e ceratites.

Não se dispõe, no momento, de medidas eficazes para a profilaxia das infecções por AVLs, uma vez que vários aspectos da biologia e do comportamento desses protozoários ainda são desconhecidos. A orientação, no entanto, baseia-se na adoção de medidas de ordem geral, consideradas auxiliares para a solução do problema: educação sanitária junto aos banhistas, evitando-se a poluição da água com matéria orgânica (descamação da pele, secreções nasais, uretrais, vaginais etc.); limpeza sistemática de piscinas, pré-cloração e manutenção de níveis de cloro ativo; não contato de animais com águas destinadas ao uso da população humana; proibição do uso de lentes durante banhos de piscinas ou na vigência de qualquer sinal de irritação da córnea. As infecções podem ser adquiridas em atividades profissionais, como também de lazer e de práticas esportivas.

Referências bibliográficas

Adl SM, Simpson AG, Farmer MA et al. The new higher level classification of eukaryotes with emphasis on the taxonomy of protists. J Eukaryot Microbiol. 2005;52:399-451.

Alves JMP, Gusmão CX, Teixeira MM, Freitas D, Foronda AS, Affonso HT. Random amplified polymorphic DNA profiles as a tool for the characterization of Brazilian keratitis isolates of the genus *Acanthamoeba*. Braz J Med Biol Res. 2000;33:19-26.

Band RN. Nutritional and related biological studies on the free-living soil amoebae, *Hartmannella rhysodes*. J Gen Microbiol. 1959;21:80-95.

Cariello AJ, Souza GF, Foronda AS et al. *In vitro* amoebicidal activity of S-nitrosoglutathione and S-nitroso-N-acetylcysteine against trophozoites of *Acanthamoeba castellanii*. J Antimicrob Chemother. 2010;65:588-91.

Carvalho FR, Foronda AS, Mannis MJ et al. Twenty years of *Acanthamoeba keratitis*. Cornea. 2009;28:516-9.

Carvalho FR, Foronda AS, Pellizari VH. Detection of *Legionella pneumophila* in water and biofilm samples by culture and molecular methods from man-made systems in São Paulo, Brazil. Braz J Microbiol. 2007;38:743-51.

Cervantes-Sandoval I, Serrano-Luna JJ, García-Latorre E et al. Mucins in the host defence against *Naegleria fowleri* and mucinolytic activity as a possible means of evasion. Microbiology. 2008;154:3895-904.

Chappell CL, Wright JA, Coletta M et al. Standardized method of measuring *Acanthamoeba* antibodies in sera from healthy human subjects. Clin Diagn Lab Immunol. 2001;8:724-30.

Clarke DW, Niederkorn JY. The immunobiology of *Acanthamoeba* keratitis. Microbes Infect. 2006a;8:1400-5.

Clarke DW, Niederkorn JY. The pathophysiology of *Acanthamoeba* keratitis. Trends Parasitol. 2006b;22:175-80.

da Rocha-Azevedo B, Tanowitz HB, Marciano-Cabral F. Diagnosis of infections caused by pathogenic free-living amoebae. Interdiscip Perspect Infect Dis. 2009;2009:251406.

de Souza Carvalho FR, Carrijo-Carvalho LC, Chudzinski-Tavassi AM, Foronda AS, Freitas D. Serine-like proteolytic enzymes correlated with differential pathogenicity in patients with acute *Acanthamoeba keratitis*. Clin Microbiol Infect. 2011;17:603-9.

dos Santos DL, Kwitko S, Marinho DR, Araújo BS, Locatelli CI, Rott MB. *Acanthamoeba keratitis* in Porto Alegre (Southern Brazil): 28 cases and risk factors. Parasitol Res. 2018;117:747-50.

Ferrante A. Free-living amoebae: Pathogenicity and immunity. Parasite Immunol. 1991;13:31-47.

Foronda AS. Infecções por amebas de vida livre. In: Veronesi R, Focaccia R (Eds.). Tratado de Infectologia. 4. ed. São Paulo: Atheneu, 2009, p. 1611-20.

Freitas D, Alvarenga LS, Foronda A et al. Doenças emergentes em oftalmologia: Ceratite por *Acanthamoeba*. Arq Bras Oftalmol. 2001;64:7-63.

Gast RJ. Development of an *Acanthamoeba*-specific reverse dot-blot and the discovery of a new ribotype. J Euk Microbiol. 2001;48:609-15.

Gelman BB, Popov V, Chaljub G et al. Neuropathological and ultrastructural features of amoebic encephalitis caused by *Sappinia diploidea*. J Neuropathol Exp Neurol. 2003;62:990-8.

Gelman BB, Rauf SJ, Nader R et al. Amoebic encephalitis due to *Sappinia diploidea*. JAMA. 2001;285:2450-1.

Gómez-Couso H, Paniagua-Crespo E, Ares-Mazás E. *Acanthamoeba* as a temporary vehicle of *Cryptosporidium*. Parasitol Res. 2007;100:1151-4.

Grace E, Asbill S, Virga K. *Naegleria fowleri*: Pathogenesis, diagnosis, and treatment options. Antimicrob Agents Chemother. 2015;59:6677-81.

Karsenti N, Lau R, Purssell A et al. Development and validation of a real-time PCR assay for the detection of clinical acanthamoebae. BMC Res Notes. 2017;10:355.

Khan NA. *Acanthamoeba*: Biology and increasing importance in human health. FEMS Microbiol Rev. 2006;30:564-95.

Khan NA. *Acanthamoeba* and the blood-brain barrier: The breakthrough. J Med Microbiol. 2008;57:1051-7.

Khan NA, Jarroll EL, Paget TA. Molecular and physiological differentiation between pathogenic and nonpathogenic *Acanthamoeba*. Curr Microbiol. 2002;45:197-202.

Król-Turmińska K, Olender A. Human infections caused by free-living amoebae. Ann Agric Environ Med. 2017;24:254-60.

Kumar R, Lloyd D. Recent advances in the treatment of *Acanthamoeba* keratitis. Clin Infect Dis. 2002;35:434-41.

Marciano-Cabral F, Cabral G. *Acanthamoeba* spp. as agents of disease in humans. Clin Microbiol Rev. 2003;16:273-307.

Martínez AJ. Free-living amebas: Natural history, prevention, diagnosis, pathology and treatment of the disease. Boca Raton: CRC Press, 1985.

Martínez AJ, Visvesvara GS. Free-living amebas, amphizoic and opportunistic amebas. Brain Pathol. 1997;7:583-98.

Matanock A, Mehal JM, Liu L et al. Estimation of undiagnosed *Naegleria fowleri* primary amebic meningoencephalitis, United States. Emerg Infect Dis. 2018;24:162-4.

Matin A, Siddiqui R, Jayasekera S et al. Increasing importance of *Balamuthia mandrillaris*. Clin Microbiol Rev. 2008;21:435-48.

Matin A, Stins M, Kim KS et al. *Balamuthia mandrillaris* exhibits metalloprotease activities. FEMS Immunol Med Microbiol. 2006;47:83-91.

Moura H, Wallace S, Visvesvara GS. *Acanthamoeba healyi* n. sp. and the isoenzyme and immunoblot profiles of *Acanthamoeba* spp., groups 1 and 3. J Protozool. 1992;39:573-83.

Neelam S, Niederkorn JY. Pathobiology and immunobiology of *Acanthamoeba keratitis*: Insights from animal models. Yale J Biol Med. 2017;90:261-8.

Page FC. A new key to freshwater and soil amoebae. Cumbria, England: Freshwater Biological Association Scientific Publications, 1988.

Pussard M, Pons R. Morphologie de la paroi kistique et taxonomie du genre *Acanthamoeba* (Protozoa, Amoebida). Protistologica. 1977;XIII:557-98.

Recaverren-Arce S, Velarde C, Gotuzzo E et al. Amoeba angeitic lesions of the central nervous system in *Balamuthia mandrillaris* amoebiasis. Hum Pathol. 1999;30:269-73.

Ribeiro NS, Santos FM, Garcia AW et al. Modulation of zinc homeostasis in *Acanthamoeba castellanii* as a possible antifungal strategy against *Cryptococcus gattii*. Front Microbiol. 2017;8:1626.

Rizzo J, Albuquerque PC, Wolf JM et al. Analysis of multiple components involved in the interaction between *Cryptococcus neoformans* and *Acanthamoeba castellanii*. Fungal Biol. 2017;121:602-14.

Sacramento RS, Martins RM, Miranda A et al. Differential effects of α-helical and β-hairpin antimicrobial peptides against *Acanthamoeba castellanii*. Parasitology. 2009;136:813-21.

Schuster FL, Visvesvara GS. Opportunistic amoebae: Challenges in prophylaxis and treatment. Drug Resist Updat. 2004a;7:41-51.

Schuster FL, Visvesvara GS. Free-living amoebae as opportunistic and non-opportunistic pathogens of humans and animals. Int J Parasitol. 2004b;34:1001-27.

Steenbergen JN, Nosanchuk JD, Malliaris SD et al. Interaction of *Blastomyces dermatitidis*, *Sporothrix schenckii*, and *Histoplasma capsulatum* with *Acanthamoeba castellanii*. Infect Immun. 2004;72:3478-88.

Tolba ME, Huseein EA, Farrag HM et al. *Allovahlkampfia spelaea* causing keratitis in humans. PLoS Negl Trop Dis. 2016;10: e0004841.

Visvesvara GS. Amebic meningoencephalitides and keratitis: Challenges in diagnosis and treatment. Curr Opin Infect Dis. 2010;23:590-4.

Visvesvara GS, Maguire JH. Pathogenic and opportunistic free-living amoebae: *Acanthamoeba* spp., *Balamuthia mandrillaris*, *Naegleria fowleri*, and *Sappinia diploidea*. Trop Med Infect Dis. vol. 2 (Guerrant RL, Walker DH, Weller PF [eds]), 2006;2:1114-25, Churchill Livingstone.

Visvesvara GS, Moura H, Schuster FL. Pathogenic and opportunistic free-living amoebae: *Acanthamoeba* spp., *Balamuthia mandrillaris*, *Naegleria fowleri*, and *Sappinia diploidea*. FEMS Immunol Med Microbiol. 2007;50:1-26.

Visvesvara GS, Schuster FL, Martínez AJ. *Balamuthia mandrillaris*, N. G., N. Sp., agent of amoebic meningoencephalitis in humans and other animals. J Eukaryot Microbiol. 1993;40:504-14.

Vollmer ME, Glaser C. A *Balamuthia* survivor. JMM Case Rep. 2016; 3:1-6.

Leitura sugerida

Martínez-Castillo M, Cárdenas-Zúñiga R, Coronado-Velázquez D et al. *Naegleria fowleri* after 50 years: Is it a neglected pathogen? J Med Microbiol. 2016;65:885-96.

Visvesvara GS. Infections with free-living amebae. Handb Clin Neurol. 2013;114:153-68.

Os Microsporídios e as Microsporidioses

Karen Luísa Haag

Introdução

Microsporídios são parasitos encontrados em ampla faixa de hospedeiros vertebrados e invertebrados. Mais de 1.200 espécies são classificadas em 150 gêneros (Keeling; Fast, 2002), e algumas dezenas são encontradas em mamíferos. Os microsporídios são conhecidos como agentes causais de doenças de importância econômica em insetos e mamíferos. O primeiro caso de infecção humana foi relatado em 1959. Despertou-se o interesse por seu estudo quando os microsporídios foram reconhecidos como agentes oportunistas de infecção humana, principalmente em portadores de AIDS (Didier, 2005).

Os microsporídios foram originalmente considerados *eucariotos primitivos*. Por um lado, têm características de eucariotos verdadeiros, como núcleo, sistema de membranas intracitoplasmáticas e citoesqueleto. Por outro lado, apresentam aspectos moleculares e citológicos de procariotos, como o tamanho e a organização de genoma e a falta de mitocôndrias, peroxissomos e complexo de Golgi. Entretanto, a descoberta de um microsporídio com características ancestrais indica que eles representam um grupo de fungos primitivos (Haag et al., 2014). Além disso, o gene mitocondrial *hsp70*, encontrado no genoma nuclear de diversas espécies de microsporídios (Keeling; Fast, 2002), bem como o achado de uma organela com características fisiológicas da mitocôndria, conhecida como *mitossoma* (Williams et al., 2002), sugerem que a ausência de mitocôndrias nos microsporídios é uma condição derivada, a exemplo do que ocorre em *Giardia*, *Trichomonas* e amebas. Assim, os microsporídios são hoje considerados fungos altamente reduzidos, que se distinguem dos fungos clássicos por terem uma estrutura morfológica única e exclusiva, o *filamento polar*.

Aspectos biológicos

Os microsporídios são parasitos intracelulares obrigatórios encontrados em uma grande diversidade de animais. Na classificação mais recente dos microrganismos eucarióticos, que não emprega os níveis hierárquicos superiores tradicionais, como filo, ordem, classe e família, encontram-se entre os membros do subgrupo Microscopidia (Adl et al., 2005). Na taxonomia tradicional, pertencem ao filo Microsporidia. Mais da metade das espécies conhecidas ocorre no ambiente aquático, parasitando protistas, artrópodes, peixes e mamíferos. As espécies identificadas em seres humanos estão distribuídas em nove gêneros: *Anncaliia* (*A. algerae*, *A. connori* e *A. vesicularum*), *Encephalitozoon* (*Enc. cuniculi*, *Enc. hellem* e *Enc. intestinalis*), *Endoreticulatus* (espécie indeterminada), *Enterocytozoon* (*Ent. bieneusi*), *Microsporidium* (*M. ceylonensis* e *M. africanum*), *Nosema* (*N. ocularum*), *Pleistophora* (*P. ronneafiei*), *Trachipleistophora* (*T. anthropopthera* e *T. hominis*) e *Vittaforma* (*V. corneae*). Alguns desses gêneros sofreram diversas reclassificações recentemente (Stentiford et al., 2016). Por exemplo, o gênero *Ancallia* foi criado para agrupar microsporídios previamente classificados como *Nosema* ou *Brachiola* spp., baseado em suas semelhanças estruturais e em filogenias derivadas de sequências de RNA ribossômico (Franzen et al., 2005). Em seres humanos, podem ser encontrados no intestino delgado, no trato respiratório, bem como na córnea, nos músculos e na placenta.

Embora a maioria dos microsporídios tenha um ciclo vital direto, algumas espécies podem necessitar de mais um hospedeiro para completar seu ciclo de vida, como os microsporídios da família Amblyosporidae que parasitam mosquitos (Figura 11.1). A transmissão é predominantemente horizontal: os esporos são ingeridos, passando a infectar o trato digestório, podendo se disseminar para outros órgãos. Entretanto, uma grande parte dos microsporídios encontrados em artrópodes, utiliza também a via de transmissão vertical, geralmente transovariana (Dunn et al., 2001). Curiosamente, observou-se também a transmissão vertical por via sexual (Roberts et al., 2015). Em seres humanos, as formas de transmissão mais comuns são a ingestão e a inalação de esporos. Como os microsporídios infectam animais que fazem parte da cadeia alimentar humana, a contaminação não parece ser somente pela água; há potencial de transmissão zoonótica pela ingestão de carne crua ou malcozida (Slifko et al., 2000). Infecções oculares podem ser transmitidas por contato com mãos contaminadas. O trauma pode dar origem à infecção da córnea e de músculos (Didier et al., 1998).

A infecção depende da aderência do esporo à superfície da célula hospedeira mediada por glicosaminoglicanos sulfatados no hospedeiro (Hayman et al., 2005) e proteínas encontradas na parede do esporo (Southern et al., 2007). Após a adesão, há um período de germinação dos esporos, via extrusão do *filamento polar*. O filamento exterioriza-se e inocula o conteúdo do esporo, conhecido como *esporoplasma*, dentro da célula hospedeira, sem romper sua membrana (Figura 11.2A). Especula-se também que os microsporídios tenham acesso ao interior da célula hospedeira por fagocitose (Figura 11.2B). Após a fagocitose, o filamento polar seria utilizado para escapar do fagossomo em maturação e infectar o citoplasma da célula (Franzen, 2004), mas esse segundo modo de invasão permanece controverso, uma vez que células de camundongos tratadas com o inibidor de fagocitose citocalasina D sofrem a

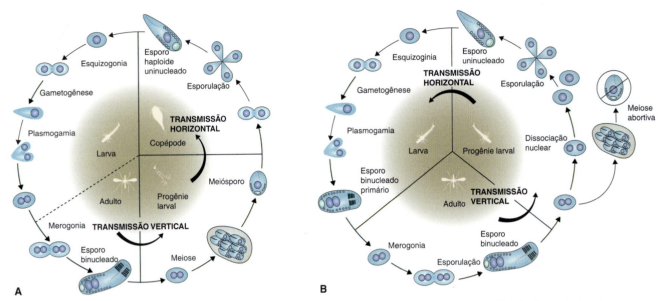

FIGURA 11.1 Ciclos vitais de dois microsporídios da família Amblyosporidae encontrados em mosquitos. Ciclo indireto de *Amblyospora connecticus* no mosquito *Aedes cantator* e no copépode *Acanthocyclops vernalis* (**A**) e direto de *Edhazardia aedis* no mosquito *Aedes aegypti* (**B**). Os dois microsporídios são transmitidos tanto vertical como horizontalmente e têm duas séries de desenvolvimento distintas, uni e binucleadas. Os esporos binucleados contribuem para a transmissão vertical, enquanto os uninucleados são transmitidos horizontalmente. Adaptada de Becnel; Andreadis, 2014.

mesma taxa de invasão por esporos de *Enc. cuniculi* que células controles não tratadas (Orlik et al., 2010). Após a invasão do citoplasma, tem início uma fase proliferativa, de *merogonia* e/ou *esquizogonia*, produzindo *merontes* (Figuras 11.1 e 11.2). A diferenciação dos merontes em esporontes, esporoblastos e finalmente esporos é denominada *esporogonia*, e caracteriza-se por um espessamento da parede celular. Nas três espécies do gênero *Encephalitozoon* (*Enc. cuniculi*, *Enc. hellem* e *Enc. intestinalis*), a fase proliferativa ocorre dentro de uma estrutura denominada *vacúolo parasitóforo* (Figura 11.2), enquanto em *Ent. bieneusi* os esporos se multiplicam livremente no citoplasma da célula hospedeira. Os esporos são liberados e continuam a replicar no hospedeiro, dando origem à autoinfecção e eventualmente à disseminação para outros órgãos. Nos seres humanos, a eliminação dos esporos é feita por fezes, urina ou secreções respiratórias (Didier et al., 1998; Weber et al., 1994). Já nos invertebrados, o próprio cadáver do hospedeiro pode servir como fonte de esporos que serão transmitidos horizontalmente (Becnel; Andreadis, 2014).

As diversas espécies de microsporídios podem apresentar séries de desenvolvimento muito diferentes. A esporogonia talvez seja a característica mais variável entre os microsporídios, utilizada para caracterizar as espécies. Por exemplo, durante a esporogonia frequentemente são encontradas séries de desenvolvimento de células uni ou binucleadas, nas quais os núcleos permanecem aderidos, mas visivelmente duplicados. Nos Amblyosporidae, foi verificado que os esporos binucleados são transmitidos verticalmente, enquanto os uninucleados contribuem para a transmissão horizontal, ao serem liberados para o ambiente (Figura 11.1). Em *Amblyospora* spp., são produzidos esporos uninucleados a partir da divisão meiótica de esporontes binucleados, enquanto em *Edh. aedis*, os esporos uninucleados são produzidos pela simples dissociação dos núcleos desses esporontes, uma vez que a meiose nesta espécie é abortiva (Becnel et al., 1989). Há achados de meioses abortivas durante a esporogonia de diversas espécies de microsporídios (p. ex., Canning et al., 1999); é possível que essa seja, na verdade, a forma de meiose mais comum do grupo (Lee et al., 2014). As evidências de reprodução sexual dos microsporídios são esparsas, e há dúvidas de que o sexo, como encontrado nos demais eucariotos, de fato ocorra entre os membros deste grupo.

A morfologia básica dos esporos é mostrada na Figura 11.3. São ovais ou piriformes e medem de 2,0 a 7,0 μm por 1,5 a 5,0 μm. Os estágios proliferativos podem ser arredondados e ligeiramente maiores. A parede do esporo consiste em uma camada interna, chamada de *endósporo*, recoberta por uma segunda camada mais eletrodensa, composta por microfibrilas, denominada *exósporo*. A parede do esporo é rica em quitina. Suas propriedades mecânicas conferem resistência contra influências do ambiente e tornam possível o aumento da pressão hidrostática, que causa a extrusão do esporoblasto (Bigliardi; Sacchi, 2001). O *filamento polar*, no esporo maduro, é constituído de um tubo espiralado ancorado em um disco. É a estrutura que caracteriza um microsporídio (Figura 11.3). A exteriorização do filamento polar é desencadeada por estímulos ambientais, como o contato com o suco digestivo intestinal, precedida por um período de perda da compartimentalização interna do esporoblasto e de aumento considerável em sua pressão osmótica. O consequente influxo de água expulsa o polaroplasto para o interior da célula hospedeira (Bigliardi; Sacchi, 2001). Obtém-se o cultivo de microsporídios em sistemas celulares, mas não em meios axênicos.

Fatores de virulência

A fisiopatologia da microsporidiose humana não está totalmente esclarecida. O conhecimento atual sobre a patogênese da doença é fundamentado em correlações clinicopatológicas e no padrão da lesão intestinal. Os achados anatomopatológicos

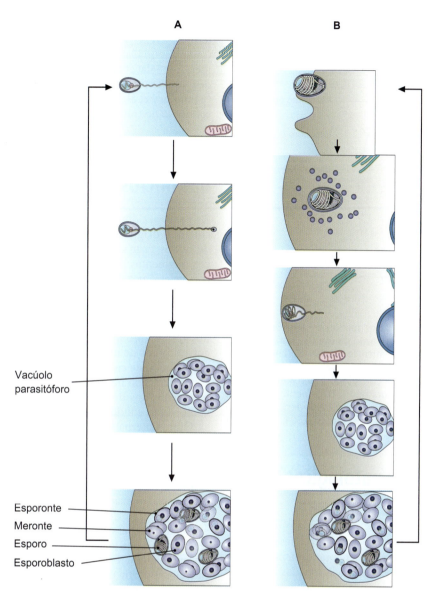

FIGURA 11.2 Formas de invasão dos microsporídios. Há duas rotas por intermédio das quais os esporos podem infectar a célula hospedeira: por invasão ativa e por endocitose. **A.** O parasito injeta o filamento polar na célula. O esporoplasma é liberado no citoplasma da célula hospedeira e diferencia-se em um meronte, que permanece circundado pelo vacúolo parasitóforo (no caso das espécies do gênero *Encephalitozoon*). O meronte sofre merogonia (fissões binárias) ou esquizogonia (fissões múltiplas), produzindo novos merontes. Os merontes diferenciam-se em esporontes (esporogonia), caracterizados por uma densa parede celular. O contínuo espessamento da parede celular dá origem aos esporoblastos e, finalmente, aos esporos maduros, que eventualmente são liberados com o acúmulo de parasitos no interior da célula hospedeira. **B.** O esporo é incorporado passivamente pela célula, por meio de endocitose. Este então é capturado por um fagossomo, que é atacado por lisossomos (pontos de cor púrpura). O esporo escapa do fagolisossomo através do filamento polar, liberando o esporoplasma no citoplasma da célula hospedeira. Adaptada de Franzen, 2004.

podem variar nas infecções por diferentes espécies. São encontradas atrofia de vilosidades e hiperplasia de criptas intestinais. Não há evidência de inflamação aguda, embora o número de linfócitos intraepiteliais esteja aumentado em áreas de maior atividade. Na doença intestinal, a patogenia é relacionada com a destruição dos enterócitos, resultante da infecção celular.

Há estudos apontando para o papel do fator de necrose tumoral (TNF)-α na patogênese de microsporidiose intestinal, pois foi observado que os níveis fecais de TNF-α são significantemente mais altos em indivíduos infectados com HIV que apresentam microsporidiose do que entre aqueles sem a doença (Didier et al., 1998). Ainda, mostrou-se que uma proteína da parede do esporo (conhecida como *EnP1*) de *Enc. cuniculi* e *Enc. intestinalis* interage com a superfície das células hospedeiras (Southern et al., 2007). A análise da sequência de aminoácidos de EnP1 revelou múltiplos motivos de ligação em heparina conhecidos por interagir com matrizes extracelulares. Tanto a proteína recombinante EnP1 quanto o anticorpo antiEnP1 específico inibem a aderência do esporo à célula hospedeira, resultando em decréscimo na infecção. Aparentemente, os microsporídios exploram glicanos sulfatados ao selecionar um ponto de aderência na célula hospedeira. Quando são adicionados glicanos sulfatados exógenos como inibidores em ensaios de aderência de esporos de *Enc. intestinalis*, verifica-se redução na aderência de até 88% (Hayman et al., 2005).

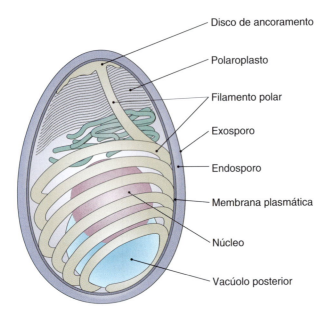

FIGURA 11.3 Esporos unicelulares dos microsporídios. Esses esporos são altamente resistentes em razão da espessa parede celular que recobre a membrana plasmática, formada pelo endósporo e exósporo. Sua principal característica é o aparato de extrusão, o filamento polar, que permanece conectado à porção anterior do esporo por meio do disco de ancoramento. O filamento polar pode formar 4 a 30 torções ao redor do esporoplasma, dependendo da espécie de microsporídio. Adaptada de Franzen, 2004.

Aspectos clínicos e patológicos da microsporidiose humana

O hábitat preferencial dos microsporídios é o intestino delgado, embora possam ser encontrados em praticamente todos os órgãos. Os sinais e os sintomas estão relacionados com a sua localização. Diarreia e perda de peso são resultantes de lesão intestinal e distúrbios de absorção de nutrientes. Se a doença for grave, ocorrerão desidratação e distúrbios eletrolíticos; nos casos de média gravidade, os pacientes podem ter intolerância à lactose e a gorduras. Não há febre. Além da enteropatia, várias síndromes clínicas têm sido associadas à infecção por microsporídios, especialmente em pacientes imunossuprimidos ou imunodeprimidos, como aqueles com AIDS. As infecções podem resultar em ceratoconjuntivite, sinusite, traqueobronquite, encefalite, nefrite intersticial, hepatite, colecistite, osteomielite e miosite. *Enterocytozoon bieneusi* é o agente etiológico mais comum da doença intestinal. *Encephalitozoon intestinalis* também está associado à doença intestinal, mas pode disseminar-se a outros órgãos. De modo geral, as espécies do gênero *Encephalitozoon* podem parasitar diversos órgãos. Em hospedeiros imunocompetentes, há uma relação balanceada hospedeiro-parasito, com pouca ou nenhuma sintomatologia clínica.

Não há medicamentos efetivos para o tratamento das microsporidioses. Além do tratamento sintomático, metronidazol e albendazol têm sido usados com diferente resposta entre as várias espécies. Embora haja melhora do quadro clínico, as lesões histológicas permanecem. *Encephalitozoon intestinalis* responde bem ao tratamento com albendazol. Talidomida, um inibidor de TNF-α, pode também atenuar a sintomatologia (Kotler; Orenstein, 1998). Demonstrou-se que a citocina interferona-γ (IFN-γ) foi eficaz no tratamento da microsporidiose causada por *Enc. cuniculi* em camundongos imunocomprometidos (Salát et al., 2008). IFN-γ também reduz a reprodução de *Enc. intestinalis* em linhagens de células murinas e humanas (Choudhry et al., 2008), o que sugere que IFN-γ poderia vir a ser usado no tratamento da microsporidiose intestinal.

Diagnóstico laboratorial das microsporidioses

As pequenas dimensões dos esporos de microsporídios dificultam o diagnóstico. De início, a visualização dos esporos e de outras formas evolutivas intracelulares era feita somente em fragmentos de biopsias intestinais, utilizando-se microscopia eletrônica de transmissão. Atualmente, têm sido empregadas também metodologias de coloração, como a tricrômica, as modificações do Chromotrope de Weber e as substâncias quimiluminescentes (*Calcofluor White* 2 MR, Uvitex 2B). Um dos grandes problemas na coloração do material é a distinção entre esporos de microsporídios e de outros microrganismos. Um método de coloração, Gram-Chromotrope (Moura et al., 1996), tem sido bem-sucedido em diferentes materiais, como fezes, amostras de aspirado duodenal, bile, urina, esfregaços conjuntivais e fluidos nasofaríngianos.

Outras alternativas são a detecção dos microrganismos por anticorpos policlonais e monoclonais marcados com fluorocromos, mediante imunofluorescência direta, bem como a reação em cadeia da polimerase (PCR) (Didier et al., 1995; Kotler; Orenstein, 1998). Quando os esporos são abundantes na amostra, o exame direto com colorações específicas pode ser adequado para o diagnóstico. No entanto, quando há escassez de formas parasitárias, é importante sua concentração nas fezes ou na urina (Sodré et al., 1995). O diagnóstico molecular por meio de PCR é a forma mais simples de detectar microsporídios a partir de pequenas quantidades de diversos tipos de amostras (Ghosh; Weiss, 2009).

Prevenção e controle das microsporidioses humanas

Os microsporídios foram reconhecidos em cortes de tecidos há 8 décadas; porém, o primeiro caso humano foi documentado somente em 1959, no Japão. Relatos de infecções humanas foram raros antes de 1983. A microsporidiose intestinal na AIDS tem distribuição mundial (Weber et al., 1994).

Vistos inicialmente como patógenos raros, os microsporídios são atualmente reconhecidos como causas frequentes de infecção entérica em pacientes imunodeprimidos ou imunossuprimidos, com prevalência entre 2 e 50%. Vários casos têm sido publicados na América do Norte, na Europa, na África e na Austrália. A incidência da infecção por *Ent. bieneusi* é dez vezes mais alta do que por *Enc. intestinalis*, embora se considere a epidemiologia das duas espécies como um todo (Kotler; Orenstein, 1998).

Medidas de prevenção incluem saneamento básico, tratamento e filtração da água, educação sanitária, não ingestão de carnes cruas ou malcozidas. Os pacientes imunodeprimidos necessitam de mais rigor nas medidas preventivas. Os esporos desses microrganismos podem permanecer viáveis em água destilada por até 10 anos. Os esporos de *Enc. cuniculi* sobrevivem em solução salina tamponada por mais de 9 dias a 37°C, por 24 dias a 4 ou 20°C e por mais de 6 meses a 7 a 0°C. Resistem à temperatura de 56°C por 60 minutos. No entanto, morrem quando tratados por 10 minutos com Lysol a 2%, formalina a 10% e etanol a 70% (Didier et al., 1998).

Outras microsporidioses de importância econômica

Os microsporídios foram descobertos na metade do século XIX, logo depois de terem causado graves prejuízos na produção de seda na Europa. Tratava-se da espécie *Nosema bombycis*, parasito do bicho-da-seda *Bombyx mori*. Embora a doença nunca tenha sido erradicada da sericultura, o manejo das diversas espécies de *Nosema* que parasitam *Bombyx mori* tem possibilitado controlar a incidência da doença (Singh et al., 2012). Por outro lado, é na apicultura que as microsporidioses têm despertado maior interesse, incluindo-se entre as diversas causas associadas à síndrome do colapso de colmeias de *Apis mellifera* (Higes et al., 2008; Higes et al., 2013).

As duas espécies de microsporídios encontradas na abelha-europeia *A. mellifera* são *Nosema apis* e *N. ceranae*, esta última originária da abelha-asiática *A. ceranae*. É provável que *N. ceranae* tenha sido transferida para as abelhas-europeias há pelo menos 2 décadas. Esta espécie tem substituído *N. apis* em diversas populações de abelhas da Europa (Fries, 2010). Estudos experimentais sugerem que *N. ceranae* é mais virulenta do que *N. apis* em abelhas-europeias (Higes et al., 2007). No campo, *N. ceranae* tem dizimado populações inteiras de abelhas, especialmente nas regiões mais quentes da Europa (Martín-Hernández et al., 2007). É possível que *N. ceranae* seja mais adaptada a *A. mellifera* em temperaturas mais altas, o que sugere que este venha a ser um patógeno importante diante das mudanças climáticas atuais (Gisder et al., 2010). No Brasil, *N. ceranae* já está presente nas abelhas-europeias africanizadas há pelos menos 3 décadas, mas seu impacto ainda é uma incógnita (Teixeira et al., 2013). Uma vez que a polinização feita pelas abelhas representa cerca de 30% da renda obtida com a agricultura do Brasil, um cenário de aquecimento global é preocupante (Giannini et al., 2012; Giannini et al., 2015).

Microsporídios também têm impactado a aquacultura. Como mencionado anteriormente, mais da metade das espécies ocorre em hospedeiros aquáticos. Recentemente foi atribuída ao microsporídio *Enterospora nucleophila* uma doença emergente denominada *síndrome emagrecedora* (do inglês, *emaciative syndrome*), que acomete o peixe do Mediterrâneo conhecido, em Portugal, como dourada (*Sparus aurata*) (Palenzuela et al., 2014). A nova espécie, mais relacionada com o parasito humano *Ent. bieneusi* do que com os demais microsporídios parasitos de peixes já conhecidos, também parece se beneficiar da imunossupressão dos hospedeiros. Os *enterocitozoonídeos*, como são chamadas as espécies de microsporídios relacionadas com *Ent. bieneusi*, são o principal problema na aquacultura de crustáceos. Historicamente, enterocitozoonídeos como *Ent. hepatopenaei* causavam doenças em crustáceos de pouco valor econômico, mas a aquacultura intensiva levou ao salto de hospedeiro para as espécies de crustáceos mais cultivadas, a exemplo do camarão-branco-do-pacífico (*Penaeus vannamei*), na Ásia (Stentiford et al., 2016). Nesta espécie de crustáceo, a microsporidiose é conhecida como *síndrome da mortalidade precoce*. Sua rápida emergência demandou sua inclusão na lista de patógenos monitorados durante o processo de produção.

PARASITOLOGIA EM FOCO

Genomas de microsporídios | Extremos de redução

O primeiro microsporídio a ter seu genoma totalmente sequenciado foi *Encephalitozoon cuniculi* (Katinka et al., 2001). O genoma de *E. cuniculi* é extremamente reduzido, totalizando apenas 2,9 milhões de pares de bases (Mbp), enquanto os genomas da levedura *Saccharomyces cerevisiae* e da bactéria *Escherichia coli* têm, respectivamente, 12 e 4,6 Mpb. O pequeno número de genes (cerca de 2.000) que ele codifica sugere que o parasitismo intracelular obrigatório possa estar associado à perda de alguns genes importantes no metabolismo de eucariotos. Por exemplo, estão ausentes no genoma de *Enc. cuniculi* genes requeridos para a síntese de purinas e pirimidinas, os envolvidos no ciclo dos ácidos tricarboxílicos, cadeia respiratória e complexo ATPase-F_0F_1 mitocondriais. Esses achados implicam que os microsporídios devem ser extremamente dependentes do hospedeiro para obterem a maioria dos seus metabólitos e energia.

A história evolutiva dos microsporídios sugere tendência à redução do tamanho do genoma e, consequentemente, do número de genes relacionados com atividades metabólicas básicas. Paralelamente, aumenta sua dependência de recursos fornecidos pelo hospedeiro. Sugeriu-se que, à medida que foram perdidos certos genes, como aqueles relacionados com a glicosilação e com o metabolismo de ácidos graxos, aumentou-se o número de genes que codificam proteínas carreadoras, capazes de incorporar metabólitos do hospedeiro (Corradi et al., 2009). O genoma de *E. cuniculi* contém quatro genes codificadores de um tipo incomum de carreador de nucleotídios, usado por plastídios e bactérias parasitos intracelulares, como *Rickettsia* e *Chlamydia*, para importar adenosina trifosfato (ATP) do citosol de suas células hospedeiras (Tsaousis et al., 2008). Surpreendentemente, três dessas proteínas carreadoras foram localizadas na superfície dos esporos, e uma delas na superfície dos mitossomas (uma organela que, em *Entamoeba* e *Giardia*, exerce as funções de mitocôndria, mas sem genoma próprio), implicando uma função extraordinária desta organela em microsporídios, que não a de produzir ATP.

A análise do genoma de *Ent. bieneusi* revelou uma simplificação ainda mais extrema. Enquanto outros microsporídios perderam as rotas de fosforilação oxidativa e o ciclo do ácido tricarboxílico, mas mantiveram a glicólise como via de gerar ATP, *Ent. bieneusi* tem apenas dois dos 21 genes requeridos para o metabolismo da trealose, pentose fosfato e glicólise (Keeling et al., 2010). *Enterocytozoon bieneusi* parece não ter qualquer rota funcional para gerar ATP a partir de glicose, o que implica que esse parasito intracelular depende única e exclusivamente de suas moléculas carreadoras para obter ATP do hospedeiro.

A descoberta de um microsporídio parasitando pulgas-d'água, denominado *Mitosporidium daphniae*, possibilitou definir a posição taxonômica do grupo junto a fungos unicelulares do filo Cryptomycota (Figura 11.4). *Mitosporidium daphniae* representa um elo perdido entre os microsporídios e os fungos clássicos, pois além de apresentar um filamento polar que caracteriza os microsporídios, também conta com um genoma mitocondrial completo, diferentemente dos microsporídios mais derivados, cujos mitossomas são desprovidos de DNA (Haag et al., 2014).

PARASITOLOGIA EM FOCO (continuação)

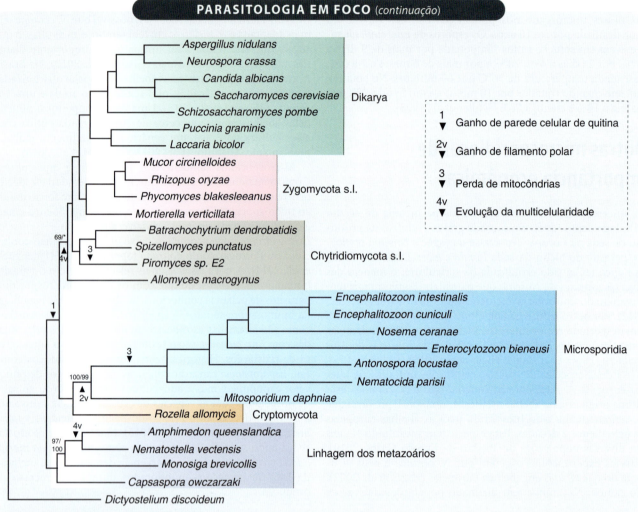

FIGURA 11.4 Árvore filogenética que representa a história evolutiva dos microsporídios. Os microsporídios apresentam parede celular de quitina assim como os demais fungos, mas não têm mitocôndrias e adquiriram um filamento polar utilizado para a infeção da célula hospedeira. Adaptada de Haag et al., 2014.

Referências bibliográficas

Corradi N, Haag KL, Pombert JF et al. Draft genome sequence of the *Daphnia* pathogen *Octosporea bayeri*: Insights into the gene content of a large microsporidian genome and a model for host-parasite interactions. Genome Biol. 2009;10:R106.

Haag KL, James TY, Pombert JF et al. Evolution of a morphological novelty occurred before genome compaction in a lineage of extreme parasites. Proc Natl Acad Sci USA. 2014;111:15480-5.

Katinka MD, Duprat S, Cornillot E et al. Genome sequence and gene compaction of the eukaryote parasite *Encephalitozoon cuniculi*. Nature. 2001;414:450-3.

Keeling PJ, Corradi N, Morrison HG et al. The reduced genome of the parasitic microsporidian *Enterocytozoon bieneusi* lacks genes for core carbon metabolism. Genome Biol Evol. 2010;2:304-9.

Tsaousis AD, Kunji ER, Goldberg AV et al. A novel route for ATP acquisition by the remnant mitochondria of *Encephalitozoon cuniculi*. Nature. 2008;453:553-6.

Referências bibliográficas

Adl SM, Simpson AG, Farmer MA et al. The new higher level classification of eukaryotes with emphasis on the taxonomy of protists. J Eukaryot Microbiol. 2005;52:399-451.

Becnel JJ, Andreadis TG. Microsporidia in insects. In: Weiss LM, Becnel JJ (Ed.). Microsporidia: Pathogens of opportunity. John Wiley & Sons, 2014, p.521-70.

Becnel JJ, Sprague V, Fukuda T et al. Development of *Edhazardia aedis* (Kudo, 1930) N. G., N. Comb. (Microsporida: Amblyosporidae) in the mosquito *Aedes aegypti* (L.) (Diptera: Culicidae). J Protozool. 1989;36:119-30.

Bigliardi E, Sacchi L. Cell biology and invasion of the microsporidia. Microbes Infect. 2001;3:373-9.

Canning EU, Curry A, Cheney S et al. *Vairimorpha imperfecta* n. sp., a microsporidian exhibiting an abortive octosporous sporogony in *Plutella xylostella* L. (Lepidoptera: Yponomeutidae). Parasitology. 1999;119:273-86.

Choudhry N, Korbel DS, Zaalouk TK et al. Interferon-g-mediated activation of enterocytes in immunological control of *Encephalitozoon intestinalis* infections. Parasite Immunol. 2009;31:2-9.

Didier ES. Microsporidiosis: An emerging opportunistic infection in humans and animals. Acta Trop. 2005;94:61-76.

Didier ES, Orenstein JM, Aldras A et al. Comparison of three staining methods for detecting microsporidia in fluids. J Clin Microbiol. 1995;33:3138-45.

Didier ES, Snowden KF, Shadduck JA. Biology of microsporidian species infecting mammals. Adv Parasitol. 1998;40:283-320.

Dunn AM, Terry RS, Smith JE. Transovarial transmission in the microsporidia. Adv Parasitol. 2001;48:57-100.

Franzen C. Microsporidia: How can they invade other cells? Trends Parasitol. 2004;20:275-9.

Franzen C, Nassonova ES, Schölmerich J et al. Transfer of the members of the genus *Brachiola* (Microsporidia) to the genus *Anncaliia* based on ultrastructural and molecular data. J Eukaryot Microbiol. 2005;53:26-35.

Fries I. *Nosema ceranae* in European honey bees (*Apis mellifera*). J Invertebr Pathol. 2010;103:S73-S79.

Giannini TC, Acosta AL, Garófalo CA et al. Pollination services at risk: Bee habitats will decrease owing to climate change in Brazil. Ecol Modell. 2012;244:127-31.

Giannini TC, Cordeiro GD, Freitas BM et al. The dependence of crops for pollinators and the economic value of pollination in Brazil. J Econ Entomol. 2015;108:849-57.

Gisder S, Hedtke K, Möcke, N et al. Five-year cohort study of *Nosema* spp. in Germany: Does climate shape virulence and assertiveness of *Nosema ceranae*? Appl Environ Microbiol. 2010;76:3032-8.

Ghosh K, Weiss LM. Molecular diagnostic tests for microsporidia. Interdiscip Perspect Infect Dis. 2009;2009:926521.

Haag KL, James TY, Pombert JF et al. Evolution of a morphological novelty occurred before genome compaction in a lineage of extreme parasites. Proc Natl Acad Sci USA. 2014;111:15480-5.

Hayman JR, Southern TR, Nash TE. Role of sulfated glycans in adherence of the microsporidian *Encephalitozoon intestinalis* to host cells *in vitro*. Infect Immun. 2005;73:841-8.

Higes M, García-Palencia P, Martín-Hernández R et al. Experimental infection of *Apis mellifera* honeybees with *Nosema ceranae* (Microsporidia). J Invertebr Pathol. 2007;94:211-7.

Higes M, Martín-Hernández R, Botías C et al. How natural infection by *Nosema ceranae* causes honeybee colony collapse. Environ Microbiol. 2008;10:2659-69.

Higes M, Meana A, Bartolomé C et al. *Nosema ceranae* (Microsporidia), a controversial 21st century honey bee pathogen. Environ Microbiol Rep. 2013;5:17-29.

Keeling PJ, Fast NM. Microsporidia: Biology and evolution of highly reduced intracellular parasites. Annu Rev Microbiol. 2002;56:93-116.

Kotler DP, Orenstein JM. Clinical syndromes associated with microsporidiosis. Adv Parasitol. 1998;40:321-49.

Lee SC, Heitman J, Ironside JE. Sex and the Microsporidia. In: Weiss, LM, Becnel JJ (Eds.) Microsporidia: Pathogens of opportunity. John Wiley & Sons, 2014. p. 231-43.

Martín-Hernández R, Meana A, Prieto L et al. Outcome of colonization of *Apis mellifera* by *Nosema ceranae*. Appl Environ Microbiol. 2007;73:6331-8.

Moura H, Silva JL, Sodré FC et al. Gram-Chromotrope: A new technique that enhances detection of microsporidial spores in clinical samples. J Eukaryot Microbiol. 1996;43:94S-95S.

Orlik J, Böttcher K, Gross U, Bohne W. Germination of phagocytosed *E. cuniculi* spores does not significantly contribute to parasitohorous vacuole formation in J774 cells. Parasitol Res. 2010;106:753-5.

Palenzuela O, Redondo MJ, Cali A et al. A new intranuclear microsporidium, *Enterospora nucleophila* n. sp., causing an emaciative syndrome in a piscine host (*Sparus aurata*), prompts the redescription of the family Enterocytozoonidae. Int J Parasitol. 2013;44:189-203.

Salát J, Jelínek J, Chmelař J, Kopecký J. Efficacy of gamma interferon and specific antibody for treatment of microsporidiosis caused by *Encephalitozoon cuniculi* in SCID mice. Antimicrob Agents Chemother. 2008;52:2169-74.

Roberts KE, Evison SE, Baer B et al. The cost of promiscuity: Sexual transmission of *Nosema* microsporidian parasites in polyandrous honey bees. Sci Rep. 2015;5:10982.

Singh T, Bhat MM, Khan MA. Microsporidiosis in the silkworm, *Bombyx mori* L. (Lepidoptera: Bombycidae). Pertanika J Trop Agric Sci. 2012;35:387-406.

Slifko TR, Smith HV, Rose JB. Emerging parasite zoonoses associated with water and food. Int J Parasitol. 2000;30:1379-93.

Sodré FC, Borges AL, Brasil P et al. Descrição de um método modificado para a concentração de esporos nas fezes para o diagnóstico das microsporidioses intestinais. J Bras Patol. 1995;31:126-33.

Southern TR, Jolly CE, Lester ME, Hayman JR. EnP1, a microsporidian spore wall protein that enables spores to adhere and infect hosts cells *in vitro*. Eukaryot Cell. 2007;6:1354-62.

Stentiford G, Becnel JJ, Weiss LM et al. Microsporidia: Emergent pathogens in the global food chain. Trends Parasitol. 2016;32:336-48.

Teixeira EW, Santos LG, Sattler A et al. *Nosema ceranae* has been present in Brazil for more than three decades infecting Africanized honey bees. J Invertebr Pathol. 2013;114:250-4.

Weber R, Bryan RT, Schwartz DA, Owen RL. Human microsporidial infections. Clin Microbiol Rev. 1994;7:426-61.

Williams BA, Hirt RP, Lucocq JM, Embley TM. A mitochondrial remnant in the microsporidian Trachipleistophora hominis. Nature. 2002;418:865-9.

Leitura sugerida

Keeling PJ, Fast NM. Microsporidia: Biology and evolution of highly reduced intracellular parasites. Annu Rev Microbiol. 2002;56:93-116.

Stentiford G, Becnel JJ, Weiss LM et al. Microsporidia: Emergent pathogens in the global food chain. Trends Parasitol. 2016;32:336-48.

Williams BA. Unique physiology of host-parasite interactions in microsporidia infections. Cell Microbiol. 2009;11:1551-60.

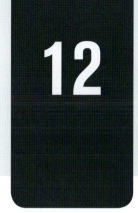

12 Trichomonas vaginalis e a Tricomoníase

Carlos Eugênio Cavasini ▪ *Marcelo Urbano Ferreira*

Trichomonas vaginalis, protozoário parasita que infecta o trato urogenital humano, é o agente etiológico da tricomoníase, a doença sexualmente transmissível (DST) de etiologia não viral mais prevalente no mundo (Petrin et al., 1998). A Organização Mundial da Saúde estima em 276,4 milhões de casos a incidência anual de infecção (WHO, 2013), com prevalência de 5 a 74% em mulheres e 5 a 29% em homens. Descrito originalmente em 1836 por Alfred François Donné, *T. vaginalis* foi inicialmente considerado um comensal sem grande interesse clínico, e foi gradualmente aceito como agente etiológico primário de infecções do trato urogenital a partir da década de 1940. Embora menos de 20% das mulheres parasitadas sejam sintomáticas, o parasito pode causar vulvovaginite e doença inflamatória pélvica. Cerca de 14 a 60% dos parceiros de mulheres infectadas também albergam o parasito, geralmente sem sintomas, mas podem apresentar uretrite ou prostatite.

Aspectos biológicos

Não existe consenso sobre a posição taxonômica do gênero *Trichomonas*. Esse é classicamente considerado um protozoário primitivo, sem mitocôndrias, que Cavalier-Smith (1987) coloca em um reino à parte, chamado de Archezoa. Com a emergência de novas sequências de DNA disponíveis para análise filogenética (Embley; Hirt, 1998), tornou-se necessário seu reposicionamento taxonômico. Na classificação mais recente, que não considera o sistema hierárquico tradicional de filos, classes e ordens, *Trichomonas* surge como membro de um grupo de protozoários flagelados chamado de Parabasalia, caracterizado por uma estrutura conhecida como *corpo parabasal*, por sua vez, parte de um supergrupo de protozoários denominado Excavata, que reúne diversos parasitos flagelados de importância clínica e veterinária que geralmente apresentam um citóstoma com morfologia característica, escavada (Adl et al., 2005). O gênero *Trichomonas* compreende flagelados monoxenos que apresentam, como estruturas características, três ou quatro flagelos anteriores, uma membrana ondulante e um citoesqueleto complexo que compreende um feixe de microtúbulos, chamado de *axóstilo*, além de estruturas conhecidas como *pelta, costa* e *corpo parabasal*. O *citóstoma*, que corresponde a uma prega da membrana celular por onde são internalizados os alimentos, é proeminente (Figura 12.1). Duas espécies infectam o ser humano: (i) *T. vaginalis*, que habita o trato geniturinário; e (ii) *T. tenax*, comensal encontrado na cavidade oral e na nasofaringe. Outro tricomonadídeo humano é o *Pentatrichomonas hominis*, um comensal eventualmente encontrado no cólon (Figura 12.1).

A morfologia dos trofozoítos de *T. vaginalis* é extremamente variável. Podem ser elipsoides, piriformes ou ovais, com dimensões aproximadas de 7 a 32 μm de comprimento por 5 a 12 μm de largura, dependendo das características físico-químicas do ambiente (Figura 12.2). Os trofozoítos têm *quatro flagelos anteriores livres*, de tamanho desigual, que emergem de uma depressão no polo anterior da célula conhecida como *canal periflagelar*, além de um *flagelo recorrente* que se mantém aderido ao corpo celular por uma prega, formando a *membrana ondulante* (Figura 12.3). Abaixo da membrana ondulante encontra-se a *costa*, estrutura de sustentação presente apenas em tricomonadídeos, que consiste em um feixe de filamentos do citoesqueleto complexo e organizado, formada por uma nova classe de proteínas (de Andrade Rosa et al., 2017). A movimentação do trofozoíto depende da ação dos

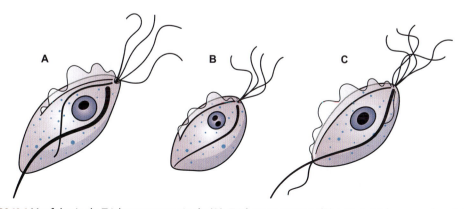

FIGURA 12.1 Morfologia de *Trichomonas vaginalis* (**A**), *Trichomonas tenax* (**B**) e *Pentatrichomonas hominis* (**C**).

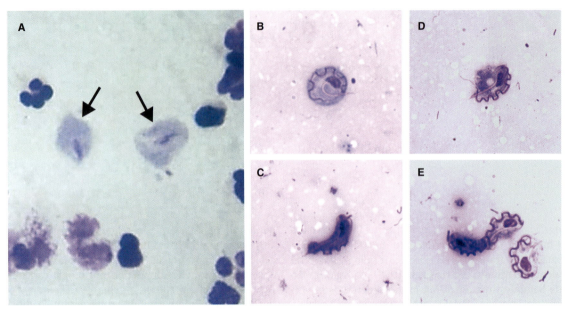

FIGURA 12.2 Trofozoítos pleomórficos de *Trichomonas vaginalis* em amostra de secreção vaginal corada pelo Giemsa. Fotografias de Marcelo Urbano Ferreira (**A**) e Carlos Eugênio Cavasini (**B, C, D, E**).

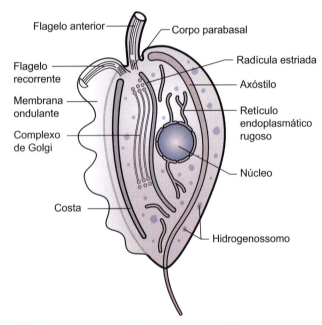

FIGURA 12.3 Ultraestrutura de um tricomonadídeo genérico, com suas principais organelas.

flagelos livres e da membrana ondulante. O *axóstilo*, estrutura microtubular originada na região anterior da célula, projeta-se internamente por toda a extensão do trofozoíto e produz uma saliência em sua extremidade posterior, recoberta pela membrana celular (Figura 12.3). A principal função do axóstilo é provavelmente o suporte de célula, mas ele pode também auxiliar no processo de divisão celular ao criar constrições no núcleo durante a cariocinese. Junto à extremidade anterior do axóstilo encontra-se a *pelta* ou *escudo*, estrutura composta por microtúbulos e que sustenta a parede do canal periflagelar. Em torno do *corpo parabasal*, que compreende fibras com estrias transversais, formando lamelas em forma de gancho, dispõe-se o complexo de Golgi (Benchimol, 2004). Não há forma cística conhecida no gênero *Trichomonas*. No entanto, formas esféricas com flagelos internalizados têm sido consideradas pseudocistos, observadas em condições ambientais hostis e no processo de interação com a célula hospedeira (Castro et al., 2016; Dias-Lopes et al., 2017).

Trichomonas vaginalis desenvolve-se bem em ambientes com baixa tensão de oxigênio, com pH entre 5,0 e 7,5 e temperatura entre 20°C e 40°C (Petrin et al., 1998). Em mulheres saudáveis, o pH vaginal é normalmente mantido entre 3,8 e 4,4, graças à produção de ácido láctico por bactérias saprófitas, tornando o ambiente hostil ao parasito. No homem, os trofozoítos podem ser encontrados na uretra, no epidídimo e na próstata. Aderem às células epiteliais e causam lesão celular seguida de inflamação e transição epitélio-mesenquimal (Kim et al., 2017). Os trofozoítos não apresentam mitocôndrias nem peroxissomos, organelas envolvidas no metabolismo energético da maioria dos eucariotos, mas têm seu citoplasma repleto de *hidrogenossomos*, organelas de dupla membrana envolvidas no metabolismo de carboidratos, dispostas em torno da costa e do axóstilo (Figura 12.3). O hidrogenossomo realiza a fermentação oxidativa de carboidratos, resultando na formação de dióxido de carbono, de hidrogênio molecular e de ATP (Benchimol, 2009; Schneider et al., 2011, Müller et al., 2012). Considera-se que as mitocôndrias e os hidrogenossomos originaram-se a partir de um ancestral comum (Sutak et al., 2004). Entretanto, diferentemente das mitocôndrias, os hidrogenossomos não têm citocromos, enzimas da cadeia respiratória, nem tampouco DNA extranuclear. Análises dos dados genômicos e metabólicos sugerem uma função adicional dos hidrogenossomos na síntese de aminoácidos (Carlton et al., 2007; Huang et al., 2017).

Os trofozoítos têm um único núcleo elipsoide, localizado próximo à extremidade anterior, envolvido por uma membrana porosa. Reproduzem-se assexuadamente por *mitose fechada*, processo que envolve a formação de fuso mitótico extranuclear, com a manutenção do envoltório nuclear durante todo o processo, seguido por fissão binária simples longitudinal, precedida de divisão mitótica do núcleo. O parasito apresenta um amplo genoma, com 176 milhões de pares de bases, distribuído em seis cromossomos com características peculiares. Os trofozoítos são frequentemente infectados por vírus de RNA de dupla fita (Benchimol, 2004), que induzem mudanças no padrão de expressão de proteínas pelo parasito (He et al., 2017).

Os seres humanos são os únicos hospedeiros naturais do *T. vaginalis*. O trofozoíto é transmitido de pessoa a pessoa, geralmente por relações sexuais (Figura 12.4). A transmissão não sexual pode ocorrer em meninas, mulheres virgens e até mesmo em recém-nascidos por propagação e transferência do parasito pela água de banho em instalações sanitárias (duchas higiênicas, pias, banheiras, vasos sanitários) e em objetos de higiene íntima e outros fômites. Em gestantes com infecção assintomática não tratada, pode ocorrer transmissão do parasito ao recém-nascido (particularmente do sexo feminino) pelo rompimento da bolsa amniótica, seja precocemente ou durante a passagem pelo canal do parto. Embora a associação entre a infecção por *T. vaginalis* durante a gestação, o parto prematuro e o baixo peso ao nascer esteja bem estabelecida, pouco se sabe sobre a patogênese dessas complicações. No recém-nascido exposto ao canal de parto infectado, observa-se raramente a colonização das vias respiratórias pelo parasito, que pode causar pneumonia neonatal (Carter; Whithaus, 2008). A tricomoníase é incomum na primeira década de vida, uma vez que o ambiente vaginal (características do epitélio e pH) não favorece sua colonização pelo parasito.

Mecanismos de lesão epitelial

Trichomonas vaginalis ultrapassa diversas barreiras para colonizar o epitélio urogenital. O baixo pH controla a flora vaginal saudável, restrita assim a organismos acidófilos. Além disso, os lactobacilos produzem grande quantidade de H_2O_2, fator adicional de proteção da mucosa vaginal contra a colonização por patógenos. Ao longo do ciclo menstrual, entretanto, há renovação do epitélio estratificado vaginal, com variação na secreção de glicogênio e mudanças de pH, alterações que podem aumentar a vulnerabilidade do epitélio à colonização por bactérias, fungos e *T. vaginalis* (Hirt; Sherrard, 2015).

A colonização do epitélio do trato urogenital humano por *T. vaginalis* depende, inicialmente, de sua capacidade de aderir às células de uma variedade de epitélios, com o uso de múltiplos fatores de aderência. O parasito é recoberto por um *glicocálix* denso composto por lipofosfoglicano (LPG) e proteínas de superfície, tais como adesinas, cisteíno-proteases, gliceraldeído-3-fosfato deidrogenase e proteínas relacionadas com o estresse. Além dessas, há uma família de proteínas altamente imunogênicas, conhecida como *P270*. Embora a função dessas proteínas permaneça desconhecida, certas características estruturais, como motivos repetitivos no domínio extracelular, sugerem algum papel da família P270 no processo de adesão celular. Além das adesinas bacterianas de tipo BspA, *T. vaginalis* apresenta moléculas semelhantes à protease de superfície GP63 encontrada em *Leishmania*, com possível função nas interações com as células-alvo do hospedeiro. A galectina-1, uma lectina capaz de ligar-se a carboidratos ricos em galactose, foi identificada como receptor de LPG na célula hospedeira, com papel crucial na virulência do parasito (Okumura et al., 2008; Ryan et al., 2011; Huang et al., 2012).

Com o sequenciamento do genoma de *T. vaginalis*, foram identificadas populações distintas (TVV1, TVV2 e TVV3), que diferem quanto ao vírus que habita o parasito e quanto ao dsRNA viral associado à patogênese e resistência a fármacos (Conrad et al., 2012; Jehee et al., 2017). O genoma de *T. vaginalis* compreende cerca de 800 genes que codificam proteínas hipotéticas de superfície, incluindo 650 proteínas altamente diversificadas pertencentes a uma *família de moléculas ricas*

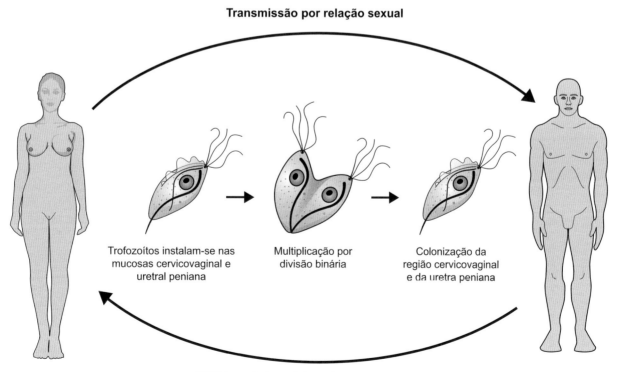

FIGURA 12.4 Ciclo vital de *Trichomonas vaginalis*.

em leucina (BspA). Essas proteínas têm características de adesinas bacterianas, existentes em *Treponema pallidum* e, entre os eucariotos, somente em *Entamoeba histolytica* (Carlton et al., 2007). Algumas adesinas originalmente descritas em *T. vaginalis* são enzimas do hidrogenossomo, cuja expressão na superfície celular é motivo de controvérsia (Hirt et al., 2007). Atualmente, admite-se que cinco adesinas, AP23, AP33, AP51, AP65 e AP120, estejam envolvidas na adesão de *T. vaginalis* ao epitélio, com o auxílio da proteína de ligação de fibronectina e glicolipídios, incluindo lipofosfoglicanas. As adesinas AP51 e AP65 ligam-se ao heme e às hemoglobinas, propriedade que reforça sua natureza promíscua, pela falta de especificidade de aderência (Ardalan et al., 2009).

Uma característica interessante do genoma de *T. vaginalis* é a ausência de genes que codificam proteínas envolvidas na síntese de âncoras de glicosilfosfatidilinositol (GPI) para a fixação de proteínas à sua membrana celular. Portanto, *T. vaginalis* é o primeiro exemplo conhecido de eucarioto *sem proteínas de superfície ancoradas por GPI*. O genoma de *T. vaginalis* compreende um grande repertório de genes que codificam proteases, das quais 122 apresentam características de proteases transmembranares, expostas na superfície do parasito. Cerca da metade delas corresponde a metaloproteases da família da GP63. Encontram-se também genes que codificam diversas serino-proteases e cisteíno-proteases (Hirt et al., 2007). Estas desempenham diversas funções associadas a citotoxicidade, citoaderência, metabolismo, degradação de moléculas, e podem também participar da evasão do sistema imune (Ramón-Luing et al., 2011; Smooker et al., 2010). *Trichomonas vaginalis* conta com 12 genes que codificam proteínas com propriedades de *lise* de membranas semelhantes aos *amoebapores* de *Entamoeba histolytica* (Carlton et al., 2007).

A aderência do parasito aos epitélios urogenitais é um passo crítico na fase inicial da infecção e subsequente patogênese. Esse processo é espécie-específico e induz a ativação de genes do parasito e da célula hospedeira. Soma-se a isso a presença de pequenas vesículas extracelulares na superfície do parasito, denominadas *exossomos*, que mediam a interação parasito-hospedeiro (Nievas et al., 2017). As interações entre *T. vaginalis* e as células epiteliais do hospedeiro incluem as seguintes etapas (Lehker; Sweeney, 1999; da Costa et al., 2005): (i) os trofozoítos aderem à superfície da mucosa mediante interações com a mucina; (ii) a esse processo de adesão segue-se a secreção de mucinases, que solubilizam o revestimento mucoso e liberam o parasito; (iii) o batimento flagelar possibilita ao parasito liberado penetrar a matriz mucosa solubilizada e interagir com as células epiteliais subjacentes; (iv) o parasito degrada proteínas da matriz extracelular, como a hemoglobina, a laminina e a lactoferrina, e rompe a junção intercelular, agravando a lesão epitelial (Figura 12.5). No processo de adesão, o parasito assume formato ameboide, recobrindo a célula do hospedeiro (Benchimol, 2004). Além disso, exerce efeito citotóxico em células do sistema imune, como os neutrófilos, e fagocita bactérias saprófitas, células do epitélio vaginal e eritrócitos, além de degradar anticorpos IgG e IgA e proteínas do sistema complemento. A inflamação da mucosa urogenital resulta no recrutamento de células do hospedeiro, como os neutrófilos e os monócitos, com a produção de citocinas proinflamatórias e de óxido nítrico. A extensa lesão epitelial aumenta a vulnerabilidade às infecções oportunistas por bactérias, fungos e vírus e aos adenocarcinomas.

Aspectos clínicos

A infecção por *T. vaginalis* está associada a um amplo espectro de manifestações clínicas cuja intensidade depende de fatores genéticos do parasito e do hospedeiro, da interação entre organismos da flora vaginal e da fase do ciclo menstrual em que ocorre o contato com o parasito. *Trichomonas vaginalis* coloniza a mucosa vaginal, a exocérvice e, raramente, a endocérvice, e pode ser identificado na uretra e nas glândulas de Bartholin e de Skene. Sua presença no trato urinário superior e nas tubas uterinas é muito rara. Cerca de 25 a 50% das infecções vaginais confirmadas por exames laboratoriais são assintomáticas. Entretanto, *T. vaginalis* pode causar vulvovaginite persistente resultante de processo inflamatório crônico. A mucosa vaginal encontra-se edemaciada e hiperemiada em

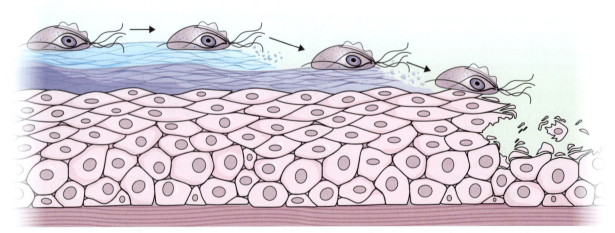

FIGURA 12.5 Sequência de eventos associados à lesão da mucosa vaginal por *Trichomonas vaginalis*. Ocorre inicialmente a adesão à camada de mucina que recobre as células epiteliais, facilitada por proteínas de adesão. As mucinases degradam a camada de mucina do epitélio. A seguir, ocorre a degradação de substratos da matriz extracelular, por ação de cisteíno-proteases, com subsequente interação com as células epiteliais subjacentes. Esse processo leva ao rompimento da junção entre as células epiteliais, agravando a lesão epitelial.

22 a 37% dos casos, com pequenos focos de hemorragia com aspecto de petéquias observados ao exame colposcópico em 45% das mulheres infectadas. Há leucorreia profusa em 42% dos casos; a mucosa é revestida por um exsudato seropurulento espumoso, amarelado ou esverdeado, às vezes com bolhas, que frequentemente se acumula no fórnice posterior da vagina. As pacientes apresentam sinais e sintomas típicos de inflamação vaginal e cervical, como prurido e ardor, além da leucorreia, que em metade delas apresenta-se com odor fétido (Schwebke; Burgess, 2004). Em mulheres não tratadas, a leucorreia persiste por vários meses, promovendo irritação na vulva, com edema, eritema e, eventualmente, escoriações, o que leva a disúria, dispareunia de introito e, possivelmente, a dor em baixo ventre. O períneo e a pele das regiões inguinal e próximas às nádegas podem ser afetados. O período de incubação é incerto, mas frequentemente estimado entre 5 e 28 dias.

Estima-se que as pacientes com tricomoníase apresentam risco de adquirir infecção pelo HIV seis vezes maior do que as mulheres não infectadas (Hook, 1999). Os mecanismos biológicos propostos para explicar esse achado são a ruptura do revestimento epitelial, que facilita a penetração do vírus em camadas celulares subjacentes e o acesso à corrente sanguínea, e o recrutamento de linfócitos CD4+ por *T. vaginalis*, células-alvo do HIV. Além disso, a ativação do sistema imune pelo parasito parece favorecer a replicação viral (Shafir et al., 2009). Mecanismos semelhantes poderiam explicar também a maior suscetibilidade das mulheres diagnosticadas com câncer do colo uterino, desencadeado por infecções persistentes com alguns subtipos do papilomavírus humano (HPV). A tricomoníase durante a gravidez pode resultar em ruptura prematura das membranas, parto prematuro e baixo peso ao nascer.

As infecções em homens são geralmente assintomáticas e de curta duração. No entanto, *T. vaginalis* causa 3 a 17% das uretrites diagnosticadas em homens, com secreção pouco abundante, purulenta ou mucoide e mais frequente pela manhã. As complicações associadas à tricomoníase são constrição uretral, prostatite, balanopostite e epididimite. Há relatos de aumento de risco para câncer prostático em indivíduos com evidência sorológica de exposição à infecção, mas os dados disponíveis não são conclusivos. Metade dos parceiros de mulheres infectadas adquire a infecção.

Diagnóstico laboratorial e tratamento da tricomoníase

O diagnóstico da tricomoníase cervicovaginal exige o emprego de técnicas laboratoriais, uma vez que a sintomatologia é inespecífica e pode gerar confusão com outras DSTs. O diagnóstico laboratorial é feito, de modo prático e rápido, por meio de exame microscópico direto de uma amostra de secreção vaginal fresca (colhida até 20 minutos antes do exame), misturada a uma gota de solução salina sobre uma lâmina de microscopia. Observam-se os trofozoítos, com tamanho aproximado de um leucócito, movimentando-se ativamente na amostra. Quando o protozoário está em repouso, é possível ver seu batimento flagelar. A sensibilidade diagnóstica varia entre 38 e 82%, dependendo da carga parasitária e da capacidade de visualização da mobilidade do trofozoíto. Podem-se examinar também amostras de sedimento urinário por microscopia direta, sobretudo quando há queixa de disúria. É possível corar esfregaços de secreção vaginal com Giemsa (Figura 12.2), mas raramente empregam-se amostras coradas na prática clínica. Trofozoítos de *T. vaginalis* podem ser encontrados em amostras coradas segundo a técnica de Papanicolaou, originalmente destinadas ao exame citológico, mas esse método tem sensibilidade relativamente baixa (em torno de 57%) para o diagnóstico da tricomoníase. As alterações morfológicas induzidas pelo processo de fixação da amostra dificultam a identificação do parasito. O cultivo do parasito é tradicionalmente considerado o padrão-ouro de diagnóstico (Patel et al., 2000). Estima-se que a cultura em um dos diversos meios disponíveis, dos quais o mais utilizado é o de Diamond modificado, tenha sensibilidade 20 a 30% superior àquela obtida com a microscopia direta, mas o tempo (2 a 7 dias) para a confirmação do diagnóstico é relativamente longo (Ackers, 1995). Um dispositivo para coleta de amostra e cultivo em meio líquido, disponível no comércio com nome de InPouchTV, torna possível que o diagnóstico seja feito em 1 a 5 dias, com sensibilidade de 90%. O mesmo dispositivo possibilita separar uma amostra para exame a fresco, antes mesmo do cultivo.

Existem dois testes imunocromatográficos comercialmente disponíveis para o diagnóstico da tricomoníase: OSOM *Trichomonas* rapid test e Xenostrip-Tv. São testes simples e rápidos, mais sensíveis que o exame a fresco, porém menos sensíveis que a cultura. Por apresentarem resultados falso-positivos em populações com baixa prevalência da infecção, esses testes são raramente utilizados na rotina laboratorial (Pillay et al., 2004). Diversos protocolos de amplificação de sequências de *T. vaginalis* em amostras clínicas, por meio da reação em cadeia da polimerase (PCR), foram padronizados com finalidade diagnóstica, resultando em sensibilidade de 64 a 97% e especificidade de 97 a 100%, mas não estão amplamente disponíveis em laboratórios clínicos (Shafir et al., 2009; Schwebke et al., 2011; Tipple et al., 2017). Vários testes moleculares simples estão disponíveis no comércio (Affirm VP III, APTIMA, Probetec Qx – BDQx), fundamentados em hibridização com sondas específicas para *T. vaginalis*, *Gardnerella vaginalis* e *Candida albicans*. O Affirm VP III produz resultados em 45 minutos, com sensibilidade de 63% e especificidade de 99,9% (Andrea; Chapin, 2011). O diagnóstico de infecção por *T. vaginalis* em homens tem como maior obstáculo a obtenção de amostras adequadas. O sêmen fresco é provavelmente a amostra mais prática para ser examinada. Podem-se também examinar amostras de exsudato uretral obtidas com um coletor absorvente, de sedimento urinário e das secreções prostáticas (Hobbs et al., 2006).

As infecções por *T. vaginalis* são tratadas com derivados 5-nitroimidazólicos, como metronidazol e tinidazol. Pode-se empregar dose única por via oral, de 2 g de metronidazol (taxa de cura de 82 a 97%), ou o tratamento clássico de 500 mg de metronidazol, 2 vezes/dia, por 1 semana (taxa de cura, 85 a 90%). Nos casos de resistência de *T. vaginalis* aos nitroimidazólicos, com prevalência de até 10% das infecções em certas regiões do mundo (Schwebke; Barrientes, 2006), utilizam-se doses maiores (2 a 4 g/dia, divididos em duas doses, por 10 a 14 dias) de metronidazol; outra alternativa é o uso tópico de paromomicina (Tayal et al., 2010). Embora o metronidazol possa ser utilizado por gestantes, não existe consenso sobre sua indicação no primeiro trimestre de gravidez. O tinidazol (dose única de 2 g) proporciona taxas de cura de 86 a 100% e parece superior ao esquema de tratamento com metronidazol ao longo de 1 semana (Forma; Gulmezoglu, 2003).

Prevenção e controle da tricomoníase

A prevalência de infecção por *T. vaginalis* depende de vários fatores associados, como idade, atividade sexual, quantidade de parceiros sexuais, fase do ciclo menstrual, presença de outras DSTs e condições socioeconômicas. Há ampla variação de acordo com a população estudada; as maiores prevalências são registradas entre portadores de infecções sexualmente transmissíveis. Nos EUA, observaram-se três características epidemiológicas peculiares à tricomoníase: (i) diferentemente de outras doenças sexualmente transmissíveis de etiologia não viral, a infecção torna-se mais comum com o aumento da idade; (ii) mulheres afro-americanas e de origem latino-americana têm prevalência de infecção até 10 vezes superior à encontrada em caucasianas, mas é difícil distinguir a contribuição de fatores genéticos e socioeconômicos para essas diferenças; e (iii) a infecção é assintomática em 85% dos casos (Sutton et al., 2007). Na África do Sul, a prevalência é de 6,5% nas mulheres sem coinfecção com HIV (Naido; Wand, 2013). Diversos estudos mostram uma elevada prevalência da América Latina, variando entre 7,6 e 20%. No Brasil, estima-se ocorrência anual de 4 milhões de novas infecções por *T. vaginalis*. Esses dados incertos devem-se às limitações na seleção das amostras, uma vez que não são representativas da população em geral.

A prevenção da tricomoníase é feita essencialmente com as estratégias utilizadas para as demais DSTs, com ênfase em hábitos de higiene pessoal e uso de preservativos. O diagnóstico e o tratamento precoce das infecções, sintomáticas ou não, são medidas fundamentais para reduzir a fonte de infecção em gestantes e não gestantes. O tratamento dos parceiros de mulheres infectadas é outra estratégia essencial para evitar reinfecções frequentes e assegurar altas taxas de cura a longo prazo (Gülmezoglu; Garner, 1998). No entanto, ocorrem falhas terapêuticas como resultado da falta de aderência ao tratamento, de reinfecções e de erros de diagnóstico, que levam a tratamentos ineficazes. Além disso, com a emergência da resistência de *T. vaginalis* ao metronidazol, torna-se imprescindível melhorar as estratégias de prevenção e criar novas alternativas de tratamento. As tecnologias de prevenção multiuso são ferramentas novas e multifuncionais desenvolvidas para proteger contra a infecção pelo HIV e outras DSTs, bem como contra a gestação indesejada; uma vez validadas, certamente contribuirão para o controle dessas infecções (Kirkcaldy et al., 2012).

Referências bibliográficas

Ackers JP. Trichomonads. In: Gillespie SH, Hawkey PM. Medical Parasitology. A practical approach. Oxford: IRL Press, 1995. p. 137-50.

Adl SM, Simpson AG, Farmer MA et al. The new higher level classification of eukaryotes with emphasis on the taxonomy of protists. J Eukaryot Microbiol. 2005;52:399-451.

Andrea SB, Chapin KC. Comparison of Aptima *Trichomonas vaginalis* transcription-mediated amplification assay and BD Affirm VPIII for detection of *T. vaginalis* in symptomatic women: Performance parameters and epidemiological implications. J Clin Microbiol. 2011;49:866-9.

Ardalan S, Lee BC, Garber GE. *Trichomonas vaginalis*: The adhesins AP51 and AP65 bind heme and hemoglobin. Exp Parasitol. 2009;121:300-6.

Benchimol M. Hydrogenosomes under microscopy. Tissue Cell. 2009;41:151-68.

Benchimol M. Trichomonads under microscopy. Microsc Microanal. 2004;10:528-50.

Carlton JM, Hirt RP, Silva JC et al. Draft genome sequence of the sexually transmitted pathogen *Trichomonas vaginalis*. Science. 2007;315:207-12.

Carter JE, Whithaus KC. Neonatal respiratory tract involvement by *Trichomonas vaginalis*: A case report and review of the literature. Am J Trop Med Hyg. 2008;78:17-9.

Castro C, Menna-Barreto RF, Fernandes NS et al. Iron-modulated pseudocyst formation in *Tritrichomonas foetus*. Parasitology. 2016;143:1034-42.

Cavalier-Smith T. The simultaneous symbiotic origin of mitochondria, chloroplasta, and microbodies. Ann N Y Acad Sci.1987;503:55-71.

Conrad MD, Gorman AW, Schillinger JA et al. Extensive genetic diversity, unique population structure and evidence of genetic exchange in the sexually transmitted parasite *Trichomonas vaginalis*. PloS Negl Trop Dis. 2012;6:e1573.

da Costa RF, de Souza W, Benchimol M et al. *Trichomonas vaginalis* perturbs the junctional complex in epithelial cells. Cell Res. 2005;15:704-16.

de Andrade Rosa I, Caruso MB, de Oliveira Santos E et al. The costa of trichomonads: A complex macromolecular cytoskeleton structure made of uncommon proteins. Biol Cell. 2017;109:238-53.

Dias-Lopes G, Saboia-Vahia L, Margotti ET et al. Morphologic study of the effect of iron on pseudocyst formation in *Trichomonas vaginalis* and its interaction with human epithelial cells. Mem Inst Oswaldo Cruz. 2017;112:664-73.

Embley TM, Hirt RP. Early branching eukaryotes? Curr Opin Genet Dev. 1998;8:624-9.

Forna F, Gülmezoglu AM. Interventions for treating trichomoniasis in women. Cochrane Database Syst Rev. 2003;2:CD0000218.

Gülmezoglu AM, Garner P. Trichomoniasis treatment in women: A systematic review. Trop Med Int Health. 1998;3:553-8.

Hobbs MM, Lapple DM, Lawing LF et al. Methods for detection of *Trichomonas vaginalis* in the male partners of infected women: implications for control of trichomoniasis. J Clin Microbiol. 2006;44:3994-9.

He D, Pengtao G, Ju Y et al. Differential protein expressions in virus-infected and uninfected *Trichomonas vaginalis*. Korean J Parasitol. 2017;55:121-8.

Hirt RP, Noel CJ, Sicheritz-Ponten T et al. *Trichomonas vaginalis* surface proteins: A view from the genome. Trends Parasitol. 2007;23:540-7.

Hirt RP, Sherrard J. *Trichomonas vaginalis* origins, molecular pathobiology and clinical considerations. Curr Opin Infect Dis. 2015;28:72-9.

Hook EW III. *Trichomonas vaginalis* – no longer a minor STD. Sex Transm Dis. 1999;26:388-9.

Huang KY, Huang PJ, Ku FM et al. Comparative transcriptomic and proteomic analyses of *Trichomonas vaginalis* following adherence to fibronectin. Infect Immun. 2012;80:3900-11.

Huang KY, Ong SC, Wu CC et al. Metabolic reprogramming of hydrogenosomal amino acids in *Trichomonas vaginalis* under glucose restriction. J Microbiol Immunol Infect. 2019;52:630-7.

Jehee I, van der Veer C, Himschoot M et al. Direct detection of *Trichomonas vaginalis* virus in *Trichomonas vaginalis* positive clinical samples from the Netherlands. J Virol Methods. 2017;250:1-5.

Kim JH, Han IH, Kim SS et al. Interaction between *Trichomonas vaginalis* and the prostate epithelium. Korean J Parasitol. 2017;55:213-8.

Kirkcaldy RD, Augostini P, Asbel LE et al. *Trichomonas vaginalis* antimicrobial drug resistance in 6 US cities, STD Surveillance Network, 2009-2010. Emerg Infect Dis. 2012;18:939-43.

Lehker MW, Sweeney D. Trichomonad invasion of the mucous layer requires adhesins, mucinases, and motility. Sex Transm Infect. 1999;75:231-8.

Müller M, Mentel M, van Hellemond JJ et al. Biochemistry and evolution of anaerobic energy metabolism in eukaryotes. Microbiol Mol Biol Rev. 2012;76:444-95.

Naidoo S, Wand H. Prevalence and incidence of *Trichomonas vaginalis* infection in women participating in a clinical trial in Durban, South Africa. Sex Transm Infect. 2013;89:519-22.

Nievas YR, Coceres VM, Midlej V et al. Membrane-shed vesicles from the parasite *Trichomonas vaginalis*: Characterization and their association with cell interaction. Cell Mol Life Sci. 2018;75:2211-26.

Okumura CY, Baum LG, Johnson PJ. Galectin-1 on cervical epithelial cells is a receptor for the sexually transmitted human parasite *Trichomonas vaginalis*. Cell Microbiol. 2008;10:2078-90.

Patel SR, Wiese W, Patel SC et al. Systematic review of diagnostic tests for vaginal trichomoniasis. Infect Dis Obstet Gynecol. 2000;8:248-57.

Petrin D, Delgaty K, Bhatt R et al. Clinical and microbiological aspects of *Trichomonas vaginalis*. Clin Microbiol Rev. 1998;11:300-17.

Pillay A, Lewis J, Ballard RC. Evaluation of Xenostrip-Tv, a rapid diagnostic test for *Trichomonas vaginalis* infection. J Clin Microbiol. 2004;42:3853-6.

Ramón-Luing LL, Rendón-Gandarilla FJ, Puente-Rivera J et al. Identification and characterization of the immunogenic cytotoxic TvCP39 proteinase gene of *Trichomonas vaginalis*. Int J Biochem Cell Biol. 2011;43:1500-11.

Ryan CM, Miguel N, Johnson PJ. *Trichomonas vaginalis*: Current understanding of host-parasite interactions. Essays Biochem. 2011;51:161-75.

Schneider RE, Brown MT, Shiflett AM et al. The *Trichomonas vaginalis* hydrogenosome proteome is highly reduced relative to mitochondria, yet complex compared with mitosomes. Int J Parasitol. 2011;41:1421-34.

Schwebke JR, Barrientes FJ. Prevalence of *Trichomonas vaginalis* isolates with resistance to metronidazole and tinidazole. Antimicrob Agents Chemother. 2006;50:4209-10.

Schwebke JR, Burgess D. *Trichomoniasis*. Clin Microbiol Rev. 2004;17:794-803.

Schwebke JR, Hobbs MM, Taylor SN et al. Molecular testing for *Trichomonas vaginalis* in women: Results from a prospective U.S. clinical trial. J Clin Microbiol. 2011;49:4106-11.

Shafir SC, Sorvillo FJ, Smith L. Current issues and considerations regarding trichomoniasis and human immunodeficiency virus in African-Americans. Clin Microbiol Rev. 2009;22:37-45.

Smooker PM, Jayaraj R, Pike RN et al. Cathepsin B proteases of flukes: The key to facilitating parasite control? Trends Parasitol. 2010;26:506-14.

Sutak R, Dolezal P, Fiumera HL et al. Mitochondrial-type assembly of FeS centers in the hydrogenosomes of the amitochondriate eukaryote *Trichomonas vaginalis*. Proc Natl Acad Sci USA. 2004;101:10368-73.

Sutton M, Sternberg M, Koumans EH et al. The prevalence of *Trichomonas vaginalis* infection among reproductive-age women in the United States, 2001-2004. Clin Infect Dis. 2007;45:1319-26.

Tayal SC, Ochogwu SA, Bunce H. Paromomycin treatment of recalcitrant *Trichomonas vaginalis*. Int J STD AIDS. 2010;21:217-8.

Tipple C, Rayment M, Mandalia S et al. An evaluation study of the Becton-Dickinson ProbeTec Qx (BDQx) *Trichomonas vaginalis* trichomoniasis molecular diagnostic test in two large, urban STD services. Sex Transm Infect. 2017;94:334-6.

World Health Organization. Baseline report on global sexually transmitted infection surveillance 2012. Genebra: WHO, 2013. p. 66.

Leitura sugerida

Bouchemal K, Bories C, Loiseau PM. Strategies for prevention and treatment of *Trichomonas vaginalis* infections. Clin Microbiol Rev. 2017;30:811-25.

13 Os Nematódeos Intestinais

Marcelo Urbano Ferreira

Introdução

Os nematódeos ou nematoides são helmintos cilíndricos e alongados, com tamanho variando entre 0,2 mm e 6 m, geralmente com simetria bilateral, pertencentes ao filo Nematoda. Existem dezenas de milhares de espécies de nematódeos de vida livre que vivem na água e no solo; são os metazoários mais abundantes na Terra. Um exemplo bem conhecido de nematódeo de vida livre é *Caenorhabditis elegans*, membro da ordem Rhabditida, que se tornou um importante modelo experimental, especialmente em biologia do desenvolvimento. O parasitismo parece ter surgido em diversos momentos da evolução dos nematódeos; análises filogenéticas sugerem, pelo menos, 18 origens distintas de parasitismo entre os nematódeos em geral (Viney, 2017). Todos os principais grupos desses helmintos compreendem espécies de vida livre e espécies parasitárias, que vivem em plantas, moluscos, anelídeos, artrópodes e vertebrados. Entre os nematódeos que parasitam vertebrados, estima-se a ocorrência de pelo menos cinco eventos independentes de aquisição do modo de vida parasitário (Blaxter; Koutsovoulos, 2015). Admite-se que as espécies parasitárias tenham se originado de espécies ancestrais de vida livre, que passaram a viver em associação próxima a outros organismos. A progressiva especialização para explorar seu novo nicho ecológico teria resultado em maior dependência de outros organismos, levando ao parasitismo como estratégia de vida (Viney, 2017).

Na classificação tradicional, os principais nematódeos que parasitam o trato digestório de populações humanas agrupam-se na classe Rhabditea, que inclui as ordens Ascaridida (onde se encontra o gênero *Ascaris*), Strongylida (gêneros *Ancylostoma* e *Necator*), Rhabditida (gênero *Strongyloides*) e Oxyurida (*Enterobius*). A segunda classe de importância médica chama-se Enoplea, e inclui a ordem Trichurida (gênero *Trichuris*) (Bush et al., 2001). Não existe, entretanto, consenso sobre a posição taxonômica dos nematódeos de importância clínica. Estudos recentes de filogenia molecular sugerem a existência de três classes principais, divididas em cinco clados: Dorylaimia (que inclui os gêneros *Trichuris* e *Trichinella*, Enoplia, Spirurina (que inclui os gêneros *Ascaris*, *Toxocara* e as filárias), Tylenchina (que inclui o gênero *Strongyloides*) e Rhabditina (que inclui os ancilostomídeos e o organismo modelo *C. elegans*) (Mitreva et al., 2005).

Cerca de 20% da população mundial alberga uma ou mais espécies de nematódeos intestinais. Dentre eles, destacam-se *Ascaris lumbricoides* (que parasita cerca de 760 milhões de indivíduos em todo o mundo), os ancilostomídeos *Ancylostoma duodenale* e *Necator americanus* (que, conjuntamente, infectam quase 430 milhões de indivíduos) e *Trichuris trichiura* (encontrado em mais de 460 milhões de indivíduos). Como a infecção é adquirida pelo contato com o solo contaminado por formas infectantes, como ovos ou larvas, *Ascaris*, *Trichuris* e ancilostomídeos são coletivamente conhecidos como geo-helmintos (Bethony et al., 2006). A infecção raramente leva à morte, mas o parasitismo crônico frequentemente afeta o crescimento físico e o desempenho escolar das crianças e a produtividade econômica dos adultos (Guerrant et al., 2008). Os raros estudos de base populacional realizados no Brasil mostram uma queda da prevalência de geo-helmintos ao longo das últimas décadas, mas sugerem que as infecções ainda têm considerável impacto na nutrição de crianças (Muniz et al., 2002).

De modo geral, os helmintos tendem a induzir uma *polarização da resposta imune do hospedeiro* para um *padrão T_H2*, com níveis elevados de IgE e eosinofilia pronunciada, além de estimular o desenvolvimento de células T reguladoras. As células epiteliais do trato digestório são as primeiras células do hospedeiro a entrarem em contato com as larvas infectantes dos nematódeos, uma vez quebrada a barreira mucosa, mas as moléculas do parasito reconhecidas e as vias de sinalização utilizadas para iniciar uma resposta inflamatória não são plenamente conhecidas. Há, entretanto, evidência da importância do fator de transcrição nuclear NF-κβ no desencadeamento de respostas imunes T_H2 em camundongos infectados com *Trichuris muris*; animais incapazes de utilizar essa via de sinalização não conseguem eliminar as infecções (Sorobetea et al., 2018). Interleucina (IL)-25, IL-33 e a linfopoietina estromal tímica (TSLP, do inglês *thymic stromal lymphopoietin*), também conhecidas como *alarminas*, são as citocinas derivadas de células epiteliais capazes de induzir a liberação de IL-4, IL-13, IL-9 e IL-5 de diferentes fontes, dentre as quais as células linfoides inatas do tipo 2 (ILC2, do inglês *type 2 innate lymphoid cells*) e linfócitos T_H2, além de eosinófilos e basófilos. Por sua vez, IL-4 e IL-13 suprimem a ativação de macrófagos, resultando em diminuição da população de *macrófagos clássicos M1*, e estimulam sua diferenciação em macrófagos ativados de modo alternativo, também conhecidos como *macrófagos M2* (Figura 13.1). Há diversos mecanismos que contribuem para a expulsão de nematódeos intestinais. As mucinas produzidas pelas células caliciformes imobilizam os vermes, facilitando seu revestimento por proteínas tóxicas provenientes de granulócitos e células epiteliais e por anticorpos do hospedeiro. O peristaltismo intestinal, aumentado na vigência de inflamação, termina por expelir os helmintos.

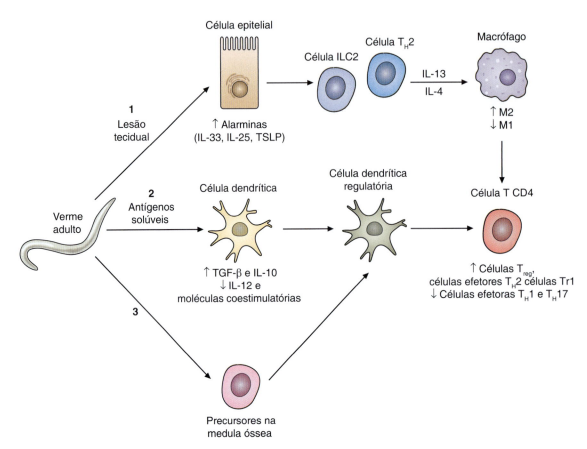

FIGURA 13.1 Regulação da resposta imune do hospedeiro por helmintos. **1.** A lesão tecidual por vermes adultos estimula a produção de alarminas (IL-33, IL-25 e TSLP), que promovem a produção de citocinas do tipo T_H2 por células linfoides inatas do tipo 2 (ILC2,) e linfócitos T_H2, além de eosinófilos e basófilos. Por sua vez, IL-4 e IL-13 suprimem a ativação clássica de macrófagos, o que resulta em diminuição da população de macrófagos M1, e estimulam sua diferenciação em macrófagos ativados de modo alternativo, também conhecidos como macrófagos M2. Enquanto os macrófagos M1 produzem grandes quantidades de citocinas pró-inflamatórias e espécies reativas de oxigênio e nitrogênio, os macrófagos M2 secretam moléculas com potente ação anti-inflamatória. **2.** Antígenos solúveis dos vermes adultos estimulam a liberação de TGF-β e IL-10 por células dendríticas, inibindo a produção de IL-12 e de moléculas coestimulatórias (CD40, CD80 e CD86). As células dendríticas com características regulatórias favorecem a expansão de células T CD4 reguladoras (T_{reg}), de células T_H2 efetoras e de células reguladoras T_H1 (Tr1), além de suprimirem a diferenciação de populações de células T_H1 e T_H17 efetoras. **3.** A infecção por helmintos parece favorecer a produção de células dendríticas reguladoras a partir de precursores da medula óssea, incapazes de desencadear respostas efetoras T_H1. Adaptada de Salgame et al., 2013.

As respostas T_H2, com a produção de IL-4, IL-13, IL-9, IL-5 e IL-21, estão associadas à expulsão dos vermes em modelos experimentais de infecção primária em camundongos (Harris, 2011), mas os nematódeos desenvolveram uma variedade de mecanismos para induzir *respostas regulatórias* que favorecem sua sobrevivência no hospedeiro por longos períodos e reduzem o efeito deletério da inflamação. Algumas moléculas solúveis, ainda mal caracterizadas, produzidas e liberadas pelos vermes adultos, bloqueiam a liberação de citocinas pró-inflamatórias, especialmente IL-12, por células dendríticas, bem como a expressão de moléculas coestimulatórias, como CD40, CD80 e CD86, estimulando a produção de IL-10 e fator de transformação do crescimento-β (em inglês, *transforming growth factor*, [TGF]-β) em vez de citocinas e quimiocinas pró-inflamatórias, como a IL-12, o fator de necrose tumoral (*tumor necrosis factor*, TNF)-α e a proteína quimiotática de monócitos (*monocyte chemoattractant protein*, MCP)-1. As células dendríticas com características regulatórias favorecem a expansão de *células T reguladoras* (T_{reg}) e suprimem a diferenciação de populações de células T_H1 e T_H17 efetoras (Figura 13.1). Enquanto os macrófagos M1 produzem grandes quantidades de citocinas pró-inflamatórias e espécies reativas de oxigênio e nitrogênio capazes de eliminar patógenos intracelulares, os macrófagos M2, abundantes nas infecções por helmintos, secretam IL-10 e TGF-β e expressam níveis elevados de arginase-1, com potente ação anti-inflamatória. As respostas regulatórias induzidas durante a infecção pelos parasitos afetam não somente a resposta específica ao nematódeo, mas podem *limitar a resposta imune contra antígenos não relacionados*. Desse modo, a infecção por nematódeos intestinais pode suprimir a resposta contra outros patógenos, aumentando a gravidade de doenças, como hepatites virais, AIDS, tuberculose e malária (Salgame et al., 2013). Por outro lado, as infecções por helmintos podem *modular o desenvolvimento de manifestações alérgicas*, como asma e eczema (Maizels; Yazdanbakhsh, 2003). O efeito imunomodulador dos helmintos serve de base à *hipótese da higiene*, segundo a qual a redução da exposição a helmintos e outros patógenos na infância, em décadas recentes, poderia resultar em um sistema imune desequilibrado e hiper-reativo. Essa seria uma das explicações para o aumento de prevalência de uma série de doenças de base inflamatória em países desenvolvidos ao longo das últimas décadas. Tal efeito imunomodulador fundamenta o uso experimental de nematódeos intestinais pouco patogênicos para o ser humano para tratar doenças alérgicas e inflamatórias, bem como para reduzir as consequências indiretas da inflamação crônica, como a obesidade e as doenças cardiovasculares (Harnett; Harnett, 2017).

Biologia dos nematódeos

A estrutura básica de um nematódeo adulto pode ser descrita como *um tubo que contém outro tubo em seu interior*. O *tubo externo* corresponde à membrana externa do verme, recoberta por um *tegumento* ou *cutícula* elástica, acelular, com estrutura relativamente complexa. Completam a parede uma hipoderme delgada e a musculatura somática, composta por uma única camada de células musculares lisas que são inervadas por extensões de troncos nervosos originados de células ganglionares localizadas em torno da porção média do esôfago. O *tubo interno* corresponde ao *trato digestório*, que nos nematódeos compreende uma cavidade bucal, seguida do esôfago e de um longo intestino, estrutura tubular revestida por uma única camada de epitélio colunar com microvilos proeminentes, que termina em uma cloaca. Entre os tubos há um *pseudoceloma*, cavidade geral que não é revestida por uma camada mesotelial. No pseudoceloma, preenchido por líquido, encontram-se o trato reprodutivo e outras estruturas (Figura 13.2). O sistema excretor pode consistir, em alguns nematódeos, simplesmente em uma glândula excretória e um polo excretor localizado ventralmente, próximo à porção média do esôfago. Outros nematódeos, porém, apresentam um sistema excretor tubular mais complexo, geralmente em forma de *H*.

Os nematódeos intestinais de interesse médico, com exceção das formas parasitárias de *Strongyloides stercoralis*, são *dioicos* – ou seja, apresentam sexos separados. Em geral, os machos são menores que as fêmeas. Durante a copulação, o esperma penetra no ovo e uma membrana de fertilização é secretada pelo zigoto. Essa membrana espessa-se gradualmente para formar a casca quitinosa do ovo eliminado por fêmeas fertilizadas. Uma segunda membrana, abaixo da casca, assegura a impermeabilidade do ovo a praticamente todas as substâncias, exceto o dióxido de carbono e o oxigênio. Os ovos podem eclodir no próprio trato digestório do hospedeiro ou no meio externo, liberando larvas de primeiro estágio (L_1). Os ovos são as formas infectantes de *Ascaris*, *Trichuris* e *Enterobius*. As larvas L_1 são conhecidas como *larvas rabditoides*, em função do aspecto de seu esôfago, que apresenta uma *constrição no ponto de junção com o bulbo terminal* (Figura 13.3). A transformação

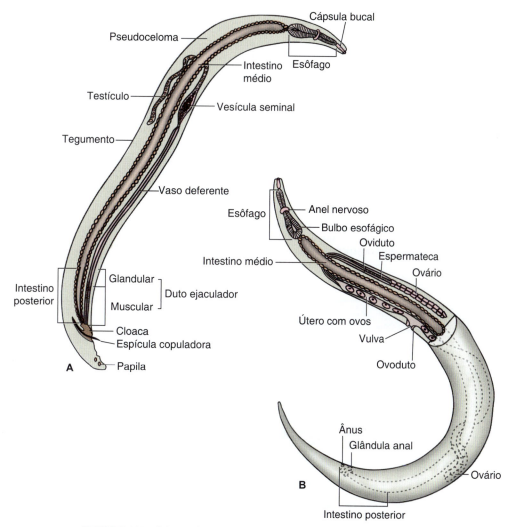

FIGURA 13.2 Morfologia de um nematódeo genérico. **A.** Macho. **B.** Fêmea.

das larvas em adultos envolve geralmente quatro *mudas* ou *ecdises* (Figura 13.4), a perda da cutícula anterior e a formação de uma nova cutícula. A cada muda, o nematódeo reconfigura sua biologia e fisiologia; por exemplo, diferentes tipos de colágeno compõem a cutícula de cada estágio larvário do nematódeo de vida livre *C. elegans*. Após duas mudas, o esôfago das larvas torna-se *alongado* e *cilíndrico*, sem bulbo terminal, com aspecto *filarioide* (Figura 13.3). As larvas L$_3$, na maioria dos nematódeos parasitas, correspondem ao estágio de transição entre a fase de vida livre e a fase parasitária de seu ciclo biológico. Entre os principais nematódeos do trato digestório humano, as larvas L$_3$ são as *formas infectantes* dos ancilostomídeos e de *Strongyloides stercoralis*, capazes de *penetrar ativamente* na pele do hospedeiro. Os vermes adultos desenvolvem-se, em grande parte dos casos, após a quarta muda; correspondem, portanto, ao quinto estágio de desenvolvimento desses helmintos. Todos os nematódeos intestinais humanos são *monoxenos* (ver Capítulo 1, *Introdução à Parasitologia*).

Ascaris e a ascaríase

Ascaris lumbricoides é geralmente considerado um parasito estenoxeno, que infecta exclusivamente seres humanos. No entanto, há evidências de infecção natural de seres humanos por *A. suum*, parasito de suínos (Anderson, 1995). Como as diferenças morfológicas entre *A. lumbricoides* e *A. suum* são mínimas (somente em 1952 foram descritas diferenças sutis nos dentículos labiais das duas espécies), vêm-se empregando marcadores moleculares para estudar a distribuição de variantes de *Ascaris* entre populações humanas e suínas em diferentes contextos epidemiológicos (Crompton, 2001). Considera-se atualmente muito provável que *A. lumbricoides* e *A. suum* sejam variantes da mesma espécie (Leles et al., 2012).

Quando expressa em termos de *anos de vida perdidos ajustados por incapacidade* (do inglês, *disability-adjusted life-years* [DALY]), a carga de morbidade e mortalidade atribuível à ascaríase é de cerca de 1 milhão de DALY (Jourdan et al., 2018).

Ascaris lumbricoides, classificado originalmente por Lineu, em 1758, é o maior nematódeo do trato digestório humano. Os vermes adultos são cilíndricos, afilando-se gradualmente nas extremidades anterior e posterior. As fêmeas adultas podem chegar a mais de 40 cm de comprimento (porém, geralmente têm 20 a 35 cm) e 3 a 6 mm de diâmetro; os machos maduros medem 15 a 31 cm de comprimento e 2 a 4 mm de diâmetro (Figura 13.5). Os vermes adultos habitam o lúmen do intestino

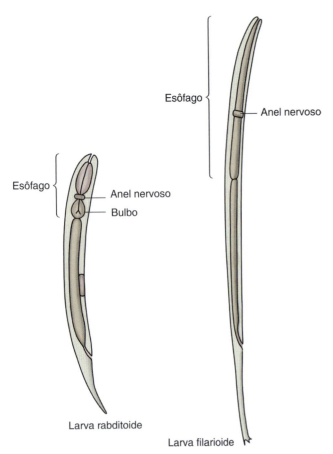

FIGURA 13.3 Representação esquemática de larvas rabditoide (L1) e filarioide (L3) de *Strongyloides stercoralis*. Observe a constrição do esôfago no ponto de junção com o bulbo terminal, correspondente ao anel nervoso, na larva rabditoide. Por outro lado, o esôfago da larva filarioide é cilíndrico e afilado, sem constrições nem bulbo terminal.

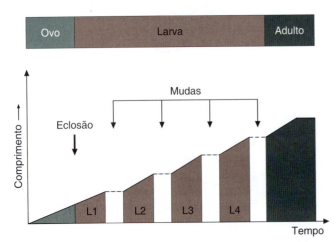

FIGURA 13.4 Etapas de desenvolvimento e mudas em nematódeos.

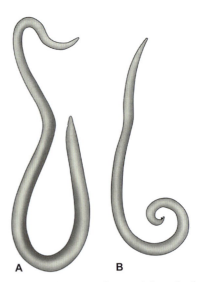

FIGURA 13.5 Morfologia de exemplares adultos de *Ascaris lumbricoides*. A fêmea (**A**) apresenta extremidade posterior retilínea, enquanto o macho (**B**), um pouco menor, apresenta extremidade posterior curva, com uma espícula.

delgado humano, onde se alimentam e copulam. A fêmea deposita cerca de 200.000 ovos por dia, que são eliminados nas fezes. Seu par de túbulos genitais, que compreendem útero, receptáculo seminal, oviduto e ovário, enovelam-se nos dois terços distais do verme e podem conter até 27 milhões de ovos. Os *ovos férteis* recém-eliminados são ovoides e medem 45 a 75 μm por 35 a 50 μm. São geralmente recobertos por uma *casca externa albuminosa espessa*, uma camada intermediária também espessa e uma membrana vitelina interna, muito pouco permeável. Esse revestimento complexo torna os ovos extremamente resistentes no meio externo (Figura 13.6). A camada albuminosa, no entanto, pode estar ausente em alguns ovos férteis, conhecidos como *decorticados* (Figura 13.6F). Os ovos recém-eliminados ainda não são infectantes. As fêmeas eliminam também *ovos inférteis*, geralmente alongados, que medem 88 a 94 μm por 39 a 44 μm e não apresentam a camada externa albuminosa (Figuras 13.6C e G). No interior dos ovos inférteis, encontra-se uma massa amorfa de protoplasma com grânulos de diversos tamanhos. Esses ovos, produzidos por fêmeas não fertilizadas, são frequentemente eliminados nas fezes, mas degeneram no meio externo, sem se tornarem infectantes.

Quando encontram condições favoráveis de temperatura (em torno de 25°C, variando de 22 a 30°C), umidade e oxigenação no solo, os ovos férteis tornam-se *infectantes* em cerca de 3 semanas, após duas mudas das larvas contidas em seu interior. Acredita-se que a segunda muda, ainda que iniciada no interior do ovo, possa completar-se no hospedeiro. Quando ingeridos, os ovos liberam uma larva L$_3$ de 200 a 300 μm (média, 260 μm) de comprimento e 14 μm de diâmetro, existente em seu interior, durante sua passagem pelas porções anteriores do intestino delgado humano. As larvas penetram ativamente na parede intestinal, atingindo vênulas ou vasos linfáticos, para realizarem seu *ciclo pulmonar*. Por meio da circulação portal, acometem o fígado, o coração direito e os pulmões, aonde chegam entre 1 e 7 dias após a infecção. Essas larvas rompem os capilares pulmonares e caem no lúmen alveolar (Figura 13.7). Nesse estágio, medem 1.200 a 1.600 μm de comprimento e 36 a 39 μm de diâmetro. Através dos bronquíolos e brônquios, ascendem até a traqueia e a glote. Ao serem deglutidas, chegam ao esôfago, ao estômago e ao intestino delgado. Nesse trajeto, alcançam 1.700 μm de comprimento e 60 μm de diâmetro. A terceira muda ocorre na mucosa intestinal, originando larvas L$_4$ com 2 mm ou mais de comprimento. Liberadas no lúmen intestinal, essas larvas alcançam o comprimento de 1 cm até o momento da muda final, 3 a 4 semanas após a infecção. No lúmen intestinal, transformam-se em adultos com sexos separados (Figura 13.8). Os primeiros ovos são detectados nas fezes cerca de 8 a 9 semanas após a infecção. A longevidade média das fêmeas vai de 12 a 18 meses, e pode chegar a 20 meses. Especula-se que esse ciclo biológico complexo, que envolve uma extensa migração por diferentes órgãos do hospedeiro, seja uma característica de ancestrais que utilizavam artrópodes como hospedeiros intermediários. Essa característica seria retida nesse nematódeo humano por conferir alguma vantagem seletiva, possivelmente relacionada à sua velocidade de crescimento até a fase adulta (Read; Skorping, 1995).

A maioria das infecções humanas envolve menos de dez vermes adultos e é assintomática, diagnosticada em exames parasitológicos de fezes de rotina ou pela eliminação espontânea de vermes nas fezes. O sintoma mais comum é dor abdominal vaga. Os helmintos produzem discretas alterações inflamatórias na mucosa intestinal, que por sua vez podem acarretar alterações da secreção e da motilidade intestinais, resultando em diarreia, redução da absorção de alguns

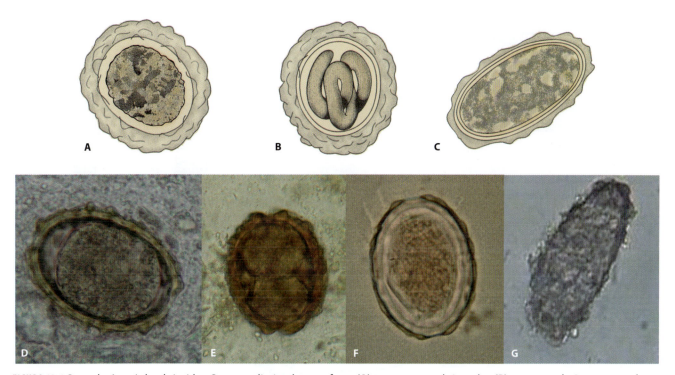

FIGURA 13.6 Ovos de *Ascaris lumbricoides*. Os ovos eliminados nas fezes (**A**) tornam-se embrionados (**B**) em cerca de 3 semanas; alguns ovos inférteis, que contêm em seu interior uma massa amorfa de protoplasma, são também eliminados (**C**). As imagens mostram três ovos férteis (**D**, **E** e **F**); o terceiro (**F**) está decorticado; e um ovo infértil de *A. lumbricoides* (**G**). Fotografias de Cláudio Santos Ferreira e Marcelo Urbano Ferreira.

172 Parasitologia Contemporânea

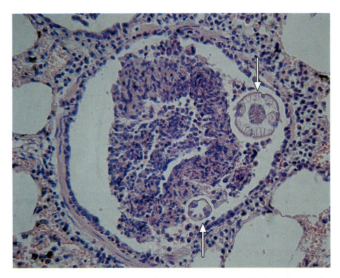

FIGURA 13.7 Corte histológico de pulmão mostrando duas larvas de *Ascaris lumbricoides*, seccionadas transversalmente, no interior de alvéolo (*setas*). Coloração pela hematoxilina-eosina. Fotografia de Marcelo Urbano Ferreira.

nutrientes (especialmente vitamina A), intolerância à lactose e perda de apetite (Zhang; Castro, 1995; Bethony et al., 2006). É comum a crença de que os nematódeos intestinais, como *Ascaris*, causem desnutrição em crianças, por consumir os alimentos presentes no lúmen do intestino. Embora esse possa ser um fator associado à desnutrição, a biomassa de helmintos é geralmente muito pequena quando comparada à de uma criança. Por exemplo, a carga média de 23 vermes adultos, observada recentemente em 268 crianças de 4 a 10 anos com ascaríase, corresponde a menos de 0,3% do peso médio dos hospedeiros, com um consumo diário de somente 54 kcal (Hall et al., 2008).

A gravidade dos sintomas é diretamente proporcional à quantidade de vermes adultos que o paciente alberga. As infecções maciças, especialmente em crianças, podem causar distensão e dor abdominais, levando eventualmente ao *bloqueio mecânico do intestino delgado* (especialmente do íleo) por uma grande quantidade de vermes. Nesses casos, podem ocorrer vólvulo (torção) ou intussuscepção intestinal e obstrução parcial ou completa do intestino delgado, levando à isquemia e à necrose da parede intestinal. Os casos mais graves de *obstrução intestinal* por *Ascaris* frequentemente requerem

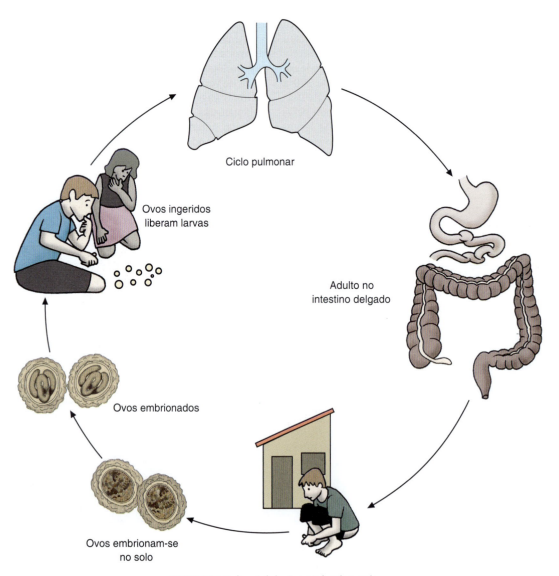

FIGURA 13.8 Ciclo vital de *Ascaris lumbricoides*.

tratamento cirúrgico (Wani et al., 2010). A *migração anômala* de vermes adultos pelos ductos biliares e pancreático ou pelo fígado é outra complicação grave de infecções maciças, especialmente quando há febre, que parece estimular o movimento desses helmintos. As manifestações clínicas da ascaríase hepatobiliar e pancreática são a cólica biliar, a colecistite aguda, a colangite, a pancreatite e o abscesso hepático (Bethony et al., 2006). A ascaríase hepatobiliar e a ascaríase pancreática são mais comuns em adultos, provavelmente porque a árvore biliar dos adultos tem um diâmetro suficientemente grande para alojar os vermes adultos. Vermes adultos podem também alojar-se no apêndice, produzindo um quadro clínico indistinguível da apendicite aguda. As infecções crônicas em crianças, ainda que geralmente assintomáticas, produzem frequentemente *retardo de crescimento físico*, especialmente em comunidades em que o acesso a alimentos é relativamente restrito (Hall et al., 2008).

Embora a fase de migração pulmonar das larvas seja assintomática na maioria dos pacientes, alguns (especialmente crianças) apresentam uma pneumonite clinicamente caracterizada pela tosse não produtiva, febre e dispneia, eventualmente com reação de hipersensibilidade levando à obstrução brônquica e sibilância. Uma resposta inflamatória intensa, com infiltrado eosinofílico, produz alterações radiológicas evidentes. Conhecido como *síndrome de Loeffler*, esse quadro autolimitado pode ocorrer na infecção por *qualquer helminto com ciclo pulmonar*, e tem como característica marcante a *eosinofilia*. Na ascaríase, ocorre cerca de 10 a 14 dias após a infecção. Embora as infecções por nematódeos com ciclo pulmonar sejam associadas à sibilância em crianças (Leonardi-Bee et al., 2006), esse quadro não está necessariamente ligado à ocorrência concomitante ou posterior de asma de origem alérgica.

Trichuris e a tricuríase

Trichuris trichiura é um parasito humano eventualmente encontrado também em macacos e suínos. Chimpanzés naturalmente infectados, por exemplo, podem apresentar diarreia e disenteria. Além disso, *T. suis*, um parasito originalmente descrito em suínos, pode infectar o homem. *Trichuris trichiura* foi introduzido nas Américas antes da conquista europeia, mas provavelmente não pelos primeiros migrantes que chegaram ao continente atravessando o estreito de Bering (Araujo et al., 2008). A carga de morbidade e mortalidade atribuível à tricuríase, em 2010, foi pouco superior a 500.000 DALY (Jourdan et al., 2018).

Os vermes adultos medem entre 30 e 50 mm de comprimento; as fêmeas são, em média, cerca de 5 mm maiores do que os machos. Sua principal característica morfológica é o aspecto de chicote, proporcionado por uma porção cefálica afilada e uma porção caudal mais larga (Figura 13.9). Habitam o lúmen do cólon humano, preferencialmente do ceco; ocasionalmente também são encontrados no apêndice e no reto (Figura 13.10). A fêmea fertilizada elimina diariamente 1.000 a 5.000 ovos elipsoides, em forma de barril, medindo 50 a 54 μm por 22 a 23 μm, com proeminências polares típicas em forma de rolha (Figura 13.6). Os ovos recém-eliminados pelas fezes ainda não são infectantes. Se comparados aos ovos de *Ascaris*, os de *Trichuris* são muito menos resistentes a baixas temperaturas do ambiente e à baixa umidade do solo; não resistem à exposição direta ao sol.

O *desenvolvimento embrionário*, que compreende uma única muda, ocorre no interior dos ovos depositados no solo. Em condições favoráveis, leva cerca de 3 semanas. Quando ingeridos, os ovos embrionados eclodem no intestino delgado, liberando larvas L$_2$ que se abrigam nas vilosidades intestinais, junto às criptas de Lieberkühn, onde sofrem uma muda em 3 a 10 dias. A última muda ocorre no ceco, onde são preferencialmente encontrados os adultos. Em infecções maciças, podem-se achar vermes ao longo do cólon e do reto. A extremidade cefálica dos vermes adultos penetra na mucosa intestinal, com auxílio de secreções que lisam o epitélio, garantindo sua fixação. Os primeiros ovos são detectados, nas fezes, 1 a 3 meses após a infecção. As fêmeas vivem 4 a 5 anos.

As infecções leves são assintomáticas, e a intensidade dos sintomas depende da quantidade de vermes adultos presentes. As infecções maciças podem produzir colite, caracterizada por dor abdominal crônica acompanhada de diarreia com fezes sanguinolentas, náuseas, vômitos e perda de peso (Bethony et al., 2006). Os sintomas decorrem essencialmente de inflamação da mucosa do cólon. Ocasionalmente, em casos de parasitismo intenso, que levam a uma disenteria franca, ocorre prolapso retal, situação em que se encontram vermes aderidos à mucosa retal exposta. Como *não há fase de migração larvária pelo pulmão*, não se observa síndrome de Loeffler na tricuríase. Por mecanismos desconhecidos, algumas crianças com disenteria crônica por *Trichuris* apresentam *baqueteamento de dedos* (Bundy; Cooper, 1989). Nesses pacientes, as extremidades dos dedos alargam-se, assumindo a forma de baquetas de tambor. As infecções crônicas em crianças, dependendo da carga parasitária, podem produzir anemia hipocrômica por perda de ferro e retardo de crescimento, bem como alterações cognitivas (Stephenson et al., 2000). Estima-se perda diária de 5 μℓ de sangue por verme adulto albergado. Nas fezes disentéricas, são achados inúmeros eosinófilos, mas raramente a eosinofilia no sangue periférico é acentuada.

Ancilostomídeos e a ancilostomíase

Os principais ancilostomídeos que infectam o tubo digestório humano são *Ancylostoma duodenale* e *Necator americanus*, que se desenvolvem no trato digestório humano, produzindo a ancilostomíase. *Ancylostoma duodenale* e *N. americanus* atualmente coexistem em áreas tropicais e subtropicais, mas *A. duodenale* pode sobreviver em áreas de clima seco e frio, como o norte da China, o noroeste da Índia, o norte da África, o sul da Europa e o Mediterrâneo Oriental. A carga de morbidade e mortalidade atribuível à ancilostomíase, em 2010, foi de cerca de 4 milhões de DALY, a maior entre todos os nematódeos intestinais humanos (Jourdan et al., 2018). *Ancylostoma duodenale* chegou às Américas antes da conquista europeia, tendo sido encontrado em escavações de numerosos sítios arqueológicos pré-colombianos na América, no Norte e do Sul; sua rota de introdução é desconhecida (Araujo et al., 2008). *Necator americanus* foi provavelmente introduzido no continente americano, vindo da África, com o tráfico negreiro, a partir do século XVI. *Ancylostoma braziliense*, *A. caninum*, *A. tubaeforme* e *Uncinaria stenocephala* são ancilostomídeos de cães que eventualmente causam uma doença humana conhecida como

174 Parasitologia Contemporânea

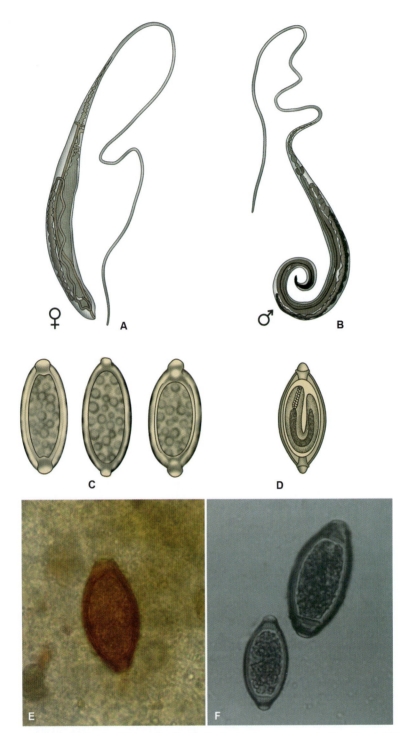

FIGURA 13.9 Ovos e vermes adultos de *Trichuris trichiura*. Em **A** e **B** são ilustrados vermes adultos; fêmea (**A**) e macho (**B**). Em **C** são representados três ovos recém-eliminados, e em **D**, um ovo embrionado. Adaptadas de Neva; Brown, 1994. Em **E** e **F** encontram-se imagens de ovos recém-eliminados. Observe a diferença de tamanho dos dois ovos mostrados em **F**; o menor deles é de *T. trichiura*, e o maior, de *Trichuris vulpis*, parasito do cão e de alguns canídeos silvestres. Alterações de tamanho de ovos de *T. trichiura* também são ocasionalmente observadas após o tratamento. Fotografias de Cláudio Santos Ferreira.

larva migrans cutânea. Suas larvas filarioides são capazes de penetrar na pele, mas não completam seu ciclo no organismo humano. *Ancylostoma ceylanicum*, um parasito de cães e gatos, produz infecções intestinais humanas na Ásia, na Oceania e no norte da América do Sul (Traub, 2013), mas é raramente encontrado no Brasil. Em diversos países asiáticos, como Tailândia, Laos e Camboja, *A. ceylanicum* é responsável por mais de 10% dos casos de ancilostomíase humana.

Os vermes adultos de *A. duodenale* e *N. americanus* habitam o intestino delgado humano; *A. duodenale* é geralmente maior que *N. americanus* (Figura 13.11A e B e Tabela 13.1). As principais diferenças morfológicas entre adultos de *A. duodenale* e *N. americanus* encontram-se na cápsula bucal e na bolsa copuladora, situada na extremidade distal dos machos. Na cápsula bucal de *A. duodenale* encontram-se dois pares de dentes (Figura 13.11C e 13.12A), enquanto na cápsula bucal

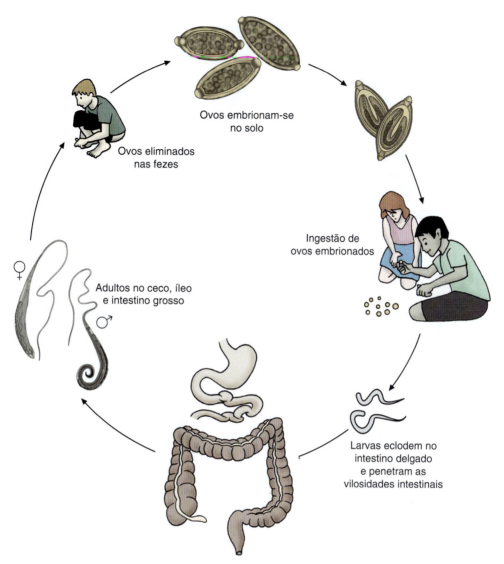

FIGURA 13.10 Ciclo vital de *Trichuris trichiura*.

de *N. americanus* as estruturas correspondentes são duas lâminas de bordas cortantes (Figuras 13.11D e 13.12B). A bolsa copuladora de *A. duodenale* (Figura 13.12C) é mais alargada que a de *N. americanus*. Outras diferenças entre essas espécies estão relacionadas na Tabela 13.1.

O ciclo vital dos ancilostomídeos está representado na Figura 13.13. A morfologia dos ovos eliminados nas fezes (Figura 13.14) não torna possível distinguir entre *A. duodenale* e *N. americanus*, apesar de haver uma pequena diferença de tamanho entre essas espécies (Tabela 13.1). Ao serem eliminados, os *ovos fertilizados* estão geralmente em seus estágios iniciais de clivagem; têm casca fina e hialina e formato ovoide. Os ovos maturam em 1 a 10 dias, quando encontram condições favoráveis no solo (temperatura entre 23°C e 33°C, umidade elevada e oxigenação), produzindo larvas rabditoides (L_1) em seu interior. Em 12 a 24 horas, a eclosão dos ovos libera larvas L_1 de cerca de 275 μm de comprimento e 17 μm de diâmetro. No solo, as larvas alimentam-se de bactérias e material orgânico em decomposição. Sofrem mais duas mudas para transformar-se em *larvas filarioides* (L_3) *infectantes*, cerca de 1 semana depois. A cutícula ou *bainha* que revestia a larva L_2 pode ser eliminada ou retida por algum tempo, formando uma camada protetora em volta do verme jovem. As larvas filarioides, com cerca de 600 μm de comprimento, permanecem no solo por até 6 semanas, em ambientes com umidade elevada e temperatura entre 25°C e 30°C, sem incidência direta de luz solar. Em condições controladas, no laboratório, as larvas filarioides podem sobreviver por até 1 ano. Em geral, movem-se ativamente, como uma serpente, mas não se alimentam. Entretanto, as larvas L_3 de *A. duodenale* podem permanecer no solo em estágio latente, fenômeno conhecido como *hipobiose*, quando submetidas a condições ambientais desfavoráveis, como baixa temperatura ou baixa umidade. A infecção humana se dá pela penetração de larvas filarioides na pele, geralmente dos pés e das mãos, que entram em contato direto com o solo contaminado com fezes humanas. O processo de penetração na pele leva cerca de 30 minutos e pode produzir prurido intenso. As larvas atingem as vênulas ou capilares ou ainda vasos linfáticos, iniciando um percurso pelo pulmão (*ciclo pulmonar*) semelhante ao de *Ascaris*. A migração larvária leva cerca de 1 semana, período em que ocorre a terceira muda. As larvas de quarto estágio (L_4) chegam ao intestino delgado e fixam sua *cápsula bucal* na mucosa, iniciando a *hematofagia*, que caracteriza esse grupo de nematódeos. A quarta muda ocorre

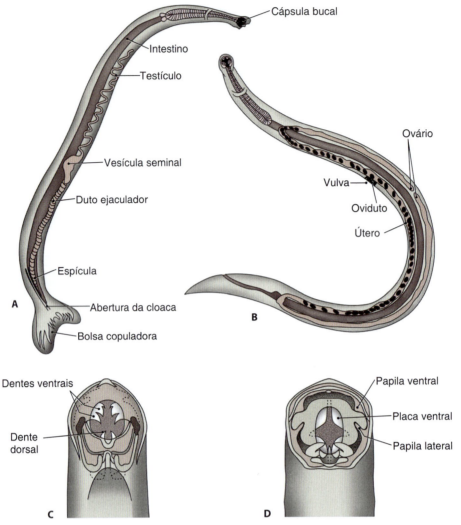

FIGURA 13.11 Morfologia de exemplares adultos de ancilostomídeos: macho (**A**) e fêmea (**B**). As diferenças encontradas na cápsula bucal de *Ancylostoma duodenale* (**C**) e *Necator americanus* (**D**) são também representadas.

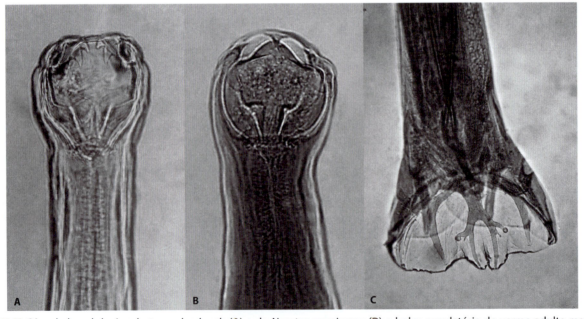

FIGURA 13.12 Cápsula bucal de *Ancylostoma duodenale* (**A**) e de *Necator americanus* (**B**) e bolsa copulatória do verme adulto macho de *A. duodenale* (**C**). Fotografias de Cláudio Santos Ferreira.

TABELA 13.1 Características das principais espécies de ancilostomídeos que infectam o homem.

Características	*Necator americanus*	*Ancylostoma duodenale*
Tamanho do adulto – Fêmea – Macho	9 a 11 mm 5 a 9 mm	10 a 13 mm 9 a 11 mm
Estruturas da cápsula bucal	Duas placas cortantes	Dois pares de dentes grandes
Morfologia da bolsa copuladora do macho	Mais longa que larga	Mais larga que longa
Número de ovos eliminados por dia	5.000 a 10.000	10.000 a 20.000
Tamanho do ovo	64 a 76 mm por 36 a 40 mm	56 a 60 mm por 36 a 40 mm
Perda sanguínea diária por verme	0,03 mℓ	0,15 a 0,26 mℓ
Longevidade dos vermes adultos	3 a 5 anos	1 a 2 anos
Passagem transplacentária de larvas	Não comprovada	Sim
Infecção por via oral comprovada	Não	Sim
Capacidade de hipobiose* das larvas	Não	Sim

*Permanência das larvas infectantes em estado dormente, no solo, até que um hospedeiro adequado seja encontrado.

no fim da segunda semana de infecção, no intestino delgado, originando os vermes adultos. Detectam-se ovos de ancilostomídeos nas fezes 4 a 8 semanas após a infecção.

Acredita-se que *A. duodenale* também possa ser transmitido, ainda que mais raramente, por via oral, mediante a ingestão de larvas em água ou alimentos contaminados, incluindo o leite materno ou o colostro, ou pela *passagem transplacentária* de larvas infectantes, resultando em infecções congênitas, ainda que as evidências a favor dessas vias alternativas de transmissão permaneçam escassas. A passagem transplacentária de larvas L$_3$ é um mecanismo de infecção bem caracterizado em ascarídeos e ancilostomídeos de cães, como *Toxocara canis* e *Ancylostoma caninum*, eventualmente sugerida para explicar casos de infecção por nematódeos intestinais humanos em *recém-nascidos* (Boes; Helwigh, 2000). Nos casos de infecção por via oral, podem ocorrer náuseas, vômito, irritação faríngea, tosse e dispneia (Jourdan et al., 2018). Quando ingeridas, as larvas filarioides de *A. duodenale* originam vermes adultos sem passar pela etapa de migração pulmonar. Nesse caso, o período pré-patente (tempo decorrido entre a ingestão das larvas e o encontro de ovos nas fezes) é muito variável, podendo chegar a 40 semanas.

Os vermes adultos ficam aderidos à mucosa do intestino delgado, com auxílio dos *dentes* ou *lâminas* presentes na cápsula bucal. Alimentam-se de sangue. As manifestações clínicas da ancilostomíase devem-se essencialmente à *anemia ferropriva* – que, por sua vez, depende da magnitude da perda sanguínea, diretamente proporcional à quantidade de vermes adultos albergados (Figura 13.15). Considera-se, em geral, que 40 a

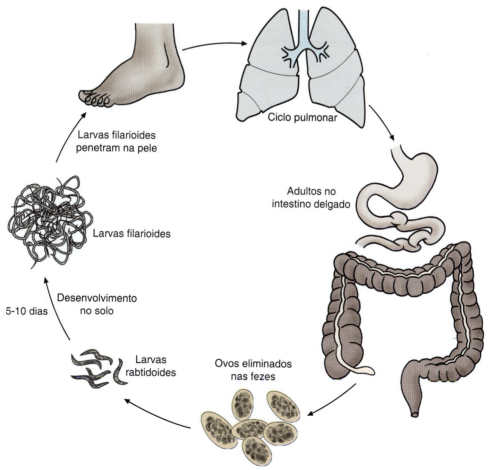

FIGURA 13.13 Ciclo vital dos ancilostomídeos.

160 vermes adultos no intestino sejam suficientes para causar anemia, embora a quantidade exata dependa também da espécie de ancilostomídeo (*A. duodenale* produz maior perda sanguínea, por verme adulto, do que *N. americanus*) e das reservas de ferro originais do hospedeiro. Entre as populações mais vulneráveis à anemia por ancilostomídeos, estão os pré-escolares e escolares e as gestantes; a infecção durante a gestação produz efeitos adversos na mãe e na criança (Bethony et al., 2006). As crianças intensamente infectadas podem também apresentar retardo de crescimento, decorrente de diarreia crônica com redução da absorção de nutrientes, bem como certo prejuízo do desenvolvimento cognitivo (Stephenson et al., 2000). Adultos têm grande perda de sua capacidade de trabalho. Nas fezes de pacientes infectados, encontram-se frequentemente estrias de sangue ou sangue digerido. Em decorrência da perda proteica crônica, algumas infecções maciças produzem hipoalbuminemia e edema generalizado (anasarca). A migração pulmonar maciça pode resultar em *síndrome de Loeffler*, com as mesmas características clínicas e laboratoriais observadas na ascaríase.

Strongyloides e a estrongiloidíase

A importância clínica das infecções humanas por *Strongyloides stercoralis* foi relativamente negligenciada até 4 décadas atrás, quando se caracterizaram síndromes de *hiperinfecção* em hospedeiros imunocomprometidos (Keiser; Nutman, 2004). *Strongyloides stercoralis* é o único nematódeo intestinal cujos *ovos eclodem no próprio trato digestório humano*, tornando possível ao parasito *multiplicar-se no interior do hospedeiro*

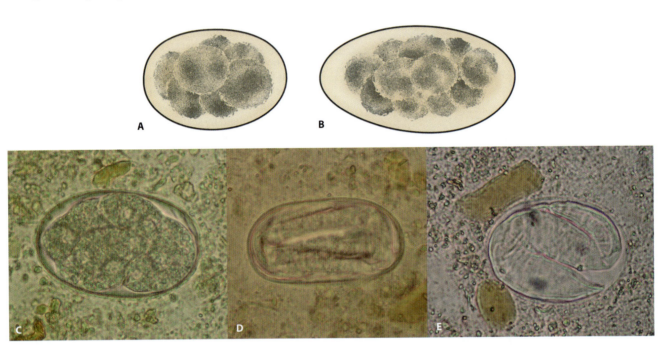

FIGURA 13.14 Ovos de ancilostomídeos. Esquema de ovo em início de segmentação (**A**) e com numerosos blastômeros (**B**). Ovo em processo avançado de segmentação (**C**) e ovos embrionados (**D** e **E**). Fotografias de Cláudio Santos Ferreira.

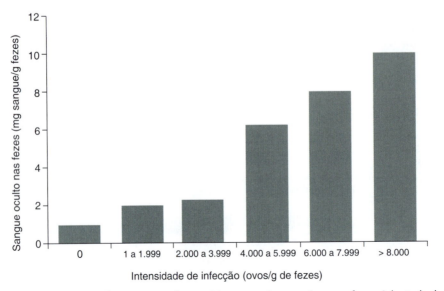

FIGURA 13.15 Relação entre intensidade de infecção por ancilostomídeos e perda sanguínea nas fezes. Adaptada de Stoltzfus et al., 1996.

pela autoinfecção. Essa multiplicação pode ser extremamente eficaz, e eventualmente fatal, em indivíduos com *comprometimento imunitário grave*, como os receptores de transplantes e os pacientes com doenças crônicas debilitantes e infecção com o retrovírus HTLV-I (do inglês, *human T-lymphotropic virus type 1*). *Strongyloides stercoralis* infecta seres humanos, primatas não humanos e cães, principalmente em regiões tropicais e subtropicais, mas também há alguns focos em regiões temperadas, em países como Japão, Itália, Austrália e EUA. Estimam-se em 100 milhões o número de indivíduos parasitados em todo o mundo (Jourdan et al., 2018). No Brasil, entre 10 e 20% dos indivíduos imunossuprimidos têm evidência laboratorial de infecção por *S. stercoralis* (Paula; Costa-Cruz, 2011). Outra espécie de *Strongyloides*, *S. fuelleborni fuelleborni*, infecta primatas não humanos africanos e, ocasionalmente, o homem. *Strongyloides, fuelleborni kelleyi*, espécie restrita à Oceania, também pode causar infecções humanas esporádicas (Nutman, 2017).

No trato digestório humano encontram-se apenas exemplares adultos de *S. stercoralis* do *sexo feminino*, com 2 mm de comprimento. Esses vermes *penetram no epitélio do intestino delgado*, principalmente no duodeno e jejuno, e alojam-se na *lâmina própria*, camada de tecido conjuntivo frouxo subjacente ao epitélio. Nesse local, fecundam-se por *partenogênese* e eliminam cerca de 50 ovos por dia. A partenogênese é um modo de reprodução mitótico, sem segregação de alelos. Consequentemente, a progênie de uma reprodução partenogenética é geneticamente idêntica à mãe. Em situações excepcionais, com grande aumento do trânsito intestinal, podem-se encontrar ovos, morfologicamente semelhantes aos dos ancilostomídeos, em meio às fezes. Como regra geral, no entanto, os ovos de *Strongyloides* eclodem ainda na mucosa intestinal, liberando *larvas rabditoides* que medem 225 µm de comprimento e que podem ser eliminadas nas fezes. Nesse caso, as larvas sofrem duas mudas no meio externo e dão origem, em 2 a 3 dias, a *larvas filarioides* com cerca de 700 µm de comprimento. As condições ambientais favoráveis ao desenvolvimento de larvas L_1 até L_3 no solo são semelhantes àquelas descritas para os ancilostomídeos: temperatura entre 25°C e 30°C, umidade elevada e ausência de luz solar direta. Novas infecções são contraídas por penetração, na pele, dessas larvas filarioides infectantes, de modo análogo ao descrito para os ancilostomídeos. A administração experimental de larvas filarioides por via oral pode resultar em infecção humana, sugerindo que essa via alternativa de aquisição do helminto possa ter alguma importância epidemiológica. O desenvolvimento descrito anteriormente, em que as larvas de *Strongyloides* eliminadas nas fezes dão origem a larvas infectantes sem alcançar a maturidade no meio externo, é conhecido como *ciclo direto* ou *homogônico* (Figura 13.16).

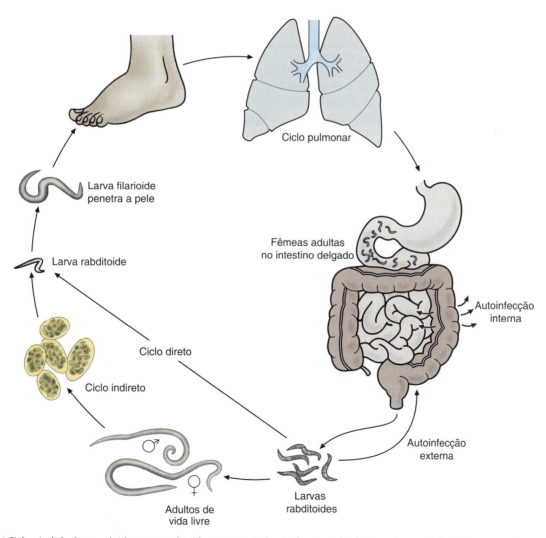

FIGURA 13.16 Ciclo vital de *Strongyloides stercoralis*. Observe a existência de um ciclo direto e de um ciclo indireto no solo, em que se desenvolvem adultos de vida livre. Autoinfecções interna e externa também estão representadas.

O chamado *ciclo indireto* ou *heterogônico* requer algumas etapas adicionais durante o desenvolvimento do verme no meio externo. As larvas rabditoides eliminadas nas fezes sofrem as quatro mudas no solo e, em cerca de 24 horas, originam *adultos de vida livre*, com *dimorfismo sexual* e morfologia bastante distinta daquela da fêmea partenogenética presente no hospedeiro. Os vermes machos, que medem 0,7 mm de comprimento, são X0, em consequência da perda de um de seus cromossomos sexuais durante os estágios iniciais de desenvolvimento. Quando fertilizada por um verme macho, a fêmea de vida livre (XX), também conhecida como *estercoral*, com 1 a 1,5 mm de comprimento (cerca da metade do tamanho da fêmea parasita), produz milhares de ovos de 70 × 40 μm. Os ovos eclodem no solo e liberam novas larvas rabditoides, todas XX, com um cromossomo X de origem paterna e um de origem materna. Estas desenvolvem-se até larvas filarioides infectantes, que penetram na pele do hospedeiro (Figura 13.15).

Não se sabe como *S. stercoralis* opta pelo ciclo de vida livre, mas um dos fatores envolvidos é o sexo das larvas L_1 que chegam ao solo. Em *S. ratti*, um parasito de roedores, as larvas rabditoides do sexo masculino dão origem exclusivamente a adultos de vida livre, enquanto as larvas do sexo feminino podem desenvolver-se em fêmeas de vida livre ou em fêmeas parasitas (Harvey; Viney, 2001). Sugere-se que as *condições ambientais favoráveis* estimulem o desenvolvimento do ciclo indireto. Em infecções experimentais com *S. ratti*, a *resposta imune do hospedeiro* parece também influenciar a estratégia reprodutiva do parasito. Larvas fêmeas provenientes de hospedeiros imunes dão origem preferencialmente a fêmeas adultas de vida livre. Além disso, a proporção de larvas do sexo masculino tende a aumentar nessas circunstâncias. Desse modo, a imunidade adquirida pelo hospedeiro induz o surgimento de maior proporção de machos e fêmeas de vida livre, favorecendo o ciclo indireto (Viney, 2006). Finalmente, há evidência recente da influência de um *hormônio esteroide*, o ácido Δ7-dafacrônico (Δ7-DA), no desenvolvimento de *S. papillosus*, uma espécie de *Strongyloides* que infecta bovinos e ovinos. Esse hormônio liga-se a receptores nucleares de tipo DAF-12 do helminto, que controla a expressão de microRNAs envolvidos na regulação da expressão gênica, impedindo a formação *in vitro* de larvas L_3 infectantes e, portanto, de fêmeas parasitárias. Como resultado, Δ7-DA induz a produção exclusiva de *vermes de vida livre* (Ogawa et al., 2009). Para o parasito, o ciclo indireto torna possível que se desenvolvam milhares de novas formas infectantes a partir de algumas larvas que chegam ao solo, o que aumenta as chances de transmissão. Além disso, proporciona ao parasito uma oportunidade de *reprodução meiótica*, com segregação de alelos de origem materna e paterna.

Alternativamente, as larvas rabditoides podem transformar-se em *larvas filarioides infectantes* ainda no trato digestório humano e penetrar na mucosa do intestino grosso ou na pele na região perianal, sem cair no meio externo. Esse é o modo pelo qual ocorre a *autoinfecção interna* (Figura 13.16), que resulta na multiplicação do número de vermes no hospedeiro e na perpetuação da infecção por vários anos ou décadas sem necessidade de reexposição ao parasito. Há casos relatados na literatura de veteranos da Segunda Guerra Mundial que mantiveram infecções assintomáticas por *S. stercoralis* por até 50 anos, sem retornarem a áreas endêmicas para esse parasito. Outra modalidade de autoinfecção, a *externa*, resulta na reinfecção do hospedeiro por larvas filarioides infectantes, presentes no solo, provenientes de parasitos que o próprio hospedeiro alberga cronicamente.

Independentemente do tipo de ciclo que as origina, as larvas filarioides que atravessam a pele ou a mucosa do cólon caem em vasos linfáticos e sanguíneos e realizam uma *migração pulmonar* análoga à descrita para *Ascaris* e ancilostomídeos. Durante a migração, algumas larvas podem, pela circulação pulmonar, alcançar a *circulação arterial* e disseminar-se para vários órgãos, fenômeno que não é raro nos casos de *hiperinfecção* em pacientes com comprometimento imunitário. As fêmeas partenogenéticas, alojadas na submucosa das vilosidades intestinais (Figura 13.17), eliminam *ovos* 25 a 30 dias após o início da infecção.

Em *hospedeiros imunocompetentes*, mais de 60% das infecções são *assintomáticas*. Na infecção aguda, a penetração das larvas na pele pode produzir uma resposta inflamatória local no sítio de entrada, com duração de algumas semanas. Suas manifestações dermatológicas são uma lesão linear, eritematosa e pruriginosa, conhecida como *larva currens*. A migração pulmonar das larvas pode produzir *síndrome de Loeffler*, com tosse, broncoespasmo e irritação traqueal. Alguns pacientes com infecção crônica relatam dor epigástrica acompanhada de náuseas e vômitos ocasionais, que podem ocorrer alternadamente com diarreia ou constipação intestinal. As infecções de maior intensidade produzem eventualmente disenteria crônica, com má absorção e perda de peso.

A *hiperinfecção* corresponde a um *processo acelerado de autoinfecção interna*. A distinção entre autoinfecção e hiperinfecção é de natureza *quantitativa*, mas a fronteira entre elas não é bem delimitada. A hiperinfecção acomete o trato respiratório e gastrintestinal e manifesta-se geralmente com febre alta, pneumonia e, muitas vezes, bacteriemias por bactérias gram-negativas. O termo *estrongiloidíase disseminada* é utilizado para descrever *o encontro de larvas fora do pulmão ou do trato digestório*. Embora não necessariamente implique maior gravidade da infecção, a estrongiloidíase disseminada é geralmente observada em pacientes com hiperinfecção (Keiser; Nutman, 2004). Esse quadro ocorre quase sempre, embora não exclusivamente, em indivíduos com *comprometimento do sistema imune*, como aquele causado por coinfecções, neoplasias hematológicas, hipogamaglobulinemia ou uso de medicamentos imunossupressores. A apresentação clínica é, em grande parte,

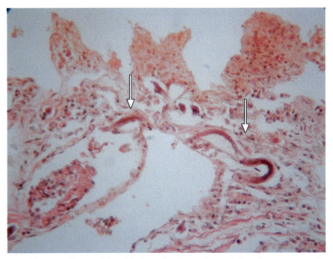

FIGURA 13.17 Corte histológico de intestino delgado mostrando exemplares adultos de *Strongyloides stercoralis* alojados na submucosa (*setas*). Coloração pela hematoxilina-eosina. Fotografia original de Marcelo Urbano Ferreira.

determinada pela doença de base que resultou em imunodepressão ou que exigiu tratamento com imunossupressores, bem como pelos demais órgãos e sistemas envolvidos, nos casos de disseminação. De todos os medicamentos imunossupressores, os corticosteroides e a vincristina são os mais frequentemente associados à hiperinfecção. Os corticosteroides endógenos e exógenos suprimem a resposta protetora de tipo T_H2. Além disso, parecem induzir a produção de substâncias semelhantes às *ecdisonas* do parasito, hormônios que desencadeiam as suas mudas ou ecdises, levando à formação de maior número de larvas L_3 infectantes no hospedeiro e aumentando as chances de autoinfecção interna (Vadlamudi et al., 2006). A ciclosporina, por outro lado, é um imunossupressor que não predispõe a esse quadro. Entre as infecções de natureza imunossupressora associadas à hiperinfecção, destaca-se aquela pelo retrovírus humano HTLV-I (Gotuzzo et al., 1999; Chieffi et al., 2000). O vírus parece aumentar o risco de infecção crônica pelo helminto e reduzir a resposta ao tratamento convencional da infecção, possivelmente por polarizar a resposta imune do hospedeiro para um padrão T_H1, não protetor. *Strongyloides* pode afetar a história natural da infecção pelo HTLV-1, promovendo a replicação viral e antecipando o desenvolvimento de leucemia aguda de linfócitos T. Surpreendentemente, a infecção pelo HIV *não é* um fator de risco evidente para a hiperinfecção por *Strongyloides*, talvez por induzir resposta imune de tipo predominantemente T_H2 (Keiser; Nutman, 2004).

O início do quadro clínico da hiperinfecção por *Strongyloides* pode ser agudo ou insidioso; sintomas inespecíficos, como fraqueza, fadiga e dores disseminadas pelo corpo, são comuns. O quadro digestivo compreende dor abdominal (em geral, cólicas), diarreia ou constipação intestinal, náuseas, vômito, anorexia e perda de peso, com eventual hemorragia gastrintestinal. Pode haver peritonite. Os principais sinais e sintomas respiratórios são sibilância, tosse, hemoptise e dispneia. Como consequência de sua disseminação pela circulação sistêmica, podem encontrar-se larvas em amostras de escarro e outros fluidos corporais. No sistema nervoso central, as larvas produzem meningite com características liquóricas de meningite asséptica. No sangue periférico, pode-se ou não encontrar eosinofilia; os pacientes com eosinofilia pronunciada têm, em geral, melhor prognóstico. Em infecções maciças, observa-se hipoalbuminemia em decorrência de perdas proteicas pelo intestino. Na pele, podem-se encontrar urticária, púrpura, petéquias e vasculites ricas em larvas. Se não diagnosticados e tratados adequadamente, os quadros de hiperinfecção são quase sempre fatais.

Enterobius e a enterobíase

Enterobius vermicularis foi descrito pela primeira vez por Lineu, em 1758, então denominado *Oxyurus vermicularis*. Foi introduzido nas Américas antes da conquista europeia. O hábitat de exemplares adultos de *E. vermicularis* é o ceco, bem como os segmentos adjacentes do intestino delgado e grosso, incluindo o apêndice ileocecal. Os seres humanos são seus únicos hospedeiros conhecidos. A fêmea adulta mede 8 a 13 mm de comprimento e 0,3 a 0,5 mm de diâmetro (Figura 13.18C); aparentemente, permanece no lúmen intestinal, junto ao revestimento mucoso que recobre o epitélio. Quando grávida, migra para a região perianal ou perineal dos hospedeiros, durante a noite, onde ocasionalmente pode ser encontrada; em meninas e mulheres, pode penetrar na vagina. Na região

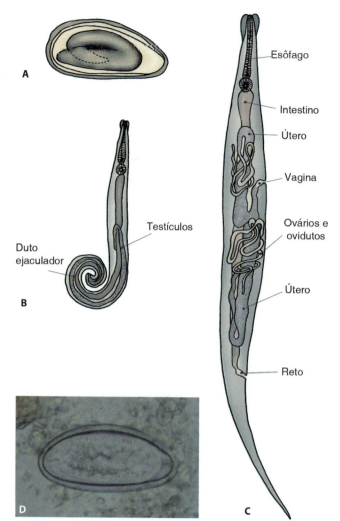

FIGURA 13.18 Ovos e exemplares adultos de *Enterobius vermicularis*. Na representação esquemática de ovo (**A**), macho adulto (**B**) e fêmea adulta (**C**). Adaptadas de Rey, 2001. Ovo de *Enterobius vermicularis* eliminado nas fezes (**D**). Fotografia de Cláudio Santos Ferreira.

perineal, são expelidos os 5.000 a 17.000 (média de 11.000) ovos existentes em seu útero; alguns destes misturam-se às fezes, enquanto os demais ficam retidos na pele da região perianal. A fêmea morre após a oviposição. Os machos são bem menores que as fêmeas (2 a 5 mm de comprimento e 0,1 a 0,2 mm de diâmetro), e raramente são vistos (Figura 13.18B).

Os ovos recém-eliminados *tornam-se infectantes* em 6 horas. Medem cerca de 50 a 60 µm por 20 a 30 µm; um lado de sua casca é achatado assimetricamente (Figura 13.18A). A casca é relativamente espessa e incolor. Em condições ideais, os ovos permanecem viáveis no meio externo por até 13 dias. Quando ingeridos, os ovos liberam uma larva L_1 no duodeno, de 150 a 154 µm de comprimento. A larva rabditoide sofre duas mudas, provavelmente nas criptas da mucosa, antes de chegar ao jejuno e ao íleo superior. A cópula entre os vermes adultos ocorre no ceco. Todo o ciclo ocorre no lúmen intestinal, *sem migração visceral*. Cerca de 5 semanas depois da ingestão dos ovos (período que pode variar de 2 semanas a 2 meses) ocorre a primeira migração de fêmeas adultas para a região perianal, geralmente durante a noite, e a oviposição (Figura 13.19). As fêmeas vivem 1 a 3 meses, e os machos, cerca de 7 semanas.

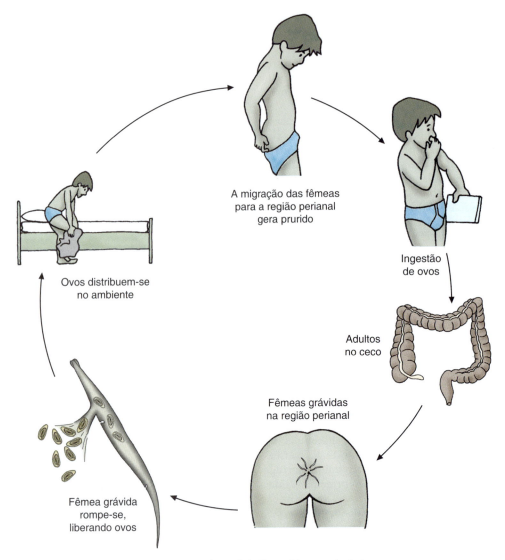

FIGURA 13.19 Ciclo vital de *Enterobius vermicularis*.

Enterobius vermicularis é um verme cosmopolita, particularmente comum em países de clima frio, cuja transmissão ocorre frequentemente no interior de unidades familiares e de instituições como creches, asilos etc. É o helminto intestinal mais comum em países desenvolvidos. As crianças são mais frequentemente infectadas do que os adultos; a carga parasitária pode chegar à média de 5.000 a 10.000 vermes por paciente. A maior parte das infecções é assintomática e autolimitada; os sintomas mais comuns são prurido e irritação da região perianal, perineal e eventualmente do vestíbulo vaginal, decorrentes da migração das fêmeas grávidas. Os sintomas são mais intensos à noite, momento em que geralmente ocorre a migração. O prurido induz o ato de coçar, que aumenta o risco de autoinfecção externa pela contaminação dos dedos, especialmente do leito subungueal. Excepcionalmente, é possível encontrar vermes adultos na cavidade uterina, nas trompas, na cavidade peritoneal e na bexiga urinária. Não é raro o encontro de *E. vermicularis* no apêndice ileocecal (Figura 13.20), mas provavelmente não há uma relação causal com a apendicite aguda (Cook, 1995). Como a transmissão intrafamiliar é extremamente comum, recomenda-se tratar todos os membros da família sempre que algum de seus membros (em geral, uma criança) recebe o diagnóstico de enterobíase.

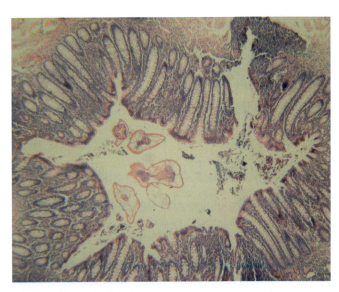

FIGURA 13.20 Corte histológico de apêndice ileocecal mostrando exemplares adultos de *Enterobius vermicularis* alojados em sua luz e seccionados transversalmente. Coloração pela hematoxilina-eosina. Fotografia de Marcelo Urbano Ferreira.

Diagnóstico laboratorial

As diversas técnicas disponíveis para a detecção de *ovos de helmintos* em amostras de fezes, com diferenças relevantes em termos de praticidade e sensibilidade, são descritas no Capítulo 20, *Diagnóstico Parasitológico*. A escolha de um método diagnóstico depende do contexto epidemiológico e dos objetivos de seu uso. Em áreas de alta endemicidade de geo-helmintos, por exemplo, técnicas simples e de baixo custo, ainda que de baixa sensibilidade, podem ser adequadas para identificar os portadores de grandes cargas parasitárias e orientar intervenções em larga escala. Por outro lado, na rotina laboratorial de centros de referência, o uso de métodos de maior sensibilidade, custo e complexidade é frequentemente justificado. Esses métodos de maior sensibilidade podem ser também necessários na vigilância epidemiológica e no controle de helmintos em áreas de baixa endemicidade, em indivíduos que albergam predominantemente baixas cargas parasitárias (Bergquist et al., 2009).

O *exame direto* de uma pequena porção de fezes (cerca de 2 mg), colocada sobre uma lâmina e emulsificada em solução salina, representa uma alternativa simples e rápida, porém de sensibilidade relativamente baixa para a identificação de ovos de helmintos. Não é necessária coloração para a identificação de ovos, mas pode-se adicionar *solução de Lugol* quando se tem como objetivo pesquisar cistos de protozoários na mesma preparação.

As *técnicas de concentração* procuram separar os elementos parasitários dos demais interferentes existentes nas fezes com o emprego de etapas adicionais, como *sedimentação*, *centrifugação* ou *flutuação*. Resultam, em geral, em maior sensibilidade diagnóstica. No Brasil e em outros países latino-americanos, a técnica de concentração mais frequentemente empregada na rotina clínica é aquela descrita por *Hoffman, Pons e Janer*, em 1934. Consiste na sedimentação em um tubo cônico, por ação da gravidade, de uma suspensão de fezes (2 a 4 g) em cerca de 250 mℓ de água. Ao final de aproximadamente 2 horas, a maioria dos ovos de helmintos e cistos de protozoários pode ser encontrada no sedimento depositado no recipiente de sedimentação, que é recolhido com uma pipeta Pasteur e examinado ao microscópio após coloração com solução de Lugol. Há diversas variações nessa técnica, que dizem respeito ao tempo de sedimentação e ao uso de diferentes recipientes de sedimentação, incluindo materiais descartáveis. Outra técnica de concentração muito popular em nosso meio é aquela descrita por Faust et al., em 1938, que consiste em algumas etapas de centrifugação de uma suspensão de fezes em água, seguida de ressuspensão e centrifugação do sedimento em uma solução de sulfato de zinco com massa específica de 1,180. Ao final da última etapa de centrifugação, os ovos de helmintos e cistos de protozoários tendem a concentrar-se na película superficial da solução de sulfato de zinco, de onde são retirados com uma alça bacteriológica (muitas vezes, referida como *alça de platina*). As amostras assim obtidas são corada com solução de Lugol e examinadas ao microscópio.

A *quantificação de cargas parasitárias* é geralmente feita, de modo indireto, mediante *contagens de ovos* de helmintos detectados em amostras fecais (ver Capítulo 20). Com base nas contagens de ovos, estima-se de modo indireto o número de vermes adultos presentes no intestino humano e, assim, classificam-se as cargas parasitárias como leve, moderada e alta. A Tabela 13.2 apresenta as classes de intensidade de infecção por *Ascaris*, *Trichuris* e ancilostomídeos, definidas por peritos da Organização Mundial da Saúde (OMS) a partir de contagens de ovos eliminados nas fezes. Evidentemente, essas estimativas não são isentas de erro. Uma de suas principais limitações reside no fenômeno da variação de fertilidade das fêmeas adultas, dependente da densidade da infecção: quanto maior é a carga parasitária, menor a produção de ovos por verme albergado. As cargas parasitárias podem também ser estimadas contando-se o número de vermes expulsos após o tratamento, mas esse procedimento é raramente realizado fora de contextos de pesquisa. A Tabela 13.3 apresenta limiares aproximados de carga parasitária (quantidade de vermes adultos albergados), segundo faixa etária; quando ultrapassados esses limiares, geralmente ocorre morbidade significativa nas infecções por *Ascaris*, *Trichuris* e ancilostomídeos (Brooker, 2010).

As técnicas quantitativas baseiam-se em diferentes estratégias para estimar massa ou volume da amostra fecal a ser examinada e de contagem dos ovos encontrados nessa amostra. Os resultados são geralmente expressos em número de ovos por grama de fezes. A técnica quantitativa de uso mais frequente é aquela conhecida como *Kato-Katz*, que emprega uma pequena placa perfurada para medir o volume da amostra a ser examinada (41,7 mg). Na técnica tradicional, a amostra passa por uma malha para a remoção de partículas de grandes dimensões, é comprimida entre lâmina e lamínula, clarificada em glicerina e corada com verde malaquita. Esse método possibilita a visualização e a contagem de ovos de helmintos, porém não de cistos de protozoários.

TABELA 13.2 Classes de intensidade de infecção (estimada com base em contagens de ovos eliminados nas fezes, expressas como ovos por grama de fezes [opg]) por *Ascaris lumbricoides*, *Trichuris trichiura* e ancilostomídeos.

Helminto	Intensidade de infecção		
	Baixa	Moderada	Alta
Ascaris lumbricoides	1 a 4.999 opg	5.000 a 49.999 opg	≥ 50.000 opg
Trichuris trichiura	1 a 999 opg	1.000 a 9.999 opg	≥ 10.000 opg
Ancilostomídeos	1 a 1.999 opg	2.000 a 3.999 opg	≥ 4.000 opg

Adaptada de World Health Organization, 2002.

TABELA 13.3 Limiares de intensidade de infecção (estimada com base em contagens de vermes eliminados nas fezes após o tratamento) por *Ascaris lumbricoides*, *Trichuris trichiura* e ancilostomídeos associados a morbidade significativa.

Helminto	Grupo etário (anos)	Limite inferior	Limite superior
Ascaris lumbricoides	0 a 4	10	20
	5 a 9	15	30
	≥ 10	20	40
Trichuris trichiura	0 a 4	90	250
	5 a 9	130	375
	≥ 10	180	500
Ancilostomídeos	0 a 4	20	80
	5 a 9	30	120
	≥ 10	40	160

Adaptada de Brooker, 2010.

Realiza-se a pesquisa de *larvas de helmintos*, especialmente de ancilostomídeos e *Strongyloides*, em amostras fecais com a técnica descrita por *Baermann*, posteriormente simplificada por *Rugai, Mattos e Brisola*. A estratégia consiste em atrair as larvas presentes na amostra fecal para o fundo de um recipiente contendo água aquecida a 45°C, valendo-se de seu hidrotropismo e termotropismo. Em amostras fecais humanas frescas, as larvas de nematódeos mais comumente encontradas são larvas rabditoides de *S. stercoralis*. No entanto, amostras mantidas por alguns dias à temperatura ambiente podem também conter larvas rabditoides de ancilostomídeos, que eclodiram a partir dos ovos existentes nas fezes. Por isso, a diferenciação entre larvas de ancilostomídeos e *Strongyloides* tem grande relevância na prática diagnóstica. As características mais úteis para diferenciar essas larvas são encontradas na cavidade bucal e no primórdio genital (ver Capítulo 20).

Os ovos de *E. vermicularis* podem ser eventualmente encontrados em amostras fecais, mas a maioria deles permanece aderida à mucosa e à pele da região perianal. Por isso, o diagnóstico laboratorial da enterobíase é feito com o auxílio de uma fita adesiva de celofane, colocada em contato com a região perianal e, a seguir, transferida para uma lâmina de microscópio. Os ovos ficam aderidos à fita e são facilmente visualizados, sem coloração (Figura 13.21). Estima-se que três *swabs*, realizados pela manhã em dias consecutivos, detectem cerca de 90% das infecções por *E. vermicularis*, e que seis *swabs* detectem virtualmente todas as infecções.

Diversos métodos alternativos estão atualmente em desenvolvimento para o diagnóstico de infecções por helmintos intestinais. Baseiam-se geralmente na detecção de *antígenos* ou *ácidos nucleicos* dos helmintos em amostras fecais. Outra alternativa diagnóstica baseia-se na detecção de *anticorpos específicos* contra os helmintos. Essa abordagem não é adequada para o diagnóstico de infecções individuais, pois a presença de anticorpos não implica necessariamente a existência de infecção atual, mas pode desempenhar importante papel, em termos populacionais, nas fases finais de programas de vigilância e eliminação de infecções por geo-helmintos (Bergquist et al., 2009). Em função de seu alto custo, no entanto, é pouco provável que os métodos diagnósticos mais complexos se tornem disponíveis para uso em larga escala nas áreas em que os nematódeos intestinais são mais prevalentes.

Tratamento

Em geral, o tratamento de infecções por nematódeos que habitam o lúmen intestinal não apresenta grandes dificuldades, havendo diversas substâncias eficazes disponíveis contra a maioria dos helmintos de importância clínica (Keiser; Utzinger, 2008). No entanto, a experiência recente com anti-helmínticos de uso veterinário alerta para o risco de desenvolvimento de *resistência* contra todo o arsenal de fármacos atualmente disponíveis. O mecanismo de ação de diversos compostos não é bem conhecido e os esquemas posológicos raramente se baseiam em informações farmacocinéticas e farmacodinâmicas detalhadas. A lista da OMS de medicamentos essenciais para o tratamento das infecções por nematódeos intestinais compreende dois derivados benzoimidazólicos, o albendazol e o mebendazol, além do levamisol, o pamoato de pirantel e a ivermectina. O *mebendazol* e o *albendazol* são relativamente pouco absorvidos pelo hospedeiro, conseguindo excelente concentração no lúmen intestinal, tornando-os ideais para o tratamento de nematódeos intestinais. A exceção é *S. stercoralis*, helminto capaz de penetrar no epitélio e alojar-se na lâmina própria da mucosa intestinal, que exige esquemas terapêuticos mais complexos e nem sempre muito eficazes, especialmente em casos de hiperinfecção ou estrongiloidíase disseminada. A *tribendimidina*, um derivado diamínico do amidantel, é um anti-helmíntico de amplo espectro, registrado para uso clínico na China, com boa eficácia contra a maioria dos geo-helmintos, com exceção de *Trichuris* (Steinman et al., 2008); entretanto, não está disponível no Brasil e em outros países tropicais. A nitazoxanida, um composto 5-nitrotriazólico de escolha para o tratamento da criptosporidíase, é eventualmente usada para tratar infecções por outros protozoários intestinais. No Brasil, é ocasionalmente prescrita como anti-helmíntico de largo espectro; entretanto, pouco se conhece sobre sua eficácia no tratamento de nematódeos intestinais mais comuns. Os dados disponíveis provêm de ensaios clínicos pequenos, muitas vezes não controlados. A nitazoxanida *não é* relacionada entre os medicamentos essenciais da OMS para o tratamento das geo-helmintíases e não há evidência científica que justifique atualmente seu uso nesse contexto.

A Tabela 13.4 reúne informações básicas sobre os esquemas terapêuticos mais utilizados no tratamento de infecções não complicadas pelos nematódeos intestinais descritos neste capítulo. Um comitê de peritos da OMS concluiu, em 1996, que albendazol, levamisol, mebendazol e pamoato de pirantel podem ser administrados a *gestantes* e a *lactentes*, desde que o tratamento não seja feito durante o primeiro trimestre da gestação. Não se recomenda o uso rotineiro desses fármacos em crianças com idade inferior a 1 ano. Ensaios clínicos na Guatemala, no Nepal e no Sri Lanka mostraram benefícios claros do tratamento anti-helmíntico em gestantes, com redução da frequência de prematuridade e baixo peso ao nascer, bem como queda da mortalidade infantil.

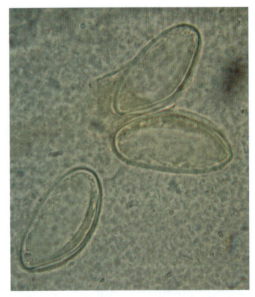

FIGURA 13.21 Ovos de *Enterobius vermicularis* aderidos a uma fita de celofane, transferida para uma lâmina de microscopia. Fotografia de Marcelo Urbano Ferreira.

TABELA 13.4 Alguns esquemas sugeridos para o tratamento de infecção pelos principais nematódeos intestinais humanos.

Substância	Indicações	Atividade relativa	Dose
Albendazol	Ascaris lumbricoides	+++	400 mg dose única
	Trichuris trichiura	++	400 mg dose única
	Ancilostomídeos	+++	400 mg dose única
	Strongyloides stercoralis	++	400 mg/dia durante 3 dias
	Enterobius vermicularis	+++	400 mg dose única
Mebendazol	A. lumbricoides	+++	500 mg dose única
	A. lumbricoides	+++	200 mg/dia durante 3 dias
	T. trichiura	++	200 mg/dia durante 3 dias
	T. trichiura	+	500 mg dose única
	Ancilostomídeos	++	200 mg/dia durante 3 dias
	Ancilostomídeos	+	500 mg dose única
	E. vermicularis	+++	100 mg dose única
Levamisol	A. lumbricoides	+++	2,5 mg/kg dose única
	T. trichiura	++	2,5 mg/kg dose única
	Ancilostomídeos	+	2,5 mg/kg dose única
Pamoato de pirantel	A. lumbricoides	+++	10 mg/kg dose única
	T. trichiura	+	10 mg/kg dose única
	Ancilostomídeos	++	10 mg/kg dose única
	E. vermicularis	+++	10 mg/kg dose única
Piperazina	A. lumbricoides	+++	50 a 75 mg/kg (máximo 3 g) dose única
Ivermectina	S. stercoralis	+++	200 mg/kg/dia durante 1 a 2 dias
	A. lumbricoides	+++	200 mg/kg dose única
	T. trichiura	++	200 mg/kg dose única
Cambendazol	S. stercoralis	++	5 mg/kg dose única
Tiabendazol	S. stercoralis	++	25 a 50 mg/kg/dia (máximo de 3 g) por 2 a 7 dias

Uma metanálise recente estima a eficácia do esquema terapêutico mais popular, uma *dose única de 400 mg de albendazol*, em 96% para *Ascaris*, 31% para *Trichuris* e 79% para ancilostomídeos (Moser et al., 2017). O mebendazol, outro medicamento muito utilizado em todo o mundo, é geralmente prescrito na dose de 200 mg/dia (dividida em duas tomadas) por 3 dias. Albendazol, mebendazol, levamisol e pamoato de pirantel têm taxas de cura semelhantes, acima de 95%, na ascaríase (Moser et al., 2017); albendazol e mebendazol são também muito eficazes contra *Enterobius*. O esquema de 3 dias de mebendazol proporciona uma taxa de cura elevada na ascaríase, mas nem tanto na tricuríase (42%). A dose única de 500 mg de mebendazol é capaz de eliminar 96% das infecções por *Ascaris*, mas somente 23% das infecções por *Trichuris* e ancilostomídeos (Keiser; Utzinger, 2008). Como o mebendazol e o albendazol são pouco absorvidos, a mesma dose é empregada no tratamento de crianças a partir de 2 anos de idade e de adultos. O medicamento com maior taxa de cura na ancilostomíase é o albendazol (79%), superior ao mebendazol (32%) e ao pamoato de pirantel (50%). No Brasil, o pamoato de pirantel (utilizado em dose única de 10 mg/kg de peso) é comercializado como suspensão oral e comprimidos de 500 mg e 750 mg; a dose preconizada para adultos é de 750 mg. Outro medicamento de uso comum é o levamisol, em dose única de 2,5 mg/kg de peso. Em geral, utilizam-se 150 mg para o tratamento de adultos e 80 mg para o tratamento de crianças. Esse esquema é altamente eficaz contra *Ascaris*, mas não contra *Trichuris* (20% de cura) e ancilostomídeos (10% de cura) (Moser et al., 2017).

A *ivermectina* é um anti-helmíntico de amplo espectro descoberto na década de 1970, por Satoshi Omura e William C. Campbell. Omura, um microbiologista e químico orgânico do Instituto Kitasato de Tóquio, estava à procura de novos compostos antimicrobianos produzidos por microrganismos presentes no solo. Em 1971, Omura iniciou uma colaboração com os laboratórios Merck, em Nova Jersey, para testar o efeito, contra diferentes helmintos, de agentes isolados em cultura a partir de amostras de solo que ele havia trazido do Japão. Uma dessas culturas, obtida a partir do solo de um campo de golfe próximo de Tóquio, mostrou-se particularmente eficaz. Omura identificou a bactéria presente nessa cultura, *Streptomyces avermectinius*; o princípio ativo isolado a partir dela pelo grupo de Campbell foi denominado *avermectina*. A molécula original foi modificada pelo grupo de Campbell para aumentar sua eficácia contra os helmintos de interesse médico e veterinário, dando origem à ivermectina. Omura e Campbell receberam o Prêmio Nobel de Fisiologia e Medicina de 2015 por essa descoberta. Utilizada nos programas de controle da filariose linfática e da oncocercose (ver Capítulo 15, *As Filárias e as Filarioses*), a ivermectina é altamente eficaz contra *Ascaris* e *Strongyloides* e moderadamente eficaz contra *Trichuris*. Um estudo no Equador mostrou, no entanto, um impacto significativo de doses semestrais de ivermectina (como parte do programa de controle de oncocercose) na prevalência e na intensidade de infecção por *Trichuris*, mas não por *Ascaris* (Moncayo et al., 2008). A ivermectina é o medicamento de escolha contra *Strongyloides*, tanto nas infecções não complicadas como na hiperinfecção.

Os casos de obstrução intestinal por *Ascaris* exigem uma abordagem terapêutica distinta, que consiste no uso de *sais de piperazina* no lugar de derivados imidazólicos. Utiliza-se o hexaidrato de piperazina na dose de 50 mg/kg, sem exceder 3 g, em conjunto com 50 mℓ de óleo mineral, para facilitar a eliminação do helminto. Podem ser necessárias intervenções cirúrgicas para a remoção de alças intestinais obstruídas.

Prevenção e controle

As infecções pelos principais nematódeos intestinais, com exceção da enterobíase, são doenças da pobreza, que afetam predominantemente indivíduos e comunidades desprovidos de acesso à água potável e ao saneamento ambiental. Essas infecções têm em comum a necessidade de exposição dos hospedeiros à água, ao solo ou a alimentos contaminados com fezes humanas para sua transmissão. No Brasil, a prevalência de infecção por *Ascaris*, *Trichuris* e ancilostomídeos na população geral situa-se em torno de 14%, 10% e 12%, respectivamente (Chammartin et al., 2013). As principais intervenções para a prevenção das infecções por geo-helmintos baseiam-se no tratamento dos indivíduos infectados ou expostos e na melhoria do acesso à água tratada (***water***), ao saneamento ambiental (***sanitation***) e às medidas de higiene pessoal (***hygiene***), que compõem a chamada *estratégia WASH* (Campbell et al., 2016). O suprimento de água tratada e o acesso ao saneamento ambiental, por exemplo, têm grande impacto na transmissão dos geo-helmintos em geral e de *Ascaris* e *Trichuris* em particular (Strunz et al., 2014). Trata-se de políticas de saúde pública a serem implementadas com base em políticas governamentais de médio e longo prazo. O Japão, a Coreia do Sul e o sul dos EUA são frequentemente mencionados como exemplos de sucesso da estratégia WASH. O uso regular de sabonete e o hábito de lavar as mãos após as evacuações e antes das refeições são medidas de higiene com excelente efeito contra os geo-helmintos, assim como o uso regular de calçados reduz o risco de ancilostomíase (Strunz et al., 2014). A implementação de tais medidas depende de *campanhas de educação em saúde* bem planejadas e de amplo alcance. Enfatiza-se, entretanto, a necessidade de combinar os componentes da estratégia WASH com o tratamento de indivíduos expostos ou infectados para obter resultados sustentáveis a longo prazo; não há uma única medida individual com eficácia universal e duradoura.

Embora a busca de potenciais *vacinas* contra nematódeos tenha resultado em alguns candidatos promissores (Harris, 2011), especialmente contra os ancilostomídeos, não há perspectiva de uso, a curto prazo, de estratégias de imunização para o controle dessas infecções. O primeiro protótipo vacinal contra a ancilostomíase avaliado em seres humanos baseava-se na proteína ASP-2 (do inglês, *Ancylostoma secreted protein*-2), um dos diversos antígenos secretados pelos estágios infectantes, larvas filarioides de *N. americanus*. A vacina, entretanto, induziu urticária em boa parte dos indivíduos experimentalmente imunizados, motivo pelo qual os testes em seres humanos foram interrompidos. A nova geração de vacinas contra ancilostomídeos tem como alvo a APR-1, uma aspartato-protease envolvida na digestão de hemoglobina pelo verme adulto (Loukas et al., 2016).

O tratamento dos indivíduos com infecção confirmada laboratorialmente ou de indivíduos expostos ao risco de infecção tem como principal objetivo *reduzir a morbidade* ao diminuir as cargas parasitárias médias, a despeito do risco de reinfecção. Para lidar com as reinfecções, o tratamento é geralmente *repetido a intervalos regulares*. Existem diversas experiências históricas bem-sucedidas de controle da transmissão de nematódeos intestinais em populações humanas com a *administração periódica de anti-helmínticos em larga escala* (Albonico et al., 1999). Quando o tratamento de todos os indivíduos de uma comunidade, independentemente de faixa etária, sexo ou confirmação laboratorial da infecção (*tratamento universal*), não é um objetivo factível, podem ser usadas estratégias de *tratamento direcionado* aos segmentos da população mais expostos, que supostamente albergam as maiores cargas parasitárias, ou ainda o *tratamento seletivo* de indivíduos com infecção confirmada ou presumida. As populações-alvo do tratamento direcionado são, em geral, *escolares* – o benefício do tratamento em massa de gestantes em áreas de alta endemicidade ainda não está completamente demonstrado (Campbell et al., 2016). Os principais anti-helmínticos usados em intervenções de saúde pública são os derivados imidazólicos albendazol (dose única de 400 mg, reduzida para 200 mg em crianças com idade entre 1 e 2 anos) e mebendazol (dose única de 500 mg), embora o levamisol e o pamoato de pirantel também possam ser úteis. Em áreas de alta transmissão, a reinfecção tende a ocorrer rapidamente, especialmente para *Ascaris* e *Trichuris*; sem retratamento, a prevalência de infecção alcança níveis pré-tratamento em 12 meses. A taxa de reinfecção, no entanto, é bem menor em relação aos ancilostomídeos (Jia et al., 2012). Diante do risco de reinfecção, a OMS recomenda repetir o tratamento em larga escala, a cada 4 ou 6 meses, em áreas de alta transmissão (prevalência de infecção acima de 70% e mais de 10% de infecções com cargas parasitárias moderadas e altas) e, a cada 12 meses, em áreas com transmissão menos intensa (prevalência de infecção de 40 a 60% e menos de 10% de infecções com cargas parasitárias moderadas e altas).

A maior parte dos dados existentes refere-se ao *tratamento em massa de escolares*, que constituem uma população de fácil acesso (o tratamento pode ser administrado na própria escola, pelos professores previamente treinados) e que geralmente representam uma fonte de infecção importante para a comunidade. Em áreas de alto risco (prevalência de infecção entre escolares > 50%), recomenda-se, no Brasil (seguindo as diretrizes da OMS), o *tratamento semestral*; em áreas de risco intermediário (prevalência de infecção entre escolares de 20 a 50%), recomenda-se o *tratamento anual*; finalmente, em áreas de baixo risco (prevalência de infecção entre escolares < 20%), recomenda-se o tratamento somente com a *confirmação laboratorial* de infecção (Brasil, 2018). A Figura 13.22 ilustra o efeito do tratamento periódico de escolares de Montserrat, uma ilha do Caribe, na prevalência de *A. lumbricoides* e *T. trichiura*. Observa-se grande redução de prevalência *não somente na população-alvo*, mas também *entre os adultos não tratados*, pois a população de escolares representa uma importante *fonte de infecção* para os demais membros da comunidade. Esse é um aspecto frequentemente negligenciado na discussão de estratégias de tratamento direcionado: quando adequadamente implementadas, essas estratégias têm enorme impacto em toda a comunidade, ainda que a intervenção seja restrita a um segmento da população mais exposto à infecção, mais suscetível às altas cargas parasitárias e mais acessível para tratamento em massa. Portanto, o tratamento direcionado representa uma alternativa muito atraente em termos de custo-efetividade.

O principal obstáculo ao sucesso dos programas de controle baseados em quimioterapia periódica reside em sua sustentabilidade a longo prazo, especialmente se não forem criadas, com base na melhoria das condições de saneamento, condições ambientais menos propícias à transmissão dos helmintos (Albonico et al., 1999).

Um estudo recente no Nordeste brasileiro revelou o impacto de uma intervenção de saneamento básico em larga escala na prevalência de infecções por parasitos intestinais em crianças de até 3 anos de idade. A intervenção, conhecida como *Programa Bahia Azul*, tinha como objetivo conectar cerca de 300.000 domicílios da área urbana de Salvador à rede pública

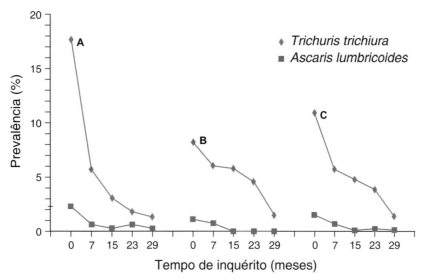

FIGURA 13.22 Efeito do tratamento em massa de pré-escolares e escolares (idade entre 2 e 12 anos) na prevalência de *Trichuris trichiura* e *Ascaris lumbricoides* em habitantes da ilha de Montserrat. **A.** Faixa etária que recebeu tratamento. **B.** Adultos não tratados. **C.** Toda a população. Adaptada de Bundy, 1995.

de tratamento de esgoto, aumentando a cobertura da rede de 26% em 1996 para 80% ao longo dos 8 anos subsequentes. Não foi implementada, de modo simultâneo, nenhuma nova política de diagnóstico e tratamento de infecções parasitárias na população-alvo da intervenção. Entre 1997 e 2003, a prevalência de infecção por *Ascaris*, *Trichuris* e *Giardia* em crianças da cidade foi reduzida em 50 a 70% (Barreto et al., 2010).

As medidas de *educação em saúde* são essenciais para assegurar a aderência de populações a intervenções e alterar comportamentos, especialmente aqueles relativos à *higiene pessoal*, que coloquem indivíduos e comunidades sob risco de infecção. É crucial, por outro lado, que as campanhas de educação em saúde não estigmatizem os indivíduos expostos a maior risco – geralmente aqueles de baixa renda e baixa escolaridade, que vivem em áreas rurais remotas ou em favelas urbanas –, que supostamente não adotam hábitos de higiene adequados à manutenção de sua saúde. Os principais alvos dos geo-helmintos, em termos de prevalência e morbidade, especialmente as crianças pré-escolares e escolares, não estão nessa posição por vontade própria; são vítimas de um processo de exclusão social que lhes nega acesso à água tratada, ao saneamento básico e à educação, itens básicos de qualquer política pública na área de saúde. Portanto, a *promoção da higiene pessoal*, um dos objetivos de campanhas de saúde pública contra os geo-helmintos, deve vir acompanhada de medidas de *promoção da cidadania e da saúde* em geral.

PARASITOLOGIA EM FOCO

Nematódeos intestinais em populações humanas | Uma distribuição desigual

Os nematódeos intestinais tendem a distribuir-se na população de hospedeiros de modo extremamente heterogêneo: em geral, uma pequena proporção de hospedeiros (cerca de 20%) alberga a maior parte (cerca de 80%) dos helmintos presentes na população, enquanto a maioria dos hospedeiros está isenta de infecções ou apresenta cargas parasitárias baixas (ver Capítulo 1, *Introdução à Parasitologia*). A Figura 13.23 apresenta um exemplo de distribuição heterogênea do número de exemplares adultos de *Ascaris lumbricoides* e *Trichuris trichiura*, estimados por contagem de ovos eliminados nas fezes, em uma população brasileira. Em geral, a frequência de vermes albergados por hospedeiro segue uma distribuição superdispersa (com variância maior que a média), bem descrita por uma função binomial negativa (Crofton, 1971). Quando se comparam diferentes comunidades, observa-se que a carga parasitária média relaciona-se positivamente, mas não de modo linear, com a prevalência de infecção pelo parasito em questão. A Figura 13.24 ilustra esse fenômeno em relação a *A. lumbricoides*. Portanto, quanto maior a prevalência de infecção em uma comunidade, maior será a carga parasitária média encontrada em seus habitantes, até alcançar-se um platô em torno de 85% de prevalência.

O padrão heterogêneo de distribuição de nematódeos intestinais em hospedeiros de uma mesma população vem sendo descrito em relação a diversos outros parasitos, e parece consistir em um fenômeno característico do parasitismo em geral (Crofton, 1971; ver Capítulo 1). Diversos fatores, em geral divididos entre aqueles que afetam a *exposição* e a *suscetibilidade* aos helmintos, podem gerar essa agregação: (i) diferenças de comportamento dos hospedeiros e na distribuição espacial dos estágios infectantes dos parasitos (que favoreçam ou não a aquisição de infecção por alguns hospedeiros em particular); (ii) diferenças de suscetibilidade natural (p. ex., genética) às infecções; e (iii) diferenças de aquisição de imunidade contra a infecção (Holland, 2009). Estima-se que a *variabilidade genética* explique 21 a 44% da variação de carga parasitária entre indivíduos de uma mesma população; os *fatores ambientais* explicariam somente 3 a 14% da variação (Quinnel, 2003).

Como a maioria dos nematódeos intestinais humanos não se multiplica no organismo do hospedeiro, a quantidade de vermes adultos albergados é diretamente proporcional à quantidade de estágios infectantes (ovos ou larvas) adquiridos. Geralmente, as maiores cargas parasitárias são encontradas entre pré-escolares e escolares, que são, portanto, os alvos preferenciais de estratégias de tratamento direcionado. Uma exceção reside nas infecções por ancilostomídeos, em que as prevalências e cargas parasitárias tendem a crescer com a idade, alcançando um platô entre adultos com cerca de 40 anos de idade (Figura 13.25).

PARASITOLOGIA EM FOCO (continuação)

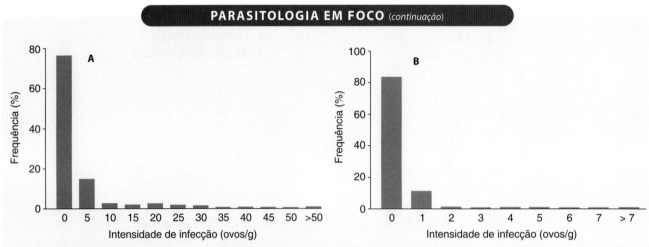

FIGURA 13.23 Distribuição de indivíduos segundo classes de contagens de ovos (estimativa indireta de carga parasitária) de *Ascaris lumbricoides* (A) e *Trichuris trichiura* (B) eliminados nas fezes por moradores de uma favela de São Paulo. Ambas as distribuições são claramente agregadas: poucos indivíduos albergam altas cargas parasitárias, enquanto a maioria dos indivíduos está livre de infecção ou apresenta baixas contagens de ovos. Adaptada de Ferreira et al., 1994.

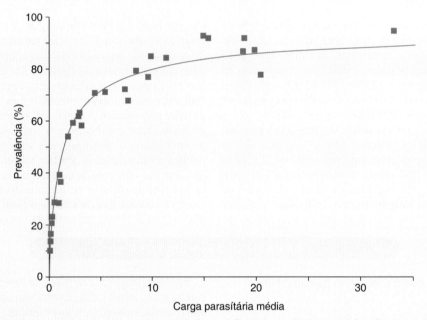

FIGURA 13.24 Relação não linear entre prevalência e intensidade de infecção por *Ascaris lumbricoides*. As cargas parasitárias foram estimadas mediante a contagem de vermes adultos expulsos após o tratamento, e são expressas como número médio de helmintos recuperados. Adaptada de Bundy, 1995.

Há evidências epidemiológicas que sugerem que os indivíduos com maiores cargas parasitárias em uma comunidade, quando tratados, tendem a se reinfectar mais rapidamente e a readquirir altas cargas parasitárias. Ou seja, existe uma forte correlação positiva entre as cargas parasitárias observadas antes do tratamento e aquelas observadas meses após o tratamento, em consequência de reinfecção. A Figura 13.26 ilustra esse fenômeno em relação a *A. lumbricoides* e *T. trichiura*.

A distribuição agregada dos parasitos na população de hospedeiros tem pelo menos duas consequências práticas. Em primeiro lugar, uma pequena quantidade de hospedeiros, muitas vezes referidos como *wormy persons* (Guyatt; Bundy, 1990), é potencialmente sujeita aos quadros clínicos de maior gravidade, por albergarem as maiores cargas parasitárias. Além disso, o pequeno número de hospedeiros com maiores cargas parasitárias, por abrigar a maior parte dos helmintos presentes na população, é também responsável por grande parte da contaminação ambiental (eliminação de formas infectantes pelas fezes) e, portanto, pela manutenção da transmissão do parasito na comunidade. São, assim, a principal fonte de infecção para a comunidade. Se a predisposição às infecções mais intensas for uma característica constante de alguns indivíduos, em função de suas particularidades comportamentais, genéticas ou imunológicas, a identificação e o tratamento periódico desses indivíduos é uma etapa importante dos programas de controle de helmintos em comunidades (Bundy, 1995). Por isso, enfatiza-se a necessidade de usar técnicas diagnósticas que possibilitem a quantificação de cargas parasitárias (ver Capítulo 20), como o método simples e prático conhecido como *Kato-Katz* e suas variantes, em estudos epidemiológicos e programas de controle de nematódeos intestinais em populações humanas.

CAPÍTULO 13 ▪ Os Nematódeos Intestinais

PARASITOLOGIA EM FOCO (continuação)

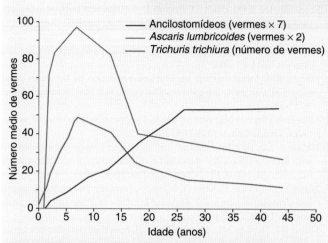

FIGURA 13.25 Distribuição etária típica das intensidades de infecção por *Ascaris lumbricoides*, *Trichuris trichiura* e ancilostomídeos, estimadas com base na contagem de vermes eliminados nas fezes após o tratamento. Adaptada de Bundy, 1995.

Referências bibliográficas

Anderson RM. Epidemiology. In: Cox FEG (Ed.). Modern parasitology. 2. ed. Oxford: Blackwell, 1993. p.75-116.

Bundy DAP. Epidemiology and transmission of intestinal helminths. In: Farthing MJC, Keusch GT, Wakelin D. Enteric Infections 2. Intestinal Helminths. Londres: Chapman and Hall, 1995. p.5-24.

Crofton HD. The quantitative approach to parasitism. Parasitology. 1971;62:179-93.

Ferreira CS, Ferreira MU, Nogueira CS. The prevalence of infection by intestinal parasites in an urban slum in São Paulo, Brazil. J Trop Med Hyg. 1994;97:121-7.

Guyatt HL, Bundy DA. Are wormy people parasite prone or just unlucky? Parasitol Today. 1990;6:282-3.

Holland CV. Predisposition to ascariasis: Patterns, mechanisms and implications. Parasitology. 2009;136:1537-47.

Quinnel RJ. Genetics of susceptibility to human helminth infection. Int J Parasitol. 2003;33:1219-31.

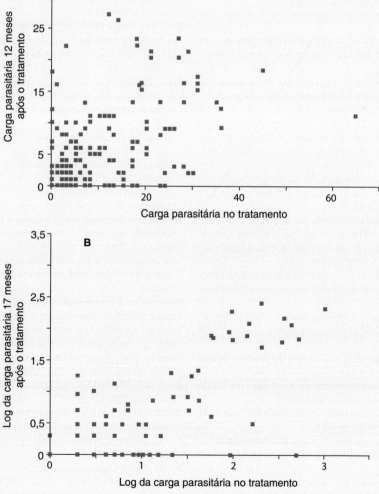

FIGURA 13.26 Exemplos de correlação positiva entre as cargas parasitárias de *Ascaris lumbricoides* (**A**) e *Trichuris trichiura* (**B**) antes e depois do tratamento. As cargas parasitárias foram estimadas mediante a contagem de vermes adultos expulsos após o tratamento. Adaptada de Anderson, 1993.

Referências bibliográficas

Albonico M, Crompton DW, Savioli L. Control strategies for human intestinal nematode infections. Adv Parasitol. 1999;42:277-341.

Anderson TJ. *Ascaris* infections in humans from North America: Molecular evidence for cross-infection. Parasitology. 1995;110:215-9.

Araujo A, Reinhard KJ, Ferreira LF et al. Parasites as probes for prehistoric human migrations? Trends Parasitol. 2008;24:112-5.

Barreto ML, Genser B, Strina A et al. Impact of a citywide sanitation program in Northeast Brazil on intestinal parasites infection in young children. Environ Health Perspect. 2010;118:1637-42.

Bergquist R, Johansen MV, Utzinger J. Diagnostic dilemmas in helminthology: What tools to use and when? Trends Parasitol. 2009;25:151-6.

Bethony J, Brooker S, Albonico M et al. Soil-transmitted helminth infections: Ascariasis, trichuriasis and hookworm. Lancet. 2006;367:1521-32.

Blaxter M, Koutsovoulos G. The evolution of parasitism in Nematoda. Parasitology. 2015;142(Suppl 1):S26-39.

Brasil. Ministério da Saúde, Secretaria de Vigilância em Saúde, Departamento de Vigilância das Doenças Transmissíveis. Guia Prático para o Controle das Geo-helmintíases. Brasília: Ministério da Saúde, 2018. p.33.

Brooker S. Estimating the global distribution and disease burden of intestinal nematode infections: Adding up the numbers – A review. Int J Parasitol. 2010;40:1137-44.

Bundy DAP. Epidemiology and transmission of intestinal helminths. In: Farthing MJC, Keusch GT, Wakelin D. Enteric Infections 2. Intestinal Helminths. London: Chapman and Hall, 1995. p.5-24.

Bundy DA, Cooper ES. *Trichuris* and trichuriasis in humans. Adv Parasitol. 1989;28:107-73.

Bush AO, Fernández JC, Esch GW et al. Parasitism: The diversity and ecology of animal parasites. Cambridge: Cambridge University Press, 2001. p.566.

Chammartin F, Scholte RG, Guimarães LH et al. Soil-transmitted helminth infection in South America: A systematic review and geostatistical meta-analysis. Lancet Infect Dis. 2013;13:507-18.

Chieffi PP, Chiattone CS, Feltrim EN et al. Coinfection by *Strongyloides stercoralis* in blood donors infected with human T-cell leukemia/lymphoma virus type 1 in São Paulo City, Brazil. Mem Inst Oswaldo Cruz. 2000;95:711-2.

Cook GC. *Enterobius vermicularis* infection. In: Farthing MJC, Keusch GT, Wakelin D. Enteric Infections 2. Intestinal Helminths. London: Chapman and Hall, 1995. p.213-23.

Crompton DW. *Ascaris* and ascariasis. Adv Parasitol. 2001;48:285-373.

Gotuzzo E, Terashima A, Alvarez H et al. *Strongyloides stercoralis* hyperinfection associated with human T cell lymphotropic virus type-1 infection in Peru. Am J Trop Med Hyg. 1999;60:146-9.

Guerrant RL, Oriá RB, Moore SR et al. Malnutrition as an enteric infectious disease with long-term effects on child development. Nutr Rev. 2008;66:487-505.

Hall A, Hewitt G, Tuffrey V et al. A review and meta-analysis of the impact of intestinal worms on child growth and nutrition. Matern Child Nutr. 2008;4:118-236.

Harnett MM, Harnett W. Can parasitic worms cure the modern world's ills? Trends Parasitol. 2017;33:694-705.

Harris NL. Advances in helminth immunology: Optimism for future vaccine design? Trends Parasitol. 2011;27:288-93.

Harvey SC, Viney ME. Sex determination in the parasitic nematode *Strongyloides ratti*. Genetics. 2001;158:1527-33.

Jia TW, Melville S, Utzinger J et al. Soil-transmitted helminth reinfection after drug treatment: A systematic review and meta-analysis. PLoS Negl Trop Dis. 2012;6:e1621.

Keiser PB, Nutman TB. *Strongyloides stercoralis* in the immunocompromised population. Clin Microbiol Rev. 2004;17:208-17.

Keiser J, Utzinger J. Efficacy of current drugs against soil-transmitted helminth infections: Systematic review and meta-analysis. JAMA. 2008;299:1937-48.

Leles D, Gardner SL, Reinhard K et al. Are *Ascaris lumbricoides* and *Ascaris suum* a single species? Parasit Vectors. 2012;5:42.

Leonardi-Bee J, Pritchard D, Britton J. Asthma and current intestinal parasite infection: Systematic review and meta-analysis. Am J Respir Crit Care Med. 2006;174:514-23.

Loukas A, Hotez PJ, Diemert D et al. Hookworm infection. Nat Rev Dis Primers. 2016;2:16088.

Maizels RM, Yazdanbakhsh M. Immune regulation by helminth parasites: Cellular and molecular mechanisms. Nat Rev Immunol. 2003; 3:733-44.

Mitreva M, Blaxter ML, Bird DM et al. Comparative genomics of nematodes. Trends Genet. 2005;21:573-81.

Moncayo AL, Vaca M, Amorim L et al. Impact of long-term treatment with ivermectin on the prevalence and intensity of soil-transmitted helminth infections. PLoS Negl Trop Dis. 2008;2:e293.

Moser W, Schindler C, Keiser J. Efficacy of recommended drugs against soil transmitted helminths: Systematic review and network meta-analysis. BMJ. 2017;358:j4307.

Muniz PT, Ferreira MU, Ferreira CS et al. Intestinal parasitic infections in young children in São Paulo, Brazil: Prevalences, temporal trends and associations with physical growth. Ann Trop Med Parasitol. 2002; 96:503-12.

Neva FA, Brown HW. Basic clinical parasitology. 6. ed. Norwalk: Appleton & Lange, 1994.

Nutman TB. Human infection with *Strongyloides stercoralis* and other related *Strongyloides* species. Parasitology. 2017;144:263-73.

Ogawa A, Streit A, Antebi A et al. A conserved endocrine mechanism controls the formation of dauer and infective larvae in nematodes. Curr Biol. 2009;19:67-71.

Paula FM, Costa-Cruz JM. Epidemiological aspects of strongyloidiasis in Brazil. Parasitology. 2011;138:1331-40.

Read AF, Skorping A. The evolution of tissue migration by parasitic nematode larvae. Parasitology. 1995;111:359-71.

Rey L. Parasitologia. 3. ed. Rio de Janeiro: Guanabara Koogan, 2001.

Salgame P, Yap GS, Gause WC. Effect of helminth-induced immunity on infections with microbial pathogens. Nat Immunol. 2013;14: 1118-26.

Stoltzfus RJ, Albonico M, Chwaya HM et al. Hemoquant determination of hookworm-related blood loss and its role in iron deficiency in African children. Am J Trop Med Hyg. 1996;55:399-404.

Strunz EC, Addiss DG, Stocks ME et al. Water, sanitation, hygiene, and soil-transmitted helminth infection: A systematic review and meta-analysis. PLoS Med. 2014;11:e1001620.

Sorobetea D, Svensson-Frey M, Grencis R. Immunity to gastrointestinal nematode infections. Mucosal Immunol. 2018;11:304-15.

Steinman P, Zhou XN, Du ZW et al. Tribendimidine and albendazol for treating soil-transmitted helminths, *Strongyloides stercoralis* and *Taenia* spp.: Open-label randomized trial. PLoS Negl Trop Dis. 2008; 2:e322.

Stephenson LS, Latham MC, Ottesen EA. Malnutrition and parasitic helminth infections. Parasitology. 2000;121:S23-S38.

Traub RJ. *Ancylostoma ceylanicum*, a re-emerging but neglected parasitic zoonosis. Int J Parasitol. 2013;43:1009-15.

Viney M. How can we understand the genomic basis of nematode parasitism? Trends Parasitol. 2017;33:444-52.

Viney ME. The biology and genomics of *Strongyloides*. Med Microbiol Immunol. 2006;195:49-54.

Vadlamudi RS, Chi DS, Krishnaswamy G. Intestinal strongyloidiasis and hyperinfection syndrome. Clin Mol Allergy. 2006;4:8.

Wani I, Rather M, Naikoo G et al. Intestinal ascariasis in children. World J Surg. 2010;34:963-8.

World Health Organization. Prevention and control of schistosomiasis and soil-transmitted infections. WHO Technical Report Series 912. Genebra: World Health Organization, 2002.

Zhang S, Castro GA. Mechanisms of injury. In: Farthing MJC, Keusch GT, Wakelin D. Enteric Infections 2. Intestinal Helminths. London: Chapman and Hall, 1995. p.31-48.

Leitura sugerida

Brasil. Ministério da Saúde, Secretaria de Vigilância em Saúde, Departamento de Vigilância das Doenças Transmissíveis. Guia Prático para o Controle das Geo-helmintíases. Brasília: Ministério da Saúde, 2018. p.33.

Brooker S. Estimating the global distribution and disease burden of intestinal nematode infections: Adding up the numbers – A review. Int J Parasitol. 2010;40:1137-44.

Campbell SJ, Nery SV, McCarthy JS et al. A critical appraisal of control strategies for soil-transmitted helminths. Trends Parasitol. 2016;32:97-107.

Jourdan PM, Lamberton PIIL, Fenwick A et al. Soil-transmitted helminth infections. Lancet. 2018;391:252-65.

Loukas A, Hotez PJ, Diemert D et al. Hookworm infection. Nat Rev Dis Primers. 2016;2:16088.

Moser W, Schindler C, Keiser J. Efficacy of recommended drugs against soil transmitted helminths: Systematic review and network meta-analysis. BMJ. 2017;358:j4307.

14 Larva migrans Visceral e Cutânea

Guita Rubinsky Elefant ▪ Marcelo Urbano Ferreira

Introdução

Certos nematódeos de animais domésticos são capazes de infectar o ser humano sem completar seu desenvolvimento nesse hospedeiro anômalo. As situações mais comuns são aquelas conhecidas como *larva migrans*, em que larvas de nematódeos intestinais que parasitam outros animais migram por diferentes tecidos humanos. Os parasitos não chegam ao intestino nem se desenvolvem até se tornarem vermes adultos no ser humano, mas podem produzir alterações locais e sistêmicas. Este capítulo compreende as síndromes conhecidas como *larva migrans* visceral e *larva migrans* cutânea, produzidas por diferentes espécies de nematódeos de cães e gatos.

Toxocara e a *larva migrans* visceral

O termo *larva migrans visceral* descreve a persistência, por longos períodos de tempo, de larvas de helmintos em hospedeiros acidentais e sua migração por diferentes órgãos (Beaver, 1969). Embora diversos helmintos de animais, como *Baylisascaris procyonis*, *Gnathostoma spinigerum* e *Ancylostoma caninum*, possam raramente causar *larva migrans* visceral humana, os principais agentes etiológicos são os ascarídeos de cães e gatos pertencentes ao gênero *Toxocara*. Na toxocaríase humana, uma zoonose de ampla distribuição mundial, a infecção decorre da ingestão de ovos embrionados contendo larvas de terceiro estágio (L_3) de *Toxocara canis* ou *Toxocara cati*, parasitos de cães e gatos, respectivamente. Como o parasito não completa seu ciclo até se tornar verme adulto, as larvas migram por diferentes tecidos durante vários meses, até a sua morte. Na década de 1950, foram observadas, pela primeira vez, larvas de nematódeos em olhos que haviam sido enucleados por suspeita de retinoblastoma (Wilder, 1950) e em biopsias hepáticas de crianças com sintomas pulmonares, hepatomegalia e eosinofilia crônica (Beaver et al., 1952). Essas larvas foram, posteriormente, reconhecidas como estágios imaturos de nematódeos ascarídeos do gênero *Toxocara* (Nichols, 1956).

Aspectos biológicos de *Toxocara canis* e *T. cati*

O gênero *Toxocara* pertence à ordem Ascaridida, superfamília Ascaridoidea e família Toxocaridae (Nadler, 1992). O genoma de *T. canis*, com 317 milhões de pares de bases, compreende quase 18.600 genes, dos quais 78% foram anotados. Entre eles, encontram-se 870 sequências que codificam *proteínas de excreção e secreção*, incluindo proteases, moléculas de adesão celular e lectinas, potencialmente envolvidas na interação com os hospedeiros (Gasser et al., 2016).

Toxocara canis e *T. cati* são parasitos intestinais comuns de cães e gatos, mas outras espécies do gênero *Toxocara* são encontradas em outros animais, como raposa, guepardo, tigre e diversos roedores (Kerr-Muir, 1994). Das 24 espécies desse gênero descritas, as mais recentemente caracterizadas são *T. lyncis*, encontrada em linces na Somália, e *T. malaysiensis*, encontrada em gatos domésticos na Malásia (Macchioni, 1999; Gibbons et al., 2001; Rodríguez et al., 2006). A importância de *T. canis* na etiologia da *larva migrans* visceral humana deve-se, entre outros fatores, à alta prevalência de parasitismo de cães jovens, à resistência de seus ovos, mesmo quando expostos a ambientes hostis, e às peculiaridades do seu ciclo biológico, como o padrão de migração larvária e a sua persistência em tecidos.

O macho adulto de *T. canis* mede entre 4 e 6 cm de comprimento; a fêmea, geralmente maior, chega a 6 a 10 cm. *Toxocara canis* e *T. cati* podem ser diferenciados pelas asas cefálicas na extremidade anterior do verme adulto, estreitas em *T. canis* e largas em *T. cati* (Figura 14.1). As larvas L_3 (*larvas filarioides*) têm diâmetro entre 0,015 e 0,021 mm, com comprimento aproximado de 0,4 mm. Os ovos têm 85 μm de diâmetro (Rodríguez et al., 2006) (Figura 14.2). Como em outros ascarídeos, os ovos eliminados pelos hospedeiros

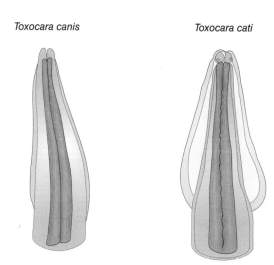

FIGURA 14.1 Aspectos morfológicos diferenciais de exemplares adultos de *Toxocara canis* e *T. cati*. Observe que as espécies podem ser diferenciadas pelas asas cefálicas na extremidade anterior do verme adulto, estreitas em *T. canis* e largas em *T. cati*.

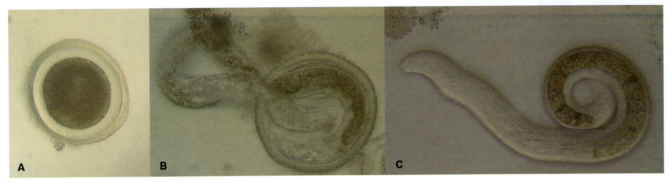

FIGURA 14.2 Características morfológicas de estágios imaturos de *Toxocara canis*. Ovo recém-eliminado nas fezes de cão (**A**), eclosão de larva filarioide a partir do ovo (**B**) e larva filarioide (**C**). Fotografias de Guita Rubinsky Elefant.

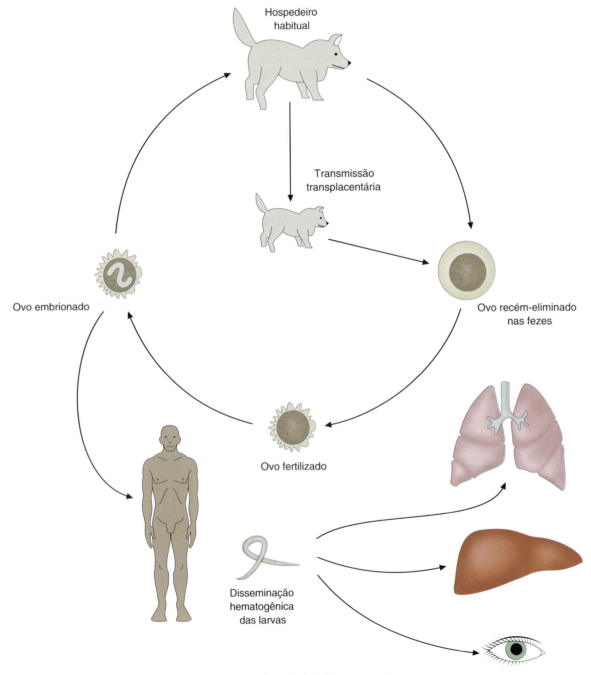

FIGURA 14.3 Ciclo vital de *Toxocara canis*.

habituais tornam-se infectantes dentro de algumas semanas, período em que as larvas, em seu interior, sofrem duas mudas. Portanto, o ovo com larvas L₃ é a forma infectante (Bruñaská et al., 1995). A diferenciação morfológica dos ovos de *T. canis* e *T. cati* requer exame detalhado com microscopias óptica e eletrônica de varredura (Uga et al., 2000).

O cão e outros canídeos são os hospedeiros definitivos do *T. canis* (Figura 14.3). Infectam-se por diferentes mecanismos: (i) ingestão de ovos infectantes; (ii) ingestão de larvas em tecidos de hospedeiros paratênicos, como roedores e aves; e (iii) migração transplacentária ou transmamária de larvas. Durante o terço final da gestação, larvas em latência ou *hipobiose* existentes nos tecidos de cadelas gestantes podem ativar-se, provavelmente por alterações hormonais, alcançando o fígado dos fetos através da placenta. Os filhotes nascem com as larvas nos pulmões e, a partir da segunda semana de vida, os parasitos adultos estão aptos a produzir ovos. A transmissão transmamária de larvas pelo aleitamento materno decorre da ingestão do colostro ou de leite até o 45º dia da lactação, com pico máximo de eliminação de larvas na segunda semana após o parto. Nesse caso, a existência de ovos nas fezes dos filhotes é observada 2 semanas após a ingestão da larva pelo leite. Pode ocorrer, ainda, ingestão de larvas de último estágio ou vermes adultos imaturos presentes em vômito ou fezes dos filhotes infectados, no momento da higienização (Glickman; Schantz, 1981).

Descrevem-se duas rotas de migração larvária em cães: a *somática* e a *traqueal*. A via traqueal ocorre especialmente em cães jovens, com idade inferior a 5 ou 6 meses, resultando na presença de vermes adultos no intestino delgado e na consequente eliminação de ovos no ambiente; 21 dias depois da ingestão dos ovos, as fêmeas adultas de *T. canis* eliminam diariamente até 200.000 ovos, que se tornam infectantes em 2 a 5 semanas, sob condições ambientais adequadas de temperatura e umidade (Schantz, 1989). Os cães mais velhos apresentam a rota somática, com larvas de L₃ encistadas em seus tecidos. Quando os cães adultos ingerem ovos infectantes de *T. canis*, as larvas liberadas no estômago e no intestino penetram na mucosa intestinal, alcançam vasos sanguíneos e linfáticos e chegam ao fígado em um período de 24 a 48 horas. Elas são levadas, pela veia pulmonar, ao coração e subsequentemente distribuídas, pela corrente sanguínea, em diferentes órgãos e tecidos, como pulmões, fígado, rins, músculos esqueléticos e cérebro (Barriga, 1988).

Quando o ser humano ingere ovos embrionados de *T. canis*, as larvas L₃ presentes em seu interior são liberadas, penetram pela mucosa intestinal e caem na corrente sanguínea; são transportadas para diferentes órgãos, como fígado, rins, pulmões, coração, medula óssea, músculos estriados, olhos e cérebro. O homem e outros hospedeiros são *hospedeiros paratênicos* ou de *transporte* (ver Capítulo 1, *Introdução à Parasitologia*), que albergam larvas encistadas durante meses ou anos. Nesses hospedeiros, *T. canis* não se desenvolve até alcançar a forma adulta e, portanto, não produz ovos (Figura 14.3). As larvas tendem a *eliminar seus antígenos de superfície* durante a migração, evitando assim a adesão de eosinófilos à sua superfície, com o desencadeamento de respostas efetoras dependentes de anticorpos. Outro importante mecanismo de evasão imune decorre da *capacidade imunomoduladora* do parasito, mediada por seus antígenos de excreção e secreção, que polarizam a resposta do hospedeiro para um padrão T$_H$2, reduzindo a inflamação local e sistêmica.

O modo de transmissão de *T. cati* é muito similar ao de *T. canis*, com exceção da transferência transplacentária das larvas. As larvas que eclodem dos ovos migram pela traqueia dos gatos e outros felinos e produzem infecção patente em aproximadamente 50 dias. Alternativamente, as larvas passam por migração somática e encistam-se nos tecidos. Vários animais atuam como hospedeiros paratênicos de *T. cati*, como baratas, alguns pássaros, camundongos, ratos e outros roedores. A contribuição relativa de *T. cati* como causa de toxocaríase humana é desconhecida, pois a maioria dos métodos diagnósticos utilizados não distingue infecções por *T. canis* e *T. cati* (Fisher, 2003).

Aspectos clínicos da toxocaríase humana

A toxocaríase humana é primariamente uma *zoonose transmitida pelo solo*. A ingestão de ovos infectantes, presentes no solo e em fômites, é a principal forma de aquisição da infecção. Outros modos de transmissão menos frequentes são a ingestão de vísceras cruas ou malcozidas de hospedeiros paratênicos e a ingestão de ovos presentes no pelo de cães (Wolfe; Wright, 2003; Merigueti et al., 2017). Há um relato de caso de toxocaríase ocular, por provável transmissão vertical, em um recém-nascido prematuro com retinopatia e eosinofilia (Maffrand et al., 2006). Os raros relatos de existência do verme adulto no ser humano podem ser explicados pela ingestão de vermes adultos imaturos que alcançaram a maturidade nesse hospedeiro anômalo (Bisseru et al., 1966).

O *espectro clínico* da toxocaríase humana é amplo; observam-se desde infecções assintomáticas até raros casos graves com acometimento cerebral. A expressão clínica da infecção depende da carga parasitária, da intensidade de exposição a novas infecções, da distribuição das larvas nos tecidos e da intensidade da resposta inflamatória do hospedeiro. Ao migrarem pelos tecidos, as larvas podem ocasionar hemorragia, necrose e inflamação eosinofílica. Podem ser encapsuladas em granulomas, permanecendo viáveis por muitos anos (Magnaval et al., 2001).

Duas síndromes clínicas clássicas são descritas: a *toxocaríase visceral* e a *toxocaríase ocular*. A *toxocaríase visceral clássica* acomete principalmente crianças entre 2 e 7 anos de idade. As manifestações clínicas mais comuns compreendem febre, hepatomegalia, dor abdominal, perda de apetite e manifestações pulmonares, como tosse crônica e sibilos. Manifestações neurológicas (meningite eosinofílica, encefalite, mielite, vasculite cerebral e neurite óptica) e cutâneas (prurido, urticária, eczema e vasculites), bem como miocardites e abscessos hepáticos piogênicos, são ocasionalmente observados. O fígado é o órgão mais frequentemente acometido. Os granulomas hepáticos típicos apresentam células gigantes multinucleadas e células epitelioides em torno de material necrótico amorfo, com eosinófilos e células mononucleares nas camadas externas da lesão.

Em indivíduos com evidência sorológica de infecção, pode-se observar um quadro sistêmico mais brando, a *toxocaríase oculta*. Essa forma clínica da toxocaríase, descrita em crianças, compreende manifestações clínicas relativamente inespecíficas, como febre, cefaleia, distúrbios comportamentais e do sono, tosse, anorexia, hepatomegalia, dor abdominal recorrente, náuseas e vômito, fraqueza generalizada e dor em membros inferiores. Pode ou não haver eosinofilia (Taylor et al., 1987). Em adultos soropositivos, descreve-se uma forma clínica semelhante, a *toxocaríase comum*, que compreende dispneia crônica, fraqueza, eritema cutâneo, prurido e dor abdominal, frequentemente acompanhados de eosinofilia (Glickman et al., 1987).

A *toxocaríase ocular* acomete principalmente crianças, com idade média de 7 anos, e na maioria das vezes é unilateral (Taylor, 2001). A apresentação clínica depende do sítio anatômico acometido e da resposta inflamatória do hospedeiro. Os sinais e sintomas mais comuns são estrabismo, diminuição da visão unilateral e leucocoria. Granulomas retinianos periféricos, no polo anterior, e endoftalmite são as apresentações mais comuns ao exame ocular (Rubinsky-Elefant et al., 2010). A presença de uma faixa ou membrana no humor vítreo, que se estende do polo posterior até uma massa periférica altamente reflexiva, pode ser observada à ultrassonografia ocular, sugerindo o diagnóstico quando há opacificação das lentes do olho. Deve ser realizado diagnóstico diferencial com outras doenças oculares, como retinoblastoma, doença de Coats, toxoplasmose e hiperplasia vítrea (Shields et al., 1991). A carga parasitária pode ser baixa na infecção ocular, com escassa resposta de anticorpos, o que dificulta o diagnóstico sorológico.

Diagnóstico laboratorial da toxocaríase

Por não completar seu ciclo no ser humano, os parasitos pertencentes ao gênero *Toxocara* não eliminam ovos nas fezes desse hospedeiro. O achado de larvas em biopsias ou necropsias torna possível o diagnóstico de certeza, mas é raramente factível; as técnicas imuno-istoquímicas de detecção de antígenos do parasito em granuloma podem auxiliar no diagnóstico (De Brito et al., 1994). Exames radiológicos, como a ultrassonografia, a tomografia computadorizada e a ressonância nuclear magnética, podem auxiliar na localização de lesões granulomatosas em diferentes órgãos. No diagnóstico da toxocaríase ocular, utiliza-se a tomografia de coerência óptica, a angiografia com fluoresceína e a ultrassonografia ou tomografia computadorizada ocular.

A detecção de anticorpos específicos no soro, nos fluidos oculares e no liquor possibilita o diagnóstico da maioria das infecções. O teste imunodiagnóstico de escolha para a detecção de anticorpos IgG é o *imunoensaio enzimático* (ELISA), com o uso de antígenos de excreção e secreção obtidos de larvas L_3 de *T. canis* (De Savigny et al., 1979), com 78% de sensibilidade e 92% de especificidade no diagnóstico da toxocaríase visceral (Glickman et al., 1978). A especificidade do teste pode ser melhorada pela absorção de soros com antígenos de outros parasitos que possam apresentar reatividade cruzada com *Toxocara*, como *Ascaris lumbricoides*, *Ancylostoma duodenale*, *Trichuris trichiura* e *Enterobius vermicularis*, principalmente em países com alta prevalência dessas parasitoses (Lynch et al., 1988). Anticorpos contra frações de baixa massa molecular (24 a 35 kDa), detectados com a técnica de *immunoblotting*, são altamente específicos para a toxocaríase, confirmando resultados positivos no ELISA (Magnaval et al., 1991). Existem ensaios de *immunoblotting* comercialmente disponíveis para o diagnóstico da toxocaríase, com utilidade potencial no diagnóstico inicial e no acompanhamento de pacientes após o tratamento (Rubinsky-Elefant et al., 2011).

Antígenos recombinantes, espécie-específicos, foram descritos para a detecção, por ELISA, de anticorpos IgG (Yamasaki et al., 2000; Mohamad et al., 2009) e anticorpos IgE (Norhaida et al., 2008) por ELISA. Os resultados preliminares são promissores, com sensibilidade e especificidade próximas a 100%, porém esses antígenos ainda não estão disponíveis na rotina diagnóstica. Os anticorpos IgG anti-*Toxocara* persistem por longos períodos (Cypess et al., 1977; Elefant et al., 2006). Larvas viáveis permanecem nos tecidos e liberam antígenos por vários anos. Não se dispõe de métodos para confirmar a morte do parasito após a quimioterapia, o que impõe uma séria limitação aos ensaios clínicos. As reinfecções podem contribuir para a manutenção de níveis elevados de anticorpos IgG. Para distinguir infecções recentes de exposições prévias, os testes de avidez de anticorpos IgG podem ser úteis (Elefant et al., 2006).

Antígenos do parasito podem ser detectados, na corrente sanguínea, mediante o uso de anticorpos monoclonais em ensaios de tipo ELISA "sanduíche". Esses métodos podem ser úteis para quantificar a carga parasitária, especialmente nas infecções recentes, e verificar a eficácia do tratamento anti-helmíntico, mas não estão disponíveis para implementação em rotina diagnóstica (Robertson et al., 1988; Gillespie et al., 1993; Yokoi et al., 2002). A reação em cadeia da polimerase (PCR) possibilita a identificação das diferentes espécies de nematódeos teciduais; vários genes do *T. canis* foram caracterizados como alvo diagnóstico (Maizels et al., 2000; Zhu et al., 2001). Mais recentemente, as regiões ITS (do inglês, *internal transcribed spacer*)-1 e ITS-2 dos genes de RNA ribossômico de *T. canis* tornaram-se os alvos mais utilizados para a confirmação diagnóstica por PCR em amostras de biopsia, lavado brônquico ou líquido cerebrospinal (Ma et al., 2018).

Como os títulos de anticorpos séricos na toxocaríase ocular são inferiores àqueles encontrados na forma visceral (Sharkey; McKay, 1993), o diagnóstico pode ser feito por pesquisa de anticorpos no humor aquoso. A produção intraocular de anticorpos pode ser avaliada com a medida simultânea de anticorpos em amostras de soro e humor aquoso (quando esse tipo de amostras está disponível), possibilitando o cálculo do coeficiente de Goldmann-Witmer. Calcula-se esse coeficiente do seguinte modo: (concentração de anticorpos específicos de classe IgG no humor aquoso/concentração de anticorpos específicos de classe IgG no soro)/(concentração de IgG total no humor aquoso/concentração de IgG total no soro). A produção intraocular de anticorpos específicos é definida por um coeficiente de Goldmann-Witmer superior a 3 (De Visser et al., 2008; Wang et al., 2016).

Tratamento da toxocaríase humana

O tratamento da toxocaríase é geralmente recomendado quando a infecção produz manifestações clínicas e eosinofilia acentuada. O tratamento sintomático visa atenuar o processo inflamatório decorrente da presença da larva e seus metabólitos, com o uso de corticosteroides, anti-histamínicos e broncodilatadores. O tratamento anti-helmíntico tem como objetivo reduzir a carga parasitária tecidual (Abo-Shebada; Herbert, 1984). As substâncias mais utilizadas são dietilcarbamazina, tiabendazol, alguns compostos benzimidazólicos, como albendazol, fenbendazol, oxifenbendazol e mebendazol, e ivermectina (Pawlowski, 2001). O tratamento de escolha é o uso de albendazol (500 mg 2 vezes/dia, durante 5 dias), que parece ser superior ao tiabendazol (50 mg/kg/dia, durante 3 a 7 dias). O tiabendazol, embora não apresente bom efeito larvicida, inibe a migração larvária nos tecidos (Abdel-Hameed, 1984). A dietilcarbamazina é uma alternativa, e a dose utilizada é de 3 a 4 mg/kg/dia, durante 21 dias, iniciando-se o tratamento com 25 mg/dia em adultos, com aumento progressivo da dose (Magnaval, 1995). Na toxocaríase ocular, podem ser utilizados corticosteroides tópicos e sistêmicos, associados ou não a anti-helmínticos. Em alguns casos selecionados, são utilizados cicloplégicos, fotocoagulação e cirurgia.

Prevenção e controle da toxocaríase

A soroprevalência de toxocaríase em diferentes populações varia entre 2% na Dinamarca (Stensvold et al., 2009) e 93% na Ilha da Reunião, no Oceano Índico (Magnaval et al., 1994). A toxocaríase é mais comum em países tropicais e em desenvolvimento, especialmente em populações rurais. As crianças são geralmente mais acometidas. Nos EUA, estima-se atualmente a soroprevalência em 5% a partir dos dados de uma amostra nacional estudada entre 2011 e 2014 (Liu et al., 2018). Na África, a toxocaríase humana é encontrada em todo o continente, com soroprevalência acima de 80% em algumas populações da costa ocidental (Lötsch et al., 2017). No Brasil, a prevalência de anticorpos IgG anti-*Toxocara* observada em estudos de base populacional situa-se entre 10 e 50%. A contaminação ambiental por ovos de *Toxocara* vem sendo amplamente documentada em parques, jardins e tanques de areia de diferentes cidades de clima tropical e temperado (Rubinsky-Elefant et al., 2010).

O tratamento de cães filhotes e cadelas no puerpério é uma das principais medidas para eliminar a fonte de infecção humana. O tratamento deve ser realizado na segunda, quarta, sexta e oitava semanas de vida dos filhotes (Barriga, 1991); a cadela deve receber a primeira dose junto com a ninhada. As próximas doses para os filhotes objetivam a eliminação das larvas transmitidas pela via lactogênica. O fármaco de escolha para o tratamento dos animais com a infecção instalada é o fenbendazol (20 mg/kg), em razão de sua alta margem de segurança. Em cães adultos, a toxocaríase é rara e geralmente está associada a uma doença debilitante. A dose de fenbendazol recomendada nesses casos é de 50 mg/kg (Andrade; Santarém, 2002).

Outras medidas para reduzir a transmissão da toxocaríase são: (i) prevenção da contaminação ambiental por fezes de cães; (ii) controle da população de cães e gatos errantes; e (iii) orientação à população sobre o potencial zoonótico desses nematódeos. A restrição do acesso de animais domésticos a parques, praias ou outros locais de lazer é muito importante (Barriga, 1988). Para evitar a contaminação dos quintais com fezes de cães e gatos, as casas devem ser cercadas. Recomenda-se também lavar bem os vegetais e as frutas, evitar o consumo de carnes cruas ou malpassadas e estimular hábitos de higiene pessoal, como lavar as mãos antes das refeições.

Ancilostomídeos e a *larva migrans* cutânea

Ancylostoma braziliense, parasito de cães e gatos, e *A. caninum*, parasitos de cães, eventualmente causam uma doença humana conhecida como *larva migrans* cutânea. *Ancylostoma ceylanicum*, um parasito de cães e gatos encontrado na Ásia, Austrália e no norte da América do Sul, pode desenvolver-se até tornar-se um verme adulto em seres humanos, passando a habitar o intestino delgado. As larvas filarioides das demais espécies, entretanto, são capazes de penetrar na pele, mas não completam seu ciclo no organismo humano (Figura 14.4).

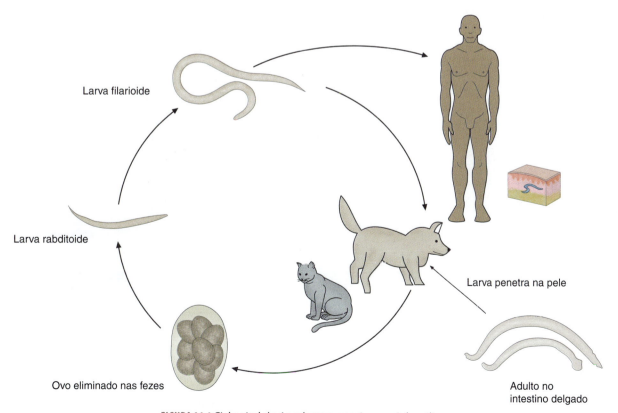

FIGURA 14.4 Ciclo vital de *Ancylostoma caninum* e *A. braziliense*.

A penetração na pele, com a subsequente migração pelo tecido subcutâneo, de larvas filarioides de *A. braziliense* e *A. caninum*, bem como de alguns outros nematódeos não humanos, pode produzir as lesões cutâneas conhecidas com os nomes populares de *bicho geográfico* e *bicho da areia*. As infecções humanas são frequentemente contraídas em praias e outros ambientes contaminados com fezes de cães e gatos infectados. As larvas avançam 2 a 5 cm por dia, pelo tecido subcutâneo, deixando atrás de si um cordão eritematoso saliente, de contorno linear ou sinuoso, e altamente pruriginoso (Figura 14.5). Esse padrão, frequentemente descrito como uma *dermatite serpiginosa*, é tipicamente observado 10 a 15 dias depois da infecção, embora haja descrições de casos com período de incubação de alguns meses (Houchedez; Caumes, 2007). Pode haver a formação de vesículas que lembram herpes-zóster, raramente com foliculite e miosite. O aspecto das lesões é típico, facilitando o diagnóstico. As larvas, que geralmente se encontram entre 1 e 2 cm à frente do cordão eritematoso, morrem e degeneram-se em algumas semanas ou meses, mantendo-se quase sempre restritas ao subcutâneo, incapazes de alcançar vasos sanguíneos e linfáticos e realizar a migração pulmonar. Entretanto, há raros casos documentados de enterite eosinofílica causada por exemplares adultos de *A. caninum* (Landmann; Prociv, 2003). Vermes adultos de *A. caninum* podem ser facilmente diferenciados daqueles das demais espécies de ancilostomídeos encontrados no ser humano com base nas características da cápsula bucal, que contém três pares de dentes pontiagudos (Figura 14.6B e C). A cápsula bucal de *A. braziliense* tem somente um par de dentes ventrais pontiagudos (Figura 14.6A).

O diagnóstico da *larva migrans* cutânea é clínico. As lesões são geralmente observadas em regiões que entram em contato com o solo contaminado – geralmente os pés. O diagnóstico diferencial compreende as dermatites causadas pela migração de larvas de outros nematódeos de animais, como aqueles pertencentes aos gêneros *Gnathostoma*, *Pelodera* e *Uncinaria* ou mesmo a dermatite causada pela penetração cutânea de larvas filarioides de *Strongyloides stercoralis*, conhecida como *larva currens*. O tratamento por via oral é feito com albendazol (400 a 800 mg/dia, durante 3 a 5 dias) ou com ivermectina em dose única (200 µg/kg) (Houchedez; Caumes, 2007). Como alternativa, é possível administrar tiabendazol ou albendazol tópico, geralmente em solução aquosa a 10% (2 a 4 vezes/dia, durante 7 a 10 dias).

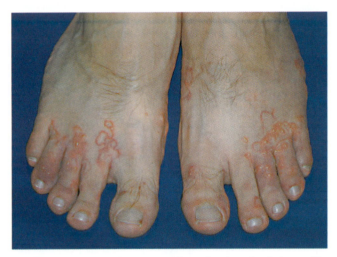

FIGURA 14.5 Lesões cutâneas causadas pela migração de larvas filarioides de ancilostomídeos pelo tecido subcutâneo. Fotografia de Wilfredo González, Universidad de Valparaíso, Chile.

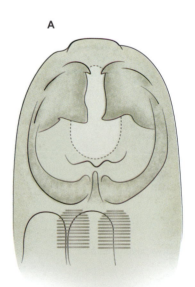
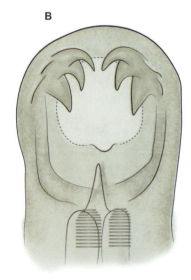
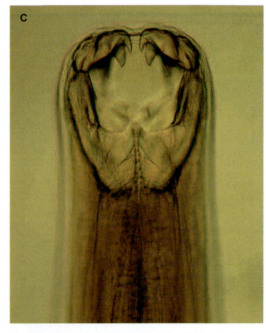

FIGURA 14.6 Cápsula bucal de *Ancylostoma braziliense* (ancilostomídeo de cães e gatos) e *A. caninum* (ancilostomídeo de cães), cujas larvas filarioides podem causar doença cutânea em seres humanos. Observe que a cápsula bucal de *A. braziliense* apresenta um único par de dentes grandes e pontiagudos (**A**), enquanto a de *A. caninum* exibe três pares de dentes ventrais pontiagudos (**B** e **C**). Em **C**, coloração pelo carmim. Fotografia de Marcelo Urbano Ferreira.

PARASITOLOGIA EM FOCO

Toxocaríase, asma brônquica e epilepsia

A sibilância observada em crianças com toxocaríase pode resultar tanto da migração larvária pelo pulmão como da resposta alérgica ao parasito e a seus antígenos. Desde o início da década de 1980, há interesse em determinar se *Toxocara* é capaz de desencadear asma brônquica em populações de países tropicais e temperados (Cooper, 2008). A maioria dos estudos epidemiológicos mostra uma associação positiva entre asma brônquica ou sibilância em crianças e soropositividade para *Toxocara* (Desowitz et al., 1981; Buijs et al., 1994; Ferreira et al., 2007), embora nem todos os dados disponíveis confirmem essa associação (Rubinsky-Elefant et al., 2010). Uma metanálise recente concluiu que as crianças infectadas com *Toxocara* têm maior propensão a desenvolver sintomas respiratórios sugestivos de asma, com necessidade de mais estudos longitudinais para confirmar essa associação (Aghaei et al., 2018). Em modelos experimentais, a infecção por *T. canis* exacerba a inflamação das vias respiratórias em camundongos, possivelmente por induzir respostas imunes de tipo T_H2 contra compostos alergênicos ambientais (Pinelli et al., 2008).

Na toxocaríase, granulomas no cérebro podem desencadear convulsões idiopáticas e epilepsia. Vários estudos epidemiológicos mostram associação positiva entre epilepsia, especialmente de crises parciais, e soropositividade para *Toxocara*, em diferentes populações (Nicoletti et al., 2002; Nicoletti et al., 2007; Nicoletti et al., 2008). Há também evidência de que a toxocaríase possa levar a déficits de memória e a alterações comportamentais em camundongos experimentalmente infectados com *T. canis* e com *T. cati* (Janecek et al., 2017).

Referências bibliográficas

Aghaei S, Riahi SM, Rostami A et al. *Toxocara* spp. infection and risk of childhood asthma: A systematic review and meta-analysis. Acta Trop. 2018;182:298-304.

Buijs J, Borsboom G, van Gemund JJ et al. *Toxocara* seroprevalence in 5-year-old elementary schoolchildren: Relation with allergic asthma. Am J Epidemiol. 1994;140:839-47.

Cooper PJ. *Toxocara canis* infection: An important and neglected environmental risk factor for asthma? Clin Exp Allergy. 2008;38:551-3.

Desowitz RS, Rudoy R, Barnwell JW. Antibodies to canine helminth parasites in asthmatic and nonasthmatic children. Int Arch Allergy Appl Immunol. 1981;65:361-6.

Ferreira MU, Rubinsky-Elefant G, Castro TG et al. Bottle feeding and exposure to *Toxocara* as risk factors for wheezing illness among under-five Amazonian children: A population-based cross-sectional study. J Trop Pediatr. 2007;53:119-24.

Janecek E, Waindok P, Bankstahl M et al. Abnormal neurobehaviour and impaired memory function as a consequence of *Toxocara canis*- as well as *Toxocara cati*-induced neurotoxocarosis. PLoS Negl Trop Dis. 2017;11:e0005594.

Nicoletti A, Bartoloni A, Reggio A et al. Epilepsy, cysticercosis, and toxocariasis: A population-based case-control study in rural Bolivia. Neurology. 2002;58:1256-61.

Nicoletti A, Bartoloni A, Sofia V et al. Epilepsy and toxocariasis: A case-control study in Burundi. Epilepsia. 2007;48:894-9.

Nicoletti A, Sofia V, Mantella A et al. Epilepsy and toxocariasis: A case-control study in Italy. Epilepsia. 2008;49:594-9.

Pinelli E, Brandes S, Dormans J et al. Infection with the roundworm *Toxocara canis* leads to exacerbation of experimental allergic airway inflammation. Clin Exp Allergy. 2008;38:649-58.

Rubinsky-Elefant G, Hirata CE, Yamamoto JH et al. Human toxocariasis: Diagnosis, worldwide seroprevalences and clinical expression of the systemic and ocular forms. Ann Trop Med Parasitol. 2010;104:3-23.

Referências bibliográficas

Abdel-Hameed AA. Effects of benzimidazole antihelmintics on the survival and migratory behaviour of *Toxocara canis* larvae in the mouse. Am J Vet Res. 1984;45:1430-3.

Abo-Shebada MN, Herbert IV. Antihelmintic effect of levamisole, ivermectin, albendazole and fenbendazole on larval *Toxocara canis* infection in mice. Res Vet Sci. 1984;36:87-91.

Andrade SF, Santarém VA. Endoparasiticidas e ectoparasiticidas. In: Andrade SF. Manual de terapêutica veterinária. 2. ed São Paulo: Roca, 2002. p. 437-76.

Barriga OO. Rational control of canine toxocariasis by the veterinary practitioner. J Am Vet Med Assoc. 1991;198:216-21.

Barriga OO. A critical look at the importance, prevalence and control of toxocariasis and the possibilities of immunological control. Vet Parasitol. 1988;29:195-234.

Beaver PC. The nature of visceral larva migrans. J Parasitol. 1969;55:3-12.

Beaver PC, Snyder H, Carrera G et al. Chronic eosinophilia due to visceral larva migrans: Report of three cases. Pediatrics. 1952;9:7-19.

Bisseru B, Woodruff AW, Hutchinson RI. Infection with adult *Toxocara canis*. Br Med J. 1966;1:1583-4.

Brunaská M, Dubinský P, Reiterová K. *Toxocara canis*: Ultrastructural aspects of larval moulting in the maturing eggs. Int J Parasitol. 1995;25:683-90.

Cypess RH, Karal MH, Zedian JL et al. Larva-specific antibodies in patients with visceral larva migrans. J Infect Dis. 1977;135:633-40.

de Brito T, Chieffi PP, Peres BA et al. Immunohistochemical detection of toxocaral antigens in human liver biopsies. Int J Surg Pathol. 1994;2:117-24.

de Savigny DH, Voller A, Woodruff AW. Toxocariasis: Serological diagnosis by enzyme immunoassay. J Clin Pathol. 1979;32:284-8.

de Visser L, Rothova A, de Boer JH et al. Diagnosis of ocular toxocariasis by establishing intraocular antibody production. Am J Ophthalmol. 2008;145:369-74.

Elefant GR, Shimizu SH, Sanchez MC et al. A serological follow-up of toxocariasis patients after chemotherapy based on the detection of IgG, IgA, and IgE antibodies by enzyme-linked immunosorbent assay. J Clin Lab Anal. 2006;20:164-72.

Fisher M. *Toxocara cati*: An underestimated zoonotic agent. Trends Parasitol. 2003;19:167-70.

Gasser RB, Korhonen PK, Zhu XQ et al. Harnessing the *Toxocara* genome to underpin toxocariasis research and new interventions. Adv Parasitol. 2016;91:87-110.

Gibbons LM, Jacobs DE, Sani RA. *Toxocara malaysiensis* n. sp. (Nematoda; Ascaridoidea) from the domestic cat (*Felis catus*, Linnaeus, 1758). J Parasitol. 2001;87:660-5.

Gillespie SH, Bidwell D, Voller A et al. Diagnosis of human toxocariasis by antigen capture enzyme linked immunosorbent assay. J Clin Pathol. 1993;46:551-4.

Glickman LT, Magnaval JF, Domanski LM et al. Visceral larva migrans in French adults: A new disease syndrome? Am J Epidemiol. 1987;125:1019-34.

Glickman LT, Schantz PM. Epidemiology and pathogenesis of zoonotic toxocariasis. Epidemiol Rev. 1981;3:230-50.

Glickman LT, Schantz PM, Dombroske R et al. Evaluation of serodiagnostic tests for visceral larva migrans. Am J Trop Med Hyg. 1978;27:492-8.

Houchedez P, Caumes E. Hookworm-related cutaneous larva migrans. J Travel Med. 2007;14:326-33.

Kerr-Muir MG. *Toxocara canis* and human health. Br Med J. 1994;309:5-6.

Landmann JK, Prociv P. Experimental human infection with the dog hookworm, *Ancylostoma caninum*. Med J Aust. 2003;178:69-71.

Liu EW, Chastain HM, Shin SH et al. Seroprevalence of antibodies to *Toxocara* species in the United States and associated risk factors, 2011-2014. Clin Infect Dis. 2018;66:206-12.

Lötsch F, Vingerling R, Spijker R et al. Toxocariasis in humans in Africa: A systematic review. Travel Med Infect Dis. 2017;20:15-25.

Lynch NR, Wilkes LK, Hodgen AN et al. Specificity of *Toxocara* ELISA in tropical populations. Parasite Immunol. 1988;10:323-37.

Ma G, Holland CV, Wang T et al. Human toxocariasis. Lancet Infect Dis. 2018;18:e14-e24.

Macchioni G. A new species, *Toxocara lyncis*, in the caracal (*Lynx caracal*). Parassitologia. 1999;41:529-32.

Maffrand R, Ávila-Vázquez M, Princich D et al. Toxocariasis ocular congénita en un recién nacido prematuro. An Pediatr (Barc). 2006;64:599-600.

Magnaval JF. Comparative efficacy of diethylcarbamazine and mebendazole for the treatment of human toxocariasis. Parasitology. 1995;110:529-33.

Magnaval JF, Fabre R, Maurières P et al. Application of the *Western blotting* procedure for the immunodiagnosis of human toxocariasis. Parasitol Res. 1991;77:697-702.

Magnaval JF, Glickman LT, Dorchies P et al. Highlights of human toxocariasis. Korean J Parasitol. 2001;39:1-11.

Magnaval JF, Michault A, Calon N et al. Epidemiology of human toxocariasis in La Réunion. Trans R Soc Trop Med Hyg. 1994;88:531-3.

Maizels RM, Tetteh KK, Loukas A. *Toxocara canis*: Genes expressed by the arrested infective larval stage of a parasitic nematode. Int J Parasitol. 2000;30:495-508.

Merigueti YF, Santarém VA, Ramires LM et al. Protective and risk factors associated with the presence of *Toxocara* spp. eggs in dog hair. Vet Parasitol. 2017;244:39-43.

Mohamad S, Che Azmi N, Noordin R. Development and evaluation of a sensitive and specific assay for diagnosis of human toxocariasis by use of three recombinant antigens (TES-26, TES-30USM, and TES-120). J Clin Microbiol. 2009;47:1712-7.

Nadler SA. Phylogeny of some ascaridoid nematodes, inferred from comparison of 18S and 28S rRNA sequences. Mol Biol Evol. 1992;9:932-44.

Nichols RL. The etiology of visceral *larva migrans*. I. Diagnostic morphology of infective second-stage *Toxocara larvae*. J Parasitol. 1956;42:349-62.

Norhaida A, Suharni M, Liza Sharmini AT et al. rTES-30USM: Cloning via assembly PCR, expression, and evaluation of usefulness in the detection of toxocariasis. Ann Trop Med Parasitol. 2008;102:151-60.

Pawlowski Z. Toxocariasis in humans: Clinical expression and treatment dilemma. J Helminthol. 2001;75:299-305.

Robertson BD, Burkot TR, Gillespie SH et al. Detection of circulating parasite antigen and specific antibody in *Toxocara canis* infections. Clin Exp Immunol. 1988;74:236-41.

Rodríguez PF, Ripio BD, Alberto EB et al. *Toxocara canis* y síndrome larva migrans visceralis. Rev Electr Vet. 2006;2:1-42.

Rubinsky-Elefant G, Hirata CE, Yamamoto JH et al. Human toxocariasis: Diagnosis, worldwide seroprevalences and clinical expression of the systemic and ocular forms. Ann Trop Med Parasitol. 2010;104: 3-23.

Rubinsky-Elefant G, Hoshino-Shimizu S, Jacob CM et al. Potential immunological markers for diagnosis and therapeutic assessment of toxocariasis. Rev Inst Med Trop São Paulo. 2011;53:61-5.

Schantz PM. Toxocara larva migrans now. Am J Trop Med Hyg. 1989;41:21-34.

Sharkey JA, McKay PS. Ocular toxocariasis in a patient with repeatedly negative ELISA titre to *Toxocara canis*. Br J Ophthalmol. 1993;77:253-4.

Shields JA, Parsons HM, Shields CL et al. Lesions simulating retinoblastoma. J Pediatr Ophthalmol Strabismus. 1991;28:338-40.

Stensvold CR, Skov J, Møller LN et al. Seroprevalence of human toxocariasis in Denmark. Clin Vaccine Immunol. 2009;16:1372-3.

Taylor MR, Keane CT, O'Connor P et al. Clinical features of covert toxocariasis. Scand J Infect Dis. 1987;19:693-6.

Taylor MR. The epidemiology of ocular toxocariasis. J Helminthol. 2001;75:109-18.

Uga S, Matsuo J, Kimura D et al. Differentiation of *Toxocara canis* and *T. cati* eggs by light and scanning electron microscopy. Vet Parasitol. 2000;92:287-94.

Wang ZJ, Zhou M, Cao WJ et al. Evaluation of the Goldmann-Witmer coefficient in the immunological diagnosis of ocular toxocariasis. Acta Trop. 2016;158:20-3.

Wilder HC. Nematode endophtalmitis. Trans Am Acad Ophthalmol Otolaryngol. 1950;55:99-109.

Wolfe A, Wright IP. Human toxocariasis and direct contact with dogs. Vet Rec. 2003;152:419-22.

Yamasaki H, Araki K, Lim PC et al. Development of a highly specific recombinant *Toxocara canis* second-stage larva excretory-secretory antigen for immunodiagnosis of human toxocariasis. J Clin Microbiol. 2000;38:1409-13.

Yokoi K, Kobayashi F, Sakai J et al. Sandwich ELISA detection of excretory-secretory antigens of *Toxocara canis* larvae using a specific monoclonal antibody. Southeast Asian J Trop Med Public Health. 2002;33:33-7.

Zhu XQ, Gasser RB, Chilton NB et al. Molecular approaches for studying ascaridoid nematodes with zoonotic potential, with an emphasis on *Toxocara* species. J Helminthol. 2001;75:101-8.

Leitura sugerida

Bowman DD, Montgomery SP, Zajac AM et al. Hookworms of dogs and cats as agents of cutaneous larva migrans. Trends Parasitol. 2010;26:162-7.

Ma G, Holland CV, Wang T et al. Human toxocariasis. Lancet Infect Dis. 2018;18:e14-e24.

Santarém VA, Rubinsky-Elefant G, Ferreira MU. Soil-transmitted helminthic zoonoses in humans and associated risk factors. In: Pascucci S (Ed.). Soil contamination. Rijeka: InTech, 2011. p. 43-66.

15 As Filárias e as Filarioses

Marcelo Urbano Ferreira ▪ *Nathália Ferreira Lima*

Introdução

As filárias são helmintos afilados, que pertencem à ordem Spirurida do filo Nematoda. São parasitos heteroxenos, geralmente transmitidos por artrópodes vetores. As principais filárias que parasitam populações humanas nas Américas são *Wuchereria bancrofti*, que causa a filariose linfática ou elefantíase, *Onchocerca volvulus*, que causa a oncocercose ou cegueira dos rios, e *Mansonella ozzardi*, que geralmente não é considerada patogênica, mas é comum na Amazônia. Na África, diversas outras filárias que infectam o homem, além de *W. bancrofti* e *O. volvulus*, têm importância epidemiológica. Destacam-se *Mansonella perstans* (recentemente descrita também no Brasil) e *M. streptocerca*, *Loa loa* e *Dracunculus medinensis*. Este capítulo aborda também *Dirofilaria immitis*, uma filária que causa doença cardiopulmonar grave em cães e pode eventualmente infectar o homem.

Em termos de morbidade global, a filariose linfática e a oncocercose são as principais filarioses humanas. Quase 1 bilhão de moradores de regiões tropicais e subtropicais, distribuídos em 74 países da África, das Américas, do Oriente Médio, do Sudeste Asiático e da Oceania, estão sob risco de filariose linfática. Desses, 90 milhões estão infectados (90% por *W. bancrofti* e os demais por *Brugia malayi* ou *B. timori*) e cerca de 36 milhões têm sinais clínicos de lesão de membros ou genitais, como linfedema (17 milhões) ou hidrocele (19 milhões). No Brasil, desde 2013 não são registrados novos casos no último foco conhecido de filariose linfática, na região metropolitana de Recife (incluindo os municípios de Recife, Olinda, Jaboatão dos Guararapes e Paulista), em Pernambuco.

A oncocercose ocorre em cerca de 30 países, incluindo África Ocidental e Central, América do Sul e Iêmen. Estima-se haver 123 milhões de pessoas habitando áreas sob risco de transmissão, 99% delas na África (Colebunders et al., 2018). São 25 milhões de indivíduos infectados em todo o mundo, com cerca de 1 milhão apresentando redução de acuidade visual ou cegueira produzida por *O. volvulus*. Como resultado do programa de eliminação da oncocercose nas Américas, atualmente apenas 34.000 indivíduos mantêm-se sob risco de infecção no continente.

Filárias

Os membros da família Filariidae são helmintos afilados, filariformes, com 2 a 50 cm de comprimento. Em geral, as fêmeas têm o dobro do tamanho dos machos e são vivíparas, dando origem a formas pré-larvárias alongadas, denominadas *microfilárias*. As microfilárias de *W. bancrofti* e de outras espécies de interesse médico fora das Américas, como *B. malayi*, *B. timori* e *L. loa*, apresentam uma *bainha*, que corresponde a uma casca ovular delicada que envolve a larva. Não se encontra bainha nas microfilárias de *O. volvulus* e dos parasitos do gênero *Mansonella* (Figura 15.1).

O ciclo vital da maioria das filárias compreende três etapas fundamentais: (i) ingestão de microfilárias por insetos hematófagos; (ii) transformação das microfilárias, no interior do vetor, em larvas de primeiro estágio (L_1) ou *rabditoides*, e posteriormente em formas infectantes, larvas de terceiro estágio (L_3) ou *filarioides*; e (iii) infecção de um novo hospedeiro, mediante a picada de um vetor que traz as larvas filarioides em sua probóscida. As larvas de *W. bancrofti* evoluem até vermes maduros na circulação linfática, enquanto os vermes adultos de *O. volvulus* e *L. loa* são encontrados no tecido conjuntivo subcutâneo. Não se conhece a localização precisa dos vermes adultos de *M. ozzardi*; especula-se que sejam encontrados no tecido subcutâneo do ser humano, mas os únicos dados disponíveis a esse respeito provêm de infecções experimentais de primatas não humanos. Alguns meses depois da infecção do hospedeiro definitivo, as fêmeas começam a liberar microfilárias, que podem ser encontradas no sangue periférico ou em lesões cutâneas.

A maioria das espécies de filárias, incluindo *W. bancrofti*, *B. malayi*, *O. volvulus* e *M. ozzardi*, alberga bactérias intracelulares do gênero *Wolbachia*, como endossimbiontes. Essas alfaproteobactérias, originalmente descobertas no ovário de mosquitos por Hertig e Wolbach, em 1924, alojam-se na hipoderme e no trato reprodutor dos vermes fêmeas. São transmitidas verticalmente por oócitos infectados. A eliminação desses endossimbiontes, com o uso de antibióticos, como tetraciclina e doxiciclina, reduz a fertilidade dos vermes em modelos experimentais de filarioses, sugerindo que *Wolbachia* possa constituir-se em um alvo interessante para o tratamento das filarioses humanas (Specht; Wanji, 2009). Os endossimbiontes podem também desempenhar algum papel no desencadeamento da cascata de processos inflamatórios que produzem a lesão ocular característica da oncocercose (Brattig, 2004).

Brugia malayi, o principal agente da filariose linfática no Sudeste Asiático, foi o primeiro nematódeo parasito a ter seu genoma nuclear completamente sequenciado. Comparado ao genoma do nematódeo de vida livre *Caenorhabditis elegans*, o genoma nuclear de *B. malayi* é um pouco menor (94 *vs.* 100 milhões de pares de bases) e codifica um número ligeiramente menor de proteínas (18.348 *vs.* 19.762). Está

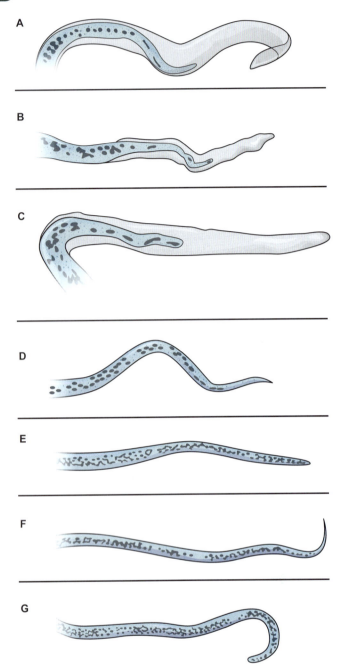

FIGURA 15.1 Características diagnósticas das microfilárias das principais filárias que infectam o ser humano. Representa-se a extremidade posterior ou cauda das microfilárias, com destaque para a presença ou ausência de bainha e a disposição dos núcleos somáticos na cauda. **A.** *Wuchereria bancrofti*. Microfilária presente no sangue periférico; presença de bainha; sem núcleos junto à extremidade da cauda. **B.** *Brugia malayi*. Microfilária presente no sangue periférico; presença de bainha; dois núcleos característicos dispostos junto à extremidade da cauda. **C.** *Loa loa*. Microfilária presente no sangue periférico; presença de bainha; núcleos estendendo-se até a extremidade da cauda. **D.** *Onchocerca volvulus*. Microfilária presente na pele; ausência de bainha; sem núcleos junto à extremidade da cauda. **E.** *Mansonella perstans*. Microfilária presente no sangue periférico; ausência de bainha; núcleos estendendo-se até a extremidade da cauda. **F.** *Mansonella ozzardi*. Microfilária presente no sangue periférico e raramente encontrada na pele; ausência de bainha; sem núcleos junto à extremidade da cauda. **G.** *Mansonella streptocerca*. Microfilária presente na pele; ausência de bainha; núcleos estendendo-se até a extremidade da cauda, que é encurvada, formando um gancho.

distribuído em cinco pares de cromossomos, incluindo um par de cromossomos sexuais. *Brugia malayi* apresenta também um genoma mitocondrial, de 14.000 pares de bases, além do genoma do endossimbionte do gênero *Wolbachia*, com cerca de 1 milhão de pares de bases. Os dados genômicos fornecem pistas sobre a natureza da associação entre as filárias e seus endossimbiontes. Por exemplo, não foram encontrados no genoma de *B. malayi* genes que codificam nove das 10 enzimas necessárias para a síntese de purinas *de novo*, mas o endossimbionte apresenta uma via de síntese completa e pode, portanto, servir como fonte de purinas para o verme (Scott; Ghedin, 2009).

Mais recentemente, foram sequenciados também os genomas de *W. bancrofti* (81 milhões de pares de bases e cerca de 13.000 genes), *L. loa* (91 milhões de pares de bases e cerca de 14.000 genes) (Desjardins et al., 2013; Tallon et al., 2014), *M. perstans* e *M. ozzardi* (cerca de 85 milhões de pares de bases). *Loa loa* foi a primeira filária de interesse médico livre de *Wolbachia* a ter seu genoma analisado. De todos os genomas de filárias humanas, o de *O. volvulus* tem a caracterização estrutural mais completa. Apresenta 97 milhões de pares de bases e cerca de 12.000 genes, distribuídos em quatro pares de cromossomos, três autossômicos e um sexual (Cotton et al., 2016).

Filariose linfática

Em 1866, o médico Otto Edward Henry Wucherer (1820-1873), nascido em Portugal e formado na Alemanha, descobriu numerosas microfilárias do parasito hoje conhecido como *W. bancrofti* em pacientes com hematúria e quilúria na Bahia, Nordeste do Brasil. Os seres humanos são o único hospedeiro definitivo conhecido de *W. bancrofti*, parasito amplamente distribuído na África Subsaariana e, até recentemente, encontrado também em focos urbanos no Brasil, especialmente na costa do Nordeste. Análises genômicas populacionais sugerem que o parasito tenha origem asiática, tendo chegado inicialmente a Madagascar e daí à África continental. Da África Ocidental, o parasito chegou às Américas com o tráfico transatlântico de escravos entre os séculos XVI e XIX (Small et al., 2019).

Aspectos biológicos e clínicos

Os vermes adultos habitam vasos linfáticos. As fêmeas têm cerca de 40 a 100 mm de comprimento, enquanto os machos medem apenas 20 a 40 mm. Os adultos de ambos os sexos encontram-se enovelados em vasos e gânglios linfáticos, onde vivem entre 5 e 10 anos. As microfilárias de *W. bancrofti*, cerca de 260 μm de comprimento, são encontradas na circulação sanguínea e linfática (Figura 15.2), e exibem um padrão típico de periodicidade noturna. As maiores contagens de microfilárias no sangue periférico, ou *microfilaremias*, são detectadas entre as 22 horas e as 4 horas.

Os mosquitos vetores pertencem aos gêneros *Culex*, *Aedes*, *Mansonia*, *Ochlerotatus* ou *Anopheles*. Nos focos brasileiros, a transmissão devia-se a *Culex quinquefasciatus*. Nas áreas endêmicas rurais da África, os principais vetores são *Anopheles gambiae* e *An. funestus*, que também transmitem localmente a malária; nos focos urbanos, predomina *Culex*. As medidas de

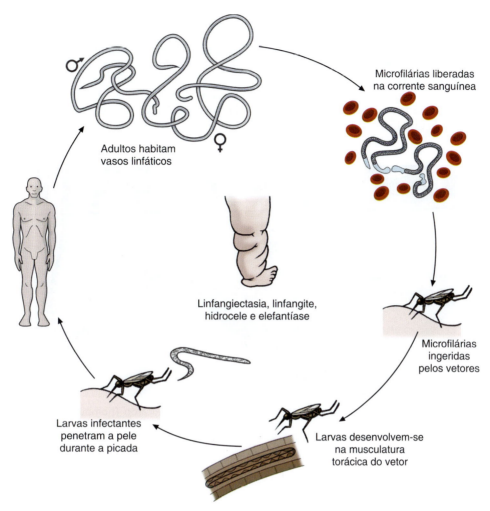

FIGURA 15.2 Ciclo vital de *Wuchereria bancrofti*.

combate aos vetores da malária, portanto, têm amplo impacto na transmissão rural da filariose linfática na África. O mesmo ocorre na Oceania, onde mosquitos do gênero *Anopheles* também são os principais vetores. Nas áreas urbanas do Sudeste Asiático e na Índia, *Cx. quinquefasciatus* é o principal transmissor.

Os vetores ingerem as microfilárias durante seu repasto sanguíneo. As microfilárias perdem a bainha e originam larvas *rabditoides* nos músculos torácicos do vetor. As larvas *filarioides*, as formas infectantes, surgem cerca de 20 dias depois. Movimentam-se ativamente pela cavidade geral do mosquito e alojam-se na bainha da probóscida dele. Durante o repasto sanguíneo do vetor, as larvas presentes em sua probóscida penetram ativamente, através da pele, nos vasos linfáticos do novo hospedeiro. O desenvolvimento das larvas de terceiro estágio até os vermes adultos sexualmente maduros, que envolve mais duas mudas no hospedeiro definitivo, leva entre 6 e 12 meses.

Cerca de um terço dos indivíduos infectados por *W. bancrofti* exibe sintomas. No Brasil, a proporção de infecções subclínicas era ainda maior, mas muitos indivíduos infectados apresentavam lesão linfática observada à ultrassonografia, ainda que não tivessem sinais ou sintomas correspondentes. A filariose linfática abrange um amplo espectro de manifestações clínicas, que compreendem desde a *linfangiectasia subclínica*

até as extensas deformidades de membros que caracterizam a *elefantíase*. Os vermes adultos vivos, independentemente de sintomas clínicos, invariavelmente produzem dilatações dos vasos linfáticos em que se alojam. Acredita-se que essa *linfangiectasia*, que ocorre na ausência de inflamação na parede dos vasos linfáticos, resulte da ação de toxinas liberadas pelos vermes adultos. Não se trata, portanto, de um simples processo obstrutivo (Dreyer et al., 2000). A morte dos vermes adultos em linfonodos ou vasos linfáticos, espontânea ou consequente ao tratamento, produz extensa reação inflamatória, que pode ser subclínica, resultando na formação de nódulos granulomatosos indolores, ou apresentar-se como uma *linfangite* ou *adenite* aguda, respectivamente. A reação inflamatória pode levar a *síndromes de disfunção linfática*, com a formação de hidroceles agudas e eventualmente de linfedema crônico. Em geral, a hidrocele aguda é completamente reversível; a maioria dos pacientes que exibem um episódio de linfangite aguda, situação comum em áreas endêmicas, não apresentará linfedema crônico ou elefantíase.

As lesões mais extensas dos linfáticos, com ruptura de vasos dilatados e extravasamento de seu conteúdo, formação de fístulas e linfedema dos membros superiores, membros inferiores e genitais (Figura 15.3), dependem de inflamação crônica e infecção bacteriana secundária. Admite-se atualmente que os vermes adultos de *W. bancrofti* sejam capazes de produzir, por si só, linfangiectasia. A ocorrência de hidrocele crônica e de outras complicações, como quilúria, quilocele e linfoescroto, depende de certos fatores adicionais, como as altas cargas parasitárias, bem como a extensão e gravidade da linfangiectasia e a localização dos novelos de vermes adultos. O linfedema crônico e a elefantíase surgem como resultado da ação combinada, a longo prazo, das filárias e de infecções bacterianas secundárias de repetição (Figura 15.4).

Diagnóstico e tratamento da filariose linfática

A suspeita diagnóstica de filariose linfática baseia-se em achados clínicos. Em pacientes com hidrocele, geralmente se encontram microfilárias no sangue periférico, sugerindo a presença de infecção ativa. O oposto ocorre em pacientes com linfedema crônico, em que raramente se encontram microfilárias circulantes. Os meios disponíveis para o diagnóstico

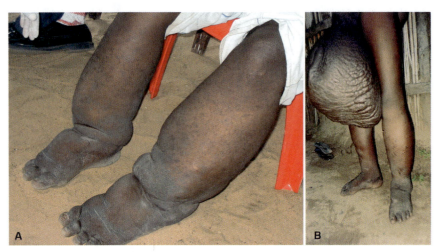

FIGURA 15.3 Elefantíase de membros inferiores (**A**) e do escroto (**B**). Fotografias de Ricardo Thompson, Instituto Nacional de Saúde, Moçambique.

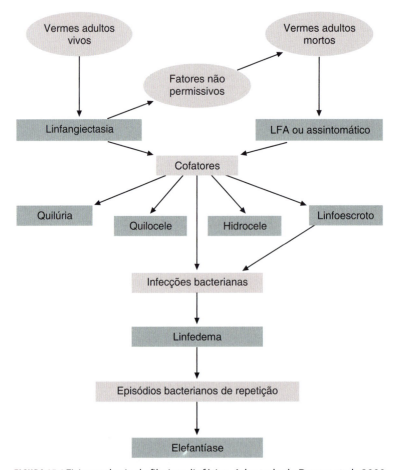

FIGURA 15.4 Fisiopatologia da filariose linfática. Adaptada de Dreyer et al., 2000.

laboratorial da filariose linfática são insatisfatórios (Dreyer et al., 2000). O diagnóstico parasitológico depende da demonstração de microfilárias ao exame microscópico de amostras de sangue periférico, ou de vermes adultos nos linfonodos ao exame ultrassonográfico. As microfilárias são pesquisadas em gota espessa corada com Giemsa, preparada com 20 a 60 μℓ de sangue colhido à noite, entre as 22 horas e 24 horas (Figura 15.5). Utilizam-se também métodos de concentração, como a técnica de Knott, baseada em centrifugação, e a filtração de amostras de 1 a 5 mℓ de sangue venoso em membranas de policarbonato com poros de 3 μm. Essas membranas são coradas com Giemsa e montadas em lâminas para o exame microscópico.

Como nem sempre os indivíduos infectados, especialmente aqueles com manifestações clínicas, têm microfilárias em seu sangue periférico, a detecção de antígenos pode representar uma alternativa de maior sensibilidade. Existem produtos comercialmente disponíveis desenvolvidos com essa finalidade, com diferentes formatos. O mais popular é o ensaio imunocromatográfico *ICT BinaxNOW®*, produzido pela Alere, que consiste em cartões impregnados com anticorpos monoclonais desenvolvidos contra antígenos excretados-secretados de *W. bancrofti*. Tem sensibilidade superior a 70%, quando comparado à filtração de membrana, mas apresenta reação cruzada em indivíduos com alta microfilaremia de *L. loa*. O teste TropBio Og4C3 Ag, em formato de imunoensaio enzimático em microplaca, também detecta antígenos circulantes de *W. bancrofti*.

Os vermes adultos de *W. bancrofti* localizam-se nos vasos linfáticos dilatados nos linfonodos do hospedeiro; não raramente, são revelados por meio de biopsias do membro afetado. Os vermes adultos podem ser detectados no interior dos vasos linfáticos à ultrassonografia. Desse modo, é possível saber se estão vivos ou mortos, um parâmetro útil no seguimento clínico após o tratamento (Amaral et al., 1994).

O tratamento medicamentoso tem como principal objetivo eliminar as microfilárias de *W. bancrofti* da corrente sanguínea. Para isso, utiliza-se a dietilcarbamazina (DEC), na concentração de 6 mg/kg/dia (uma dose oral diária) ao longo de 12 dias. No Brasil, encontram-se comprimidos contendo 50 mg do sal citratado, distribuídos pelo Ministério da Saúde. Esse esquema terapêutico tem algum efeito em parte (40 a 50%) dos vermes adultos e reduz em mais de 90% o número de microfilárias circulantes, pelo período de até 12 meses. É possível obter efeito microfilaricida equivalente com dose única de DEC (6 mg/kg), às vezes administrada simultaneamente com ivermectina (dose única de 150 a 400 μg/kg de peso), embora não se conheça o efeito desse esquema terapêutico nos vermes adultos. Os comprimidos de ivermectina comercializados no Brasil têm 6 mg. A ivermectina é utilizada especialmente em países em que a filariose linfática coexiste com a oncocercose ou a loíase. Nesse contexto, não se usa a DEC, em função do risco de reações adversas sistêmicas graves decorrentes da morte dos vermes adultos de *O. volvulus* e *L. loa*. Nos países coendêmicos para oncocercose e filariose linfática, emprega-se uma combinação de 150 μg/kg de peso de ivermectina e 400 mg de albendazol, em dose única (regime conhecido como IA), repetida anualmente por 5 a 6 anos. Quando *L. loa* também está presente, recomenda-se atualmente o emprego de um regime bianual com albendazol (400 mg) isoladamente (WHO, 2017).

Os programas de controle da filariose linfática em áreas sem transmissão de oncocercose empregam regimes anuais de DEC (6 mg/kg) associada a albendazol (400 mg), conhecidos como DA. Em certos contextos, a Organização Mundial da Saúde (OMS) recomenda atualmente um regime anual alternativo, conhecido como IDA, com o acréscimo de ivermectina (150 a 200 μg/kg de peso). A população-alvo de DA e IDA compreende todos os indivíduos expostos à infecção, exceto gestantes,

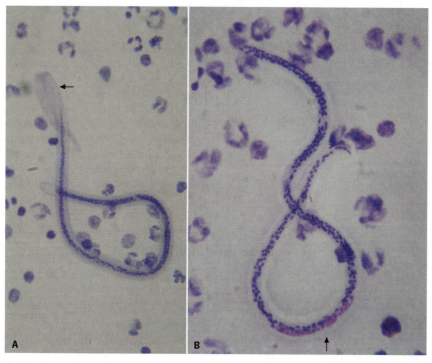

FIGURA 15.5 Microfilárias de *Wuchereria bancrofti* em gota espessa corada pelo Giemsa. **A.** Observa-se a bainha que envolve a microfilária (*seta*). **B.** Observa-se o *corpo central*, uma estrutura relativamente difusa, corada em rosa (*seta*); sua função é desconhecida. Fotografias de Marcelo Urbano Ferreira.

crianças com idade abaixo de 2 anos e indivíduos com doença concomitante grave. O tratamento em massa com DA ou IDA é repetido anualmente por 5 a 6 anos (WHO, 2017). A moxidectina, um composto com estrutura similar à da ivermectina, vem sendo testada como alternativa para o tratamento em massa na África (Specht; Wanji, 2009). Esse medicamento é amplamente utilizado em medicina veterinária, mas ainda não foi licenciado para uso humano.

Antibióticos capazes de eliminar as bactérias endossimbiontes de *W. bancrofti* reduzem a produção de microfilárias, em parte por seu efeito negativo sobre a fertilidade das fêmeas adultas. Além disso, o uso prolongado (8 semanas) de doxiciclina (200 mg/dia) tem efeito macrofilaricida pronunciado – ou seja, reduz a prevalência e a carga de infecções por vermes adultos (Taylor et al., 2005). O desenvolvimento de protocolos terapêuticos para a eliminação de endossimbiontes de filárias é uma área prioritária de investigação, com grande potencial de tradução em medidas de saúde pública.

O tratamento etiológico, entretanto, tem pouco ou nenhum efeito nas complicações tardias da filariose linfática, como a hidrocele crônica e a elefantíase. A drenagem de hidroceles produz algum alívio imediato, mas as recorrências são comuns. O linfedema, entretanto, é quase sempre irreversível. Derivações cirúrgicas de linfáticos podem reduzir o edema de membros inferiores em casos avançados de elefantíase, mas raramente as populações das regiões mais afetadas têm acesso a procedimentos cirúrgicos relativamente complexos. A prevenção das infecções bacterianas secundárias, com medidas de higiene e uso criterioso de antibióticos, reduz drasticamente o risco de complicações crônicas.

Oncocercose

O único hospedeiro definitivo de *O. volvulus* é o ser humano. Os vermes adultos habitam nódulos subcutâneos, chamados de *oncocercomas*, onde ficam enovelados e encapsulados e vivem por até 15 anos (Figura 15.6). As fêmeas adultas têm 30 a 80 cm de comprimento, enquanto os machos medem apenas 3 a 5 cm. Em média, são encontradas 2 a 50 fêmeas, envolvidas em uma cápsula fibrosa, em cada nódulo; os machos movem-se livremente pela pele e pelo tecido subcutâneo, encontrando-se somente, em média, 1 a 10 machos adultos em cada nódulo extirpado cirurgicamente e examinado. As fêmeas adultas produzem 1.600 microfilárias por dia, com 220 a 360 µm de comprimento. As microfilárias, que vivem entre 1 e 2 anos, são encontradas nos nódulos subcutâneos, na pele e raramente na corrente sanguínea ou nos órgãos internos. A migração das microfilárias pelo olho é responsável pela oncocercose ocular, que pode levar à cegueira.

Aspectos biológicos e clínicos

Os vetores, mosquitos do gênero *Simulium* (popularmente conhecidos no Brasil como *borrachudos* ou *piuns*), ingerem as microfilárias existentes na pele e nos oncocercomas durante seu repasto sanguíneo. As larvas filarioides, que são infectantes, surgem depois de 1 a 3 semanas de desenvolvimento na musculatura torácica e migram para a probóscida do mosquito. Durante o repasto sanguíneo do vetor, as larvas presentes em sua probóscida penetram ativamente na pele. No hospedeiro definitivo, os adultos desenvolvem-se 6 a 12 meses depois (Figura 15.7).

As manifestações clínicas da oncocercose ocorrem na pele, no tecido subcutâneo e no olho, e em parte dependem de diferenças entre cepas de *O. volvulus*. Na África, onde se registram mais de 99% dos casos globais de oncocercose, as manifestações oculares ocorrem em até 85% dos indivíduos cronicamente infectados que vivem na savana, enquanto nas regiões florestais predominam as lesões cutâneas. Em animais de laboratório, as microfilárias de parasitos da savana africana causam mais lesão ocular do que aqueles obtidos em áreas de floresta tropical. Embora exista escassa variação genética intraespecífica em *O. volvulus*, alguns marcadores moleculares são capazes de distinguir entre as cepas das savanas e das florestas. Um deles corresponde a uma família de sequências de DNA repetitivo, não codificadoras, conhecida como O-150. O arranjo das sequências repetitivas da família O-150 difere entre isolados da savana e da floresta africanas, sugerindo que esse marcador possa definir o potencial patogênico de um isolado. Em anos recentes, vem-se descrevendo a associação entre oncocercose e epilepsia, inicialmente sugerida na América Latina nas décadas de 1930 e 1940 e posteriormente confirmada em estudos epidemiológicos na África; os possíveis mecanismos fisiopatológicos envolvidos permanecem desconhecidos (Kaiser et al., 2013).

No único foco ativo atualmente nas Américas, uma pequena proporção dos indivíduos infectados desenvolve lesões oculares, provavelmente em função das baixas cargas parasitárias encontradas. A maioria das infecções é assintomática. Os parasitos são muito semelhantes aos encontrados na savana africana quanto ao padrão de sequências repetitivas da família O-150. Esse achado sugere a introdução relativamente recente de *O. volvulus* nas Américas, provavelmente com o tráfico de escravos africanos (Zimmerman et al., 1994). A resposta inflamatória despertada pelas microfilárias é responsável pelo desenvolvimento da dermatite, da ceratite e da coriorretinite, que caracterizam a infecção crônica.

A dermatite oncocercótica caracteriza-se inicialmente pelo prurido intenso causado pela reação inflamatória originada com a migração das microfilárias pelo tecido subcutâneo.

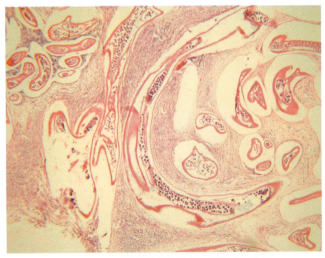

FIGURA 15.6 Corte histológico de nódulo cutâneo (oncocercoma), mostrando seções, em diferentes planos, de exemplares adultos de *Onchocerca volvulus*. Preparação corada com hematoxilina-eosina. Fotografia de Marcelo Urbano Ferreira.

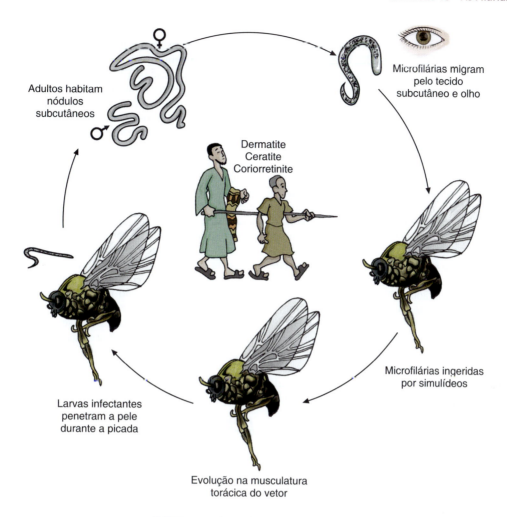

FIGURA 15.7 Ciclo vital de *Onchocerca volvulus*.

Trata-se de dermatite papular difusa, que se torna clinicamente manifesta 1 a 3 anos depois da infecção inicial. Seguem-se diversas alterações cutâneas que caracterizam a infecção crônica: a liquenificação (conhecida como *sowda*), a atrofia da pele e as alterações de pigmentação que compõem o quadro conhecido como *pele de leopardo*. O predomínio de pápulas crônicas e *sowda* ou de alterações de pigmentação cutânea parece depender de mudanças no equilíbrio delicado entre respostas de células T auxiliares de tipo $T_H 1$ e $T_H 2$ (Udall, 2007). Nos focos do Iêmen, a *sowda* apresenta características clínicas próprias, tendendo a ser mais localizada (restrita a um único membro) e intensamente pruriginosa (Abdul-Ghani et al., 2016). Nos antigos focos de oncocercose no México e na Guatemala, hoje extintos, muitos pacientes apresentavam um exantema no rosto, no tronco e nos membros inferiores. Os nódulos subcutâneos, com 5 a 30 mm de diâmetro, são geralmente encontrados sobre as proeminências ósseas. Em pacientes africanos, predominam no tronco, nas coxas e nos braços; dois terços localizam-se abaixo da cintura. No foco persistente na América do Sul, os nódulos predominam na cabeça e nos ombros. Em situações mais raras, encontraram-se oncocercomas no tecido mamário e na pelve (Udall, 2007).

A reação do hospedeiro à migração das microfilárias pelo olho geralmente manifesta-se como uma ceratite puntiforme. Nessa fase, microfilárias livres podem ser visualizadas no exame oftalmológico com lâmpada de fenda. A infecção crônica leva à ceratite esclerosante, que pode complicar-se com iridociclites, glaucoma secundário, coriorretinites e atrofia do nervo óptico. A opacificação completa da córnea leva à cegueira. Os alvos da resposta imune do hospedeiro são tanto antígenos de *O. volvulus* como proteínas de *Wolbachia* liberadas com a morte das microfilárias; estas são particularmente importantes na inflamação da córnea, que pode produzir sua opacificação (Brattig, 2004).

Diagnóstico e tratamento da oncocercose

O diagnóstico laboratorial da oncocercose baseia-se no achado de microfilárias em biopsias de pele. Entretanto, estima-se que somente 1 ano e meio depois da infecção inicial haverá fêmeas maduras produzindo microfilárias em quantidade suficiente para a detecção em biopsias de pele. Para obtenção de uma amostra adequada, que chegue ao nível das papilas dérmicas, pode-se realizar uma incisão com bisturi ou lâmina de barbear estéril. O uso de uma pinça para biopsia corneoescleral possibilita a obtenção de amostras de pele sem sangramento nem dor. Para o diagnóstico, é preciso conhecer as regiões do corpo que concentram maior número de microfilárias. No Brasil, recomenda-se que a coleta de amostras seja realizada em regiões variadas do corpo, como região escapular, panturrilhas, crista ilíaca, nádegas, tronco e pescoço. Sugere-se também coletar amostras em áreas da pele com alterações tróficas ou nódulos fibrosos sugestivos de oncocercose. As amostras são incubadas em solução salina fisiológica a 37°C e examinadas 6 a 24 horas depois em microscópio invertido. Preparações permanentes do material (esfregaços fixados com metanol e corados pelo Giemsa) são valiosas, sobretudo para a diferenciação entre as microfilárias de *O. volvulus* e as de parasitos do gênero *Mansonella*. O exame histopatológico de oncocercomas mostra vermes adultos (Figura 15.6), mas essa técnica é pouco prática para ser usada em larga escala. O exame ultrassonográfico de nódulos intramusculares profundos também pode auxiliar no diagnóstico da infecção.

As principais limitações dos exames parasitológicos para o diagnóstico da oncocercose residem em seu caráter invasivo e sua limitada sensibilidade. As alternativas são a reação em cadeia da polimerase (PCR) para a amplificação de sequências de DNA do parasito em amostras de biopsia de pele e os imunoensaios para a detecção de antígenos do parasito (nenhum deles se encontra atualmente no comércio) ou de anticorpos de subclasse IgG$_4$ específicos contra o antígeno Ov-16, em amostras de soro ou plasma (Udall, 2007). Um produto comercialmente disponível, sob a forma de teste imunocromatográfico para uso no campo (*SD Bioline Oncho/LF IgG4*), torna possível a detecção simultânea de anticorpos IgG$_4$ contra antígenos de *W. bancrofti* e *O. volvulus* (Kelly-Hope et al., 2018a). No passado, utilizava-se o *teste de Mazzotti* para a confirmação diagnóstica. Esse teste consiste na administração de dose única supervisionada (50 mg) de DEC; em 15 minutos a 24 horas, o paciente infectado desenvolve um prurido intenso, com ou sem eritema, nas áreas da pele em que as microfilárias morrem. No entanto, podem ocorrer reações cutâneas e oculares graves, o que resultou no abandono desse teste. Entretanto, o uso tópico de um creme com DEC, aplicado em uma ou mais áreas delimitadas da pele, pode estimular uma reação localizada, caracterizada pela formação de uma erupção cutânea eritematosa dentro de 24 a 48 horas de sua aplicação. A sensibilidade desse teste cutâneo é estimada em torno de 60 a 80%, e é menor em áreas de baixa endemicidade.

Não existem agentes seguros e eficazes contra os vermes adultos. As microfilárias de *O. volvulus* são eliminadas com dose única de 150 μg/kg de peso de ivermectina. Nos programas de tratamento em massa para o controle da oncocercose, a ivermectina é normalmente associada a 400 mg de albendazol. Como os vermes adultos permanecem vivos, essa dose é repetida a cada 6 a 12 meses, teoricamente durante o período de vida do verme adulto (que pode chegar a 15 anos). Na prática, preconiza-se repetir o tratamento em massa anualmente por 5 anos nos 20 países endêmicos da África e a cada 6 meses nos focos restantes das Américas. Estima-se que, em 1 ano, a produção de microfilárias chegue a 20% dos níveis encontrados antes do tratamento. Quando empregada em combinação com a ivermectina, a doxiciclina (100 a 200 mg/dia, durante 6 semanas) pode prolongar de modo significativo a duração do efeito microfilaricida (Hoerauf et al., 2001). No Brasil, a doxiciclina é utilizada no tratamento dos casos de oncocercose confirmados por exame parasitológico em populações submetidas a quimioprofilaxia semestral com ivermectina. Relatos de baixa resposta terapêutica à ivermectina na África alertam para o risco de emergência de resistência a esse medicamento (Stingl, 2009). Um estudo multicêntrico recente em três países africanos mostrou que dose única de 8 mg de moxidectina, para adolescentes e adultos, pode ser superior à ivermectina em sua capacidade de reduzir a carga de microfilárias presentes na pele 1 ano depois do tratamento (Opoku et al., 2018).

Mansonella ozzardi, Mansonella perstans, Mansonella streptocerca e as mansoneloses

Três nematódeos do gênero *Mansonella* estão associados a infecções humanas: *M. ozzardi*, transmitida exclusivamente nas Américas, com focos descritos no México e em vários países da América Central, do Caribe e da América do Sul; *M. perstans*, encontrada em boa parte da África Subsaariana, mas também na América do Sul, inclusive no Brasil (Tavares da Silva et al., 2017); e *M. streptocerca*, com distribuição geográfica limitada à África (Tabela 15.1). *Mansonella rhodani*,

TABELA 15.1 Principais características de *Mansonella ozzardi*, *M. perstans* e *M. streptocerca*.

Característica	*Mansonella ozzardi*	*Mansonella perstans*	*Mansonella streptocerca*
Morfologia da extremidade distal (cauda) da microfilária	Longa e afilada, sem núcleos na ponta da cauda	Curta e arredondada, com núcleos estendendo-se até a extremidade caudal	Curva, em forma de gancho
Localização das microfilárias	Sangue periférico, ocasionalmente na pele	Sangue periférico	Pele, especialmente aquela que recobre a região superior do tronco e a cintura escapular
Dimensões das microfilárias	207 a 232 × 3 a 4 mm	200 × 4 a 5 mm	180 a 240 × 3 a 5 mm
Comprimento dos vermes adultos	Fêmeas: 3,2 a 6,1 cm Machos: 2,4 a 2,8 cm	Fêmeas: 5,0 a 8,0 cm Machos: 3,5 a 4,5 cm	Fêmeas: 2,7 cm Machos: 1,3 a 1,8 cm
Localização dos vermes adultos no hospedeiro vertebrado	Desconhecida; provavelmente no tecido subcutâneo	Cavidades serosas, principalmente a cavidade peritoneal; ocasionalmente encontrados no tecido subcutâneo	Tecido subcutâneo da derme
Vetores	*Culicoides* spp. e *Simulium* spp.	*Culicoides* spp.	*Culicoides* spp.
Distribuição geográfica	América Latina e Caribe	África Central e Ocidental, América do Sul	África Central e Ocidental, Uganda
Tratamento	Ivermectina (140 a 200 mg/kg de peso), dose única	Dietilcarbamazina (6 mg/kg/dia) + mebendazol (100 a 200 mg/dia) por 21 dias; doxiciclina (200 mg/kg) por 6 semanas	Dietilcarbamazina (6 mg/kg/dia) por 12 dias; ivermectina (150 mg/kg de peso), dose única

um parasito de chimpanzés, é também encontrado ocasionalmente no ser humano. O ciclo de vida das três espécies envolve um inseto vetor e um hospedeiro vertebrado – exclusivamente o ser humano no caso de M. ozzardi, mas também primatas não humanos no caso de M. perstans e M. streptocerca.

Mansonella ozzardi

O primeiro relato da infecção com microfilárias de *M. ozzardi* foi publicado por Patrick Manson, em 1897, com base no exame de amostras de sangue periférico de ameríndios da antiga Guiana Inglesa. Manson descreveu a espécie nova como *Filaria ozzardi*. Em 1929, Faust, diante da impossibilidade de vincular essa espécie a qualquer outro gênero conhecido da época, criou o gênero *Mansonella* a partir de suas observações sobre a morfologia das microfilárias e de descrições preliminares e incompletas dos vermes adultos, fornecidas por alguns pesquisadores. Várias décadas depois, Orihel e Eberhard (1982) descreveram os vermes adultos, machos e fêmeas, recuperados de macacos *Erythrocebus patas* infectados experimentalmente com microfilárias. A infecção por *M. ozzardi* ocorre exclusivamente nas Américas, do sul do México ao noroeste da Argentina (Figura 15.8). No Brasil, desde 1949, registram-se infecções por *M. ozzardi* em populações ribeirinhas da Amazônia brasileira, especialmente nos estados do Amazonas, Roraima e Mato Grosso (Lima et al., 2016).

A infecção humana inicia-se com a picada de vetores infectados, o *maruim* ou *mosquito-pólvora* (principalmente do gênero *Culicoides*) ou o *pium* ou *borrachudo* (gênero *Simulium*), que depositam larvas do terceiro estágio (L_3) na pele do hospedeiro humano (Figura 15.9). As larvas L_3 sofrem duas mudas e originam vermes adultos, de forma cilíndrica. As fêmeas adultas apresentam corpo transparente, esbranquiçado, com cutícula lisa e homogênea, medindo o dobro do tamanho dos machos, com 3,22 a 6,15 cm de comprimento por 0,013 a 0,019 cm de diâmetro. Os machos medem entre 2,4 a 2,8 cm de comprimento por 0,007 a 0,008 cm de diâmetro e têm sistema reprodutor em tubos simples e testículos dispostos na região esofágica (Orihel; Eberhard, 1982). O hábitat dos vermes adultos em seres humanos é incerto. Em macacos-patas infectados experimentalmente, encontraram-se vermes adultos no tecido subcutâneo, mas não na cavidade abdominal ou no mesentério (Orihel et al., 1981). *Mansonella ozzardi* apresenta endossimbiontes bacterianos do gênero *Wolbachia*.

As *microfilárias* são liberadas pelas fêmeas vivíparas e alcançam a corrente sanguínea, onde podem ser encontradas a qualquer hora do dia. Medem 207 a 232 (média, 220) μm de comprimento e 3 a 4 μm de diâmetro quando fixadas em formalina e coradas com hematoxilina. Apresentam cauda fina e curta, com uma fileira de sete a nove núcleos e a extremidade desprovida de núcleos (ver Figura 15.1). A extremidade anterior tem um espaço cefálico (7 a 9 μm) a que se segue uma coluna de núcleos somáticos dispostos em fila única. As microfilárias sobrevivem por 32 meses, com o seu ciclo biológico completado nos simulídeos em 6 a 9 dias e nos *Culicoides* em 12 dias. O período pré-patente em infecções humanas é desconhecido, mas em macacos *Erythrocebus patas* as primeiras microfilárias são detectadas na corrente sanguínea 149 a 186 dias após a inoculação subcutânea de larvas L_3 (Orihel et al., 1981).

A prevalência de infecção por *M. ozzardi* na Amazônia e no Caribe, bem como a densidade média de microfilárias por hospedeiro, tendem a aumentar com a idade; são maiores entre a terceira e quarta décadas de vida. Sugere-se que os adultos estejam expostos a infecções sobrepostas (superinfecção) decorrentes da ausência de imunidade efetiva adquirida. Os adultos do sexo masculino são frequentemente mais afetados do que as mulheres, com microfilaremias médias também maiores, possivelmente como resultado de exposição ocupacional (p. ex., a agricultura de subsistência e a pesca).

Os *sintomas e sinais* inespecíficos descritos na infecção por *M. ozzardi* incluem febre, dor articular, cefaleia, sensação de frio nas extremidades inferiores, erupções cutâneas e linfadenopatia. No entanto, a maioria dos estudos clínicos baseia-se em amostras pequenas de pacientes, sem grupo-controle não infectado, sem levar em consideração a possível coocorrência de outras condições infecciosas e não infecciosas. Mais recentemente, observaram-se lesões oculares potencialmente associadas à mansonelose em comunidades ao longo dos rios Negro e Solimões, na Amazônia brasileira. Garrido e Campos (2000) descreveram primeiramente infiltrados numulares múltiplos na córnea, com ≤ 2 mm de diâmetro, em 55% de 140 indivíduos infectados no rio Negro, com duas a oito lesões por olho. As lesões, em sua maioria, eram periféricas e não afetavam a acuidade visual dos indivíduos. Nenhum dos 358 indivíduos não infectados examinados tinha lesões similares na córnea. Em estudo subsequente em comunidades ribeirinhas ao longo do rio Solimões, lesões de córnea foram descritas em 15% dos 95 indivíduos infectados, mas nenhuma microfilária foi encontrada por raspados da córnea ou PCR em biopsias de conjuntivas e limbo. Finalmente, outro estudo mostrou lesões de córnea em 14 de 56 (25%) indivíduos microfilarêmicos e 8

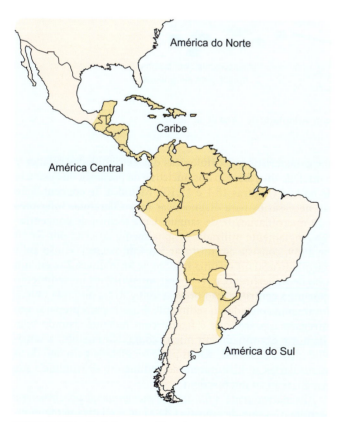

FIGURA 15.8 Distribuição geográfica de *Mansonella ozzardi* na América Latina e Caribe. Adaptada de Lima et al., 2016.

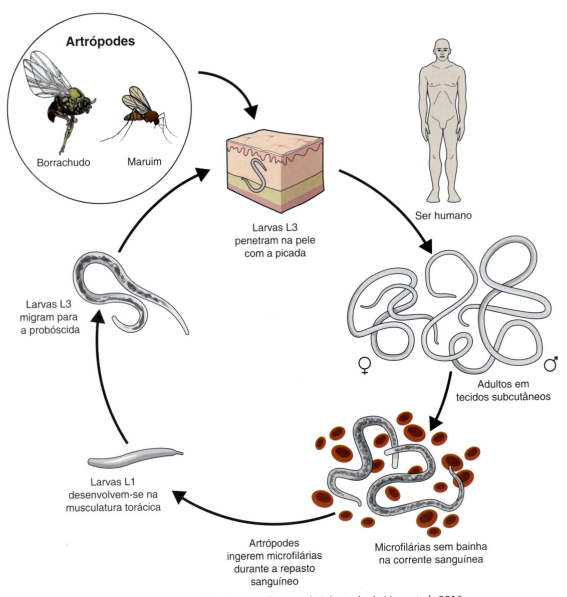

FIGURA 15.9 Ciclo vital de *Mansonella ozzardi*. Adaptada de Lima et al., 2016.

de 156 (5%) nos grupo-controles não infectados, com a presença de microfilárias de *M. ozzardi* na córnea sugerida por microscopia confocal (Vianna et al., 2012). Embora não haja evidência definitiva de que essas lesões na córnea sejam causadas diretamente por microfilárias de *M. ozzardi*, recomenda-se exame ocular cuidadoso como parte da rotina clínica no tratamento de indivíduos infectados, independentemente de quaisquer sintomas.

O *diagnóstico parasitológico* de infecção por *M. ozzardi* é feito mediante o encontro de microfilárias no sangue periférico. Entre as técnicas disponíveis, encontram-se a microscopia de gota espessa, a filtração de sangue em membrana de policarbonato, a técnica de Knott e a PCR. Na microscopia de *gota espessa* utilizam-se amostras de sangue capilar, colhidas sem o uso de anticoagulante. Como as microfilárias de *M. ozzardi* não evidenciam periodicidade, as amostras podem ser obtidas em qualquer momento do dia. As lâminas preparadas são então desemoglobinizadas, coradas com solução de Giemsa e analisadas ao microscópio para a identificação do parasito e diferenciação das espécies baseadas nas características morfológicas das extremidades cefálica e caudal, da distribuição dos núcleos e da presença ou ausência de bainha (Figuras 15.1 e 15.10). Métodos de concentração são necessários para diagnosticar microfilaremias inferiores a 10 microfilárias/$\mu\ell$ de sangue. Uma técnica de concentração amplamente utilizada, originalmente descrita por Knott em 1939, consiste em misturar 5 mℓ de sangue venoso anticoagulado a 50 mℓ de uma solução de formalina a 2%, em um tubo de poliestireno, e recuperar microfilárias no sedimento após uma centrifugação breve a 400 *g*. Uma alíquota cuidadosamente coletada do sedimento é usada para preparar um esfregaço espesso, que é fixado com metanol, corado com Giemsa e examinado em microscópio. No entanto, a sensibilidade da técnica de Knott pode ser afetada pelo fato de as microfilárias se misturarem ao sedimento, dificultando sua visualização ao microscópio.

Alternativamente, a *filtração de membrana de policarbonato* permite o exame de amostras de sangue relativamente grandes. Diluem-se 10 mℓ de sangue coletado com anticoagulante em solução salina; o material é a seguir filtrado através de uma

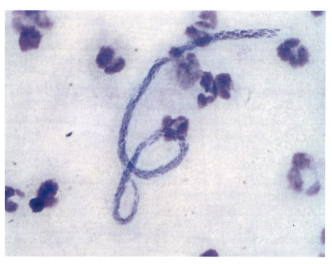

FIGURA 15.10 Microfilárias de *Mansonella ozzardi* em gota espessa corada pelo Giemsa. Fotografia de Eliana Maria Mauricio da Rocha e Gilberto Fontes, Universidade Federal de São João del-Rei, Minas Gerais, Brasil.

membrana de policarbonato, com poros de 3 a 5 μm de diâmetro, adaptada a uma seringa estéril. Essa membrana retém as microfilárias, mas não os elementos figurados do sangue. Após a filtragem, a membrana é lavada com solução salina e colocada em uma lâmina de vidro, fixada com metanol, corada com Giemsa ou hematoxilina, para exame ao microscópio. As microfilárias de *M. ozzardi* são geralmente menores do que as de *O. volvulus*, porém pode haver certa sobreposição de tamanho, característica que dificulta o diagnóstico em locais onde ambas as espécies coexistem e são encontradas na pele. Da mesma maneira, o diagnóstico diferencial de *M. perstans* também é importante, já que esta é coendêmica com *M. ozzardi* na Amazônia, no sul da Colômbia, no oeste da Guiana, na Venezuela e no Brasil. O *diagnóstico molecular* também pode ser usado para detectar microfilárias de *M. ozzardi* no sangue periférico, biopsias de pele e outros tecidos. A amplificação de sequências-alvo espécie-específicas, mediante PCR, aumenta a sensibilidade diagnóstica, em comparação a métodos microscópicos, e possibilita a diferenciação precisa entre *M. ozzardi* e outras espécies de filárias coendêmicas (Lima et al., 2016). Descreveu-se recentemente uma técnica de amplificação isotérmica de DNA que torna possível a diferenciação entre *M. ozzardi* e *M. perstans* (Poole et al., 2019).

No *tratamento* da infecção por *M. ozzardi*, utiliza-se dose única (140 a 200 μg/kg de peso) de ivermectina, com boa eficácia contra as microfilárias (de Almeida Basano et al., 2018), mas provavelmente pouco ou nenhum efeito sobre os vermes adultos. A DEC é ineficaz contra as microfilárias de *M. ozzardi*.

Mansonella perstans e Mansonella streptocerca

Mansonella perstans e *M. streptocerca* diferem de *M. ozzardi* em aspectos biológicos, clínicos e epidemiológicos (Tabela 15.1). Têm, no entanto, um ciclo biológico análogo ao descrito para *M. ozzardi*, que envolve diversas espécies de *Culicoides* como vetores e seres humanos e primatas não humanos como hospedeiros vertebrados (Ta-Tang et al., 2018). Os vermes adultos de *M. perstans* habitam as cavidades serosas, principalmente a peritoneal; todavia, podem ocasionalmente ser encontrados no tecido subcutâneo. As microfilárias circulam pelo sangue periférico, sem periodicidade. Os exemplares adultos de *M. streptocerca*, no entanto, encontram-se exclusivamente no tecido subcutâneo, especialmente da derme; as microfilárias alojam-se na pele, em geral na região superior do tronco e na cintura escapular. Consequentemente, o diagnóstico laboratorial da infecção por *M. perstans* e *M. ozzardi* baseia-se em estratégias semelhantes para o encontro de microfilárias presentes no sangue capilar ou venoso, enquanto o diagnóstico de infecção por *M. streptocerca* depende de métodos parecidos com os usados no diagnóstico da oncocercose para a identificação de microfilárias na pele. Usam-se normalmente pinças para biopsia corneoescleral para a obtenção de pequenos fragmentos de pele, com cerca de 2 mm de diâmetro, a serem submetidos a exame.

As infecções são tipicamente assintomáticas, ainda que diversos sinais e sintomas inespecíficos tenham sido tradicionalmente descritos em estudos clínicos não controlados. Entre outros, descrevem-se lesões cutâneas similares ao *edema de Calabar*, típico da loíase, em alguns pacientes infectados com *M. perstans*. A alteração mais frequentemente descrita em exames laboratoriais é a eosinofilia. Diferentemente de *M. ozzardi*, as demais espécies de *Mansonella* que infectam o ser humano produzem microfilárias suscetíveis à DEC. O tratamento da infecção por *M. perstans* não está padronizado, mas parece exigir a combinação de DEC com mebendazol. O tratamento prolongado com doxiciclina também parece ser eficaz (Coulibaly et al., 2009), porém é pouco prático em áreas endêmicas. Não está claro se todas as linhagens de *M. perstans* encontradas na natureza albergam *Wolbachia* como endossimbiontes, que constituem o alvo do tratamento com doxiciclina. No tratamento das infecções por *M. streptocerca*, tanto DEC como ivermectina mostraram-se eficazes contra as microfilárias; o efeito de doxiciclina ainda não foi investigado.

Loa loa e a loíase

Loa loa é uma filária encontrada em áreas de floresta equatorial de 10 países da África Central e Ocidental, com cerca de 30 milhões de indivíduos expostos a risco moderado ou alto de infecção, 80% dos quais vivem no Gabão e na República Democrática do Congo. Os principais focos estão em Camarões, República Centro-Africana, Guiné Equatorial, Gabão, Congo-Brazzaville, República Democrática do Congo e Sudão do Sul, com alguns focos menores no sul do Chade e da Nigéria e no norte de Angola (Zouré et al., 2011). Nessa região, estima-se a ocorrência de 10 milhões de infecções. O parasito, conhecido na África como *verme do olho*, é transmitido pela picada de moscas tabanídeas do gênero *Chrysops*, conhecidas no Brasil como *mutucas* e, em outros países de língua portuguesa como *tavões* ou *moscardos*. Entre os principais vetores africanos, encontram-se *C. silacea* (principalmente em Camarões, República Democrática do Congo, Guiné Equatorial, Nigéria e Sudão do Sul) e *C. dimidiata*, que vivem na copa das árvores, mas se alimentam no solo. A presença dessas espécies foi documentada junto à fronteira norte de Angola. São vetores de hábito diurno (com picos de atividade entre as 9 e 11 horas da manhã e entre as 14 e 16 horas), silenciosos e predominantemente antropofílicos, cuja picada é particularmente dolorida, por resultar em uma laceração no momento em que o inseto retira seu aparelho bucal (probóscida) da pele. Por isso, a picada geralmente só é percebida quando o vetor conclui seu repasto sanguíneo.

As larvas filarioides infectantes de *L. loa* depositadas na pele durante o repasto sanguíneo do vetor penetram no hospedeiro vertebrado pela laceração produzida pela picada (Figura 15.11). Sofrem duas mudas, tornando-se larvas L_4 cerca de 9 dias após a inoculação e, ao final de 20 dias, adultos dioicos que habitam o tecido conjuntivo subcutâneo. Quando alcançam a maturidade sexual, as fêmeas fertilizadas, vivíparas, liberam microfilárias com bainha, de 250 a 300 μm de comprimento. As microfilárias têm periodicidade diurna, com pico entre 10 e 14 horas, e são encontradas no sangue periférico 5 a 6 meses após a infecção. Cada fêmea, com 40 a 70 mm de comprimento e 0,5 mm de diâmetro, produz entre 12.000 e 39.000 microfilárias por dia, ao longo de vários anos; a sobrevida do verme adulto pode chegar a 20 anos. Com a ingestão das microfilárias circulantes pelo vetor, geralmente ocorre seu desenvolvimento até larvas filarioides (L_3), infectantes, em 10 a 12 dias. O tempo de desenvolvimento no vetor, também conhecido como *período de incubação extrínseco*, pode chegar a 3 a 4 semanas sob temperaturas mais baixas, típicas de áreas montanhosas. De modo análogo ao descrito para *W. bancrofti*, o desenvolvimento de *L. loa* no vetor compreende a perda da bainha das microfilárias, seu desenvolvimento até L_3 no corpo gorduroso do inseto e a migração das larvas L_3 pela musculatura torácica do vetor. Cerca da metade das microfilárias ingeridas origina larvas filarioides, que se alojam na probóscida do tabanídeo, que pode albergar 100 ou mais larvas filarioides. A sobrevida do vetor raramente é longa o suficiente para o mesmo transmitir a infecção mais de uma vez; estima-se que somente 5 a 10% dos vetores infectados sobrevivam por 10 a 12 dias, duração média do período de incubação extrínseco do parasito (Whittaker et al., 2018).

A infecção por *L. loa* é geralmente assintomática. Entre as manifestações clínicas mais conhecidas da loíase está o *edema de Calabar*. Trata-se de um ou mais angioedemas que resultam em tumorações pruriginosas de 3 a 10 cm de diâmetro, que se desenvolvem nos membros superiores e inferiores, persistindo por 1 a 3 dias. Tendem a reaparecer a intervalos irregulares. Outra manifestação comum deve-se à migração dos vermes adultos pela conjuntiva ocular, motivo pelo qual *L. loa* é conhecida como *verme do olho*. A migração ocular é indolor e dura cerca de 15 minutos. Mais raramente, relatam-se artralgias e prurido associados à infecção. De modo geral, a loíase é considerada uma infecção relativamente benigna, ainda que raramente sejam relatadas complicações mais graves, renais, cardíacas e neurológicas.

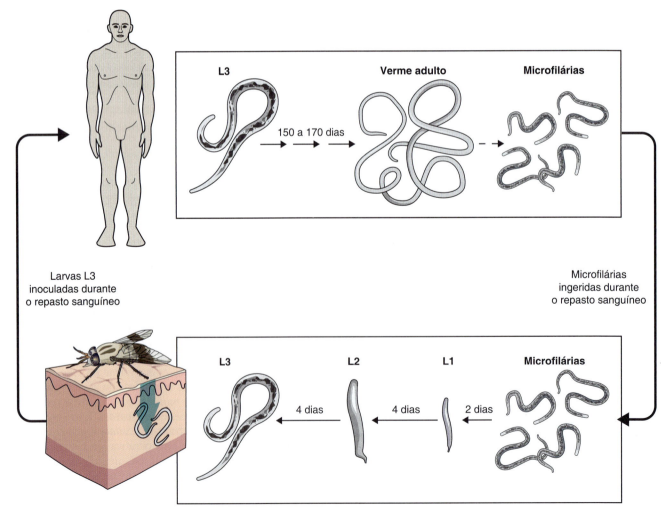

FIGURA 15.11 Ciclo vital de *Loa loa*. Adaptada de Whittaker et al., 2018.

Entre as complicações cardíacas, relata-se uma possível associação à endomiocardiofibrose, mas sem causalidade comprovada. A principal complicação neurológica é a encefalopatia observada em pacientes com altas cargas parasitárias, frequentemente acima de 30.000 microfilárias por microlitro de sangue, tratados com ivermectina (mas eventualmente também com a DEC). O quadro, potencialmente fatal, pode ser interpretado como uma reação inflamatória maciça desencadeada pela morte das microfilárias após o tratamento. No entanto, um estudo recente nos Camarões mostrou que os indivíduos com altas cargas parasitárias, ainda que não expostos ao tratamento com ivermectina, apresentam mortalidade mais elevada do que os demais membros das mesmas comunidades, livres de infecção ou com baixas cargas parasitárias. As possíveis causas de morte, nesse contexto, ainda não são conhecidas, porém os dados sugerem que a loíase não seja tão benigna como frequentemente se acredita (Chesnais et al., 2017).

O diagnóstico parasitológico baseia-se na observação de microfilárias ao exame microscópico de amostras de sangue colhidas durante o dia. Uma limitação está no fato de que somente a metade nos indivíduos infectados por vermes adultos exibem microfilárias detectáveis no sangue periférico. Podem-se usar gotas espessas ou esfregaços sanguíneos fixados e corados com Giemsa ou corantes semelhantes. Métodos de concentração, como o de Knott, que se descreve no contexto do diagnóstico da filariose linfática, podem também ser empregados. Existem métodos moleculares de diagnóstico, baseados em PCR, mas seu uso é restrito a contextos de pesquisa. Um método diagnóstico prático, desenvolvido para uso em inquéritos populacionais, baseia-se em um videomicroscópio acoplado a um *smartphone* (CellScope Loa). É capaz de detectar o movimento de microfilárias em uma pequena amostra de sangue capilar de volume conhecido, sem nenhum corante, depositada em um tubo capilar retangular, possibilitando a quantificação da carga parasitária (D'Ambrosio et al., 2015). Os testes rápidos de detecção de antígenos de *W. bancrofti* reagem cruzadamente com *L. loa*, levando a resultados falso-positivos em inquéritos de filariose linfática. O diagnóstico preciso e prático é essencial para o uso seguro de ivermectina para tratamento em massa nas áreas em que *L. loa* e *W. bancrofti* ou *O. volvulus* são coendêmicas. Nesses contextos, vem-se testando a estratégia conhecida como "testar e não tratar". Os pacientes com altas contagens de microfilárias, detectadas com o uso do dispositivo CellScope Loa, deixam de receber ivermectina, enquanto todos os demais membros da comunidade são tratados com segurança (Kamgno et al., 2017). Além do impacto positivo esperado na prevalência de oncocercose, o tratamento periódico em massa com ivermectina também reduz a prevalência e a intensidade de infecção por *L. loa* (Wanji et al., 2018).

Na prática clínica, o tratamento da loíase é feito com DEC. O medicamento é mais efetivo contra as microfilárias, todavia tem algum efeito sobre os vermes adultos. O albendazol pode ser utilizado isoladamente ou em associação à DEC; como sua ação é relativamente lenta, se comparada à DEC e à ivermectina, o albendazol é considerado mais seguro nos casos de altas microfilaremias. As doses são as mesmas empregadas no tratamento da filariose linfática. A OMS recomenda que a quimioprofilaxia periódica da filariose linfática em áreas com alta prevalência de loíase seja feita com duas doses anuais de albendazol. No entanto, a prevalência de filariose linfática tende a ser inversamente proporcional à de loíase nas áreas endêmicas da África Central e Ocidental (Kelly-Hope et al., 2018b).

Dracunculus medinensis e a dracunculíase

Como resultado de uma campanha de erradicação global da infecção iniciada na década de 1980, somente dois países africanos, Chade e Etiópia, relatam atualmente casos de infecção humana por *D. medinensis*, também conhecida como *filária de Medina* ou *verme-da-guiné*. Foram apenas 15 casos, em cada um deles, em 2017, mostrando que o objetivo final de erradicação está próximo de ser alcançado. Em contraste, havia 21 países endêmicos em meados da década de 1980, com cerca de 3,5 milhões de casos anuais. O parasito foi introduzido no Brasil com o tráfico de escravos africanos, iniciado no século XVI, alastrando-se por boa parte da costa do Atlântico, mas progressivamente desapareceu dos relatos médicos até o século XIX. Desde 2012, o parasito vem sendo encontrado em animais, especialmente em cães domésticos, no Mali, no Chade e na Etiópia, indicando a presença de um reservatório de infecção previamente desconhecido (Hopkins et al., 2018).

Diferentemente das demais filárias de interesse médico, *D. medinensis* não é transmitida por um inseto vetor (Figura 15.12). Seu hospedeiro intermediário é um pequeno crustáceo copépodo de água doce, do gênero *Cyclops*. O microcrustáceo, conhecido como *pulga d'água*, tem corpo alongado, em forma de gota, com a cabeça arredondada e a cauda pontiaguda. Infecta-se com larvas L_1, com cerca de 600 µm de comprimento, eliminadas por vermes fêmeas no meio externo. As larvas rabditoides, uma vez ingeridas pelos crustáceos, sofrem duas mudas e originam, ao final de 2 semanas, larvas filarioides (L_3) infectantes para os seres humanos e outros hospedeiros definitivos. A infecção humana ocorre pela ingestão dos crustáceos infectados com larvas filarioides, que se desintegram ao passar pelo trato digestório do hospedeiro definitivo. Assim, liberam-se as larvas, que atravessam a parede do estômago e do duodeno e se alojam na cavidade abdominal e no retroperitônio, onde sofrem duas mudas, originando adultos de sexos separados. O macho, com somente 40 mm de comprimento, morre logo após alcançar a maturidade sexual e fecundar a fêmea. A fêmea adulta, que mede 60 a 120 cm de comprimento e 1 a 2 µm de diâmetro, migra até o tecido subcutâneo, geralmente nos membros inferiores, atravessando a derme em direção à epiderme. Sua exteriorização produz inicialmente uma bolha, que se rompe e origina uma úlcera. A lesão cutânea surge cerca de 1 ano depois da infecção inicial. Quando o hospedeiro definitivo entra em contato com uma coleção de água doce, frequentemente para aliviar o desconforto local causado pela úlcera cutânea, a fêmea emerge e libera larvas L_1 no ambiente externo, que serão ingeridas pelos crustáceos, fechando-se o ciclo.

A ulceração da pele pela fêmea produz ardor e dor locais, eventualmente agravados por uma infecção bacteriana secundária. O diagnóstico normalmente é clínico, baseado na visualização da porção anterior da fêmea na lesão cutânea. Podem-se recuperar larvas L_1 liberadas quando o membro afetado é colocado em contato com água; as larvas são identificadas ao microscópio, em pequeno aumento. O tratamento

Parasitologia Contemporânea

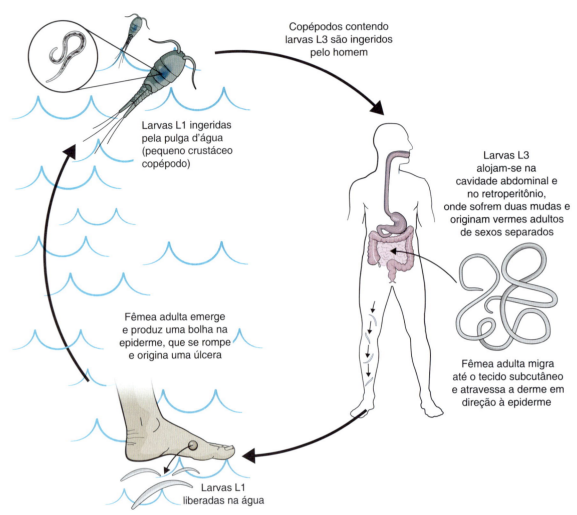

FIGURA 15.12 Ciclo vital de *Dracunculus medinensis*.

consiste na remoção do verme adulto da ulceração, com cuidado para não rompê-lo. O processo, lento e doloroso, pode levar algumas semanas. Frequentemente, a porção do verme já exteriorizada é enrolada em um pequeno graveto, que é girado diariamente até completar-se a sua extração. A prevenção da infecção consiste no provimento, nas comunidades afetadas, de água potável segura para consumo; uma medida comumente usada com esse objetivo é a filtragem da água, para remoção dos microcrustáceos. Novas estratégias vêm sendo desenvolvidas para lidar com o reservatório animal da infecção; entre elas, o tratamento preventivo de cães vem sendo testado em áreas rurais do Chade, mas seus resultados ainda não são conhecidos (Hopkins et al., 2018).

Dirofilaria immitis e a dirofilariose humana

Casos de infecção humana pela filária de cães *D. immitis*, transmitida por diversos mosquitos vetores (*Aedes*, *Culex*, *Mansonia* e *Anopheles*), vêm sendo relatados no Brasil e em vários outros países, especialmente no sul da Europa. O parasito é muito comum em cães de Portugal, mas poucos casos de infecção humana foram descritos (Alho et al., 2018). Em seus hospedeiros definitivos habituais, o cão doméstico e alguns canídeos silvestres, como os coiotes e os lobos, os vermes adultos de *D. immitis* habitam as artérias pulmonares. Os vermes albergam bactérias do gênero *Wolbachia*, responsáveis, em parte, pela resposta inflamatória despertada no hospedeiro. Quando presentes em grande quantidade, produzem inflamação intensa com oclusão da artéria pulmonar, acarretando hipertensão pulmonar e insuficiência cardíaca direita. Outra filária relacionada é *D. repens*, encontrada no tecido subcutâneo de canídeos e, mais raramente, também em seres humanos, especialmente na Europa.

As infecções acidentais de seres humanos são assintomáticas em 54 a 80% dos casos. As larvas filarioides depositadas pelos vetores penetram na pele e em vasos sanguíneos e são levadas até os ramos distais das artérias pulmonares. Sofrem duas mudas e tornam-se vermes adultos, que ficam retidos e morrem no leito arterial, o que leva à produção de granulomas. As lesões resultantes, vistas em exames radiológicos de rotina, são frequentemente nódulos pulmonares solitários. Os pacientes, ainda que assintomáticos, são muitas vezes submetidos a procedimentos invasivos, como toracotomia ou toracoscopia, para elucidação diagnóstica. Quando existentes, os sintomas incluem tosse, dor torácica, febre, hemoptise e derrame pleural (Lee et al., 2010). Não é necessário tratamento específico na infecção humana.

Artrópodes vetores das principais filarioses humanas

Os vetores da filariose linfática são mosquitos da família Culicidae; em diferentes regiões do mundo, as espécies *Culex, Aedes, Anopheles, Ochlerotatus* e *Mansonia* estão envolvidas na transmissão. A filariose linfática no Brasil foi até recentemente transmitida em áreas urbanas litorâneas do Nordeste, particularmente em Recife, Jaboatão, Olinda e Maceió. A cidade de Belém, no Pará, foi um dos principais focos de filariose linfática do Brasil, mas a transmissão foi interrompida há quase duas décadas (Freitas et al., 2008). Nessas áreas, a transmissão devia-se essencialmente ao pernilongo doméstico comum, *Cx. quinquefasciatus*. Trata-se de um vetor antropofílico e de hábito noturno; essas características o tornam especialmente bem adaptado para a transmissão de *W. bancrofti*, cujas microfilárias apresentam periodicidade noturna. No meio urbano, as formas larvárias de *Cx. quinquefasciatus* usam como criadouro diversos recipientes artificiais; coleções de água estagnada e poluída também são utilizadas. Somente as fêmeas são hematófagas. Em certas regiões do Brasil, é possível que alguns membros dos gêneros *Anopheles* e *Aedes* tenham desempenhado o papel de vetores secundários.

Na África, os principais vetores da filariose linfática são anofelinos, especialmente em áreas rurais. *Culex quinquefasciatus* desempenha importante papel como vetor em áreas urbanas, especialmente na África Oriental, mas possivelmente também em algumas cidades da África Ocidental (Nchoutpouen et al., 2019). A Tabela 15.2 relaciona os principais vetores da filariose linfática encontrados em diferentes ecossistemas da África Subsaariana (de Souza et al., 2012).

Os simulídeos, vetores da oncocercose, são mosquitos de 2 a 4 mm de comprimento, com o corpo preto, popularmente conhecidos como *borrachudos* (Figura 15.13). São insetos holometábolos, que passam pelas fases de ovo, larva e pupa antes de se tornarem adultos alados. Seus ovos são postos em coleções hídricas de curso rápido, normalmente aderidos a pedras. Nesse ambiente, eclodem as larvas e se desenvolvem as pupas. As picadas das fêmeas hematófagas podem ser muito pruriginosas. Os simulídeos que transmitem a oncocercose na África

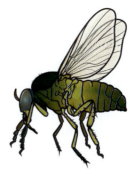

FIGURA 15.13 Exemplar adulto de *Simulium damnosum*, principal vetor da oncocercose na África.

picam preferencialmente na metade inferior do corpo, enquanto os simulídeos amazônicos picam mais frequentemente na cabeça e na porção superior do tronco. Essa característica explica a distribuição diferencial dos oncocercomas em ambas as regiões endêmicas.

Na maior parte da África Subsaariana e Iêmen, os vetores da oncocercose são membros do complexo *S. damnosum*. As exceções são *S. woodi* e outros membros do grupo *S. neavei*, responsáveis pela transmissão da doença em partes da África Oriental, incluindo Uganda, cujos estágios imaturos são transportados por caranguejos de água doce da família Potamonautidae, bem como *S. albovirgulatum*, que transmite a oncocercose em áreas da República Democrática do Congo. O complexo *S. damnosum* compreende, pelo menos, 63 variantes citogenéticas ou *citoformas*, muitas das quais formalmente consideradas espécies distintas. Desse total, 22 estão bem caracterizadas como espécies vetoras de *O. volvulus* (Cheke, 2017).

Os principais vetores da oncocercose na fronteira entre o Brasil e a Venezuela são membros do complexo *S. guianense*, incluindo *S. guianense s.l.* em áreas altas. Membros do complexo *S. oyapockense* são os principais vetores em áreas baixas; há diversos vetores secundários com ampla distribuição geográfica pelo país (Shelley, 2002). Os indivíduos sob risco de infecção nas Américas compreendem 34.000 indígenas das etnias Yanomami e Ye'kuana – distribuídos em oito municípios dos estados de Roraima e Amazonas, no extremo norte do Brasil – e no sul da Venezuela. Destes, cerca de 13.000 são alvos de programas de quimioprofilaxia semestral com ivermectina no Brasil, com cobertura em torno de 90%. Somente 74 casos foram confirmados por exame parasitológico no país, em 2016. Um foco extra-amazônico foi descrito em Minaçu, estado de Goiás, onde o parasito teria sido introduzido com a migração de trabalhadores provenientes de áreas de mineração do Norte do país e transmitido por *S. nigrimanum*, mas sem atividade documentada mais recentemente (Shelley, 2002).

Os vetores de *M. ozzardi* pertencem a duas famílias de dípteros: Ceratopogonidae, os *maruins* ou *mosquitos-pólvora*, e Simuliidae, os *piuns* ou *borrachudos*. Os membros do gênero *Culicoides* e, menos frequentemente, *Leptoconops*, foram identificados pela primeira vez como vetores em várias ilhas do Caribe e no México. Aqueles do gênero *Simulium* (Diptera: Simuliidae) transmitem a infecção na América Central continental e América do Sul (Lima et al., 2016). Ambas as famílias de vetores têm ampla distribuição geográfica. *S. amazonicum, S. argentiscutum, S. oyapockense* e *S. roraimense* são as

TABELA 15.2 Principais espécies vetoras da filariose linfática na África.

Espécie	Características biológicas do vetor	Localização mais comum
Anopheles arabiensis	Zoofílico, exofágico, exofílico	Regiões áridas de savana
Anopheles gambiae s.s.	Antropofílico, endofágico, endofílico	Áreas de floresta úmida
Anopheles merus	Antropo e zoofílico, exofágico, exofílico	Costa da África Oriental e Meridional
Anopheles funestus	Antropofílico, endofágico, endofílico	Diversos hábitats subsaarianos
Anopheles melas	Antropo e zoofílico, exofágico, endofílico	Costa da África Ocidental
Culex quinquefasciatus	Antropo e zoofílico, exo e endofágico, exo e endofílico	Ambientes urbanos, principalmente na África Oriental

espécies naturalmente infectadas com *M. ozzardi* encontradas no Brasil, consideradas responsáveis por sua transmissão no país.

Tanto os culicídeos quanto os simulídeos são suscetíveis às propriedades larvicidas de *Bacillus thuringiensis* e *B. sphaericus* (atualmente classificada como *Lysinibacillus sphaericus*), bactérias que produzem toxinas inócuas para os vertebrados que são amplamente empregadas no controle biológico de vetores. Esses agentes foram extensamente utilizados para o controle da oncocercose em diversos países africanos.

Controle da filariose linfática e da oncocercose

As infecções humanas causadas por *W. bancrofti* e *O. volvulus* são potencialmente erradicáveis. O ciclo vital de ambas as espécies tem vários pontos vulneráveis: (i) o parasito precisa infectar seres humanos para completar seu ciclo, não havendo reservatório animal; (ii) os seres humanos constituem, portanto, a única fonte de infecção para os vetores; (iii) existem métodos adequados para o controle da população de vetores; e (iv) existem medicamentos eficazes para uso em massa, resultando na eliminação das microfilárias. *Brugia malayi*, entretanto, infecta gatos e macacos, sugerindo que esse parasito possa ter um reservatório animal no Sudeste Asiático, o que dificulta sua erradicação.

O controle dos vetores da filariose linfática em áreas urbanas da África, especialmente na África Oriental, é dificultado pela grande capacidade de adaptação de *Cx. quinquefasciatus* a diferentes criadouros. Entretanto, as medidas que visem a diminuir o contato entre os vetores e o homem (uso de mosquiteiros, de telas nas janelas e portas) podem ser eficazes. Nas comunidades rurais africanas, onde os vetores predominantes são diversas espécies de anofelinos, o uso de mosquiteiros impregnados com inseticidas para o controle da malária tem amplo impacto na transmissão da filariose linfática. Na África, o controle de simulídeos tem sido uma das principais estratégias para a eliminação da oncocercose apoiadas pela OMS, em parceria com os governos nacionais e diversas organizações não governamentais. Sete inseticidas foram inicialmente utilizados de modo alternado, incluindo dois piretroides, três organofosforados, um carbamato e um inseticida biológico, uma suspensão de *Bacillus thuringiensis* H-14 (Hougard et al., 1997).

A medida de maior impacto sobre a transmissão da filariose linfática e da oncocercose tem sido a *distribuição em massa* de ivermectina, DEC e albendazol, como parte de programas de controle nacionais e regionais. Os medicamentos são distribuídos gratuitamente para uso nesses programas, sob a supervisão da OMS e de agências não governamentais.

O Programa Global para a Eliminação da Filariose Linfática, da OMS, objetiva a interrupção da transmissão mediante a distribuição em massa de medicamentos, complementada por medidas de controle integrado de vetores e a redução da morbidade e prevenção de sequelas. As seguintes combinações de medicamentos são utilizadas: DEC e albendazol (DA), ivermectina e albendazol (IA; em áreas coendêmicas para oncocercose no continente africano) e albendazol, preferencialmente semestralmente (em áreas coendêmicas para loíase no continente africano). Atualmente, 52 países requerem a distribuição em massa de medicamentos, dos quais 32 situam-se na África Subsaariana, com uma população total de cerca de 370 milhões de pessoas. Entre esses países, incluem-se São Tomé e Príncipe (ainda não foi iniciado), Angola e Guiné-Bissau (onde o programa ainda não está implementado em todos os distritos endêmicos) e Moçambique (onde a distribuição de medicamentos já abrange todos os distritos endêmicos). Togo foi o primeiro país africano a eliminar a filariose linfática; Maláui já interrompeu o tratamento em massa e, em breve, outros nove países (Benin, Burkina Faso, Camarões, Gana, Mali, Níger, Serra Leoa, Tanzânia e Uganda) estarão em condições de fazê-lo. Na maioria das áreas urbanas da África Ocidental, a prevalência de filariose linfática é geralmente baixa, motivo pelo qual se sugere que o tratamento de pacientes com diagnóstico confirmado laboratorialmente possa ser mais custo-efetivo que o tratamento em massa (Koudou et al., 2018). O Brasil encontra-se atualmente em fase de vigilância após a eliminação da infecção. Nas Américas, o tratamento em massa é atualmente restrito a Haiti, República Dominicana e Guiana.

Os programas de controle da oncocercose iniciaram-se na África Ocidental e, desde 2015, fazem parte do Expanded Special Project for Elimination of Neglected Tropical Diseases (ESPEN), coordenado pela OMS, com numerosos parceiros internacionais. Em 1995, cerca de nove milhões de doses de ivermectina foram distribuídas pelo Programa de Controle da Oncocercose na África (vigente entre 1974 e 2002); entretanto, a população sob risco de infecção no continente chega a 90 milhões de indivíduos. O ESPEN tem como objetivo a eliminação da oncocercose até 2020 em países africanos selecionados, compreendendo uma fase de tratamento de 12 a 15 anos e uma fase de vigilância pós-tratamento de 3 a 5 anos (Kelly-Hope et al., 2018a). A transmissão foi definitivamente eliminada, até o momento, nos seguintes países africanos: Guiné Equatorial, Etiópia, Quênia, Sudão e Uganda (Cheke, 2017). Todavia, a eliminação permanece um objetivo distante em vários outros países, como a República Democrática do Congo, República Centro-Africana, Angola, Camarões e Sudão do Sul (Colebunders et al., 2018). Na região noroeste de Angola, a oncocercose coexiste com alta prevalência de loíase, impondo sérias restrições ao tratamento em massa com ivermectina (Brito et al., 2017). Em Moçambique, a situação epidemiológica permanece desconhecida, sem programas de vigilância e controle implementados; estima-se que se trata de uma área hipoendêmica (Noormahomed et al., 2016). Em Guiné-Bissau, as regiões de Gabu e Bafatá são consideradas endêmicas para oncocercose, e a distribuição de medicamentos é feita de modo ininterrupto desde 2009 (Boakye et al., 2018).

O Programa de Eliminação da Oncocercose para as Américas coordenou os esforços de eliminação da infecção em 13 focos endêmicos localizados em Brasil, Colômbia, Equador, Guatemala, Venezuela e sul do México. A medida de controle implementada foi a administração em massa de medicamentos duas a quatro vezes ao ano, chegando a uma cobertura de 85%. Desde 1995, o Ministério da Saúde do Brasil administra, a cada 6 meses, doses de 150 a 200 μg/kg de peso corporal de ivermectina, para o controle da oncocercose, a comunidades indígenas do estado de Roraima e norte do Amazonas. Excluem-se do tratamento crianças com menos de 5 anos de idade ou peso inferior a 15 kg, nutrizes e indivíduos com história ou sintomas de doença neurológica.

O mesmo esquema de tratamento em massa foi utilizado em 11 focos dos demais países latino-americanos (Equador, Colômbia, Venezuela, Guatemala e México) onde a oncocercose era endêmica; somente o foco na fronteira entre o Brasil e a Venezuela persiste atualmente.

Referências bibliográficas

Abdul-Ghani R, Mahdy MAK, Beier JC. Onchocerciasis in Yemen: Time to take action against a neglected tropical disease. Acta Trop. 2016;162:133-41.

Alho AM, Meireles J, Schnyder M et al. *Dirofilaria immitis* and *Angiostrongylus vasorum*: The current situation of two major canine heartworms in Portugal. Vet Parasitol. 2018;252:120-6.

Amaral F, Dreyer G, Figueiredo Silva J et al. Live adult worms detected by ultrasonography in human Bancroftian filariasis. Am J Trop Med Hyg. 1994;50:753-7.

Boakye D, Tallant J, Adjami A et al. Refocusing vector assessment towards the elimination of onchocerciasis from Africa: A review of the current status in selected countries. Int Health. 2018;10(Suppl. 1):i27-i32.

Brattig NW. Pathogenesis and host responses in human onchocerciasis: Impact of *Onchocerca* filariae and *Wolbachia* endobacteria. Microbes Infect. 2004;6:113-28.

Brito M, Paulo R, Van-Dunem P et al. Rapid integrated clinical survey to determine prevalence and co-distribution patterns of lymphatic filariasis and onchocerciasis in a *Loa loa* co-endemic area: The Angolan experience. Parasite Epidemiol Control. 2017;2:71-84.

Cheke RA. Factors affecting onchocerciasis transmission: Lessons for infection control. Expert Rev Anti Infect Ther. 2017;15:377-86.

Chesnais CB, Takougang I, Paguélé M et al. Excess mortality associated with loiasis: A retrospective population-based cohort study. Lancet Infect Dis. 2017;17:108-16.

Colebunders R, Basáñez MG, Siling K et al. From river blindness control to elimination: Bridge over troubled water. Infect Dis Poverty. 2018;7:21.

Cotton JA, Bennuru S, Grote A et al. The genome of *Onchocerca volvulus*, agent of river blindness. Nat Microbiol. 2016;2:16216.

Coulibaly YI, Dembele B, Diallo AA et al. A randomized trial of doxycycline for *Mansonella perstans* infection. N Engl J Med. 2009;361:1448-58.

D'Ambrosio MV, Bakalar M, Bennuru S et al. Point-of-care quantification of blood-borne filarial parasites with a mobile phone microscope. Sci Transl Med. 2015;7:286r4.

de Almeida Basano S, de Souza Almeida Aranha Camargo J, Fontes G et al. Phase III clinical trial to evaluate ivermectin in the reduction of *Mansonella ozzardi* infection in the Brazilian Amazon. Am J Trop Med Hyg. 2018;98:786-90.

de Souza DK, Koudou B, Kelly-Hope LA et al. Diversity and transmission competence in lymphatic filariasis vectors in West Africa, and the implications for accelerated elimination of *Anopheles*-transmitted filariasis. Parasit Vectors. 2012;5:259.

Desjardins CA, Cerqueira GC, Goldberg JM et al. Genomics of *Loa loa*, a *Wolbachia*-free filarial parasite of humans. Nat Genet. 2013;45:495-500.

Dreyer G, Norões J, Figueiredo Silva J et al. Pathogenesis of lymphatic disease in Bancroftian filariasis: A clinical perspective. Parasitol Today. 2000;16:544-8.

Freitas H, Vieira JB, Braun R et al. Workshop para avaliação da situação epidemiológica da filariose linfática no município de Belém, Pará, Norte do Brasil. Rev Soc Bras Med Trop. 2008;41:212-6.

Garrido C, Campos M. First report of presumed parasitic keratitis in Indians from the Brazilian Amazon. Cornea. 2000;19:817-9.

Hoerauf A, Mand S, Adjei O et al. Depletion of *Wolbachia* endobacteria in *Onchocerca volvulus* by doxycycline and microfilaridermia after ivermectin treatment. Lancet. 2001;357:1415-6.

Hopkins DR, Ruiz-Tiben E, Eberhard ML et al. Dracunculiasis eradication: Are we there yet? Am J Trop Med Hyg. 2018;99:388-95.

Hougard JM, Yaméogo L, Sékétéli A et al. Twenty-two years of blackfly control in the Onchocerciasis Control Programme in West Africa. Parasitol Today. 1997;13:425-31.

Kaiser C, Pion SD, Boussinesq M. Case-control studies on the relationship between onchocerciasis and epilepsy: Systematic review and meta-analysis. PLoS Negl Trop Dis. 2013;7:e2147.

Kamgno J, Pion SD, Chesnais CB et al. A test-and-not-treat strategy for onchocerciasis in *Loa loa*-endemic areas. N Engl J Med. 2017;377:2044-52.

Kelly-Hope LA, Blundell HJ MacFarlane CL et al. Innovative surveillance strategies to support the elimination of filariasis in Africa. Trends Parasitol. 2018a;34:694-711.

Kelly-Hope LA, Hemingway J, Taylor MJ et al. Increasing evidence of low lymphatic filariasis prevalence in high risk *Loa loa* areas in Central and West Africa: A literature review. Parasit Vectors. 2018b;11:349.

Koudou BG, Souza DK, Biritwum NK et al. Elimination of lymphatic filariasis in West African urban areas: Is implementation of mass drug administration necessary? Lancet Infect Dis. 2018;18:e214-e220.

Lee AC, Montgomery SP, Theis JH et al. Public health issues concerning the widespread distribution of canine heartworm disease. Trends Parasitol. 2010;26:168-73.

Lima NF, Veggiani Aybar CA, Dantur Juri MJ et al. *Mansonella ozzardi*: A neglected New World filarial nematode. Pathog Glob Health. 2016;110:97-107.

Nchoutpouen E, Talipouo A, Djiappi-Tchamen B et al. *Culex* species diversity, susceptibility to insecticides and role as potential vector of lymphatic filariasis in the city of Yaoundé, Cameroon. PLoS Negl Trop Dis. 2019;13:e0007229.

Noormahomed EV, Akrami K, Mascaró-Lazcano C. Onchocerciasis, an undiagnosed disease in Mozambique: Identifying research opportunities. Parasit Vectors. 2016;9:180.

Opoku NO, Bakajika DK, Kanza EM et al. Single dose moxidectin *versus* ivermectin for *Onchocerca volvulus* infection in Ghana, Liberia, and the Democratic Republic of Congo: A randomised, controlled, double-blind phase 3 trial. Lancet. 2018;392:1207-16.

Orihel TC, Lowrie Jr RC, Eberhard ML et al. Susceptibility of laboratory primates to infection with *Mansonella ozzardi* from man. Am J Trop Med Hyg. 1981;30:790-4.

Orihel TC, Eberhard ML. *Mansonella ozzardi*: A redescription with comments on its taxonomic relationships. Am J Trop Med Hyg. 1982;31:1142-7.

Poole CB, Sinha A, Ettwiller L et al. In silico identification of novel biomarkers and development of new rapid diagnostic tests for the filarial parasites *Mansonella perstans* and *Mansonella ozzardi*. Sci Rep. 2019;9:10275.

Scott AL, Ghedin E. The genome of *Brugia malayi* – all worms are not created equal. Parasitol Int. 2009;58:6-11.

Shelley AJ. Human onchocerciasis in Brazil: An overview. Cad Saude Publica. 2002;18:1167-77.

Small ST, Labbé F, Coulibaly YI et al. Human migration and the spread of the nematode parasite *Wuchereria bancrofti*. Mol Biol Evol. 2019;36:1931-41.

Specht S, Wanji S. New insights into the biology of filarial infections. J Helminthol. 2009;83:199-202.

Stingl P. Onchocerciasis: Developments in diagnosis, treatment and control. Int J Dermatol. 2009;48:393-6.

Tallon LJ, Liu X, Bennuru S et al. Single molecule sequencing and genome assembly of a clinical specimen of *Loa loa*, the causative agent of loiasis. BMC Genomics. 2014;15:788.

Ta-Tang TH, Crainey JL, Post RJ et al. Mansonellosis: Current perspectives. Res Rep Trop Med. 2018;9:9-24.

Tavares da Silva LB, Crainey JL, Ribeiro da Silva TR et al. Molecular verification of New World *Mansonella perstans* parasitemias. Emerg Infect Dis. 2017;23:545-7.

Taylor MJ, Makunde WH, McGarry HF et al. Macrofilaricidal activity after doxycycline treatment of *Wuchereria bancrofti*: A double-blind, randomised placebo-controlled trial. Lancet. 2005;365:2116-21.

Udall DN. Recent updates on onchocerciasis: Diagnosis and treatment. Clin Infect Dis. 2007;44:53-60.

Vianna LM, Martins M, Cohen MJ et al. *Mansonella ozzardi* corneal lesions in the Amazon: A cross-sectional study. BMJ Open. 2012;2:e001266.

Wanji S, Ndongmo WP, Fombad FF et al. Impact of repeated annual community directed treatment with ivermectin on loiasis parasitological indicators in Cameroon: Implications for onchocerciasis and lymphatic filariasis elimination in areas co-endemic with *Loa loa* in Africa. PLoS Negl Trop Dis. 2018;12:e0006750.

Whittaker C, Walker M, Pion SDS et al. The population biology and transmission dynamics of *Loa loa*. Trends Parasitol. 2018;34:335-50.

World Health Organization. Guideline: Alternative mass drug administration regimens to eliminate lymphatic filariasis. Genebra: WHO, 2017. p. 50.

Zimmerman PA, Katholi CR, Wooten MC et al. Recent evolutionary history of American *Onchocerca volvulus*, based on analysis of a tandemly repeated DNA sequence family. Mol Biol Evol. 1994;11:384-92.

Zouré HG, Wanji S, Noma M et al. The geographic distribution of *Loa loa* in Africa: Results of large-scale implementation of the Rapid Assessment Procedure for Loiasis (RAPLOA). PLoS Negl Trop Dis. 2011;5:e1210.

Leitura sugerida

Metzger WG, Mordmüller B. *Loa loa* – does it deserve to be neglected? Lancet Infect Dis. 2014;14:353-7.

Shelley AJ. Human onchocerciasis in Brazil: An overview. Cad Saude Publica. 2002;18:1167-77.

Ta-Tang TH, Crainey JL, Post RJ et al. Mansonellosis: Current perspectives. Res Rep Trop Med. 2018;9:9-24.

16 Trematódeos | *Schistosoma mansoni* e *Fasciola hepatica*

Marcelo Urbano Ferreira ▪ Silvia Reni B. Uliana

Introdução

Os trematódeos são conhecidos desde a Antiguidade. São helmintos muitos abundantes, geralmente visíveis a olho nu, que parasitam todos os grupos de vertebrados. Pertencem ao filo Platyhelminthes e à subclasse Trematoda. Entre os trematódeos incluem-se vários parasitos importantes em Medicina, agrupados na infraclasse Digenea (Bush et al., 2001). Os trematódeos digenéticos são vermes achatados dorsoventralmente e quase sempre providos de ventosas, estruturas importantes para sua fixação ao seu hábitat no hospedeiro definitivo.

Os trematódeos da infraclasse Digenea são endoparasitas obrigatórios, com ciclos de vida complexos, que envolvem pelo menos dois hospedeiros distintos; são, portanto, heteroxenos (ver Capítulo 1, *Introdução à Parasitologia*). São responsáveis por doenças humanas de grande prevalência em diversas regiões do mundo, várias delas claramente associadas à pobreza. Este capítulo trata exclusivamente de trematódeos digenéticos que produzem doença humana nas Américas; as duas espécies a serem estudadas são *Schistosoma mansoni*, da família Schistosomatidae, e *Fasciola hepatica*, da família Fasciolidae.

Schistosoma mansoni tem ampla distribuição geográfica, e também é encontrado na África e no Oriente Médio. *Fasciola hepatica* é um importante patógeno de herbívoros, com grande impacto na criação de gado bovino e ovino, que acomete também seres humanos, mais comum no norte da África, sul da Europa e América Latina. Existem, no entanto, diversos outros trematódeos digenéticos que infectam seres humanos em outras regiões do mundo: *S. haematobium*, *S. intercalatum*, *S. guineensis* (separado de *S. intercalatum* em 2003), *S. japonicum*, *S. mekongi*, *S. malayensis*, *Fasciola gigantica*, *Fasciolopsis buski*, *Paragonimus westermani*, *Clonorchis sinensis*, *Opisthorchis viverrini*, *Metagonimus yokogawai* e *Heterophyes heterophyes*. Os três primeiros, parasitos comuns em populações humanas de partes da África, são tema do Capítulo 17 deste livro, *Os Esquistossomos do Grupo Haematobium*.

Trematódeos digenéticos

Encontram-se na infraclasse Digenea cerca de 18.000 espécies de helmintos parasitas distribuídos em mais de 140 famílias. Os organismos apresentam corpo não segmentado, caracterizado por um par de ventosas, uma oral e outra ventral (esta última também conhecida como *acetábulo*), que desempenham o papel de fixação do verme adulto (Figura 16.1). Os trematódeos digenéticos desenvolvem-se em dois ou mais hospedeiros distintos. A reprodução sexuada ocorre no hospedeiro vertebrado; a maioria dos digenéticos, com exceção dos membros da família Schistosomatidae, é hermafrodita. No interior dos ovos forma-se uma larva ciliada, conhecida como *miracídio* (Figura 16.1), que pode estar completamente desenvolvida no momento em que os ovos são eliminados ou completar seu desenvolvimento no meio externo. Após a eclosão, o miracídio infecta um caramujo ou caracol aquático como *primeiro hospedeiro intermediário*. No molusco, o parasito sofre *reprodução mitótica por poliembrionia*, passando por estágios chamados de *esporocisto* e, em algumas espécies, pelo estágio de *rédia*, até originar numerosas formas infectantes móveis, conhecidas como *cercárias* (Figura 16.1). As cercárias podem infectar diretamente o hospedeiro vertebrado ou, em algumas espécies, infectar um segundo hospedeiro intermediário. Podem ainda encistar-se na superfície de plantas aquáticas. As cercárias encistadas no segundo hospedeiro intermediário ou em plantas aquáticas chamam-se *metacercárias* (Figura 16.1).

Os trematódeos digenéticos adultos são geralmente *achatados e alongados*, apresentando tipicamente a forma de *folha*, medindo entre 1 mm e vários centímetros de comprimento. *Fasciola hepatica* é um exemplo de digenético com a morfologia habitual de folha (Figura 16.1). *Schistosoma mansoni*, bem como os demais membros desse gênero, difere dos digenéticos típicos por seu formato, mais longo do que largo, e pela presença de *dimorfismo sexual*. Os esquistossomos são, portanto, vermes dioicos; o macho adulto é maior do que a fêmea. Seu corpo dobra-se, formando o chamado *canal ginecóforo*, onde a fêmea, de corpo cilíndrico, se aloja durante a cópula (Figura 16.1). Essas características gerais são compartilhadas pelos demais esquistossomos que infectam o homem, mas não são encontrados nas Américas: *S. haematobium*, *S. intercalatum*, *S. guineensis*, *S. japonicum*, *S. mekongi* e *S. malayensis*.

O genoma de *S. mansoni* compreende 380 milhões de pares de bases distribuídos em sete pares de cromossomos autossômicos e um par de cromossomos sexuais (Z/W), com um total de 10.852 genes preditos (Berriman et al., 2009; Protasio et al., 2012). O genoma de *F. hepatica* é o maior entre os genomas de trematódeos caracterizados até hoje, com $1,3 \times 10^9$ pares de bases distribuídos em 10 pares de cromossomos. Cerca de 32% de seu genoma correspondem a regiões de DNA repetitivo (Cwiklinski et al., 2015).

220 Parasitologia Contemporânea

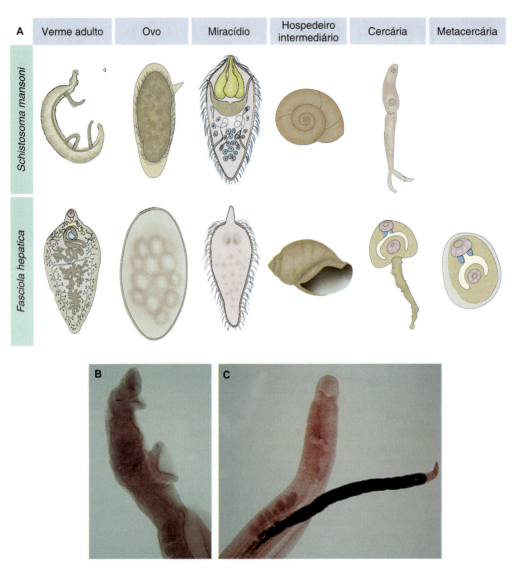

FIGURA 16.1 Trematódeos digenéticos. **A.** Principais estágios evolutivos de *Schistosoma mansoni* e *Fasciola hepatica* e morfologia da concha de seus vetores. Adaptada de Marquardt et al., 2000. **B** e **C.** Morfologia dos vermes adultos de *Schistosoma mansoni*: em **B**, observa-se o par de ventosas (uma oral e outra ventral, esta também conhecida como *acetábulo*) que caracteriza os trematódeos; em **C**, observa-se um casal de vermes adultos, com a fêmea (mais escura) alojada no canal ginecóforo do macho. Exemplares corados pelo carmim. Fotografias de Marcelo Urbano Ferreira.

Schistosoma mansoni

O principal hospedeiro vertebrado no ciclo de vida de *S. mansoni* é o homem. Entretanto, encontram-se também roedores, marsupiais e primatas não humanos naturalmente infectados. Discute-se ainda o possível papel de ruminantes como hospedeiros de *S. mansoni* em áreas endêmicas brasileiras (Modena et al., 2008). A participação de outros animais no ciclo de vida tem repercussões importantes no planejamento das medidas de controle, pois esses podem servir como *reservatórios* de infecção que não são abordados pelas estratégias habituais de quimioprofilaxia (ver Capítulo 1, *Introdução à Parasitologia*). Uma extensa análise comparativa de genomas mitocondriais mostra que *S. mansoni* foi introduzido nas Américas a partir da África Ocidental, com o tráfico transatlântico de escravos entre os séculos XVI e XIX (Morgan et al., 2005).

O ciclo de vida de *S. mansoni* está representado na Figura 16.2. Os *vermes adultos*, com comprimento entre 0,6 e 2,5 cm, alojam-se, aos pares, em vênulas terminais do plexo mesentérico inferior, que drenam a parede do intestino grosso, especialmente o reto e o cólon sigmoide (Figura 16.3). A cada dia, cerca de 300 *ovos* medindo 110 a 180 μm por 45 a 70 μm são eliminados pela fêmea no interior das vênulas. Esses ovos exibem caracteristicamente uma espícula lateral grande (Figura 16.4). A casca do ovo, bastante rígida, é também porosa, o que possibilita a liberação de substâncias produzidas pelo embrião em formação em seu interior e a entrada de nutrientes.

Com base em infecções experimentais, estima-se que entre um terço e metade dos ovos eliminados pelas fêmeas chegue ao meio externo, misturados às fezes. A inflamação que a presença dos ovos desperta no hospedeiro, especialmente pela liberação de glicoproteínas antigênicas, resulta em ruptura da parede da

CAPÍTULO 16 ▪ Trematódeos | *Schistosoma mansoni* e *Fasciola hepatica*

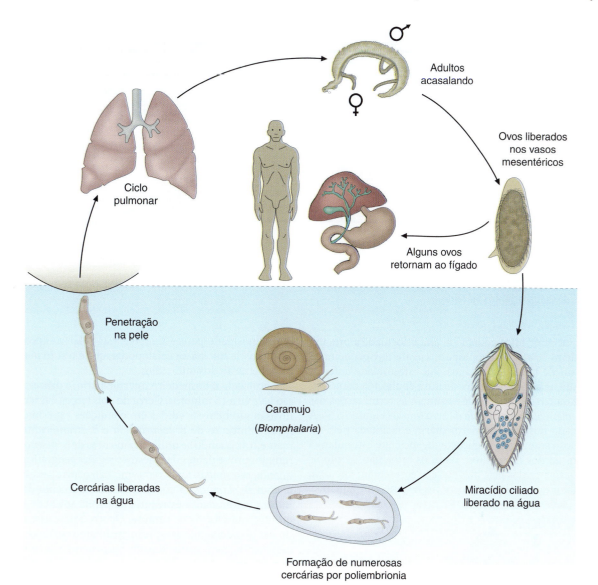

FIGURA 16.2 Ciclo vital de *Schistosoma mansoni*.

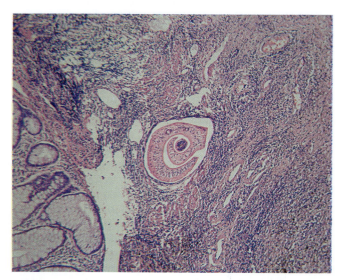

FIGURA 16.3 Corte histológico, corado com hematoxilina-eosina, mostrando um casal de vermes adultos de *Schistosoma mansoni* alojado em um vaso intestinal. Fotografia de Marcelo Urbano Ferreira.

vênula, liberando os ovos nos tecidos perivasculares e finalmente no lúmen intestinal. Parte dos ovos eliminados, no entanto, fica retida no tecido fibroso resultante da inflamação em torno das vênulas, sem chegar ao lúmen intestinal. Finalmente, alguns ovos são arrastados pela corrente sanguínea, até os capilares do espaço-porta hepático, despertando uma intensa reação inflamatória. Mais raramente, são encontrados ovos, levados pela circulação colateral até a circulação sistêmica, em locais como os pulmões e o sistema nervoso central.

Os ovos eliminados são viáveis por 2 a 5 dias em fezes formadas. No ambiente externo, com boa luminosidade, a eclosão dos ovos depende do contato com *água doce*; a baixa concentração de cloreto de sódio é um fator crítico para desencadear o processo de eclosão. A temperatura da água deve situar-se entre 10°C e 37°C. De dentro do ovo, é liberada uma larva de vida livre ciliada, denominada *miracídio*, completamente desenvolvida, capaz de movimentar-se ativamente e romper a casca do ovo transversalmente. Os miracídios medem 160 a 180 µm por 60 µm. Devem encontrar o hospedeiro intermediário, um caramujo do gênero *Biomphalaria*, até 8 horas após a sua liberação. Graças ao batimento de *cílios* que recobrem sua

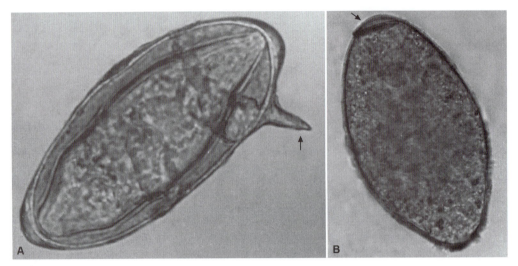

FIGURA 16.4 A. Ovo de *Schistosoma mansoni*. Observa-se a espícula lateral (*seta*). **B.** Ovo de *Fasciola hepatica*. Nota-se o opérculo (*seta*). Fotografias de Cláudio Santos Ferreira.

superfície, os miracídios nadam em alta velocidade à procura do hospedeiro intermediário, especialmente nas primeiras 5 horas depois de liberados na água. Na extremidade anterior do miracídio, encontra-se uma estrutura conhecida como *papila apical* ou *terebratório*, onde se situam as terminações das *glândulas adesivas* e da *glândula de penetração* (Figura 16.5). A localização do hospedeiro intermediário é facilitada pela secreção, pelos caramujos, de glicoconjugados que estimulam a movimentação dos miracídios. Tanto os miracídios como os caramujos são atraídos pela luz (ou seja, apresentam *fototaxia positiva*), fator que facilita seu encontro no ambiente aquático.

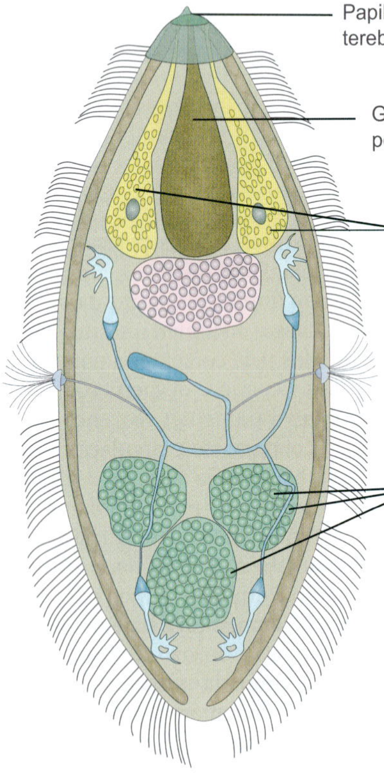

A luminosidade parece também estimular a exposição, pelo molusco, de sua massa cefalopodal, que é o sítio mais comum de penetração dos miracídios.

Localizado o hospedeiro intermediário, o processo de invasão leva 10 a 15 minutos. Cerca de dois terços das tentativas de invasão são bem-sucedidas em condições experimentais. Em geral, a infecção de *B. tenagophila* e *B. straminea* tende a ser mais eficaz quando se utilizam amostras de *S. mansoni* e de caramujos provenientes das mesmas regiões geográficas (ou seja, quando são *simpátricas*); o mesmo não ocorre necessariamente com *B. glabrata*. O contato com o tegumento do molusco induz uma mudança estrutural na papila apical do miracídio, que assume a forma de ventosa. Ocorre a descarga do conteúdo das glândulas adesivas, principalmente enzimas proteolíticas, que digerem os tecidos do hospedeiro. Cerca da metade dos miracídios que penetraram consegue desenvolver-se no interior do molusco. Os miracídios transformam-se em uma estrutura sacular alongada, com 50 a 100 células germinativas em seu interior, conhecida como *esporocisto primário*. Cada célula germinativa dará origem a uma estrutura semelhante, o *esporocisto secundário*, com cerca de 250 µm de comprimento. Nesse processo, formam-se inicialmente aglomerados de células germinativas nas paredes do esporocisto primário, que se organizam dando origem a septos. A partir deles, formam-se os esporocistos secundários ao final de 2 semanas após a penetração, desde que sob uma temperatura ideal entre 25°C e 28°C. Ao final de 3 semanas, os esporocistos secundários migram ativamente até o *hepatopâncreas* do caramujo, um local rico em nutrientes; mais raramente, a glândula reprodutiva do caramujo, chamada de *ovotéstis*, é também alvo de migração, podendo haver castração do hospedeiro. Cerca de 4 a 7 semanas após a penetração, originam-se, a partir de esporocistos secundários, numerosas *formas larvárias*, conhecidas como *cercárias*. Aproximadamente 1.000 a 3.000 cercárias, resultantes desse processo de reprodução por poliembrionia, são eliminadas por dia. Um único miracídio chega a originar 300.000 cercárias, todas do mesmo sexo (Coelho et al., 2008). Os esporocistos secundários podem originar não somente cercárias, mas também novas gerações de esporocistos filhos, que produzirão mais cercárias e uma nova geração de esporocistos, e assim por diante. Até seis gerações sucessivas

FIGURA 16.5 Representação esquemática de miracídio de *Schistosoma mansoni*. Adaptada de Coelho et al., 2008.

foram observadas experimentalmente, mas esse número pode ser ainda maior na natureza. Desse modo, o caramujo elimina muitas centenas de milhares de cercárias durante todo o seu período de sobrevida, depois de infectado pelos miracídios. A maioria das cercárias maduras encontra-se na região cefalopodal do caramujo. As cercárias deixam os moluscos seguindo um *ritmo circadiano*, com maior eliminação nas horas com maior luminosidade e mais quentes do dia. Entretanto, cercárias de isolados de *S. mansoni* provenientes de roedores podem ser mais frequentemente eliminadas no início da noite, provavelmente como uma adaptação ao comportamento do hospedeiro definitivo.

As cercárias têm cerca de 500 μm de comprimento, dos quais três quintos correspondem à *cauda com extremidade bifurcada*, com cerca de 230 μm de comprimento (Figura 16.6). Apresentam uma ventosa oral e uma ventosa ventral, esta maior e crucial para a fixação na pele do hospedeiro definitivo durante o processo de penetração. Seu hábitat são as coleções de água doce, onde elas permanecem viáveis por um curto espaço de tempo. Precisam encontrar o hospedeiro vertebrado em 24 a 36 horas, tarefa facilitada pela agitação na água criada pela presença de animais e seres humanos, que estimula sua locomoção. O movimento helicoidal da cauda auxilia na movimentação. As cercárias são atraídas por ácidos graxos livres e peptídeos com arginina terminal e L-arginina livre, liberados pela pele humana. Localizado o hospedeiro, a penetração na pele dá-se com o auxílio de proteases secretadas por *glândulas de penetração*, localizadas em sua extremidade cefálica. A cauda das cercárias é deixada para trás logo no início da penetração, que dura poucos minutos. O corpo transforma-se em *esquistossômulo*, que atravessa a epiderme e a derme e chega aos vasos sanguíneos e linfáticos da pele e do tecido subcutâneo. Transformações dramáticas ocorrem rapidamente, especialmente no tegumento, para garantir a sobrevida do esquistossômulo. A membrana da cercária, recoberta por espesso glicocálix, é substituída por um epitélio multilamelar, ao qual são incorporadas moléculas do hospedeiro. Esse epitélio, com extensas microvilosidades, será responsável pela nutrição do esquistossômulo e por sua defesa contra a resposta imune humoral do hospedeiro, mediada por anticorpos circulantes e componentes do sistema complemento.

Os esquistossômulos sobreviventes acometem as câmaras cardíacas direitas, os capilares pulmonares e o coração esquerdo. O parasito realiza, portanto, um ciclo pulmonar sem abandonar o lúmen dos vasos. Levados pela circulação sistêmica, os esquistossômulos disseminam-se para vários órgãos e tecidos. Somente os esquistossômulos que chegam ao sistema porta hepático, cerca de 3 semanas depois da penetração das cercárias, são capazes de amadurecer e originar vermes adultos. A maturação do sistema digestório, que é incompleto (com o intestino terminando em fundo cego), possibilita o repasto sanguíneo. O sangue ingerido é digerido por enzimas proteolíticas, principalmente hemoglobinases semelhantes às catepsinas humanas, e os metabólitos são eliminados pela ventosa oral, junto às secreções do parasito. O sistema reprodutor também se desenvolve completamente somente depois da chegada dos vermes ao fígado.

A maturação sexual ocorre primeiramente nos machos. O macho, com 6 a 12 mm de comprimento, acasala-se com uma fêmea de aparelho reprodutor ainda imaturo, dobrando seu corpo em volta do dela e formando um canal virtual denominado *canal ginecóforo*. A fêmea tem corpo mais *afilado* e *alongado*, aproximadamente cilíndrico, com 15 mm de comprimento. O macho, ao secretar hormônios no canal ginecóforo, estimula o amadurecimento do aparelho reprodutor da fêmea. Após o acasalamento, ocorre a migração do casal no

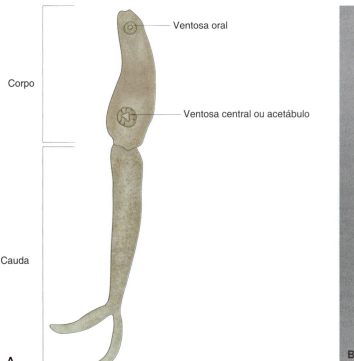
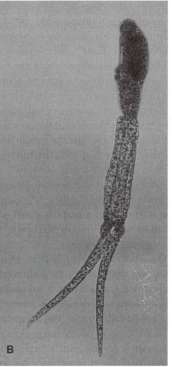

FIGURA 16.6 Cercária de *Schistosoma mansoni*: esquema (**A**) e fotografia (**B**). Ilustração adaptada de Machado-Silva et al., 2000; fotografia de Cláudio Santos Ferreira.

contrafluxo da circulação sanguínea, em direção às veias e vênulas do plexo mesentérico. Nessa migração, o macho fixa alternadamente sua ventosa oral e dorsal no endotélio dos capilares para movimentar o casal. Quando o casal chega às *vênulas do plexo mesentérico inferior*, inicia-se a oviposição. Os primeiros ovos são encontrados nas fezes 6 a 8 semanas após a infecção. Os adultos vivem em média 3 a 10 anos, podendo chegar a 3 décadas de sobrevida. Os ovos permanecem nos tecidos por cerca de 20 dias; se não eliminados nas fezes até o final desse período, ocorre a morte do miracídio em seu interior.

Esquistossomose mansônica

Aspectos clínicos

A Tabela 16.1 apresenta uma classificação clinicopatológica da esquistossomose. A primeira evidência clínica da penetração de cercárias de *S. mansoni*, bem como de cercárias de outras espécies que não são capazes de se desenvolver completamente no homem, é a ocorrência de prurido transitório acompanhado de exantema papular. Esse quadro, conhecido como *dermatite cercariana*, ocorre imediatamente após a exposição às cercárias. Não exige exposição prévia ao parasito para manifestar-se e decorre da morte das cercárias que tentam penetrar na pele. Geralmente dura de 2 a 3 dias, podendo-se observar febre baixa e episódios transitórios de urticária durante 2 semanas.

As *formas agudas* de esquistossomose têm início após um período de incubação de 16 a 90 dias. A infecção aguda pode ser assintomática, assim como levar a quadros graves, dependendo da intensidade de infecção e da resistência do indivíduo (Lambertucci, 2010). Quadros agudos sintomáticos, chamados de *febre* ou *síndrome de Katayama*, são mais comuns em crianças ou em indivíduos que não residem nas áreas endêmicas; ocorrem mais frequentemente quando a carga infectante é intensa. O nome faz referência a Katayama, um distrito de Hiroshima, no Japão, em que a esquistossomose por *S. japonicum* foi originalmente descrita em seres humanos. O quadro agudo pode manifestar-se de modo inespecífico, com febre, cefaleia, prostração, anorexia e náuseas. Tosse e broncospasmo podem ocorrer, assim como dores abdominais e diarreia, às vezes com fezes mocussanguinolentas. O exame radiológico pode mostrar um infiltrado pulmonar. Exantemas maculopapular ou urticariforme são comuns. Poliadenopatia e hepatoesplenomegalia dolorosas são achados de exame físico. O hemograma mostra leucocitose com eosinofilia intensa, com contagens chegando a mais de 1.000 eosinófilos/mm^3 de sangue, que despertam a atenção do clínico para o possível diagnóstico. Pode ocorrer elevação das enzimas hepáticas, como as transaminases e a gamaglutamiltransferase. Acredita-se que esse quadro seja causado pela deposição de imunocomplexos em diversos órgãos e tecidos.

Como não se encontram ovos nas fezes antes de 6 semanas de infecção, o diagnóstico da esquistossomose aguda é baseado essencialmente em dados clínicos e epidemiológicos e na conversão sorológica, que comumente ocorre a partir de 3 a 4 semanas após a infecção (Jauréguiberry et al., 2010). Em geral, o quadro sistêmico dura de algumas semanas até 2 a 3 meses, porém torna-se progressivamente mais brando, com regressão da hepatomegalia, quando os primeiros ovos surgem nas fezes.

A apresentação clínica nas *formas crônicas* de esquistossomose é variável. Muitos pacientes com esquistossomose crônica em áreas endêmicas são assintomáticos. Os desfechos clínicos dependem da frequência de exposição e da carga parasitária resultante, da resposta inflamatória desencadeada pelos ovos ou antígenos liberados, da idade do hospedeiro e de fatores imunogenéticos ainda não bem compreendidos. A *esquistossomose intestinal* pode ser assintomática por anos. Podem-se relatar dores abdominais, episódios de diarreia intermitente, com presença ocasional de muco ou sangue nas fezes. A sintomatologia é geralmente inespecífica. As *lesões pseudoneoplásicas* do cólon representam uma complicação importante, porém rara. A forma *hepatointestinal* inicialmente tem quadro clínico também pobre, mas, além dos sintomas digestivos, observa-se aumento de volume do fígado, que se torna palpável, principalmente à custa do lobo esquerdo.

Com o passar do tempo e a deposição de ovos no parênquima, ocorre *fibrose hepática*, mas ainda não há necessariamente hipertensão portal e esplenomegalia. O fígado encontra-se aumentado e endurecido à palpação e os exames de imagem desse órgão mostram fibrose moderada a intensa. A pressão no sistema porta é mantida em níveis normais, em torno de 20 mmH$_2$O. O paciente não exibe aumento da circulação colateral portossistêmica. A forma *hepatoesplênica* da esquistossomose decorre de obstrução mecânica progressivamente mais intensa; com o agravamento da fibrose, todo o sistema passa a funcionar em regime hipertensivo, com níveis de até 200 mmH$_2$O. Cerca de 10% dos indivíduos expostos a elevados níveis de transmissão eventualmente evoluem para a forma hepatoesplênica, geralmente diagnosticada em adolescentes e adultos jovens. Como consequência da hipertensão portal, ocorrem a congestão passiva crônica do baço e a formação de extensa circulação colateral, ligando a circulação portal à circulação sistêmica. Ao exame de imagem, geralmente de ultrassonografia, observam-se hepatoesplenomegalia, espessamento periportal, fibrose da parede da vesícula biliar e sinais de hipertensão portal, como o aumento de calibre das veias esplênicas e porta e presença de circulação colateral no sistema porta. A hipertensão portal grave, uma complicação da esquistossomose hepatoesplênica, pode levar a hemorragias maciças, principalmente a partir do rompimento de varizes esofágicas, presentes comumente nos terços médio e distal do esôfago. O exame endoscópico torna possível a visualização dos cordões varicosos na parede do esôfago.

TABELA 16.1 Classificação clinicopatológica da esquistossomose humana.

- Dermatite cercariana
- Esquistossomose aguda sintomática (febre de Katayama)
- Esquistossomose crônica
  - Forma intestinal
  - Forma hepatointestinal
  - Forma hepatoesplênica

Complicações
- Hipertensão pulmonar e *cor pulmonale*
- Lesão renal (glomerulopatia)
- Neuroesquistossomose
- Forma pseudoneoplásica
- Infecções associadas

A fibrose hepática esquistossomótica não acarreta intensas perdas de função hepática, em geral, os hepatócitos e a estrutura lobular são preservados. A concomitância a outras doenças hepáticas, no entanto, leva progressivamente à hipoalbuminemia. A lesão hepática caracteriza a *forma hepatoesplênica descompensada* da esquistossomose, mais comum em pacientes com idade acima de 30 anos. Pode ainda ser agravada por episódios de hemorragia maciça, que resultam em hipovolemia e hipotensão sistêmica, com consequente necrose de tecido hepático. A hipoalbuminemia resultante da perda de função hepática, associada à hipertensão portal, leva à formação de ascite, sinal que explica um dos nomes populares da esquistossomose no Brasil: *barriga d'água*. É possível também ocorrer icterícia.

Uma das complicações mais comuns das formas hepatoesplênicas é o acometimento *renal*, que decorre da deposição de imunocomplexos nos glomérulos renais, acarretando perda de proteína pela urina de intensidade variável em 10 a 15% dos pacientes com a forma hepatoesplênica da esquistossomose. O quadro histopatológico mais comum é a glomerulonefrite membranoproliferativa, que não é revertida com o tratamento contra a esquistossomose e leva à perda progressiva da função renal. Outras complicações relativamente comuns são hipertensão pulmonar e *cor pulmonale* resultantes de arterite pulmonar, eventualmente produzindo cianose nos casos mais graves (Bethlem et al., 1997). Cerca de 10% dos pacientes com hipertensão portal apresentam concomitantemente hipertensão pulmonar. Descrevem-se também lesões do sistema nervoso central (Ferrari; Moreira, 2011), em resposta à deposição de ovos de *S. mansoni* em território vascular cerebral ou na medula espinal. A mielorradiculopatia esquistossomótica, em particular, resulta do comprometimento da medula espinal. O diagnóstico é feito com a pesquisa de anticorpos específicos no liquor e com exames de imagem, especialmente a ressonância nuclear magnética. Finalmente, a trombose da veia porta representa uma complicação frequente em pacientes com a esquistossomose hepatoesplênica descompensada.

Nas formas crônicas de esquistossomose, a lesão histopatológica básica é o *granuloma* que se desenvolve em torno dos ovos, no fígado e no espaço perivascular da parede intestinal (Figura 16.7), ocasionando posteriormente *fibrose periportal* (Andrade, 2009). O miracídio requer cerca de 10 dias para seu amadurecimento no interior do ovo, e mantém-se viável por mais 20 dias. Durante o período em que o miracídio está maduro e viável, o ovo elimina antígenos que estimulam intensa resposta celular, conhecidos coletivamente, na literatura de língua inglesa, como *soluble egg antigens* (SEA). Os SEAs despertam resposta de células T CD4$^+$, inicialmente com um padrão de tipo T_H1, mas logo tornando-se predominantemente T_H2. As citocinas e quimiocinas envolvidas na formação e posterior resolução dos granulomas hepáticos provêm de linfócitos T e células hepáticas residentes, entre elas as *células estreladas* localizadas entre as células endoteliais dos sinusoides hepáticos e os hepatócitos, no espaço de Disse (Carson et al., 2018). A intensidade da resposta granulomatosa, com fibrose ulterior, é regulada por mecanismos imunes ainda não bem compreendidos; a interleucina (IL)-10 parece desempenhar um papel central nesse processo (Caldas et al., 2008; Colley; Secor, 2014). A resposta inicia-se no endotélio vascular, que responde aos SEAs com proliferação celular, aumento da expressão do fator vascular de crescimento endotelial (do inglês, *vascular endothelial growth factor* ou VEGF) e formação de novos vasos. Os ovos que não chegam ao lúmen intestinal e são levados pela circulação portal ao fígado são retidos no lúmen de pequenos capilares pré-sinusoidais. Formam-se inicialmente granulomas inflamatórios grandes, ricos em eosinófilos, com um centro necrótico. Os primeiros granulomas tendem a involuir, e os próximos granulomas a se formarem em torno de ovos recém-chegados são progressivamente menores, com mais fibrose e predomínio de macrófagos sobre eosinófilos em sua periferia. Os granulomas que se formam em torno de ovos maduros no pulmão e no intestino, no entanto, não exibem esse padrão de substituição progressiva por lesões menores. Quando há grande quantidade de ovos nos tecidos, os granulomas frequentemente se fundem, originando uma lesão inflamatória difusa.

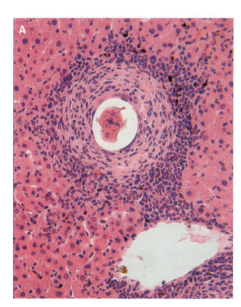 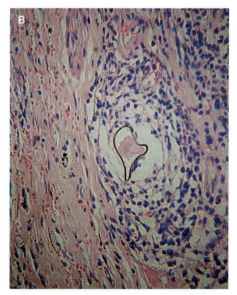

FIGURA 16.7 Lesão histopatológica básica da esquistossomose crônica, o granuloma em torno dos ovos depositados no fígado (**A**) e na parede intestinal (**B**). Cortes histológicos corados com hematoxilina-eosina. Fotografias de Marcelo Urbano Ferreira.

Os granulomas são progressivamente ocupados por camadas concêntricas de colágeno. Citocinas de tipo T_H2, como IL-13, parecem desempenhar um papel central nesse processo. Além disso, as células estreladas são fundamentais: uma vez ativadas, transformam-se em *fibroblastos hepáticos* produtores de colágeno, o principal tipo celular responsável pela fibrose (Carson et al., 2018). Como resultado, ocorre a formação de extensas áreas de fibrose no fígado, em torno dos ovos, sem que os hepatócitos sejam afetados de modo significativo. No fígado, as áreas de fibrose concentram-se em torno dos capilares do espaço-porta, onde grande quantidade de ovos é retida, estendendo-se dos vasos portais de menores dimensões até aqueles de maior diâmetro. A fibrose em si não tem grande impacto fisiopatológico em um órgão com grande reserva funcional, como o fígado, mas a deposição de grande quantidade de ovos no lúmen dos vasos portais causa progressiva *lesão endotelial* e *obstrução vascular*, que, por sua vez, resultam em *hipertensão portal*. Os ramos da artéria hepática apresentam hipertrofia e hiperplasia como resposta compensatória à redução do fluxo do sistema porta, elevando a pressão dos sinusoides hepáticos e sua capilarização. Ao exame macroscópico, observam-se, na superfície do fígado, placas esbranquiçadas que contrastam claramente com o parênquima hepático preservado adjacente. Esse padrão de fibrose periportal recebe, na literatura de língua inglesa, o nome de *pipestem fibrosis* (fibrose em haste de cachimbo) ou *fibrose de Symmers*, em homenagem ao patologista britânico Symmers, que o descreveu originalmente em pacientes do Egito. No intestino, uma resposta fibroblástica exagerada pode resultar na formação de massas que simulam um adenocarcinoma do cólon, que caracterizam a *forma pseudoneoplásica* da esquistossomose.

Frequentemente são descritas associações da esquistossomose a outras infecções bacterianas e virais. O exemplo mais conhecido são as bacteriemias crônicas por *Salmonella enterica*, dos subtipos Typhi e Paratyphi, em pacientes com esquistossomose hepatoesplênica. Essas bactérias, bem como outras enterobactérias, alojam-se no tegumento e no trato digestório dos vermes adultos, o que dificulta sua erradicação se a esquistossomose não for tratada simultaneamente. Os mecanismos pelos quais a interação entre as infecções por *Schistosoma* e *Salmonella* favorece a persistência da infecção bacteriana permanecem indefinidos, especulando-se sobre possíveis alterações na produção de anticorpos específicos e na capacidade de ativação de macrófagos, em decorrência da infecção por *Schistosoma* (Muniz-Junqueira et al., 2009). Uma das complicações frequentes da salmonelose prolongada em pacientes esquistossomóticos é a síndrome nefrítica decorrente da deposição de imunocomplexos nos glomérulos renais, reversível com o tratamento. Embora haja diversos relatos de associação entre esquistossomose e infecção pelos vírus das hepatites B e C, não se sabe se há uma base biológica para essa associação ou se ela simplesmente reflete a existência de fatores de risco compartilhados (Lambertucci et al., 1998). A infecção por *S. mansoni* resulta em maior suscetibilidade à infecção pelo vírus HIV e ao desenvolvimento de doença entre os infectados (Secor; Sundstrom, 2007; Chenine et al., 2008).

No final da década de 1960, experimentos em camundongos e macacos *rhesus* demonstraram que os animais infectados com vermes adultos de *S. mansoni* resistiam a desafios com cercárias (Smithers; Terry, 1969). Esse fenômeno de resistência a reinfecções na vigência de infecção primária, conhecido como *imunidade concomitante*, desperta duas questões interessantes: (i) como o verme adulto é capaz de resistir a uma resposta imune que elimina os esquistossômulos; e (ii) que mecanismos conferem imunidade contra as reinfecções. Alguns possíveis mecanismos de evasão imune utilizados pelos vermes adultos, que dizem respeito à primeira questão, são apresentados na Figura 16.8. Em camundongos experimentalmente infectados com *S. mansoni*, respostas de tipo T_H1, com altos níveis de interferona (IFN)-γ e intensa ativação de macrófagos, são associadas à eliminação de esquistossômulos, especialmente durante sua migração pelos capilares pulmonares. Não são plenamente conhecidos os mecanismos responsáveis pela imunidade contra a reinfecção em seres humanos, que se desenvolvem lentamente ao longo de 10 a 15 anos de exposição. Parecem ser essencialmente de tipo T_H2 e envolver IL-4, IL-5, anticorpos IgE específicos e eosinófilos como células efetoras. Altos níveis de anticorpos específicos IgG_4, geralmente associados a níveis elevados de IL-10, parecem bloquear os anticorpos IgE protetores; o equilíbrio entre respostas IgG_4 e IgE pode ser determinante da resistência à reinfecção (Mbanefo et al., 2014). Nos estágios iniciais, observa-se intensa resposta celular contra SEA, que tende a reduzir-se na infecção crônica. Em contraste, a resposta contra extratos antigênicos solúveis de vermes adultos (SWAP, do inglês *soluble worm antigenic preparations*) inicia-se precocemente e mantém-se intensa durante a cronicidade. A exposição prolongada a SEA parece induzir respostas anti-inflamatórias que envolvem citocinas como IL-10 e TGF (do inglês *transforming growth factor*)-β e células T $CD4^+$ regulatórias. Além de modular a formação do granuloma, essa resposta inibe a produção de anticorpos protetores IgE e a resposta celular ao estímulo com SEA. Além disso, a *resposta regulatória* pode reduzir a resposta a outros patógenos não relacionados e vacinas, especialmente em crianças (Colley; Secor, 2014).

Diagnóstico laboratorial

Na *fase aguda* da infecção, relacionada à migração e ao amadurecimento dos vermes, normalmente não são encontrados ovos nas fezes; o diagnóstico, portanto, exige o uso de métodos laboratoriais indiretos. Na *esquistossomose crônica*, as principais estratégias diagnósticas baseiam-se no achado de ovos de *S. mansoni* nas fezes ou em tecidos. Os métodos para exame de fezes são aqueles descritos no Capítulo 20, *Diagnóstico Parasitológico*, e compreende técnicas qualitativas (que possibilitam somente determinar a presença de infecção) e quantitativas (que tornam possível estimar a intensidade de infecção a partir da contagem de ovos eliminados nas fezes). Como a produção diária de ovos pelas fêmeas de *S. mansoni* é relativamente pequena, se comparada à maioria dos nematódeos, e nem todos os ovos produzidos chegam ao lúmen intestinal, recomenda-se submeter pelo menos três amostras fecais às técnicas rotineiras de concentração ou de Kato-Katz para o diagnóstico de infecções leves por meio do exame parasitológico. Um único ovo identificado em uma lâmina examinada segundo a técnica de Kato-Katz corresponde a 5.000 a 10.000 ovos eliminados nas fezes por dia. Em outras palavras, o limiar de sensibilidade do método situa-se em torno de 20 a 40 ovos por gramas de fezes, se estimarmos que um hospedeiro adulto elimine cerca de 250 g de fezes por dia. A sensibilidade diagnóstica situa-se em torno de 50%, aumentando

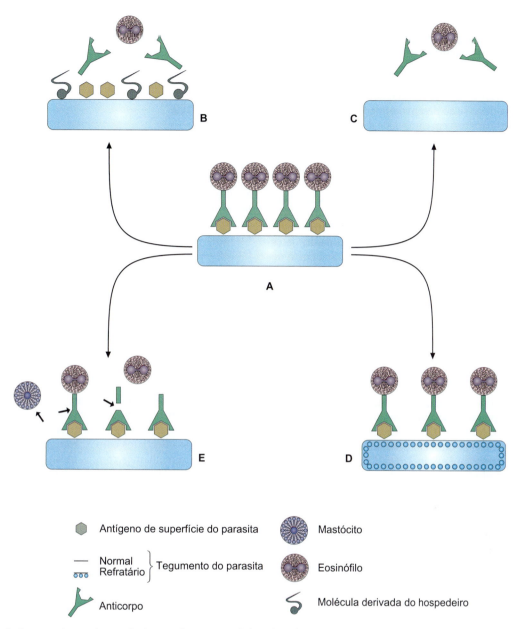

FIGURA 16.8 Possíveis mecanismos de evasão imune de vermes adultos de *Schistosoma mansoni* (**B** e **D**) que, em contraste com esquistossômulos jovens (**A**), são parcialmente resistentes à resposta imune dos hospedeiros. Os esquistossômulos são suscetíveis ao ataque de respostas efetoras celulares mediadas por anticorpos que reconhecem antígenos expressos em sua superfície (**A**). Os vermes adultos dificultam esse reconhecimento pela adsorção de antígenos do hospedeiro em sua superfície (**B**) e da liberação (do inglês, *shedding*) de seus antígenos de superfície (**C**). Os vermes podem ainda tornar seu tegumento resistente aos mecanismos efetores (**D**) ou secretar fatores imunorreguladores que clivam imunoglobulinas e inibem a ação de linfócitos e mastócitos (**E**). Adaptada de Butterworth, 1990.

proporcionalmente à carga média de infecção em cada população. Em resposta a essa baixa sensibilidade diagnóstica, diversos métodos alternativos foram desenvolvidos nos últimos anos e aplicados ao serem encontrados ovos de *S. mansoni* nas fezes. Entre eles, um dos mais promissores é o método conhecido como *Helmintex*, que se baseia na propriedade de aderência de ovos de *S. mansoni* a micropartículas magnéticas (Candido et al., 2018).

O *teste de eclosão de miracídios*, também descrito no Capítulo 20, é empregado em situações em que se deseja avaliar a viabilidade dos ovos eliminados nas fezes, principalmente no seguimento de pacientes tratados. Esse teste consiste em estimular a eclosão de miracídios viáveis de *S. mansoni*, presentes no interior de ovos recém-eliminados, colocando-se a amostra fecal em contato com a solução hipotônica, e a sua migração subsequente para a parte superior do recipiente de exame, que é exposta à luz do sol ou iluminação artificial. É um método relativamente laborioso para uso em larga escala, com sensibilidade ligeiramente superior ao de Kato-Katz quando se utilizam amostras fecais de volume comparável. A combinação de ambas as técnicas, no entanto, eleva a sensibilidade (Lemos et al., 1995).

Em pacientes com infecção crônica, a eliminação de ovos pelas fezes pode reduzir-se em função de sua progressiva retenção na mucosa do intestino grosso e no reto. Nessa situação, somente uma pequena proporção de ovos é capaz de atravessar as extensas áreas de fibrose na mucosa. A *biopsia retal*, recomendada no passado para essas situações, parece não representar ganho significativo em sensibilidade quando comparada à realização de pesquisa de ovos em cinco amostras de fezes.

O principal avanço recente no diagnóstico laboratorial da esquistossomose deve-se ao desenvolvimento de *testes rápidos* e práticos, alguns para uso em campo, de *detecção de antígenos solúveis* de S. mansoni em amostras de soro, plasma ou urina. O alvo principal é antígeno circulante catódico (CCA, do inglês *cathodic circulating antigen*), que pode ser detectado na urina de indivíduos infectados com o uso de um teste rápido em forma de cartão impregnado com anticorpos monoclonais de captura. Conhecido como *point-of-care* (POC)-CCA, o método é comercializado desde 2008, e pode constituir-se um instrumento central para os programas de eliminação da esquistossomose mansônica em diferentes países. Seu custo depende essencialmente da escala de produção e aquisição, podendo reduzir-se à medida que seu uso se torne mais comum. O POC-CCA é similar a um teste de gravidez. Uma gota de urina é depositada na fita; se aparecer um traço vermelho após alguns minutos, o teste é considerado positivo. Quando aplicado a populações expostas a baixos níveis de transmissão, como aquelas encontradas no Brasil, o método detecta até seis vezes mais portadores de infecção do que o exame de fezes convencional, baseado no exame de uma única amostra pelo método de Kato-Katz (Kittur et al., 2016). Sua principal limitação consiste na interpretação de traços muito leves, considerados duvidosos pelo examinador. O método, ainda que baseado em antígeno de S. mansoni, também possibilita o diagnóstico de infecção por S. japonicum e S. mekongi (Utzinger et al., 2015).

Diversos métodos moleculares de diagnóstico, normalmente derivados da reação em cadeia da polimerase (PCR), mostram-se muito superiores ao exame de fezes quanto à sensibilidade. Detecta-se DNA do parasito, de modo qualitativo ou quantitativo, em amostras de fezes, soro ou plasma de pacientes. Um dos alvos de amplificação mais explorados são os genes que codificam as subunidades 18S e 28S do RNA ribossômico do parasito, mas há métodos baseados em genes mitocondriais. Em ambos os casos, trata-se de sequências bem conservadas e presentes em múltiplas cópias em cada célula (He et al., 2016). Uma importante limitação está no fato de os exames permanecerem positivos por semanas ou mesmo meses após o tratamento, o que sugere a possibilidade de liberação prolongada de DNA do parasito de ovos retidos nos tecidos do hospedeiro. O custo e a relativa complexidade do método representam outras sérias limitações para uso em larga escala, especialmente em países endêmicos (Utzinger et al., 2015).

A detecção de anticorpos específicos contra antígenos de S. mansoni tem valor relativamente restrito na prática clínica, exceto nas infecções agudas, mas pode ser útil na investigação de padrões de exposição ao parasito em estudos populacionais. Os anticorpos começam a ser detectados a partir da terceira ou quarta semanas após a infecção, mas não distinguem entre infecções recentes ou atuais e infecções pregressas. Os títulos podem permanecer elevados por décadas, mesmo na ausência de reexposição. A sorologia tem papel central na *vigilância epidemiológica* em áreas que alcançaram recentemente a eliminação da esquistossomose, especialmente quando são testadas crianças nascidas em data posterior à da interrupção da transmissão. Outro teste imunológico, amplamente utilizado no passado em estudos epidemiológicos, é uma reação cutânea de hipersensibilidade imediata (com leitura em 15 minutos), que emprega um extrato proteico parasitário de tipo SWAP. Conhecido como *teste da esquistossomina*, caiu em desuso diante da escassa disponibilidade e padronização dos antígenos necessários para a sua realização.

Tratamento

A esquistossomose crônica não complicada é curável com o emprego de medicamentos antiparasitários como o praziquantel, descoberto em 1972. O praziquantel parece afetar o funcionamento do tegumento e da musculatura dos vermes adultos, provavelmente por inibição da bomba de sódio/potássio dos esquistossomos, levando a um grande influxo de cálcio. É eficaz contra vermes maduros, mas não contra formas imaturas, de todas as espécies de esquistossomos de interesse médico. No Brasil, utiliza-se dose única 50 mg/kg de peso corporal de praziquantel para adultos e 60 mg/kg para crianças com idade até 15 anos; o medicamento é administrado após uma refeição. As taxas de cura situam-se em torno de 80% em adultos e 70% em crianças (Brasil, 2014). No restante do mundo, utiliza-se geralmente, tanto em crianças como em adultos, a dose de 40 mg/kg. Um ensaio clínico recente sugere que a dose única de 40 mg/kg tem eficácia equivalente, contra S. mansoni, àquela de doses maiores administradas a crianças pré-escolares (2 a 5 anos) e escolares (6 a 15 anos) da Costa do Marfim (Coulibaly et al., 2017). De modo análogo, um estudo multicêntrico que incluiu pacientes com idade entre 10 e 19 anos do Brasil, da Mauritânia e da Tanzânia, todos cronicamente infectados com S. mansoni, havia mostrado taxas de cura semelhantes com as doses únicas de 40 mg/kg e 60 mg/kg de praziquantel (Olliaro et al., 2011). O medicamento é seguro para uso em gestantes após o primeiro trimestre da gravidez. Na esquistossomose aguda com sintomatologia intensa, sugerem-se adicionar corticosteroides (p. ex., 1 mg/kg de peso de prednisona por dia, por 5 a 7 dias) ao tratamento esquistossomicida (Lambertucci, 2010). Há indícios recentes da emergência de resistência ao praziquantel entre isolados de S. mansoni na África Oriental (Melman et al., 2009), mas não há estudos suficientes para avaliar a extensão desse problema, potencialmente muito grave, no Brasil e no restante do continente africano.

Entre as décadas de 1970 e 1990, empregava-se no Brasil a oxamniquina, em doses de 15 mg/kg de peso para adultos e 20 mg/kg de peso para crianças. Esse medicamento, que pode produzir efeitos colaterais, como sonolência, tontura e convulsões, não está atualmente disponível no mercado nacional. A oxamniquina não é eficaz contra S. japonicum e S. haematobium. Entre os novos medicamentos em avaliação quanto à eficácia, destacam-se os derivados da artemisinina e a mefloquina, ambos habitualmente utilizados contra a malária (ver Capítulo 3, *Os Plasmódios e a Malária*). Esses medicamentos, ao contrário do praziquantel, parecem mais ativos contra os vermes imaturos do que contra os adultos, abrindo a possibilidade de seu uso combinado.

Durante muito tempo persistiu o debate sobre o tratamento com esquistossomicidas de indivíduos residentes em zonas de alta endemicidade. Acreditava-se que, com o tratamento, desapareceria a imunidade parcial presente na vigência da infecção ativa (*imunidade concomitante*), aumentando a suscetibilidade dos indivíduos a novas infecções enquanto eles permanecessem expostos. Atualmente, considera-se que o tratamento deve ser realizado mesmo em áreas endêmicas, que a resistência parcial à reinfecção não é perdida e os benefícios para a saúde dos pacientes, especialmente das crianças, superam as possíveis desvantagens (Fenwick; Webster, 2006; Koukounari et al., 2007).

Hospedeiros intermediários

Os hospedeiros intermediários de *S. mansoni* são caramujos de água doce hermafroditas, pertencentes ao gênero *Biomphalaria* da família Planorbidae. As condições ideais para a sua sobrevivência em coleções hídricas incluem a temperatura entre 20 e 30°C e o pH entre 5 e 9; a presença de vegetação vertical ou flutuante nas coleções de água é fundamental como fonte de alimento e abrigo. As conchas típicas dos planorbídeos apresentam espiral plana, o que facilita sua identificação. Os membros do gênero *Biomphalaria*, cujas conchas têm diâmetro entre 7 e 40 mm em exemplares, distribuem-se amplamente no continente americano, desde a América Central até o Brasil, Suriname e Venezuela, na América do Sul. A distribuição geográfica da esquistossomose mansônica é estritamente dependente do hospedeiro intermediário suscetível. Das 11 espécies de *Biomphalaria* reconhecidas no Brasil, três são consideradas responsáveis pela transmissão da esquistossomose no país: *B. glabrata*, *B. tenagophila* e *B. straminea*. São encontrados em pequenas coleções naturais de água doce, incluindo lagos, córregos e remansos de rios e áreas pantanosas, bem como em criadouros artificiais, como valas de irrigação e pequenos açudes. Três outras espécies, *B. peregrina*, *B. cousini* e *B. amazonica*, podem ser considerados hospedeiros potenciais, por serem suscetíveis a infecções experimentais com *S. mansoni*, ainda que não tenham sido encontradas naturalmente infectadas (Paraense, 2001). Algumas características dessas espécies brasileiras, em especial de suas conchas, são resumidas na Tabela 16.2.

Biomphalaria glabrata, o membro de maior tamanho da família Planorbidae, é o principal hospedeiro de *S. mansoni* no Brasil. Suas conchas são castanho-escuras, grandes e lisas. Distribui-se por todos os estados do Nordeste e do Sudeste, Pará, Goiás, Paraná e Rio Grande do Sul. Em vários desses estados existem importantes áreas endêmicas de esquistossomose (Brasil, 2014). É uma espécie geneticamente mais diversa e provavelmente mais antiga do que o principal hospedeiro intermediário de *S. mansoni* na África, *B. pfeifferi*, com seis clados bem caracterizados, quatro dos quais presentes no Brasil. *Biomphalaria glabrata* tem grande capacidade reprodutiva; um único indivíduo chega a gerar 10 milhões de descendentes, tornando possível o rápido repovoamento de um criadouro tratado com moluscicidas. *Biomphalaria straminea*, com conchas pequenas, tem uma distribuição geográfica mais ampla do que *B. glabrata* e desempenha o papel de hospedeiro intermediário em certas áreas do Nordeste e em focos isolados nos estados do Pará e de Goiás. Embora seja um planorbídeo abundante no Nordeste brasileiro e em outras regiões endêmicas, exibe geralmente taxas de infecção natural por *S. mansoni* inferiores às de *B. glabrata*. Encontra-se em todas as bacias hidrográficas do Brasil, com presença registrada em 1.280 municípios de 24 estados brasileiros – só não foi notificada sua ocorrência em Rondônia e no Amapá (Brasil, 2014). *Biomphalaria tenagophila* é um planorbídeo de concha grande, com uma angulação ou quilha longitudinal em ambos os lados, denominada *carena*, que a distingue dos demais hospedeiros intermediários da esquistossomose de importância no Brasil. É responsável pela transmissão da esquistossomose em focos de menor importância, situados nos estados do Rio de Janeiro, de São Paulo, Santa Catarina e Minas Gerais; está presente em 562 municípios de 10 estados, principalmente em uma faixa litorânea entre o sul da Bahia e o Rio Grande do Sul, mas chegando também ao Mato Grosso do sul, a Goiás e ao Distrito Federal (Brasil, 2014).

Os principais hospedeiros intermediários de *S. mansoni* na África são *B. pfeifferi* (com ampla distribuição geográfica, incluindo Angola, Moçambique e Guiné-Bissau), *B. sudanica* e *B. choanomphala* (ambas na África Central e Oriental), *B. camerunensis* (África Ocidental) e *B. alexandrina* (ao longo do trajeto do Rio Nilo) (Stensgaard et al., 2013). *Biomphalaria salinarum*, uma espécie filogeneticamente muito próxima a *B. pfeifferi*, ainda é encontrada na região noroeste da Angola, local onde foi originalmente descrita (Allan et al., 2017).

A simples penetração de miracídios de *S. mansoni* não produz grande lesão em tecidos do hospedeiro intermediário, mas registra-se amplo aumento da mortalidade dos caramujos infectados, quando comparados a controles não infectados, quando se inicia a liberação das cercárias. A migração dos estágios larvários pela ovotéstis do caramujo pode reduzir sua capacidade reprodutiva. Esporocistos secundários no sistema digestivo e cercárias retidas no sistema vascular e no tecido conjuntivo dos caramujos despertam uma reação tecidual generalizada, com seu encapsulamento pelos hemócitos do hospedeiro intermediário (Pila et al., 2017).

Os caramujos do gênero *Biomphalaria* podem resistir a longos períodos de estiagem em seus criadouros, e são capazes de reduzir intensamente sua atividade metabólica, contrair-se no interior da concha e de secretar uma camada de muco, obstruindo a abertura da concha e reduzindo a perda de água para o ambiente. Esporocistos primários eventualmente presentes nesses caramujos sobrevivem reduzindo, de modo análogo a seus hospedeiros, sua atividade metabólica. O mesmo não ocorre, no entanto, com esporocistos secundários, que acabam

TABELA 16.2 Características de alguns planorbídeos brasileiros do gênero *Biomphalaria*.

Característica	B. glabrata	B. tenagophila	B. straminea	B. peregrina	B. amazonica
Concha					
Diâmetro (mm)	40	35	16,5	16,5	8
Largura (mm)	11	11	6	5,5	2,5
Número de giros	6 a 7	7 a 8	5	5 a 6	5
Carena*	Ausente**	Presente	Ausente	Ausente	Ausente
Papel como hospedeiro intermediário no Brasil	Principal	Localmente importante	Localmente importante	Potencial	Potencial

*Carena é uma angulação longitudinal encontrada na lateral das conchas. **Algumas populações de *B. glabrata* apresentam carena, podendo ser confundidas com *B. tenagophila*.

eliminados. Cessada a estiagem, os caramujos reidratam-se; os moluscos e os esporocistos primários retomam sua atividade metabólica (Coelho et al., 2008).

Prevenção e controle

Estima-se a existência, em todo o mundo, de mais de 240 milhões de indivíduos infectados por membros do gênero *Schistosoma*; desse total, mais de 90% vivem na África. *Schistosoma mansoni* é endêmico em vários países africanos, desde o delta do Nilo, no Norte, até a África do Sul. Cerca de 780 milhões de pessoas estão sob risco de infecção em todo o mundo, com uma carga global de doença de 1,9 milhão de anos de vida perdidos ajustados por incapacidade (DALY, do inglês *disability-adjusted life-years*) (McManus et al., 2018). Entre os países africanos de língua portuguesa, o parasito é encontrado em Angola, Moçambique e Guiné-Bissau. Em Moçambique, a prevalência de infecção entre escolares das diferentes províncias, estimada com base em exame parasitológico de fezes, varia entre 0,1 e 7,1%; a maior taxa foi observada em Maputo (Augusto et al., 2009). Não há dados de base populacional disponíveis para os demais países lusófonos africanos. Pequenos focos são também encontrados na Arábia Saudita, Iêmen e Omã, na Ásia. No Brasil, com base em inquérito de prevalência realizado entre 2011 e 2015, estima-se em cerca de 1,5 milhão de indivíduos a população infectada, concentrada principalmente nos estados da Bahia, de Minas Gerais, Alagoas, Pernambuco, Sergipe, Maranhão, Rio Grande do Norte, Paraíba, Espírito Santo e São Paulo. Entre 2009 e 2017, observou-se queda de 76% na quantidade de internações relacionadas com a doença em todo o país, com redução de mortalidade de 14% no período. Pouco mais de 500 óbitos associados à esquistossomose foram registrados no Brasil em 2017.

De modo geral, as intervenções disponíveis para o controle da esquistossomose baseiam-se: (i) na eliminação de vermes adultos que parasitam o ser humano, mediante o emprego de praziquantel no tratamento de infecções confirmadas pelo exame parasitológico ou na quimioterapia preventiva em populações expostas a elevados níveis de transmissão; (ii) na eliminação dos hospedeiros intermediários por meio de controle biológico (com o uso de caramujos competidores e peixes e outros animais aquáticos que se alimentam de caramujos), controle químico (com o uso de moluscicidas) ou saneamento ambiental; (iii) na prevenção da infecção de caramujos a partir de miracídios provenientes das fezes humanas, mediante a melhoria de instalações sanitárias e a educação sanitária; e (iv) na redução de risco de infecção entre seres humanos, evitando seu contato com a água contaminada. Essas intervenções compreendem medidas específicas para a esquistossomose, bem como medidas inespecíficas, que têm impacto sobre a transmissão de outras doenças de veiculação hídrica (Rollinson et al., 2013).

Os programas bem-sucedidos empregaram, normalmente, um conjunto de medidas integradas, que envolviam obras de saneamento, uso de moluscicidas, quimioterapia e educação sanitária. Há vários experimentos, especialmente em países africanos, mostrando que dificilmente a aplicação de uma dessas medidas, de modo isolado, resultará em redução da transmissão sustentável a longo prazo (King, 2009). Os programas têm como objetivo o controle e, se possível, a eliminação da *infecção* ou o controle da *doença*, especialmente em suas formas mais graves, como a esquistossomose hepatoesplênica. Como o papel dos reservatórios animais não parece ser importante do ponto de vista epidemiológico na maioria das áreas endêmicas, a erradicação da esquistossomose mansônica em escala global representa teoricamente um objetivo alcançável (Rollinson et al., 2013).

As estratégias de *quimioterapia* podem ser direcionadas para toda a população de uma determinada área endêmica (*quimioterapia em massa*) ou aos segmentos da população mais afetados (*quimioterapia dirigida*), geralmente sem diagnóstico laboratorial prévio. Normalmente, os alvos prioritários de quimioterapia profilática são as crianças em idade escolar (6 a 15 anos), a mesma população que recebe tratamento periódico contra as infecções por nematódeos intestinais em diversos países, mas há extenso debate na literatura sobre a inclusão de pré-escolares nesses programas. O único medicamento disponível para a quimioterapia em massa é o praziquantel, utilizado na dose de 40 mg/kg de peso, com taxas de cura de até 85 a 90%. O tratamento dos escolares é repetido a cada 2 anos em regiões com prevalência moderada de infecção (10 a 50%) e anualmente em regiões com alta prevalência (acima de 50%); em áreas com prevalência abaixo de 10%, preconizam-se dois tratamentos, um no ano de ingresso no ensino fundamental e outro no ano final do ensino fundamental. Como o praziquantel não é eficaz contra vermes imaturos, sugere-se o retratamento da população-alvo 2 a 8 semanas após a primeira dose. Quando os programas de quimioterapia profilática são interrompidos, a prevalência retorna aos níveis pré-intervenção em 18 a 24 meses (Rollinson et al., 2013).

No Brasil, as estratégias de quimioterapia para o controle da esquistossomose baseiam-se na prevalência de infecção na população-alvo. Por isso, preconiza-se a realização de inquéritos parasitológicos anuais ou bianuais em todas as áreas endêmicas, definidas como um conjunto de localidades onde existe transmissão documentada da esquistossomose, seguidos de tratamento com praziquantel fornecido gratuitamente pelo programa de controle. Em localidades com prevalência de infecção inferior a 15%, tratam-se somente os indivíduos com exame positivo observado durante o inquérito. Nas localidades com prevalência de infecção entre 15 e 25%, tratam-se os indivíduos infectados e seus conviventes (membros do mesmo domicílio, potencialmente expostos ao mesmo risco de infecção). Finalmente, quando a prevalência de infecção ultrapassa 25%, preconiza-se o tratamento de todos os membros da comunidade, independentemente dos resultados do exame parasitológico de fezes (Brasil, 2014).

Além do tratamento da população infectada, as principais medidas disponíveis para o controle da esquistossomose são o saneamento do meio, o controle de caramujos e a educação sanitária. As *medidas de saneamento* consistem na construção de latrinas, de fontes de abastecimento de água para as atividades cotidianas (banhos, lavagem de roupas e utensílios domésticos) e de uma rede de coleta e tratamento de esgotos. Desse modo, evita-se a contaminação das coleções hídricas próximas à comunidade e reduz-se o contato de seus membros com fontes de água não tratada. Em diversas regiões da África, especialmente no Egito e no Senegal, o represamento de rios para a construção de usinas hidrelétricas resultou na formação de grandes criadouros de planorbídeos, ampliando a área de transmissão da esquistossomose.

O controle dos caramujos baseia-se no fato de que, sem eles, não há esquistossomose. Diversas substâncias têm *efeito moluscicida*; a mais utilizada em larga escala é a niclosamida, com efeito letal em todos os estágios do ciclo vital dos caramujos observados nas 24 horas seguintes à sua aplicação. O objetivo não é a eliminação completa dos caramujos, mas a redução de sua densidade a um nível crítico, em que a infecção do hospedeiro intermediário se torna muito improvável. O tratamento periódico de grandes criadouros com moluscicidas é difícil em termos práticos, com grande impacto ambiental, especialmente por sua toxicidade para peixes, mas pequenos focos de transmissão podem ser controlados com o uso da niclosamida (Sokolow et al., 2018). No Brasil, a niclosamida foi amplamente utilizada entre 1986 e 2001; atualmente, só é aplicada em criadouros de focos ativos cuidadosamente selecionados, com base na prevalência de infecção (Coelho; Caldeira, 2016). Há várias experiências em curso com moluscicidas alternativos de origem vegetal, menos tóxicos, que poderiam ser produzidos a menor custo.

Uma alternativa aos moluscicidas consiste no *controle biológico* da população de hospedeiros intermediários. Podem-se introduzir, nos criadouros, predadores naturais de caramujos, como alguns crustáceos e peixes. Alternativamente, podem-se introduzir espécies de caramujos de água doce refratários à infecção, que competem com as espécies suscetíveis, uma estratégia muito utilizada pelos programas de controle da esquistossomose de países do Caribe (Sokolow et al., 2018). No Sudeste do Brasil, realizou-se uma experiência, em pequena escala, com a introdução de uma linhagem de *B. tenagophila* naturalmente resistente à infecção, conhecida como *Taim*, em criadouros contendo linhagens suscetíveis de *B. tenagophila*. Ao final de 14 meses de competição entre as espécies, com amplo cruzamento entre linhagens suscetíveis e resistentes, observou-se queda superior a 10 vezes na suscetibilidade média dos caramujos à infecção experimental por *S. mansoni* (Coelho; Caldeira, 2016).

Evidências obtidas a partir de modelos experimentais e do comportamento da infecção no homem sugerem que o desenvolvimento de uma *vacina* para esquistossomose seja possível. Sabe-se, por exemplo, que a administração de cercárias irradiadas a camundongos confere proteção contra novas infecções, ou que populações de áreas endêmicas desenvolvem resistência parcial a reinfecções. Muitos estudos têm sido desenvolvidos com antígenos purificados na tentativa de induzir proteção à infecção. Com o sequenciamento completo do genoma de *S. mansoni* e os diversos estudos sobre o proteoma desse parasito disponíveis, deu-se grande impulso à pesquisa nessa área. Há duas vacinas experimentais contra a esquistossomose mansônica testadas até o momento em ensaios clínicos de fase 1, para avaliar imunogenicidade e segurança (Merrifield et al., 2016). Uma delas, a Sm-TSP-2, baseia-se em uma proteína recombinante de 9 kDa, expressa em levedura, correspondente ao domínio extracelular de uma proteína de superfície de *S. mansoni*. Em camundongos, a imunização leva a uma grande redução da carga parasitária observada após o desafio com cercárias de *S. mansoni*. A segunda vacina submetida a ensaios clínicos é a Sm-14, desenvolvida pela pesquisadora brasileira Miriam Tendler, com base em uma proteína ligante de ácidos graxos de *S. mansoni* expressa como antígeno recombinante de 14 kDa pela Biomanguinhos, empresa de biotecnologia da Fundação Oswaldo Cruz, no Rio de Janeiro. A Sm-14 mostrou-se bem tolerada e altamente imunogênica. Entretanto, até o momento, não existe demonstração de eficácia dessas vacinas em seres humanos.

Casos isolados e surtos de esquistossomose aguda ocorrem eventualmente entre turistas que visitam áreas endêmicas da África e das Américas. Portanto, informações sobre a esquistossomose devem fazer parte das orientações recebidas por turistas em clínicas de viajantes.

Fasciola hepatica e a fasciolose humana

Fasciola hepatica é um parasito de carneiros, bovinos, veados e coelhos, bem como de outros herbívoros domésticos e silvestres, que ocasionalmente infecta o homem. Estima-se a existência de 2,4 milhões de infecções humanas, com 180 milhões de indivíduos expostos ao risco, principalmente na América do Sul e África. Acredita-se que, de modo análogo a *Schistosoma mansoni*, o parasito tenha sido introduzido nas Américas após a conquista europeia, provavelmente trazido por caprinos, ovinos ou bovinos infectados. Uma segunda espécie, *Fasciola gigantica*, presente na África Subsaariana e Ásia, também causa a fasciolose. Embora *F. hepatica* tenha ampla distribuição geográfica, a maior parte das infecções humanas relatadas na literatura provém do sul da Europa, do norte da África, de Cuba, do Irã e de alguns países sul-americanos, como Bolívia, Peru, Chile, Argentina, Uruguai, Colômbia e Venezuela (Carmona; Tort, 2017). Em Portugal, os principais focos encontram-se no norte do país. No Altiplano do norte da Bolívia, registra-se a maior prevalência conhecida de infecção humana; há comunidades próximas ao Lago Titicaca em que até 67% dos habitantes albergam o parasito (Mas-Coma et al., 1999).

Cerca de 100 casos humanos de infecção por *F. hepatica* foram relatados no Brasil. Entretanto, a prevalência da infecção em bovinos tem aumentado, agravada pelo surgimento de resistência dos helmintos à quimioterapia, chegando a 70% em algumas áreas do sul do país (Dutra et al., 2009), sugerindo que possa haver subdiagnóstico de infecções humanas nas mesmas áreas. *Fasciola hepatica* tem como hospedeiro intermediário cerca de 20 espécies de caramujos anfíbios tradicionalmente agrupados nos gêneros *Lymnaea* (sinonímia *Pseudosuccinea*) e *Galba*. A classificação desses moluscos, no entanto, é controversa; não há consenso quanto aos critérios para definir novos gêneros. *Lymnaea columella* e *Galba viatrix* são as principais espécies hospedeiras encontradas no Brasil. Em Portugal, *L. truncatula* tem ampla distribuição geográfica; *L. columella* é encontrada na Ilha da Madeira.

Os *vermes adultos*, hermafroditas, caracterizam-se por seu formato de folha, medem 20 a 30 mm por 8 a 13 mm (Figura 16.1) e vivem por 10 a 13 anos. Habitam as *porções proximais dos ductos biliares*, bem como a vesícula biliar (Figura 16.9) e, ocasionalmente, alguns sítios ectópicos. Os ovos são grandes, com cerca de 130 a 150 μm por 60 a 90 μm. Apresentam uma abertura, chamada de *opérculo*, que permite a saída ulterior dos miracídios no ambiente aquático. Das vias biliares, os ovos caem no lúmen intestinal e são eliminados pelas fezes dos hospedeiros vertebrados (Figuras 16.1 e 16.4). Os ovos recém-eliminados não são embrionados; diversos fatores físico-químicos, principalmente a temperatura, induzem o embrionamento dos ovos no ambiente aquático, em 2 a 3 semanas, dependendo das condições de temperatura e tensão de oxigênio.

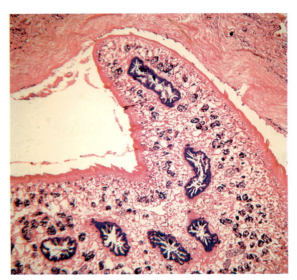

FIGURA 16.9 Corte histológico, corado com hematoxilina-eosina, mostrando um exemplar adulto de *Fasciola hepatica* no interior de um ducto biliar cuja parede aparece na parte superior da figura. Fotografia de Marcelo Urbano Ferreira.

Do ovo embrionado eliminado em coleções de água doce ou áreas pantanosas, um *miracídio* eclode através de seu opérculo e nada com a ajuda de seus cílios em busca dos hospedeiros intermediários (Figura 16.10). O miracídio penetra na cavidade pulmonar dos caramujos, perdendo seus cílios, onde se transforma em um *esporocisto* repleto de células germinativas. Cada célula germinativa origina uma *rédia*, uma forma larvária semelhante ao esporocisto, repleta de células germinativas, mas que conta com um sistema digestório rudimentar. Em média, oito rédias são produzidas por esporocisto. As rédias chegam à glândula digestiva do caramujo, onde se multiplicam e produzem inúmeras *cercárias* ao final de 4 a 7 semanas de infecção. As cercárias de *F. hepatica*, cuja extremidade caudal não é bifurcada (Figura 16.1), nadam por até 2 horas até *encistarem-se em folhas de plantas aquáticas*, como gramíneas, agrião, hortelã e salsa, ocasionalmente na casca de árvores ou no solo. Encistadas, as metacercárias sobrevivem por vários meses no ambiente, mantendo sua capacidade infectante. Eventualmente são encontradas metacercárias livres, flutuando na água; se ingeridas, teoricamente podem originar uma infecção no hospedeiro vertebrado.

Os seres humanos e demais hospedeiros definitivos infectam-se ao ingerir metacercárias encistadas em plantas ou mesmo livres. Quando ingeridas, as metacercárias têm sua parede cística digerida no intestino delgado do hospedeiro em cerca de 1 hora. As formas imaturas do verme atravessam a parede intestinal e caem na cavidade abdominal cerca de 2 horas após a infecção. Não se sabe ao certo como o parasito chega às vias biliares. Em geral, acredita-se que o verme atravesse a cápsula do fígado e chegue ao parênquima hepático, ao final de 4 a 6 dias. Durante a passagem pelo fígado, que dura 5 a 6 semanas, os vermes causam extensa hemorragia e fibrose. Finalmente, acometem as vias biliares, a partir do parênquima hepático, cerca de 7 semanas após a infecção. Nesse local, os helmintos tornam-se sexualmente maduros e iniciam a oviposição. Ao final de 8 a 12 semanas após a ingestão das metacercárias, o hospedeiro definitivo elimina ovos no lúmen dos ductos biliares, que são arrastados pela bile até o intestino delgado, e são eliminados com as fezes alguns meses depois

da infecção inicial. A ingestão de agrião, cultivado em áreas alagadas contaminadas com fezes dos hospedeiros definitivos, especialmente ovinos e bovinos, é o principal meio de aquisição da infecção humana. Diversas outras folhas aquáticas cruas, cultivadas ou silvestres, podem também conter metacercárias (Mas-Coma et al., 2018). Eventualmente ocorrem migrações erráticas dos vermes, situações em que os parasitos são encontrados em diversos tecidos, incluindo a pele. Os vermes sobrevivem no hospedeiro vertebrado por até 13 anos.

A maioria das infecções humanas é assintomática. A fasciolose humana aguda com expressão clínica compreende hepatomegalia dolorosa e febre, acompanhadas de eosinofilia intensa e leucocitose, correspondendo ao período de migração larvária. Alguns pacientes exibem fenômenos alérgicos cutâneos ou asma. As infecções crônicas caracterizam-se comumente por febre baixa e dor abdominal, no epigástrio ou hipocôndrio direito.

Na infecção crônica, depois de iniciada a oviposição, o diagnóstico laboratorial pode ser feito pela detecção de ovos nas fezes ou em amostras de suco duodenal. O método de Kato-Katz, descrito no Capítulo 20 desta obra, é amplamente utilizado para a pesquisa de ovos de *F. hepatica* nas fezes. Métodos de concentração, especialmente por sedimentação, são também utilizados. Como os ovos são eliminados com as secreções biliares de modo intermitente, o exame de diversas amostras sequenciais pode ser necessário para confirmar a infecção. Vários testes sorológicos vêm sendo desenvolvidos, especialmente ensaios imunoenzimáticos (ELISA) que empregam antígenos secretados-excretados de captura para a detecção de anticorpos específicos (ver Capítulo 20). Mais recentemente, um antígeno recombinante correspondente à catepsina L-protease do parasito vem sendo explorado em imunoensaios com finalidade diagnóstica. A principal desvantagem dos testes sorológicos está na persistência de anticorpos vários anos após a infecção, o que dificulta a diferenciação entre infecções atuais, recentes ou passadas. Existem diversos métodos de captura de antígeno parasitário nas fezes. É também possível o diagnóstico molecular, a partir de amostras de fezes, mediante a amplificação de sequências-alvo específicas por PCR (Mas-Coma et al., 2018).

O tratamento é normalmente realizado com triclabendazol, um derivado benzimidazólico, em dose única de 10 mg/kg de peso. O modo de ação do triclabendazol permanece desconhecido. A resistência de *F. hepatica* a esse medicamento disseminou-se no rebanho bovino e ovino de vários países, incluindo o Brasil (Kelley et al., 2016). Como o triclabendazol não está disponível para uso humano no Brasil, utilizam-se medicamentos alternativos disponíveis no mercado nacional, como a nitazoxanida (dose para adultos, 500 mg, via oral, a cada 12 horas, por 7 dias) e o metronidazol (dose para adultos, 250 mg, via oral, a cada 8 horas, por 3 semanas). O praziquantel não é eficaz contra *F. hepatica*.

O controle da infecção humana depende de sua erradicação entre os herbívoros, que servem como reservatório animal. Isso é possível para os animais domésticos, mas não para os herbívoros silvestres. Na América do Sul, a infecção é extremamente comum no rebanho bovino e ovino da maioria dos países. A eliminação de vegetais crus, especialmente o agrião, da dieta de indivíduos que habitam áreas endêmicas pode ser sugerida como uma medida profilática. O tratamento em massa de segmentos populacionais com maior prevalência, especialmente os escolares, vem sendo preconizado em áreas de alta endemicidade.

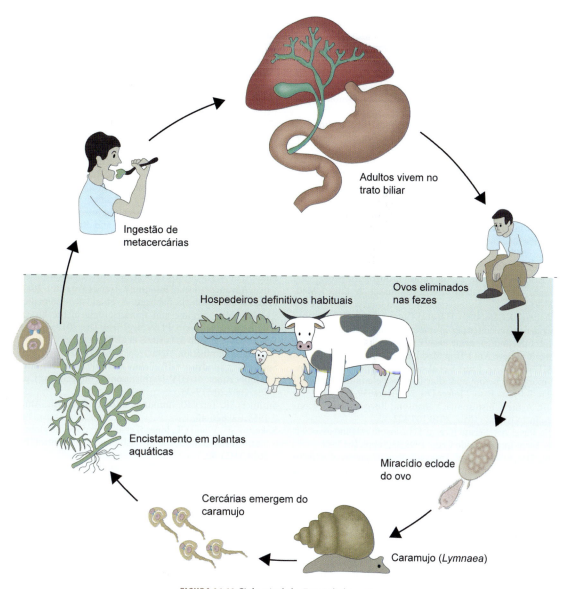

FIGURA 16.10 Ciclo vital de *Fasciola hepatica*.

Referências bibliográficas

Allan F, Sousa-Figueiredo JC, Emery AM et al. Mapping freshwater snails in north-western Angola: Distribution, identity and molecular diversity of medically important taxa. Parasites Vectors. 2017;10:460.

Andrade ZA. Schistosomiasis and liver fibrosis. Parasite Immunol. 2009;31:656-63.

Augusto G, Nalá R, Casmo V et al. Geographic distribution and prevalence of schistosomiasis and soil transmitted helminths among schoolchildren in Mozambique. Am J Trop Med Hyg. 2009;81:799-803.

Berriman M, Haas BJ, LoVerde PT et al. The genome of the blood fluke *Schistosoma mansoni*. Nature. 2009;460:352-8.

Bethlem EP, Schettino GP, Carvalho CR. Pulmonary schistosomiasis. Curr Opin Pulm Med. 1997;3:361-5.

Brasil. Ministério da Saúde, Secretaria de Vigilância em Saúde, Departamento de Vigilância Epidemiológica. Vigilância da esquistossomose mansônica: Diretrizes técnicas. 4. ed. Brasília: Ministério da Saúde, 2014. p.144.

Bush AO, Fernández JC, Esch GW et al. Parasitism: The diversity and ecology of animal parasites. Cambridge: Cambridge University Press, 2001. p.566.

Butterworth AE. Imunology to schistosomiasis. In: Wyler DJ (Ed.). Modern parasite biology. Cellular, immunological, and molecular aspects. New York: W. H. Freeman, 1990. p.262-88.

Caldas IR, Campi-Azevedo AC, Oliveira LF et al. Human schistosomiasis mansoni: Immune responses during acute and chronic phases of the infection. Acta Trop. 2008;108:109-17.

Candido RR, St Pierre TG, Morassutti AL et al. Eggs and magnetism: New approaches for schistosomiasis diagnosis. Trends Parasitol. 2018;34:267-71.

Carmona C, Tort JF. Fasciolosis in South America: Epidemiology and control challenges. J Helminthol. 2017;91:99-109.

Carson JP, Ramm GA, Robinson MW et al. Schistosome-induced fibrotic disease: The role of hepatic stellate cells. Trends Parasitol. 2018;34:524-40.

Chenine AL, Shai-Kobiler E, Steele LN et al. Acute *Schistosoma mansoni* infection increases susceptibility to systemic SHIV clade C infection in *rhesus* macaques after mucosal virus exposure. PLoS Negl Trop Dis. 2008;2:e265.

Coelho PMZ, Andrade ZA, Borges MMC et al. Evolução de *Schistosoma mansoni* no hospedeiro intermediário. In: Carvalho OS, Coelho PMZ, Lenzi HL (Org.). *Schistosoma mansoni* e esquistossomose: Uma visão multidisciplinar. Rio de Janeiro: Fiocruz, 2008. p.147-60.

Coelho PM, Caldeira RL. Critical analysis of molluscicide application in schistosomiasis control programs in Brazil. Infect Dis Poverty. 2016;5:57.

Colley DG, Secor WE. Immunology of human schistosomiasis. Parasite Immunol. 2014;36:347-57.

Coulibaly JT, Panic G, Silué KD et al. Efficacy and safety of praziquantel in preschool-aged and school-aged children infected with *Schistosoma mansoni*: A randomised controlled, parallel-group, dose-ranging, phase 2 trial. Lancet Glob Health. 2017;5:e688-e698.

Cwiklinski K, Dalton JP, Dufresne PJ et al. The *Fasciola hepatica* genome: Gene duplication and polymorphism reveals adaptation to the host environment and the capacity for rapid evolution. Genome Biol. 2015;16:71.

Dutra LH, Molento MB, Naumann CR et al. Mapping risk of bovine fasciolosis in the south of Brazil using geographic information systems. Vet Parasitol. 2009;169:76-81.

Fenwick A, Webster JP. Schistosomiasis: challenges for control, treatment and drug resistance. Curr Opin Infect Dis. 2006;19:577-82.

Ferrari TC, Moreira PR. Neuroschistosomiasis: Clinical symptoms and pathogenesis. Lancet Neurol. 2011;10:853-64.

He P, Song LG, Xie H et al. Nucleic acid detection in the diagnosis and prevention of schistosomiasis. Infect Dis Poverty. 2016;5:25.

Jauréguiberry S, Paris L, Caumes E. Acute schistosomiasis, a diagnostic and therapeutic challenge. Clin Microbiol Infect. 2010;16:225-31.

Kelley JM, Elliott TP, Beddoe T et al. Current threat of triclabendazole resistance in *Fasciola hepatica*. Trends Parasitol. 2016;32:458-69.

King CH. Toward the elimination of schistosomiasis. N Engl J Med. 2009;360:106-9.

Kittur N, Castleman JD, Campbell CH Jr et al. Comparison of *Schistosoma mansoni* prevalence and intensity of infection, as determined by the circulating cathodic antigen urine assay or by the Kato-Katz fecal assay: A systematic review. Am J Trop Med Hyg. 2016;94:605-10.

Koukounari A, Gabrielli AF, Toure S et al. *Schistosoma haematobium* infection and morbidity before and after large-scale administration of praziquantel in Burkina Faso. J Infect Dis. 2007;196:659-69.

Lambertucci JR. Acute schistosomiasis mansoni: Revisited and reconsidered. Mem Inst Oswaldo Cruz. 2010;105:422-35.

Lambertucci JR, Rayes AA, Serufo JC et al. Schistosomiasis and associated infections. Mem Inst Oswaldo Cruz. 1998;93(Suppl. I):135-9.

Lemos CP, Lima DM, Silva LC et al. Parasitological diagnosis of schistosomiasis mansoni: Concomitant utilization of Kato-Katz method and hatching test. Rev Inst Med Trop Sao Paulo. 1995;37:471-2.

Machado-Silva JR, Silva CH, Pereira MJ et al. Differences in Brazilian strains of *Schistosoma mansoni* evaluated by means of morphometric analysis of cercariae of both sexes. Mem Inst Oswaldo Cruz. 2000;95:839-42.

Marquardt WC, Demaree RS, Grieve RB. Parasitology and vector biology. 2. ed. San Diego: Harcourt, 2000.

McManus DP, Dunne DW, Sacko M et al. Schistosomiasis. Nat Rev Dis Primers. 2018;4:13.

Mas-Coma S, Anglés R, Esteban JG et al. The Northern Bolivian Altiplano: A region highly endemic for human fascioliasis. Trop Med Int Health. 1999;4:454-67.

Mas-Coma S, Bargues MD, Valero MA. Human fascioliasis infection sources, their diversity, incidence factors, analytical methods and prevention measures. Parasitology. 2018;145:1665-99.

Mbanefo EC, Huy NT, Wadagni AA et al. Host determinants of reinfection with schistosomes in humans: A systematic review and meta-analysis. PLoS Negl Trop Dis. 2014;8:e3164.

Melman SD, Steinauer ML, Cunningham C et al. Reduced susceptibility to praziquantel among naturally occurring Kenyan isolates of *Schistosoma mansoni*. PLoS Negl Trop Dis. 2009;3:e504.

Merrifield M, Hotez PJ, Beaumier CM et al. Advancing a vaccine to prevent human schistosomiasis. Vaccine. 2016;34:2988-91.

Modena CM, Lima WS, Coelho PM. Wild and domesticated animals as reservoirs of *Schistosomiasis mansoni* in Brazil. Acta Trop. 2008;108:242-4.

Morgan JA, Dejong RJ, Adeoye GO et al. Origin and diversification of the human parasite *Schistosoma mansoni*. Mol Ecol. 2005;14:3889-902.

Muniz-Junqueira MI, Tosta CE, Prata A. Salmonelose septicêmica prolongada associada à esquistossomose: Evolução do conhecimento e mecanismos imunopatogênicos. Rev Soc Bras Med Trop. 2009;42:436-45.

Olliaro PL, Vaillant MT, Belizario VJ et al. A multicentre randomized controlled trial of the efficacy and safety of single-dose praziquantel at 40 mg/kg vs. 60 mg/kg for treating intestinal schistosomiasis in the Philippines, Mauritania, Tanzania and Brazil. PLoS Negl Trop Dis. 2011;5:e1165.

Paraense WL. The schistosome vectors in the Americas. Mem Inst Oswaldo Cruz. 2001;96(Suppl.):7-16.

Pila EA, Li H, Hambrook JR et al. Schistosomiasis from a snail's perspective: Advances in snail immunity. Trends Parasitol. 2017;33:845-57.

Protasio AV, Tsai IJ, Babbage A et al. A systematically improved high quality genome and transcriptome of the human blood fluke *Schistosoma mansoni*. PLoS Negl Trop Dis. 2012;6:e1455.

Rollinson D, Knopp S, Levitz S et al. Time to set the agenda for schistosomiasis elimination. Acta Trop. 2013;128:423-40.

Secor WE, Sundstrom JB. Below the belt: New insights into potential complications of HIV-1/schistosome coinfections. Curr Opin Infect Dis. 2007;20:519-23.

Smithers SR, Terry RJ. Immunity in schistosomiasis. Ann N Y Acad Sci. 1969;160:826-40.

Sokolow SH, Wood CL, Jones IJ et al. To reduce the global burden of human schistosomiasis, use 'old fashioned' snail control. Trends Parasitol. 2018;34:23-40.

Stensgaard AS, Utzinger J, Vounatsou P et al. Large-scale determinants of intestinal schistosomiasis and intermediate host snail distribution across Africa: Does climate matter? Acta Trop. 2013;128:378-90.

Utzinger J, Becker SL, van Lieshout L et al. New diagnostic tools in schistosomiasis. Clin Microbiol Infect. 2015;21:529-42.

Leitura sugerida

Colley DG, Bustinduy AL, Secor WE et al. Human schistosomiasis. Lancet. 2014;383:2253-64.

Hotez PJ, Fenwick A. Schistosomiasis in Africa: An emerging tragedy in our new global health decade. PLoS Negl Trop Dis. 2009;3:e485.

King CH. Parasites and poverty: The case of schistosomiasis. Acta Trop. 2010;113:95-104.

Mas-Coma S, Bargues MD, Valero MA. Human fascioliasis infection sources, their diversity, incidence factors, analytical methods and prevention measures. Parasitology. 2018;145:1665-99.

17 Os Esquistossomos do Grupo *Haematobium*

Marcelo Urbano Ferreira

Introdução

Das 22 espécies de esquistossomos descritas até o momento, sete são frequentemente encontradas no ser humano. Apresentam-se neste capítulo *Schistosoma haematobium*, *S. guineensis* e *S. intercalatum*, parasitos humanos frequentemente referidos como "esquistossomos do grupo *haematobium*". Os ovos das três espécies têm uma *espícula terminal* característica, que facilita seu diagnóstico laboratorial. Todas as três espécies são encontradas no continente africano – no caso de *S. haematobium*, também no Oriente Médio – e compartilham o mesmo hospedeiro intermediário, um caramujo de água doce do gênero *Bulinus*. Diferentemente de *S. mansoni* (ver Capítulo 16, Trematódeos | Schistosoma mansoni e Fasciola hepatica), esses parasitos não se instalaram nas Américas, ainda que seguramente o tráfico transatlântico de escravos africanos, ao longo de 3 séculos, tenha introduzido nesse continente uma grande quantidade de portadores de infecção. A razão foi a falta de hospedeiros intermediários suscetíveis a esses parasitos no continente americano. Outras espécies de *Schistosoma* com ovos de espícula terminal são ocasionalmente encontradas em infecções humanas na África, mas sem real importância em saúde pública (Standley et al., 2012).

A definição dos limites de uma espécie nem sempre é fácil em relação aos esquistossomos. São comuns os *híbridos* formados por duas espécies distintas que se mostram capazes de produzir descendentes viáveis. Os eventos naturais de hibridização podem envolver duas espécies que comumente infectam o ser humano, como *S. haematobium* e *S. intercalatum*, ou uma espécie que infecta o ser humano e outra que infecta animais, como *S. haematobium* e *S. matthei*, parasito de bovinos na África Meridional ocasionalmente encontrado no ser humano (Leger; Webster, 2017). Um exemplo recente das possíveis consequências epidemiológicas e clínicas da hibridização está no surto de esquistossomose urogenital registrado em território europeu, na ilha da Córsega (Boissier et al., 2016). O surto deveu-se a um híbrido entre *S. haematobium*, provavelmente introduzido da África, e *S. bovis*, parasito de bovinos amplamente distribuído na África e Sul da Europa (Moné et al., 2015).

Schistosoma mansoni e *S. haematobium* são os principais esquistossomos que infectam o ser humano em toda a África, ao norte e ao sul do Saara, e no Oriente Médio. *Schistosoma haematobium* é a espécie mais comum na região, presente em 54 países. *Schistosoma guineensis*, espécie separada de *S. intercalatum* em 2003 (Kane et al., 2003), restringe-se a algumas partes da África Ocidental, abrangendo Benim, Camarões, Guiné Equatorial, Guiné, Gabão, Nigéria e Ilha de São Tomé, enquanto *S. intercalatum*, morfologicamente muito semelhante a *S. guineensis*, tem sua distribuição geográfica restrita à República Democrática do Congo (Figura 17.1). A Tabela 17.1 relaciona as principais características biológicas dos esquistossomos apresentados neste capítulo.

Schistosoma haematobium e esquistossomose urogenital

Schistosoma haematobium foi descrito, em 1852, pelo médico alemão Theodor Maximilian Bilharz (1825-1862), que encontrou vermes adultos nas veias mesentéricas durante o exame *post mortem* de pacientes egípcios. Com 385 megabases (Mb), 43% delas correspondendo a elementos repetitivos, o genoma nuclear de *S. haematobium* compreende 13.000 genes. Há maior similaridade, em escala genômica, entre *S. haematobium*

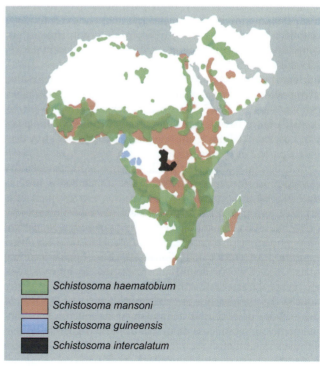

FIGURA 17.1 Distribuição geográfica de *Schistosoma mansoni*, *S. haematobium*, *S. guineensis* e *S. intercalatum* na África e Oriente Médio. Adaptada de Standley et al., 2012.

TABELA 17.1 Características biológicas de *Schistosoma haematobium*, *S. guineensis* e *S. intercalatum*, espécies de esquistossomos que parasitam o ser humano encontradas exclusivamente no continente africano.

Característica	*S. haematobium*	*S. guineensis*	*S. intercalatum*
Ano de descrição da espécie	1852	2003	1934
Tamanho do macho adulto	10 a 15 mm × 0,75 a 1 mm	10 a 14 mm × 0,3 a 0,4 mm	11 a 14 mm × 0,3 a 0,4 mm
Tamanho da fêmea adulta	16 a 26 mm × 0,25 mm	11 a 25 mm × 0,25 mm	12 a 26 mm × 0,25 mm
Morfologia dos ovos	Ovalado, com pequena espícula terminal	Fusiforme, com espícula terminal longa	Fusiforme, com espícula terminal longa
Tamanho dos ovos	50 × 144 mm	60 × 172 mm	58 × 167 mm
Comprimento da espícula terminal	6 a 7 mm em média	Até 20 mm	Até 20 mm
Hábitat principal do verme adulto	Plexos venosos da pelve e bexiga urinária	Veias mesentéricas e sistema porta	Veias mesentéricas e sistema porta
Amostra diagnóstica (busca de ovos)	Urina	Fezes	Fezes
Principais hospedeiros intermediários[a]	*Bulinus globosus, B. truncatus, B. africanus, B. senegalensis, B. camerunensis*	*B. forskalii*	*B. globosus*
Distribuição geográfica	Oriente Médio e África (incluindo Madagascar e Ilhas Maurício)	Camarões, Guiné Equatorial, Guiné, Gabão, Nigéria, São Tomé	República Democrática do Congo
Reservatório animal[b]	Primatas não humanos, suínos, búfalos	Possivelmente roedores	Possivelmente roedores

[a]Uma lista completa de hospedeiros intermediários das diferentes espécies de esquistossomos que parasitam o ser humano encontra-se em Lu et al., 2018. [b]Informações mais detalhadas sobre os possíveis reservatórios animais dessas espécies podem ser encontradas em Standley et al., 2012.

e *S. mansoni* (92% de identidade de nucleotídios) do que entre *S. haematobium* e *S. japonicum* ou entre *S. mansoni* e *S. japonicum* (86% de identidade em ambas as comparações) (Young et al., 2012).

O ciclo de vida de *S. haematobium* é muito semelhante ao de *S. mansoni* (Figura 17.2). O principal hospedeiro vertebrado é o ser humano; diversos primatas não humanos e mamíferos artiodáctilos, como o porco e o búfalo, são eventualmente encontrados infectados na natureza, mas não constituem um reservatório animal de grande relevância (Standley et al., 2012). Portanto, a esquistossomose urogenital é essencialmente uma *antroponose*. Os *vermes adultos* de *S. haematobium*, com comprimento entre 10 e 15 mm (machos achatados dorsoventralmente) e entre 16 e 26 mm (fêmeas cilíndricas), alojam-se aos pares preferencialmente em vênulas do plexo vesical, que drenam a parede da bexiga urinária.

A cada dia, a fêmea fertilizada elimina na luz das vênulas cerca de 20 a 300 ovos não operculados, acastanhados, medindo 144 × 50 μm. Esses ovos são ovalados e apresentam uma espícula terminal curta. Com base em sua morfologia, comprimento total e tamanho da espícula, os ovos de *S. haematobium* podem-se distinguir daqueles de *S. guineensis* e *S. intercalatum*, fusiformes e mais alongados, com espícula terminal mais longa. Os ovos depositados pelas fêmeas híbridas têm, em geral, características morfológicas intermediárias entre aquelas das espécies que as originaram (Figura 17.3). Os ovos depositados pelas fêmeas acumulam-se na mucosa e, principalmente, na submucosa da bexiga urinária; alguns obstruem os vasos sanguíneos. No interior dos ovos, desenvolve-se em 6 dias uma larva de vida livre ciliada, conhecida como *miracídio*, capaz de sobreviver por 2 a 3 semanas. Cerca da metade dos ovos depositados atravessa a parede dos vasos, a submucosa e a mucosa da bexiga, e é eliminada com a urina; o restante

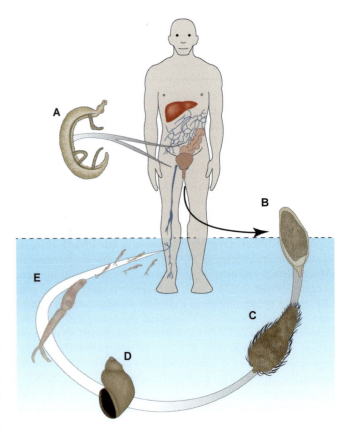

FIGURA 17.2 Ciclo de vida de *Schistosoma haematobium*. **A.** Vermes adultos acasalados. **B.** Ovo com espícula terminal. **C.** Miracídio. **D.** Caramujo planorbídeo de água doce do gênero *Bulinus*, que serve como hospedeiro intermediário. **E.** Cercária.

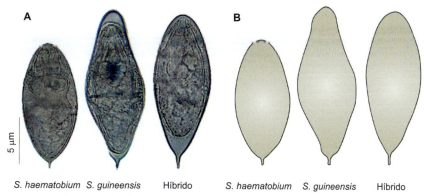

FIGURA 17.3 Morfologia comparada dos ovos de *Schistosoma haematobium*, *S. guineensis* e de um híbrido entre essas duas espécies. **A.** Esquema dos ovos com um miracídio em seu interior. Adaptada de Moné et al., 2012. **B.** Contorno dos ovos. Adaptada de Mintsa Nguema et al., 2010.

permanece retido nos tecidos do hospedeiro vertebrado, onde se desintegra em cerca de 20 dias, originando um processo inflamatório crônico da bexiga e tecidos adjacentes. As primeiras alterações são uma hiperemia difusa e pequenas lesões papulares ou vesiculosas na mucosa, que progressivamente dão lugar a pólipos. A calcificação dos ovos retidos na mucosa, em conjunto com as alterações inflamatórias crônicas, confere à mucosa um aspecto arenoso ou granular típico. A inflamação pode levar à oclusão da uretra e ureteres e ocasionalmente afetar os rins. Mais raramente, encontram-se ovos de *S. haematobium* em vênulas do plexo mesentérico, situação em que pode haver eliminação de ovos desse parasito com as fezes.

Mesmo quando maduros e viáveis, os ovos eliminados na urina somente eclodem no ambiente externo se entrarem em contato com água doce. A hipotonicidade do meio produz a ruptura dos ovos, liberando o miracídio presente em seu interior, com 150 a 170 μm por 60 a 70 μm. Os miracídios de *S. haematobium* são morfologicamente idênticos aos de *S. mansoni* (ver Capítulo 16), mas diferem quanto ao hospedeiro intermediário que são capazes de parasitar. *Schistosoma haematobium*, bem como os demais esquistossomos do mesmo grupo descritos neste capítulo, parasitam exclusivamente espécies de caramujos do gênero *Bulinus*, amplamente distribuídos na África e no Oriente Médio, mas ausentes das Américas. Os miracídios buscam ativamente o hospedeiro intermediário, nadando a uma velocidade de 2 mm/segundo em um raio de até 5 metros, especialmente durante as primeiras 8 horas. Sobrevivem normalmente por 24 a 48 horas após a eclosão.

Os hospedeiros intermediários são moluscos hermafroditas de sangue vermelho que pertencem à subclasse Pulmonata (sem brânquias) da classe Gastropoda (cabeça bem diferenciada e pé achatado). São membros da família Planorbidae, que apresentam concha discoide ou helicoidal com enrolamento sinistrogiro, um único par de tentáculos, cabeça globosa aproximadamente cilíndrica e olhos situados junto à base. Ao examinar-se uma dessas conchas, com o ápice voltado para cima e a abertura voltada para o observador, vê-se a abertura da concha sempre voltada para a esquerda (Figura 17.4). As conchas helicoidais típicas de *Bulinus* têm quatro a sete voltas e altura entre 4 e 23 mm. Com base nas diferenças morfológicas das conchas e partes moles, o gênero *Bulinus* tradicionalmente divide-se em: (i) grupo *africanus*; (ii) complexo *truncatus/tropicus*; (iii) grupo *forskalii*; e (iv) grupo *reticulatus*. Todos esses agrupamentos compreendem hospedeiros intermediários de *S. haematobium* presentes em lagos, rios e coleções hídricas artificiais espalhadas em todo o continente africano (Tabela 17.2).

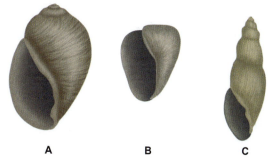

FIGURA 17.4 Morfologia das conchas de três hospedeiros intermediários de *Schistosoma haematobium*, *S. guineensis* e *S. intercalatum* na África: **A.** *Bulinus globosus* (16 mm de altura). **B.** *Bulinus truncatus* (9 mm de altura). **C.** *Bulinus forskalii* (14 mm de altura). Adaptada de Mandahl-Barth, 1962.

No hospedeiro intermediário, o parasito completa sua evolução em 5 a 6 semanas, passando pelos estágios de *esporocisto primário* e *esporocisto secundário*, até produzir numerosas formas larvárias, as *cercárias*. Aproximadamente 500 cercárias, resultantes desse processo de reprodução assexuada por *poliembrionia*, são eliminadas por dia por um caramujo infectado; a maior produção ocorre nas horas mais quentes do dia, entre as 10 e as 14 horas. Como em *S. mansoni*, os esporocistos secundários podem originar não somente cercárias, mas também novas gerações de esporocistos filhos, que produzirão mais cercárias, cerca de 1 mês depois, ou uma nova geração de esporocistos, assegurando a eliminação de grande quantidade de formas larvárias ao longo da vida de um caramujo infectado.

As cercárias, com 1 mm de comprimento, são morfologicamente semelhantes às de *S. mansoni*; apresentam uma ventosa oral, uma ventosa ventral e uma cauda com extremidade bifurcada. Seu hábitat são as coleções de água doce, onde permanecem viáveis por 24 horas, sem se alimentar. Localizado o hospedeiro vertebrado, a penetração na pele dá-se com o auxílio de proteases secretadas por *glândulas de penetração*, localizadas em sua extremidade cefálica. Nesse processo, que leva 3 a 5 minutos, as cercárias perdem sua cauda e transformam-se no próximo estágio larvário, o *esquistossômulo*, que posteriormente atravessa a epiderme e a derme e atinge vasos sanguíneos e linfáticos da pele e do tecido subcutâneo. Os esquistossômulos que chegam aos vasos sanguíneos da pele são transportados às câmaras cardíacas direitas e aos capilares

TABELA 17.2 Classificação e distribuição geográfica das principais espécies de *Bulinus* que servem como hospedeiros intermediários de esquistossomos do grupo *haematobium*.

Classificação	Características biológicas	Distribuição geográfica conhecida
Subgênero *Physopsis*		
Grupo *africanus*	Conchas grandes, diploides, hábitats aquáticos variados	
B. *africanus*		África Oriental, Central e Meridional
B. *globosus*		Camarões, Quênia, Uganda, Tanzânia, Nigéria, Senegal, Zanzibar
B. *nasutus*		África Oriental (Quênia, Zanzibar)
B. *obtusispira*		Madagascar
Subgênero *Bulinus*		
Grupo *forskalii*	Conchas < 10 mm, diploides, pequenos hábitats aquáticos	
B. *bavayi*		Madagascar
B. *beccarii*		Arábia Saudita
B. *camerunensis*		Camarões
B. *forskalii*		Maior parte da África tropical
B. *senegalensis*		Camarões, Mauritânia, Senegal e Gâmbia
Grupo *reticulatus*	Conchas pequenas, diploides, hábitats temporários	
B. *reticulatus*		Distribuição focal da Etiópia à África do Sul
B. *wright*		Arábia Saudita, Omã, Iêmen
Complexo *truncatus/tropicus*	Diploides (*truncatus*) ou poliploides (*tropicus*)	
B. *iratus*		Madagascar
B. *nyassanus*		Malawi
B. *rohlfsi*		África Ocidental
B. *tropicus*		Etiópia, Camarões, África Oriental e Meridional
B. *truncatus*		Mediterrâneo, África Subsaariana; Arábia Saudita e Irã

Adaptada de Lu et al., 2018.

pulmonares, onde chegam ao final de 5 a 8 dias após a infecção. Realizam, portanto, o mesmo ciclo pulmonar descrito em *S. mansoni*. A seguir, são levados ao coração esquerdo e à circulação sistêmica, alcançando o sistema porta pela circulação esplâncnica. No sistema porta, os vermes amadurecem e acasalam-se. Cerca de 3 semanas após a infecção, os vermes jovens migram aos pares, acasalados, contra o fluxo portal. Atingem as vênulas do plexo vesical, onde iniciam a oviposição 9 a 10 semanas após a infecção. Portanto, no hospedeiro vertebrado ocorre a *reprodução sexuada* do helminto. Os primeiros ovos surgem, na urina, em 10 a 12 semanas. Os adultos vivem em média 3 a 10 anos, podendo chegar a 3 décadas de sobrevida.

Esquistossomose urogenital

Aspectos clínicos

A Tabela 17.3 relaciona as principais manifestações clinicopatológicas observadas na esquistossomose urogenital. Enfatiza-se, entretanto, que muitas infecções são assintomáticas e, entre os indivíduos doentes, somente uma pequena proporção tem as complicações clínicas mais graves. A primeira manifestação clínica da infecção, a *dermatite cercariana*, ocorre logo após a exposição às larvas, geralmente na primoinfecção. Porém, é bem mais rara na esquistossomose hematóbica que na esquistossomose mansônica. O quadro clínico, caracterizado por uma dermatite papular, dura 2 a 3 dias.

TABELA 17.3 Aspectos clínicos e patológicos da esquistossomose urogenital segundo fase de desenvolvimento do parasito no ser humano.

Fase da infecção	Fase do ciclo de vida do parasito	Aspectos clínicos	Aspectos patológicos
Invasão	Penetração na pele Migração pulmonar	Dermatite cercariana (2 a 3 dias) Febre e tosse (síndrome de Loeffler)	Dermatite papular Reação inflamatória nos pulmões
Maturação	Desenvolvimento dos adultos Migração para o plexo venoso vesical Início da oviposição	Esquistossomose toxêmica aguda (4 a 6 semanas após a infecção): febre, cefaleia, alergias, eosinofilia, hepatoesplenomegalia	Reação de hipersensibilidade local e generalizada aos ovos e a seus produtos ou aos vermes jovens Deposição de imunocomplexos?
Infecção estabelecida	Oviposição intensa Eliminação de ovos pela urina	Fase crônica inicial (10 a 12 semanas após a infecção): disúria, hematúria e proteinúria Infecções bacterianas secundárias	Reação inflamatória local em torno dos ovos, com formação de granuloma
Infecção crônica complicada	Infecção prolongada Redução ou interrupção da eliminação de ovos pela urina	Uropatia obstrutiva: hidroureter, hidronefrose, pielonefrites, fístulas perineais, insuficiência renal. Lesões ectópicas: trato genital, fígado, pulmões	Lesões vasculares e fibrose de grau variado; pólipos, nódulos, manchas de aspecto arenoso na mucosa vesical e dos ureteres, calcificação; metaplasia escamosa; carcinoma de células escamosas da bexiga

Adaptada de Jordan; Webber, 1993. Uma descrição clinicopatológica completa da esquistossomose urogenital encontra-se em Farid, 1993.

As *formas agudas* de esquistossomose têm início após um período de incubação de 4 a 6 semanas. A infecção aguda pode ser assintomática ou manifestar-se como *esquistossomose toxêmica aguda*, também conhecida como *febre* ou *síndrome de Katayama* (ver Capítulo 16). O quadro compreende febre, cefaleia, prostração, anorexia e náuseas. Tosse e broncospasmo podem ocorrer, assim como dores abdominais e articulares. Urticárias são comuns, além de uma hepatoesplenomegalia dolorosa ao exame físico. O hemograma mostra eosinofilia intensa em mais da metade dos casos. Raramente são encontrados ovos na urina nessa fase; o diagnóstico laboratorial baseia-se em dados clínicos e epidemiológicos e na detecção de anticorpos específicos (Farid, 1993).

Os desfechos clínicos da *infecção crônica* dependem da frequência de exposição cumulativa ao parasito e da carga parasitária resultante, bem como da intensidade da resposta inflamatória desencadeada pelos ovos ou antígenos liberados, com a formação de granulomas. Proporções variáveis de pacientes apresentam cada uma das complicações clínicas da infecção por *S. haematobium* (Tabela 17.4). A apresentação clínica mais comum é a hematúria, frequentemente acompanhada por urgência miccional, disúria e proteinúria, além de dor pélvica. Em certas regiões endêmicas da África, a hematúria é tão comum que, em meninas, chega a ser confundida com a menstruação (Colley et al., 2014). As infecções bacterianas secundárias do trato urogenital contribuem para agravar a inflamação. A mucosa vesical mostra-se hiperemiada, com as manchas de aspecto arenoso consideradas como *lesão patognomônica* da esquistossomose urogenital. Lesões ulceradas e pólipos também são frequentemente observados.

Com o acúmulo de ovos na submucosa e mucosa da bexiga e ureteres, ocorrem *fibrose* e extensa *calcificação* dos ovos retidos na mucosa, um quadro descrito frequentemente como *calcificação da bexiga urinária*, visível ao exame de raio radiológico. A inflamação crônica leva à obstrução dos ureteres, que caracteriza a uropatia obstrutiva, com hidroureter, hidronefrose e pielonefrites de repetição (Farid, 1993). A doença pode afetar seriamente a saúde reprodutiva da mulher. A deposição de ovos no trato genital feminino produz lesões inflamatórias em ovários, trompas, colo uterino, vagina e vulva, aumentando o risco de abortamento e infertilidade em geral. As manchas arenosas estão associadas à neovascularização e deixam a mucosa friável, mais suscetível a sangramento e à aquisição de infecção pelo HIV. O diagnóstico laboratorial da esquistossomose genital feminina não é fácil; o padrão-ouro consiste na detecção de ovos em amostras de tecido obtidas por biopsia. Ocasionalmente encontram-se ovos em amostras colhidas para a triagem de câncer de colo uterino, coradas segundo a técnica de Papanicolaou. No ser humano, a esquistossomose urogenital pode ocasionar sangramentos e inflamação nos testículos e próstata, com redução da produção de esperma. Podem-se encontrar ovos eliminados junto ao sêmen (Colley et al., 2014).

A infecção crônica com *S. haematobium* é carcinogênica para seres humanos, associada a um grande aumento do risco de *câncer de bexiga* (IARC, 2009). Há três tipos histológicos principais de câncer de bexiga: (i) o carcinoma de células de transição, o tipo mais comum na maioria das populações humanas; (ii) o carcinoma de células escamosas; e (iii) o adenocarcinoma. A esquistossomose urogenital está associada positivamente ao risco de somente um deles, o *carcinoma de células escamosas*. Em diversas áreas endêmicas africanas, o carcinoma de células escamosas tornou-se o tipo histológico mais comum entre as neoplasias de bexiga. Um estudo histopatológico do câncer de bexiga no Zimbábue, em meados da década de 1980, por exemplo, mostrou amplo predomínio (70%) de carcinomas de células escamosas, com apenas 21% de carcinomas de células de transição e 7% de adenocarcinomas. Os carcinomas de células escamosas tornam-se comuns entre adultos jovens em populações expostos à infecção crônica (Figura 17.5).

Diagnóstico laboratorial e tratamento

Na *fase aguda* da infecção, relacionada com a migração e o amadurecimento dos vermes, normalmente não são encontrados ovos na urina; o diagnóstico, portanto, exige o uso de métodos laboratoriais indiretos. Nesse contexto, os métodos de detecção de anticorpos são particularmente úteis, especialmente entre viajantes que não haviam sido previamente expostos à infecção (Tabela 17.5).

Na *esquistossomose crônica*, as principais estratégias diagnósticas baseiam-se no achado de ovos de *S. haematobium* em amostras de urina submetidas a técnicas de *sedimentação*

TABELA 17.4 Proporção estimada de infecções por *Schistosoma haematobium*, na África Subsaariana, que apresentam cada uma das principais complicações clínicas.

Queixa clínica ou achado de exame	Proporção estimada
Hematúria nas 2 semanas anteriores	64%
Disúria nas 2 semanas anteriores	29%
Morbidade vesical discreta observada à ultrassonografia	68%
Morbidade vesical importante observada à ultrassonografia	21%
Hidronefrose moderada ou grave	8%
Insuficiência renal	1%

Proporções calculadas a partir de dados da Organização Mundial da Saúde, adaptados de WHO, 2002.

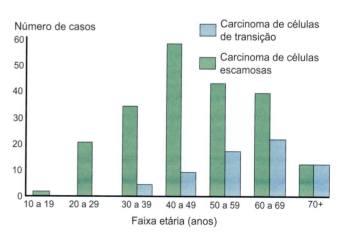

FIGURA 17.5 Distribuição etária de 483 pacientes com dois tipos histológicos de câncer de bexiga, o carcinoma de células escamosas e o carcinoma de células de transição, diagnosticados no Zimbábue entre 1984 e 1987. Observa-se que o carcinoma de células escamosas, associado à esquistossomose urogenital, incide mais frequentemente em adultos jovens. Adaptada de Thomas, 1990.

TABELA 17.5 Testes rotineiramente empregados no diagnóstico da esquistossomose urogenital.

Abordagem diagnóstica	Sensibilidade	Especificidade	Custo por exame (US$)
Rastreamento de hematúria com o uso de questionário	73 a 100%	35 a 96%	0,05
Filtração ou sedimentação de amostra de urina seguida de exame microscópico	24 a 100%	96 a 100%	0,50 a 1,00
Detecção de hematúria com o uso de tiras reagentes	58 a 75%	61 a 90%	0,50
Detecção de anticorpos específicos por imunoensaio enzimático (ELISA)	Até 99%	Até 99%	0,59
Amplificação de DNA do parasito por reação em cadeia da polimerase (PCR)	82 a 100%	Até 100%	6,40 a 7,70
Detecção de antígeno circulante catódico (POC-CCA) com teste imunocromatográfico	6 a 73%	55 a 100%	3,00 a 3,15

Adaptada de Le; Hsieh, 2017.

ou *filtração* descritas em detalhe no Capítulo 20. O método de exame mais simples baseia-se na sedimentação, por ação da gravidade, dos ovos presentes em uma amostra de 100 mℓ de urina. Ao final de 1 hora de sedimentação, o sedimento é centrifugado e examinado em busca de ovos. No entanto, o padrão-ouro no diagnóstico parasitológico da esquistossomose urogenital é a filtração de amostras de 10 mℓ de urina em membranas de policarbonato ou náilon, assegurando maior sensibilidade diagnóstica que a sedimentação e possibilitando estimar a carga parasitária. Com essa finalidade, contam-se os ovos observados por 10 mℓ de amostra de urina filtrada e retidos na membrana. Consideram-se leves as infecções com 1 a 49 ovos/10 mℓ de urina; contagens iguais ou superiores a 50 ovos/10 mℓ indicam infecção pesada. Uma limitação dos métodos microscópicos resulta da variação diária na excreção de ovos pela urina, que afeta sua sensibilidade. Portanto, a análise de amostras seriadas pode ser necessária para a confirmação diagnóstica em certos casos. Em infecções crônicas, a excreção de ovos na urina tende a reduzir-se à medida que se agrava a fibrose na submucosa e mucosa da bexiga, dificultando a passagem dos ovos para o lúmen do órgão. Os *métodos moleculares* de diagnóstico, ainda que altamente sensíveis e específicos, têm custo relativamente elevado para uso em larga escala. Além disso, exigem pessoal bem treinado e laboratórios adequados, que nem sempre estão disponíveis nas áreas com maior transmissão (He et al., 2016).

Foram recentemente desenvolvidos *testes rápidos* imunocromatográficos, para uso em campo, de *detecção de antígenos solúveis* de esquistossomos. Os principais alvos são os antígenos circulantes catódicos (CCAs, do inglês *cathodic circulating antigens*) e os antígenos circulantes anódicos (do inglês, *anodic circulating antigens*). Os CCAs são glicoproteínas gênero-específicas excretadas por esquistossomos jovens e adultos na circulação dos pacientes; podem ser detectadas na urina com o uso de um teste rápido em forma de cartão impregnado com anticorpos monoclonais de captura, semelhante a um teste de gravidez. O teste torna-se negativo após o tratamento dos pacientes com praziquantel. Conhecido como *point-of-care* (POC)-CCA, o método comercialmente disponível pode ser usado em programas de eliminação da esquistossomose em áreas onde várias espécies coexistem. Uma gota de urina é depositada na fita; se aparecer um traço vermelho após alguns minutos, o teste é considerado positivo. Embora seu desempenho seja muito bom no diagnóstico de esquistossomose mansônica, a sensibilidade é muito variável no diagnóstico da esquistossomose hematóbica. Uma metanálise recente estimou sua sensibilidade média em apenas 39%, em comparação à microscopia, com especificidade de 78% (Ochodo et al., 2015). Os CAAs são proteoglicanas também excretadas por vermes jovens e adultos, e podem ser encontradas no soro ou na urina dos indivíduos infectados. Testes imunocromatográficos rápidos para sua detecção encontram-se em fase de desenvolvimento e teste clínico (Le; Hsieh, 2017).

Em estudos populacionais, utilizam-se frequentemente *tiras reagentes* para a detecção de hematúria. O método baseia-se na atividade de peroxidases no anel heme da molécula da hemoglobina, que catalisam a reação entre o peróxido de hidrogênio e um cromógeno reduzido, comumente a ortotolidina ou a tetrametilbenzidina. Ocorre oxidação do cromógeno, o que gera uma cor verde azulada de intensidade proporcional à quantidade de sangue na urina, com sensibilidade de 5 a 10 eritrócitos/$\mu\ell$ de urina. Como alternativa, podem ser utilizados *questionários estruturados e validados*, traduzidos na língua local, para investigar a prevalência de hematúria em comunidades (World Health Organization Committee on the Control of Schistosomiasis, 2002).

A ultrassonografia de rins e vias urinárias vem se mostrando um excelente método para o rastreamento de alterações patológicas associadas à esquistossomose urogenital em populações expostas ao parasito (McManus et al., 2018). O exame padronizado inclui a avaliação de rins, ureteres e bexiga, com vistas laterais (rins) e transversal (bexiga). Os ureteres são examinados a partir dessas duas vistas (Figura 17.6). O exame ultrassonográfico possibilita observar, entre outras alterações, lesões com efeito de massa e calcificações, bem como a congestão e a dilatação dos rins e ureteres. Na Tabela 17.6 apresenta-se a associação entre os principais achados ultrassonográficos e as manifestações clinicopatológicas da esquistossomose urogenital.

O *praziquantel* é o medicamento de escolha para o tratamento etiológico da esquistossomose urogenital. A Organização Mundial da Saúde preconiza, tanto em crianças como em adultos, uma única dose de 40 mg/kg, com taxa de cura em torno de 77%. O medicamento é seguro para uso em gestantes após o primeiro trimestre e em crianças com idade superior a 4 anos. Não é eficaz contra vermes imaturos. Há relatos de perda de eficácia do praziquantel no tratamento da esquistossomose mansônica e hematóbica, sugerindo que o parasito possa ter-se tornado tolerante ao medicamento (McManus et al., 2018).

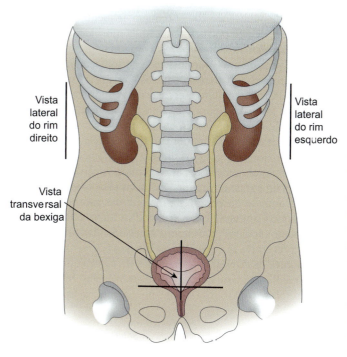

FIGURA 17.6 Abordagem padronizada para a realização de exame ultrassonográfico de rins e vias urinárias na esquistossomose urogenital. Adaptada de Hatz, 1993.

Schistosoma guineensis e Schistosoma intercalatum

Schistosoma intercalatum foi originalmente descrito em 1934, por Alfred Charles Fisher (1905-1981), no território da África Central que hoje corresponde à República Democrática do Congo. No entanto, há várias décadas debate-se a existência de linhagens alopátricas e biologicamente distintas de *S. intercalatum* que têm diferentes espécies de *Bulinus* como hospedeiros intermediários (Wright et al., 1972). As linhagens encontradas ainda hoje na República Democrática do Congo usam *B. globosus* como hospedeiro intermediário; em contraste, as linhagens típicas da África Ocidental, encontradas em Benim, Camarões, Guiné Equatorial, Guiné, Gabão, Nigéria e na ilha de São Tomé, têm *B. forskalii* como hospedeiro intermediário (Tabela 17.1). Somente em 2003 foi possível confirmar, com base na análise filogenética de sequências de DNA mitocondrial dessas duas linhagens, a existência de duas espécies separadas: *S. intercalatum* corresponde à linhagem centro-africana originalmente descrita por Fisher, enquanto *S. guineensis* corresponde à linhagem encontrada na África Ocidental (Kane et al., 2003). As diferenças morfológicas entre essas espécies, se houver, são mínimas. Ambas causam uma forma de esquistossomose intestinal considerada geralmente mais branda que a esquistossomose mansônica. A distribuição geográfica de *S. guineensis* e *S. intercalatum* é restrita a partes da África Ocidental e Central, respectivamente (Figura 17.1). Considera-se tradicionalmente que essas espécies são os únicos esquistossomos que parasitam o ser humano em suas áreas de ocorrência; no entanto, há várias exceções a essa regra. Por exemplo, *S. guineensis* coexiste com *S. haematobium* em Camarões, no Gabão e no Benim, e pode originar híbridos entre as duas espécies (Mintsa Nguema et al., 2010; Moné et al., 2012; Leger; Webster, 2017). Na República Democrática do Congo, coexistem *S. mansoni*, *S. haematobium* e *S. intercalatum* (Madinga et al., 2015). Em Guiné-Bissau, a despeito da proximidade com os países onde as infecções por *S. guineensis* são comuns, *S. haematobium* é o único esquistossomo do grupo *haematobium* encontrado até o momento (Botelho et al., 2016); *S. mansoni*, no entanto, está presente (Grácio et al., 1992). Em contraste, *S. guineensis* é o único esquistossomo do grupo *haematobium* transmitido em São Tomé, mas provavelmente não na Ilha do Príncipe (Almeda et al., 1994), e tem *B. forskalii* como hospedeiro intermediário.

O ciclo de vida de *S. guineensis* e *S. intercalatum* é idêntico ao de *S. mansoni* (ver Capítulo 16). Os vermes adultos situam-se preferencialmente no plexo mesentérico inferior,

TABELA 17.6 Detectabilidade dos principais achados patológicos ao exame ultrassonográfico de rins e vias urinárias de pacientes infectados por *Schistosoma haematobium*.

Achados patológicos	Detecção à ultrassonografia	Características ultrassonográficas
Bexiga		
Nódulos, manchas arenosas	+?	Podem ser vistas como irregularidades na superfície interna da parede vesical
Granulomas e ulcerações	++	Espessamentos localizados ou falhas de continuidade na superfície interna da parede vesical
Pólipos e massas focais	+++	Crescimentos segmentados projetando-se a partir da superfície interna da parede vesical
Calcificação	+	Linha dupla da parede vesical com pontos brilhantes e sombreamento cônico
Cálculos	+++	Massas ecodensas com sombreamento cônico
Ureteres		
Nódulos, manchas arenosas	–	Podem ser vistos se houver alteração funcional dos ureteres
Granulomas	+?	Dilatação dos ureteres
Obstrução	+	
Rins		
Congestão leve	+	Distensão da pelve
Congestão moderada	++	Pelve e cálices distendidos, parênquima com espessura reduzida
Congestão grave	+++	Pelve e cálices grosseiramente distendidos, parênquima de espessura muito reduzida ou mesmo ausente

Adaptada de Hatz, 1993.

depositando, por dia, 150 a 400 ovos fusiformes com espícula terminal longa (Figura 17.3), que são eliminados com as fezes. Alguns pares de vermes podem chegar às veias do plexo vesical, com eliminação de ovos pela urina. As infecções assintomáticas são comuns; a dermatite cercariana é raramente observada entre moradores de áreas endêmicas continuamente expostos ao parasito. Os principais sintomas da infecção estabelecida, quando há, são dor e desconforto abdominal. As lesões intestinais frequentemente limitam-se ao reto e ao cólon sigmoide, produzindo tenesmo e sangramento. Diarreia com sangue nas fezes é mais comum na infecção por *S. guineensis* ou *S. intercalatum*, do que na esquistossomose mansônica intestinal. Ao exame anatomopatológico, observa-se evidência de inflamação crônica, com infiltrado celular, ulcerações, pólipos e granulomas em torno dos ovos. A casca dos ovos de *S. guineensis* e *S. intercalatum* cora-se em vermelho pelo método de Ziehl-Neelsen, característica que facilita a diferenciação entre os ovos dessas espécies e aqueles de *S. haematobium* presentes em material de biopsia. Embora haja deposição de ovos no fígado, a fibrose hepática periporta, ocasionando hipertensão portal, não é uma característica comum na infecção por esses esquistossomos. Como observado originalmente por Fisher, pode haver hematúria e disúria nos casos em que os vermes adultos chegam ao plexo vesical (Fisher, 1934). Outras localizações ectópicas são raras.

O diagnóstico de infecção é confirmado pelo encontro de ovos nas fezes ou na urina, com os mesmos métodos empregados para a esquistossomose mansônica e hematóbica, respectivamente. O tratamento é feito com praziquantel, mas não se conhece a eficácia terapêutica da dose única padrão utilizada na esquistossomose mansônica e hematóbica, de 40 mg/kg. Diversos animais, como hamsters, carneiros e primatas não humanos são suscetíveis à infecção natural ou experimental por esses esquistossomos, mas somente alguns roedores silvestres africanos, *Mastomys* e *Arvicanthis*, parecem desempenhar o papel de reservatório animal.

Prevenção e controle da esquistossomose na África

Cerca de 90% de toda a carga global de esquistossomose, independentemente do parasito envolvido, incidem em populações africanas. A infecção distribui-se desde o delta do Nilo até o extremo meridional do continente, acometendo mais de 160 milhões de pessoas, com ampla sobreposição entre as áreas endêmicas para *S. mansoni* e os parasitos do grupo *haematobium* (Figura 17.1; Lai et al., 2015). Portanto, o controle da esquistossomose na África tem como alvo as diferentes espécies de esquistossomos existentes e seus respectivos hospedeiros intermediários. Entre os países africanos de língua portuguesa, *S. haematobium* é o esquistossomo predominante em infecções humanas em Moçambique (Augusto et al., 2009), Angola (Bocanegra et al., 2015; Sousa-Figueiredo et al., 2012) e Guiné-Bissau (Grácio et al., 1992; Botelho et al., 2016), onde *S. mansoni* é mais raramente encontrado. Na Ilha de São Tomé, encontra-se somente *S. guineensis*; *S. haematobium* e *S. mansoni* não parecem estar presentes (Almeda et al., 1994).

A Organização Mundial da Saúde definiu como meta a eliminação da esquistossomose, em 2020, em nível nacional ou subnacional em alguns países africanos selecionados, com o objetivo final de eliminação global da doença como problema de saúde pública até 2025 (Tchuem Tchuenté et al., 2017). Objetiva-se, a curto prazo, a redução da morbidade mediante o uso de *quimioterapia preventiva*, com uma dose única de 40 mg/kg de praziquantel, administrada periodicamente a *crianças em idade escolar* (mesmo aquelas que, por algum motivo, não estejam frequentando a escola) e a grupos específicos de adultos de alto risco, para reduzir a prevalência e intensidade média de infecção. O foco em crianças deve-se ao fato de esse grupo etário apresentar a maior prevalência de infecção e reunir as maiores cargas parasitárias, contribuindo, de modo desproporcionalmente alto, para a contaminação do ambiente com ovos do parasito (Figura 17.7). Um padrão etário semelhante é também observado na maioria das geo-helmintíases descritas no Capítulo 13, *Os Nematódeos Intestinais*. Os critérios epidemiológicos para definir a periodicidade da quimioterapia preventiva são exibidos na Tabela 17.7.

No norte da África, os programas de controle foram particularmente bem-sucedidos no Egito, Líbia, Marrocos e Tunísia. Na África Subsaariana, no entanto, a maioria dos

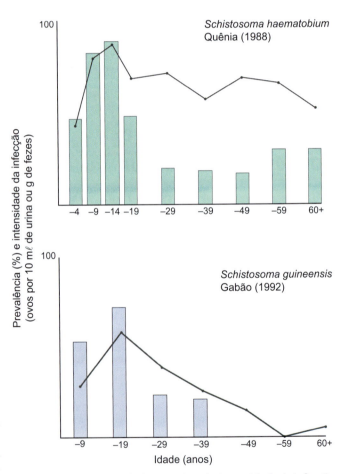

FIGURA 17.7 Prevalência (*linhas contínuas*) e intensidade de infecção (*barras*) por *Schistosoma haematobium* e *S. guineensis*, segundo faixa etária, em focos bem caracterizados no Quênia e no Gabão, respectivamente. As cargas parasitárias foram estimadas a partir de contagens de ovos eliminados após a filtração de amostras de urina (*S. haematobium*) ou pelo método quantitativo de Kato-Katz para exame de fezes (*S. guineensis*). Observa-se que as crianças e os adultos jovens apresentam as maiores prevalências de infecção e as cargas parasitárias mais altas. Adaptada de Jordan, 1993.

TABELA 17.7 Estratégias de quimioterapia preventiva e de tratamento com praziquantel (dose única de 40 mg/kg) recomendadas para o controle da esquistossomose mansônica e hematóbica.

Prevalência de infecção em escolares	Definição	Estratégia de tratamento preconizada	
		Crianças em idade escolar	Demais estratos da população
Alta prevalência	≥ 30% de prevalência de hematúria (questionário) ou ≥ 50% de prevalência de infecção diagnosticada por microscopia (ovos na urina ou fezes)	Tratamento uma vez ao ano	Acesso ao diagnóstico parasitológico e tratamento em unidades de saúde; tratamento em massa em comunidades de alto risco selecionadas
Média prevalência	< 30% de prevalência de hematúria (questionário) ou 11 a 49% de prevalência de infecção diagnosticada por microscopia (ovos na urina ou fezes)	Tratamento a cada 2 anos	Acesso ao diagnóstico parasitológico e tratamento em unidades de saúde
Baixa prevalência	≤ 10% de prevalência de infecção diagnosticada por microscopia (ovos na urina ou fezes)	Tratamento ao ingressar na escola e ao concluir o Ensino Fundamental	Acesso ao diagnóstico parasitológico e tratamento em unidades de saúde.

Adaptada de World Health Organization Committee on the Control of Schistosomiasis, 2002.

países está longe de proporcionar quimioterapia preventiva a pelo menos 75% de sua população em idade escolar. De fato, somente 14% das crianças da região nessa faixa etária recebiam tratamento periódico em 2012, com aumento de cobertura para 41% em 2015 (Tchuem Tchuenté et al., 2017). Há programas de controle da esquistossomose em larga escala implementados em 30 países da África Subsaariana, com impacto substancial na prevalência e morbidade em Burkina Faso, Mali, Níger, Tanzânia, Uganda e Zâmbia, mas com resultados menos expressivos em Angola, Benim, Camarões, República Centro-Africana, Madagascar e Senegal. Atualmente, quase 60 milhões de indivíduos recebem quimioterapia preventiva com praziquantel na África Subsaariana. Diversas estratégias distintas de tratamento vêm sendo testadas em áreas de alta transmissão, comparando-se o impacto do tratamento anual de todos os membros da comunidade com aquele do tratamento direcionado exclusivamente a escolares. Dados recentes de um ensaio de intervenção em Moçambique sugerem que o tratamento seletivo anual de escolares produz uma queda da prevalência e intensidade de infecção por *S. haematobium* comparável ao do tratamento anual de toda a comunidade, ao longo de 4 anos consecutivos. Além disso, o impacto do tratamento de escolares estende-se por toda a comunidade, por reduzir a contaminação ambiental com ovos. Assim, observa-se também uma queda substancial da prevalência e intensidade de infecção entre adultos não tratados, comparável àquela que se verifica quando toda a comunidade é tratada (Phillips et al., 2017).

Além da quimioterapia preventiva, os programas de controle da esquistossomose devem abranger o saneamento do meio, com fornecimento de água tratada para as atividades cotidianas (Tanser et al., 2018) e construção de latrinas e redes de coleta de esgoto, controle de caramujos (Sokolow et al., 2018) e educação sanitária. Algumas das estratégias disponíveis são discutidas no Capítulo 16. Não há uma vacina eficaz contra a esquistossomose hematóbica. Em recente ensaio clínico de fase 3, a vacina Bilhvax – baseada no antígeno Sh28 GST de *S. haematobium* – não se mostrou promissora em termos de proteção em crianças senegalesas com idade entre 6 e 9 anos, ainda que o produto seja altamente imunogênico (Riveau et al., 2018).

Referências bibliográficas

Almeda J, Corachan M, Sousa A et al. Schistosomiasis in the Republic of São Tomé and Principe: Human studies. Trans R Soc Trop Med Hyg. 1994;88:406-9.

Augusto G, Nalá R, Casmo V et al. Geographic distribution and prevalence of schistosomiasis and soil-transmitted helminths among schoolchildren in Mozambique. Am J Trop Med Hyg. 2009;81:799-803.

Bocanegra C, Gallego S, Mendioroz J et al. Epidemiology of schistosomiasis and usefulness of indirect diagnostic tests in school-age children in Cubal, Central Angola. PLoS Negl Trop Dis. 2015;9:e0004055.

Boissier J, Grech-Angelini S, Webster BL et al. Outbreak of urogenital schistosomiasis in Corsica (France): An epidemiological case study. Lancet Infect Dis. 2016;16:971-9.

Botelho MC, Machado A, Carvalho A et al. *Schistosoma haematobium* in Guinea-Bissau: Unacknowledged morbidity due to a particularly neglected parasite in a particularly neglected country. Parasitol Res. 2016;115:1567-72.

Colley DG, Bustinduy AL, Secor WE et al. Human schistosomiasis. Lancet. 2014;383:2253-64.

Farid Z. Schistosomes with terminal-spined eggs. In: Jordan P, Webbe G, Sturrock RF. Human schistosomiasis. Wallingford: CAB International, 1993. p.159-93.

Fisher AC. A study of the schistosomiasis of the Stanleyville district of the Belgian Congo. Trans R Soc Trop Med Hyg. 1934;28:277-306.

Grácio MA, Rollinson D, Costa C et al. Intestinal schistosomiasis: Report of the first cases in Guinea Bissau. Trans R Soc Trop Med Hyg. 1992;86:183.

Hatz C. Use of ultrasound. In: Jordan P, Webbe G, Sturrock RF. Human schistosomiasis. Wallingford: CAB International, 1993. p. 311.

He P, Song LG, Xie H et al. Nucleic acid detection in the diagnosis and prevention of schistosomiasis. Infect Dis Poverty. 2016;5:25.

International Agency for Research on Cancer (IARC) Working Group on the Evaluation of Carcinogenic Risks to Humans. A review of human carcinogens. Part B: Biological Agents. Lyon: IARC, 2009. p. 371-84.

Jordan P, Webber G. Epidemiology. In: Jordan P, Webbe G, Sturrock RF. Human schistosomiasis. Wallingford: CAB International, 1993. p. 114, 123.

Kane RA, Southgate VR, Rollinson D et al. A phylogeny based on three mitochondrial genes supports the division of *Schistosoma intercalatum* into two separate species. Parasitology. 2003;127:131-7.

Lai YS, Biedermann P, Ekpo UF et al. Spatial distribution of schistosomiasis and treatment needs in sub-Saharan Africa: A systematic review and geostatistical analysis. Lancet Infect Dis. 2015;15:927-40.

Le L, Hsieh MH. Diagnosing urogenital schistosomiasis: Dealing with diminishing returns. Trends Parasitol. 2017;33:378-87.

Leger E, Webster JP. Hybridizations within the genus *Schistosoma*: Implications for evolution, epidemiology and control. Parasitology. 2017;144:65-80.

Lu XT, Gu QY, Limpanont Y et al. Snail-borne parasitic diseases: An update on global epidemiological distribution, transmission interruption and control methods. Infect Dis Poverty. 2018;7:28.

Madinga J, Linsuke S, Mpabanzi L et al. Schistosomiasis in the Democratic Republic of Congo: A literature review. Parasit Vectors. 2015;8:601.

Mandahl-Barth G. Key to the identification of East and Central African freshwater snails of medical and veterinary importance. Bull World Health Organ. 1962;27:135-50.

McManus DP, Dunne DW, Sacko M et al. Schistosomiasis. Nat Rev Dis Primers. 2018;4:13.

Mintsa Nguema R, Milama KM, Kombila M et al. Morphometric and molecular characterizations of schistosome populations in Estuaire province Gabon. J Helminthol. 2010;84:81-5.

Moné H, Holtfreter MC, Allienne JF et al. Introgressive hybridizations of *Schistosoma haematobium* by *Schistosoma bovis* at the origin of the first case report of schistosomiasis in Corsica (France, Europe). Parasitol Res. 2015;114:4127-33.

Moné H, Minguez S, Ibikounlé M et al. Natural interactions between *S. haematobium* and *S. guineensis* in the Republic of Benin. ScientificWorldJournal. 2012;2012:793420.

Ochodo EA, Gopalakrishna G, Spek B et al. Circulating antigen tests and urine reagent strips for diagnosis of active schistosomiasis in endemic areas. Cochrane Database Syst Rev. 2015;CD009579.

Phillips AE, Gazzinelli-Guimaraes PH, Aurelio HO et al. Assessing the benefits of five years of different approaches to treatment of urogenital schistosomiasis: A SCORE project in Northern Mozambique. PLoS Negl Trop Dis. 2017;11:e0006061.

Riveau G, Schacht AM, Dompnier JP et al. Safety and efficacy of the rSh28 GST urinary schistosomiasis vaccine: A phase 3 randomized, controlled trial in Senegalese children. PLoS Negl Trop Dis. 2018;12:e0006968.

Sokolow SH, Wood CL, Jones IJ et al. To reduce the global burden of human schistosomiasis, use 'old fashioned' snail control. Trends Parasitol. 2018;34:23-40.

Sousa-Figueiredo JC, Gamboa D, Pedro JM et al. Epidemiology of malaria, schistosomiasis, geohelminths, anemia and malnutrition in the context of a demographic surveillance system in northern Angola. PLoS One. 2012;7:e33189.

Standley CJ, Dobson AP, Stothard JR. Out of animals and back again: Schistosomiasis as a zoonosis in Africa. In: Rokni MB (Ed.). Schistosomiasis. Rijeka, InTech. 2012. Disponível em: https://www.intechopen.com/books/schistosomiasis/out-of-animals-and-back-again-schistosomiasis-as-a-zoonosis-in-africa

Tanser F, Azongo DK, Vandormael A et al. Impact of the scale-up of piped water on urogenital schistosomiasis infection in rural South Africa. Elife. 2018;7:e33065.

Tchuem Tchuenté LA, Rollinson D, Stothard JR et al. Moving from control to elimination of schistosomiasis in sub-Saharan Africa: Time to change and adapt strategies. Infect Dis Poverty. 2017;6:42.

Thomas JE, Bassett MT, Sigola LB et al. Relationship between bladder cancer incidence, *Schistosoma haematobium* infection, and geographical region in Zimbabwe. Trans R Soc Trop Med Hyg. 1990;84:551-3.

World Health Organization Committee on the Control of Schistosomiasis. Prevention and control of schistosomiasis and soil-transmitted helminthiasis: Report of a WHO Expert Committee. Genebra: WHO, 2002. p. 5, 34-5, 57.

Wright CA, Southgate VR, Knowles RJ. What is *Schistosoma intercalatum* Fisher, 1934? Trans R Soc Trop Med Hyg. 1972;66:28-64.

Young ND, Jex AR, Li B et al. Whole-genome sequence of *Schistosoma haematobium*. Nat Genet. 2012;44:221-5.

Leitura sugerida

Colley DG, Bustinduy AL, Secor WE et al. Human schistosomiasis. Lancet. 2014;383:2253-64.

Hotez PJ, Fenwick A. Schistosomiasis in Africa: An emerging tragedy in our new global health decade. PLoS Negl Trop Dis. 2009;3:e485.

18 Os Cestoides

Henrique Bunselmeyer Ferreira ▪ Karen Luísa Haag ▪ Marcelo Urbano Ferreira

Introdução

Os *cestoides* ou *cestódeos* são helmintos parasitas da classe Cestoda, pertencente ao subfilo Neodermata do filo Platyhelminthes (Koziol, 2017). São extremamente *especializados no modo de vida parasitário*. Seus ciclos vitais são diversos, mas tipicamente incluem uma espécie hospedeira primária e, pelo menos, uma espécie hospedeira secundária (Parker et al., 2003). Os vermes adultos habitam o trato intestinal de vertebrados carnívoros (*hospedeiros definitivos*) e as larvas habitam os tecidos de diversos vertebrados e invertebrados (*hospedeiros intermediários*). Dependendo da espécie de cestoide em questão, tanto a forma adulta como a forma larvária do parasito podem causar doença em seres humanos ou em animais domésticos.

Os principais cestoides que infectam populações humanas no Brasil e demais países de língua portuguesa pertencem às famílias Taeniidae e Hymenolepididae, ambas da ordem Cyclophyllidea da subclasse Eucestoda, compreendendo espécies dos gêneros *Taenia* (as tênias *Taenia solium* e *T. saginata*), *Echinococcus* (*Echinococcus granulosus* e *E. vogeli*) e *Hymenolepis* (*Hymenolepis nana* e *H. diminuta*). A teníase e a cisticercose, causadas por *T. solium*, e as equinococoses, causadas por *Echinococcus* spp., fazem parte da lista de doenças tropicais negligenciadas da Organização Mundial da Saúde (OMS) (World Health Organization, 2017), devido a seu grande impacto na saúde pública em termos globais, associado à pouca atenção que recebem das autoridades sanitárias nos países em que ocorrem.

Quanto a sua morfologia, os cestoides típicos pertencentes à subclasse Eucestoda são, no estágio adulto, helmintos *achatados dorsoventralmente*, em forma de *fita*, desprovidos de trato digestório e de sistema circulatório. O corpo dos cestoides adultos é dividido em *três porções*: na extremidade anterior, localiza-se o *escólex*, que apresenta, na sua porção apical (*rostelo*), estruturas de fixação, como *ventosas* e pequenos ganchos, conhecidos como *acúleos*. No lúmen intestinal do hospedeiro definitivo, o verme adulto mantém o escólex fixado à mucosa e alimenta-se absorvendo nutrientes semidigeridos pelo seu tegumento. Ao escólex, segue-se uma porção delgada chamada de *colo*, que corresponde à região de crescimento. O *estróbilo*, que compreende toda a parte posterior do animal, consiste em uma cadeia de segmentos, denominados *proglotes* ou *proglótides*, com níveis crescentes de maturidade. As proglotes mais proximais em relação ao escólex, portanto mais jovens, exibem órgãos sexuais ainda em formação, enquanto as proglotes mais distais são sexualmente *maduras* e *hermafroditas*, contendo simultaneamente órgãos reprodutivos masculinos e femininos. As proglotes terminais ou *grávidas* caracterizam-se por um tubo uterino com centenas a muitos milhares de ovos, dependendo da espécie. As proglotes grávidas acabam por se destacar do estróbilo, em um processo chamado de *apólise*, e desintegram-se, liberando os ovos nelas contidos. A reprodução sexual dá-se geralmente mediante *autofertilização*, embora possa ocorrer fertilização cruzada entre proglotes distintas do mesmo verme ou de outros vermes. Cada ovo liberado contém um *embrião hexacanto*, assim denominado por ter seis acúleos, também conhecido como *oncosfera*, forma que é infectante para o hospedeiro intermediário.

A forma larvária patogênica típica de cestoides é cística ou vesicular. Esse estágio do ciclo vital dos parasitos é chamado genericamente de *metacestoide* ou *metacestódeo*. Desenvolve-se em um hospedeiro intermediário vertebrado, a partir de oncosferas que são ingeridas, atravessam a mucosa intestinal, penetram no sistema circulatório venoso ou linfático e chegam a um tecido ou órgão-alvo. O sítio de desenvolvimento de um metacestoide no hospedeiro intermediário possivelmente é definido pela retenção da oncosfera, que lhe dará origem em vasos de pequeno calibre e com fluxo sanguíneo ou linfático lento. São exemplos de metacestoides os *cisticercos* de *Taenia* spp., as *hidátides* (cistos ou vesículas hidáticas) de *Echinococcus* spp. e os *cisticercoides* de *Hymenolepis* spp. (Figura 18.1). A partir da membrana celularizada que delimita o metacestoide, são geradas depois as formas pré-adultas, na

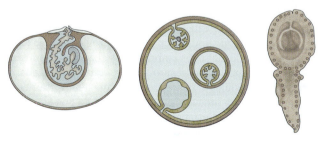

Cisticerco   Hidátide   Cisticercoide

FIGURA 18.1 Representação esquemática das principais formas larvárias de cestoides (metacestoides), infectantes para seres humanos. Cisticercos, como os de *Taenia* spp., são pequenas vesículas que contêm um único escólex invaginado no seu interior. As hidátides (cistos ou vesículas hidáticas), de *Echinococcus* spp., são bem maiores e podem gerar continuamente e conter inúmeros protoescólices. Os cisticercoides, como os de *Hymenolepis* spp., consistem em um cisto caudado que envolve o escólex e o colo do futuro verme adulto.

forma de um só escólex, como no caso de *Taenia* spp., ou de inúmeros *protoescólices* (singular, *protoescólex*), como no caso de *Echinococcus* spp. O hospedeiro definitivo infecta-se quando ingere tecidos de hospedeiros intermediários contaminados com metacestoides. No intestino do hospedeiro definitivo, os escólices ou protoescólices ingeridos desenvolvem-se em vermes adultos, fechando o ciclo vital do parasito cestoide.

Os cestoides constituem um grupo taxonômico extremamente bem adaptado à vida parasitária (Siracusano et al., 2012; Tsai et al., 2013). Os vermes adultos, que habitam o intestino do hospedeiro definitivo, apresentam um rostelo com ventosas e acúleos, estruturas adequadas à fixação, e um tegumento espesso, resistente às enzimas digestivas do hospedeiro, e coberto por *microtríquias*, que aumentam sobremaneira a superfície de absorção de nutrientes do parasito. Como vermes intestinais, eles não causam danos significativos aos hospedeiros definitivos e as infecções por cestoides adultos podem permanecer *assintomáticas* por longos períodos. Os metacestoides císticos ou vesiculares, por sua vez, são adaptados à sobrevivência prolongada, em estreito contato com tecidos do hospedeiro intermediário. Isso é possível graças a diversos mecanismos moleculares, como os de *imunomodulação* e de *evasão da resposta imune do hospedeiro*, mediados por antígenos parasitários, bem como a *vias metabólicas especializadas de detoxificação*.

Do ponto de vista bioquímico, tanto vermes adultos quanto metacestoides têm carboidratos como a principal fonte de energia. Os carboidratos podem ser metabolizados aerobicamente ou mediante duas vias anaeróbicas complementares, de fermentação de lactato e de dismutação de malato, o que adapta os parasitos à escassez de oxigênio nos ambientes que ocupam em seus hospedeiros. Além disso, nos genomas de cestoides, faltam diversos genes necessários para a síntese de moléculas importantes, como alguns aminoácidos, ácidos graxos e colesterol. Essa redução na capacidade metabólica, contudo, foi compensada, na evolução desses parasitos, por um aumento da capacidade de absorção de nutrientes não observada em outros animais. Assim, os cestoides podem captar eficientemente de seus hospedeiros as moléculas que não são capazes de sintetizar.

O sucesso dos cestoides como parasitos deve-se também à ampliação da sua capacidade reprodutiva e à evolução de ciclos vitais complexos. Quanto à capacidade reprodutiva, a segmentação do estróbilo em proglotes, que são continuamente produzidas ao longo da vida do verme adulto, determina uma fertilidade impressionante (Koziol, 2017). Por exemplo, espécies do gênero *Taenia* podem ter até 2.000 proglotes, cada uma delas com até 100.000 ovos embrionados (Lawson; Gemmel, 1983). Já em espécies do gênero *Echinococcus*, a capacidade reprodutiva do adulto é menor, pois o verme tem tipicamente três proglotes, cada uma abrigando não mais do que 800 ovos (Romig et al., 2017). Entretanto, essa fertilidade relativamente reduzida de vermes adultos de *Echinococcus* spp. é compensada pela capacidade de *reprodução assexuada do metacestoide*. Um cisto hidático de *E. granulosus*, por exemplo, é capaz de gerar milhares de protoescólices infectantes para o hospedeiro definitivo. Em função disso, ao adquirir o parasito pela ingestão de um cisto, o hospedeiro definitivo fica com alta carga parasitária, o que assegura a transmissão.

A evolução de ciclos vitais complexos, com o envolvimento de dois ou mais hospedeiros, foi também importante para o aumento do valor adaptativo dos cestoides, por favorecer a transmissão e a dispersão dos estágios infectantes (Mackiewicz, 1988; Parker et al., 2003). Por exemplo, a relação presa-predador entre um hospedeiro intermediário herbívoro e um hospedeiro definitivo carnívoro, como ocorre nos ciclos vitais silvestres de espécies do gênero *Echinococcus* (Romig et al., 2017), favorece a transmissão do parasito. Além disso, os *ovos* eliminados pelo hospedeiro definitivo, junto a suas fezes, são facilmente disseminados no ambiente. Por serem extremamente resistentes e se manterem viáveis no ambiente por meses ou anos, os ovos têm probabilidade relativamente elevada de serem ingeridos por um hospedeiro intermediário herbívoro. As dinâmicas atuais de transmissão de cestoides parasitas de seres humanos e de animais domésticos, contudo, têm forte *contribuição antrópica*, pois são influenciadas por condições sanitárias, por comportamentos relacionados à alimentação humana e animal e pelas práticas de manejo de espécies hospedeiras domésticas. São exemplos disso as condições de falta de higiene doméstica e o consumo humano de carne suína malcozida, que favorecem a transmissão de *T. solium*, e a alimentação de cães em propriedades rurais com vísceras contaminadas com cistos hidáticos de ovinos abatidos localmente, o que favorece a transmissão de *E. granulosus*.

As teníases e a cisticercose humana

As espécies *T. solium* e *T. saginata* são os principais agentes etiológicos das *teníases*, doenças causadas pelo estágio adulto (tênia) de parasitos cestoides do gênero *Taenia*. Os ciclos vitais de ambas as espécies (Figura 18.2) têm o ser humano como hospedeiro definitivo, ao abrigar os vermes adultos. Os hospedeiros intermediários habituais de *T. solium* e *T. saginata*, que abrigam as suas formas larvárias, são, respectivamente, os suínos e os bovinos. O ser humano também pode ser um *hospedeiro intermediário acidental* de *T. solium*, mas não de *T. saginata*, condição conhecida como *cisticercose*. Os ovos, eliminados nas fezes de indivíduos infectados, encontram-se no solo e na vegetação. Uma vez ingeridos pelos hospedeiros intermediários, os ovos eclodem no tubo digestório e as oncosferas liberadas penetram na parede intestinal e chegam a pequenos vasos sanguíneos ou linfáticos do intestino delgado. Pela circulação sanguínea ou linfática, as oncosferas chegam à musculatura esquelética ou ao sistema nervoso central, que são os sítios mais comuns para o desenvolvimento das formas larvárias, os cisticercos (ver Figuras 18.1 e 18.3), popularmente chamados de *canjiquinha*, *pipoquinha*, *ladraria*, *sapinho* ou *bolha*. Em 8 a 15 semanas, os cisticercos de *T. solium* (também conhecidos como *Cysticercus cellulosae* ou *C. solium*) e de *T. saginata* (também denominados *C. bovis*) tornam-se infectantes. Os cisticercos têm aproximadamente 5 mm de diâmetro e permanecem viáveis por aproximadamente 2 anos (20 a 30 meses), quando degeneram e dão origem a pequenos nódulos calcificados. Os cisticercos infectantes, cheios de fluido, contêm no seu interior um único escólex. Se ingerido pelo hospedeiro definitivo humano, o escólex dará origem a um verme adulto.

Os vermes adultos de *T. solium* e *T. saginata* são similares, mas diferem em alguns aspectos morfológicos (Figura 18.4). O adulto de *T. solium* contém 800 a 1.000 proglotes e mede de 1,5 a 4 m, podendo chegar até 8 a 9 m. O adulto de *T. saginata* é ainda maior, carregando de 1.000 a 2.000 proglotes e atingindo um comprimento total de 4 a 12 m, mas podendo chegar a 25 m. O escólex de *T. solium* contém quatro ventosas e um rostelo típico, circundado por uma fileira de

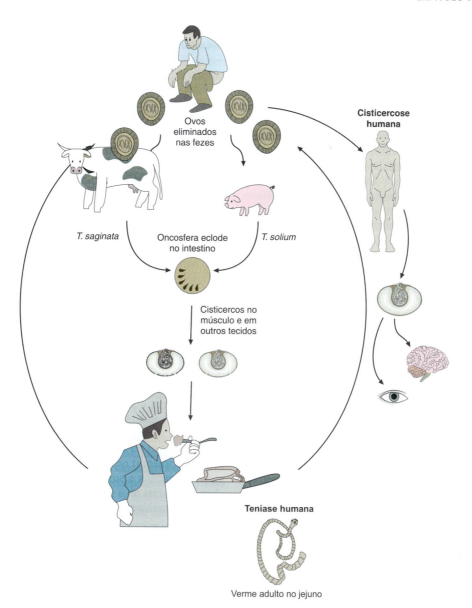

FIGURA 18.2 Ciclos vitais de *Taenia solium* (que tem suínos como hospedeiros intermediários) e *T. saginata* (que tem bovinos como hospedeiros intermediários). Nesses ciclos, o ser humano é geralmente o hospedeiro definitivo, contaminando-se com cisticercos ao ingerir carne suína ou bovina malcozida e adquirindo a infecção com o verme adulto. O ser humano pode também ser um hospedeiro intermediário acidental de *T. solium*, ao adquirir infecção por cisticercos (cisticercose) pela ingestão de ovos do parasito.

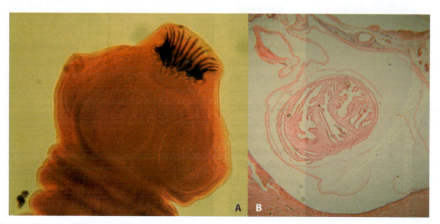

FIGURA 18.3 Cisticerco de *T. solium*, também conhecido como *Cysticercus cellulosae*. **A.** Escólex da forma larvária evaginada, corado com carmim, mostrando as ventosas e os acúleos. **B.** Corte histológico de cisticerco cerebral, corado com hematoxilina-eosina. Fotografias de Marcelo Urbano Ferreira.

acúleos (Figura 18.4A). Por ter esses acúleos, ele é chamado de *escólex armado*. O escólex de *T. saginata*, por sua vez, também conta com quatro ventosas, mas não apresenta um rostro nem os acúleos (Figura 18.4B). Por esse motivo, é chamado de *escólex desarmado*. As proglotes grávidas *T. solium* e *T. saginata* apresentam padrões distintos de *ramificações uterinas*, o que possibilita a diferenciação entre as espécies. Em *T. solium*, o útero grávido tem de 7 a 12 ramificações principais de cada lado da haste uterina, que se ramificam distalmente em um padrão dendrítico (Figura 18.4C). Já em *T. saginata*, há de 15 a 30 ramificações uterinas de cada lado da haste uterina, que se ramificam distalmente de modo dicotômico (Figura 18.4D).

O verme adulto fixa-se, por meio do escólex, à mucosa do jejuno do hospedeiro humano, que normalmente alberga uma única tênia. Por esse motivo, a tênia recebe o nome popular de *solitária*. Não se conhecem os mecanismos que regulam a quantidade de vermes adultos por hospedeiro, mas infecções por múltiplas tênias só ocorrem em menos de 10% dos casos. Uma tênia adulta pode viver no hospedeiro definitivo por até 25 anos. Entretanto, *T. solium* só produz e libera, por apólise, proglotes grávidas por um período em torno de 1 ano, com uma frequência de 2 a 3 vezes por semana (Flisser, 2013). As proglotes de *T. solium* desprendem-se geralmente em grupos de cinco ou seis e são eliminadas *passivamente*, junto às fezes. As de *T. saginata*, por outro lado, desprendem-se comumente uma a uma e deslocam-se *ativamente*, graças a sua musculatura robusta; podem ser eliminadas junto às fezes ou, por vezes, forçar a sua passagem anal *independentemente da evacuação*. Ocasionalmente, algumas proglotes grávidas, ovos e eliminados são retidos na região perianal e no períneo. Em uma proglote grávida, há de 30.000 a 50.000 ovos, no caso de *T. solium*, ou até 100.000 ovos, no caso de *T. saginata*. Os ovos (Figura 18.4E), morfologicamente idênticos em ambas as espécies, são *embrionados* – ou seja, *contêm uma oncosfera* – e caracterizam-se por um envoltório espesso, conhecido como *embrióforo*, com *estrias radiadas*.

Taenia solium e *T. saginata* são espécies de distribuição cosmopolita. Ocorrem em quase todos os continentes, onde houver criação e consumo de suínos e bovinos. Os abates clandestinos, realizados sem a inspeção das carcaças, e a ingestão de carne malcozida favorecem a transmissão dos parasitos.

Os dados epidemiológicos mais abrangentes e atualizados são os referentes a *T. solium*. Essa espécie, por causar também a cisticercose em seres humanos, é de maior relevância para a saúde pública. Infelizmente, os dados epidemiológicos mundiais sobre infecções com *T. solium* são incompletos e, pelo menos para algumas regiões, pouco confiáveis, devido a deficiências na vigilância sanitária em muitos países. Estima-se que cerca de 20 a 50 milhões de indivíduos em todo o mundo alberguem cisticercos de *T. solium* (Pawlowski et al., 2005). Os casos mais graves são aqueles nos quais os cisticercos de *T. solium* desenvolvem-se no sistema nervoso central, causando a chamada *neurocisticercose*. Segundo as estimativas mais recentes disponíveis, a quantidade de indivíduos com *neurocisticercose* no mundo, incluindo casos sintomáticos e assintomáticos, é da ordem de 2,5 a 8,3 milhões. Acredita-se que a neurocisticercose seja a causa de aproximadamente 30% dos casos de epilepsia em países onde *T. solium* é endêmica (Bruno et al., 2013; World Health Organization, 2015a). As infecções por *T. solium* afetam principalmente países em desenvolvimento na América Latina, na África Subsaariana e no sul e no sudeste da Ásia, mas há um aumento da quantidade de infecções causada por esse parasito também nos EUA e na Europa, principalmente devido ao aumento das migrações humanas (Gabriël et al., 2017). Segundo dados compilados pela OMS, *T. solium* é responsável por 28.000 mortes anuais, e a principal causa de mortes causadas por doenças transmitidas por alimentos contaminados no mundo (World Health Organization, 2015b, 2017).

No caso de *T. saginata*, acredita-se que, em nível mundial, entre 45 e 60 milhões de pessoas estejam infectadas por esse parasito (Clinton White; Brunetti, 2012). *Taenia saginata* é endêmica nas Américas, na Europa e no Oriente Médio, mas as prevalências mais altas de teníase por essa espécie, acima de 20%, são registradas na África Oriental e em algumas regiões da Ásia, como o Tibete. Outras partes da Ásia também têm alta prevalência de teníase por *T. saginata*, porém muitos dos estudos epidemiológicos disponíveis não diferenciam as infecções por *T. saginata* daquelas por *T. asiatica*, outra espécie do mesmo gênero que também tem o ser humano como hospedeiro intermediário.

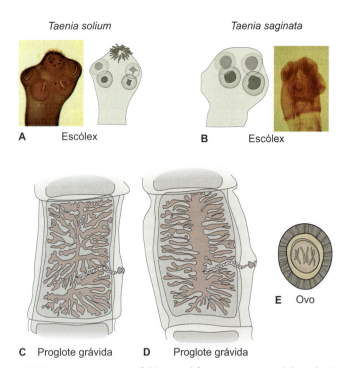

FIGURA 18.4 Aspectos morfológicos diferenciais entre adultos de *T. solium* e *T. saginata*. No escólex, *T. solium* apresenta um rostelo apical, com uma coroa de ganchos (**A**), que não ocorre em *T. saginata* (**B**); as quatro ventosas ocorrem em ambas as espécies. Quanto às proglotes grávidas, as de *T. solium* apresentam o útero com 7 a 12 ramificações principais de cada lado da haste uterina, que se ramificam distalmente em um padrão dendrítico (**C**); as de *T. saginata* têm de 15 a 30 ramificações uterinas de cada lado, as quais se ramificam distalmente de modo dicotômico (**D**). Os ovos de *T. solium* e de *T. saginata*, com 30 a 40 μm e contendo uma oncosfera, são morfologicamente indistinguíveis entre si (**E**). Fotografias de Marcelo Urbano Ferreira.

Aspectos clínicos e diagnósticos das teníases e da cisticercose

As infecções humanas pelos vermes adultos, as *teníases*, ocorrem como consequência da ingestão de carne suína ou bovina, crua ou malpassada, contendo cisticercos viáveis. Os cisticercos são destruídos, em 10 minutos, pelo aquecimento a 96°C e, em 2 horas, quando expostos à temperatura de 45°C; 12 horas de congelamento a –20°C também resultam em sua morte. O suco gástrico e os sais biliares estimulam a evaginação do escólex existente no interior do cisticerco, que se fixa na mucosa do jejuno. O verme adulto desenvolve-se em 5 a 12 semanas (*T. solium*) ou 10 a 12 semanas (*T. saginata*). A infecção pelos vermes adultos provoca pouca lesão na mucosa do jejuno; as raras biopsias realizadas evidenciaram uma reação inflamatória mínima. A maioria dos indivíduos infectados é assintomática ou apresenta queixas pouco significativas e inespecíficas, como dor abdominal (mais intensa nas primeiras horas do dia), náuseas, fraqueza, perda ou aumento de apetite etc. As crianças continuamente expostas à infecção tendem a ter menos sintomas quando infectadas, o que sugere a aquisição de certa imunidade clínica. Eosinofilia é uma característica comum, mas raramente os eosinófilos representam mais de 15% dos leucócitos circulantes. No caso de infecções por *T. saginata*, o diagnóstico parasitológico, em indivíduos assintomáticos, é frequentemente feito quando ocorre a saída espontânea de proglotes grávidas pelo reto (Wittner; Tanowitz, 1999).

A infecção humana pela forma larvária, conhecida como *cisticercose*, acontece mediante a ingestão de ovos de *T. solium*. Nesse caso, os seres humanos fazem o papel de hospedeiro intermediário acidental. Os cisticercos de *T. saginata*, no entanto, são incapazes de se desenvolver em seres humanos. O quadro clínico da cisticercose humana depende de características dos cisticercos (se são viáveis, metabolicamente ativos ou inativos), da resposta imune do hospedeiro e da quantidade e da localização dos cisticercos presentes. A *neurocisticercose* é a apresentação clínica mais comum e relevante da cisticercose humana. Os cisticercos podem localizar-se no córtex cerebral, nas meninges ou nos ventrículos. Com a morte das larvas, ocorre reação inflamatória intensa, que origina os sinais e sintomas de sua presença. A reação do hospedeiro destrói o parasito, deixando, em seu lugar, um nódulo calcificado. Os sintomas dependem essencialmente da localização dos cisticercos. A manifestação clínica mais comum é a convulsão, mas podem ocorrer outras lesões focais, como déficits motores e distúrbios visuais. Cefaleia e náuseas decorrentes de hipertensão intracraniana são observadas quando os cistos afetam a drenagem liquórica.

Outra forma clínica potencialmente grave é a *cisticercose ocular*, com sintomas que variam desde a redução discreta da acuidade visual até a cegueira unilateral. Os cisticercos geralmente alojam-se no humor vítreo, sítio em que os medicamentos antiparasitários não atingem concentrações terapêuticas. Como em outros sítios, a intensa reação inflamatória desencadeada pela morte dos cisticercos provoca extensa lesão tecidual.

O *diagnóstico da teníase* baseia-se geralmente na detecção de ovos nas fezes, com o uso de técnicas de concentração como aquelas descritas no Capítulo 20, *Diagnóstico Parasitológico*. Estima-se que o exame de uma única amostra de fezes revele cerca de dois terços das infecções; duas amostras seriadas tornam possível o diagnóstico de mais de 90% das infecções. Nas infecções por *T. saginata*, é comum encontrar ovos nas regiões perianal e perineal, liberados de proglotides grávidas que migraram ativamente para as porções distais do trato digestório independentemente de evacuações. Nesse caso, a técnica de *anal swab*, frequentemente empregada para o diagnóstico da enterobíase (ver Capítulo 13, *Os Nematódeos Intestinais*) e descrita no Capítulo 20, pode resultar em maior sensibilidade, da ordem de 90%. Existem diversos imunoensaios enzimáticos (ELISA) de captura de antígenos parasitários em amostras de fezes que possibilitam realizar o diagnóstico com grande sensibilidade (em torno de 99%) (Allan et al., 1990). A diferenciação entre as espécies que infectam o ser humano é possível mediante a reação em cadeia da polimerase (PCR) (Nunes et al., 2003), embora esse procedimento diagnóstico não esteja disponível fora de laboratórios de pesquisa. O tratamento da teníase, independentemente da espécie envolvida, é feito com dose única (10 a 20 mg/kg de peso corporal) de praziquantel ou dose única (400 mg) de albendazol.

O *diagnóstico da neurocisticercose* depende de exames sorológicos e de imagem. Anticorpos contra antígenos purificados de cisticercos podem ser pesquisados por ELISA, tanto no soro quanto no líquido cerebrospinal. A sensibilidade de ELISA é estimada em torno de 80%, mas varia segundo o antígeno empregado. Mais recentemente, preconiza-se o uso de técnicas de *immunoblot* para a pesquisa de anticorpos específicos, com ganhos em sensibilidade e especificidade (Ishida et al., 2003). Podem detectar algumas alterações liquóricas, como o aumento da concentração de proteínas, a queda da concentração de glicose e uma discreta monocitose, mas elas são inespecíficas. Os métodos diagnósticos de imagem mais úteis são a *tomografia computadorizada* e a *ressonância nuclear magnética*; esta última pode detectar cistos próximos aos ventrículos com maior sensibilidade. Em geral, as lesões císticas hipodensas, com contornos bem definidos e escólex visível em seu interior, correspondem a cisticercos vivos ou viáveis. Depois de 3 a 6 anos, esses cisticercos iniciam um processo de degeneração, caracterizado nas tomografias com contraste pela presença de um reforço em anel em torno da lesão, hipodensa ou isodensa. Segue-se a deposição progressiva de cristais de cálcio. Cerca de 25 meses depois da morte do cisticerco, a lesão calcificada é visível ao exame radiológico simples.

Há diversas controvérsias quanto ao tratamento medicamentoso da cisticercose (Singh; Sharma, 2017). Os cistos viáveis intraparenquimatosos frequentemente exigem tratamento com doses altas de albendazol (10 a 15 mg/kg/dia, durante 8 dias) ou praziquantel (50 mg/kg/dia, durante 15 a 30 dias), aos quais é possível acrescentar corticosteroides. Cistos extraparenquimatosos, nas cisternas ou nos ventrículos, e cisticercos racemosos, que correspondem a aglomerados de cistos grandes em forma de cachos de uva, exigem conduta terapêutica mais agressiva. A remoção cirúrgica dos cisticercos presentes no sistema ventricular é geralmente indicada.

As equinococoses

As *equinococoses* ou *hidatidoses* são infecções causadas pelas formas larvárias císticas ou vesiculares de cestoides do gênero *Echinococcus*. Classicamente, apenas quatro espécies faziam parte desse gênero: *E. granulosus*, causadora da equinococose cística; *E. multilocularis*, causadora da equinococose alveolar; e *E. vogeli* e *E. oligarthrus* (hoje conhecida como *E. oligarthra*), causadoras da equinococose policística. Mais recentemente, contudo, estudos genéticos baseados em marcadores moleculares mitocondriais (mtDNA) ou nucleares levaram ao reconhecimento de, pelo menos, nove espécies válidas (Eckert; Thompson, 2017). Na revisão taxonômica do gênero, foram reconhecidas as espécies *E. shiquicus*, de raposas e roedores tibetanos, e *E. felidis*, de leões africanos, e as variantes genotípicas (de G1 a G10) de *E. granulosus* deram origem a seis espécies, coletivamente denominadas como complexo *E. granulosus sensu lato* (s.l.) (Lymbery, 2017). Assim, *E. granulosus* s.l. inclui os genótipos G1, G2 e G3, como *E. granulosus sensu stricto* (s.s.); o genótipo G4, de equinos, como *E. equinus*; o genótipo G5, encontrado comumente em bovinos, como *E. ortleppi*; e os genótipos de camelos (G6), de suínos (G7 e G9) e de cervídeos (G8 e G10), como *E. canadensis*. Em nível mundial, *E. multilocularis*, que ocorre em todo o hemisfério norte, e o complexo *E. granulosus* s.l., de distribuição mundial, são os mais importantes em saúde pública humana. Já no Brasil, as espécies mais relevantes são *E. granulosus* s.s e *E. ortleppi*, ambas do complexo *E. granulosus* s.l., no Sul do país, e *E. vogeli*, no Norte (D'Alessandro; Rausch, 2008; de la Rue et al., 2011). *Echinococcus oligarthra* também ocorre no Norte do Brasil, mas os casos de equinococose policística causadas por essa espécie são raros.

Quanto à morfologia, adultos de espécies do gênero *Echinococcus* (Figura 18.5) são tênias típicas, mas muito menores que aquelas do gênero *Taenia*. O parasito adulto tem apenas de 9 a 11 mm de comprimento e, tipicamente, apresenta quatro segmentos. O segmento anterior é o escólex, que, como em outros cestoides, exibe um rostelo, circundado por acúleos na porção apical, e logo a seguir, quatro ventosas. A porção basal do escólex, o colo, é mais estreita. A partir dela, são gerados os segmentos posteriores, as proglotes, que constituem o corpo do verme, o *estróbilo*. O estróbilo de adultos de *Echinococcus* spp. é tipicamente formado por três proglotes, que apresentam o aparato reprodutivo hermafrodita do verme em estágios distintos de desenvolvimento. A primeira, onde órgãos como ovários e testículos estão ainda em formação, é chamada de *proglote imatura*. A seguinte, na qual esses órgãos já estão formados e onde a fecundação já pode ocorrer, é denominada *proglote madura*. A proglote distal, por fim, é chamada *proglote grávida*, porque, nela, já estão presentes os ovos embrionados contendo oncosferas. As estruturas de fixação do escólex, os acúleos e as ventosas, fixam o verme adulto a microvilosidades do intestino delgado do hospedeiro definitivo.

A morfologia da fase larvária, o metacestoide, varia conforme a espécie (Díaz et al., 2011) (Figura 18.6). Os metacestoides de espécies como as do complexo *E. granulosus* s.l. são os chamados de *cistos hidáticos*, que são os agentes etiológicos da *equinococose cística*. *Echinococcus multilocularis*, por sua vez, tem uma forma de metacestoide que consiste em pequenas *vesículas hidáticas* altamente proliferativas e invasivas, e sua multiplicação e propagação no hospedeiro intermediário é comparável, até certo ponto, à propagação tumoral metastática observada no câncer. O metacestoide de *E. multilocularis* é o agente etiológico da *equinococose alveolar*. Os metacestoides de *E. vogeli* e *E. oligarthra*, por sua vez, são *policísticos*; consistem em agregados de cistos de tamanho comumente menor que o de cistos hidáticos, mas muito maiores do que as vesículas de *E. multilocularis*. São os agentes etiológicos da *equinococose policística*.

Os cistos hidáticos de *E. granulosus* s.l., de *E. vogeli* ou *E. oligarthra* consistem em três camadas (Figura 18.6A). A camada interna, celular e proliferativa, é chamada de *camada germinativa*. Ela secreta uma camada intermediária acelular e rica em polissacarídeos, denominada *camada laminar*. Externamente, os cistos são ainda delimitados por uma terceira camada, a *camada adventícia*, que é formada pelo hospedeiro e consiste em uma cápsula de colágeno que também pode ter infiltração de células inflamatórias. As vesículas de *E. multilocularis*, por sua vez, apresentam apenas as camadas germinativa e laminar, pois não induzem a formação da camada adventícia por parte do hospedeiro. Os metacestoides de *Echinococcus* spp. são preenchidos pelo *líquido hidático*, um fluido aquoso rico em proteínas secretadas ou excretadas pelas células do parasito (Santos et al., 2016; Monteiro et al., 2017). O líquido hidático pode também conter proteínas do hospedeiro intermediário, especialmente proteínas séricas, como albumina e imunoglobulinas.

O crescimento de cistos hidáticos (de *E. granulosus* s.l. ou *E. vogeli*, por exemplo) e a multiplicação de vesículas hidáticas (de *E. multilocularis*) dependem da proliferação de células da camada germinativa. Algumas células da camada germinativa de cistos ou vesículas hidáticas também proliferam e diferenciam-se localizadamente para formar as chamadas *cápsulas prolígeras*. Essas cápsulas prolígeras são pequenas vesículas que, inicialmente, ficam presas por um pedúnculo à camada germinativa. Eventualmente, as cápsulas prolígeras podem se desprender da camada germinativa, dando origem a *cistos secundários* (Figura 18.6B).

A forma pré-adulta de espécies do gênero *Echinococcus*, conhecida como *protoescólex*, é formada a partir da camada germinativa de cistos primários ou secundários e das cápsulas germinativas (Martínez et al., 2005) (Figuras 18.6A e 18.7). Cada protoescólex é, essencialmente, um escólex com sua porção anterior (incluindo rostelo e ventosas) invaginada. Os protoescólices são produzidos aos milhares pelo metacestoide

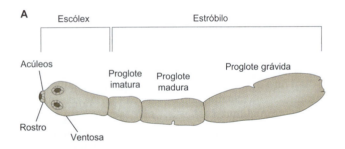

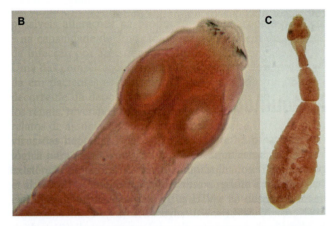

FIGURA 18.5 Verme adulto de *Echinococcus granulosus*. **A.** Representação esquemática do verme, que tem um comprimento total de 10 a 11 mm. **B.** Escólex, mostrando o rostelo com os acúleos e as ventosas. **C.** Verme completo, com o escólex anterior e três proglotes (imatura, madura e grávida), formando o estróbilo. Preparações coradas com carmim. Fotografias de Marcelo Urbano Ferreira.

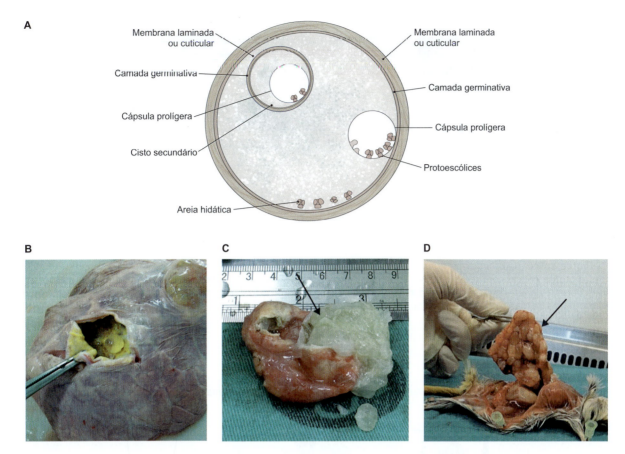

FIGURA 18.6 Metacestoides de *Echinococcus* spp. **A.** Representação esquemática de um cisto hidático de *Echinococcus granulosus*, mostrando a parede do cisto, formada por três camadas, uma cápsula prolígera, um cisto secundário, protoescólices, e a areia hidática. O cisto é preenchido pelo líquido hidático. **B.** Cistos hidáticos em fragmento de pulmão bovino; um dos cistos foi aberto e, em seu interior, pode ser visto um cisto secundário. **C.** Cistos hidáticos de *E. vogeli* em fragmento de tecido pulmonar humano. **D.** Vesículas hidáticas de *E. multilocularis* em fígado, pulmões e tecidos adjacentes de um hospedeiro experimental (o gerbilo *Meriones unguiculatus*). Em **C** e **D**, os metacestoides estão indicados por *setas*. **B** e **D.** Fotografias de Henrique Bunselmeyer Ferreira. **C.** Fotografia de Nilton Ghiotti de Siqueira (Fundação Hospital Estadual do Acre, Rio Branco, Brasil).

e ficam em suspensão no líquido hidático. Protoescólices vivos no interior de cistos hidáticos, juntamente a restos de protoescólices mortos, especialmente acúleos e corpúsculos calcáreos (estruturas microscópicas de carbonato de cálcio abundantes em cestoides), formam um material que sedimenta quando o líquido hidático é coletado (com fins diagnósticos, por exemplo), e por isso é denominado *areia hidática*.

Os ciclos vitais de cestoides do gênero *Echinococcus* envolvem *dois hospedeiros mamíferos*: o *hospedeiro definitivo* que abriga o parasito adulto, é um *carnívoro* (geralmente um canídeo), e o hospedeiro intermediário que abriga a forma larvária (o metacestoide), é um *herbívoro* ou um *onívoro* (Romig et al., 2017) (Figura 18.8). No Sul do Brasil, os ciclos vitais das espécies prevalentes do gênero *Echinococcus* (*E. granulosus* s.s. e *E. ortleppi*) são tipicamente mantidos com a participação humana. O cão doméstico é o hospedeiro definitivo mais frequente, e os hospedeiros intermediários mais comuns são os ovinos, para *E. granulosus* s.s., e os bovinos, para *E. ortleppi*. Essas duas espécies podem também infectar o ser humano (de la Rue et al., 2011). No intestino do hospedeiro definitivo, o verme adulto vive aproximadamente 5 meses e causa mínima inflamação na mucosa intestinal. Cada adulto libera, a cada 2 semanas, cerca de 1.000 ovos, morfologicamente semelhantes aos de *Taenia* spp. Os ovos chegam ao meio ambiente junto às fezes dos cães e podem permanecer viáveis por até 3 a 4 anos. Um ovo, quando ingerido por um hospedeiro intermediário (incluindo o ser humano), eclode e libera uma oncosfera. Esta penetra o epitélio intestinal e, ao alcançar o sistema venoso ou linfático, migra até um órgão-alvo, onde se estabelece. Os órgãos normalmente infectados são o fígado e os pulmões. Neles, a oncosfera diferencia-se no cisto hidático. Os cães domésticos, em geral, são infectados ao ingerirem vísceras de ovinos ou bovinos com *cistos hidáticos férteis*, com protoescólices viáveis em seu interior. No intestino delgado do cão, os protoescólices ingeridos desenvolvem-se em vermes adultos, fechando o ciclo vital do parasito.

No Norte do Brasil, o ciclo vital mais comum é o de *E. vogeli*. Esse parasito tem como hospedeiros definitivos típicos não só os cães domésticos, mas também um *canídeo silvestre*, *Speothos venaticus*, conhecido como *cachorro-vinagre, cachorro-do-mato-vinagre* ou, simplesmente, *cachorro-do-mato*. *Echinococcus vogeli* tem como seu hospedeiro intermediário principal um roedor, a paca (*Agouti paca*). Assim como ocorre para *E. granulosus* s.l., o ser humano é um hospedeiro intermediário acidental de *E. vogeli*, e pode infectar-se pela ingestão de ovos do parasito tanto no ambiente doméstico como no ambiente silvestre.

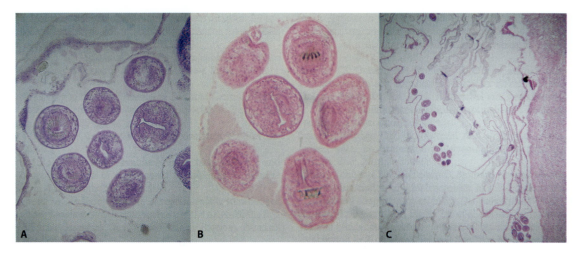

FIGURA 18.7 Protoescólices de *Echinococcus granulosus*. **A** e **B.** Cortes histológicos de cistos hidáticos, corados com hematoxilina-eosina, mostrando os protoescólices com seus acúleos. **C.** Imagem de corte histológico de cisto hidático em menor aumento, mostrando, além dos protoescólices, a parede do cisto, incluindo as camadas laminar e adventícia (*à direita*), mais espessas, e a camada germinativa, mais delgada. Fotografias de Marcelo Urbano Ferreira.

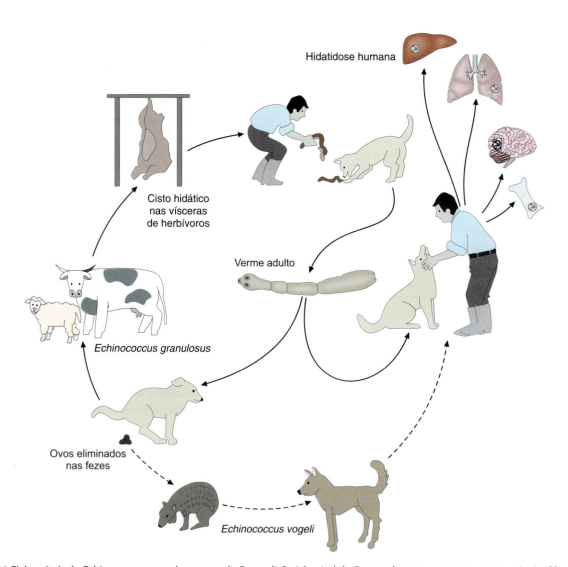

FIGURA 18.8 Ciclos vitais de *Echinococcus granulosus* s.s. e de *E. vogeli*. O ciclo vital de *E. granulosus* s.s., que tem como principal hospedeiro intermediário o carneiro, está representado com *setas de linhas contínuas*. O ciclo vital de *E. vogeli*, cujo principal hospedeiro intermediário é a paca, está representado com *setas de linhas tracejadas*. Em ambos os ciclos, o ser humano é um hospedeiro intermediário acidental.

As infecções humanas por espécies do gênero *Echinococcus* estão entre as helmintíases mais prevalentes em todo o mundo. A equinococose alveolar, causada por *E. multilocularis*, é a mais grave do ponto de vista clínico, mas se restringe a países do hemisfério norte. Já a equinococose cística, causada pelo complexo *E. granulosus* s.l, tem distribuição mundial, com casos registrados em todos os continentes, à exceção da Antártida. Estima-se que a incidência das equinococoses alveolar e cística em nível mundial seja de 18.200 e de 188.000 novos casos por ano, respectivamente (Deplazes et al., 2017). Na América do Sul, o Cone Sul, incluindo o Sul do Brasil, a Argentina, o Chile, o Uruguai e a região andina, principalmente o Peru, são consideradas regiões endêmicas ou hiperendêmicas para a equinococose cística. Estima-se para essas regiões uma incidência da ordem de 5.000 novos casos de equinococose cística por ano, com uma taxa de mortalidade de 2,9% (World Health Organization, 2017). Além disso, os casos tratados cirurgicamente (50 a 60% deles, aproximadamente) demandam, em média, 10,6 dias de hospitalização, o que implica custos elevados para os sistemas de saúde. A equinococose cística determina ainda perdas econômicas significativas a países em desenvolvimento, devido a seus efeitos sobre a produção pecuária (Budke et al., 2006). Na América do Sul, a prevalência da equinococose cística em ovinos e bovinos abatidos em frigoríficos com inspeção sanitária oscila entre 20 e 95% (World Health Organization, 2017), e as perdas econômicas ocasionadas pela infecção decorrem principalmente da redução de peso das carcaças e da condenação de vísceras, como o fígado e os pulmões. Além disso, os animais com cistos apresentam menor rendimento em termos de lã, no caso de ovinos, e de leite, especialmente no caso de bovinos.

Os dados epidemiológicos são muito mais escassos para a *equinococose policística*, causada por *E. vogeli*. Os casos de equinococose cística em seres humanos são encontrados sobretudo na Amazônia, tanto no Brasil como na Colômbia e no Peru, mas já há registros de casos no Cerrado brasileiro e na Província de Missiones, no Nordeste da Argentina (Vizcaychipi et al., 2013; Mayor et al., 2015; Bittencourt-Oliveira et al., 2018). Esses dados sugerem que a área de distribuição de *E. vogeli* está se estendendo da Amazônia em direção ao sul. Mais de 200 casos de equinococose policística humana já foram registrados oficialmente em 12 países das Américas do Sul e Central, a maioria deles no Brasil (Mayor et al., 2015). Acredita-se, contudo, que haja uma prevalência muito maior da doença, uma vez que grande parte dos casos não chega a ser notificada às autoridades sanitárias.

No que diz respeito às estatísticas sanitárias oficiais no Brasil, apenas a *equinococose cística* é uma doença de notificação compulsória e, ainda assim, apenas no estado do Rio Grande Sul e a partir de 2010. Além disso, a cobertura limitada oferecida pelo Sistema Único de Saúde (SUS) para o tratamento de equinococose é outro determinante de subnotificação. Com isso, considera-se que os dados epidemiológicos oficiais hoje disponíveis para as equinococoses no Brasil representam subestimativas da incidência e da prevalência reais.

Aspectos clínicos e diagnósticos das equinococoses

A equinococose humana nas Américas é contraída pela ingestão de ovos de *E. granulosus* (equinococose cística) ou de *E. vogeli* e *E. oligarthra* (equinococose policística). O período de incubação varia amplamente e a sintomatologia é comparável à observada em tumores de crescimento lento e depende essencialmente da localização e do tamanho do cisto hidático. Nos casos descritos no Brasil, a expressão clínica da hidatidose policística não se distingue daquela da hidatidose cística por *E. granulosus*. No fígado (especialmente o lobo direito), sua localização mais comum e onde se alojam cerca de 70% dos cistos, a infecção causa certo desconforto abdominal depois de alcançar um tamanho considerável. A pressão sobre as vias biliares pode levar à icterícia obstrutiva. Quando os cistos hepáticos se rompem espontaneamente, os protoescólices nele contidos espalham-se por toda a cavidade peritoneal, ocasionando a formação de numerosos cistos secundários. Nos pulmões (acometidos em cerca de 20% dos casos), um cisto pode provocar certa dispneia, mas frequentemente sua presença é diagnosticada apenas em exames radiológicos de rotina ou quando o cisto se rompe, liberando seu conteúdo no interior dos brônquios ou da cavidade pleural. Múltiplos cistos são encontrados em cerca de 30% dos casos. Dor torácica, tosse, dispneia e hemoptise são sinais e sintomas comuns nessa situação. A ruptura de cistos hidáticos geralmente provoca reações alérgicas, com prurido, reações cutâneas urticariformes, febre irregular e eosinofilia; podem ocorrer reações anafiláticas. A infecção bacteriana secundária dos cistos é outra situação em que é possível a ocorrência de febre. Na hidatidose cística, cerca de 5 a 10% dos cistos hidáticos localizam-se fora do fígado ou dos pulmões. O baço (1 a 3%), o cérebro (< 1%), os rins (1 a 4%), os ossos (< 1%) e a musculatura esquelética (até 2%) são alguns dos sítios alternativos descritos.

O diagnóstico da hidatidose humana é geralmente sugerido por exames de imagem: ultrassonografia, tomografia computadorizada ou ressonância nuclear magnética do abdome e radiografia simples ou tomografia computadorizada do tórax. A ultrassonografia, método considerado padrão-ouro para a visualização de cistos intra-abdominais, possibilita a classificação dos cistos em estágios, de acordo com seus aspectos morfológicos e sua viabilidade. Com essa finalidade, utiliza-se a padronização proposta pela OMS em 2003 (Kern et al., 2017). A confirmação do diagnóstico é feita com o achado de anticorpos específicos em sorologia (Siles-Lucas et al., 2017). Em geral, o diagnóstico é feito em duas etapas. Na primeira, utilizam-se testes de alta sensibilidade, como ELISA, hemaglutinação indireta ou inibição de hemaglutinação com antígenos totais do parasito. Como esses testes exibem reatividade cruzada com outras infecções por helmintos, com consequente perda de especificidade, a segunda etapa envolve testes sorológicos confirmatórios de alta especificidade, como a imunodifusão radial e o *immunoblot*. A sensibilidade diagnóstica da sorologia situa-se entre 80 e 100% e a especificidade entre 88 e 96%. Não se recomenda a punção rotineira dos cistos com finalidade diagnóstica, pelo risco de infecção secundária, anafilaxia e disseminação dos protoescólices. No entanto, em anos recentes, essa modalidade diagnóstica vem sendo adotada com maior segurança, possibilitando o achado de restos de membranas e de areia hidática em material de punção.

O tratamento ideal depende do local de infecção e do estadiamento dos cistos. As opções disponíveis para o tratamento de cistos abdominais, na equinococose cística, são: (i) tratamento exclusivamente clínico com derivados benzimidazólicos; (ii) técnicas de esterilização percutânea minimamente invasivas; e (iii) cirurgia, precedida de esterilização dos cistos. Pode-se também optar pela conduta expectante, ou seja, o seguimento dos cistos quanto ao crescimento, sem intervenção terapêutica. Cistos pequenos, com diâmetro de até 5 a 7 cm, podem ser eliminados com quimioterapia, com 60 a 80% de sucesso. O medicamento mais eficaz é o albendazol (10 a 15 mg/kg de peso corporal por dia em, pelo menos, três ciclos de 30 dias de tratamento). Tradicionalmente, os ciclos de tratamento são espaçados com intervalos de 15 dias de repouso, com o objetivo de diminuir o risco de efeitos colaterais pelo albendazol (neutropenia, hepatotoxicidade), mas talvez essa conduta reduza a eficácia do regime de tratamento. A remoção do conteúdo líquido dos cistos de até 10 cm de diâmetro pode ser obtida mediante a aspiração percutânea, seguida de injeção de agentes cisticidas. O esvaziamento do cisto pode ser feito simplesmente pela agulha de punção, durante o procedimento, ou com a instalação de um cateter de maior calibre, especialmente em cistos com mais de 10 cm de diâmetro ou um volume superior a 1 ℓ. Algumas técnicas de cateterização percutânea tornam possível a remoção de membranas do parasito, além do conteúdo líquido dos cistos (Kern et al., 2017). A remoção cirúrgica foi considerada, até recentemente, a única terapêutica disponível para os cistos com mais de 10 cm de diâmetro. Deve ser realizada em serviços de referência, com ampla experiência no procedimento. Tradicionalmente, recomenda-se que, durante a cirurgia, parte do líquido presente no cisto seja retirado, para que um agente cisticida (solução salina hipertônica [30%] ou etanol [70 a 95%]) seja instilado, inativando a camada germinativa e impedindo a disseminação de protoescólices caso o cisto se rompa. Meia hora depois desse procedimento, o cisto pode ser removido com segurança.

Prevenção e controle de teníase, cisticercose e equinococoses

Por se tratarem de zoonoses, isto é, doenças transmitidas de animais para seres humanos e vice-versa, as teníases, cisticercoses e equinococoses estão estreitamente associadas a fatores socioculturais, como hábitos de alimentação e higiene humanos, condições sanitárias e práticas de alimentação e manejo de animais domésticos. Mas, justamente pelo fato de a transmissão dos parasitos ter forte influência humana, essas zoonoses são consideradas potencialmente erradicáveis (World Health Organization, 2017); para isso, são necessárias estratégias integradas que envolvem ações nas áreas de saúde humana, saúde animal e educação e meio ambiente.

No caso de *Taenia* spp., os ciclos vitais são especialmente vulneráveis a estratégias de controle, pois o parasito requer seres humanos como hospedeiros definitivos, e não há reservatório animal. Assim, os seres humanos são a única fonte de infecção para os hospedeiros intermediários. Além disso, há métodos adequados para o diagnóstico da infecção humana, e a vigilância sanitária animal controla as cisticercoses suína e bovina. Também há medicamentos eficazes para o tratamento em massa de populações humanas. Entretanto, a prática de abate clandestino de suínos e bovinos exclui os procedimentos rotineiros de inspeção sanitária, constituindo-se um dos principais obstáculos ao controle das teníases em regiões com padrão sanitário inadequado, especialmente em países em desenvolvimento. Nesses países, as populações humanas infectadas são uma fonte de infecção que assegura a manutenção das cisticercoses humana e animal. O tratamento em massa é uma das medidas sugeridas em regiões de elevada endemicidade de teníases (Carpio et al., 2018). No Brasil, cada domicílio de indivíduos com quadro clínico compatível com cisticercose ou anticorpos específicos detectados é considerado um foco. Todos os indivíduos do domicílio e seus contactantes são tratados com praziquantel e orientados quanto às medidas de prevenção e controle de infecção (Brasil, 2004).

No caso de *Echinococcus* spp., as perspectivas de controle e erradicação são distintas para as diferentes formas de equinococose. A *equinococose cística* é considerada de mais fácil controle e passível de erradicação (World Health Organization, 2017). Como o ciclo vital de espécies do complexo *E. granulosus* s.l. é mantido predominantemente no ambiente doméstico, entre o cão e os animais de criação (principalmente ovinos e bovinos), o controle efetivo da transmissão dos parasitos ou até a erradicação da doença podem ser alcançados com a implementação de medidas relativamente simples. São recomendados o tratamento periódico dos cães com anti-helmínticos, como o praziquantel, e medidas de controle sanitário quando do abate de ovinos e bovinos, com a destruição de vísceras contaminadas por cistos hidáticos. Também é considerada fundamental a implementação de programas de educação, para que os cães não sejam alimentados com vísceras contaminadas por cistos hidáticos quando do abate de ovinos e bovinos em propriedades rurais. Programas de controle e erradicação da equinococose cística já se mostraram efetivos em ilhas, como a Islândia, a Nova Zelândia, a Tasmânia, o Chipre e as Malvinas argentinas (Eckert; Thompson, 2017). Contudo, no Brasil e em outros países continentais, como a Argentina, o Chile, o Uruguai e a Austrália, os programas de controle implementados têm apresentado resultados mais modestos, devido às maiores extensões territoriais a serem controladas.

As formas policística e alveolar da equinococose, por sua vez, são consideradas de controle mais difícil que a equinococose cística, pois os ciclos vitais de *E. vogeli* e *E. multilocularis* envolvem *espécies selvagens* como hospedeiros definitivos e intermediários (Romig et al., 2017; World Health Organization, 2017). Para a prevenção de infecções por *E. multilocularis* é preconizado o tratamento com anti-helmínticos para cães domésticos que tenham acesso a roedores silvestres e também para cães de rua e canídeos selvagens, especialmente raposas. No caso de animais de rua ou selvagens, a administração do tratamento requer o uso de iscas, em um tipo de estratégia que reduziu drasticamente a prevalência da equinococose alveolar na Europa e no Japão (Eckert; Thompson, 2017). Estratégias similares são recomendadas para o controle da equinococose policística; porém, a implementação dessas estratégias mostra-se, até o momento, inviável, considerando as limitações econômicas e as extensões territoriais das áreas endêmicas para *E. vogeli* na América do Sul.

A vacinação como forma de prevenção da cisticercose e das equinococoses é ainda uma perspectiva distante. Algumas formulações vacinais baseadas em antígenos recombinantes estão em testes para uso veterinário e se espera que, no futuro, venham a auxiliar no controle da transmissão dos parasitos. Mais detalhes sobre o desenvolvimento de vacinas contra a cisticercose e as equinococoses podem ser encontrados adiante (ver Parasitologia em Foco).

As himenolepíases

As *himenolepíases* são infecções intestinais causadas por duas espécies de cestoides do gênero *Hymenolepis*: *Hymenolepis nana* e *H. diminuta*. As himenolepíases humanas causadas por *H. nana* são bastante comuns, enquanto as causadas por *H. diminuta* são raras.

Hymenolepis nana (Figura 18.9) mede, na sua forma adulta, de 15 a 40 mm comprimento. Apesar do tamanho relativamente pequeno, o verme adulto pode ter até 200 proglotes; por isso, também é chamado de *tênia anã*, em comparação a adultos de *Taenia*. O escólex apresenta *um rostelo retrátil*, com uma única fileira de *20 a 30 acúleos*, e quatro ventosas. O verme adulto habita o íleo de seres humanos e cada proglote grávida contém entre 100 e 200 ovos embrionados.

Hymenolepis nana apresenta dois tipos de ciclo vital, um deles *direto* (envolvendo apenas o hospedeiro humano), e o outro *indireto*, que envolve um hospedeiro definitivo mamífero, humano ou roedor, e um inseto como hospedeiro intermediário (Galan-Puchades, 2015). O *ciclo direto* (Figura 18.10), *sem a participação de um hospedeiro intermediário*, representa uma exceção em ciclos vitais de cestoides. Nele, as proglotes grávidas do verme adulto liberam ovos individualmente, pelo poro genital, ou em massa, por desintegração de toda a proglote. Os ovos liberados são eliminados com as fezes para o ambiente, onde permanecem viáveis por até 10 dias. Quando ingeridos por um novo hospedeiro humano, os ovos eclodem no intestino delgado e liberam os embriões (*oncosferas*). As oncosferas, por sua vez, penetram as vilosidades intestinais e, em 4 dias, transformam-se em *larvas cisticercoides*. Essas larvas rompem então as vilosidades e retornam ao lúmen intestinal. Lá, evaginam seus escólices, com os quais se fixam à mucosa ilíaca. Em 10 a 12 dias, desenvolvem-se em vermes adultos estrobilizados. Após mais 2 a 3 semanas, inicia-se a oviposição, fechando o ciclo. O ciclo vital direto de *H. nana* pode manter-se também por *autoinfecção interna*, que resulta da eclosão de ovos e liberação de oncosferas no lúmen intestinal do próprio hospedeiro infectado. A longevidade média dos vermes adultos é de 4 a 6 semanas, mas a autoinfecção interna torna possível que a infecção por *H. nana* persista por anos em um hospedeiro humano.

O *ciclo indireto* de *H. nana* ocorre quando ovos do parasito são ingeridos por espécies de insetos que podem atuar como *hospedeiros intermediários*, como várias espécies de coleópteros (besouros) e de sifonápteros (pulgas). Nesses insetos, os ovos eclodem e as oncosferas liberadas desenvolvem-se em larvas cisticercoides. Seres humanos e roedores, que atuam como hospedeiros definitivos, infectam-se ao ingerirem (acidentalmente, no caso do ser humano) insetos infectados com cisticercoides. Nos hospedeiros definitivos, os cisticercoides desenvolvem-se em vermes adultos, como no ciclo direto. Há evidências de que as infecções em roedores seriam causadas por uma linhagem ou subespécie do parasito, chamada de *H. nana* var. *fraterna*, mais adaptada a esse tipo de hospedeiro animal, mas ainda infectante para seres humanos. Em contrapartida, isolados de *H. nana* de seres humanos não são infectantes para roedores (Macnish et al., 2002). A possível linhagem ou subespécie de *H. nana* humana seria derivada da linhagem de roedores.

As infecções por *H. nana* são geralmente assintomáticas. Perda de apetite, dor abdominal e diarreia ocorrem ocasionalmente em crianças que albergam grande quantidade de vermes adultos, com possível repercussão em seu estado nutricional (Mirdha; Samantray, 2002). A himenolepíase por *H. nana* é a cestodíase humana mais prevalente em nível mundial, com uma estimativa de cerca de 20 milhões de indivíduos infectados em todo o mundo (Soares Magalhães et al., 2013).

Hymenolepis diminuta, por sua vez, é um cestoide que parasita o intestino delgado de ratos e camundongos e que, eventualmente, pode infectar seres humanos. O verme adulto, com 20 a 60 cm de comprimento, é semelhante a *H. nana*, embora bem maior. Seu escólex, apesar de conter um rostelo, *não tem*

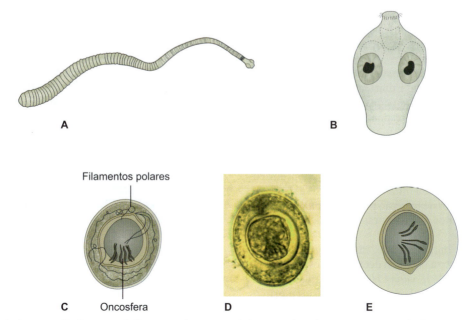

FIGURA 18.9 *Hymenolepis nana* e *H. diminuta*. **A.** Esquema do verme adulto completo de *H. nana*, que mede de 15 a 40 mm de comprimento. **B.** Escólex de *H. nana*, com ventosas e um rostelo com uma fileira de acúleos. **C** e **D.** Ovo de *H. nana* contendo uma oncosfera e os filamentos polares. **E.** Ovo de *H. diminuta*. Fotografia de Cláudio Santos Ferreira.

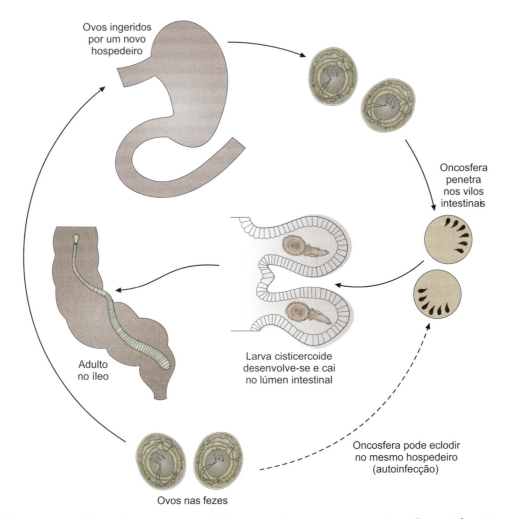

FIGURA 18.10 Ciclo vital direto de *H. nana*. A *seta de linha tracejada* representa o mecanismo de autoinfecção interna.

acúleos. Os hospedeiros intermediários são insetos, especialmente coleópteros, nos quais se desenvolve a larva cisticercoide. Os seres humanos adquirem o parasito acidentalmente, ao ingerirem insetos infectados, junto a alimentos contaminados ou diretamente do ambiente (p. ex., no caso de exploração oral do ambiente por parte de crianças). Do ponto de vista clínico, a infecção por *H. diminuta* é normalmente assintomática, mas sintomas como dor abdominal e diarreia leve podem ocorrer. Não havendo reinfecção, a cura ocorre espontaneamente em 5 a 7 semanas, período que corresponde à longevidade média do verme adulto.

Hymenolepis diminuta ocorre em todo o mundo, mas primariamente como um parasito de ratos domésticos. As infecções em seres humanos comumente acontecem em comunidades pobres e com alta infestação de insetos e roedores. Poucas centenas de casos de infecção por *H. diminuta* em seres humanos foram descritos na literatura, a maioria em crianças (Gupta et al., 2016).

O diagnóstico da himenolepíase, independentemente da espécie infectante, é feito a partir da detecção de ovos nas fezes (ver Capítulo 20). Ovos de *H. nana* e *H. diminuta* podem ser facilmente diferenciados entre si com base em critérios morfológicos, pois os filamentos polares presentes na membrana interna dos ovos de *H. nana* (Figura 18.9C) não são encontrados em ovos de *H. diminuta* (Figura 18.9E). O tratamento consiste em dose única (10 a 25 mg/kg de peso) de praziquantel.

As difilobotríases

As *difilobotríases*, ou *esparganoses*, são infecções causadas por espécies de cestoides do gênero *Diphyllobothrium*, membros da ordem Pseudophyllidea, da subclasse Eucestoda. Esses parasitos são os únicos cestoides pseudofilídeos que comumente têm seres humanos como hospedeiros definitivos. No ser humano, os vermes adultos são encontrados no lúmen do intestino delgado, principalmente no íleo e, menos comumente, no jejuno (Jimenez et al., 2012). Pelo menos 14 espécies do gênero *Diphyllobothrium* infectam seres humanos, mas as espécies mais comuns em casos de difilobotríase humana são *Diphyllobothrium latum*, um parasito de peixes de água doce, e *D. pacificum*, um parasito de peixes marinhos (Jimenez et al., 2012, Kuchta et al., 2013). Quando adulto, *D. latum*, também conhecido como *tênia do peixe* ou *botriocéfalo*, mede de 3 a 12 m de comprimento, e os vermes maiores podem ter de 3.000 a 4.000 proglotes. *Diphyllobothrium pacificum* e outras espécies do mesmo gênero são menores, e raramente medem mais que 1 m de comprimento.

O ciclo vital de espécies do gênero *Diphyllobothrium* (Figura 18.11) requer *três espécies hospedeiras*: um *mamífero*, como hospedeiro definitivo, e um *crustáceo* e um *peixe*, como hospedeiros intermediários (Scholz et al., 2009). Para a manutenção do ciclo, é necessário que as fezes do hospedeiro definitivo, infectadas por ovos eliminados pelo verme adulto, sejam despejadas em águas nas quais haja hospedeiros intermediários adequados. No hospedeiro definitivo, um *D. latum* adulto elimina por dia aproximadamente 1 milhão de ovos elípticos, operculados e não embrionados. Quando os ovos entram em contato com a água, uma larva chamada de *coracídio* desenvolve-se e eclode do ovo em cerca de 2 semanas. O coracídio é uma *oncosfera envolta por cílios móveis*, que nada livremente até encontrar e ser ingerida por um *microcrustáceo*, que atua como *primeiro hospedeiro intermediário*. No crustáceo, o coracídio penetra a parede intestinal e, na hemocele, desenvolve-se em uma larva *procercoide*, caracterizada por um apêndice posterior (*cercômero*) com seis acúleos. O *segundo hospedeiro intermediário*, um peixe, adquire o parasito ao ingerir crustáceos infectados por procercoides. No peixe, o procercoide dá origem à larva *plerocercoide* ou *espárgano*, que atravessa a mucosa intestinal e invade músculos, vísceras ou tecido conjuntivo. Do ponto de vista epidemiológico, a presença de plerocercoides em músculos, fígado e gônadas, mais consumidos por seres humanos, é de maior relevância, mas sabe-se também que os plerocercoides podem migrar das vísceras para os músculos mesmo após a morte do peixe hospedeiro.

O ser humano e outros mamíferos carnívoros, incluindo cães e gatos domésticos e carnívoros selvagens, infectam-se ao ingerirem carne de peixe crua ou malcozida contendo plerocercoides.

No hospedeiro definitivo mamífero, a larva plerocercoide desenvolve-se no verme adulto, fechando o ciclo do parasito. No ser humano, um verme adulto alcança a maturidade e começa a produzir ovos 2 a 6 semanas após a ingestão do plerocercoide. Adultos de *Diphyllobothrium* são considerados extremamente longevos; há registros de infecções humanas com até mais de 10 anos. Entretanto, há a possibilidade de que tais casos extremos de longevidade tenham sido, na realidade, situações nas quais houve múltiplas infecções sucessivas do mesmo hospedeiro humano ao longo de muitos anos.

Diversas espécies podem atuar como hospedeiras intermediárias ou definitivas de *Diphyllobothrium* spp. (Scholz et al., 2009). Aproximadamente 40 espécies de crustáceos copépodos de água doce ou salgada e pertencentes a diferentes gêneros, como *Acanthodiaptomus*, *Cyclops* e *Diaptomus*, podem albergar procercoides. Da mesma maneira, diversas espécies de peixes são comumente parasitadas por plerocercoides de *Diphyllobothrium* spp., incluindo peixes de água doce, marinhos e anádromos (que migram do mar para os rios, para desovar, como os salmonídeos). Parece não haver grande especificidade das diferentes espécies do gênero *Diphyllobothrium* em relação às suas espécies hospedeiras e, em muitos dos casos registrados na literatura, não há certeza da espécie do parasito encontrada em um primeiro ou segundo hospedeiro intermediário. Essa falta de especificidade do parasito mantém-se em

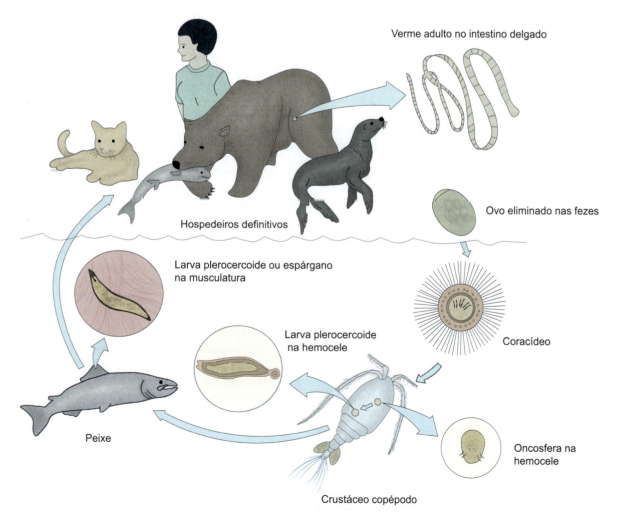

FIGURA 18.11 Ciclo vital de *Diphyllobothrium latum*. Observam-se três espécies hospedeiras: um mamífero (entre eles, o ser humano), como hospedeiro definitivo, e um crustáceo e um peixe, como hospedeiros intermediários.

relação ao hospedeiro definitivo. Assim, seres humanos podem ser infectados por espécies do gênero *Diphyllobothrium* que normalmente seriam encontradas como adultas em hospedeiros definitivos tão diversos, como felinos, ursos ou focas e leões-marinhos.

Apesar do grande comprimento dos vermes adultos, muitos casos de difilobotríase humana são assintomáticos, mas podem ocorrer desde sintomas leves até algumas complicações clínicas mais sérias (Jimenez et al., 2012). Os sintomas mais comuns são inespecíficos e se assemelham àqueles das teníases, incluindo dores abdominais, diarreia, náuseas e vômito, entre outros. Em casos de infecções intensas, podem ocorrer obstrução intestinal e inflamações na vesícula e nos ductos biliares (colecistites e colangites). Já em infecções prolongadas, especialmente por *D. latum*, pode ocorrer a denominada *anemia megaloblástica*, ocasionada por *deficiência de vitamina B$_{12}$* em células sanguíneas. O verme compete em vantagem com o hospedeiro pela absorção dessa vitamina, absorvendo cerca de 80% da vitamina B$_{12}$ disponível no intestino.

Estima-se em 20 milhões o número de casos de difilobotríase humana em todo o mundo. O principal fator de risco para a contaminação humana é o *consumo de carne de peixe crua*, comum em muitos países (Scholz et al., 2009). A distribuição de espécies do gênero *Diphyllobothrium* é geralmente associada a águas frias, uma vez que a maioria dos casos de difilobotríase é registrada em países da região paleártica (Europa e norte da África e da Ásia) e do norte da América do Norte. Entretanto, há transmissão da difilobotríase na América do Sul, especialmente na costa do Oceano Pacífico. *Diphyllobothrium latum* é frequentemente encontrado em infecções humanas no norte da Europa, Sibéria, América do Norte, China e Japão, tendo sido introduzido na América do Sul por imigrantes europeus. *Diphyllobothrium pacificum* é endêmico na costa do Oceano Pacífico, tanto na América do Sul como no Sudeste Asiático. Na América do Sul, há relatos de infecções humanas por *D. latum* ou por *D. pacificum* na Argentina, no Brasil, no Chile, no Equador e no Peru. No Brasil não existe transmissão autóctone, mas além de registros esporádicos de ocorrência de difilobotríase humana, houve surtos da doença associados ao consumo de peixe cru, entre 2004 e 2005, no Rio de Janeiro e em São Paulo (Sampaio et al., 2005).

O diagnóstico da difilobotríase humana é feito principalmente a partir da identificação microscópica de ovos operculados em amostras de fezes, o que possibilita a determinação do agente infeccioso em nível de gênero. A determinação da espécie do parasito em geral só ocorre quando há eliminação espontânea de proglotes nas fezes; pode ser feito um exame histológico, no qual são analisadas características morfológicas diferenciais no poro genital. Muitas vezes, as amostras são identificadas automaticamente como sendo de *D. latum*, o que faz com que a prevalência de infecções por outras espécies do gênero *Diphyllobothrium* seja subestimada (Scholz et al., 2009). Mais recentemente, passaram a ser utilizados também métodos moleculares no diagnóstico da difilobotríase, que tornam possível a determinação da espécie do parasito com segurança, com base na sequência do gene codificador da citocromo-oxidase 1 (*cox-1*) (Kuchta et al., 2013; Cai et al., 2017).

O tratamento da difilobotríase é comumente feito com praziquantel, em dose oral única de 25 mg/kg de peso corporal. Essa dose é altamente efetiva contra *D. latum*. Doses menores, de 10 mg/kg de peso corporal, são efetivas para infecções por *D. pacificum*, mas não para *D. latum*. A niclosamida, em doses únicas de 2 g para adultos e de 1 g para crianças de mais de 6 anos, também é efetiva contra *Diphyllobothrium* spp.

PARASITOLOGIA EM FOCO

Desenvolvimento de vacinas contra a cisticercose e a equinococose

Uma fase crítica para o estabelecimento de infecções por cestoides, em geral, é a de invasão. Nela, a oncosfera, depois de ingerida pelo hospedeiro intermediário e ativada por estímulos intestinais, penetra na parede intestinal e, por via venosa ou linfática, acomete um órgão ou tecido-alvo. Assim, antígenos expressos pela oncosfera são de especial interesse para a formulação de vacinas para imunização de hospedeiros intermediários contra *Taenia* spp. e *Echinococcus* spp. Por outro lado, antígenos larvários são de potencial interesse para o desenvolvimento de vacinas para a imunização dos hospedeiros definitivos. Diversos antígenos de potencial vacinal já foram identificados em espécies dos gêneros *Taenia* e *Echinococcus* e o repertório de candidatos tende a aumentar, a partir da exploração de dados genômicos e proteômicos que vêm sendo disponibilizados para esses parasitos (Santivañez et al., 2010; Tsai et al., 2013; Pourseif et al., 2018). Em geral, têm sido escolhidos para testes de potencial vacinal antígenos codificados por genes pertencentes a famílias multigênicas e com expressão aumentada em estágios do ciclo vital do parasito infectante para o hospedeiro definitivo ou intermediário. Devido às dificuldades para a obtenção desses antígenos em maiores quantidades e com alto grau de pureza a partir de material parasitário, estratégias de clonagem dos genes correspondentes e expressão heteróloga dos antígenos na forma recombinante têm sido invariavelmente utilizadas.

Algumas formulações vacinais com antígenos recombinantes para a imunização de suínos vêm sendo testadas para o controle da transmissão de *T. solium*. Uma dessas formulações vacinais, baseada no antígeno de oncosferas TSOL18, foi validada independentemente por grupos das Américas do Sul e Central e da África e se mostrou eficaz quando combinada à quimioterapia com oxfendazol (Lightowlers; Donadeu, 2017). Está também em fase de testes uma formulação vacinal anticisticercose baseada em vários epítopos do antígeno TsKE7, presente em oncosferas, cisticercos e vermes adultos (Bobes et al., 2017). Já está sendo utilizada, para a produção na forma recombinante desses epítopos, uma plataforma de expressão em mamão papaia transgênico, visando ao futuro desenvolvimento de uma vacina anticisticercose comestível (Fragoso et al., 2017). Outros protótipos vacinais recombinantes anticisticercose mais recentes são baseados na expressão de múltiplos epítopos derivados dos antígenos TSOL18 e TsKE7 em cloroplastos de células vegetais (Rosales-Mendoza et al., 2018).

Dentre os antígenos vacinais atualmente em teste contra *E. granulosus*, podem ser citadas as proteínas EG95, EgA31, EgDf1, Eg14-3-3 e EgM (Pourseif et al., 2018). O antígeno EG95 vem sendo testado na vacinação de ovelhas, enquanto os antígenos EgA31, EgDf1 e EgM vêm sendo testados em cães. O antígeno Eg14-3-3 somente foi testado na imunização de camundongos até o momento. Os resultados da vacinação de ovelhas com EG95 têm sido promissores (Larrieu et al., 2017), mas a ocorrência de variabilidade genética na sequência codificadora do antígeno pode reduzir a eficácia da vacina em diferentes regiões endêmicas (Pan et al., 2017).

(continua)

PARASITOLOGIA EM FOCO (continuação)

Referências bibliográficas

Bobes RJ, Navarrete-Perea J, Ochoa-Leyva A et al. Experimental and theoretical approaches to investigate the immunogenicity of *Taenia solium*-derived KE7 antigen. Infect Immun. 2017;85:e00395-17.

Fragoso G, Hernández M, Cervantes-Torres J et al. Transgenic papaya: A useful platform for oral vaccines. Planta. 2017;245:1037-48.

Larrieu E, Poggio TV, Mujica G et al. Pilot field trial of the EG95 vaccine against ovine cystic echinococcosis in Rio Negro, Argentina: Humoral response to the vaccine. Parasitol Int. 2017;66:258-61.

Lightowlers MW, Donadeu M. Designing a minimal intervention strategy to control *Taenia solium*. Trends Parasitol. 2017;33:426-34.

Pan W, Chen DS, Lu YJ et al. Genetic diversity and phylogenetic analysis of EG95 sequences of *Echinococcus granulosus*: Implications for EG95 vaccine application. Asian Pac J Trop Med. 2017;10:524-7.

Pourseif MM, Moghaddam G, Saeedi N et al. Current status and future prospective of vaccine development against *Echinococcus granulosus*. Biologicals. 2018;51:1-11.

Rosales-Mendoza S, Monreal-Escalante E, González-Ortega O et al. Transplastomic plants yield a multicomponent vaccine against cysticercosis. J Biotechnol. 2018;266:124-32.

Santivañez SJ, Hernández-González A, Chile N et al. Proteomic study of activated *Taenia solium* oncospheres. Mol Biochem Parasitol. 2010;171:32-9.

Tsai IJ, Zarowiecki M, Holroyd N et al. The genomes of four tapeworm species reveal adaptations to parasitism. Nature. 2013;496:57-63.

Referências bibliográficas

Allan JC, Avila G, Garcia Noval J et al. Immunodiagnosis of taeniasis by coproantigen detection. Parasitology. 1990;101:473-7.

Bittencourt-Oliveira F, Teixeira P, Alencar A et al. First parasitological, histopathological and molecular characterization of *Echinococcus vogeli* Rausch and Bernstein, 1972 from *Cuniculus paca* Linnaeus, 1766 in the Cerrado biome (Mato Grosso do Sul, Brazil). Vet Parasitol. 2018;250:35-9.

Bruno E, Bartoloni A, Zammarchi L et al. Epilepsy and neurocysticercosis in Latin America: A systematic review and meta-analysis. PLoS Negl Trop Dis. 2013;7:e2480.

Budke CM, Deplazes P, Torgerson PR. Global socioeconomic impact of cystic echinococcosis. Emerg Infect Dis. 2006;12:296-303.

Cai YC, Chen SH, Yamasaki H et al. Four human cases of *Diphyllobothrium nihonkaiense* (Eucestoda: Diphyllobothriidae) in China with a brief review of Chinese cases. Korean J Parasitol. 2017;55:319-25.

Carpio A, Fleury A, Romo ML et al. Neurocysticercosis: The good, the bad, and the missing. Expert Rev Neurother. 2018;18:289-301.

Clinton White A Jr, Brunetti E. Cestodes. In: Goldman L, Schafer AI (Eds.). Goldman's Cecil Medicine. 24. ed. Philadelphia: Saunders, 2012.

D'Alessandro A, Rausch RL. New aspects of neotropical polycystic (*Echinococcus vogeli*) and unicystic (*Echinococcus oligarthrus*) echinococcosis. Clin Microbiol Rev. 2008;21:380-401.

de la Rue ML, Takano K, Brochado JF et al. Infection of humans and animals with *Echinococcus granulosus* (G1 and G3 strains) and *E. ortleppi* in Southern Brazil. Vet Parasitol. 2011;177:97-103.

Deplazes P, Rinaldi L, Alvarez Rojas CA et al. Global distribution of alveolar and cystic echinococcosis. Adv Parasitol. 2017;95:315-493.

Díaz A, Casaravilla C, Irigoín F et al. Understanding the laminated layer of larval *Echinococcus* I: structure. Trends Parasitol. 2011;27:204-13.

Eckert J, Thompson RC. Historical aspects of echinococcosis. Adv Parasitol. 2017;95:1-64.

Flisser A. State of the art of *Taenia solium* as compared to *Taenia asiatica*. Korean J Parasitol. 2013;51:43-9.

Gabriël S, Dorny P, Mwape KE et al. Control of *Taenia solium* taeniasis/cysticercosis: The best way forward for sub-Saharan Africa? Acta Trop. 2017;165:252-60.

Galan-Puchades MT. *Hymenolepis nana* vs. *Taenia solium* life cycle. Parasite Immunol. 2015;37:429.

Gupta P, Gupta P, Bhakri BK, Kaistha N et al. *Hymenolepis diminuta* infection in a school going child: First case report from Uttarakhand. J Clin Diagn Res. 2016;10:DD04-DD5.

Ishida MM, Rubinsky-Elefant G, Ferreira AW et al. Helminth antigens (*Taenia solium*, *Taenia crassiceps*, *Toxocara canis*, *Schistosoma mansoni* and *Echinococcus granulosus*) and cross-reactivities in human infections and immunized animals. Acta Trop. 2003;89:73-84.

Jimenez JA, Rodriguez S, Gamboa R et al. *Diphyllobothrium pacificum* infection is seldom associated with megaloblastic anemia. Am J Trop Med Hyg. 2012;87:897-901.

Kern P, Menezes da Silva A, Akhan O et al. The echinococcoses: Diagnosis, clinical management and burden of disease. Adv Parasitol. 2017;96:259-369.

Koziol U. Evolutionary developmental biology (evo-devo) of cestodes. Exp Parasitol. 2017;180:84-100.

Kuchta R, Brabec J, Kubáčková P et al. Tapeworm *Diphyllobothrium dendriticum* (Cestoda)-neglected or emerging human parasite? PLoS Negl Trop Dis. 2013;7:e2535.

Lawson JR, Gemmell MA. Hydatidosis and cysticercosis: The dynamics of transmission. Adv Parasitol. 1983;22:261-308.

Lymbery AJ. Phylogenetic pattern, evolutionary processes and species delimitation in the genus *Echinococcus*. Adv Parasitol. 2017;95:111-45.

Mackiewicz JS. Cestode transmission patterns. J Parasitol. 1988;74:60-71.

Macnish MG, Morgan UM, Behnke JM et al. Failure to infect laboratory rodent hosts with human isolates of *Rodentolepis* (= *Hymenolepis*) *nana*. J Helminthol. 2002;76:37-43.

Martínez C, Paredes R, Stock RP et al. Cellular organization and appearance of differentiated structures in developing stages of the parasitic platyhelminth *Echinococcus granulosus*. J Cell Biochem. 2005;94:327-35.

Mayor P, Baquedano LE, Sanchez E et al. Polycystic echinococcosis in Pacas, Amazon region, Peru. Emerg Infect Dis. 2015;21:456-9.

Brasil. Ministério da Saúde. Doenças infecciosas e parasitárias. 4. ed. Ampliada. Brasília: Ministério da Saúde, 2004. Disponível em: http://bvsms.saude.gov.br/bvs/publicacoes/guia_bolso_4ed.pdf.

Mirdha BR, Samantray JC. *Hymenolepis nana*: A common cause of paediatric diarrhoea in urban slum dwellers in India. J Trop Pediatr. 2002;48:331-4.

Monteiro KM, Lorenzatto KR, Lima JC et al. Comparative proteomics of hydatid fluids from two *Echinococcus multilocularis* isolates. J Proteomics. 2017;162:40-51.

Nunes CM, Lima LG, Manoel CS et al. *Taenia saginata*: Polymerase chain reaction for taeniasis diagnosis in human fecal samples. Exp Parasitol. 2003;104:67-9.

Parker GA, Chubb JC, Ball MA et al. Evolution of complex life cycles in helminth parasites. Nature. 2003;425:480-4.

Pawlowski Z, Allan J, Sarti E. Control of *Taenia solium* taeniasis/cysticercosis: From research towards implementation. Int J Parasitol. 2005;35:1221-32.

Rausch RL, Bernstein JJ. *Echinococcus vogeli* spp. n. (Cestoda: Taeniidae) from the bush dog, *Speothos venaticus* (Lund). Z Tropenmed Parasitol. 1972;23:25-34.

Romig T, Deplazes P, Jenkins D et al. Ecology and life cycle patterns of *Echinococcus* species. Adv Parasitol. 2017;95:213-314.

Sampaio JL, Andrade VP, Lucas MC et al. Diphyllobothriasis, Brazil. Emerg Infect Dis. 2005;11:1598-600.

Santos GB, Monteiro KM, Silva ED et al. Excretory/secretory products in the *Echinococcus granulosus* metacestode: Is the intermediate host complacent with infection caused by the larval form of the parasite? Int J Parasitol. 2016;46:843-56.

Scholz T, Garcia HH, Kuchta R et al. Update on the human broad tapeworm (genus *Diphyllobothrium*), including clinical relevance. Clin Microbiol Rev. 2009;22:146-60.

Siles-Lucas M, Casulli A, Conraths FJ et al. Laboratory diagnosis of *Echinococcus* spp. in human patients and infected animals. Adv Parasitol. 2017;96:159-257.

Singh G, Sharma R. Controversies in the treatment of seizures associated with neurocysticercosis. Epilepsy Behav. 2017;76:163-7.

Siracusano A, Delunardo F, Teggi A et al. Host-parasite relationship in cystic echinococcosis: An evolving story. Clin Dev Immunol. 2012;2012:639362.

Soares Magalhães RJ, Fançony C, Gamboa D et al. Extending helminth control beyond STH and schistosomiasis: The case of human hymenolepiasis. PLoS Negl Trop Dis. 2013;7:e2321.

Tsai IJ, Zarowiecki M, Holroyd N et al. The genomes of four tapeworm species reveal adaptations to parasitism. Nature. 2013;496:57-63.

Vizcaychipi KA, Helou M, Dematteo K et al. Primera identificación de *Echinococcus vogeli* en una paca en la provincia de Misiones, Argentina. Rev Argent Microbiol. 2013;45:169-73.

World Health Organization. Integrating neglected tropical diseases into global health and development: Fourth WHO report on neglected tropical diseases. Genebra: WHO, 2017.

World Health Organization. Landscape analysis: Management of neurocysticercosis with an emphasis on low- and middle-income countries. Geneva: WHO, 2015a (WHO/HTM/NTD/NZD/2015.05).

World Health Organization. WHO estimates of the global burden of foodborne diseases: Foodborne disease burden epidemiology reference group 2007-2015. Genebra: WHO, 2015b.

Wittner M, Tanowitz HB. Taeniasis. In: Guerrant RL, Walker DH, Weller PF (Ed.). Tropical infectious diseases. Principles, pathogens and practice. Philadelphia: Churchill Livingstone, 1999. p.988-92.

Leitura sugerida

Brehm K, Koziol U. Echinococcus-host interactions at cellular and molecular levels. Adv Parasitol. 2017;95:147-212.

Cucher MA, Macchiaroli N, Baldi G et al. Cystic echinococcosis in South America: Systematic review of species and genotypes of *Echinococcus granulosus sensu lato* in humans and natural domestic hosts. Trop Med Int Health. 2016;21:166-75.

Del Brutto OH, Nash TE, White Jr AC et al. Revised diagnostic criteria for neurocysticercosis. J Neurol Sci. 2017;372:202-10.

Eckert J, Thompson RC. Historical aspects of echinococcosis. Adv Parasitol. 2017;95:1-64.

Webb C, Cabada MM. Intestinal cestodes. Curr Opin Infect Dis. 2017;30:504-10.

Zarowiecki M, Berriman M. What helminth genomes have taught us about parasite evolution. Parasitology. 2015;142(Suppl 1):S85-97.

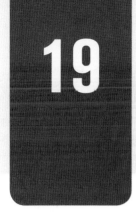

Artrópodes que Causam Doença Humana

Gilberto Salles Gazeta ■ *Stefan Vilges de Oliveira* ■ *Teresinha Tizu Sato Schumaker*

Introdução

O filo Arthropoda constitui o maior grupo do reino animal, que abriga cerca de 80% do total de espécies conhecidas de metazoários. Mais de um milhão de espécies vivem no ar, na terra ou na água, adaptadas a alimentar-se em diversas fontes de nutrientes, inclusive o sangue de vertebrados.

Aspectos biológicos

Os artrópodes têm corpo segmentado, formado por um exoesqueleto de quitina, organizado em placas separadas por áreas membranosas. Pares de apêndices segmentados são geralmente encontrados em, pelo menos, um dos segmentos do corpo; os apêndices bucais são bem desenvolvidos. A maioria dos artrópodes é dotada de um sistema nervoso composto por uma cadeia ganglionar ventral e um sistema circulatório aberto, em que a *hemolinfa* banha a cavidade do corpo (*hemocele*), impulsionada pelo coração. Em geral, o sistema respiratório é constituído por uma rede de traqueias que se comunica com o exterior por meio de aberturas respiratórias (*espiráculos*). O tubo digestório é completo, estendendo-se da abertura oral, situada na região anterior, à abertura anal, posterior. O crescimento ocorre por mudas (*ecdises*) e as alterações do corpo associadas à maturidade sexual são controladas por hormônios.

Os artrópodes ectoparasitos localizam o hospedeiro graças a estímulos, como CO_2, temperatura, umidade e som, percebidos por receptores químicos e mecânicos distribuídos pelo corpo, principalmente nas antenas e peças bucais. Geralmente reduzem o gasto de energia necessário para localizar o alimento habitando o próprio hospedeiro ou seu local de abrigo.

Supõe-se que a adaptação ao *hematofagismo* tenha ocorrido várias vezes, de modo independente, no grupo dos artrópodes, constituindo um exemplo bem-sucedido de evolução convergente. As estruturas das peças bucais apresentam-se sob diferentes formas e organizadas de muitas maneiras, nos diversos táxons, possibilitando a aquisição do sangue. A *telmofagia* (em inglês, *pool feeding*) é a forma mais primitiva de hematofagia: ectoparasitos, como borrachudos, mutucas e carrapatos, rompem os capilares superficiais da pele, com extravasamento do sangue e a formação de uma poça, de onde o sangue é lambido ou sugado. Essa modalidade de hematofagia causa irritação intensa da pele, levando o hospedeiro a buscar desalojar o artrópode. Já a *solenofagia*, forma derivada da hematofagia praticada por pulgas, percevejos, piolhos, mosquitos e barbeiros, é menos percebida pelo hospedeiro. Nesse processo, os insetos introduzem as peças bucais na pele do hospedeiro e retiram o sangue diretamente dos vasos sanguíneos. Presume-se que as moléculas de ADP e ATP, liberadas pela dilaceração dos tecidos, sejam os principais estímulos para a localização dos vasos mais adequados para a alimentação. Durante a sondagem, o inseto injeta fluido salivar na lesão, composto por substâncias farmacologicamente ativas. As moléculas vasodilatadoras, anticoagulantes, imunomoduladoras, anestésicas e anti-inflamatórias presentes na saliva de vários artrópodes hematófagos facilitam o repasto sanguíneo. A apirase, por exemplo, um inibidor da agregação plaquetária, está presente na saliva de todos os insetos até hoje estudados.

Os nutrientes retirados do sangue pelos artrópodes podem ser utilizados para o crescimento, o amadurecimento dos ovários, a formação dos ovos e, em alguns insetos, parece essencial para o acasalamento. O grande volume de sangue ingerido durante o repasto dificulta sua locomoção, sujeitando-os à ação de predadores. Estrategicamente, concentram os eritrócitos e leucócitos, componentes ricos em energia, eliminando a parte fluida do sangue (*plasma*), ainda durante a hematofagia, sobre o hospedeiro. O plasma descartado pelos hematófagos é utilizado por alguns agentes etiológicos como veículo para transmissão ao hospedeiro vertebrado.

Os grupos taxonômicos de artrópodes distinguem-se, de modo geral, pela maneira como os segmentos são agrupados para compor as partes compactas ou distintas do corpo. Dois desses grupos, as classes Insecta e Arachnida, incluem vários importantes vetores, alguns já apresentados em capítulos anteriores. Entretanto, outras espécies se destacam por atuarem diretamente como *ectoparasitos humanos*. Essas espécies são o foco principal deste capítulo.

Insetos

A classe Insecta inclui alguns dos seres vivos mais interessantes, com características singulares. Estima-se que existam 8 milhões de espécies de insetos, com cerca de 1 milhão delas descritas. Sua riqueza em diversidade é atribuída ao pequeno tamanho, às gerações de curta duração, ao sistema nervoso relativamente sofisticado, à capacidade de voar e à existência de diferentes estratégias de desenvolvimento. Têm o corpo dividido em três regiões – *cabeça*, *tórax* e *abdome* –, bem como três pares de patas (restritas ao tórax) e um par de antenas. Entre eles, há grupos primitivamente sem asas (*ápteros*) com *metamorfose simples* ou *ametábolos* e grupos alados ou secundariamente ápteros que sofrem metamorfose. A metamorfose pode envolver modificações graduais (*insetos hemimetábolos*) ou pronunciadas (*insetos holometábolos*) do corpo. No último caso, o inseto sai da fase imatura simples sem asas para a forma adulta, geralmente alada, passando por um estágio de *pupa*.

Esses pequenos seres são fundamentais para o equilíbrio dos ecossistemas terrestres, reciclando dejetos, controlando as populações de outros organismos e servindo como alimento. Apenas uma parcela ínfima das espécies tem importância em saúde pública, normalmente como resultado de alterações ambientais promovidas pelo ser humano. Moscas, mosquitos, baratas e pulgas, entre outros insetos, representados por algumas poucas espécies altamente adaptadas aos nichos restritos disponíveis, proliferam com sucesso, infestando as habitações e as áreas peridomiciliares. Serão consideradas aqui somente as principais moscas cujas larvas se alimentam de tecidos do hospedeiro e os insetos hematófagos que causam desconforto ao ser humano.

Moscas

Com exceção feita aos mosquitos, os dípteros mais importantes para a medicina humana e veterinária encontram-se na subordem Brachycera, infraordens Muscomorpha e Tabanomorpha, especialmente na secção Calyptratae e família Tabanidae, respectivamente. O representante clássico de Brachycera é *Musca domestica* (Insecta: Calyptratae), mundialmente importante para a saúde pública por frequentar ambientes insalubres e pousar sobre alimentos e utensílios domésticos, veiculando bactérias, vírus, cistos e oocistos de protozoários, além de ovos e larvas de nematódeos. Desse mesmo grupo, na África Subsaariana, a mosca-tsé-tsé (gênero *Glossina*) (Figura 19.1) é o vetor de *Trypanosoma brucei*, causador da *tripanossomíase africana* ou *doença do sono*, um grave problema de saúde pública (Aksoy et al., 2017) (ver Capítulo 6, *Os Tripanossomas Africanos e a Doença do Sono*). Alguns tabanídeos (Insecta: Tabanidae), popularmente chamados de *mutuca*, *butuca*, ou *motuca*, também já foram relacionados com a transmissão de bactérias (*Bacillus anthracis*, *Listeria monocytogenes*, *Anaplasma marginale* e *Coxiella burnetii*) e alguns vírus e hemoparasitos de importância médica e veterinária, em alguns países da África (Taioe et al., 2017). Entretanto, o estudo desses dípteros, como de algumas moscas (p. ex., *Stomoxys calcitrans* e *Haematobia irritans*), importantes para a agropecuária, foge ao escopo deste capítulo. Apenas moscas cujas larvas se alimentam de tecido humano, causadoras de *miíases*, aplicáveis na *terapia larvária* ou na *entomologia forense*, serão aqui descritas.

Os membros da ordem Diptera têm apenas um par de asas; o segundo par é reduzido a estruturas semelhantes a *halteres* (*balancins*). Tipicamente, as moscas adultas, causadoras de *miíases*, saem dos *pupários* por uma *fenda circular* (subordem Brachycera); na cabeça, apresentam uma sutura ptilineal (divisão Schizophora), e nas asas, caliptras bem desenvolvidas (secção Calyptratae) que recobrem os halteres (Figura 19.2).

O ciclo vital das moscas é holometábolo e compreende as fases de ovo, larva (três estádios, alcançados por meio de ecdises), pupa e *imago* (adulto alado). As fêmeas das moscas estudadas neste capítulo botam seus ovos no meio exterior, onde eles se desenvolvem; a única exceção são as moscas Sarcophagidae, que parem larvas de primeiro estádio. As larvas são *ápodes*, com o corpo vermiforme composto por 12 segmentos que se alargam em direção à região posterior (Figura 19.3), e são consideradas acéfalas. Têm uma cabeça vestigial situada no primeiro segmento, também denominado *pseudocéfalo*, no qual se encontram os órgãos bucais reduzidos a um sistema de ganchos. No segundo segmento das larvas de segundo (L_2) e terceiro (L_3) estádios encontram-se os *espiráculos anteriores*. O último segmento termina como uma superfície truncada, em que está localizado um par de *placas estigmáticas* com *aberturas espiraculares posteriores* e, em sua região ventral, posicionam-se os *tubérculos anais*. O aspecto das placas estigmáticas é utilizado para a identificação das espécies de moscas. A cutícula da última larva (L_3) não é descartada; pelo contrário, torna-se resistente, compondo um envoltório (*pupário*) no qual a pupa evolui para o estágio adulto (forma alar). O pupário é geralmente ovoide ou em forma de barril, desprovido de movimento.

No inseto pronto para emergir, ocorre a projeção de uma hérnia membranosa para o exterior, chamada de *ptilíneo*, produzida pelo aumento da pressão hidrostática da hemolinfa na região da cabeça. Essa hérnia, em formato de uma ampola frontal, é utilizada para levantar o opérculo circular anterior do pupário, possibilitando a saída do adulto (Figura 19.4). No inseto adulto, permanece uma cicatriz circundando a base das antenas e delimitando uma depressão na qual as antenas se alojam (Figura 19.2B).

◂ Moscas e miíases

A *miíase* é uma infestação dos vertebrados por larvas de dípteros que, pelo menos durante certo período de sua vida, alimentam-se de tecido vivo ou morto do hospedeiro, de seus líquidos corpóreos ou, ainda, do alimento por eles ingerido (Guimarães; Papavero, 1999). Várias espécies de moscas podem promover miíases, tanto em seres humanos quanto em animais domesticados de importância econômica.

Há diversos critérios para classificá-las, como sua localização no hospedeiro e o tipo de tecido parasitado. Na *miíase primária*, também conhecida como *miíase obrigatória*, o inseto vive um período de parasitismo para completar seu ciclo de vida. É produzida por *larvas biontófagas* (que se alimentam de tecido vivo). Os principais agentes são moscas das famílias Calliphoridae (*Cochliomyia hominivorax* e *Cordylobia anthropophaga*) e Cuterebridae (*Dermatobia hominis*). Na *miíase secundária* ou *facultativa*, as larvas são de vida livre e alimentam-se de tecido morto, de cadáveres ou de animais vivos. Neste último caso, atuam como parasitos, e as larvas são do tipo *necrobiontófagas*, invasoras de lesões anatomopatológicas preexistentes. As principais espécies pertencem às famílias Calliphoridae (*Cochliomyia macellaria*, *Chrysomya putoria*, *Chrysomya megacephala*, *Lucilia eximia*, *Lucilia sericata* e *Lucilia cuprina*), Sarcophagidae (*Bercaea cruenta*, *Sarcophaga* spp.) e Fanniidae (*Fannia* spp.).

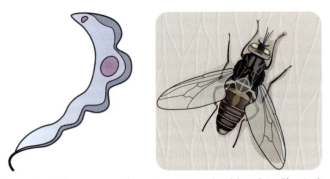

FIGURA 19.1 *Trypanosoma brucei* e mosca-tsé-tsé (espécie *Glossina*). Reproduzida de CDC, 2020a.

CAPÍTULO 19 ■ Artrópodes que Causam Doença Humana   263

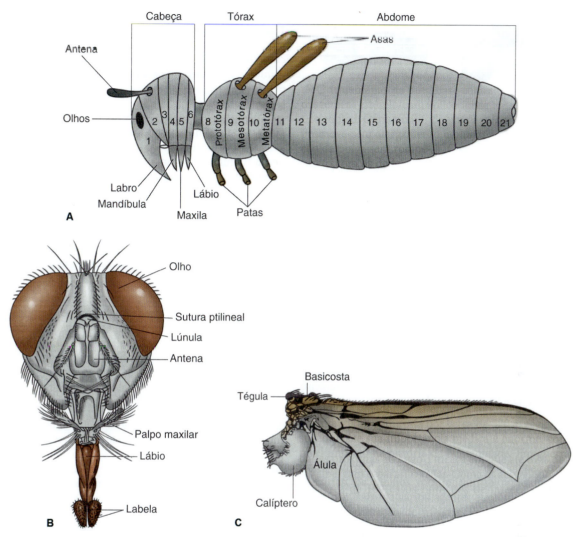

FIGURA 19.2 Organização externa geral dos insetos e estruturas características de muscomorfas. **A.** Diagrama de inseto primitivo, mostrando a segmentação da cabeça, tórax e abdome. **B.** Cabeça típica de um muscomorfa. **C.** Asa típica de um muscomorfa, com a venação e os lóbulos bem desenvolvidos situados na base das asas de insetos da secção Calyptratae, denominados *calíptera* (= caliptra ou esquama). Adaptada de Serra-Freire; Mello, 2006.

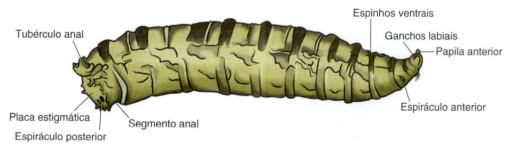

FIGURA 19.3 Aspecto geral de uma larva de muscídeo.

Larvas de vários dípteros vivem livremente na natureza, alimentando-se de matéria orgânica em decomposição. No entanto, acidentalmente, podem ser ingeridas com água ou alimentos e se deslocam passivamente, vivas ou mortas, pelo trato digestório do mamífero, causando distúrbios de gravidade variável. Alguns autores tratam esses casos como *pseudomiíases* ou *miíases acidentais*. Existem poucos relatos de casos humanos, na sua maioria causados por larvas das famílias Syrphidae (*Eristalis tenax*, a mosca-zangão ou mosca-da-flor), Tephritidae (*Ceratitis capitata*, a mosca-das-frutas ou mosca-do-mediterrâneo), Muscidae (*M. domestica*) e Fanniidae (*Fannia* spp.).

Quanto à localização, as miíases podem ser *cutâneas* ou *cavitárias*. As miíases cavitárias podem ser auriculares, nasofaríngeas, urogenitais, oftálmicas etc. As miíases primárias mais nocivas ao ser humano nas Américas e em alguns países

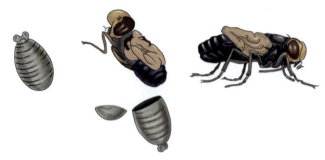

FIGURA 19.4 Eclosão da forma alada de um inseto ciclorrafa. **A.** Pupário rígido com pupa em desenvolvimento. **B.** Forma alada saindo do pupário com auxílio do ptilíneo ou ampola frontal. **C.** Inseto com ptilíneo ainda em regressão. Adaptada de Rey, 2001.

da Europa e África são causadas por larvas de *D. hominis, C. anthropophaga* e *C. hominivorax*. Estão associadas a ambientes rurais, mas podem ocorrer em áreas urbanas.

Dermatobia hominis ou *mosca-berneira* (Figura 19.5) ocorre desde o México até a Argentina. Os adultos vivem em áreas florestais úmidas, protegendo-se contra o calor e a dessecação. Suas larvas são chamadas popularmente de *berne, tórsalo* e *ura*. São moscas de tamanho médio (15 a 17 mm), com cerdas pouco desenvolvidas e pernas alaranjadas. A coloração da face é amarelada, com genas e fronte escuras. O terceiro segmento da antena é longo, de cor laranja, e as peças bucais são rudimentares. O tórax é castanho, com reflexos azulados, enquanto o abdome tem coloração azul-metálico, com tonalidade violeta.

Os insetos adultos vivem de 2 a 19 dias sem se alimentar, sobrevivendo das reservas acumuladas durante a fase de larva. Logo após emergir, a fêmea é fertilizada e, em 1 semana, deposita seus ovos no corpo de outro inseto, moscas ou mosquitos zoófilicos, que atuarão como *vetores mecânicos (foréticos)*. A fêmea captura o forético pelas asas em pleno voo, depositando e fixando os ovos em seu abdome, onde são incubados (Figuras 19.6 e 19.7A). A quantidade de ovos varia entre 6 e 30, dependendo do porte do forético; são dispostos como cacho de bananas, geralmente em apenas um dos lados do abdome (Figura 19.7A). A operação repete-se várias vezes, até a depleção dos ovários, que podem conter até 800 ovos. Após 1 semana, quando o forético pousa sobre um hospedeiro, a larva de primeiro estádio já desenvolvida (L_1) levanta o opérculo, situado na extremidade anterior do ovo, para sair, provavelmente estimulada pelo calor. Caso não consiga se aderir à pele ou ao pelo do hospedeiro, retorna para o interior do ovo, onde pode sobreviver por até 28 dias.

A larva pode penetrar no hospedeiro escavando a pele intacta, por intermédio da lesão provocada pela picada de um inseto hematófago ou pelo folículo piloso. Esse processo dura de 5 a 10 minutos. A larva atinge o tecido subcutâneo, no qual se aloja e se acomoda, deixando sua parte posterior junto à superfície da pele, de modo que as placas espiraculares permaneçam livres, em contato com o ambiente, possibilitando sua respiração. A larva L_1 (com 1,5 mm de comprimento) desenvolve-se para L_2 (4 mm) e alcança a fase L_3 madura (18 a 24 mm) em 30 a 40 dias, podendo necessitar de até 2 meses, conforme espécie hospedeira. A L_3 madura é piriforme, mais dilatada na parte anterior – onde se situa a boca com dois ganchos (Figura 19.7B e C). Apresenta numerosos espinhos, dispostos circularmente nos segmentos torácicos e nos primeiros abdominais, que auxiliam na ancoragem do parasito à pele do hospedeiro.

A larva não migra no hospedeiro; completa seu amadurecimento no sítio de penetração inicial, formando um inchaço subdérmico doloroso. O berne maduro abandona o hospedeiro e cai no solo, onde se enterra. Converte-se em pupa e, em 30 dias, alcança a fase adulta alada, deixando o pupário. Algumas horas depois, as fêmeas são atraídas pelos feromônios liberados pelos machos e se deslocam para áreas sombreadas, onde copulam. Entre os foréticos disseminadores das larvas de *D. hominis* encontram-se várias espécies pertencentes aos mais diversos gêneros de moscas (*Musca, Neivamyia, Fannia, Stomoxys*), mosquitos (*Culex, Anopheles*) e simulídeos (*Simulium*). Tamanha diversidade de insetos zoófilicos possibilita o encontro de animais parasitados pelas larvas a uma distância de até 1,5 km da área de refúgio dos adultos.

No ser humano, as larvas de *D. hominis* causam miíase do tipo dérmico furuncular, mais frequente em áreas descobertas do corpo, como os membros superiores e inferiores, as costas e o couro cabeludo. Descreveram-se casos de miíase vaginal, oftalmiíase, rinomiíase e miíase cerebral por larvas de *D. hominis*. Cada lesão contém apenas uma larva, podendo ocorrer numerosas delas em uma mesma região do corpo do hospedeiro. A penetração na pele causa prurido, mas pode passar despercebida. Estabelece-se uma reação inflamatória inicial; a pele avermelhada eleva-se como um furúnculo, com secreção serossanguinolenta ou purulenta. As larvas alimentam-se do material purulento e necrótico oriundo do ferimento e, à medida que amadurecem, é possível identificar as placas respiratórias na abertura furuncular com auxílio de lupa simples. A lesão é acompanhada de prurido e dores agudas, linfadenopatia regional e sensação de movimentação do parasito. Após o desprendimento das larvas, as lesões tendem à cura, mas podem constituir porta de entrada para infecção secundária.

Em países da África Subsaariana e algumas regiões da Europa, como sul da Espanha e Portugal, a larva de *Cordylobia anthropophaga*, chamada de *mosca-tumbu* (Figura 19.8), produz uma miíase furuncular, semelhante àquela causada por *D. hominis* no Novo Mundo. As fêmeas colocam seus ovos geralmente em solo úmido contaminado com urina ou fezes, ou em roupas mal lavadas penduradas nos varais para secar. A infestação ocorre quando há o contato da pele com os ovos

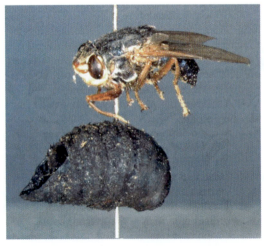

FIGURA 19.5 Mosca-do-berne, *Dermatobia hominis*, produtora de miíase primária. Fêmea em vista dorsolateral e pupário. Fotografia de Henrique Navarro.

CAPÍTULO 19 ▪ Artrópodes que Causam Doença Humana   265

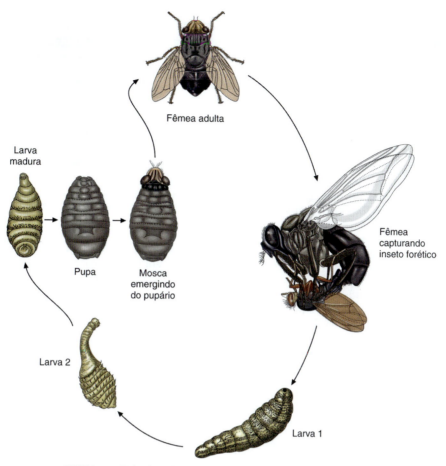

FIGURA 19.6 Ciclo de vida da mosca-berneira *Dermatobia hominis*.

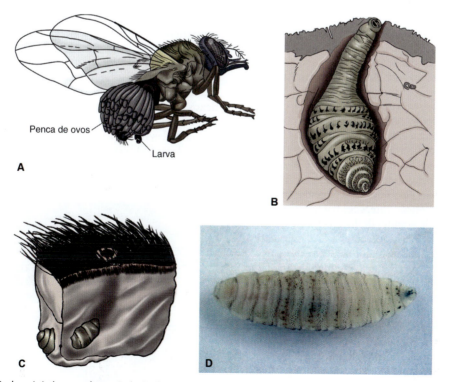

FIGURA 19.7 *Dermatobia hominis* (mosca-berneira). **A.** *Stomoxys* sp. (forético) transportando uma penca de ovos da mosca com larva, erguendo o opérculo do ovo para penetrar na pele do hospedeiro. **B.** Larva madura na pele humana (nota-se o par de espiráculos respiratórios posteriores na superfície da pele). **C.** Larva em desenvolvimento na pele de animal. **D.** Larva madura extraída de lesão na pele humana. Fotografia de Cláudio Santos Ferreira.

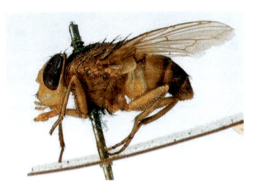

FIGURA 19.8 Espécime adulto de *Cordylobia anthropophaga* – mosca-tumbu. Adaptada de The Natural History Museum, London.

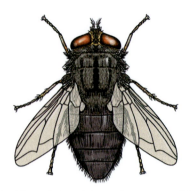

FIGURA 19.9 *Cochliomyia hominivorax* (mosca-varejeira) fêmea adulta. Adaptada de James; Harwood, 1969.

viáveis, que eclodem, e as larvas penetram na pele, geralmente em locais cobertos, como nádegas, tronco e coxas, crescendo rapidamente para amadurecer em cerca de 10 dias. As lesões precoces podem assemelhar-se a picadas de insetos, mas com o crescimento das larvas, elas tornam-se visíveis por uma abertura na qual um fluido seroso e uma ferida inflamada, dolorosa e pruriginosa se desenvolve. Por essa abertura furuncular, é possível verificar a presença da larva. Associado a esse parasitismo, pode haver edema, infecção secundária, inflamação e linfadenopatia (Curtis et al., 2006; Kuria et al., 2015).

A mosca-varejeira *Cochliomyia hominivorax* (Figura 19.9) é endêmica no continente americano e ocorre em zonas tropicais, subtropicais e temperadas. O limite norte e sul do seu alcance é principalmente devido ao clima frio. Suas larvas infestam lesões preexistentes, determinando as denominadas *bicheiras*. Os grandes prejuízos econômicos na criação de bovinos motivaram vultosos investimentos para seu controle. A *técnica do inseto estéril* possibilitou a erradicação da praga dos EUA até Honduras. Essa técnica consiste basicamente em liberar grandes quantidades de moscas, esterilizadas por radiação, com o objetivo de que esses espécimes se acasalem com os espécimes férteis que vivem na natureza, sem gerar descendentes. Atualmente, *C. hominivorax* está presente na América do Sul, com exceção do Chile, e na região do Caribe.

A mosca-varejeira tem tamanho médio (8 mm), corpo curto e grosso, cor verde com reflexo azul-metálico em todo o tórax e abdome. No tórax, encontram-se três faixas longitudinais pretas e largas e cerdas robustas (Figura 19.9); as pernas são alaranjadas. A cabeça é amarelo-brilhante e os olhos têm cor avermelhada, com pelos escuros na fronte.

As moscas são atraídas pelo odor de ferimentos já estabelecidos (úlceras leishmanióticas, infecções bacterianas, traumas diversos) e são capazes de grandes deslocamentos em busca do hospedeiro adequado (40 a 55 km/semana). A fêmea deposita massas de ovos (200 a 400) ao redor de ferimentos necróticos, nas margens de feridas recentes ou em orifícios naturais (boca, orelhas, vagina etc.), que podem totalizar 2.800 unidades durante toda sua vida, que dura até 5 semanas. Em menos de 24 horas, as larvas biontófagas eclodem e se nutrem vorazmente de tecido vivo, formando *bicheiras* extensas, que exalam odor atrativo para outras varejeiras. Com o acúmulo de larvas infestantes, a lesão amplia-se. Uma semana após a postura, as larvas já se encontram maduras e abandonam o hospedeiro. Enterram-se no solo, onde permanecem durante o período de pupa, que pode durar 7 dias (à temperatura ambiente de 28°C) ou prolongar-se por 60 dias no inverno (10 a 15°C). Os adultos emergem e 24 horas depois estão prontos para o acasalamento.

O ciclo dura em torno de 24 dias em regiões quentes ou de 2 a 3 meses em locais frios. Na América do Sul, foram registradas centenas de casos humanos de miíases produzidos por *C. hominivorax*, com óbitos. Os olhos, o nariz e a garganta são as principais áreas acometidas. Os sintomas e as manifestações clínicas são variáveis e dependem da área afetada. Dor e prurido locais são comuns, e podem ocorrer dispneia, cegueira, desfiguração e morte.

As larvas produtoras de *miíases secundárias* são menos agressivas, pois não se alimentam de tecido vivo. As lesões restringem-se às áreas necrosadas dos ferimentos. Várias outras espécies de moscas de coloração metálica e de tamanho variado da família Calliphoridae estão associadas à produção desse tipo de miíase no ser humano e em animais. *Cochliomyia macellaria* (Figura 19.10) é muito parecida com *C. hominivorax*, distinguindo-se pela existência de pelos claros na fronte e de duas manchas claras no último segmento abdominal. Suas fêmeas depositam ovos em cadáveres ou feridas necrosadas, nos quais as larvas se desenvolvem. As larvas maduras, que apresentam traqueias com menor quantidade de pigmentação do que as de *C. hominivorax*, podem se estabelecer em úlceras leishmanióticas ou de outra natureza. Algumas espécies dos gêneros *Lucilia* (verde-metálica, acobreada ou com reflexos azuis) e *Crysomyia* (metálica, verde-brilhante, com reflexos azulados ou amarelados) também podem produzir miíases secundárias. As espécies deste último gênero foram introduzidas no Novo Mundo, na década de 1970, procedentes da Ásia, e ocuparam o nicho anteriormente pertencente a *C. macellaria*, atualmente ausente em várias regiões do Brasil.

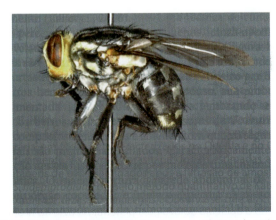

FIGURA 19.10 *Cochliomyia macellaria*, mosca produtora de miíase secundária. Fêmea em vista lateral. Fotografia de Henrique Navarro.

As moscas da família Sarcophagidae exibem tamanho médio a grande, cor acinzentada, com três faixas pretas longitudinais no tórax e o abdome axadrezado (Figuras 19.11 e 19.12). Normalmente, depositam suas larvas em carcaças, excrementos e matéria orgânica em decomposição, mas certas espécies são frequentemente encontradas parasitando tecidos necrosados de seres humanos, produzindo miíases secundárias. Embora esse grupo seja facilmente reconhecido, o diagnóstico específico é bastante controverso e a identificação das espécies nos registros sobre miíases é bastante confusa. As mais comuns são *Sarcophaga* spp., *Bercaea cruenta* (= *Sarcophaga haemorrhoidalis*) e *Sarcodexia lambens* (= *Sarcophaga sternodontes*).

O diagnóstico das miíases baseia-se no aspecto das lesões e na existência de larvas. Para o diagnóstico específico, considera-se principalmente a morfologia do estigma respiratório da larva. Contudo, esse tipo de identificação nem sempre é fácil, pois pode exigir a montagem entre lâmina e lamínula ou a dissecação dos troncos traqueais. Os adultos são mais fáceis de identificar, dependendo da maturação das larvas coletadas nas lesões. Nesse caso, as larvas recolhidas devem ser colocadas em frasco com carne, para a alimentação, e maravalha ou vermiculita estéril, para o empupamento. O frasco é fechado com tecido que possibilite a aeração e mantido sob condições de temperatura e umidade controladas para garantir a emergência dos adultos.

No tratamento das miíases, a retirada das larvas é fundamental. Pode ser feita diretamente com o auxílio de pinças ou com gaze embebida em éter sulfúrico, que estimula a saída das larvas mais aprofundadas no tecido. No caso do *berne*, a larva deve ser asfixiada, para que possa sair naturalmente ou ser removida cirurgicamente. Procedimento leigo, bastante eficaz, consiste em deixar um pedaço de toucinho no orifício do nódulo por algumas horas. A larva, necessitando respirar, penetra no toucinho. Outro recurso é colocar uma tira de esparadrapo sobre a lesão e retirá-la após algumas horas. A larva surge na superfície, abandona a lesão ou pode ser retirada facilmente. Após a remoção das larvas, a lesão deve ser lavada abundantemente com solução fisiológica, limpa, debridada (se for o caso) e coberta com pomada antibiótica. Em casos de lesões muito extensas, profundas e infectadas, a administração de antibiótico sistêmico é recomendável. A ivermectina de uso tópico (solução a 1%) ou oral (200 mg/kg) vem sendo utilizada principalmente em infestações traumáticas por larvas de *C. hominivorax*; as larvas morrem em algumas horas, reduzindo a dor, e podem ser removidas (Dourmishev et al., 2005).

É importante observar que pessoas em situação de vulnerabilidade ou condições de higiene inadequadas estão propensas ao desenvolvimento de miíases. Assim, por exemplo, moradores de rua, residentes em áreas de conflito, refugiados, usuários de drogas ilícitas, alcoólatras, presidiários, indivíduos com incapacidade motora e, em algumas regiões, pessoas internadas em hospitais, creches e asilos, estão mais expostas e devem ser objeto de atenção dos serviços de saúde. Além disso, não são tão raros os relatos de miíases alóctones, alertando a vigilância em saúde para o fluxo turístico.

◀ Moscas e suas aplicações em medicina

Na *terapia larval* ou *larvária*, são utilizadas larvas de insetos para acelerar a cicatrização de ferimentos. É aplicada desde tempos remotos por habitantes do Norte de Mianmar, pelos aborígines da Austrália e pelos maias das Américas. Na medicina moderna, cirurgiões norte-americanos aplicaram larvas sobre ferimentos graves, de difícil cicatrização, durante a primeira Guerra Mundial e relataram os bons resultados. Na década de 1930, a terapia larval foi amplamente empregada nos EUA, com uso de larvas necrobiontófagas cultivadas. Com o advento do antibiótico, na década de 1940, sua prática foi reduzida, utilizada apenas como último recurso terapêutico. Entretanto, desde a década de 1980, a terapia larval vem sendo utilizada em alguns centros no tratamento de infecções resistentes a antibióticos, de osteomielite crônica, de tumores necrosados, de escaras e de lesões de difícil cicatrização em diabéticos (Parnés; Lagan, 2007). Diferentes mecanismos têm sido sugeridos para explicar a recuperação dos tecidos: (i) as larvas movimentam-se sobre a ferida, estimulando a produção de exsudatos serosos, os quais removem as bactérias e promovem a proliferação de tecido granular de cicatrização; (ii) as larvas alimentam-se de bactérias e de tecidos necrosados, esterilizando o material que passa por seu tubo digestório; (iii) as larvas secretam moléculas, como a alantoína, com ação cicatrizante; (iv) as larvas promovem a liberação de amônia e carbonato de cálcio, inibidores da proliferação bacteriana; e (v) as larvas têm ganchos bucais que rompem as crostas formadas por tecidos mortos, facilitando a digestão do material. Sua aplicação é contraindicada em cavidades do corpo, fístulas, proximidade de grandes vasos e lesões secas. As espécies de califorídeos mais utilizadas são *Lucilia sericata*, *L. illustris* e *Phormia regina*.

A *entomologia forense* aplica o conhecimento sobre a biologia e a ecologia dos insetos e de outros artrópodes que se

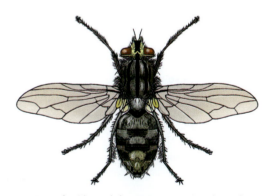

FIGURA 19.11 Sarcofagídeo adulta. Nota-se o tórax listrado e o abdome axadrezado.

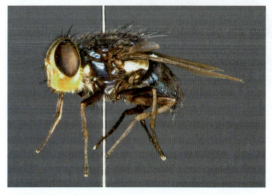

FIGURA 19.12 *Peckia chrysostoma* (Sarcophagidae). Fêmea em vista lateral. Fotografia de Henrique Navarro.

alimentam de cadáveres em situações de morte acidental, suicídios e crimes. É bem desenvolvida nos EUA e em alguns países da Europa, como Portugal, França e Alemanha. Em análises toxicológicas, os artrópodes, principalmente larvas e pupários, podem ser usados para identificação qualitativa e quantitativa de substâncias contidas no cadáver (estimulantes, entorpecentes, antidepressivos etc.), pois elas são metabolizadas e incorporadas pelos insetos. Adicionalmente, o conhecimento sobre a sucessão populacional das espécies que participam da decomposição de um cadáver possibilita inferir o tempo transcorrido após a morte e fornecer pistas sobre possíveis deslocamentos do corpo, a maneira e a causa da morte. Sabe-se, por exemplo, que em algumas localidades, as primeiras ondas de artrópodes que se estabelecem no cadáver são as moscas Calliphoridae e Muscidae, seguidas por espécies de Sarcophagidae e, finalmente, os coleópteros Dermestidae e Tenebrionidae (Gomes; Von Zuben, 2006). O conhecimento sobre a duração dos ciclos vitais das espécies de moscas que compõem as populações que se sucedem pode fornecer, com moderada certeza, a hora ou a data do óbito.

Pulgas

As pulgas estão reunidas na ordem Siphonaptera, composta por mais de 2.500 espécies, pertencentes a 16 famílias e 238 gêneros, mas apenas uma minoria é sinantrópica. São insetos pequenos, ápteros, com corpo comprimido lateralmente, bem esclerotizado e com cerdas projetadas para trás (Figuras 19.13 e 19.14) A cabeça é grosseiramente triangular, com antenas alojadas em fossetas laterais e aparelho bucal picador-sugador. As patas posteriores são mais longas e robustas, adaptadas para grandes saltos. No abdome, os metâmeros encontram-se imbricados uns sobre os outros.

As pulgas têm desenvolvimento holometábolo (Figura 19.15) e depositam seus ovos de coloração branco-pérola, com aproximadamente 0,5 mm de comprimento, em locais empoeirados ou sujos. Após um período de incubação (2 a 8 dias, conforme a espécie), ocorre a emergência das larvas, que são eucéfalas e vermiformes (Figura 19.15F), com coloração amarelada. Essas larvas podem medir de 1,5 a 6 mm de acordo com o estádio de desenvolvimento (L_1, L_2 ou L_3).

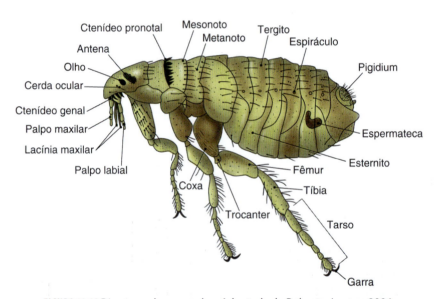

FIGURA 19.13 Diagrama de uma pulga. Adaptada de Roberts; Janovy, 2004.

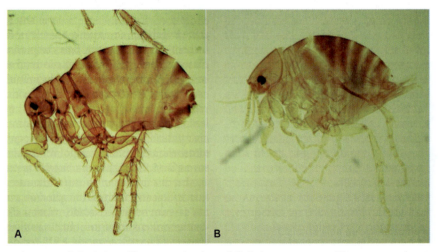

FIGURA 19.14 A. Pulga do ser humano, *Pulex irritans* fêmea em vista lateral. **B.** Pulga penetrante, *Tunga* sp. macho em vista lateral. Fotografia de Henrique Navarro.

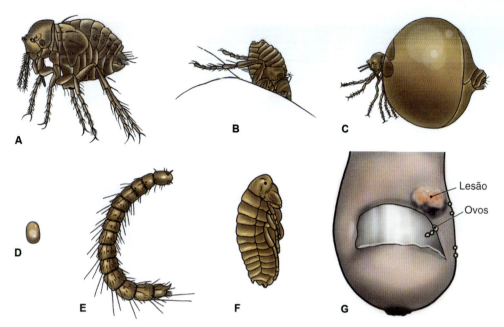

FIGURA 19.15 *Tunga penetrans* (bicho-do-pé). **A.** Fêmea não ingurgitada. **B.** Fêmea penetrando na pele do hospedeiro. **C.** Fêmea grávida repleta de ovos. **D.** Ovo. **E.** Larva. **F.** Pupa. **G.** Lesão singular típica da tunguíase, com três ovos na superfície ungueal.

São muito ativas e se alimentam de substâncias secas, como fezes das pulgas adultas e outros tipos de detritos orgânicos, fazendo uso de seu aparelho bucal do tipo mastigador. A L₃ tece um casulo oval e pegajoso que retém partículas de poeira, areia e outros fragmentos, no qual a pupa se desenvolve. Em média, o desenvolvimento completo das pulgas de interesse médico pode durar cerca de 1 mês no verão, mas é possível prolongar-se por vários meses em temperaturas mais baixas. A longevidade das pulgas depende da espécie, das condições ambientais (temperatura e umidade) e da disponibilidade de alimento. *Pulex irritans*, por exemplo, consegue sobreviver por até 513 dias alimentada ou 125 dias em jejum, enquanto *Xenopsylla cheopis* alimentada vive 100 dias e, sem alimento, 38 dias. Nas regiões de clima temperado, são mais comuns no verão e, nos trópicos, nos meses menos quentes.

Machos e fêmeas exercem hematofagia, introduzindo as lacínias maxilares até os vasos sanguíneos, de onde sugam diretamente o sangue. Durante o repasto, defecam e expelem gotículas de secreção aquosa pelo ânus e permanecem alheios a perigos externos, podendo ser facilmente capturados. As pupas podem permanecer viáveis por muito tempo e, quando devidamente estimuladas (vibração e CO₂), ocorre a emergência simultânea de adultos prontos para infestar o hospedeiro disponível. Isso explica as infestações maciças que ocorrem quando o ser humano adentra habitações fechadas ou abandonadas por longo tempo.

Em muitas espécies, as pulgas adultas alimentam-se por cerca de 10 minutos e, em seguida, abandonam o hospedeiro. Em outras espécies, como *Ctenocephalides felis* (pulga de cão e gato), passam o período pós-prandial sobre o hospedeiro. Normalmente, as pulgas repetem a alimentação, pelo menos, 3 vezes/dia. As espécies mais importantes para a saúde humana, encontradas nos domicílios e pertencentes a diferentes famílias, são agrupadas da seguinte maneira: (i) pulga do ser humano (*Pulex irritans*); (ii) pulgas de cães e gatos (*Ctenocephalides canis, C. felis*); e (iii) pulgas de ratos e camundongos (*Xenopsylla cheopis, X. braziliensis, Nosopsyllus fasciatus, Leptopsylla segnis, Ornithophaga* sp., *Stenoponia tripectinata*) (Rey, 2001; Bitam et al., 2010). As Figuras 19.16 e 19.17 ilustram as características morfológicas das principais espécies de pulgas de importância médica. Todas têm seu hospedeiro preferido, que, se ausente, pode ser substituído por outro. Assim, apresentam uma especificidade parasitária relativamente baixa, fato que permite a transmissão para o ser humano de vários agentes etiológicos presentes em animais. São exemplos desses agentes *Yersinia pestis* (peste bubônica), *Rickettsia typhi* (tifo murino), *Rickettsia felis* (febre maculosa transmitida por pulga) e *Bartonella* spp. (bartonelose). Outras espécies, como *Polygenis bohlsi*, têm importância indireta, pois podem transmitir a peste bubônica entre ratos silvestres e, destes, para ratos domiciliares, facilitando a emergência de epidemias (Serra-Freire; Mello, 2006; Bitam et al., 2010). Em algumas áreas do Brasil e de países africanos (Madagascar, Botsuana, Namíbia, Zimbábue, Moçambique, Zâmbia, Maláui, Congo, Quênia, Uganda e Tanzânia), a bactéria *Yersinia pestis* é endêmica e circula de forma enzoótica, entre as pulgas e seus hospedeiros, produzindo casos humanos esporádicos ou surtos (Bitam et al., 2010). Em Portugal, entre os séculos XIV e XVII, ocorreram várias epidemias de peste, com milhares de óbitos. Atualmente a peste é considerada erradicada em Portugal; entretanto, não é descartada a possibilidade de ocorrência de casos por migração ou turismo em países endêmicos.

As pulgas de parasitismo fugaz também causam transtornos diretos, pois a saliva inoculada durante seu repasto pode promover pápulas e nódulos pruriginosos. As lesões são geralmente maiores (1 cm de diâmetro) do que aquelas resultantes de picadas de mosquitos. Em crianças pequenas, principalmente aquelas com atopia, as picadas de pulgas são as principais responsáveis por respostas mediadas por IgE contra antígenos de insetos, resultando em pápulas pruriginosas que caracterizam o *prurigo agudo infantil* ou *estrófulo* ou, mais raramente, *prurigo de Hebra*. O prurigo consiste no aparecimento súbito de lesões elevadas pruriginosas, avermelhadas,

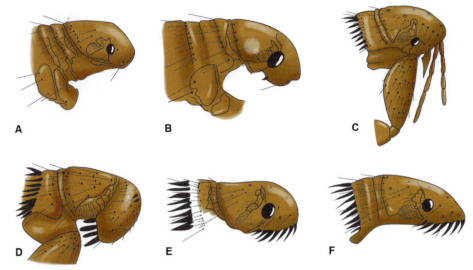

FIGURA 19.16 Características morfológicas das principais espécies de pulgas de importância para humanos. **A.** *Xenopsylla cheopis*. **B.** *Pulex irritans*. **C.** *Nosopsyllus fasciatus*. **D.** *Leptopsylla segnis*. **E.** *Ctenocephalides canis*. **F.** *Ctenocephalides felis*. As duas primeiras espécies não apresentam ctenídeos. *Nosopsyllus fasciatus* só tem ctenídeo pronotal. As demais apresentam ctenídeos pronotais e genais; *Leptopsylla* não tem olhos. Adaptada de Rey, 2001.

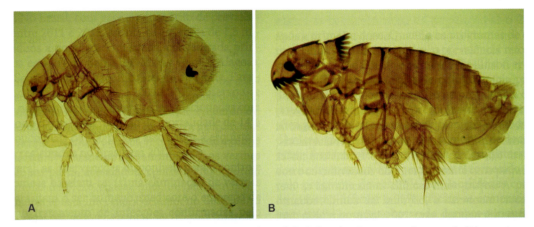

FIGURA 19.17 A. Pulga do rato, *Xenopsylla cheopis*, fêmea em vista lateral. **B.** Pulga de cão e gato, *Ctenocephalides canis*, macho em vista lateral. Fotografias de Henrique Navarro.

arredondadas, com formação vesicular central, que ocorrem próximas ou distantes do local da picada. No prurigo de Hebra, as pápulas são persistentes, muito pruriginosas, com liquenificação da pele, escoriações, formação de crostas e aumento dos gânglios inguinocrurais.

As lesões tendem a regredir espontaneamente. Se necessário, podem ser utilizados cremes ou pomadas de corticosteroides e anti-histamínicos. Para o estrófulo, indica-se pasta d'água; para o prurigo de Hebra, cremes com ácido salicílico a 2%, em horário diferente do corticosteroide. Quando houver infecção secundária, administrar antibióticos tópicos. Nos quadros intensos ou com surtos frequentes, pode-se tentar a dessensibilização com extratos do inseto, por via sublingual ou subcutânea.

O controle das infestações por pulgas requer medidas de limpeza direcionadas ao ambiente doméstico e peridomiciliar e aplicação de inseticida, uma vez que grande parte do ciclo vital transcorre fora do hospedeiro. A higiene e o tratamento dos animais domésticos infestados são medidas imprescindíveis.

As pulgas da família Tungidae apresentam outra estratégia de alimentação: as fêmeas penetram e se fixam permanentemente na pele do hospedeiro, enquanto se alimentam, causando *tunguíase* ou *tungíase*. *Tunga penetrans*, a mais importante delas, é chamada popularmente de *bicho-de-pé* ou *bicho-do-porco* no Brasil, *matacanha* ou *bitacaia* em Angola e Moçambique, *djigan* na Guiné-Bissau e *moranga* ou *nígua* em Portugal. São pulgas muito pequenas – medem cerca de 1 mm de comprimento. Caracteristicamente, os três tergitos torácicos reunidos são mais curtos que o primeiro segmento abdominal (Figura 19.15). As mandíbulas são longas, largas e serrilhadas, adaptadas para a penetração no hospedeiro. A tunguíase é endêmica em muitas regiões da América Latina e da África Subsaariana (Heukelbach et al., 2005), com casos esporádicos em diferentes partes do mundo, disseminada por viajantes. Classicamente, a zoonose tinha o porco como principal reservatório; porém, tanto animais domésticos quanto ratos podem desempenhar esse papel. Afeta comunidades com baixos indicadores de desenvolvimento humano em áreas urbanas, rurais ou litorâneas, e as infestações graves estão associadas à falta de coleta de lixo, convívio do ser humano com ratos, cães e gatos infestados. Moradias precárias com pisos de areia ou terra batida também favorecem o desenvolvimento das larvas e pupas. No Brasil, a tungíase é registrada desde a região Norte (especialmente em comunidades indígenas) até o extremo Sul do país, principalmente nos meses secos do ano (Heukelbach et al., 2005). A prevalência é maior entre crianças e idosos dependentes de cuidados familiares ou membros da comunidade. Em algumas localidades do Brasil e dos países africanos, são registradas prevalências entre 16 e 54%. Na África Subsaariana, todos os países, incluindo Madagascar e o Arquipélago de Comores, parecem ser afetados, o que demonstra prevalências similares às do Brasil. Como regra geral, nessa região, a tungíase prospera quando as condições de vida são precárias, como nas aldeias pobres localizadas perto da praia, nas comunidades rurais do interior, nas periferias das pequenas cidades e nas favelas das grandes cidades (Feldmeier et al., 2014).

Na fêmea, o abdome é globular e a cabeça tem formato angular agudo. O inseto deixa a extremidade posterior, onde se situam o estigma respiratório, a abertura genital e o ânus, em contato com ar. Os machos buscam o hospedeiro apenas para o repasto sanguíneo e o acasalamento. A fêmea fertilizada alimenta-se de sangue ou de fluido intersticial; seu abdome distende-se à medida que os ovos se desenvolvem, aumentando o seu volume em aproximadamente 2.000 a 3.000 vezes no prazo de 1 a 2 semanas, podendo chegar a um diâmetro superior a 1 cm. Cerca de 200 ovos são expelidos pela fêmea a cada repasto sanguíneo. Caem no solo, onde as larvas (somente L_1 e L_2) se desenvolvem, formam pupas e originam os adultos em 16 a 30 dias, conforme condições ambientais. Uma fêmea pode botar até 2.750 ovos durante todo seu ciclo de vida.

Considerando-se os aspectos clínicos e os achados de biopsias, a sequência de eventos patológicos da tungíase pode ser descrita do seguinte modo (Eisele et al., 2003): (i) penetração da fêmea (3 a 7 horas), acompanhada de eritema, prurido e dor; (ii) início da hipertrofia do abdome da pulga, com eritema circundando a fêmea embebida na pele, reconhecendo-se sua região posterior como um ponto escuro central, e ocorrência de uma coceira muitas vezes descrita como *coceira boa* (1 a 2 dias após a penetração completa); (iii) formação de um halo branco que cria uma saliência na superfície da pele, como um vidro convexo de firme consistência, seguindo-se de depressão da região apical, produzindo o aspecto de cratera de vulcão, acompanhada de pulsação do parasito, com intensa produção de ovos, fezes e secreção de líquido; descamação da camada córnea, com dor e prurido intensos (2 a 14 dias após a infestação); (iv) fase de involução, quando as lesões se tornam necróticas e ressecadas (descritas como *casca preta*), o parasito degenera e sua parte posterior se torna mais evidente (4 a 6 semanas após a penetração); e (v) lesão residual semelhante a uma cicatriz, com depressões circulares do estrato córneo, sem parasitos visíveis (6 a 7 semanas após a penetração).

As fêmeas podem infestar qualquer área do corpo, mas se instalam preferencialmente na área periungueal dos dedos dos pés, nos calcanhares e nas faces lateral e plantar dos pés (Figura 19.15D). Em infestações simples, mesmo com prurido e dor, ocorre geralmente cura espontânea em 4 a 6 semanas. No entanto, em áreas endêmicas, é comum a observação de dezenas ou centenas de pulgas no mesmo indivíduo, com infecções secundárias por fungos (como *Paracoccidioides* sp.) e bactérias (como *Clostridium tetani* e *C. perfringens*). Múltiplas lesões com formação de pústula, supuração e úlcera podem resultar em dificuldade de deambulação, perda de unhas ou amputações. Mesmo sendo uma parasitose de fácil controle, a tungíase pode se tornar um importante problema de saúde pública quando o diagnóstico correto não é feito.

O tratamento da tungíase consiste na remoção cirúrgica das fêmeas estéreis, com aplicação de tintura de iodo e antibiótico tópico. Com auxílio de uma agulha estéril de ponta fina, promove-se o alargamento da lesão, para possibilitar a extração da pulga sem rompê-la. Compressões laterais ao redor do inseto com os dedos indicador e polegar podem facilitar a remoção do parasito intacto, que deve ser destruído no álcool ou fogo. Não há fármaco com boa eficácia comprovada (Eisele et al., 2003). Alguns estudos clínicos não controlados indicam o uso de medicações tópicas ou orais, como ivermectina ou tiabendazol.

O esterco comercializado para a adubação de jardins e hortas pode constituir uma fonte de disseminação das pulgas em seus diferentes estágios. Recomenda-se o uso de calçados e luvas para manipular esse tipo de material. Os animais da casa devem ser inspecionados, providenciando-se a retirada dos parasitos, com uso de inseticidas nas áreas suspeitas de infestação.

Piolhos sugadores

Os piolhos sugadores pertencem à subordem Anoplura (ordem Phthiraptera), composta por cerca de 500 espécies tipicamente sugadoras, e sua importância médica é enorme, com considerável impacto na história da humanidade. Em guerras e catástrofes naturais, quando as condições de higiene se tornam mais precárias, os piolhos multiplicam-se rapidamente e atuam na transmissão de vários agentes etiológicos, agravando ainda mais a situação de miséria. Podem transmitir *Rickettsia prowazekii*, causadora do tifo exantemático ou tifo epidêmico, *Bartonella quintana*, agente da febre das trincheiras, e *Borrelia recurrentis*, agente da febre recorrente. Além disso, os piolhos são muito bem conhecidos pela ação irritativa de sua saliva.

A alta especificidade parasitária indica uma longa associação desses insetos com seus hospedeiros, como evidenciam diversos textos antigos e exames arqueológicos. No Brasil, por exemplo, há relato da infestação de cabelo de um indivíduo que vivia há cerca de 10.000 anos na região Nordeste (Araújo et al., 2000). Como resultado dessa especificidade parasitária, os piolhos podem exibir territorialidade definida no corpo do hospedeiro. Os principais piolhos que parasitam o ser humano são *Pediculus humanus* (família Pediculidae) e *Phthirus pubis* (família Pthiridae). *Pediculus humanus* é conhecido como *piolho-da-cabeça* e *piolho-do-corpo*, e sua infestação é denominada *pediculose*. Já *P. pubis*, chamado de *piolho-do-púbis* ou *chato*, é causador da ftirose, ftiríase ou pitiríase.

A sistemática dos piolhos é controversa. Embora seja possível observar intercruzamento, em condições experimentais, os piolhos-da-cabeça e piolhos-do-corpo exibem diferenças fenotípicas e fisiológicas que, segundo alguns autores, justificariam a classificação em duas espécies distintas. No entanto, os dois grupos são indistinguíveis com base em sequências de genes mitocondriais e nucleares. Por isso, muitos autores preferem considerar a existência de uma única espécie, *P. humanus*, com duas variantes: *P. humanus* var. *capitis* (da cabeça) e *P. h.* var. *humanus* (do corpo). Além disso, evidências sugerem que o piolho-do-corpo surge a partir de piolhos-da-cabeça que infestam a mesma população (Li et al., 2010). As más condições de higiene propiciariam o aparecimento de variantes de piolhos capazes de ingerir maior quantidade de sangue e colonizar roupas, característica do piolho-do-corpo. Essa hipótese pode explicar a estreita associação entre baixas condições de higiene e os recentes surtos de piolhos-do-corpo verificados entre moradores de rua de cidades importantes do mundo. Se isso for correto, os piolhos-da-cabeça podem atuar como reservatórios de piolhos-do-corpo e causar surtos de doenças transmitidas por esses insetos.

Esses ectoparasitos são pequenos (até 6 mm de comprimento), ápteros, de corpo achatado dorsoventralmente. A cabeça é mais estreita que o tórax e as antenas curtas, constituídas de cinco segmentos, na maioria das espécies. O aparelho bucal, tipicamente picador-sugador, posiciona-se na região anterior da cabeça. Em repouso, o aparelho bucal permanece retraído no interior da cabeça, dentro de uma bolsa. As pernas são robustas, o tarso exibe uma garra alongada e recurvada que se opõe a um processo tibial, formando uma forte pinça, com a qual agarra pelos ou fibras (Figuras 19.18 e 19.19). Os piolhos são *hemimetábolos* e passam por três estádios de ninfas antes de se tornarem adultos. A extremidade posterior é bifurcada nas fêmeas e arredondada nos machos. À medida que as fêmeas vão fazendo a postura, os ovos (*lêndeas*) aderem ao suporte (pelos ou fibras) por um cimento secretado por elas (Figura 19.20) que retém a casca do ovo mesmo após a emergência da ninfa. As lêndeas são ovais (0,8 mm × 0,3 mm), branco-amareladas, com opérculo dotado de perfurações, por onde os embriões respiram. São hematófagos em todos os estágios evolutivos; alimentam-se várias vezes por dia, de modo prolongado (10 minutos ou um pouco mais). Exercem a *solenofagia*, perfurando a pele e sugando o sangue do hospedeiro diretamente do vaso sanguíneo, usando um estilete ou fascículo composto por maxila, hipofaringe e lábrum (Figura 19.21). A saliva, que contém anticoagulantes, é derramada sobre a ferida. Enquanto sugam, os piolhos eliminam suas fezes sobre a pele do hospedeiro.

Os piolhos-da-cabeça (1,8 a 2,0 mm) fixam seus ovos na base dos fios de cabelo. Podem botar entre 7 e 10 ovos por dia, totalizando cerca de 200 durante toda sua vida, cerca de 40 dias. O piolho-do-corpo ou *muquirana* é maior (2 a 4 mm de comprimento) e permanece aderido às fibras das vestimentas, nas quais cimenta seus ovos. Visita o corpo do hospedeiro apenas para se alimentar. Pode viver por mais tempo (cerca de 90 dias) e, no total, botar cerca de 110 ovos. É mais frequente

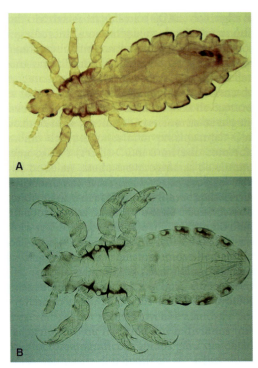

FIGURA 19.19 Piolho-humano, *Pediculus humanus*. **A.** Fêmea em vista dorsal. **B.** Macho em vista dorsal. Fotografias de Henrique Navarro.

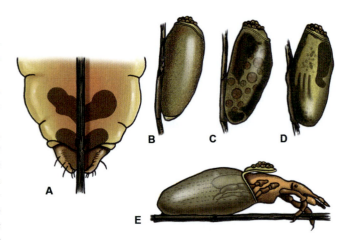

FIGURA 19.20 Desenvolvimento de *Pediculus humanus* var. *capitis*. **A.** Fêmea durante a postura dos ovos (lêndeas), prendendo-se ao fio de cabelo. **B, C** e **D.** Desenvolvimento do embrião dentro da lêndea cementada ao fio cabelo. **E.** Ninfa emergindo da lêndea.

em regiões de clima ameno, em áreas rurais e urbanas, e afeta principalmente indivíduos em más condições de higiene.

De maneira geral, o período de incubação dos ovos dos piolhos dura cerca de 1 semana e o ciclo biológico pode ser completado em 18 dias. São insetos muito sensíveis às variações de temperatura. Por exemplo, se a roupa é removida para dormir, o ciclo pode ser prolongado e levar 3 a 4 semanas; se as roupas não forem utilizadas por vários dias, os insetos morrem. Abandonam rapidamente o corpo do hospedeiro durante períodos de febre alta ou no seu resfriamento após a morte, com graves implicações na epidemiologia das doenças transmitidas por eles.

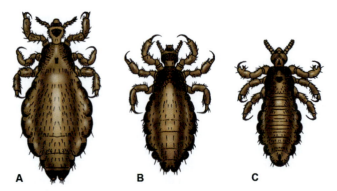

FIGURA 19.18 Piolhos humanos. **A.** *Pediculus humanus* var. *humanus* (piolho-do-corpo) fêmea. **B.** *P. humanus* var. *capitis* (piolho-da-cabeça) fêmea. **C.** *Pediculus humanus* macho.

Os piolhos-da-cabeça transferem-se facilmente de um hospedeiro para outro em situações de aglomeração. Embora as ninfas e os adultos sobrevivam pouco tempo fora do sítio de parasitismo, podem ser disseminados pelo compartilhamento de objetos de uso pessoal (roupas, pentes, bonés, toucas, fronhas) com pessoas infestadas. Ocorrem surtos no mundo todo, provavelmente como resultado do aparecimento de cepas resistentes a inseticidas, do aumento da população humana, da mudança de hábitos sociais e da falta de campanhas educativas.

Pthirus pubis é o menor dentre os piolhos (1,5 a 2 mm) e se instala preferencialmente na região pubiana e perianal. Tórax e abdome encontram-se fundidos em uma peça única, mais larga na região anterior (Figuras 19.22 e 19.23). O abdome é dotado de lobos laterais munidos de cerdas longas. As pernas anteriores são menores e mais delgadas e as garras dos tarsos médios e posteriores são grandes. O *chato* é pouco ativo; permanece na mesma posição durante vários dias, com as peças bucais inseridas na pele do hospedeiro (Serra-Freire; Mello, 2006). Em altas infestações, podem ser encontrados em outras áreas pilosas, como sobrancelhas, axilas ou mesmo na cabeça. As fêmeas depositam apenas 30 ovos durante sua vida e o ciclo vital completa-se em menos de 30 dias. Em situações de aglomeração, disseminam-se na roupa íntima ou de cama, mas são transmitidos caracteristicamente por contato sexual.

O piolho-do-corpo é mais frequente em populações marginalizadas (mendigos, moradores de rua, prisioneiros e prostitutas). No Brasil, tem sido relatado em grandes centros urbanos das regiões Sul e Sudeste, onde as características climáticas favorecem a manutenção do ciclo desse parasito (Gravinatti et al., 2018). Igualmente, em países da África, a presença do piolho-do-corpo está associada a condições precárias de higiene e à pobreza. Prevalências superiores a 50% de infecção de piolhos por *Bartonella quintana* foram observadas em certos contextos epidemiológicos, demonstrando que quanto menor o Produto Interno Bruto (PIB) desses países, maior a frequência de piolho-do-corpo com infecção por este agente (Sangaré et al., 2014).

Já o piolho-da-cabeça é mais prevalente entre crianças (6 a 8 anos), com surtos frequentes nas escolas, casuística observada também no Brasil, em Portugal e em países da África de língua portuguesa. As crianças sofrem tanto pela lesão causada pelo piolho como pela discriminação resultante da infestação. Por essa razão, programas educativos e de controle devem ser mantidos permanentemente em instituições de ensino. Como esperado, o piolho-do-púbis afeta principalmente adolescentes e adultos jovens.

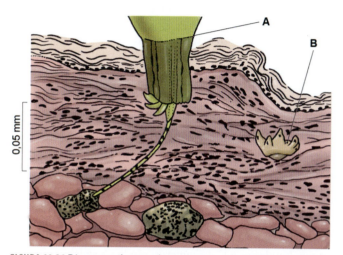

FIGURA 19.21 Diagrama ilustrando o mecanismo de alimentação de uma anoplura. **A.** Inicialmente, o piolho protrai o lábrum sobre a pele do hospedeiro e os dentes são projetados de modo a cortar o tecido. Em seguida, os estiletes são inseridos em um vaso sanguíneo, de onde o sangue é sugado. **B.** Vista lateral dos dentes evertidos.

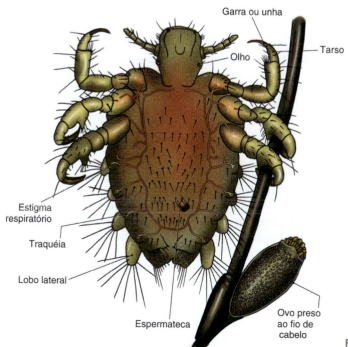

FIGURA 19.22 *Phthirus pubis* fêmea em vista dorsal.

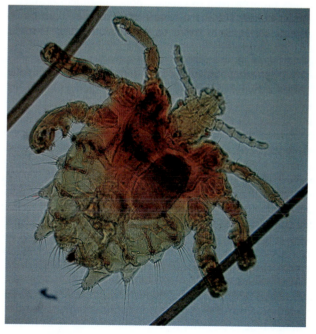

FIGURA 19.23 Piolho da região pubiana do ser humano, *Phthirus pubis*, fêmea, em vista dorsal, presa ao pelo pubiano. Fotografia de Henrique Navarro.

Pediculoses e ftiroses causam prurido persistente com irritação do couro cabeludo, da pele do tronco ou da região genital, que pode permanecer por vários dias em pessoas sensibilizadas. O prurido intenso facilita o estabelecimento de infecções secundárias, principalmente por estafilococos. Pediculoses de longa duração levam ao escurecimento e espessamento da pele, condição denominada *moléstia dos vagabundos*. Na pediculose da cabeça não tratada, os fios de cabelos ficam grudados pelo exsudato liberado das lesões, com o estabelecimento de fungos e eliminação de odor fétido. As manifestações clínicas podem incluir dermatite atópica, linfadenopatia e alopecia. As infestações maciças em crianças com deficiência nutricional podem levar à anemia ferropriva. O diagnóstico da pediculose e ftirose é feito pelo encontro e identificação do parasito.

Em todos os casos de pediculoses, é imprescindível examinar as pessoas de convívio com o paciente, com tratamento simultâneo de todos os infestados. No cuidado das infestações por piolhos-do-corpo, recomenda-se a fervura em água das roupas de vestir, de cama e banho a cada 2 dias. Em geral, essas medidas já são suficientes para a cura. Alternativamente, pode-se mergulhar a roupa do paciente por 2 horas em água fria com formol ou Lysoform®. Nos casos de piolhos-da-cabeça e do púbis, o tratamento exige maior dedicação, pois as lêndeas depositadas no hospedeiro são extremamente resistentes e protegem as ninfas em evolução no seu interior. Como a maioria dos piolhicidas não age sobre os ovos, novas ninfas estão sempre emergindo. Repetições do tratamento e a remoção física das lêndeas são recomendáveis. Além do tratamento químico, várias medidas podem ser associadas: (i) catação manual dos ectoparasitos com sua imediata destruição; (ii) aquecimento dos cabelos com secador comercial, por aproximadamente 10 minutos por dia, afetando o desenvolvimento das lêndeas; (iii) tricotomia completa da cabeça, medida muito eficaz, mas estigmatizante, ou cortes de cabelo muito curtos (máximo de 8 mm de comprimento), tornando o microclima desfavorável aos parasitos; (iv) aplicação de óleos, vaselina e cremes próprios para os cabelos, pois constituem obstáculos para a fixação das lêndeas e a movimentação dos insetos; (v) aplicação de solução salina nos cabelos, para promover a morte das lêndeas por exosmose. Em alguns países, está disponível no comércio um pente que imobiliza e mata os parasitos por meio de choque elétrico.

Vários produtos químicos com ação piolhicida são encontrados no mercado. Sua escolha deve ser criteriosa, considerando-se as condições físicas do paciente, pois aplicações inadequadas podem provocar acidentes fatais. Em casos não responsivos, deve-se considerar também a possibilidade de resistência dos piolhos à substância recomendada. Há, no mundo, piolhos resistentes a praticamente todos os tipos de princípios ativos; o tipo de resistência varia conforme a substância e seu histórico de uso regional (Burgess, 2004). Várias pesquisas sobre tratamentos alternativos, buscando a imunização do hospedeiro e novas moléculas, principalmente derivadas de extratos botânicos, estão em curso, com resultados promissores.

No tratamento tópico da pediculose da cabeça, pode-se aplicar permetrina a 1% creme (ação residual de 2 semanas) em toda a cabeça; deixar agir por 10 minutos, removendo-a com água. Se necessário, repetir uma ou duas vezes o tratamento com intervalos de 1 semana, para evitar reinfestações. Xampu semelhante de deltametrina a 0,02% pode ser aplicado da mesma maneira. A loção de malathion a 0,5%, de ação residual, tem boa ação pediculicida, com propriedade ovicida consistente. É muito empregada contra piolhos resistentes à permetrina, mas apresenta odor desagradável (Idriss; Levitt, 2009). O xampu à base de benzoato de benzila a 25% apresenta-se como uma alternativa para o controle de todos os tipos de pediculoses. Deve ser aplicado por três noites seguidas, repetindo-se o tratamento após 1 semana. Piolhicidas à base de lindano devem ser de uso restrito, pois esse princípio ativo é altamente tóxico e há várias linhagens de piolhos resistentes; repetições consecutivas do tratamento não são aconselháveis.

A ivermectina oral (200 mg/kg de peso, dose única), com repetição após 10 dias (Dourmishev et al., 2005), demonstra bons resultados, mas é contraindicada em grávidas, nutrizes, crianças com menos de 5 anos ou com peso inferior a 15 kg e pacientes com distúrbios neurológicos. Para adultos, em casos não responsivos a outros tipos de tratamentos, pode-se administrar sulfametoxazol-trimetoprima oral (400 a 80 mg), 3 vezes/dia, por 3 dias. A dose é repetida após 10 dias, associada à aplicação de permetrina 1%. A ftiríase pode ser tratada da mesma maneira que a pediculose da cabeça. Quando instalada nos cílios, aplicar pomada oftálmica oclusiva nas margens das pálpebras por 10 dias, removendo-se as lêndeas manualmente.

Percevejos

Estão reunidos na família Cimicidae (ordem Hemiptera) cerca de 90 espécies de pequenos percevejos sem asas que se alimentam de animais de sangue quente, primariamente aves e morcegos. As duas principais espécies que picam humanos, *Cimex lectularius* e *C. hemipterus*, são conhecidas como percevejos-de-cama. Esses insetos podem ser encontrados nas casas (camas e em telhados que abrigam morcegos) e no peridomicílio (p. ex., em galinheiros). Ambos são cosmopolitas, mas enquanto *C. lectularius* é encontrado primariamente em zonas temperadas, *C. hemipterus* é mais frequente nas zonas tropicais.

Do ponto de vista médico, a importância desses insetos se deve diretamente ao hematofagismo que exercem durante a noite, interrompendo um repouso adequado. Já foram encontrados naturalmente albergando mais de 45 patógenos, entre eles *Rickettsia rickettsii*, *Bartonella quintana* e *Trypanosoma cruzi*. Podem ser infectados experimentalmente com diversos agentes (vírus da febre amarela, vírus HIV humano, *Pasteurella pestis*, *Borrelia recurrentis*, *Leishmania tropica*, *L. donovani* e *T. cruzi*). No entanto, sua participação na transmissão de qualquer um dos agentes investigados não pode ser confirmada até o momento (Lai et al., 2016).

Os percevejos-de-cama são pequenos, cinza-avermelhados, ovalados e achatados dorsoventralmente (Figura 19.24). As asas são rudimentares, representadas por um par de escamas curtas e dorsais correspondentes ao primeiro par de asas de outros hemípteros. Quando em repouso, sua probóscida trissegmentada fica dobrada sob a cabeça, lembrando seus parentes barbeiros, hemípteros transmissores de *T. cruzi*. Têm olhos compostos conspícuos e antenas com quatro segmentos; os distais são muito mais afilados. Caracteristicamente, a reprodução desses insetos ocorre por meio de uma inseminação traumática. O macho perfura a parede abdominal da fêmea com seu órgão copulador e injeta o esperma na mesoespermalege, um componente do sistema paragenital da fêmea situado na hemocele, através da qual migra até os ovários, onde ocorre a fertilização dos oócitos maduros. O sistema genital é funcional apenas para postura dos ovos (Serra-Freire; Mello, 2006; Reinhardt; Siva-Jothy, 2007). Uma fêmea pode ser inseminada várias vezes após cada alimentação e botar cerca de 540 ovos em toda sua vida. O ciclo total, do ovo até a maturidade, leva 37 a 128 dias, podendo prolongar-se por muito mais tempo na dependência das condições ambientais e da disponibilidade de alimento. *Cimex lectularius* é ligeiramente menor em comprimento (cerca de 5 mm) que *C. hemipterus* (cerca de 6,6 mm), apresentando o protórax quatro vezes mais largo do que longo, com cerdas contendo rebarbas de um dos lados. Em *C. hemipterus*, o protórax é apenas duas vezes mais largo do que longo e suas cerdas são lisas.

Durante a noite, os percevejos saem de seus refúgios, em movimentação relativamente rápida, para sugar o sangue dos hospedeiros. São insetos hemimetábolos, com ciclo evolutivo compreendendo cinco estádios de ninfas (Figura 19.24). Adultos e ninfas são hematófagos, capazes de sobreviver a longos períodos em jejum. Os adultos, por exemplo, podem sobreviver até 18 meses sem repasto sanguíneo. O sangue é necessário para o desenvolvimento dos ovos e imprescindível para que ocorra o acasalamento.

Os insetos picam qualquer região do corpo, principalmente o rosto, o pescoço e os braços. A saliva é composta por substâncias vasodilatadoras, anticoagulantes e antiagregantes plaquetárias que lhes possibilitam vários repastos de longa duração (3 a 12 minutos). São *solenófagos*, introduzindo o fascículo (mandíbula e maxilas) na pele do hospedeiro para a aquisição do sangue diretamente dos vasos (Figura 19.25). Sua picada é praticamente indolor, mas o parasitismo pode resultar em pústulas, pápulas e vesículas eritematosas, especialmente após exposições repetidas (Reinhardt et al., 2009), que podem requerer tratamento com creme de corticosteroides e anti-histamínicos. Urticária, crises asmáticas e até mortes relacionadas com a picada dos percevejos já foram relatadas (Reinhardt; Siva-Jothy, 2007). As infestações crônicas podem causar distúrbios nervosos e deficiências de ferro. Manchas de sangue e fezes nas mobílias, bem como o cheiro adocicado desagradável do óleo secretado por suas glândulas torácicas, como defesa contra inimigos, indicam a presença de percevejos na casa.

Os percevejos-de-cama eram comuns até a década de 1940 e foram facilmente controlados com a melhoria dos hábitos higiênicos domiciliares e o surgimento de inseticidas de ação duradoura, como o dicloro-difenil-tricloroetano (DDT). A ocorrência desses insetos estava restrita às áreas rurais ou suburbanas, geralmente sob condições precárias (favelas, acampamento de obras civis). Entretanto, recentemente, o panorama mudou drasticamente. Ocorrem surtos em várias regiões desenvolvidas do mundo, inclusive em áreas urbanas. Encontram-se percevejos-de-cama em domicílios, hospitais, dormitórios escolares, hotéis e *resorts*, abrigando-se sob carpetes, assoalhos de madeira, mobílias, molduras de quadros e interruptores. Podem permanecer imóveis por muitos dias em seus refúgios, mas também são bastante ativos. Uma única fêmea fertilizada é suficiente para estabelecer uma nova colônia. Atualmente, nos EUA, os percevejos constituem praga em praticamente todos os estados, e milhões de dólares têm sido gastos em seu controle, substituições de mobiliários, ações litigiosas e tratamentos antialérgicos (Reinhardt et al., 2009).

O ressurgimento global dos percevejos tem sido atribuído ao desenvolvimento de resistência a vários inseticidas, maior deslocamento humano, comércio internacional e desconhecimento sobre sua importância ou mesmo de sua existência em muitas regiões (Lai et al., 2016). Em muitas localidades, sua disseminação ocorre por meio de morcegos frutívoros e insetívoros urbanos, dos quais se alimenta.

A implementação de hábitos higiênicos domiciliares (trocas semanais de roupas de cama e varrição diária das casas) e a limpeza dos abrigos dos animais domésticos são as melhores formas para o seu controle. O manejo dos morcegos e das aves

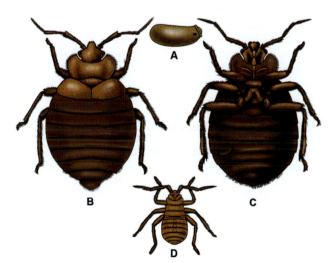

FIGURA 19.24 *Cimex lectularius* (percevejo-de-cama). **A.** Ovo. **B.** Macho em vista dorsal. **C.** Fêmea em vista ventral. **D.** Ninfa de primeiro estádio, em vista ventral. Adaptada de Busvine JR, 1980.

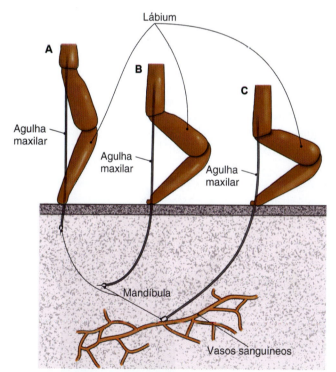

FIGURA 19.25 Diagrama ilustrando os estágios sucessivos da introdução do fascículo de *Cimex lectularius* na pele do hospedeiro. O lábium cilíndrico gera uma probóscida que abriga o fascículo ou estilete formado por um par de mandíbulas e um par de maxilas. **A.** O lábium dobra-se para trás enquanto o fascículo é introduzido no tecido do hospedeiro. **B.** O fascículo flexível curva-se durante o período de sondagem. **C.** O feixe maxilar penetra no lúmen do vaso, atuando como tubo salivar e de alimentação. A mandíbula confere rigidez ao sistema.

alojadas nos telhados das casas também deve ser realizado. Deve-se proceder a aplicação de inseticidas (piretroides, hormônios reguladores de crescimento e malathion, entre outros) nos locais em que os insetos são encontrados. Ressalta-se, entretanto, que nenhum dos inseticidas será efetivo se não forem adotadas medidas de controle integrado, incluindo higienização do ambiente e educação da população de modo a obter sua cooperação no combate ao cimicídeo.

Ácaros

A classe Arachnida é a maior e mais importante dentre os artrópodes pertencentes ao subfilo Chelicerata (dotados de quelíceras e pedipalpos, sem antenas ou asas). Abriga a subclasse Acari, cujos integrantes são, entre os aracnídeos, os que mais afetam a saúde dos humanos.

Acari, assim como Insecta, apresenta enorme diversidade de formas, hábitats e comportamento. O grupo inclui cerca de 55.000 espécies identificadas e estima-se a existência de mais 1 milhão delas. Muitas são de vida livre, encontradas em camadas orgânicas do solo, como fitófagos ou predadores. Entretanto, são os carrapatos e os ácaros produtores de sarna, além daqueles encontrados em produtos armazenados e em poeira domiciliar, os que mais se destacam pelas afecções diretas que causam aos humanos.

O grupo distingue-se por apresentar um cefalotórax fundido com o abdome, resultando em um corpo constituído de uma única peça, denominada *idiossoma* ou *corpo*, e uma região separada, o *gnatossoma* ou *capítulo*, no qual se situam os apêndices bucais. Esse arranjo dos tagmas gerou uma nomenclatura especial para as diferentes regiões do corpo, como mostra a Figura 19.26.

O *gnatossoma* é essencialmente um tubo pelo qual o alimento é conduzido para o esôfago, não devendo ser confundido com a cabeça de outros artrópodes, pois seu cérebro localiza-se no idiossoma. Em linhas gerais, os apêndices que compõem o gnatossoma são os palpos, as quelíceras (com movimento anteroposterior) e o *hipostômio* (Figura 19.27), estrutura resultante da fusão das coxas dos palpos, que se projeta para a região anterior. Esses apêndices variam em forma, tamanho e função, conforme os hábitos alimentares do grupo taxonômico (hematófagos, predadores, decompositores etc.). A cavidade oral abre-se internamente em uma faringe muscular, que age como bomba aspiradora. O tegumento apresenta áreas cobertas por camadas mais espessas, denominadas *escudos* ou *placas*, em diferentes regiões do idiossoma e são muito utilizadas no diagnóstico das espécies (Figura 19.28). Como regra geral, as larvas têm três pares de patas, enquanto ninfas e adultos têm quatro. As larvas distinguem-se ainda por não apresentarem abertura respiratória ou genital, e as ninfas pela ausência de abertura genital.

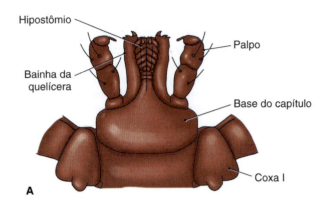

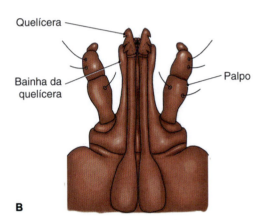

FIGURA 19.27 Aparelho bucal do carrapato. **A.** Vista ventral, mostrando o hipostômio com dentes. **B.** Vista dorsal, mostrando as quelíceras e a bainha da quelícera. Adaptada de James; Harwood, 1969.

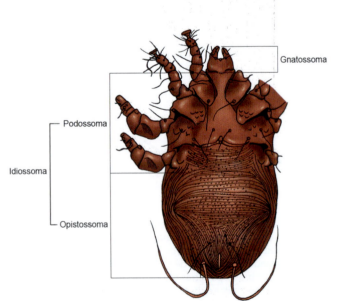

FIGURA 19.26 Esquema de um ácaro, em vista ventral, mostrando as principais divisões de seu corpo. Adaptada de Fain et al., 1984.

Ácaros hematófagos | Carrapatos

Os carrapatos são, depois dos mosquitos, os mais importantes vetores de doenças humanas. Superam todos os demais artrópodes em quantidade de agentes etiológicos que transmitem aos animais domésticos. Estão envolvidos na veiculação de vírus, bactérias, protozoários e helmintos, tanto para o ser humano como para animais. Há cerca de 900 espécies de carrapatos, reunidos na ordem Ixodida (= Metastigmata) e divididos basicamente em duas famílias: Ixodidae (carrapatos duros) e Argasidae (carrapatos moles). Uma terceira família, Nuttalliellidae, constituída de apenas uma espécie pouco conhecida, não será aqui considerada.

Os carrapatos diferem dos demais ácaros por serem maiores e por apresentarem hipostômio bem desenvolvido e dotado de dentes recorrentes, pelo qual se ancora no hospedeiro (Figura 19.28). Caracterizam-se também por terem o *órgão de Haller*, uma estrutura composta por um complexo de receptores de umidade, temperatura e olfato, situada dorsalmente no tarso I, essencial para a localização do hospedeiro. São ectoparasitos obrigatórios, hematófagos ou dependentes de fluidos orgânicos de vertebrados, determinando alterações orgânicas ou teciduais no hospedeiro, chamadas de *ixodidoses*.

Em Ixodidae, um escudo rígido recobre todo o idiossoma dos machos e apenas a parte anterior do idiossoma das fêmeas, conferindo dimorfismo sexual acentuado. O gnatossoma situa-se na parte terminal anterior e é visível dorsalmente; a placa espiracular situa-se posteriormente à coxa IV; o corpo é normalmente liso (Figuras 19.28 e 19.29A e B). Em jejum, o tamanho desses carrapatos varia entre 3 e 10 mm. Após o repasto sanguíneo, o tamanho dos machos pouco se altera, mas as fêmeas ingurgitadas podem alcançar mais de 20 mm e suas patas tornam-se, proporcionalmente, muito curtas. As larvas medem cerca de 1 mm e as ninfas, aproximadamente, o dobro. Realizam um repasto lento, com duração de até 10 dias em cada um dos estádios. A cópula, na maioria das espécies, ocorre sobre o hospedeiro, com introdução dos gametas masculinos na abertura genital da fêmea, com auxílio dos palpos e/ou quelíceras. A fêmea ingurgitada e fecundada desprende-se e cai do hospedeiro, faz a postura de ovos de modo contínuo, formando uma massa (comumente com mais de 1.000 ovos), morrendo a seguir. Os ixodídeos exibem moderada resistência ao jejum prolongado, ciclo vital concentrado, grande dispersão geográfica e elevada diversidade de espécies, incluindo aproximadamente 14 gêneros.

O padrão do ciclo biológico dos ixodídeos é semelhante ao dos demais ácaros: ovo, larva (muda), ninfa (muda) e adultos. Entretanto, a quantidade de hospedeiros que utilizam para

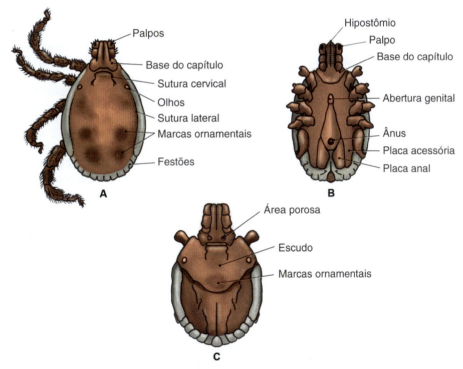

FIGURA 19.28 Esquema mostrando as estruturas básicas de carrapato ixodídeo. **A.** Macho em vista dorsal. **B.** Macho em vista ventral. **C.** Fêmea em vista dorsal. Nota-se o aparelho bucal terminal anterior, bem como o escudo que recobre toda a região dorsal do macho e apenas a região anterior do idiossoma da fêmea. Adaptada de Marquardt et al., 2000.

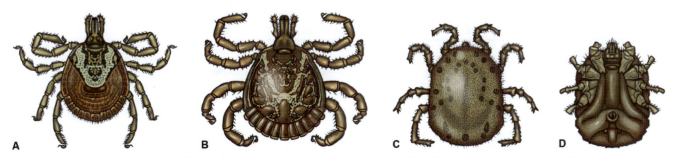

FIGURA 19.29 A e **B.** Carrapato ixodídeo *Amblyomma sculptum* (carrapato-estrela). Observa-se o aparelho bucal terminal anterior. **A.** Fêmea, com escudo dorsal restrito à região anterior. **B.** Macho, com escudo recobrindo todo o idiossoma. **C** e **D.** Carrapato argasídeo *Ornithodoros rostratus* (carrapato-do-chão). Observa-se o aparelho bucal ventral e o tegumento mamilonado. **C.** Vista dorsal. **D.** Vista ventral. Adaptada de Aragão; Fonseca, 1961.

completar o seu ciclo pode ser variável. O conhecimento dessa quantidade de hospedeiros é imprescindível para o planejamento de programas de controle ou a descrição epidemiológica do agente transmitido por eles. Com base nessa ideia, esses artrópodes são agrupados em: (i) *carrapatos de um hospedeiro*, quando todos os seus estágios se alimentam no mesmo hospedeiro, com as mudas ocorrendo sobre ele (p. ex., o carrapato de bovinos *Rhipicephalus microplus*); (ii) *carrapatos de dois hospedeiros*, cujas larvas e ninfas se alimentam em um mesmo hospedeiro, onde ocorre a primeira muda, mas a segunda muda ocorre fora dele e o adulto emergente procura um novo hospedeiro (p. ex., *Ixodes auritulus*); e (iii) *carrapatos de três hospedeiros*, em que cada estágio se desenvolve em um hospedeiro diferente, com as mudas ocorrendo fora deles (p. ex., *Amblyomma* spp., *Rhipicephalus sanguineus*) (Figura 19.30). Os carrapatos tendem a buscar hospedeiros de maior porte conforme se desenvolvem de larvas para adultos.

No Brasil, Ixodidae é representada pelos gêneros *Dermacentor* (uma espécie); *Rhipicephalus* (duas espécies); *Ixodes* (nove espécies), *Haemaphysalis* (três espécies) e *Amblyomma* (32 espécies) (Museu do Carrapato da Embrapa Gado de Corte, 2018). As espécies mais encontradas parasitando seres humanos pertencem ao gênero *Amblyomma*, em que *Amblyomma sculptum* (= *Amblyomma cajennense*; Nava et al., 2014) (Figuras 19.29 e 19.30), *A. aureolatum* e *A. ovale* são as mais importantes delas.

Os ixodídeos têm ampla distribuição e podem parasitar quase todos os grupos de animais. Em geral, os adultos, facilmente visualizados pelo tamanho avantajado, são removidos pelo ser humano muito antes do repasto se completar. Já as larvas e ninfas permanecem fixadas imperceptivelmente por vários dias, aumentando as chances de transmissão de agentes infecciosos. Sob esse aspecto, as formas imaturas são as epidemiologicamente mais importantes que os adultos. Em condições favoráveis, as fêmeas botam entre 6.000 e 8.000 ovos. Milhares de indivíduos imaturos, principalmente larvas, permanecem agregados ao ambiente e infestam maciçamente os hospedeiros que acidentalmente com elas contatam. Na América do Sul, *A. sculptum* e *A. aureolatum* são os vetores de *Rickettsia rickettsii*, agente da febre maculosa brasileira, e *A. ovale*, *A. triste* e *A. trigrinum* são vetores da febre maculosa produzida por *R. parkeri* e *R. parkeri* cepa Mata Atlântica (Faccini-Martínez et al., 2018). Nos EUA, onde a riquetsiose foi primeiramente descrita (febre maculosa das Montanhas Rochosas, produzida pela *R. rickettsii*), seus principais vetores são *Dermacentor andersoni*, *D. variabilis* e *A. americanum*. Já a febre maculosa causada por *R. parkeri* é transmitida por *A. maculatum*. *Rhipicephalus sanguineus*, carrapato urbano de cães, é frequentemente encontrado infectado com *R. rickettsii* (Gehrke et al., 2009; Silva et al., 2017), mas a linhagem que ocorre no Brasil raramente se alimenta em seres humanos. Em outras regiões do mundo, essa espécie é responsabilizada pela transmissão de riquétsias patogênicas para o ser humano, como *R. conorii*, *R. massiliae* e *R. rickettsii* (Palomar et al., 2013).

Em Portugal, 22 espécies de Ixodidae são conhecidas, muitas delas responsáveis pela transmissão de doenças. *Rickettsia conorii*, *R. slovaca*, *Borrelia afzelii*, *B. bissettii*, *B. burgdorferi* s.s., *B. lusitaniae*, *B. spielmanii* e *B. valaisiana* são os patógenos endêmicos transmitidos por carrapatos. As espécies de carrapatos de maior importância em termos de saúde pública, em Portugal, são *Rhipicephalus sanguineus*, vetor da febre escaro-nodular, produzida por *Rickettsia conorii* e *Ixodes ricinus* (Figura 19.31), vetor da borreliose de Lyme, produzida por *Borrelia burgdorferi* s.l. (Portugal, 2016).

Na África do Sul, mais de 80 espécies de Ixodidae foram registradas. *Amblyomma variegatum* (Figura 19.32) e *A. hebraeum* são vetores de *Rickettsia africae*, que produz a febre da picada do carrapato africano. *Haemaphysalis elliptica*, *H. leachi*, *Rhipicephalus sanguineus* e *Rhipicephalus simus* são os vetores de *R. conorii*, que produz uma doença febril associada à lesão no local da picada do carrapato, seguida de necrose tecidual (como uma mancha preta) no centro da lesão e linfadenopatia regional (Horak et al., 2018).

Hyalomma rufipes, *H. truncatum*, *Rhipicephalus evertsi evertsi* e *R. evertsi mimeticus* são vetores da febre hemorrágica de Crimeia-Congo, uma doença produzida por um vírus da família Bunyaviridae, endêmico no continente africano (Horak et al., 2018) e recentemente introduzido na Europa por carrapatos transportados em aves migratórias que sazonalmente deslocam-se entre esses países e continentes (Palomar et al., 2013).

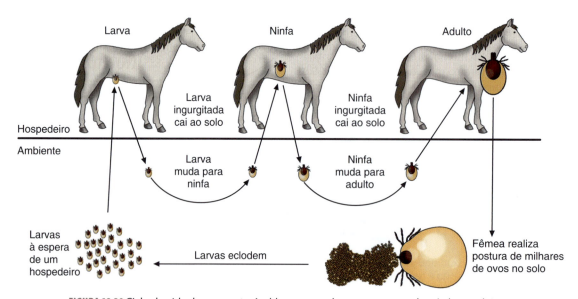

FIGURA 19.30 Ciclo de vida do carrapato *Amblyomma sculptum*, carrapato de três hospedeiros.

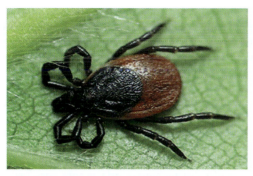

FIGURA 19.31 *Ixodes ricinus*, vetor da doença de Lyme, produzida por *Borrelia burgdorferi*, em Portugal. Reproduzida de Instituto Nacional de Saúde Doutor Ricardo Jorge, 2017, com autorização.

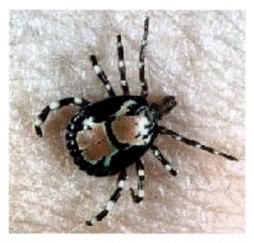

FIGURA 19.32 *Amblyomma variegatum*, vetor de *Rickettsia africae*, que produz a febre da picada do carrapato africano. Reproduzida de CDC, 2020b.

Em Argasidae, não há escudo dorsal. O gnatossoma situa-se ventralmente, não sendo visível dorsalmente. A placa espiracular situa-se entre as coxas III e IV e o corpo é geralmente rugoso (Figura 19.29 C e D). As larvas alimentam-se por 4 a 5 dias. As ninfas (três ou mais estádios) e os adultos alimentam-se de modo rápido, entre 10 e 30 minutos por vez, abandonando o hospedeiro em seguida. Tanto as ninfas quanto os adultos liberam um líquido coxal osmorregulador sobre o hospedeiro, ainda durante a alimentação, que pode atuar como veículo de agentes etiológicos. As fêmeas copulam e realizam várias posturas durante a vida, com pouco mais de 100 ovos em cada uma, geralmente entremeadas de repastos sanguíneos. Os argasídeos, carrapatos de hábitos noturnos, demonstram alta resistência ao jejum, ciclo vital longo, dispersão geográfica restrita e pequena diversidade de espécies. Os gêneros que ocorrem no Brasil são *Argas* e *Nothoaspis* (uma espécie cada um), *Antricola* (três espécies) e *Ornithodoros* (20 espécies) (Museu do Carrapato da Embrapa Gado de Corte, 2018). As espécies do gênero *Ornithodoros* são as que mais importunam humanos, pois suas picadas causam forte prurido, edema e ferimentos com cicatrização lenta. No Brasil, as mais frequentes relacionadas com esse tipo de episódio são *O. rostratus* e *O. brasiliensis* (carrapatos-do-chão), que vivem escondidos nos abrigos de seres humanos e animais. Mais recentemente, *O. rietcorreai*, encontrados em forros e telhados habitados por morcegos e aves, foi assinalado causando toxicose humana.

Em Portugal, três espécies de carrapatos argasídeos foram identificadas (*Argas vespertilionis*, *Ornithodoros maritimus* e *O. erraticus*) e, na África, 17 espécies são registradas, das quais *Argas reflexus*, *Ornithodoros graingeri*, *O. moubata*, *O. porcinus*, *O. savignyi* e *O. zumpti* são associadas a parasitismo humano (Manzano-Román et al., 2012).

Argasidae também tem importância na transmissão da febre recorrente transmitida por carrapatos (FRTC), uma infecção causada por espiroquetas do gênero *Borrelia* que pode acometer seres humanos e animais. Diferentes espécies de borrélias são reconhecidas como agentes etiológicos da FRTC ao redor do mundo. Na África, os carrapatos *Ornithodoros sonrai* e *O. moubata* são os vetores de *Borrelia crocidurae* e *B. duttoni*, respectivamente. No Mediterrâneo, os carrapatos do complexo *O. erraticus* são vetores de *B. hispanica*. Na América Latina, os dados históricos publicados durante a primeira metade do século XX reportam casos humanos de FRTC em que *O. rudis*, *O. talaje*, *O. furcosus* e *O. turicata* seriam os possíveis vetores de *B. venezuelensis*, *B. mazzottii* e *B. turicatae* (Faccini-Martínez et al., 2018). No Brasil, *B. turicatae* foi isolada de *O. rudis*, mas não existem casos humanos documentados da FRTC até o momento (Muñoz-Leal et al., 2018).

O carrapato, ixodídeo ou argasídeo, corta a pele do hospedeiro, com o auxílio das quelíceras, enquanto introduz o aparelho bucal na lesão. Os dentículos das quelíceras e do hipostômio, voltados para a região posterior, impedem o retrocesso das peças bucais (Figuras 19.27 e 19.33). Uma laceração extensa dos vasos sanguíneos é característica da alimentação dos carrapatos (telmófagos), mas não ocorre o afluxo do sangue para a superfície do ferimento. O ácaro inocula uma saliva que provoca histólise na derme, formando uma cisterna de alimentação para onde o sangue extravasa e de onde é sugado. Os ixodídeos secretam uma substância cementante

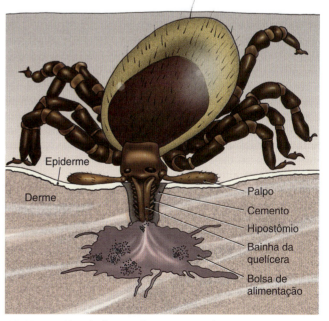

FIGURA 19.33 Sítio de fixação do carrapato. Observam-se o hipostômio e as quelíceras inseridos na derme, em contato com a bolsa de alimentação e fixados com auxílio de cemento secretado pelas glândulas salivares do carrapato. Notam-se também palpos sobre a derme. Adaptada de Marquardt et al., 2004.

que gera um cone em torno das peças bucais, auxiliando tanto na estruturação do canal alimentar quanto na sua fixação (Figura 19.33). Durante o período de fixação, o carrapato alterna a sucção do sangue do hospedeiro com a inoculação de sua saliva adicionada de líquido sanguíneo filtrado. Na prática, ocorre a devolução de parte do material previamente ingerido (70%), resultando na circulação de várias substâncias entre o artrópode e o hospedeiro. Mais do que qualquer outro artrópode hematófago, os carrapatos exibem uma diversidade de moléculas farmacologicamente ativas na saliva que torna possível desarmar as reações imunológicas dos hospedeiros vertebrados (Francischetti et al., 2010). São fármacos com propriedades anticoagulantes, vasoativas, anti-hemostáticas e imunomoduladoras, que auxiliam na fixação, na alimentação e no desprendimento do carrapato.

No ser humano, a doença atribuída aos carrapatos pode manifestar-se sob duas formas: *dermatoses ou toxicoses por picada de carrapato* e *paralisia por picada de carrapato* (do inglês, *tick paralysis*). A *dermatose/toxicose* decorre de forte ação irritativa local causada pela secreção salivar, com resposta inflamatória com afluxo de linfócitos e polimorfonucleares, resultando em edemas, ulcerações, pruridos e eczemas. Pedaços das peças bucais, retidos na ferida após a remoção forçada do carrapato, e infecções secundárias por bactérias podem também agravar a ixodidose. A hipomelania ou a hipermelania cutânea com prurido podem acontecer no ponto da picada, em resposta à permanência do gnatossoma como corpo estranho. A *paralisia*, ao que parece, decorre da ação de secreções tóxicas liberadas durante a alimentação do carrapato e, embora com baixa prevalência, ocorre em todas as regiões do mundo. Pode ser acompanhada de um quadro toxêmico generalizado, com elevação de temperatura e dificuldades na deglutição e respiração. Em geral, é prontamente revertida com a remoção do parasito. Nos EUA, a paralisia induzida por *Dermacentor andersoni* e *D. variabilis* em seres humanos alcança índice de letalidade próximo a 13%. No Brasil, há registros de paralisia induzida por *Amblyomma sculptum* e *Argas miniatus* em animais domésticos (Serra-Freire, 2009) e *Ornithodoros* sp. em camundongos. Em seres humanos, registram-se, pelo menos, dois casos de paralisia flácida regional. O primeiro é induzido por fêmea de *A. sculptum* fixada à axila, acometendo um dos braços; 24 horas após sua remoção, observou-se a regressão do quadro clínico (Serra-Freire, 2009). E o segundo é induzido por fases imaturas de carrapatos do gênero *Amblyomma*, em que a paciente demonstrou perda de força muscular, diminuição dos reflexos e acentuada ptose palpebral. Seis horas após a remoção do último carrapato, a ptose melhorou e, no dia seguinte, a paciente teve uma regressão quase total dos sintomas (Almeida et al., 2012).

O controle físico dos carrapatos reside em ampliar a resistência ambiental contra a sua proliferação. Deve-se proceder ao manejo do ambiente (podas, limpezas), possibilitando o aumento da incidência de raios solares, reduzir a densidade de potenciais hospedeiros e promover escovação da pele dos animais. Em área de risco, recomenda-se utilizar roupas claras e fechadas, como camisa de mangas longas e por dentro da calça, embebidas em solução repelente. Recomenda-se utilizar bota de cano alto, colocando a perna da calça comprida por dentro do calçado, fechando o encontro das duas peças com fita adesiva de dupla face. A remoção dos carrapatos da vestimenta pode ser feita com auxílio de fita adesiva. Ao retornar de caminhadas, realizar exame minucioso do corpo para retirada de eventuais carrapatos fixados. Em geral, a transmissão do agente infeccioso (riquétsias e borrélias) via saliva pode ocorrer após um período de fixação do carrapato na pele do hospedeiro, provavelmente induzida pelo calor. Desse modo, sua remoção precoce reduz o risco de infecção por agentes patogênicos transmitidos por ele.

O tratamento consiste basicamente na retirada do carrapato fixado, que pode ser feita da seguinte maneira: (i) com uso de pinça ou dedos limpos e protegidos, torcer o espécime em torno do próprio eixo longitudinal, até que ele se desprenda, sem tracioná-lo para arrancar; (ii) aplicar no local da picada uma infusão de fumo de rolo em água; a infusão possibilita que a nicotina se dissolva na água e está pronta para uso quando adquire a cor de chá mate; ou (iii) aplicar um repelente natural em torno do ponto de fixação, como, por exemplo, macerado de capim-gordura, infusão de capim-limão, de cinamomo ou cipó-caboclo. Recomenda-se não utilizar álcool, éter, brasa de carvão, chama de isqueiro ou de palito de fósforo para remoção do carrapato. Embora efetivos, esses procedimentos estimulam a liberação de saliva, complicando as lesões deixadas no hospedeiro. Se necessário, controlar o prurido pela reação irritativa da saliva com corticosteroide tópico e anti-histamínico oral.

Nos casos de parasitismo dos animais, pode-se recorrer ao controle químico no hospedeiro e no ambiente, utilizando-se compostos farmacológicos com diferentes princípios ativos, vias de aplicação e dosagens. Pesquisas sobre o controle biológico e vacinas para animais contra algumas espécies de carrapatos estão sendo desenvolvidas, com bons resultados. Em um futuro próximo, essas duas estratégias poderão ser associadas aos métodos convencionais de controle, reduzindo os riscos de contaminação ambiental e retardando o aparecimento de resistência aos fármacos disponíveis.

Outros ácaros hematófagos

Vários ácaros parasitos de animais sinantrópicos podem ser observados picando humanos em áreas metropolitanas de distintas regiões do mundo, o que desencadeia processos alérgicos (Diaz et al., 2010). São espécies de ácaros pequenos (0,6 a 1,2 mm), muito semelhantes morfologicamente aos carrapatos. Dentre eles, destacam-se algumas espécies cosmopolitas, como *Liponyssoides sanguineus* (= *Allodermanyssus sanguineus*) (Dermanyssidae), que se alimenta do sangue de roedores, e os parasitos de aves (piolho-de-galinha) *Dermanyssus gallinae* (Dermanyssidae) e *Ornithonyssus sylviarum* (Macronyssidae). As quelíceras estão modificadas em estruturas perfurantes-sugadoras, que acometem os capilares, possibilitando o rápido ingurgitamento do ácaro (Figura 19.34).

Nos EUA, *L. sanguineus* foi induzido a procurar novas fontes de alimentação após um processo de desratização de áreas urbanas, e os seres humanos tornaram-se uma opção satisfatória. Como consequência, surtos epidêmicos de riquetsiose variceliforme, causada por *Rickettsia akari*, passaram a ser registrados, pois normalmente o agente circula entre *L. sanguineus* e os roedores. Na Europa (Croácia) e na África (África do Sul), essa espécie já foi relacionada como vetora de *R. akari* (Akram;Tyagi, 2018).

Merecem também destaque os ácaros da família Trombiculidae, reconhecidos por terem o corpo recoberto por grande quantidade de cerdas em sua fase adulta. São predadores de outros artrópodes na fase adulta e de ninfa, mas suas larvas podem parasitar qualquer vertebrado, alimentando-se com

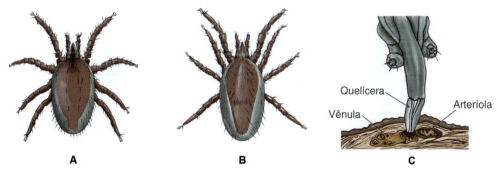

FIGURA 19.34 Ácaros hematófagos (piolhos-das-aves que eventualmente picam seres humanos). **A.** *Ornithonyssus sylviarum.* **B.** *Dermanyssus gallinae.* **C.** Aparelho bucal. Notam-se quelíceras penetrando na vênula. **A** e **B.** Adaptada de Marquardt, et al., 2000. **C.** Adaptada de James; Harwood, 1969.

auxílio de quelíceras em formato de lâminas. Eventualmente atacam humanos, provocando dermatite grave (Rey, 2001). São comuns nas regiões Norte e Centro-Oeste do Brasil. Na Europa, *Neotrombicula autumnalis* e *N. inopinata* estão relacionados com episódios de dermatite sazonal. Em outras áreas do mundo, os trombiculídeos são vetores de doenças causadas por riquétsias, como o tifo do mato, ocasionado pela *Orientia tsutsugamushi* (Sáenz et al., 2014).

Ácaros não hematófagos indutores de dermatoses e alergias

◆ Ácaros indutores de sarna

Sarna é uma dermatose inflamatória causada por ácaros não hematófagos, que acomete a epiderme e alguns anexos. Pode ser pruginosa e levar à formação de crostas. Serão considerados dois tipos de sarnas em seres humanos: *sarcóptica* e *demodécica*.

A *sarna sarcóptica* ou *escabiose* é determinada por *Sarcoptes scabiei* (Acari: Sarcoptidae), que infesta a pele do ser humano e de outros mamíferos. Cerca de 300 milhões de casos humanos ocorrem anualmente no mundo. Superlotação, imigração, higiene e estado nutricional precários, desabrigo, demência e contato sexual são fatores predisponentes à infestação que pode se alastrar rapidamente, constituindo agravo de saúde pública (Hicks; Elston, 2009). Os ácaros que causam a sarna sarcóptica nos diferentes animais são estruturalmente semelhantes a *S. scabiei*, que parasita seres humanos. Entretanto, representam raças biológicas ou subespécies diferentes, pois são incapazes de se instalar em outra espécie de hospedeiro que não aquela de sua procedência (Serra-Freire; Mello, 2006; Hicks; Elston, 2009). As variedades são designadas de acordo com o hospedeiro de procedência (p. ex., *S. scabiei* var. *canis*, *S. scabiei* var. *equi*, *S. scabiei* var. *bovis* etc.). Em seres humanos, essas variedades causam infestações autolimitadas e raramente formam galerias e pápulas, restringindo-se às regiões de contato com o animal infestado.

As fêmeas medem entre 0,30 a 0,35 mm de comprimento. Na face dorsal do corpo, há estrias paralelas interrompidas em certas porções por lobos triangulares de ápices agudos (Figuras 19.35 e 19.36A). Todas as patas são curtas, ultrapassando ligeiramente a borda do corpo; pré-tarsos I e II são longos, terminando em ventosas; patas III e IV com pré-tarso terminando com longas cerdas nas fêmeas e somente na pata IV dos machos. As fêmeas fecundadas perfuram a pele e escavam as galerias, nas quais farão a postura (Figura 19.37). As larvas emergem 4 a 5 dias após a postura e vão à superfície cutânea, onde se alimentam de líquidos teciduais e sofrem mudas. Os ácaros evoluem por dois estádios subsequentes de ninfas (*protoninfa* e *tritoninfa*), para finalmente alcançarem sua forma adulta, alimentando-se em todos os estágios de desenvolvimento. Os machos fecundam as fêmeas e um novo ciclo se inicia no mesmo ou em um novo hospedeiro. Cada fêmea realiza a postura de, aproximadamente, 200 ovos; até dois ciclos vitais podem ocorrer a cada mês. Esse crescimento exponencial da população é responsável pelo fácil alastramento dos ácaros em famílias, hospitais, escolas, estabelecimentos comerciais etc. Condição sanitária precária não é fator determinante da sarna, mas é fator condicionante para uma alta taxa de crescimento da população.

Sarcoptes scabiei produz uma dermatose contagiosa da pele ao perfurar e invadir a camada epidérmica em diferentes pontos, determinando lesões múltiplas cutâneas. Leva à sensibilização do indivíduo, com formação de vesículas e intenso prurido. A persistência e o aprofundamento das lesões podem ocasionar aumento do prurido, exsudação e endurecimento da área, com formação de crosta; infecções secundárias podem agravar o quadro clínico. O tronco é a região do corpo mais afetada, mas é possível acometer também braços e pernas. A transmissão ocorre pelo contato direto ou uso de roupas infestadas.

Em indivíduos com algum nível de comprometimento do sistema imune, em função da idade, terapia medicamentosa ou infecções imunodepressoras, pode ocorrer um quadro grave da escabiose, denominado *sarna crostosa* ou *norueguesa*. Nessa situação, há aumento significativo da população de ácaros, que produzem lesões com hiperqueratose disseminadas, tornando o indivíduo uma grande fonte de contágio. Um único paciente infestado pode constituir fonte de epidemia em hospitais ou instituições de abrigo.

Demodex folliculorum e *D. brevis* (Acari: Demodecidae) são parasitos que vivem e se alimentam de células da base dos folículos pilosos e das glândulas sebáceas, respectivamente, e apresentam distribuição global. São conhecidos como bioagentes da *sarna demodécica* ou *demodiciose* do ser humano. São ácaros pequenos (medem entre 0,1 e 0,4 mm de comprimento), de aspecto vermiforme, com cutícula do podossoma lisa, e do opistossoma, estriada transversalmente, conferindo aspecto anelado. Os quatros pares de patas são muito curtos e telescopados (Figuras 19.36B e 19.38).

282 Parasitologia Contemporânea

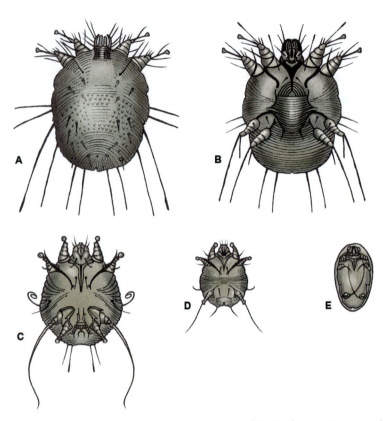

FIGURA 19.35 *Sarcoptes scabiei*. **A.** Fêmea em vista dorsal. **B.** Fêmea em vista ventral. **C.** Macho em vista ventral. **D.** Larva hexápode em vista ventral. **E.** Ovo maduro.

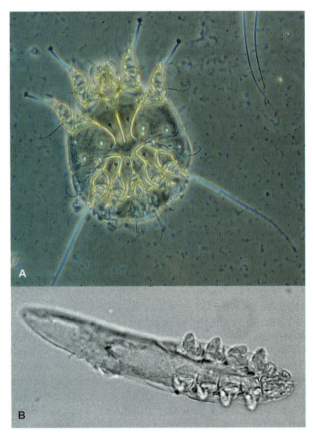

FIGURA 19.36 Ácaros produtores de sarna. **A.** *Sarcoptes scabiei* macho em vista ventral. Fotografia de Marcelo Campos Pereira. **B.** *Demodex* sp. Fotografia de Sandra Regina Alexandre.

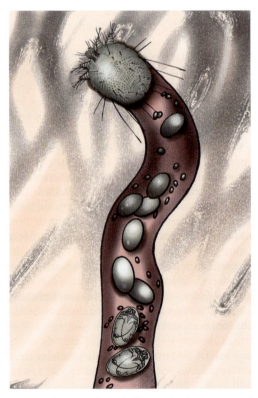

FIGURA 19.37 Túnel escavado pela fêmea de *Sarcoptes scabiei* para depósito de seus ovos. Adaptada de Faust; Russel, 1964.

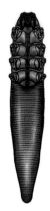

FIGURA 19.38 *Demodex folliculorum*, ácaro do folículo piloso.

Esses ácaros infestam principalmente o rosto, em especial o nariz e seu entorno, os cílios, a testa e a sobrancelha. Geralmente, sua presença é despercebida e, na maioria das vezes, produzem um pequeno inchaço e discreta queratinização. Entretanto, uma maior disponibilidade de alimento na derme, determinada pelos mais diferentes fatores (higienização inadequada, baixa imunidade, estresse, doença), pode resultar no aumento populacional dos artrópodes. Esse aumento está relacionado com maior produção de óleo pela pele, o que faz do sexo masculino o grupo mais acometido. Os ácaros podem, então, produzir prurido e inflamação, ocasionando a demodiciose. Grandes populações de *D. folliculorum* e *D. brevis* são encontradas em casos graves de acne rosácea, contribuindo para bloqueio de poros, reações inflamatórias e penetração de bactérias nas camadas mais profundas da pele. Casos de pitiríase, blefarite e terçol (hordéolo) também estão associados a grandes populações desses ácaros. Todo o ciclo ocorre no mesmo hospedeiro, em um período de 2 a 4 semanas. Os ovos são postos no fundo do bulbo ou das glândulas, onde, após a eclosão, as larvas se desenvolvem. Ninfas e adultos jovens vivem em camadas superiores e saem à superfície da pele, empurrados pelas secreções. Na superfície, acasalam-se e invadem novas áreas, reiniciando o ciclo.

O diagnóstico depende das características clínicas das lesões e do encontro do parasito em raspados de pele, observados por microscopia de luz. O controle dos ácaros causadores de sarna exige o tratamento do paciente, fonte de infestação. *Sarcoptes scabiei*, diferentemente de *D. folliculorum* e *D. brevis*, pode infestar o ambiente, fato que sugere medidas específicas, como ferver as roupas de uso pessoal e de cama (50 a 60°C), durante o tratamento do indivíduo, cuidando também de reduzir a umidade do ambiente. Em alguns casos que envolvem situação de saúde pública, pode-se aplicar produtos químicos no ambiente ou utilizar vaporizadores e vassoura de fogo.

O paciente com escabiose e as pessoas de seu convívio próximo, mesmo as assintomáticas, devem ser tratados simultaneamente para evitar reinfestações. Em caso de prurido, pode-se usar corticosteroide tópico e anti-histamínicos para atenuar os sintomas. Na ocorrência de infecções bacterianas secundárias, a antibioticoterapia específica pode ser necessária.

Para o tratamento tópico da escabiose, há vários medicamentos disponíveis no mercado (Dourmishev et al., 2005; Hicks; Elston, 2009; Idriss; Levitt, 2009). Os mais utilizados são:

- *Permetrina a 5%, creme*: escabicida de ação efetiva, que apresenta baixa toxicidade para mamíferos. É aplicado à noite, por 10 a 12 horas, e deve ser lavado após esse período. Repetir o tratamento após 1 semana. Pode ser utilizado em gestantes (com período de aplicação reduzido), lactantes e em crianças pequenas. Em alguns pacientes, pode ocorrer sensação de irritação ou ardência de curta duração
- *Enxofre precipitado a 5%*: veiculado em vaselina ou pasta d'água, que pode ser aplicado em todo o corpo, de modo semelhante ao da permetrina. Em adultos, pode ser usado na concentração de 10 a 20%. Repete-se o tratamento por 3 dias consecutivos. Pouco irritante, é indicado eletivamente para o tratamento de crianças, escabiose crostosa (norueguesa) e em pacientes refratários a outros tratamentos. Como desvantagem, tem cheiro desagradável, suja as vestimentas e pode causar alguma dermatite irritativa
- *Benzoato de benzila*: usado sob forma de loção a 10 a 25%, é aplicado em todo o corpo, abaixo do pescoço, por 3 dias consecutivos (24 horas de contato direto com a substância) e repetido após 1 semana. É efetivo, porém com frequência determina dermatite irritativa. O produto não é seguro para gestantes, lactentes e crianças com menos de 2 anos de idade. Como alternativa mais econômica, é bastante utilizado em países com recursos limitados.

Para o tratamento sistêmico, recomenda-se a administração de ivermectina oral (200 mg/kg de peso), preferencialmente à noite, em dose única para adultos e crianças acima de 5 anos (Dourmishev et al., 2005). Como a ivermectina não tem propriedade ovicida, sua meia-vida plasmática é de 36 horas e as ninfas podem emergir a cada 6 a 7 dias, a possibilidade de uma reinfestação é considerável. Assim, recomenda-se a repetição do tratamento duas ou três vezes, com intervalo de 1 semana. A ivermectina é contraindicada em grávidas, nutrizes, pacientes com distúrbios do sistema nervoso central e crianças com menos de 5 anos de idade ou com peso inferior a 15 kg. O tratamento da sarna crostosa ou norueguesa é o mesmo da escabiose comum, devendo, entretanto, ser repetido mais vezes, usando um queratolítico local.

Apesar do recente relato de resistência de *S. scabiei* à ivermectina, sua utilização para *D. folliculorum* parece ser eficiente. Na demodiciose papulopustular facial, semelhante à rosácea, a ivermectina oral associada à aplicação tópica de permetrina a 5% tem sido utilizada com sucesso (Dourmishev et al., 2005).

Nas dermatites causadas por ácaros parasitas de animais, do algodão e de cereais *Pyemotes tritici* (= *Pediculoides ventricosus*), pode-se aplicar permetrina a 5% e corticosteroide tópico, se necessário, excluindo-se naturalmente a fonte responsável pela infestação.

Ácaros de poeira e de produtos armazenados

Os ácaros fazem parte da biota de diferentes ecossistemas e estão adaptados para viver em ninhos, covas, alimentos estocados, resíduos de pelos e cutículas, bem como em líquidos orgânicos. Essa característica biológica coloca-os próximos do ser humano envolvendo-os, direta ou indiretamente, em doenças humanas. Estima-se que mais de 100 milhões de pessoas, em todo o mundo, são afetadas diretamente pelos chamados *ácaros de poeira domiciliar* e *ácaros de produtos armazenados*, aqui referidos como *ácaros do ecossistema domiciliar (AEDs)*. Constituem problema crescente de saúde pública, exigindo medidas de controle e profilaxia regionalizados em virtude de sua biodiversidade (Ezequiel et al., 2001; Colloff, 2009). Entretanto, o conhecimento sobre a biologia e ecologia dos AEDs ainda é incipiente.

Rinite, asma e dermatite são agravos comuns no ambiente antrópico, com participação preponderante de alergênios de AEDs. Entre 60 e 80% dos adultos e crianças com asma extrínseca têm resultados positivos em testes cutâneos para um ou mais aeroalergênios de ácaros; a gravidade da asma e o grau de hiper-reatividade brônquica relacionam-se positivamente com o nível de sensibilidade aos AEDs. Algumas afecções cutâneas, como dermatite atópica, urticária e outras dermatites, também podem estar associadas aos ácaros. Os elevados custos diretos e indiretos ligados às alergias, bem como seu impacto negativo na qualidade de vida do paciente, são bem significativos. As alergias provocadas por ácaros têm caráter sazonal, mas em algumas regiões, como nas áreas de clima tropical, podem se manter uniformemente distribuídas ao longo do ano.

AEDs pertencem, principalmente, às famílias Pyroglyphidae, Glycyphagidae, Acaridae, Chortoglyphidae e Cheyletidae (Thomas et al., 2010). Seus antígenos são constituídos, sobretudo, por *resíduos fecais* e estruturas do corpo (cadáveres, cerdas e fragmentos de cutícula). Em algumas espécies, a saliva também contém alergênios importantes, inoculados na pele através de picada ocasional ou ingeridos junto a alimentos pré-digeridos pelos ácaros. Os antígenos dispersam-se pelos nichos existentes nas residências, como colchões, travesseiros, tapetes, sofás, roupas e produtos armazenados. Quartos, salas e cozinhas são os ambientes com maior ocorrência das reações respiratórias e cutâneas (Ezequiel et al., 2001). Do ponto de vista clínico-epidemiológico, os AEDs são divididos em dois grandes grupos: ácaros da poeira domiciliar e ácaros de produtos armazenados. Algumas espécies podem ser encontradas nos dois agrupamentos.

Os *ácaros da poeira* alimentam-se de descamações de pele humana e animal, fungos, penas e matéria orgânica em decomposição. Estão relacionados com rinite, rinoconjuntivite, sinusite e asma. Algumas espécies podem picar o ser humano, provocando dermatites. As espécies mais frequentes associadas a esses episódios são: *Dermatophagoides pteronyssinus* (Figuras 19.39 a 19.41), *D. farinae*, *Blomia tropicalis* (Figuras 19.40 e 19.41), *Chortoglyphus arcuatus*, *Suidasia pontifica*, *Cheyletus malaccensis* (Figura 19.40), *Tyrophagus putrescentiae* (Figura 19.40) e *Tarsonemus* sp. (Ezequiel et al., 2001; Thomas et al., 2010).

Os *ácaros de produtos armazenados* estabelecem-se nos substratos, segundo um processo de sucessão ecológica de populações. São categorizados como ácaros primários, secundários e terciários. Normalmente, são introduzidos em um determinado ambiente por pessoas (por meio do vestuário),

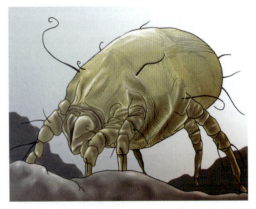

FIGURA 19.39 *Dermatophagoides* sp., ácaro da poeira doméstica.

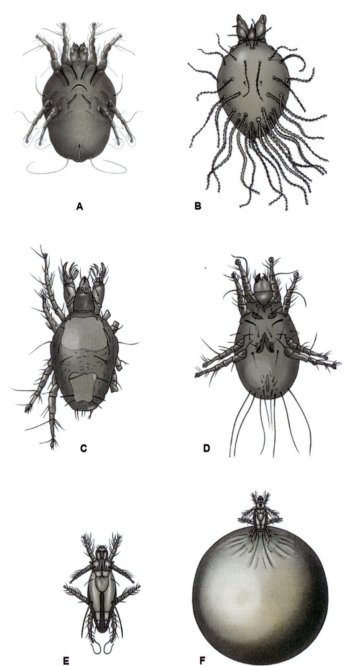

FIGURA 19.40 Ácaros do ecossistema doméstico. **A.** *Dermatophagoides pteronyssinu*. **B.** *Blomia tropicalis*. **C.** *Cheyletus malaccensis*. **D.** *Tyrophagus putrescentiae*. **E.** *Pyemotes tritici* (= *Pediculoides ventricosus*). **F.** *Pyemotes tritici* fêmea, grávida. **A.** Adaptada de Fain et al., 1990. **B.** Adaptada de Flechtmann, 1986. **C.** Adaptada de Summers; Price, 1970. **D.** Adaptada de Fain et al., 1990.

insetos, roedores ou aves. Os *ácaros primários* são os colonizadores de produtos de origem biológica estocados pelo ser humano (grãos, farelos, frutas secas, queijos, embutidos, carne seca, bulbos, raízes etc.). Para uma pré-digestão, os ácaros inoculam saliva nesses produtos. A saliva, juntamente a suas fezes e cutícula, pode ser ingerida pelo ser humano e desencadear gastrenterite, acompanhada ou não de febre e dor. Além disso, os ácaros podem causar dermatites por picadas ocasionais, como ocorre na *sarna dos especieiros* causada por *Tyrophagus putrescentiae*. Quadros respiratórios podem

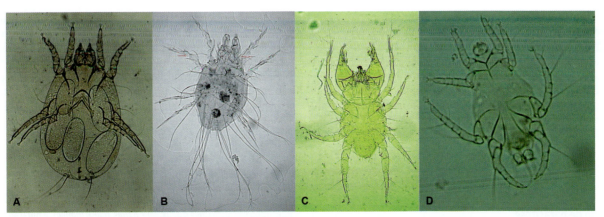

FIGURA 19.41 Ácaros do ecossistema doméstico. **A.** *Dermatophagoides pteronyssinus* fêmea, com ovos em vista ventral. **B.** *Blomia tropicalis* fêmea em vista dorsal. **C.** *Cheyletus fortis* macho. **D.** *Pyemotes tritici* macho em vista ventral. Fotografias de Gilberto Salles Gazêta.

também ser observados. Em mercados e locais de beneficiamento de alimentos, é possível acarretar manifestações clínicas nos trabalhadores, tidas como *doenças ocupacionais*. Uma vez estabelecida a colônia, os ácaros são distribuídos junto aos produtos, entrando nas residências. No Brasil, em torno de 14 espécies podem compor a fauna dos ácaros primários; os mais comuns são: *Acarus siro, T. putrescentiae, Aleuroglyphus ovatus, Suidasia pontifica, S. nesbitti, Glycyphagus domesticus, Blomia tropicalis* (Binotti et al., 2001).

Os *ácaros secundários* são predadores ou parasitos que se alimentam da fauna colonizadora primária (Acari e Insecta). No Brasil, as principais espécies são *Pyemotes tritici, Cheyletus malaccensis, C. fortis* (Figura 19.41C) e *Tarsonemus* sp. (Binotti et al., 2001). Na dependência da sensibilidade do indivíduo, seus antígenos podem desencadear febre, distúrbios intestinais, cefaleia e dispneia. As picadas de *P. tritici* produzem dermatites, muitas vezes referidas como *sarna dos cereais* ou *sarna dos grãos* (Figuras 19.40D e E e 19.41D).

Os *ácaros terciários* alimentam-se de matéria orgânica em decomposição e fungos, normalmente oriundos da atividade das faunas primária e secundária. Entre eles, encontram-se *Fuscuropoda* sp. e diferentes espécies de Oribatida. A maior importância desses ácaros é servir como hospedeiro intermediário de helmintos, que podem completar seu ciclo quando o artrópode infestado é ingerido pelo ser humano. A existência dos ácaros de produtos armazenados é, muitas vezes, percebida de maneira indireta, por meio de manifestações clínicas em animais domésticos ou óbitos de animais jovens em decorrência da ingestão de alimentos contaminados, especialmente rações.

Vários estudos epidemiológicos indicam *Dermatophagoides pteronyssinus* como a espécie mais importante dentre os AEDs (Colloff, 2009). Apresenta ampla distribuição mundial, sobrevivendo em uma variedade de condições mesoclimáticas, pois está adaptada a um nicho bem definido, no qual as condições microclimáticas e a disponibilidade de alimento são estáveis: ninhos de aves e mamíferos, bem como nichos humanos (cama, sofá, guarda-roupa). Dentre as 12 principais espécies de AEDs, *D. pteronyssinus* compreende 87,5% dos ácaros encontrados na poeira, com abundância média de 186,2 ácaros por grama de poeira. Esses valores são muito superiores aos observados em outras espécies de importância epidemiológica, como *D. farinae, B. tropicalis, C. arcuatus, G. domesticus* e *T. putrescentiae.*

As populações de ácaros podem ser geno e fenotipicamente diferentes. Mesmo para espécies amplamente distribuídas e de reconhecida importância na indução de alergias, como *D. pteronyssinus*, os epítopos podem variar significativamente, indicando a necessidade de vacinas dessensibilizantes regionalizadas (Ezequiel et al., 2001; Colloff, 2009).

A melhoria da qualidade vida do paciente com alergia aos AEDs requer o diagnóstico precoce (Figueira Jr. et al., 2006; Sánchez-Borges et al., 2005). O controle das alterações dermatológicas e respiratórias provocadas por AEDs depende do controle da população desses ácaros. Temperaturas entre 18 e 30°C e umidade relativa do ar variando de 65 a 85% são altamente favoráveis à multiplicação dos AEDs.

Em sua maioria, os ácaros são delicados, exibindo uma cutícula fina, e bastante dependentes das condições meso e microclimática (Colloff, 2009). Assim, várias técnicas e equipamentos foram desenvolvidos para o controle desses artrópodes, tendo como base a elevação de temperatura e a redução da umidade relativa do domicílio. O aquecimento a 60°C, por aproximadamente 10 minutos, mata todos os ácaros presentes em produtos armazenados. O emprego de nitrogênio líquido para o controle dos AEDs, embora de alta eficiência, esbarra na pouca facilidade para a sua aquisição e utilização.

Algumas medidas simples são preconizadas: manter o ambiente arejado, usar tecidos que não retenham umidade; trocar, lavar (preferencialmente com água quente ou vaporizadores) e passar as roupas periodicamente antes de seu uso; vedar frestas de pisos e paredes; remover objetos que possam reter umidade (carpete, cortina); consertar vazamentos de tubulações e telhados; utilizar aparelhos que aqueçam e façam convecção natural de corrente de ar em mobiliários ou próximos às paredes úmidas; usar capas impermeáveis em colchões, travesseiros e sofás.

A retirada de fontes de alimentação para os ácaros ou o que impeçam o acesso deles a essas fontes são práticas que devem ser garantidas. Os fungos disponíveis no ambiente constituem importante alimento para os ácaros; a utilização de fungicidas em móveis, paredes e assoalhos, como o metil-hidroxibenzoato, em solução a 5%, limita o desenvolvimento dos AEDs. Manter os produtos alimentícios bem acondicionados, em potes vedados, em locais secos e de baixa temperatura, assim como não comer em cama ou sofá, também reduzem o estabelecimento de colônias. Além disso, os antígenos dos AEDs devem ser removidos com pano úmido, com ou sem produtos químicos. O uso de aspirador de pó só é recomendado quando o filtro utilizado evita, completamente, a dispersão dos antígenos, como é caso dos aspiradores que utilizam uma cortina de água como filtro. Alimentos infestados não devem ser simplesmente atirados ao lixo; o produto deve ser previamente aquecido em alta temperatura no forno ou exposto ao sol forte em recipientes bem fechados.

Alguns princípios ativos e técnicas de aplicação (fumigação ambiental, tratamento de tecidos e aspersão sobre grãos) têm sido recomendados para o controle de AEDs. Entretanto, a orientação mais constante é a utilização das medidas físicas e biológicas. O desenvolvimento de novos medicamentos para o seu controle tem sido lento, devido a dificuldades relacionadas principalmente com a biodiversidade dos AEDs e os diferentes níveis de resistência que as espécies possam manifestar quanto aos produtos.

PARASITOLOGIA EM FOCO

Delírio de parasitose

Delírio de parasitose (DP) ou *ilusão de parasitose*, também conhecido como *síndrome de Ekbom*, é um transtorno psiquiátrico caracterizado pela firme convicção do paciente de que seu corpo está infestado por parasitos, geralmente insetos invisíveis (Donabedian, 2007; Hinkle, 2010), a despeito da falta de qualquer evidência. Embora o DP não seja um problema entomológico, é provável que continue sendo uma questão para a entomologia (Hinkle, 2010). Seu tratamento é difícil e constitui um desafio multidisciplinar.

O transtorno é classificado como *DP primário* quando não tem origem em qualquer outra doença ou *DP secundário* quando associado a problemas de saúde diversos, como, por exemplo, acidente vascular cerebral, hanseníase, neuropatia periférica, perda da acuidade visual, hipersensibilidades, uso abusivo de drogas ilícitas (cocaína, anfetaminas) e diversas doenças psiquiátricas (depressão, ansiedade, paranoia, transtorno bipolar) (Boggild et al., 2010; Hinkle, 2010). Não deve ser confundido com acarofobia (medo de ácaros) ou entomofobia (medo de insetos).

Nos diversos estudos retrospectivos realizados nos últimos anos, as descrições de casos com DP são bastante similares. O sintoma primário é um prurido cutâneo ou sensação de formigamento que faz com que o paciente tente remover o suposto parasito da pele sã, de pequenas escoriações ou mesmo de ulcerações graves. Na operação, pode utilizar unhas, dentes, agulhas, tesouras, canivetes e todos os tipos de instrumentos pontiagudos. É possível manifestar alucinações táteis ou visuais, descrevendo movimentos e atividades dos parasitos na pele. São comuns descrições como: "os parasitos estão 'entrando' pelo meu nariz e boca", "'andam' pelo meu corpo" ou "'escavam e penetram' minha pele". O paciente frequentemente traz consigo uma coleção de caixas de fósforos, fitas adesivas, frascos ou sacos plásticos contendo fiapos de tecidos, fragmentos de pele ou outros resíduos e informam que ali se encontram os parasitos capturados. Entretanto, exames microbiológicos ou entomológicos da coleção nada detectam. Esse comportamento é conhecido como *sinal ou síndrome da caixa de fósforos*.

O paciente mostra-se incrédulo quanto ao diagnóstico e insiste na prescrição de medicamentos para a cura da suposta infestação. Seu histórico remete a uma série de consultas com diferentes especialistas, utilização de uma variedade de modalidades terapêuticas e de produtos aplicados no ambiente, sem resultado duradouro. Cada vez mais ansioso, pode hostilizar aqueles que negam a sua condição de infestado. Tentativas de tratamento, com lavagens e desinfecção repetidas da pele ou remoção frenética do suposto parasito, podem causar fenômenos secundários, não raramente resultando em automutilação.

A prevalência do DP não é conhecida, mas ocorre em todas as regiões do mundo (Boggild et al., 2010). O DP manifesta-se principalmente entre a 5ª e 6ª décadas de vida, e é mais comum entre as mulheres. Acomete todas as classes sociais, nas diferentes culturas; alguns pacientes são médicos, estudantes de medicina, inclusive psicólogos (Amato Neto et al., 2007; Donabedian, 2007). Outros membros da família do paciente podem, por sugestão, compartilhar o transtorno psicótico (*folie à deux, folie à trois, folie à famille*). A duração média dos sintomas normalmente é bastante prolongada, 2 ou 3 anos, ou mais.

Em geral, o paciente com DP tem certeza sobre a fonte de sua infestação: um vizinho desleixado, um gato que adentrou sua moradia, um banho em determinado lago, ingestão de uma fruta não lavada etc. (Hinkle, 2010). Não raramente, o paciente toma seus animais como fonte de infestação parasitária (Larsson et al., 2000), conduzindo-os a sucessivos tratamentos de infestações inexistentes. Em casos extremos, se desfazem ou sacrificam o animal. Essa situação é frustrante para os veterinários, microbiologistas e parasitologistas, que são obrigados a examinar todo e qualquer tipo de material que recebem em busca dos organismos infestantes. Deve-se proceder uma seleção criteriosa do material a ser "testado", a fim de reduzir a carga de trabalho do laboratório.

Os custos da doença para o paciente são elevados. Há um sofrimento real engendrado pela forte crença em sua doença sem validação médica; diagnósticos autofinanciados e uso abusivo de medicamentos; limitações autoimpostas, com rompimento de relações afetivas e sociais; ausências no trabalho ou perda de emprego. Familiares e amigos devem ser esclarecidos sobre a natureza não infecciosa do DP.

DP é um tipo de transtorno que, além dos psiquiatras, especialistas em doenças infecciosas, clínicos, dermatologistas, veterinários, biólogos e entomologistas devem conhecer. Os profissionais das diferentes áreas que interagem diretamente com o paciente ficam na delicada posição de fornecer o diagnóstico negativo, recomendar uma consulta psiquiátrica ou visita a médicos familiarizados com a administração de medicações psicotrópicas. O paciente tende a recusar as evidências e orientações, rompe com o profissional e seu estado psicológico pode agravar-se. Paciência e empatia são fundamentais para a condução do tratamento, e estratégias específicas precisam ser traçadas (Hillert et al., 2004; Donabedian, 2007; Ahmad; Ramsay, 2009). Cursos ou eventos focados nesse tipo de condição vêm sendo recomendados para divulgar as informações disponíveis sobre essa doença (Amato Neto et al., 2007).

Referências bibliográficas

Ahmad K, Ramsay B. Delusional parasitosis: Lessons learnt. Acta Derm Venereol. 2009;89:165-8.

Amato Neto V, Amato JG, Amato VS et al. Ekbom Syndrome (delusory parasitosis): Ponderations on two cases. Rev Inst Md Trop Sao Paulo. 2007;49:395-6.

Boggild AK, Nicks BA, Yen L et al. Delusional parasitosis: Six-year experience with 23 consecutive cases at an academic medical center. Int J Infect Dis. 2010;14:e317-e321.

Donabedian H. Delusions of parasitosis. Clin Infect Dis. 2007;45:e131-e134.

Larsson CE, Otsuka M, Balda AC. Delusions of parasitosis (acarofobia): Case report in São Paulo (Brazil). An Bras Dermatol. 2000;75:723-8.

Hillert A, Gieler U, Niemeier V et al. Delusional parasitosis. Dermatol Psychosom. 2004;5:33-5.

Hinkle NC. Ekbom Syndrome: The challenge of "invisible bug" infestations. Annu Rev Entomol. 2010;55:77-94.

Referências bibliográficas

Almeida RA, Ferreira MA, Barraviera B et al. The first reported case of human tick paralysis in Brazil: A new induction pattern by immature stages. J Venom Anim Toxins Incl Trop Dis. 2012;18:459-61.

Aragão H, Fonseca F. Notas de Ixodologia VIII. Lista e chave para os representantes da fauna ixodológica brasileira. Mem Inst Oswaldo Cruz. 1961;59:115-48.

Araújo A, Ferreira LF, Guidon N et al. Ten thousand years of head lice infection. Parasitol Today. 2000;16:269.

Akram SM, Tyagi I. Rickettsia Akari (Rickettsialpox) [Updated 2017 Oct 13]. In: StatPearls [Internet]. Treasure Island (FL): StatPearls Publishing, 2018. Disponível em: https://www.ncbi.nlm.nih.gov/books/NBK448081/. Acesso em: jul. 2020.

Aksoy S, Buscher P, Lehane M et al. Human African trypanosomiasis control: Achievements and challenges. PLoS Negl Trop Dis. 2017;11:e0005454.

Binotti RS, Muniz JRO, Paschoal IA et al. House dust mites in Brazil – an annotated bibliography. Mem Inst Oswaldo Cruz. 2001;96:1177-84.

Bitam I, Dittmar K, Parola P et al. Fleas and flea-borne diseases. Int J Infect Dis. 2010;14:e667-e676.

Burgess IF. Human lice and their control. Annu Rev Entomol. 2004;49:457-81.

Busvine JR. Insects e hygiene: The biology and control of insect pests of medical and domestic importance. 3. ed. London: Chapman and Hall, 1980 p 568

Centers for Disease Control and Prevention (CDC). Sleeping Sickness. Disponível em: https://www.cdc.gov/parasites/sleepingsickness. Acesso em: jul. 2020a.

Centers for Disease Control and Prevention (CDC). Ticks. Disponível em: https://www.cdc.gov/dpdx/ticks/index.html. Acesso em: ago. 2020b.

Colloff MJ. Dust mites. Amsterdam: Springer, 2009. p. 448.

Curtis SJ, Edwards C, Athulathmuda C et al. Case of the month: Cutaneous myiasis in a returning traveller from the Algarve: First report of tumbu maggots, *Cordylobia anthropophaga*, acquired in Portugal. Emerg Med J. 2006;23:236-7.

Diaz JH. Mite-transmitted dermatoses and infectious diseases in returning travelers. J Travel Med. 2010;17:21-31.

Dourmishev AL, Dourmishev LA, Schwartz RA. Ivermectin: Pharmacology and application in Dermatology. Int J Dermatol. 2005;44:981-8.

Eisele M, Heukelbach J, Van Marck E et al. Investigations on the biology, epidemiology, pathology and control of *Tunga penetrans* in Brazil: I. Natural history of tungiasis in man. Parasitol Res. 2003;90:87-99.

Ezequiel OS, Gazêta GS, Amorim M et al. Evaluation of the acarofauna of the domiciliary ecosystem in Juiz de Fora, state of Minas Gerais, Brazil. Mem Inst Oswaldo Cruz. 2001;96:911-6.

Faccini-Martínez AA, Oliveira SV, Cerutti Jr C et al. Febre maculosa associada à escara de inoculação no Brasil: Condutas de vigilância epidemiológica, diagnóstico e tratamento. J Health Biol Sci. 2018;6:299-312.

Fain A, Guerin B, Hart BJ. Mites and allergic disease. Nancy: Allerbio Varennes en Argonne, 1990. p. 1998.

Fain A, Lukoschus FS, Cudmore WW et al. Two new Myocoptidae (Acari, Astigmata) from North American rodents. J Parasitol. 1984;70:126-30.

Faust EC, Russel PF. Clinical parasitology. 7. ed. Philadelphia: Lea & Febiger, 1964. p. 1099.

Feldmeier H, Heukelbach J, Ugbomoiko US et al. Tungiasis–a neglected disease with many challenges for global public health. PLoS Negl Trop Dis. 2014;8:e3133.

Figueira Jr E, Ezequiel OS, Gazêta GS. A importância da rinite alérgica na etiologia da respiração bucal. HU Rev. 2006;32:71-6.

Flechtmann CHW. Ácaros de produtos armazenados e na poeira domiciliar. Piracicaba: Fundação de Estudos Agrários Luiz de Queiroz, 1986. p. 97.

Francischetti IMB, Sá-Nunes A, Mans BJ et al. The role of saliva in tick feeding. Front Biosci. 2009;14:2051-88.

Gehrke FS, Gazeta GS, Souza ER et al. *Rickettsia rickettsii, Rickettsia felis* and *Rickettsia* sp. TwKM03 infecting *Rhipicephalus sanguineus* and *Ctenocephalides felis* collected from dogs in a Brazilian spotted fever focus in the State of Rio de Janeiro, Brazil. Clin Microbiol Infect. 2009;15:267-8.

Gravinatti ML, Faccini-Martínez ÁA, Ruys SR et al. Preliminary report of body lice infesting homeless people in Brazil. Rev Inst Med Trop Sao Paulo. 2018;60:e9.

Gomes L, Von Zuben CJ. Forensic Entomology and main challenges in Brazil. Neotrop Entomol. 2006;35:1-11.

Guimarães JH, Papavero N. Myiasis in man and animals in the Neotropical Region. Bibliographic database. São Paulo: Plêiade, 1999. p. 308.

Heukelbach J, Wilcke T, Harms G et al. Seasonal variation of tungiasis in an endemic community. Am J Trop Med Hyg. 2005;72:145-9.

Hicks MI, Elston DM. Scabies. Dermatol Ther. 2009;22:279-92.

Horak IG, Heyne H, Williams R et al. The Ixodid Ticks (Acari: Ixodidae) of Southern Africa. New York: Springer, 2018. p. 702.

Idriss S, Levitt J. Malathion for head lice and scabies: Treatment and safety considerations. J Drugs Dermatol. 2009;8:715-20.

Instituto Nacional de Saúde Doutor Ricardo Jorge. Ixodídeos removidos de humanos e agentes infeciosos detetados no âmbito da Rede de Vigilância de Vetores (REVIVE), 2011-2015. 14 jun. 2017. Disponível em: http://www.insa.min-saude.pt/artigo-ixodideos-removidos-de-humanos-e-agentes-infeciosos-detetados-no-ambito-da-rede-de-vigilancia-de-vetores-revive-2011-2015/. Acesso em: ago. 2020.

James MT, Harwood RT. Herms's Medical Entomology. 6. ed. New York: Macmillan, 1969. p. 484.

Kuria SK, Kingu HJ, Villet MH, Dhafalla A. Human myiasis in rural South Africa is under-reported. S Afr Med J. 2015;105:129-33.

Lai O, Ho D, Glick S et al. Bed bugs and possible transmission of human pathogens: A systematic review. Arch Dermatol Res. 2016;308:531-8.

Li W, Ortiz G, Fournier PE et al. Genotyping of human lice suggests multiple emergencies of body lice from local head louse populations. PLoS Negl Trop Dis. 2010;4:e641.

Manzano-Román R, Díaz-Martín V, de la Fuente J et al. Soft ticks as pathogen vectors: Distribution, surveillance and control. In: Shah MM (Ed.). Parasitology. Rijeka: InTech, 2012. p. 125-62.

Marquardt WC, Demaree Jr RS, Grieve RB. Parasitology and vector biology. 2. ed. London: Academic Press, 2000.

Marquardt WH, Black IV WC, Freier JE et al. Biology of disease vectors. 2. ed. London: Academic Press, 2004. p. 81.

Muñoz-Leal S, Faccini-Martínez ÁA, Costa FB et al. Isolation and molecular characterization of a relapsing fever *Borrelia* recovered from *Ornithodoros rudis* in Brazil. Ticks Tick-Borne Dis. 2018;9:864-71.

Museu do Carrapato da Embrapa Gado de Corte. Espécimes de carrapatos descritos no Brasil e depositados na coleção até o presente momento. Campo Grande: Embrapa Gado de Corte, 2018. p. 50.

Nava S, Beati L, Labruna MB et al. Reassessment of the taxonomic status of *Amblyomma cajennense* (Fabricius, 1787) with the description of three new species, *Amblyomma tonelliae* n. sp., *Amblyomma interandinum* n. sp. and *Amblyomma patinoi* n. sp., and reinstatement of *Amblyomma mixtum* and *Amblyomma sculptum* Berlese, (Ixodida: Ixodidae). Ticks Tick-Borne Dis. 2014;5:252-76.

Palomar AM, Portillo A, Santibáñez P et al. Crimean-Congo hemorrhagic fever virus in ticks from migratory birds, Morocco. Emerg Infect Dis. 2013;19:260-3.

Portugal. Ministério da Saúde, Instituto Nacional de Saúde Doutor Ricardo Jorge. Culicídeos e Ixodídeos. Lisboa: Instituto Nacional de Saúde Doutor Ricardo Jorge, 2016. p. 49.

Reinhardt K, Siva-Jothy MT. Biology of the bed bugs (Cimicidae). Annu Rev Entomol. 2007;52:351-74.

Reinhardt K, Kempke D, Naylor RA et al. Sensitivity to bites by the bedbug, *Cimex lectularius*. Med Vet Entomol. 2009;23:163-6.

Rey L. Parasitologia. Parasitos e doenças parasitárias do homem nas Américas e na África. 3. ed. Rio de Janeiro: Guanabara Koogan, 2001. p. 856.

Roberts LS, Janovy Jr J. Gerald D. Schmidt e Larry S. Roberts' Foundations of Parasitology. 7. ed. Boston: McGraw-Hill Science, 2004. p. 720.

Sánchez-Borges M, Suárez-Chacón R, Capriles-Hulett A et al. An update on oral anaphylaxis from mite ingestion. Ann Allergy Asthma Immunol. 2005;94:216-21.

Sangaré AK, Boutellis A, Drali R et al. Detection of *Bartonella quintana* in African body and head lice. Am J Trop Med Hyg. 2014;91:294-301.

Sáenz PS, Palomar AM, Rodríguez EI et al. Dermatitis pruriginosa tras paseo por la montaña. Enferm Infecc Microbiol Clín. 2014;32:610-1.

Serra-Freire NM. Doenças causadas por carrapatos. In: Marcondes CB (Org.). Doenças transmitidas e causadas por artrópodes. São Paulo: Atheneu, 2009, p. 377-402.

Serra-Freire NM, Mello RP. Entomologia e Acarologia na Medicina Veterinária. Rio de Janeiro: L.F. Livros, 2006. p. 199.

Silva AB, Duarte MM, da Costa Cavalcante et al. *Rickettsia rickettsii* infecting *Rhipicephalus sanguineus* sensu lato (Latreille 1806), in high altitude Atlantic forest fragments, Ceara State, Brazil. Acta Trop. 2017;173:30-3.

Summers FM, Price DW. Review of the mite family Cheyletidae. California: Publication in Entomology, University of California, 1970. p. 190.

Taioe MO, Motloang MY, Namangala B et al. Characterization of tabanid flies (Diptera: Tabanidae) in South Africa and Zambia and detection of protozoan parasites they are harbouring. Parasitology. 2017;144:1162-78.

The Natural History Museum, London. Cordylobia anthropophaga. Disponível em: http://veterinaryforensicentomology.myspecies.info/node/35. Acesso em: ago. 2020.

Thomas WR. Geography of house dust mite allergens. Asian Pac J Allergy Immunol. 2010;28:211-24.

Leitura sugerida

Goddard J. Physician's guide to arthropods of medical importance. 6. ed. Boca Raton: CRC Press, 2016. p. 535.

Lane RP, Crosskey RW. Medical insects and arachnids. New York: Springer Netherlands, 2012. p. 723.

Núncio MS, Alves MJ (Ed.). Doenças associadas a artrópodes vetores e roedores. Lisboa: Instituto Nacional de Saúde Doutor Ricardo Jorge, 2014. p. 184.

Steen CJ, Carbonaro PA, Schwartz RA. Arthropods in dermatology. J Am Acad Dermatol. 2004;50:819-42.

Telford SR. Arthropods of medical importance. In: Jorgensen JH, Pfaller MA, Carroll KC et al. Manual of Clinical Microbiology. 11. ed. Washington: ASM Press, 2015. p. 2505-25.

20 Diagnóstico Parasitológico

Marcelo Urbano Ferreira ▪ Kézia Katiani Gorza Scopel ▪ Cláudio Santos Ferreira

Introdução

O *diagnóstico parasitológico* consiste na identificação direta do parasito em tecidos ou secreções de indivíduos infectados, com ou sem o auxílio de métodos de concentração, isolamento ou cultivo. Embora diversos métodos imunológicos e moleculares tornem possível o diagnóstico indireto de doenças parasitárias, por meio da detecção de produtos do parasito (antígenos ou material nucleico) ou de respostas específicas do hospedeiro (humorais ou celulares), a visualização direta dos parasitos permanece como recurso essencial para o diagnóstico de determinadas infecções. Descrevem-se, neste capítulo, os métodos de diagnóstico parasitológico mais comuns na rotina de análises clínicas.

Identificação morfológica de parasitos

Os parasitos são seres vivos que compõem um conjunto taxonomicamente heterogêneo, definido segundo critérios ecológicos. Suas dimensões distribuem-se por várias ordens de grandeza e, para sua identificação morfológica, são utilizados frequentemente instrumentos de ampliação óptica, como as *lupas* comuns (aumento entre 2× e 5×) e as *lupas conta-fios* (aumento entre 10× e 25×), os *microscópios estereoscópicos* (aumento máximo entre 30× e 50×) e os *microscópios biológicos* (ou *microscópios bacteriológicos*; aumento máximo de 1.000×). Durante seu ciclo biológico, uma espécie de parasito pode ser albergada sucessivamente por *hospedeiros intermediários* de categorias taxonômicas diversas. No *hospedeiro definitivo*, populações de parasitos de determinadas espécies podem migrar por diversos órgãos e tecidos, causando lesões durante o percurso. Em algumas situações, as formas diagnósticas dos parasitos são pesquisadas em amostras de tecidos pelos quais ocorre essa migração. Como exemplo, temos o exame de fragmentos de mucosa retal para pesquisa de ovos de *Schistosoma mansoni*, uma abordagem diagnóstica eventualmente empregada até anos recentes.

O acesso aos parasitos contidos nas amostras destinadas a exames parasitológicos, bem como a sua identificação, depende de estratégias para salientar as imagens em relação aos materiais particulados existentes. A coloração das amostras é a estratégia mais comum utilizada com esse objetivo. Dentre os corantes disponíveis, alguns têm afinidade específica pelos parasitos; outros, ao evidenciar caracteres diferenciais de parasitos, geralmente o contraste entre o núcleo e o citoplasma, também facilitam sua identificação. Outra estratégia frequente depende do uso de filtros ópticos coloridos e de técnicas de iluminação especiais, como campo escuro e iluminação oblíqua, para aumentar o contraste de imagens dos parasitos e facilitar sua identificação morfológica. Com finalidade didática ou de documentação, podem-se obter imagens fotográficas e submetê-las a processamento computadorizado para acentuar estruturas pouco evidentes.

Como regra geral, os laboratórios recebem materiais biológicos distintos, como amostras de sangue ou fezes, nos quais deve ser feita a pesquisa de parasitos. O diagnóstico laboratorial dependerá do encontro de parasitos nas amostras examinadas. Entretanto, os componentes da amostra provenientes do hospedeiro (células, restos alimentares) poderão dificultar ou mesmo impedir a identificação desses parasitos. Tais componentes constituem o *ruído*, que dificulta a identificação do *sinal*, representado pelos parasitos cuja evidenciação levará a um diagnóstico etiológico. As técnicas usadas para dar ao exame parasitológico a confiabilidade necessária devem ser projetadas para aumentar a relação *sinal-ruído*, reduzindo as causas de interferência nas imagens dos parasitos.

Exame parasitológico de fezes

Coleta e conservação de amostras

As amostras fecais destinadas a exame devem ser colhidas, sem contaminação com urina nem detritos do solo, em recipientes limpos, de boca larga, sem vazamentos. Normalmente, não devem ser aceitas para exame amostras colhidas até 1 semana depois da administração de laxantes potentes. Em raras situações, quando há suspeita de amebíase, giardíase ou estrongiloidíase, usam-se laxantes salinos (fosfato de sódio ou sulfato de sódio). Inicialmente deve ser observada a consistência das fezes (Figura 20.1). A quantidade mínima necessária para um exame adequado situa-se entre 2 e 5 g de fezes. As fezes formadas não devem ser incubadas a 37°C nem congeladas, mas podem ser preservadas em geladeira, a 4°C.

As fezes humanas são compostas de água, muco, gorduras, células intestinais descamadas, bactérias e restos de alimentos de origem vegetal ou animal, entre outros. Podem conter sangue e pus, em certas condições patológicas, e até mesmo helmintos ou partes deles, como proglotes de tênias. As bactérias constituem cerca de 30% do material particulado e são a causa principal do aspecto turvo observado em suspensões aquosas de fezes humanas. Outras partículas sólidas, de dimensões diversas, também dificultam a observação dos parasitos nas fezes, exceto quando o material é altamente diluído. Esse é o caso do chamado *exame direto*, aplicado principalmente à pesquisa de trofozoítos vivos de protozoários intestinais em fezes recém-eliminadas.

O fato de as amostras de fezes sólidas permanecerem adequadas para exames parasitológicos por tempo relativamente longo, especialmente se mantidas sob refrigeração, torna, em muitos casos, desnecessário o uso de preservadores. Quando a refrigeração não é possível, devem-se usar preservadores compatíveis com os métodos de exame a serem utilizados a seguir. Os preservadores mais usados são as soluções de formaldeído (formalina) – 5 a 10% –, preferencialmente tamponadas, de mertiolato-iodo-formalina (MIF), de acetato de sódio-ácido acético-formaldeído (SAF), álcool polivinílico (APV) ou o fixador de Schaudinn. Obtêm-se, no comércio, soluções de formaldeído (HCHO) – 37 a 40% –, que devem ser diluídas com água destilada ou solução salina tamponada com fosfatos, com pH em torno de 7,2. A formalina a 10% preserva diversos elementos parasitários, com exceção dos trofozoítos, mas pode alterar a flutuabilidade de cistos (Moitinho et al., 1999), afetando o exame da amostra com métodos de concentração com base em flutuação. O desenvolvimento embrionário de alguns ovos, no entanto, não é completamente inibido pela formalina a 10%. Existem recipientes comercialmente disponíveis para a coleta e preservação de fezes em formalina a 10% ou a 5%, bem como seu processamento inicial (filtração) pelo laboratorista. Entre esses produtos, o dispositivo Coprotest®, com formalina, é amplamente utilizado no Brasil (Figura 20.2A). Os produtos da linha Paratest® são recipientes semelhantes, mas disponíveis com outros preservadores além de formalina, como SAF e um composto biodegradável conhecido como GreenFix® (Figura 20.2B).

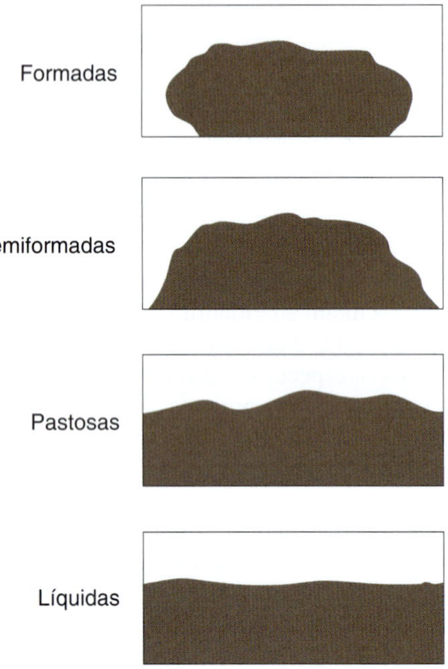

FIGURA 20.1 Classificação das amostras de fezes segundo sua consistência.

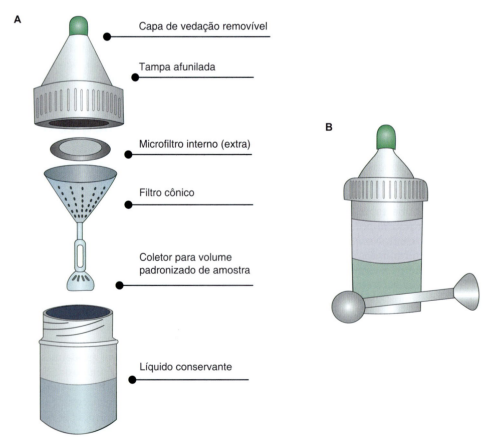

FIGURA 20.2 Dispositivo para coleta, armazenamento e processamento inicial de amostras de fezes disponíveis no Brasil. **A.** Coprotest®. **B.** Paratest® com preservante biodegradável GreenFix®.

Não existe um fixador polivalente, utilizável com segurança para a preservação de protozoários (cistos e trofozoítos) e ovos de helmintos. O *fixador de Schaudinn* conserva adequadamente trofozoítos e cistos de protozoários em amostras a serem submetidas a coloração permanente, com hematoxilina férrica ou tricrômico. Tem como principal desvantagem ser preparado com cloreto de mercúrio II ($HgCl_2$), substância muito tóxica, perigosa para o ambiente e de descarte dispendioso. Atualmente, estão sob investigação fixadores nos quais foi suprimido o composto de mercúrio, substituído por sais de zinco, cobre e cobalto. Apesar desses graves inconvenientes, o fixador de Schaudinn continua em uso em diversos laboratórios. Para seu preparo, obtém-se inicialmente uma solução aquosa saturada de cloreto de mercúrio II, dissolvendo-se completamente 70 g dessa substância em 1 ℓ de água previamente aquecida até o ponto de ebulição. Essa solução deve ser resfriada até a temperatura ambiente antes de ser usada, e armazenada em frasco de vidro bem vedado. Preparam-se, a seguir, 100 mℓ de solução-estoque, acrescentando-se 20 mℓ de etanol a 95% a 80 mℓ de solução de cloreto de mercúrio, também chamado de sublimado corrosivo. A solução fixadora é preparada imediatamente antes do uso, acrescentando-se 3 mℓ de ácido acético glacial a 100 mℓ de solução-estoque.

O *álcool polivinílico* (APV) é uma resina solúvel em água que pode ser incorporada ao fixador de Schaudinn para a obtenção de preparações permanentes. Para 100 mℓ de solução fixadora, misturam-se 93,5 mℓ da solução-estoque descrita anteriormente (solução de cloreto de mercúrio com etanol a 95%) com 5 mℓ de ácido acético glacial, 1,5 mℓ de glicerina e 5 g de APV em pó. Após 2 dias de repouso, a solução é aquecida lentamente até 75°C e agitada até a completa homogeneização.

Até recentemente, utilizava-se, com frequência, a MIF como preservador, assegurando-se assim a fixação e coloração inicial das amostras de fezes. Para o preparo de 500 mℓ de solução preservadora de mertiolato-formalina (MF), misturam-se 5 mℓ de glicerina pura, 25 mℓ de solução comercial de formaldeído a 40% e 200 mℓ de tintura de mertiolato 1:1.000 em 270 mℓ de água destilada. A tintura de mertiolato pode ser substituída por igual volume de solução de mercurocromo a 0,2%. A solução de iodo (*solução de Lugol*), que assegura a coloração da amostra, é preparada dissolvendo-se inicialmente 10 g de iodeto de potássio em 100 mℓ de água destilada, acrescentando-se lentamente à solução, sob agitação, 5 g de cristais de iodo. A solução de MIF é preparada imediatamente antes do uso, misturando-se 9,4 mℓ da solução de MF com 0,6 mℓ da solução de Lugol. Sugere-se misturar de duas a três partes de solução MIF a uma parte de fezes frescas para o melhor resultado. Compostos de mercúrio – como o mertiolato e o mercurocromo – contidos na composição dessas soluções são um sério obstáculo ao seu uso. Essas substâncias são altamente tóxicas e não podem ser descartadas na rede pública de esgoto, o que exige técnicas especiais de descarte. Por isso, o uso da solução de MIF na rotina diagnóstica moderna é cada vez mais raro e não deve ser incentivado.

Para o preparo de 100 mℓ de SAF, misturam-se 1,5 g de acetato de sódio, 2 mℓ de ácido acético glacial e 4 mℓ de solução comercial de formaldeído a 40% a 92 mℓ de água destilada. Sugere-se misturar três partes de solução de SAF a uma parte de fezes frescas para o melhor resultado. SAF é o preservante disponível em uma das versões do dispositivo de coleta e armazenamento de amostras Paratest®. Embora seja um excelente preservante, a solução de SAF não tem propriedades adesivas e requer o uso de albumina de Mayer para a adesão do esfregaço fecal à lâmina de microscopia nas preparações permanentes.

Uma desvantagem comum a todas as soluções preservantes reside na diluição da amostra fecal a ser examinada. As que estão preservadas, portanto, não são adequadas para exame quantitativo pelo método de Kato-Katz e suas variantes, que requerem amostra de consistência firme ou pastosa. Existe no comércio, entretanto, um dispositivo para a coleta e preservação inicial da amostra fecal, a seco, conhecido como Coproseco® (Figura 20.3). Esse dispositivo utiliza paraformaldeído (formaldeído polimerizado sólido) como preservante, o qual é colocado em um sachê junto à tampa do dispositivo. Em temperatura ambiente, o paraformaldeído despolimeriza-se lentamente, liberando gás de formaldeído. Desse modo, a amostra a ser examinada não sofre diluição. Como a emissão de formaldeído é muito lenta, o paraformaldeído é muito menos tóxico do que as soluções de formaldeído. O dispositivo assegura a preservação de elementos parasitários presentes nas amostras fecais (com exceção de trofozoítos), à temperatura ambiente, por até 30 dias.

Estratégias de exame

O diagnóstico laboratorial das infecções por parasitos intestinais depende do encontro de elementos parasitários em amostras de fezes examinadas ao microscópio (tais como cistos, trofozoítos, ovos e larvas) ou a olho nu (exemplares adultos). A descrição das estratégias de exame que se segue não é exaustiva, pois existe literatura nacional de excelente qualidade com descrições pormenorizadas de cada método. Procura-se aqui destacar o fundamento de cada procedimento e fornecer algumas sugestões práticas para seu aprimoramento.

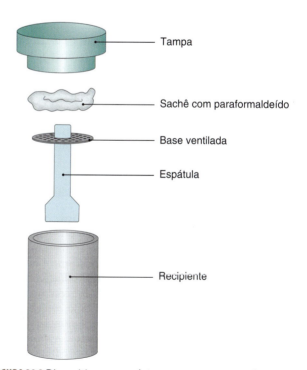

FIGURA 20.3 Dispositivo para coleta e armazenamento de amostras fecais (Coproseco®). A amostra de fezes é preservada em vapor de formaldeído, emitido pelo paraformaldeído contido em um sachê na tampa do recipiente. Assim, a amostra de fezes não é diluída nem tem sua consistência alterada.

Exame direto a fresco

O *exame direto* de uma pequena porção de fezes (aproximadamente 2 mg) recém-eliminadas colocada sobre uma lâmina e emulsificada em solução salina representa uma alternativa simples e rápida para a identificação de trofozoítos móveis de amebas e flagelados intestinais em amostras com consistência pastosa ou líquida. Tem baixa sensibilidade, contudo, para a identificação de cistos de protozoários e de ovos e larvas de helmintos. Podem-se também empregar amostras preservadas, à custa da perda da mobilidade dos trofozoítos. A coloração com solução de Lugol (cujo preparo foi descrito anteriormente) facilita a identificação de cistos de protozoários, por tornar possível a visualização de seus núcleos e corar vacúolos de glicogênio eventualmente presentes em seu interior. A coloração com uma solução tamponada de azul de metileno possibilita uma boa análise de características morfológicas de trofozoítos. O exame da amostra deve ser feito em 5 a 10 minutos após a coloração, para que o corante penetre adequadamente nos trofozoítos; o tempo máximo sugerido é de 30 minutos.

Técnicas de concentração

Métodos que exploram as propriedades físicas dos elementos parasitários, como sua massa específica e seu tamanho, são necessários para separá-los das partículas interferentes na amostra fecal e tornar a relação sinal-ruído mais favorável ao microscopista. A viscosidade das suspensões fecais, por exemplo, é um dos fatores que determinam a velocidade de flutuação ou sedimentação dos elementos parasitários. As *técnicas de concentração* procuram separar os elementos parasitários dos demais interferentes nas fezes com o emprego de etapas adicionais, como *sedimentação*, *flutuação* e *centrifugação*. Em geral, resultam em maior sensibilidade diagnóstica para o encontro de cistos de protozoários e de ovos de helmintos.

No Brasil, a técnica de concentração mais frequentemente empregada na rotina clínica é aquela descrita por Hoffman, Pons e Janer, em 1934. Consiste na sedimentação, por ação da gravidade, de uma suspensão de fezes (proporção aproximada de 2 g dissolvidos em 250 mℓ de água). Para a retirada de partículas interferentes grosseiras, as amostras de fezes passam por peneiras de 80 a 100 malhas/cm^2, facilmente encontradas no comércio; podem-se também usar filtros descartáveis projetados com essa finalidade, conhecidos como Parasitofiltro®, em versão de tamanho normal e miniaturizada. O uso de peneiras ou filtros comercialmente disponíveis substitui, com vantagem, a gaze dobrada, de malha extremamente irregular, tradicionalmente empregada nesse processo.

A sedimentação é geralmente feita em vasos cônicos de 125 ou 250 mℓ de capacidade, originalmente projetados para exame de urina. No Brasil, são muitas vezes conhecidos como *cálices de Hoffman*. Tradicionalmente utilizavam-se tubos de vidro, mas atualmente há preferência por produtos plásticos descartáveis, disponíveis no comércio. O processamento de menor volume de amostra, em tubos de fundo cônico ou semiesférico, como os tubos de ensaio comuns com capacidade de 15 mℓ, também leva a resultados adequados. A sedimentação em recipientes grandes tende a produzir sedimentos excessivamente volumosos. O exame de parte desse sedimento pode dar origem a uma seleção de parasitos de acordo com suas velocidades de queda. Ao final de 10 a 30 minutos, a maioria dos ovos de helmintos (com exceção daqueles de baixa massa específica, como os de ancilostomídeos), estará no sedimento; em 2 horas, a maioria dos cistos de protozoários terá sedimentado. O sedimento é, então, recolhido com uma pipeta Pasteur e examinado ao microscópio após coloração com solução de Lugol. Uma alternativa consiste em remover cuidadosamente dois terços do sobrenadante ao final de 2 horas, completar o volume com água e realizar nova etapa de sedimentação por 1 hora, assegurando um sedimento mais límpido. São erros comuns prolongar excessivamente o tempo de sedimentação das amostras e utilizar grandes quantidades de fezes para recuperar maior quantidade de elementos parasitários no sedimento. Embora isso de fato ocorra, o sedimento passa a conter também grande quantidade de elementos interferentes, tornando a relação sinal-ruído desfavorável ao microscopista. O método de sedimentação por gravidade, inicialmente descrito para a detecção de ovos de *Schistosoma mansoni* nas fezes, possibilita o encontro de outros elementos parasitários, como cistos e oocistos de protozoários e ovos e larvas de diversos helmintos.

Outra técnica de concentração muito popular, ainda que bem mais laboriosa, é aquela descrita por Faust e colaboradores, em 1938. Esse método consiste em algumas etapas de centrifugação de uma suspensão de fezes em água (proporção de 1:10), seguida de ressuspensão e centrifugação do sedimento em uma solução saturada de sulfato de zinco, com massa específica de 1,18. No preparo de 1 ℓ de solução de sulfato de zinco, utilizam-se 330 g de cristais de sulfato de zinco (ZnSO$_4$) dissolvidos em 670 mℓ de água. A solução é filtrada e tem sua massa específica verificada com densitômetro. Quando se empregam amostras de fezes preservadas em solução de formalina, sugere-se o emprego de solução de sulfato de zinco com massa específica um pouco superior, em torno de 1,20.

Para a remoção de detritos, a suspensão de fezes deve ser peneirada ou filtrada, e é recolhido um volume aproximado de 12 mℓ em um tubo de ensaio comum, de fundo arredondado, com 15 mℓ de capacidade. Centrifuga-se a amostra por 45 a 60 segundos a 650 g, remove-se o sobrenadante e acrescentam-se 2 a 3 mℓ de água ao sedimento, misturando-se bem, completando-se a seguir o volume até 12 mℓ. Essas etapas de centrifugação, decantação e lavagem do sedimento são repetidas até que o líquido sobrenadante esteja relativamente límpido. Decanta-se o líquido sobrenadante da última lavagem e acrescentam-se 2 a 3 mℓ de solução de sulfato de zinco, misturando-se bem. Após a homogeneização, acrescenta-se a solução de sulfato de zinco até completar-se o volume de 12 a 14 mℓ e centrifuga-se novamente a amostra por 45 a 60 segundos a 650 g.

Ao final da última etapa de centrifugação, os ovos de helmintos e cistos de protozoários tendem a se concentrar na película superficial do sobrenadante, devendo ser recolhidos cuidadosamente com o uso de uma alça bacteriológica (muitas vezes, referida como *alça de platina*) de 5 a 7 mm de diâmetro (Figura 20.4). As amostras assim obtidas são coradas com solução de Lugol e examinadas ao microscópio.

Os laboratórios clínicos empregam ainda o *método de flutuação de Willis*, inicialmente preconizado para a pesquisa de ovos de ancilostomídeos, e a técnica de *concentração em formol-éter* descrita por Ritchie.

A técnica de Willis, muito utilizada em Portugal, consiste em dissolver pequenas amostras de fezes (cerca de 1 g) em solução saturada de cloreto de sódio (com massa específica de 1,200) e transferi-la para um recipiente de cerca de 3 cm de diâmetro, com capacidade de cerca de 20 mℓ, de modo que a superfície do líquido atinja a borda do recipiente (Figura 20.5).

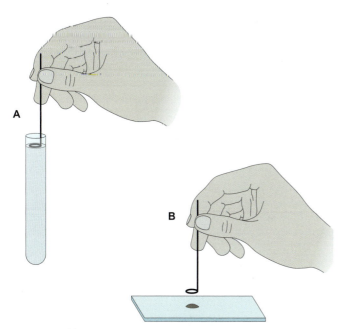

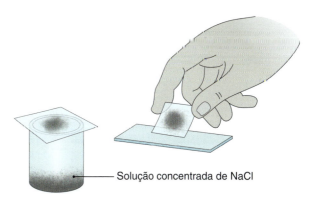

FIGURA 20.4 Método de Faust et al., com base em centrífugo-flutuação em sulfato de zinco, para a concentração de elementos parasitários em amostras de fezes. A figura ilustra as etapas finais do procedimento. Ao final de diversas etapas de centrifugação, os ovos de helmintos e cistos de protozoários concentram-se na película superficial da solução de sulfato de zinco. **A.** Remoção da película superficial com uma alça bacteriológica. **B.** Transferência da amostra para uma lâmina de microscópio, para posterior exame, entre lâmina e lamínula, após a coloração com a solução de Lugol.

FIGURA 20.5 Método de Willis et al., com base em flutuação em solução salina saturada, para a concentração de elementos parasitários em amostras de fezes. A película superficial da solução salina é cuidadosamente transferida para uma lâmina de microscopia, para exame entre lâmina e lamínula, sem coloração.

Para a recuperação dos ovos, mantém-se uma lâmina de microscopia sobre a boca do recipiente, por 5 a 20 minutos, em contato com o menisco do líquido, levantando-a e invertendo-a rapidamente a seguir. A amostra aderida à lâmina, coberta com uma lamínula, é examinada em seguida, sem coloração. Esse método não é recomendado para a busca de cistos de protozoários, larvas de helmintos, ovos de *S. mansoni* nem ovos inférteis de *Ascaris lumbricoides*. A técnica de flutuação de *Sheather*, usada para a concentração de oocistos de coccídeos intestinais, baseia-se em princípio semelhante, mas emprega uma solução saturada de sacarose.

Um método de flutuação semelhante ao de Willis, mas usando uma câmara plástica descartável, é comercializado em diversos países da Europa com o nome de Mini-FLOTAC® (Figura 20.6). Utiliza 1 g de fezes, diluída em formalina a 5% e misturada a uma solução de flutuação (SF), que pode ser SF2 (solução de cloreto de sódio saturada, com massa específica de 1,200, exatamente como descrito na técnica de Willis) ou SF7 (solução de sulfato de zinco com massa específica de 1,350). A suspensão é transferida para a câmara plástica e a leitura é feita 5 a 10 minutos depois. Descreve-se boa sensibilidade para a detecção de ovos de helmintos, com resultados menos satisfatórios para cistos de protozoários (Barda et al., 2013).

O *método de Ritchie* baseia-se em centrifugação para concentrar elementos parasitários no sedimento. Embora seja usado com frequência em diversos países, tem o inconveniente de empregar o éter, substância volátil e de acesso restrito. Para a remoção de detritos, a suspensão de fezes (1 a 2 g diluídas em 10 mℓ de água ou solução salina) passa inicialmente por uma peneira de 80 a 100 malhas/cm^2 ou por um filtro descartável, sendo recolhida em um tubo de centrífuga de fundo cônico

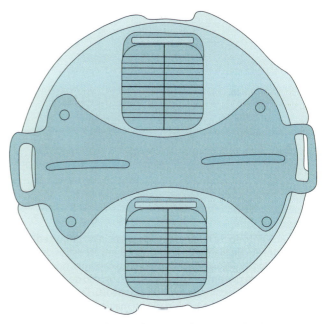

FIGURA 20.6 Câmara plástica descartável, comercializada em diversos países da Europa com o nome de Mini-FLOTAC®, para a flutuação de elementos parasitários e seu exame ao microscópio.

com 15 mℓ de capacidade. Seguem-se etapas de centrifugação, decantação e lavagem, idênticas às descritas na técnica de Faust et al., até que o sobrenadante esteja relativamente claro. Decanta-se o líquido sobrenadante da última lavagem e acrescentam-se 1 a 2 mℓ de solução tamponada de formalina a 10%, misturando-se bem. Após a homogeneização, acrescenta-se a solução de formalina até completar-se o volume de 10 mℓ, deixa-se a suspensão em repouso por 10 minutos e adicionam-se 3 mℓ de éter etílico ($C_4H_{10}O$) (que pode ser substituído por igual volume de acetato de etila, $C_4H_8O_2$), com agitação vigorosa subsequente. Centrifuga-se novamente a amostra por 60 segundos a 500 g. Ao final da última etapa de centrifugação, formam-se quatro camadas: (i) o sedimento no fundo, contendo os elementos parasitários; (ii) uma camada de formalina; (iii) uma camada rica em detritos fecais; e (iv) uma camada de éter na superfície (Figura 20.7). As três camadas superiores são descartadas e as paredes do tubo são limpas com um *swab* de

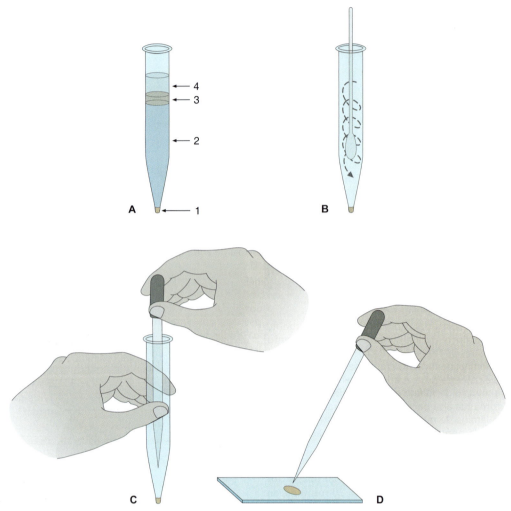

FIGURA 20.7 Método de Ritchie, com base em centrífugo-sedimentação em solução de formalina-éter ou formalina-acetato de etila, para a concentração de elementos parasitários em amostras de fezes. A figura ilustra as etapas finais do procedimento. **A.** Ao final da última etapa de centrifugação, separam-se quatro camadas no tubo: (**1**) sedimento que contém os elementos parasitários; (**2**) solução de formalina; (**3**) camada rica em detritos fecais; (**4**) solução de éter ou acetato de etila. **B.** As três camadas superiores são descartadas, e as paredes do tubo são limpas com um *swab* de algodão. **C.** O sedimento é removido com uma pipeta tipo Pasteur. **D.** O sedimento é colocado sobre lâmina de microscopia e examinado ao microscópio, entre lâmina e lamínula, corado com solução de Lugol ou outros corantes.

algodão tipo cotonete. O sedimento é recolhido e examinado ao microscópio. Como o éter e o acetato de etila são substâncias tóxicas e de uso restrito, a técnica tradicional de Ritchie vem caindo em desuso nos laboratórios clínicos de referência.

Uma modificação simples da técnica de Ritchie consiste em substituir o éter ou o acetato de etila por detergente comum, de uso doméstico (Kightlinger; Kightlinger, 1990), ou por surfactantes mais potentes, como o detergente Tween20®, de uso corrente em laboratórios de rotina diagnóstica e de pesquisa (Methanitikorn et al., 2003). Outra modificação do método de Ritchie, promissora para uso no diagnóstico de esquistossomose, consiste em acrescentar partículas paramagnéticas ao último sedimento. Os ovos de *S. mansoni* aderem a essas partículas presentes e podem ser separados dos demais detritos com auxílio de um ímã de neodímio ou terras raras (Cândido et al., 2018).

◀ *Técnicas de quantificação de cargas parasitárias*

A quantificação de cargas parasitárias é geralmente feita, de modo indireto, por meio da contagem de ovos de helmintos detectados em amostras fecais. Embora, na prática clínica, raramente sejam empregados métodos para a contagem de cistos de protozoários nas fezes, as estimativas indiretas de carga parasitária baseadas na eliminação de cistos podem ser úteis em certos contextos clínicos e epidemiológicos. As técnicas quantitativas baseiam-se em diferentes estratégias para estimar a massa ou volume da amostra fecal a ser examinada, bem como da contagem dos ovos nela encontrados. Os resultados são normalmente expressos em número de ovos por grama de fezes.

A técnica quantitativa de uso mais frequente em todo o mundo é a de *Kato-Katz*, que emprega uma pequena placa ou cartão perfurado para medir o volume da amostra a ser examinada. O orifício da placa ou cartão tem comumente 6 mm de diâmetro (correspondendo a um volume de 41,7 mg de fezes). Na técnica original de Kato-Katz, a amostra passa inicialmente por uma tela de metal (60 a 80 malhas/cm^2) ou de náilon (105 malhas/cm^2), para a remoção de interferentes mais grosseiros, e, a seguir, é transferida para o orifício da placa ou cartão medidor. A amostra de fezes removida do orifício (portanto, de volume conhecido) é comprimida entre uma lâmina de microscopia e uma lamínula de celofane, previamente embebida em uma solução de glicerina e verde malaquita, e examinada ao microscópio no período de 30 minutos a 2 horas (Figura 20.8). Para o diagnóstico de esquistossomose, recomenda-se a leitura 24 horas depois; para o encontro de ovos de ancilostomídeos, a leitura é feita, no máximo, 4 horas após o preparo da lâmina. Existem *kits* disponíveis no comércio (Helm-Test®, produzido por Biomanguinhos) que contêm todo o material necessário para a sua execução. Todavia, há dois procedimentos da técnica original de Kato-Katz que podem ser omitidos sem qualquer prejuízo na relação sinal-ruído para o microscopista: (i) a passagem da amostra fecal por uma malha metálica ou de náilon, para a retirada de detritos; e (ii) o uso de verde malaquita para a coloração de fundo da amostra, que é dispensável quando o microscópio está adequadamente iluminado.

Na técnica de Kato-Katz, a amostra de fezes é diafanizada em glicerina. Entretanto, uma solução aquosa de sacarose a 85%, com índice de refração de 1,49, permite uma diafanização ainda mais eficiente (Ferreira, 2005). Um produto comercialmente disponível – Coprokit® –, prático e de baixo custo, contém todo o material necessário para a execução de uma variante simplificada da técnica de Kato-Katz, em que as amostras, sem passar pela malha metálica, são medidas em placas descartáveis, diafanizadas eficientemente em solução de sacarose e examinadas sem coloração de fundo com verde malaquita (Figura 20.9). O método quantitativo pode ser ainda mais simplificado dispensando-se o uso de uma placa perfurada para estimar o volume da amostra a ser examinada, sem perda de precisão e exatidão. Como o diâmetro do esfregaço resultante da compressão da amostra entre lâmina e lamínula correlaciona-se muito bem com o volume de fezes empregado, basta medir dois diâmetros perpendiculares do esfregaço para estimar o volume da amostra usando a equação $y = ax^b$, em que x é a média aritmética dos diâmetros (em mm), y é o volume de fezes (em mm^3), $a = 4,263 \times 10^{-3}$ e $b = 2,980$. As contagens são expressas em número de ovos por grama de fezes, pressupondo-se que a massa específica das fezes seja igual a 1 g/mℓ (Ferreira et al., 1994; Teles et al., 2003).

O método de Kato-Katz e suas variantes possibilitam a visualização e contagem de ovos de helmintos, porém não de cistos de protozoários. Além disso, não podem ser usados com fezes líquidas ou semiformadas nem com fezes mantidas em soluções preservadoras. Para a conservação de amostras a serem submetidas ao método de Kato-Katz, recomenda-se a refrigeração a 4°C ou o uso do dispositivo Coproseco® (ver Figura 20.3).

Outra alternativa comum para a contagem de elementos parasitários nas fezes foi descrita por *Stoll*. Consiste no uso de um frasco do tipo Erlenmeyer, em cujo gargalo estejam marcados os níveis de líquido correspondentes a 56 mℓ e 60 mℓ (Figura 20.10). O frasco é preenchido até a marca de 56 mℓ com uma solução decinormal de hidróxido de sódio (NaOH). A solução de hidróxido de sódio é preparada dissolvendo-se 4 g de NaOH em 1 ℓ de água destilada. A amostra de fezes é acrescentada à solução até que o líquido alcance a marca de 60 mℓ.

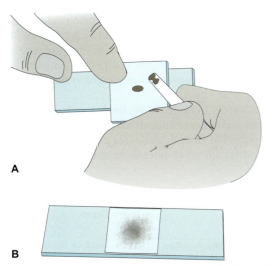

FIGURA 20.8 Método de Kato-Katz, com base em diafanização em glicerina de um volume conhecido de amostra fecal, para a quantificação de cargas parasitárias. A figura ilustra as principais etapas do procedimento. **A.** Medida do volume de fezes a ser examinado com o uso de uma placa ou cartão perfurado. O orifício do produto disponível no mercado nacional tem 6 mm de diâmetro, correspondendo a um volume de 41,7 mg de fezes. **B.** A amostra de fezes removida da placa medidora é comprimida entre uma lâmina de microscopia e uma lamínula de celofane, previamente embebida em solução de glicerina, e examinada ao microscópio.

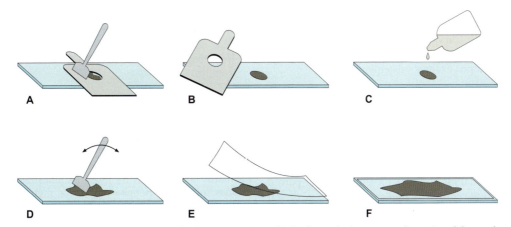

FIGURA 20.9 Exame de fezes quantitativo com o uso do dispositivo Coprokit®, disponível no mercado nacional, baseado em diafanização em sacarose de um volume conhecido de amostra fecal. **A.** Medida do volume de fezes a ser examinado com o uso de uma placa medidora. **B.** Transferência da amostra para uma lâmina de microscopia. **C.** Acréscimo da solução diafanizadora (solução aquosa de sacarose a 85%). **D.** Homogeneização da amostra com espátula. **E.** Sobreposição de uma lamínula de celofane seca. **F.** Compressão da amostra entre lâmina e lamínula para o preparo do esfregaço.

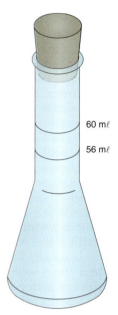

FIGURA 20.10 Frasco de Stoll para uso em exame de fezes quantitativo. O frasco é preenchido até a marca de 56 mℓ com uma solução de NaOH; a seguir, acrescenta-se a amostra fecal até que o líquido alcance a marca de 60 mℓ. Após a homogeneização vigorosa da suspensão, examina-se, ao microscópio, uma alíquota de 0,15 mℓ, retirada com pipeta graduada.

Após homogeneização vigorosa da suspensão, facilitada pela introdução no frasco de algumas pérolas de vidro, examinam-se ao microscópio 0,15 mℓ da suspensão, retirados com pipeta graduada. Ao multiplicar-se por 100 o número de elementos parasitários encontrados nesse volume de suspensão, obtém-se uma estimativa razoavelmente precisa do número de elementos parasitários por grama de fezes.

O uso de fotometria foi sugerido por Beaver, para estimar o volume de amostra em preparação para o exame direto, tornando possível assim estimar a quantidade de elementos parasitários por massa de fezes analisada. Baseia-se no princípio de que a turbidez da amostra (causada essencialmente por bactérias e outras partículas interferentes) é diretamente proporcional à quantidade de fezes misturada à solução salina. Com o uso de suspensões com volume conhecido de fezes, é possível obter uma equação simples, que descreve a relação entre a absorbância da amostra, medida com um fotômetro adaptado ao microscópio (Ferreira; Carvalho, 1972), e o volume de fezes presente no esfregaço. Essa equação é empregada para estimar o volume de amostra nos exames subsequentes.

Pesquisa de larvas de helmintos nas fezes

Realiza-se a pesquisa de *larvas de helmintos*, especialmente de ancilostomídeos e *Strongyloides stercoralis*, em amostras fecais frescas com a técnica descrita por Baermann, posteriormente simplificada no Brasil por Rugai, Mattos e Brisola. A estratégia consiste em atrair as larvas contidas na amostra fecal para o fundo de um recipiente com água aquecida, valendo-se de seu hidrotropismo e termotropismo. No método de Baermann, 8 a 10 g de fezes são colocadas sobre um coador metálico ou de plástico, protegidos por um retalho de gaze dobrada. Ao adaptar-se o coador à extremidade superior de um funil (diâmetro de 10 a 12 cm) contendo água aquecida a 40 a 42°C, a amostra fica parcialmente submersa e as larvas existentes nas fezes migram para o funil contendo água aquecida, acumulando-se em sua extremidade inferior (Figura 20.11). Ao final de 1 a 2 horas, 3 a 5 mℓ do conteúdo líquido da extremidade inferior do funil são obtidos através de um tubo de borracha, abrindo-se uma pinça que o obstrui. O material, colhido em um vidro de relógio ou tubo cônico e corado com solução de Lugol, é examinado ao microscópio; pode ainda ser colhido em tubo cônico e centrifugado (500 g por 2 minutos), examinando-se o sedimento, corado com solução de Lugol, em busca de larvas.

Na técnica de Rugai, Mattos e Brisola, utiliza-se um vaso cônico com capacidade de 125 mℓ ou 250 mℓ. Nesse vaso, insere-se um recipiente plástico ou metálico contendo as fezes, com a abertura para baixo e em posição levemente inclinada, envolvido em gaze. Acrescenta-se ao vaso cônico água aquecida a 40 a 42°C, até a amostra ficar parcialmente submersa. A amostra, retida pela gaze, entra em contato com a água aquecida sem misturar-se a ela (Figura 20.12). Ao final de 90 a 120 minutos, obtém-se uma amostra do sedimento (mantendo-se preferencialmente o recipiente contendo a amostra no vaso cônico), que é examinada ao microscópio depois de corada com solução de Lugol.

Em amostras fecais humanas frescas, as larvas de nematódeos mais comumente encontradas são larvas rabditoides de *S. stercoralis*. No entanto, amostras mantidas por alguns dias à temperatura ambiente antes de examinadas podem também

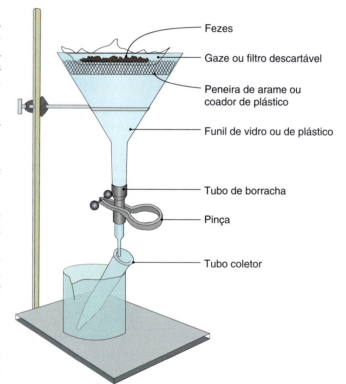

FIGURA 20.11 Aparelho de Baermann para a pesquisa de larvas de helmintos em amostras de fezes. As amostras de fezes são colocadas sobre uma peneira ou coador, metálico ou de plástico, protegidas por um pedaço de gaze dobrada. O funil, de vidro ou plástico, contém água aquecida entre 40 e 42°C, que estimula a migração das larvas presentes na amostra. As larvas concentram-se na água acumulada na extremidade inferior do aparelho. Uma alíquota desse material é removida para um tubo, abrindo-se a pinça que obstrui o tubo de borracha e centrifugada. O sedimento é examinado ao microscópio.

CAPÍTULO 20 ▪ Diagnóstico Parasitológico 297

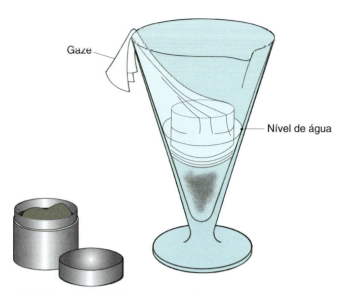

FIGURA 20.12 Método de Rugai et al. para a pesquisa de larvas de helmintos em amostras de fezes. O recipiente plástico ou metálico que contém as fezes é envolvido em gaze e inserido, com a abertura para baixo e em posição levemente inclinada, em um vaso cônico com capacidade de 125 mℓ ou 250 mℓ. Acrescenta-se ao vaso cônico água aquecida entre 40 e 42°C, até a amostra ficar parcialmente submersa. A amostra, retida pela gaze, entra em contato com a água aquecida sem misturar-se a ela. Obtém-se uma amostra do sedimento, para exame ao microscópio, depois de corada com solução de Lugol.

exame, que é exposta à luz do sol ou à iluminação artificial. Sugere-se o uso de um frasco de Borrel com tampa perfurada, atravessada por um tubo de vidro que tem sua extremidade inferior ocluída por uma esponja plástica ou outro material poroso, que possibilita a passagem de miracídios, mas não dos detritos presentes na amostra de fezes. Os frascos de Borrel são colocados em uma caixa de madeira, pintada de preto, recobertos com uma tampa também preta, porém perfurada, possibilitando a saída do tubo de vidro. O equipamento completo é mostrado na Figura 20.15.

O teste é feito com amostras frescas, que são lavadas em água (proporção de 10 g por 200 mℓ) até remover parte da turbidez da suspensão. Depois de sedimentadas e decantadas, as amostras são ressuspendidas em 100 mℓ de água e transferidas para o frasco de Borrel. Tanto o frasco como o tubo de vidro adaptado à sua tampa são preenchidos completamente

conter larvas rabditoides de ancilostomídeos, que eclodiram a partir dos ovos presentes nas fezes. Por isso, a diferenciação entre larvas de ancilostomídeos e *Strongyloides* é essencial para o diagnóstico. As características morfológicas mais úteis para diferenciar essas larvas são encontradas na cavidade bucal e no primórdio genital (Figura 20.13).

◀ Pesquisa de ovos de Enterobius vermicularis

Os ovos de *Enterobius vermicularis* podem ser eventualmente encontrados em amostras fecais, mas a maioria deles permanece aderida à mucosa e à pele da região perianal. Por isso, o diagnóstico laboratorial da enterobíase é feito com o auxílio de uma fita adesiva de celofane, colocada em contato com a região perianal e transferida, em seguida, para uma lâmina de microscópio. Essa técnica de execução simples, conhecida como *swab anal*, é descrita na Figura 20.14. Estima-se que três *swabs* realizados pela manhã, essencialmente antes do banho e em dias consecutivos, detectem cerca de 90% das infecções por *E. vermicularis*, e que seis *swabs* detectem virtualmente todas as infecções. O método também é útil no diagnóstico laboratorial da teníase.

◀ Teste de eclosão de miracídios

Em geral, considera-se que o método mais sensível para o diagnóstico parasitológico da esquistossomose é aquele conhecido como *teste de eclosão de miracídios*. Embora diversas variantes sejam empregadas, seu princípio é simples. Consiste em estimular a eclosão de miracídios viáveis de *S. mansoni* contidos em ovos recém-eliminados, colocando-se a amostra fecal em contato com solução hipotônica, e em estimular a sua migração subsequente para a parte superior do recipiente de

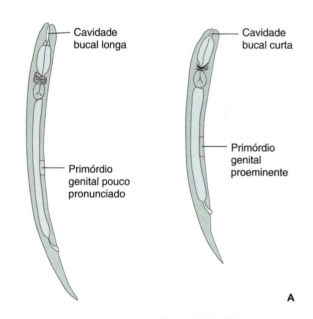

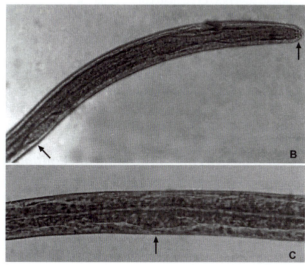

FIGURA 20.13 Características morfológicas para a diferenciação entre larvas rabditoides de ancilostomídeos, *à esquerda*, e de *Strongyloides stercoralis*, *à direita* (**A**). Cápsula bucal curta (**B**) e o primórdio genital proeminente (**B** e **C**), apontados com *setas* em larvas rabditoides de *S. stercoralis*. Fotografias de Cláudio Santos Ferreira.

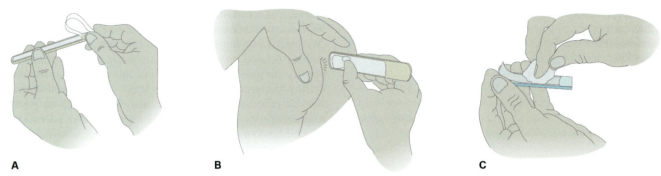

FIGURA 20.14 Técnica para a obtenção de ovos retidos na região perianal. Uma fita adesiva, com a face colante voltada para fora (**A**), é colocada em contato com a pele da região perianal, com o auxílio de uma espátula de madeira (**B**). A seguir, a fita é transferida para uma lâmina de microscopia, pressionada contra ela com o auxílio de um algodão ou gaze, até ficar bem aderida (**C**), para posterior exame microscópico.

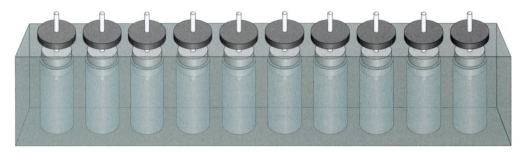

FIGURA 20.15 Equipamento para a realização do teste de eclosão de miracídios no diagnóstico da esquistossomose. O teste consiste em estimular a eclosão de miracídios viáveis de *Schistosoma mansoni*, presentes no interior de ovos recém-eliminados, colocando-se a amostra fecal em contato com solução hipotônica, e em estimular a sua migração subsequente para a parte superior do recipiente de exame, que é exposta à luz do sol ou à iluminação artificial. Uma suspensão de fezes em água é transferida para um frasco de Borrel. A tampa desse frasco, representada em cinza-claro, é perfurada e atravessada por um tubo de vidro que tem sua extremidade inferior ocluída por uma esponja plástica ou outro material poroso. Essa esponja possibilita a passagem de miracídios, mas não dos detritos presentes na amostra de fezes. Os frascos de Borrel são colocados em uma caixa de madeira, pintada de preto, recobertos com uma tampa também preta, porém perfurada, possibilitando a saída do tubo de vidro. Sob estímulo luminoso artificial, os miracídios migram para a extremidade superior do tubo de vidro, onde são visíveis a olho nu ou com o auxílio de uma lupa de pequeno aumento.

com água, acrescentada cuidadosamente a partir de sua extremidade superior. O contato com a água estimula a eclosão dos miracídios, e a exposição do equipamento ao sol estimula a migração dos miracídios para a parte superior do tubo de vidro, no qual podem ser observados a olho nu ou com o auxílio de uma lupa. Trata-se de método relativamente laborioso para uso em larga escala, com sensibilidade superior ao de Kato-Katz quando se utilizam amostras fecais de volume comparável. A combinação de ambas as técnicas, no entanto, resulta em melhor sensibilidade.

Pesquisa de ovos de *Schistosoma haematobium* na urina

O número de ovos eliminados pelas fêmeas de *S. haematobium* na urina varia ao longo do dia, e é maior entre as 10 e 14 horas. Sugere-se a coleta de uma amostra de, pelo menos, 10 mℓ, ao final da micção, em um frasco ou garrafa limpa. O ideal é que o exame seja feito imediatamente; caso isso não seja possível, sugere-se a adição de 1 mℓ de formaldeído a 37% (disponível no comércio) para cada 100 mℓ de urina.

O método de exame mais simples baseia-se na *sedimentação* por ação da gravidade. A amostra de urina é agitada vigorosamente e colocada em um recipiente cônico de vidro ou plástico, como o tradicionalmente utilizado para a sedimentação de emulsões de fezes em água segundo a técnica de Hoffmann et al. A sedimentação é feita por 1 hora. Ao final desse período, descarta-se o sobrenadante e transfere-se o sedimento para um tubo de centrífuga, de fundo cônico. O sedimento é centrifugado a 2.000 g por 2 minutos. O sedimento é examinado em pequeno aumento (objetiva de 10×), em busca de ovos.

Uma alternativa de maior sensibilidade, adequada para quantificação, consiste na *filtração* de amostras de urina em membranas de policarbonato ou náilon, com poros de 12 a 20 µm, montadas em um suporte, que por sua vez é acoplado a uma seringa plástica de 10 mℓ. O procedimento de exame é semelhante ao descrito adiante, na seção "Filtração do sangue em membranas", para a pesquisa de microfilárias no sangue. Resumidamente, a amostra de urina é homogeneizada e 10 mℓ da amostra são aspirados para a seringa. Nesse momento, acopla-se o filtro e seu suporte à extremidade da seringa e expele-se a urina presente em seu interior. A seguir, retira-se o filtro e seu suporte e preenche-se a seringa com ar. O ar é expelido, assegurando-se assim a remoção do excesso de urina no filtro, bem como a adequada fixação dos ovos à membrana. Para exame microscópico, a membrana é cuidadosamente removida do suporte, com auxílio de uma pinça, e colocada sobre uma lâmina de microscopia. Utiliza-se uma gota de solução de Lugol para a coloração da amostra, que é examinada com objetiva de 40× ao final de 15 minutos, para assegurar a adequada penetração do corante nos ovos. A fim de se estimar a carga parasitária, conta-se o número de ovos por 10 mℓ de amostra de urina examinada. Em geral, considera-se leve uma infecção com 1 a 49 ovos por 10 mℓ de urina; contagens iguais ou superiores a 50 ovos por 10 mℓ indicam infecção pesada.

Colorações permanentes

Amostras de fezes são fixadas e submetidas à coloração permanente primariamente para o diagnóstico preciso de infecção com protozoários intestinais. Embora a solução de Lugol seja largamente empregada como corante na rotina clínica, ela não revela pormenores morfológicos dos cistos e especialmente dos trofozoítos de protozoários, que podem ser fundamentais para a sua identificação. Os esfregaços a serem submetidos à coloração permanente são normalmente fixados com fixador de Schaudinn (produto altamente tóxico) e corados com tricrômico, hematoxilina férrica ou variações da técnica de Ziehl-Neelsen ou Kinyoun.

O *corante tricrômico* cora adequadamente os cistos da maioria dos protozoários presentes em amostras frescas fixadas em líquido de Schaudinn, com exceção de oocistos de *Cryptosporidium* e *Cyclospora*. Existem diversas variantes da técnica, mas o preparo do corante tricrômico é relativamente simples. Colocam-se, em um béquer, três corantes disponíveis comercialmente: 0,6 g de *Chromotrope* 2R, 0,14 g de *Light Green* SF, 0,15 g de *Fast Green* FCF. Acrescentam-se 0,7 g de ácido fosfotúngstico ($24WO_3 2H_3PO_4 48H_2O$) e 1 mℓ de ácido acético glacial ($C_2H_4O_2$) e agita-se a mistura vigorosamente. Depois de 30 minutos de repouso, a mistura recebe 100 mℓ de água destilada, resultando em um corante de cor púrpura escura, pronto para uso.

O esfregaço de fezes, preparado em uma lâmina de microscopia (Figura 20.16), é fixado em líquido de Schaudinn (por 5 minutos a 50°C ou 1 hora à temperatura ambiente) e imerso em álcool etílico a 70% iodado por 1 minuto, seguida de álcool etílico a 70% não iodado, também por 1 minuto. Para preparar a solução de ácido etílico iodado, basta acrescentar 2 mℓ de tintura de iodo a 2% (equivalente a 5 mg de cristais de iodo) a 98 mℓ de álcool etílico a 70%. A seguir, o esfregaço é imerso em corante tricrômico, por 2 a 8 minutos. Segue-se uma imersão rápida (5 a 10 segundos) em álcool-ácido, duas imersões rápidas em álcool etílico a 95% e uma imersão rápida em álcool etílico absoluto. Finalmente, a preparação é imersa em xilol (1 a 3 minutos) e montada com resina sintética. Para preparar 100 mℓ de solução de álcool-ácido, misturam-se 4,5 mℓ de ácido acético glacial a 995,5 mℓ de ácido etílico a 95%.

Com o corante tricrômico, o citoplasma dos trofozoítos cora-se em azul, verde ou púrpura, enquanto a cromatina nuclear (de trofozoítos e cistos), os corpos cromatoides, os eritrócitos e as bactérias coram-se em vermelho. Os esporos de microsporídios podem ser corados em rosa ou vermelho com algumas variantes dessa técnica.

A coloração pela *hematoxilina férrica* é adequada para amostras frescas, em fixador de Schaudinn ou conservadas em MIF e outros preservadores. A técnica original é complexa, mas pode ser simplificada sem nenhuma perda de qualidade da coloração. Descreve-se aqui uma técnica regressiva, em que os esfregaços são inicialmente corados excessivamente; o excesso do corante é removido nas etapas seguintes (Ferreira, 2003). O esfregaço de fezes é preparado em lâmina (ver Figura 20.16) ou lamínula, que deverá estar presa a um pequeno pedaço de borracha para facilitar as manipulações subsequentes (Figura 20.17). Quando preparado com fezes frescas, o esfregaço deve ser fixado com solução de formalina a 10% ou metanol. Depois de fixadas, as lâminas são lavadas em água (duas a três trocas, 1 a 10 minutos) e imersas em solução mordente (solução aquosa de alúmen de ferro a 2%) por 3 minutos. A seguir, são lavadas em água (três a quatro trocas), para retirar o excesso de solução mordente, e coradas por 2 a 10 minutos em uma solução aquosa (0,25%) de hematoxilina. O excesso de corante é removido com três lavagens com água. A diferenciação é feita com uma imersão rápida (1 a 3 segundos) em solução mordente. Seguem-se três a cinco lavagens em água, de 3 a 5 minutos cada, para remover resíduos de alúmen de ferro e assegurar a estabilidade da coloração. A amostra seca é montada e examinada ao microscópio.

Para obter 100 mℓ de solução de alúmen de ferro (solução mordente), dissolvem-se 2 g de sulfato férrico-amônico ($FeNH_4[SO_4]_2 \cdot 12H_2O$) em cerca de 100 mℓ de água destilada. Essa solução deve ser preparada imediatamente antes do uso. A solução de estoque de hematoxilina é preparada com 0,25 g de cristais de hematoxilina ($C_{12}H_{14}O_6$) bem dissolvidos em 10 mℓ de etanol a 95%. Para que a solução de hematoxilina seja oxidada ("amadurecida"), sugere-se que ela seja exposta ao sol por várias semanas; entretanto, basta acrescentar algumas gotas de peróxido de hidrogênio (água oxigenada) à solução para oxidá-la em poucos segundos. Para o preparo da solução de uso (hematoxilina oxidada a 0,25%), completa-se o volume,

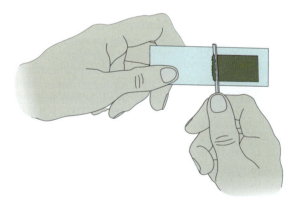

FIGURA 20.16 Técnica para o preparo de esfregaço fecal, em lâmina de microscopia, para posterior fixação e coloração permanente.

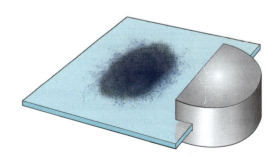

FIGURA 20.17 Dispositivo para prender a lamínula por uma de suas bordas, para a coloração permanente de amostras de fezes pela hematoxilina férrica.

com água destilada, até 100 mℓ. A hematoxilina férrica cora as estruturas nucleares, os corpos cromatoides, as bactérias e os eritrócitos em azul-escuro, cinza ou preto, dependendo do protocolo de coloração utilizado.

A pesquisa de oocistos de *Cryptosporidium* e *Cyclospora* nas fezes é comumente feita em amostras frescas, que podem ser previamente submetidas a uma técnica de concentração, como aquela descrita por Ritchie. As amostras são coradas com variações da técnica de *Ziehl-Neelsen* ou *Kinyoun*. Oocistos de *Cystoisospora* podem também ser corados com esses métodos, que se baseiam no fato de que os oocistos desses protozoários são álcool-acidorresistentes, retendo o corante (fucsina) que lhes confere coloração avermelhada ou rósea. Como alternativa, é possível empregar como corantes, para o diagnóstico dessas infecções, a safranina-azul de metileno e a auramina.

O corante de Kinyoun é preparado em três etapas. Primeiro, dissolvem-se 4 g de fucsina básica ($C_{19}H_{19}N_3$) em 20 mℓ de álcool etílico a 95%. A seguir, dissolvem-se 8 g de fenol (C_6H_6O) fundido a 44°C em 100 mℓ de água destilada. Finalmente, misturam-se as duas soluções, obtendo-se 120 mℓ de corante, estável por cerca de 1 ano. O esfregaço de fezes a ser corado é preparado em lâmina (ver Figura 20.16), fixado com metanol, e as lâminas são imersas em solução corante por 3 a 5 minutos e rapidamente lavadas em solução aquosa de álcool etílico a 50% (3 a 5 segundos) e, em seguida, em água corrente. A diferenciação é feita com uma imersão (2 minutos) em solução aquosa de ácido sulfúrico a 1% (v/v), seguida de lavagem com água. Finalmente, faz-se a coloração de fundo com solução alcoólica de azul de metileno a 0,3% por 1 minuto, seguida de lavagem em água corrente. A amostra seca é montada e examinada ao microscópio. Para preparar 100 mℓ de solução de azul de metileno, dissolvem-se 0,3 g de azul de metileno em pó em 30 mℓ de álcool etílico a 95% e 100 mℓ de solução de hidróxido de potássio (KOH) a 0,001%.

A solução de fenol, substância volátil e muito tóxica, pode ser substituída por outro agente lipofílico, como um detergente. Com essa finalidade, emprega-se o detergente líquido LOC High Suds®, de uso doméstico, produzido pela Amway (Ellis; Zabrowarny, 1993). A solução de detergente a ser utilizada no lugar da solução de fenol é preparada dissolvendo-se 0,6 mℓ de LOC High Suds® em 100 mℓ de água destilada.

Existem produtos disponíveis no comércio, para coloração de amostras biológicas, que incorporam esse detergente no lugar de fenol. Outros detergentes líquidos orgânicos podem ser utilizados no lugar do LOC High Suds®, mas é preciso testá-los previamente antes de incorporá-los na rotina. Entretanto, a despeito de suas vantagens evidentes, o uso de detergentes no método de Kinyoun e similares ainda é relativamente raro na rotina diagnóstica parasitológica (Clarke; McIntyre, 1996).

Microscopia de fluorescência

Os oocistos de *Cyclospora cayetanensis* e *Cystoisospora belli* são autofluorescentes e podem ser visualizados em preparações a fresco, sem coloração, examinadas com microscópio de epi-iluminação, com fonte de luz ultravioleta (330 a 380 nm). O emprego de corantes fluorescentes, como o Calcofluor White M2R (comercialmente disponível), possibilita a visualização de esporos de microsporídios sob microscopia de fluorescência.

Exame de amostras sanguíneas

Alguns parasitos podem ter seus estágios evolutivos sanguíneos detectados pelo exame de amostras frescas de sangue, sem coloração; no entanto, a identificação correta da maioria dos parasitos encontrados no sangue exige o uso de métodos de coloração e, eventualmente, de concentração. Basicamente, as amostras sanguíneas podem ser dispostas em lâminas de microscopia de dois modos: em esfregaços sanguíneos delgados ou espessos, as chamadas *gotas espessas*. Para a confecção de esfregaços sanguíneos e de gotas espessas para exame microscópico, o uso de anticoagulantes não é recomendado, por sua possível interferência na morfologia dos parasitos e no processo de coloração. Em geral, usa-se uma pequena amostra de sangue obtida por punção digital com lanceta estéril. Punciona-se normalmente a lateral do dedo (Figura 20.18), embora outros sítios (a sola do pé de crianças pequenas e o lóbulo da orelha) também possam ser puncionados. Atualmente, preferem-se as lancetas com agulha retrátil, que causam menos dor e têm a profundidade da punção adequadamente controlada. Todavia, a maior parte das técnicas de concentração requer a coleta de amostras de sangue venoso com anticoagulantes, preferencialmente ácido etilenodiamino tetra-acético (EDTA).

Para o diagnóstico de filariose linfática, coleta-se a amostra de sangue capilar ou venoso entre as 22 horas e as 4 horas da manhã, devido à maior circulação de microfilárias no sangue periférico nesse período. Quando não é possível a coleta nesse intervalo, pode-se estimular a liberação de microfilárias no sangue periférico com a administração de uma dose oral única de dietilcarbamazina (2 a 8 mg/kg de peso). Nesse caso, a punção deve ser realizada 30 a 60 minutos depois de administrar o medicamento. Não se aplica essa estratégia nas áreas em que a filariose linfática coexiste com a oncocercose; a morte de microfilárias de *Onchocerca volvulus* pode produzir intensa resposta inflamatória no hospedeiro. Para o diagnóstico da mansonelose e da loíase, as amostras sanguíneas são colhidas durante o dia.

Exame de gota espessa e esfregaço sanguíneo delgado

A *gota espessa* (ver Figura 20.18) é a melhor alternativa para a detecção dos parasitos da malária, considerada padrão-ouro para o diagnóstico da doença. É também empregada para encontrar microfilárias de *Wuchereria bancrofti*, *Brugia malayi*, *Mansonella ozzardi*, *M. perstans*, de tripomastigotas sanguíneos de *Trypanosoma cruzi* durante a fase aguda da infecção chagásica e de tripomastigotas sanguíneos na tripanossomíase africana humana. Essa técnica baseia-se no exame de grande volume de sangue concentrado em uma área pequena da lâmina, aumentando a probabilidade de detecção do parasito em um número reduzido de campos microscópicos. No diagnóstico da malária e da doença de Chagas, utilizam-se amostras de 3 a 5 μℓ de sangue, obtido por punção da polpa digital com uma lanceta. O sangue é colocado sobre uma lâmina e espalhado de modo a formar uma mancha circular ou quadrangular de aproximadamente 1 cm de diâmetro ou largura. No diagnóstico das filarioses, utilizam-se amostras de 20 a 60 μℓ de sangue capilar, espalhadas em

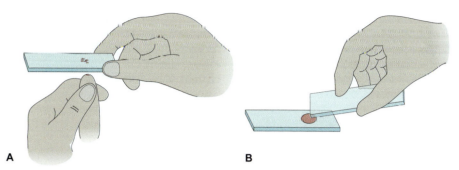

FIGURA 20.18 Técnica para o preparo de uma gota espessa, em lâmina de microscopia, para posterior coloração e pesquisa de hemoparasitos. **A.** Algumas gotas de sangue obtidas por punção digital são transferidas para uma lâmina de microscopia. **B.** A amostra de sangue (3 a 5 mℓ) é espalhada sobre a lâmina, formando uma mancha circular ou quadrangular de cerca de 1 cm de diâmetro ou largura.

uma área mais extensa da lâmina. É preconizada a *lise* dos eritrócitos, com a remoção da hemoglobina liberada (segundo a técnica descrita por Walker, amplamente empregada no Brasil) antes de a amostra entrar em contato com o corante (Giemsa, Leishman ou Field; em geral, não se recomenda o uso do corante de Wright). Isso garante que a luz do microscópio atravesse a amostra sem sofrer absorção ou difração pela hemoglobina; contudo, para os protozoários intracelulares, a *lise* das hemácias distorce as formas eritrocitárias dos parasitos, o que pode comprometer sua correta identificação principalmente quando as lâminas forem examinadas por microscopistas sem treinamento adequado. Outros fatores que podem interferir no resultado do exame são: (i) a habilidade técnica no preparo da lâmina, seu manuseio e coloração; (ii) a qualidade ótica e a iluminação do microscópio; e (iii) o nível de parasitemia. Para a pesquisa de microfilárias no sangue, comumente examinam-se gotas espessas substancialmente maiores, contendo entre 20 e 60 µℓ de sangue, que são desemoglobinizadas, coradas com Giemsa ou outros corantes e examinadas ao microscópio.

Segundo o método de Walker, as gotas espessas, depois de secas, devem ser inicialmente desemoglobinizadas por meio de uma imersão rápida (2 segundos) em uma solução hipotônica de azul de metileno. Para preparar essa solução, misturam-se 1 g de azul de metileno, 1 g de fosfato de potássio monobásico anidro (KH_2PO_4) e 3 g de fosfato de sódio dibásico di-hidratado ($Na_2HPO_4 \cdot 2H_2O$) em 250 mℓ de água destilada. A seguir, a amostra é enxaguada em tampão fosfato e corada com Giemsa. A solução corante é preparada imediatamente antes do uso e colocada em uma placa côncava ou em qualquer outro recipiente raso para coloração. A lâmina é corada por 10 minutos, em posição invertida (com o esfregaço voltado para baixo), tornando possível que precipitados do corante escorram pela lâmina sem prejudicar a coloração. Após uma lavagem rápida em tampão fosfato, a amostra seca à temperatura ambiente e é examinada ao microscópio.

Para preparar 1 ℓ de tampão fosfato adicionam-se a esse volume de água destilada 0,4 g de fosfato de sódio monobásico anidro e 0,6 g de fosfato de sódio dibásico di-hidratado. Para preparar a solução alcoólica de estoque de Giemsa, misturam-se, em frasco contendo pérolas de vidro, 0,75 g de Giemsa em pó em 35 mℓ de glicerol e 65 mℓ de metanol. Depois de adequada homogeneização, a solução é filtrada em papel-filtro e mantida em frasco conta-gotas de cor âmbar. A solução corante é preparada no momento de uso, observando-se a proporção de uma gota de solução alcoólica de Giemsa por mℓ de tampão fosfato.

O *esfregaço sanguíneo delgado* (Figura 20.19) possibilita a avaliação de características morfológicas dos parasitos, especialmente dos plasmódios, e de parâmetros essenciais para a sua identificação, como a precisa localização dos parasitos (se intracelular ou extracelular), o diâmetro das hemácias infectadas e não infectadas e a existência de grânulos parasitários. Em seu preparo, utilizam-se 1 a 2 µℓ de sangue, que é estendido sobre a lâmina com o auxílio de uma segunda lâmina de microscopia. O objetivo é que o sangue se espalhe de maneira a não haver sobreposição de hemácias. Depois de fixados, os esfregaços são corados com os mesmos corantes utilizados para as gotas espessas e examinados ao microscópio de luz com objetiva de imersão. Recomenda-se que a coloração das lâminas seja realizada até 72 horas do seu preparo. Por empregar volume reduzido de sangue distendido em uma única camada, essa técnica apresenta como limitação fundamental a necessidade de análise de um grande número de campos microscópicos, especialmente em condições de baixas parasitemias.

A coloração de esfregaços sanguíneos com laranja de acridina, um corante fluorescente, proporciona uma alternativa para a pesquisa de plasmódios (Figura 20.20), tripanossomos e microfilárias no sangue (Kawamoto et al., 1999). A solução estoque de laranja de acridina (10 mg/mℓ) é preparada dissolvendo-se 1 g do corante em 100 mℓ de solução salina tamponada, com pH entre 7,0 e 7,5. Para evitar contaminação, pode-se acrescentar azoteto de sódio (NaN_3), em concentração final (peso/volume) de 0,5 a 1,0%. A solução de trabalho (100 mg/mℓ), usada para corar esfregaços sanguíneos fixados com metanol, é 100 vezes mais diluída; bastam duas gotas por esfregaço para obter-se uma coloração adequada em menos de 1 minuto, com os núcleos amarelos ou verde-claros e o citoplasma alaranjado. A preparação é examinada entre lâmina e lamínula, com objetiva de 40×, em microscópio de fluorescência equipado com filtros-barreira adequados.

Técnicas de concentração de sangue

Diversas estratégias de concentração de parasitos em amostras sanguíneas foram descritas para aumentar a eficiência diagnóstica dos exames de sangue. Entre elas, destacam-se a técnica de centrifugação em tubo de micro-hematócrito e a técnica de Strout, para detectar tripomastigotas sanguíneos, e a técnica de Knott e de filtração em membrana, para o diagnóstico da filariose linfática.

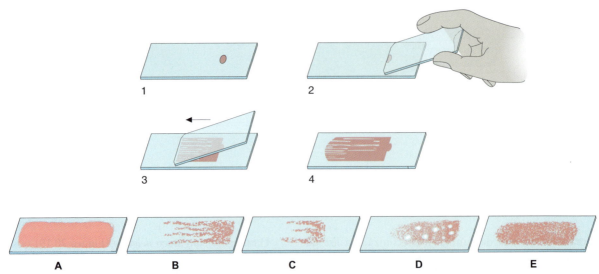

FIGURA 20.19 Técnica para o preparo de um esfregaço delgado, em lâmina de microscopia, para posterior coloração e pesquisa de hemoparasitos. **1.** Duas gotas de sangue, geralmente obtidas de punção da polpa digital, são transferidas para uma lâmina de microscopia. **2 a 4.** A amostra de sangue (1 a 2 mℓ) é estendida sobre a lâmina, com o auxílio de uma segunda lâmina, formando um esfregaço delgado. A parte inferior da figura mostra alguns problemas técnicos frequentemente observados durante o preparo de esfregaços sanguíneos: esfregaço excessivamente espesso (**A**); esfregaço preparado com sangue parcialmente coagulado (**B**); estiramento inadequado da amostra ou volume de amostra muito pequeno (**C**); amostra oleosa (**D**); esfregaço tecnicamente adequado (**E**).

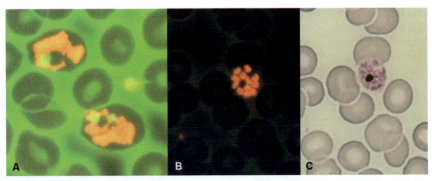

FIGURA 20.20 Esfregaços sanguíneos corados com laranja de acridina. **A.** Observam-se duas hemácias parasitadas por trofozoítos. **B.** Hemácia parasitada com esquizonte de *Plasmodium malariae*. Para comparação, a fotografia **C.** foi obtida do mesmo campo microscópico, depois de coloração da amostra com Giemsa. Fotografias de Fumihiko Kawamoto, Universidade de Oita, Japão.

◂ Micro-hematócrito

Recomenda-se o emprego de centrifugação de amostras sanguíneas em tubo capilar para aumentar a sensibilidade do exame microscópico para a detecção de alguns parasitos sanguíneos, especialmente (mas não exclusivamente) de tripomastigotas de *T. cruzi*. Consiste em coletar a amostra de sangue capilar ou venoso em um tubo de micro-hematócrito, seguindo-se sua centrifugação em baixa rotação (160 g). Os tripomastigotas presentes na amostra são concentrados na interface entre o plasma e os eritrócitos, acima do creme leucocitário; microfilárias podem também ser notadas com esse método. O movimento característico do flagelo pode ser percebido em lupa entomológica. Alternativamente, o tubo de micro-hematócrito pode ser fixado a uma lâmina de microscopia, com auxílio de tiras de fita adesiva em suas extremidades, possibilitando o exame da amostra ao microscópio, com objetiva de 10×. O tubo de micro-hematócrito também pode ser quebrado no nível do creme leucocitário, após a centrifugação; o material dessa região é colocado entre lâmina e lamínula para exame ao microscópio, a fresco ou após coloração com Giemsa.

A centrifugação de volumes maiores de sangue (em torno de 10 mℓ), coletados com anticoagulante, pode ser empregada não somente para a concentração de tripanossomos sanguíneos, mas também para a pesquisa de taquizoítos de *T. gondii* em recém-nascidos infectados, em que a probabilidade de encontro de parasitos no sangue não é desprezível.

◂ Técnica de Strout

A técnica de Strout apresenta boa sensibilidade para o encontro de tripomastigotas sanguíneos de *T. cruzi*. Consiste na coleta de sangue sem uso de anticoagulante. Assim, à medida que o coágulo é formado, os tripanossomos concentram-se no soro que é, então, coletado e centrifugado a uma baixa rotação (160 g), para possibilitar a remoção de eritrócitos e outras células sanguíneas remanescentes. Após nova centrifugação em alta rotação (600 g), o sedimento é analisado ao microscópio, a fresco ou após coloração com Giemsa, para detecção dos parasitos. O soro suspeito pode ainda ser inoculado em animais de laboratório.

◾ Técnica de Knott

O método de Knott é indicado para detectar microfilárias no sangue, especialmente quando se suspeita de baixa parasitemia. Consiste em diluir 5 mℓ de sangue venoso em 50 mℓ de solução de formalina a 2%, seguindo-se a sua centrifugação a 400 g. O sedimento deve ser utilizado para preparação de gotas espessas, que podem ser examinadas a fresco ou depois de coradas pelo Giemsa. Sua sensibilidade para o diagnóstico da filariose linfática é normalmente menor que a da gota espessa convencional e da técnica de filtração em membranas.

◾ Filtração do sangue em membranas

A filtração em membranas de policarbonato (Nuclepore® ou Millipore®) oferece uma alternativa para a análise de um volume relativamente grande de sangue (até 10 mℓ), aumentando, portanto, as chances de detecção de microfilárias na amostra. Após a coleta, o sangue é diluído com cloreto de sódio 0,85% ou em solução-tampão fosfatada e filtrado em membrana com poros de 3 a 5 μm, com 13 mm ou 25 mm de diâmetro, montada em um suporte adequado e acoplada a uma seringa (Figura 20.21). A seguir, o filtro é lavado em solução salina, que passa pela seringa. O filtro é removido do suporte e as microfilárias retidas podem ser observadas ao microscópio. Por ser transparente quando molhada, a membrana pode ser colocada sobre uma lâmina e examinada imediatamente ao microscópio ou corada com Giemsa ou hematoxilina depois de fixada com metanol por 2 minutos. Essa técnica demonstra boa sensibilidade quando comparada aos esfregaços, mas seu custo é relativamente alto.

Diagnóstico de infecções por protozoários cavitários

Amebíase intestinal

O diagnóstico laboratorial da amebíase intestinal (infecção por *Entamoeba histolytica*/*E. dispar*) baseia-se no encontro de cistos ou trofozoítos em amostras de fezes examinadas ao microscópio. Os trofozoítos encontram-se ao exame direto, a fresco, de amostras de fezes diarreicas recém-eliminadas, ou ainda do exsudato mucossanguinolento que recobre as ulcerações mucosas, em amostras obtidas durante a retossigmoidoscopia. Nesses casos de doença invasiva, o encontro de trofozoítos nas fezes determina o diagnóstico de infecção por *E. histolytica*. Esses trofozoítos frequentemente apresentam hemácias semidigeridas em seu interior. Quando são encontrados somente cistos nas fezes de indivíduos assintomáticos ou com diarreia, as amostras devem ser referidas como positivas para *E. histolytica*/*E. dispar*, pois o exame microscópico da amostra não possibilita a distinção entre essas duas espécies.

Morfologicamente indistinguíveis, os *trofozoítos* de *E. histolytica* e de *E. dispar* são pleomórficos, de tamanho entre 10 e 60 mm (média de 25 mm), com movimentação por pseudópodes, tipo lobópodes, contendo um núcleo com cariossoma central e cromatina periférica delicada. As formas invasivas são grandes e, em geral, têm hemácias no citoplasma. Os *pré-cistos* são intermediários entre trofozoítos e cistos, com um núcleo. Os *cistos* são esféricos ou ovais, com tamanho de

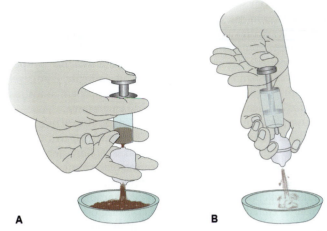

FIGURA 20.21 Técnica de filtração em membrana para a pesquisa de microfilárias no sangue. **A.** O sangue diluído em solução salina é aspirado e expelido, passando por uma membrana com poros de 3 a 5 mm montado em um suporte acoplado à seringa. **B.** A seguir, a membrana é lavada pela aspiração de solução salina. Depois de lavado, o filtro é removido do suporte e examinado ao microscópio.

10 a 20 mm (média de 12 mm) e parede cística rígida, podendo conter entre um e quatro núcleos. Os *cistos* imaturos, isto é, aqueles com um ou dois núcleos, têm estrutura cilíndrica conhecida como *corpo cromatoide*, constituída por ribossomos, com formato semelhante ao de um charuto.

No exame direto de amostras de fezes frescas, os cistos são comumente corados com solução de Lugol, mas a coloração com hematoxilina férrica ou tricrômico possibilita melhor visualização das estruturas internas dos cistos e trofozoítos. As técnicas de concentração são amplamente recomendadas para aumentar a sensibilidade diagnóstica. Os métodos imunológicos e moleculares para a diferenciação de cistos de *E. histolytica* e *E. dispar* ainda não são de uso corrente nos laboratórios clínicos do Brasil.

O diagnóstico de abscesso amebiano pode ser relativamente difícil, e depende em grande parte de dados clínicos e epidemiológicos. O exame parasitológico não tem utilidade nesse contexto. Exames de imagem, como a ultrassonografia ou a tomografia computadorizada, possibilitam a identificação de abscessos hepáticos. Em geral, não se recomenda a punção dos abscessos amebianos, com finalidade diagnóstica ou terapêutica, diante do risco de contaminação bacteriana secundária. Os testes sorológicos são positivos para anticorpos na maioria dos indivíduos com amebíase intestinal invasiva e abscesso amebiano, mas em áreas endêmicas muitos indivíduos saudáveis podem exibir anticorpos detectáveis meramente em função de infecções prévias.

Giardíase

O diagnóstico laboratorial da giardíase é normalmente feito pelo exame microscópico de amostras de fezes. Devido ao batimento flagelar, os trofozoítos são facilmente observados ao exame direto de amostras de fezes diarreicas recém-eliminadas ou em amostras de suco duodenal obtido com o teste do cordão. Amostras preservadas geralmente são coradas com tricrômico ou hematoxilina férrica para melhor visualização da estrutura interna dos parasitos. Os cistos são pesquisados em amostras submetidas a técnicas de concentração, sob coloração com solução de Lugol, tricrômico ou hematoxilina férrica. Devem-se examinar, pelo menos, três amostras fecais, coletadas em dias alternados, antes de se considerar o resultado negativo, pois os cistos de *Giardia duodenalis* (*G. lamblia* e *G. intestinalis* são igualmente aceitos para designar a espécie) são eliminados nas fezes de modo intermitente. É possível também pesquisar trofozoítos de *G. duodenalis* em amostras de suco duodenal, obtidas por meio do enteroteste.

Os *trofozoítos* de *G. duodenalis* medem de 10 a 20 mm e são piriformes, com simetria bilateral. Têm quatro pares de flagelos, dois núcleos, dois *axonemas* (feixes de fibras longitudinais) e dois *corpos parabasais* em formato de vírgulas, de função desconhecida. Na superfície ventral, há um *disco adesivo* ou *suctorial*, principal responsável pela fixação do protozoário às células epiteliais do intestino. Os *cistos* são ovalados ou elipsoides e medem cerca de 12 mm; têm as mesmas estruturas internas dos trofozoítos, porém duplicadas.

Infecções por protozoários intestinais emergentes

Descreve-se aqui o diagnóstico laboratorial de infecções pelos coccídeos intestinais *Cryptosporidium parvum* ou *C. hominis*, *Cyclospora cayetanensis* e *Cystoisospora belli* e pelas espécies genericamente conhecidas como *microsporídios*, atualmente classificadas entre os fungos.

A morfologia dos oocistos dos coccídeos intestinais é descrita no Capítulo 9, *Os Protozoários Intestinais Emergentes*. Os oocistos esporulados (infectantes) de *Cryptosporidium* são esféricos, medem de 2 a 4 mm e contêm quatro esporozoítos nus (sem esporoblasto ou esporocisto). A diferenciação entre *C. parvum* e *C. hominis* não pode ser feita exclusivamente com critérios morfológicos. Os oocistos têm parede rígida ou delgada, e são eliminados nas fezes já esporulados. Os oocistos de *C. cayetanensis* são esféricos, medem de 8 a 10 mm e são eliminados nas fezes não esporulados, mas depois de 5 a 11 dias passam a apresentar dois esporocistos, contendo dois esporozoítos cada um. Os oocistos de *C. belli* são ovalados e medem 20 a 33 mm por 10 a 19 mm, em média 25 mm após a esporulação, quando contêm dois esporocistos, cada um com quatro esporozoítos. Nas fezes, encontram-se normalmente oocistos não esporulados, que requerem 24 a 48 horas no meio exterior para adquirirem caráter infectante.

Oocistos de *Cryptosporidium*, *C. cayetanensis* e *C. belli* são encontrados em amostras fecais submetidas a técnicas de concentração, como flutuação ou sedimentação. A visualização pode ser feita a fresco, com microscopia óptica convencional com pouca iluminação, com microscopia de contraste de fase ou com microscopia de fluorescência (explorando a autofluorescência dos oocistos de *C. cayetanensis* e *C. belli*), ou ainda com o material fixado e corado permanentemente pelas técnicas de Ziehl-Neelsen modificada, Kinyoun, safranina-azul de metileno, auramina e similares. A coloração por hematoxilina férrica possibilita a adequada visualização de oocistos de *Cryptosporidium* (Ferreira et al., 2001) e possivelmente de outros coccídeos intestinais, mas é pouco empregada atualmente com essa finalidade. É importante medir o diâmetro dos oocistos para a diferenciação entre *Cryptosporidium* e *Cyclospora*, especialmente quando suas estruturas internas (esporocistos e esporozoítos) são difíceis de serem visualizadas.

Os *microsporídios* são microrganismos intracelulares obrigatórios originalmente classificados no filo Microspora, mas hoje são considerados mais próximos aos fungos. Podem ser encontrados no intestino delgado, no trato respiratório, bem como na córnea, nos músculos e na placenta. As espécies encontradas em seres humanos são *Enterocytozoon bieneusi*, *Encephalitozoon intestinalis* (anteriormente conhecida como *Septata intestinalis*), *Encephalitozoon hellem*, *Encephalitozoon cuniculi*, *Nosema connori*, *Nosema oculorum*, *Nosema*-símile sp., *Vittaforma corneae*, *Pleistophora* sp., *Trachipleistophora hominis*, *Trachipleistophora anthropophthera*, *Thelohania*-símile sp. e *Brachiola vesicularum*. Seu ciclo vital é relativamente simples e, após a transmissão, decorre um período de germinação dos esporos, via extrusão do filamento polar, que se exterioriza e inocula o conteúdo do esporo – esporoplasma – dentro da célula hospedeira. Intracelularmente, tem início uma fase proliferativa, de esquizogonia ou merogonia, seguida pela diferenciação dos esporos, a *esporogonia*. Os esporos são liberados nas fezes, na urina ou nas secreções respiratórias.

Os esporos, descritos no Capítulo 11, *Os Microsporídios e as Microsporidioses*, são ovais ou piriformes, medem de 2 a 7 por 1,5 a 5 mm. Os estágios proliferativos podem ser arredondados e ligeiramente maiores. O filamento polar constitui-se de um tubo espiralado ancorado em um disco e encontra-se no esporo maduro, a estrutura que caracteriza um microsporídio. As pequenas dimensões dos esporos dificultam o diagnóstico, mas a coloração das amostras de fezes, urina e secreções respiratórias com tricrômico, modificações do Chromotrope de Weber e fluorocromos (Calcofluor White M2R, Uvitex 2B) possibilitam sua identificação.

Tricomoníase

A tricomoníase, causada pelo protozoário flagelado *Trichomonas vaginalis*, é uma das doenças sexualmente transmissíveis (DSTs) não virais de maior prevalência no mundo. A infecção é frequente em mulheres, chegando a 180 milhões de casos sintomáticos em todo o mundo. A maioria dos homens acometidos é assintomática e seu diagnóstico laboratorial é mais difícil, limitando o valor das estimativas de prevalência disponíveis. O diagnóstico de infecção por *T. vaginalis* em homens tem como maior obstáculo a obtenção de amostras adequadas; o sêmen fresco é provavelmente a amostra mais prática para ser examinada. As técnicas mais utilizadas para o diagnóstico laboratorial são o exame direto a fresco de esfregaços de secreção vaginal e a cultura *in vitro*.

Os *esfregaços* são preparados com amostras de secreção vaginal coletadas com o auxílio de pipetas. O material, misturado em solução salina, é examinado a fresco ao microscópio, entre lâmina e lamínula. As tricomonas são detectadas pela movimentação dos seus flagelos e membrana ondulante até 24 horas após a coleta. Com sensibilidade de até 82%, o exame direto é a técnica de escolha para diagnóstico de rotina. Algumas vezes, os parasitos são percebidos no exame de Papanicolaou destinado à análise citológica, mas essa coloração não deve ser empregada para diagnóstico de rotina da tricomoníase, por exibir sensibilidade e especificidade inferiores às obtidas com o exame direto (Wendel; Workowski, 2007). No homem, a demonstração do parasito não é tarefa simples. Embora a procura do parasito deva ser realizada em tipos variados de amostras (secreção uretral e prostática e sedimento urinário), o sêmen fresco é a amostra de obtenção mais prática e rápida para análise.

O cultivo *in vitro* é indicado para situações em que o reduzido parasitismo dificulta a detecção dos flagelados no exame a fresco da amostra suspeita. A cultura é 20 a 30% mais sensível que o exame microscópico convencional, considerada o padrão-ouro para diagnóstico da infecção. Um dos meios comumente utilizados para a cultura das tricomonas é o de Diamond modificado (MDM), mas o meio de Kupferberg também é útil. Caso a semeadura em meio de cultura não possa ser realizada dentro de 20 a 30 minutos da coleta, recomenda-se a diluição da amostra em solução de Ringer, na qual as tricomonas permanecem vivas por até 24 horas. Quando semeados adequadamente, os parasitos crescem rapidamente *in vitro*, devendo a cultura ser examinada diariamente ao microscópio invertido. O resultado somente deverá ser considerado negativo depois da análise diária do material cultivado por, pelo menos, 4 dias. Com amostras provenientes de homens, recomenda-se o acompanhamento da cultura por, pelo menos, 10 dias. Apesar de sua excelente sensibilidade (86 a 97%), a cultura é uma técnica relativamente cara.

Um método alternativo e conveniente para a detecção dos parasitos nas amostras suspeitas é o do envelope plástico (Beal et al., 1992). Cada envelope contém meio líquido adequado para o acondicionamento do material coletado, possibilitando simultaneamente o exame direto da amostra ao microscópio e sua cultura (Figura 20.22). Disponível comercialmente com o nome de InPouchTV®, esse sistema é recomendado principalmente quando o material necessita ser transportado. Sua sensibilidade (em torno de 97%) é comparável àquela observada nas culturas com meio MDM.

Existem testes imunocromatográficos simples e rápidos para o diagnóstico da tricomoníase. São mais sensíveis que o exame a fresco, porém menos sensíveis que a cultura. Vários testes moleculares simples estão disponíveis no comércio, fundamentados em hibridização com sondas específicas para *T. vaginalis*, *Gardnerella vaginalis* e *Candida albicans*.

Diagnóstico de infecções por protozoários teciduais

Infecções por flagelados teciduais

Os flagelados encontrados no sangue e outros tecidos humanos pertencem aos gêneros *Trypanosoma* e *Leishmania* (Figura 20.23). No Brasil, são agentes etiológicos de doenças de grande impacto em saúde pública, como a doença de Chagas, a leishmaniose tegumentar americana e a leishmaniose visceral.

◀ Doença de Chagas

A *doença de Chagas*, causada pelo protozoário flagelado *T. cruzi*, é encontrada em diversos países da América Latina, incluindo o Brasil, onde vivem cerca de 16 milhões de portadores de infecção chagásica. O diagnóstico parasitológico da doença é fortemente influenciado pelo estágio da infecção. Os melhores resultados são obtidos durante a *fase aguda*, quando a quantidade de parasitos circulantes é elevada. Os métodos mais utilizados compreendem o exame microscópico de amostras de sangue capilar ou venoso, a fresco ou coradas, o exame de amostras de sangue centrifugado (micro-hematócrito), além das técnicas que envolvem multiplicação prévia dos parasitos, como o xenodiagnóstico e a cultura *in vitro* (Teixeira et al., 2006).

Os *tripomastigotas*, particularmente abundantes durante a *fase aguda da infecção*, podem ser encontrados em amostras de sangue examinadas a fresco ou após fixação e coloração. Nos casos de suspeita de infecção congênita, recomenda-se analisar o sangue do cordão umbilical, além do sangue periférico do recém-nascido. A coleta sanguínea deve ser feita com uso de anticoagulantes para a visualização dos parasitos em *amostras a fresco*, em que os batimentos característicos do flagelo despertam a atenção do microscopista. A amostra é examinada entre lâmina e lamínula ao microscópio de luz, com

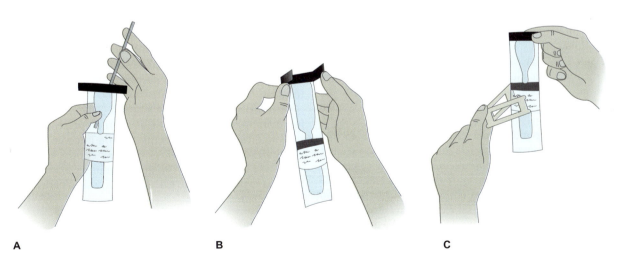

FIGURA 20.22 Técnica do envelope plástico, com o uso de dispositivo disponível no mercado nacional (InPouchTV®), para o diagnóstico da tricomoníase. **A.** A amostra de secreção vaginal ou uretral ou de sedimento urinário é misturada ao meio de cultura no compartimento superior do envelope e incubada durante 30 minutos a 37°C. Ao final desse período, uma alíquota da suspensão é examinada ao microscópio. **B.** Depois do exame microscópico direto de uma alíquota do material, o restante da suspensão é pressionado para a parte inferior do envelope, que contém meio seletivo inibitório para o crescimento de bactérias e fungos, e a abertura superior do envelope é selada. **C.** Depois de 24 horas de incubação a 37°C, em posição vertical, uma armação de plástico é colocada na parte inferior do envelope, para facilitar seu exame sobre a platina do microscópio.

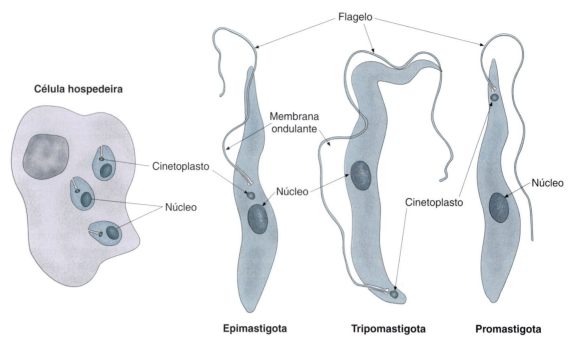

FIGURA 20.23 Características morfológicas dos principais estágios evolutivos de *Trypanosoma cruzi* e das leishmânias.

objetiva de 40×. Uma vez detectado o parasito, recomenda-se o preparo de *esfregaço sanguíneo*, para a avaliação das suas características morfológicas. O exame de *gota espessa*, que resulta na análise de um volume relativamente grande de sangue em um número reduzido de campos microscópicos, eleva a possibilidade de detecção do parasito. O micro-hematócrito e a técnica de Strout podem ser utilizados para aumentar a sensibilidade do exame microscópico.

O *xenodiagnóstico* é indicado quando não se consegue demonstrar a presença do parasito pelas técnicas anteriormente descritas, o que ocorre especialmente na fase crônica da infecção. Essa técnica consiste em colocar ninfas do quinto estágio de triatomíneos criados em laboratório a partir de ovos (geralmente *Triatoma infestans* ou *Dipetalogaster maximus*), portanto livres de qualquer infecção, para realizar repasto sanguíneo diretamente sobre a pele do paciente supostamente infectado ou em sistema de alimentação artificial contendo sangue suspeito. Habitualmente, são utilizadas entre 5 e 10 ninfas mantidas em jejum por 3 a 4 semanas; o repasto deve ser realizado por, pelo menos, 30 minutos, normalmente na região do antebraço. Uma vez infectados, os insetos passam a eliminar parasitos nas fezes (tripomastigotas metacíclicos). A análise do conteúdo intestinal é realizada em 30, 60 e 120 dias após repasto sanguíneo no caso de infecções crônicas e entre o 7º e 10º dia nos casos supostamente agudos. A coleta das fezes deve ser realizada por meio da dissecação ou compressão do abdome do triatomíneo em um recipiente contendo solução salina. O material deve ser examinado entre lâmina e lamínula ao microscópio (objetiva de 40×), para a detecção do batimento flagelar do parasito. Recomenda-se o uso de azul de metileno para corar os estágios evolutivos do parasito, sem afetar seu batimento flagelar (Ferreira et al., 2006). Uma camada bem delgada de azul de metileno colocada sobre a parte central da lâmina limpa (por meio da evaporação de solução diluída do corante) é usada para corar as preparações a fresco. A sensibilidade dessa técnica pode chegar a quase 100% na fase aguda de infecção, mas reduz-se drasticamente na fase crônica, mantendo-se entre 13 e 16%. Sua maior desvantagem é o tempo necessário para a obtenção dos resultados.

Quando a doença de Chagas não é revelada por meio dos exames sanguíneos tradicionais e o xenodiagnóstico não é uma técnica acessível, a cultura *in vitro* representa uma alternativa para a demonstração direta de *T. cruzi*. A técnica é potencialmente aplicável tanto na fase aguda como na fase crônica da infecção. Para sua realização, é recomendada a utilização de sedimento leucocitário correspondente a, pelo menos, 30 mℓ de sangue venoso. Depois de semeado sobre meio próprio (geralmente ágar-sangue ou LIT [*liver infusion triptose*]), o crescimento do parasito em cultura mantida a 28°C é monitorado após 30, 45, 60 e 90 dias. O exame microscópico pode ser feito a fresco ou com coloração vital (azul de metileno), buscando-se observar o batimento flagelar dos epimastigotas. A sensibilidade das culturas *in vitro* tende a ser superior à verificada para o xenodiagnóstico (22 a 79%) quando é utilizado um volume substancial de sangue venoso (pelo menos, 30 mℓ). Na fase crônica de infecção, podem-se associar as duas técnicas.

A inoculação da amostra suspeita (sangue, soro ou creme leucocitário) em animais de laboratório representa uma alternativa adicional para o diagnóstico da infecção. Nesse caso, são utilizados preferencialmente camundongos isogênicos jovens (BALB/c ou C57Bl/10), que são muito suscetíveis à infecção. Sua maior limitação é o tempo necessário para a obtenção dos resultados.

◀ Doença do sono

Os métodos laboratoriais de diagnóstico da doença do sono visam ao rastreamento da população sob risco, mediante a detecção de anticorpos contra os tripanossomos, à confirmação da presença do parasito no sangue ou aspirado de linfonodo e ao estadiamento da doença, mediante a análise de amostra de líquido cefalorraquidiano. Das espécies que causam a tripanossomíase africana humana, *Trypanosoma brucei gambiense* e *T. b. rhodesiense* não podem ser distinguidos com base em sua morfologia. Os tripomastigotas de *T. b. rhodesiense* podem ser facilmente encontrados ao exame microscópico de esfregaços ou gotas espessas, mas na gota espessa há certa distorção de sua morfologia, dificultando a sua identificação. Na infecção por *T. b. gambiense*, as parasitemias são tipicamente mais baixas, com menor sensibilidade diagnóstica da microscopia, situada entre 5 e 55%. A pesquisa de formas tripomastigotas em amostras de aspirado de lifonodos cervicais aumentados está associada a maior sensibilidade, em torno de 20 a 60%. A amostra é colhida do centro do linfonodo, com o cuidado de distanciar-se da veia jugular, e examinada entre lâmina e lamínula, sem coloração; os tripanossomas são facilmente identificados graças ao batimento flagelar. A pesquisa de tripanossomas no líquido cefalorraquidiano é essencial para definir o tratamento a ser empregado, positiva em 40% das infecções por *T. b. gambiense* em fase meningoencefálica, proporção que chega a 85% nas infecções por *T. b. rhodesiense*.

◀ Leishmanioses

As leishmanioses têm ampla distribuição geográfica nos continentes americano, africano, europeu e asiático. A demonstração do parasito é essencial para a confirmação da suspeita clínica. As técnicas parasitológicas destinadas ao diagnóstico da infecção baseiam-se na confecção de esfregaços, bem como na cultura *in vitro* e inoculação em animais de laboratório (Herwaldt, 1999).

Na *leishmaniose tegumentar*, pesquisa-se a forma amastigota do parasito em lesões ulceradas e não ulceradas da pele e de mucosas. Os esfregaços são realizados com amostras obtidas por meio de punção aspirativa ou raspagem da borda interna das lesões. O material proveniente de biopsias da borda da lesão é utilizado para a confecção de lâminas por aposição (*imprints*) e exames histopatológicos; os fragmentos de tecido obtidos devem representar diferentes partes da lesão e atingir a epiderme e a derme. Após a fixação com metanol e coloração com Giemsa ou Leishman, a amostra é analisada ao microscópio óptico com objetiva de imersão. Os amastigotas podem ser observados dentro de macrófagos ou livres, caso tenha ocorrido o rompimento da célula hospedeira. Na fase inicial de infecção, os amastigotas são detectados na maioria dos casos. No entanto, na lesão cutânea de longa evolução a visualização do parasito pode ser comprometida por sua relativa escassez; somente 20% dos exames microscópicos são positivos para lesões com mais de 1 ano de evolução. De maneira geral, os parasitos também são raros em lesões mucosas; é mais fácil sua detecção na fase inicial da infecção, antes da ulceração da lesão. Portanto, em lesões mucosas, recomenda-se o exame de, pelo menos, três amostras antes de o resultado ser dado como negativo.

O diagnóstico parasitológico da *leishmaniose visceral* é realizado por meio de punção aspirativa da medula óssea ou baço e punção-biopsia do fígado. A amostra resultante de punção aspirativa ou preparada por aposição de biopsia é fixada com metanol e corada com Giemsa ou Leishman para exame microscópico com objetiva de imersão. O aspirado esplênico fornece os melhores resultados (cerca de 90% de positividade) quando comparado ao aspirado de medula óssea (positividade de 80%). Contudo, devido ao risco de sangramento e ruptura do órgão durante a punção, recomenda-se a realização de aspirados de medula óssea provenientes da região esternal e crista ilíaca, para a obtenção de amostra diagnóstica no ambiente extra-hospitalar. A biopsia de fígado resulta em boa sensibilidade (cerca de 90% de positividade), mas demonstra risco semelhante ao da punção esplênica.

Durante a fase inicial da leishmaniose visceral, as formas amastigotas do parasito podem ser detectadas no sangue periférico. Nesse caso, a procura deve ser feita no creme leucocitário obtido após a centrifugação de amostras de sangue periférico. Os parasitos são visualizados no interior dos leucócitos ou fora deles, caso as células tenham se rompido durante o preparo do esfregaço. Contudo, o sangue não deve ser o material de escolha para diagnóstico da infecção, devido à elevada probabilidade de resultados falso-negativos.

Além da reduzida sensibilidade em condições de baixa carga parasitária (p. ex., em lesões cutâneas ou mucosas de evolução prolongada), o exame microscópico tem outra limitação importante: não possibilita diferenciar com segurança as espécies de leishmânias. A cultura *in vitro* do parasito, no entanto, oferece uma alternativa para contornar essas limitações (Singh, 2006). Para sua realização, o material proveniente de punção, aspiração ou biopsia de lesões e órgãos deve ser distribuído em recipientes contendo meio de cultura apropriado para o crescimento dos parasitos e incubado entre 24 e 26°C. Existem vários meios, sólidos ou líquidos, disponíveis para cultura de leishmânias, dentre os quais pode-se citar o meio de McNeal, Novy e Nicolle (NNN), o M199, o meio de Schneider e o *liver infusion triptose* (LIT). A eficiência da cultura pode depender sensivelmente do meio escolhido. Por exemplo, *L. braziliensis* multiplica-se eficientemente no meio de Schneider, enquanto *L. amazonensis* propaga-se bem em LIT.

Normalmente, o movimento flagelar das promastigotas começa a ser observado na cultura entre o 5º e o 15º dia, dependendo da carga parasitária inoculada. Contudo, é fundamental o monitoramento da cultura por, pelo menos, 30 dias. A sensibilidade da técnica é de cerca de 80%, mas pode aumentar consideravelmente caso cuidados prévios de assepsia e esterilidade sejam considerados. Nas culturas de lesões mucosas, há grande probabilidade de contaminação por fungos e bactérias; há, portanto, necessidade de descontaminação prévia do material. A maior limitação dessa técnica é o tempo necessário para a obtenção do resultado. A determinação da espécie de leishmânia isolada de cultivo é feita com técnicas imunológicas (tipagem com anticorpos monoclonais), bioquímicas (eletroforese de isoenzimas) ou moleculares (reação em cadeia da polimerase [PCR] com oligonucleotídios iniciadores espécie-específicos), mas esses métodos não estão disponíveis na maioria dos laboratórios de rotina no Brasil.

Outra alternativa diagnóstica consiste na inoculação de amostras clínicas em *hamsters* (*Mesocricetus auratus*), devido à elevada suscetibilidade desses animais à infecção. O inóculo é realizado por via intraperitoneal, no caso de suspeita de leishmaniose visceral, ou nas patas posteriores e no focinho, no caso de suspeita de leishmaniose tegumentar. As lesões cutâneas ou cutaneomucosas podem iniciar-se até 1 ano após o inóculo, com evolução mais lenta na infecção por *L. braziliensis* e *L. guyanensis* do que na infecção por *L. amazonensis*. Na leishmaniose visceral, os parasitos podem ser detectados facilmente no fígado e baço, entre o 3º e o 6º mês do inóculo. A maior limitação dessa técnica é o tempo necessário para a obtenção do resultado, impossibilitando sua aplicação na rotina diagnóstica.

Malária

A malária é um dos maiores problemas globais de saúde pública da atualidade. Como o prognóstico e o tratamento da infecção dependem da espécie de plasmódio infectante, o exame microscópico de amostras de sangue é fundamental para a confirmação da infecção e determinação da espécie envolvida. Existem, basicamente, duas técnicas de preparo de amostras sanguíneas para análise ao microscópio: a gota espessa e o esfregaço delgado. Independentemente da técnica escolhida, recomenda-se que o sangue seja coletado por meio de punção digital, sem anticoagulante.

A gota espessa corada com Giemsa é a melhor alternativa para a detecção dos parasitos da malária, considerada padrão-ouro para o diagnóstico da doença. O esfregaço sanguíneo não é rotineiramente utilizado com finalidade diagnóstica, no Brasil, por apresentar sensibilidade inferior à observada com a gota espessa. Contudo, constitui uma técnica essencial para a avaliação de características morfológicas dos parasitos e de parâmetros essenciais para a sua identificação, como o diâmetro das hemácias infectadas. A Tabela 20.1 compara as principais características de esfregaços e gotas espessas que são relevantes para o diagnóstico da malária.

A quantificação de parasitos na amostra fornece um parâmetro essencial para o prognóstico clínico. A densidade parasitária pode ser estimada empregando-se diferentes métodos que dependem diretamente da técnica escolhida para o diagnóstico (gota espessa ou esfregaço delgado). No Brasil, emprega-se tradicionalmente um método semiquantitativo, em que a parasitemia é estimada com base no exame de gota espessa e registrada em categorias previamente definidas. Com base no número de parasitos por campo microscópico de grande aumento, a amostra é classificada nas seguintes categorias: (i) meia cruz (+/2), quando em 100 campos microscópicos forem observados, em média, entre 40 e 60 parasitos; (ii) uma cruz (+), quando for observado um parasito por campo; (iii) duas cruzes (++), para 2 a 20 parasitos por campo; (iv) três cruzes (+++), para 21 a 200 parasitos por campo; e (v) quatro cruzes (++++), para mais de 200 parasitos por campo. Quando menos de 40 parasitos são encontrados no exame de 100 campos, sugere-se registrar o número total de parasitos encontrados durante o exame. Esse método de quantificação, além de impreciso, usa categorias diferentes das sugeridas pela Organização Mundial da Saúde (World Health Organization, 1991), tornando difíceis comparações entre diferentes estudos.

Uma estimativa mais precisa, no entanto, é obtida registrando-se o número de parasitos observados a cada 200 leucócitos. Atribuindo-se uma leucometria padrão (em geral, 6.000 a 8.000 leucócitos/$\mu\ell$ de sangue) para todo paciente com malária, usa-se uma regra de três simples para estimar o número de parasitos por microlitro de sangue. A estimativa torna-se ainda mais precisa quando a leucometria é determinada em câmaras de contagem ou contadores automáticos. Para a quantificação de parasitemia no esfregaço, preconiza-se registrar o percentual de hemácias parasitadas, considerando-se um universo de 500 hemácias.

As principais características morfológicas que tornam possível distinguir as quatro espécies de plasmódios humanos com base em seus estágios sanguíneos são apresentadas na Figura 20.24. No sangue periférico de pacientes com malária *falciparum*, normalmente encontram-se somente trofozoítos jovens, que exibem o formato típico de *anel de sinete* e gametócitos. A esquizogonia eritrocitária ocorre essencialmente em vênulas pós-capilares das vísceras e músculos, e raramente os esquizontes são encontrados no sangue periférico. Nas hemácias infectadas coradas de modo adequado, frequentemente se observam precipitados citoplasmáticos avermelhados, conhecidos como *granulações* ou *fendas de Maurer*. Outras características dos trofozoítos de *P. falciparum*, ainda que sem especificidade absoluta no diagnóstico de espécie, são: a existência de dois ou mais trofozoítos na mesma hemácia, o encontro de parasitos na periferia do citoplasma das hemácias (formas *accolé* ou *appliqué*) e de parasitos com dupla cromatina. As hemácias parasitadas, quando comparadas às normais, não demonstram aumento de diâmetro. Os gametócitos de *P. falciparum* são típicos: alongados e curvos, em formato de lua crescente ou de banana (Figura 20.25). Exibem frequentemente pigmento malárico em seu interior, ocasionalmente visto também em hemácias parasitadas por trofozoítos. Os gametócitos masculinos apresentam citoplasma fracamente corado, enquanto o citoplasma dos gametócitos femininos se cora fortemente em azul. Os gametócitos surgem no sangue periférico cerca de 10 dias depois do início dos acessos febris.

As hemácias parasitadas por *P. vivax* têm geralmente diâmetro maior que as hemácias não parasitadas. Todos os estágios sanguíneos do parasito são encontrados no sangue periférico. É difícil distinguir os trofozoítos jovens, com formato de anel de sinete, daqueles de *P. falciparum*, mas os trofozoítos maduros têm normalmente aspecto irregular, com extensões ameboides em seu citoplasma. As hemácias parasitadas por trofozoítos maduros, esquizontes e gametócitos têm grânulos delicados, rosados ou avermelhados, facilmente identificados em esfregaços sanguíneos corados de modo apropriado, conhecidos como *granulações de Schüffner*. Em contraste aos gametócitos de *P. falciparum*, os gametócitos de *P. vivax* são ovais, ocupando quase toda a hemácia. Os gametócitos femininos coram-se mais intensamente que os masculinos e apresentam núcleo mais compacto, na maior parte das vezes em localização periférica. O pigmento malárico é abundante. Os gametócitos de *P. vivax* tendem a aparecer precocemente no curso das infecções maláricas.

Os trofozoítos jovens de *P. malariae* são semelhantes aos de *P. falciparum* e *P. vivax*, mas tendem a ser mais compactos e a ter seu citoplasma corado mais intensamente em azul. Os trofozoítos mais maduros podem assumir formas mais características, em faixa ou em cesto (Kawamoto et al., 1999; ver Figura 20.20). Os grânulos de hemozoína são pouco abundantes, mas são normalmente mais grosseiros do que nas demais espécies. Não se observa granulação de Schüffner, e as hemácias parasitadas têm o mesmo diâmetro das hemácias não

TABELA 20.1 Características das gotas espessas e esfregaços sanguíneos usados no diagnóstico da malária.

Característica	Gota espessa	Esfregaço
Área ocupada pela amostra	50 a 90 mm^2	250 a 450 mm^2
Volume de sangue	3 a 5 $\mu\ell$	1 $\mu\ell$
Tempo necessário para exame	100 campos/5 min	300 campos/25 min
Morfologia dos parasitos	Distorcida	Preservada
Aspecto das hemácias	Hemácias lisadas	Preservado
Existência de artefatos	Comum	Rara

CAPÍTULO 20 ▪ Diagnóstico Parasitológico

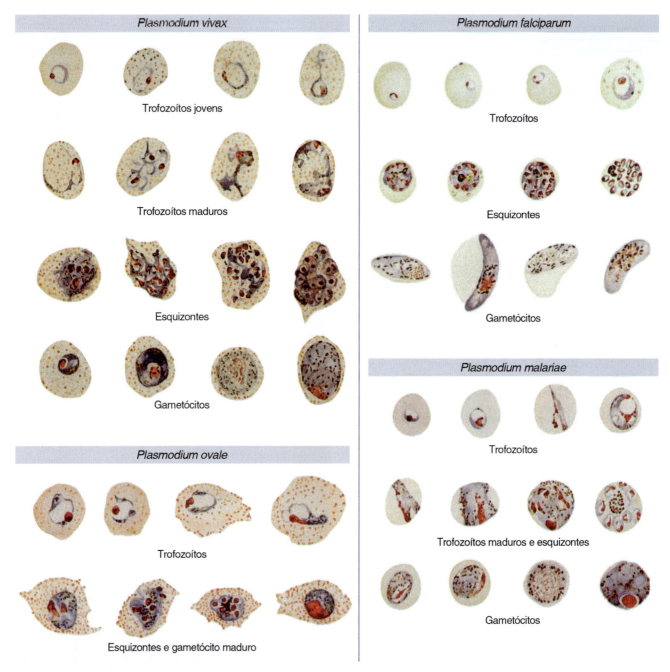

FIGURA 20.24 Características morfológicas dos estágios sanguíneos dos plasmódios que infectam o ser humano, em esfregaço delgado corado com Giemsa.

parasitadas. Os gametócitos assemelham-se aos de *P. vivax*, mas têm diâmetro menor.

Os aspectos mais característicos da infecção por *P. ovale*, uma espécie não encontrada no Brasil, são as deformidades que ocorrem nas hemácias parasitadas, que se tornam alongadas e exibem a margem denteada, bem como granulação de Schüffner. Os gametócitos são semelhantes aos de *P. vivax* e *P. malariae* (ver Figura 20.25).

Dentre as espécies de plasmódios que infectam o ser humano, *P. falciparum* é a única para a qual se dispõe de técnica de cultivo contínuo *in vitro*. Por ser uma técnica extremamente laboriosa e, sobretudo, pela existência de métodos alternativos, a cultura não tem aplicação diagnóstica, mas é utilizada rotineiramente para a realização de testes de sensibilidade do parasito a diversos medicamentos. Os plasmódios que causam doença humana são parasitos extenoxenos (muito específicos quanto à espécie de hospedeiro que são capazes de infectar); podem infectar algumas espécies de macacos do Novo Mundo, mas esses modelos experimentais de custo elevado não têm papel na investigação diagnóstica.

Os *testes imunocromatográficos*, conhecidos com o nome genérico de *testes diagnósticos rápidos*, são hoje amplamente utilizados no diagnóstico da malária. Detectam proteínas solúveis, como a HRP (*histidin-rich protein*)-2, de *P. falciparum* e a desidrogenase láctica (pDHL) de *P. falciparum* e *P. vivax*. O teste é semelhante àqueles empregados para o diagnóstico de gravidez e usa cerca de 5 μℓ de sangue. Existem em dois formatos distintos: Pf/Pan e Pf/Pv. O primeiro possibilita distinguir

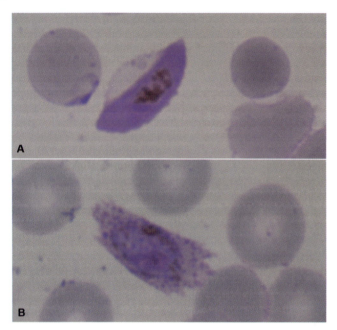

FIGURA 20.25 Características morfológicas de um gametócito de *Plasmodium falciparum* (**A**) e de *P. ovale* (**B**) em esfregaços corados com Giemsa. Fotografias de Fumihiko Kawamoto, Universidade de Oita, Japão.

a infecção por *P. falciparum* daquela por espécie diferente de *P. falciparum* (no Brasil, *P. vivax* ou *P. malariae*); o segundo torna possível confirmar o diagnóstico específico de infecção por *P. falciparum* e *P. vivax*.

Toxoplasmose

A *toxoplasmose* é uma das infecções parasitárias mais difundidas no mundo. Cerca de um terço da população mundial apresenta anticorpos contra *Toxoplasma gondii*, com alta prevalência de infecção em certas regiões da Europa, América do Sul e África. A escolha do teste mais apropriado para o diagnóstico parasitológico da toxoplasmose depende do contexto clínico do caso investigado. Rotineiramente, o diagnóstico inclui técnicas sorológicas para a detecção de anticorpos IgG ou IgM. Atualmente, contudo, a PCR tem sido considerada uma técnica bastante promissora para o diagnóstico da toxoplasmose (Petersen, 2007). A busca direta pelo parasito em amostras de sangue e outros fluidos corporais (líquido amniótico, humor aquoso ou líquido cefalorraquidiano) geralmente não é realizada, salvo em recém-nascidos, quando há suspeita de toxoplasmose congênita, ou em casos clínicos muito atípicos e graves (tais como suspeita de infecção ou reagudização em indivíduos imunocomprometidos). Frequentemente as técnicas utilizadas são esfregaços sanguíneos e de líquidos corporais, cultura *in vitro* e inoculação em animais de laboratório.

Nos recém-nascidos, durante a fase aguda da infecção, a pesquisa de *T. gondii* é normalmente realizada no sangue. Para tal, amostras de sangue coletadas por punção venosa (pelo menos, 10 mℓ) devem ser centrifugadas a 400 g. O creme leucocitário, coletado na interface entre as hemácias e o plasma, é utilizado para a preparação de esfregaços, os quais podem ser examinados ao microscópio a fresco ou após coloração com Giemsa. A sensibilidade da técnica é de aproximadamente 90%, e varia de acordo com a parasitemia.

Embora as técnicas moleculares, especialmente a PCR, venham sendo aplicadas para a *pesquisa do DNA de T. gondii no líquido amniótico*, é possível a demonstração direta do parasito nesse material. O líquido amniótico deve ser centrifugado a aproximadamente 400 g; o sedimento é examinado ao microscópio a fresco ou corado com Giemsa. Menos frequentemente, a técnica é utilizada para o isolamento de parasitos a partir do líquido cefalorraquidiano.

A cultura *in vitro* tem sido utilizada principalmente para o diagnóstico da toxoplasmose em indivíduos imunodeprimidos, apresentando sensibilidade reduzida. A técnica consiste na semeadura de amostras de creme linfocitário, líquido cefalorraquidiano, líquido amniótico, entre outros, em meio contendo fibroblastos humanos ou outras células facilmente mantidas *in vitro*. Também é possível a utilização de embriões de galinha. Após 4 a 5 dias de cultura, as células devem ser coradas com Giemsa e examinadas ao microscópio, para a busca de taquizoítos intracelulares ou livres no meio de cultura. Em geral, são observados pontos de necrose nas células parasitadas.

A inoculação em animais de laboratório é outro método empregado para o diagnóstico parasitológico da toxoplasmose, especialmente na fase crônica da infecção. A amostra biológica suspeita (sangue, humor aquoso, liquor ou homogenatos de placenta, dentre outras) deve ser inoculada no peritônio de camundongos. Decorridas 1 a 3 semanas do inóculo inicial, o líquido peritoneal dos animais deve ser coletado e examinado para buscar taquizoítos. É recomendada ainda a análise de tecidos cerebrais ou de outros órgãos (geralmente após 30 dias de infecção) para a busca de cistos contendo bradizoítos. A análise do tecido cerebral do animal é feita normalmente por meio de cortes histológicos fixados com metanol e corados com Giemsa ou Wright.

Diagnóstico de infecções por nematódeos intestinais

Existem diversas técnicas disponíveis para a detecção de ovos de helmintos em amostras de fezes, com diferenças relevantes em termos de praticidade e sensibilidade. A Tabela 20.2 exibe as principais estratégias para o diagnóstico laboratorial e o controle de cura de infecção pelos nematódeos intestinais; as principais técnicas encontram-se descritas na seção sobre o exame parasitológico de fezes, no início deste capítulo. Os ovos dos dois ancilostomídeos mais frequentemente encontrados no trato digestório humano, *Ancylostoma duodenale* e *Necator americanus*, são indistinguíveis. Entretanto, esses nematódeos diferem em características morfológicas simples, relacionadas na Tabela 20.3.

Larvas de nematódeos intestinais de animais domésticos podem acidentalmente parasitar o ser humano, produzindo as síndromes de *larva migrans*, cujo diagnóstico é brevemente descrito a seguir.

A penetração das larvas filarioides de *A. braziliense* e *A. caninum* e de diversos outros nematódeos não humanos através da pele pode produzir as lesões chamadas de *larva migrans* cutânea. Popularmente, as infecções são referidas como *bicho geográfico* e *bicho da areia*, frequentemente contraídas em praias e outros ambientes contaminados com fezes de cães infectados. As larvas avançam 2 a 5 cm por dia, pelo tecido

TABELA 20.2 Métodos mais empregados para o diagnóstico laboratorial de infecção pelos principais nematódeos intestinais humanos.

Espécie	Estágio diagnóstico	Método diagnóstico	Controle de cura
Ascaris lumbricoides	Ovo	Exame direto, técnicas de concentração; Kato-Katz	Repetir o exame 7, 14 e 21 dias após o tratamento
Trichuris trichiura	Ovo	Exame direto; técnicas de concentração; Kato-Katz	Repetir o exame 7, 14 e 21 dias após o tratamento
Ancilostomídeos	Ovo (às vezes, larvas são encontradas)	Exame direto; técnicas de concentração; Kato-Katz	Repetir o exame 7, 14 e 21 dias após o tratamento
Strongyloides stercoralis	Larva rabditoide	Pesquisa de larvas (Baermann, Rugai)	Repetir o exame 8, 9 e 10 dias após o tratamento
Enterobius vermicularis	Ovo	*Swab* anal	Repetir o exame por 5 a 7 dias consecutivos e 8 dias após o tratamento

TABELA 20.3 Características das principais espécies de ancilostomídeos que infectam o ser humano.

Característica	*Necator americanus*	*Ancylostoma duodenale*
Tamanho do adulto		
Fêmea	9 a 11 mm	10 a 13 mm
Macho	5 a 9 mm	9 a 11 mm
Estruturas presentes na cápsula bucal	Duas placas cortantes	Dois pares de dentes grandes
Morfologia da bolsa copuladora do macho	Mais longa que larga	Mais larga que longa
Nº de ovos eliminados por dia	5.000 a 10.000	10.000 a 20.000
Tamanho do ovo	64 a 76 mm por 36 a 40 mm	56 a 60 mm por 36 a 40 mm

subcutâneo, deixando atrás de si um cordão eritematoso saliente e altamente pruriginoso. Pode haver a formação de vesículas. O aspecto das lesões é típico, facilitando o diagnóstico. As larvas morrem e degeneram em poucos dias ou semanas, sempre restritas ao subcutâneo, incapazes de alcançar vasos sanguíneos e linfáticos e realizar a migração pulmonar. O diagnóstico é clínico e não demonstra qualquer dificuldade.

A *larva migrans visceral* é uma síndrome clínica causada pela migração de larvas de nematódeos através de diversas vísceras humanas. Os parasitos que mais comumente a produzem são ascarídeos de cães (*Toxocara canis*) e ocasionalmente de gatos (*Toxocara cati*), cujos adultos habitam o trato digestório de seus hospedeiros habituais, quase exclusivamente filhotes. Outros nematódeos associados a síndromes de migração larvária em seres humanos são *Baylisascaris procyonis*, *Angiostrongylus cantonensis*, *A. costaricensis* e *Gnathostoma spinigerum*. A síndrome da *larva migrans* visceral acomete principalmente crianças com idade entre 1 e 4 anos. Os sintomas dependem da carga parasitária, da frequência de reinfecções, da localização das lesões e da intensidade das reações inflamatórias produzidas pelo hospedeiro. A doença tem geralmente curso benigno, caracterizado por febre, hepatomegalia (ocasionalmente esplenomegalia) e eosinofilia persistentes. Podem ser observados infiltrados pulmonares em radiografias de tórax, acompanhados de tosse, sibilos ou broncopneumonia, e reações alérgicas. A doença ocular é comumente verificada em crianças mais velhas, que muitas vezes não exibem manifestações sistêmicas da infecção. No entanto, a maioria das infecções por *Toxocara* é leve (em termos de carga parasitária) e assintomática. Como a maior parte das infecções é autolimitada, somente os casos mais graves requerem tratamento. O diagnóstico é feito por meio de sorologia; não é possível a pesquisa direta do parasito. Havendo suspeita de doença ocular, recomenda-se a pesquisa de anticorpos no humor vítreo ou aquoso. A pesquisa do parasito não tem papel no diagnóstico da infecção humana.

Diagnóstico de infecções por trematódeos

Descreve-se aqui o diagnóstico de infecções humanas causadas por dois helmintos digenéticos, *S. mansoni* (esquistossomose mansônica), da família Schistosomatidae, e *Fasciola hepatica* (fasciolose), da família Fasciolidae. Também infectam o ser humano, entre outros, *S. haematobium*, *S. intercalatum*, *S. japonicum*, *Fasciola gigantica*, *Fasciolopsis buski*, *Paragonimus westermani*, *Clonorchis sinensis*, *Metagonimus yokogawai* e *Heterophyes heterophyes*.

O diagnóstico parasitológico da esquistossomose por *S. mansoni*, *S. intercalatum*, *S. guineense* e *S. japonicum* baseia-se no encontro de ovos dessas espécies nas fezes. Na Figura 20.26 são mostrados ovos de *S. mansoni*, com espícula lateral; os ovos de *S. intercalatum* e *S. guineense* têm espícula terminal longa (ver Capítulo 17, *Os Esquistossomos do Grupo* Haematobium) e os ovos de *S. japonicum* têm uma espícula lateral minúscula. A escolha entre técnicas qualitativas ou quantitativas depende do contexto clínico e epidemiológico em que os resultados serão interpretados. Os métodos mais frequentemente empregados na rotina laboratorial, no Brasil, são a técnica de concentração por sedimentação (Hoffman, Pons & Janer) e o método de Kato-Katz. Recomenda-se examinar, pelo menos, três amostras fecais para o diagnóstico de infecções leves. Mais recentemente, sugere-se o uso do método conhecido como *Helmintex* como de referência, utilizado na comparação entre diferentes testes diagnósticos. O método Helmintex examina 30 g de fezes, volume muito maior do que aquele examinado nos demais testes aplicados na rotina diagnóstica, resultando em maior sensibilidade (Lindholz et al., 2018). O Helmintex baseia-se na interação dos ovos de *S. mansoni* e *S. japonicum* com microesferas paramagnéticas misturadas ao sedimento das fezes (Cândido et al., 2018), utilizando-se um campo

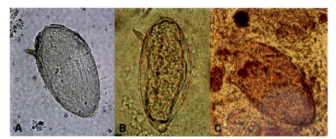

FIGURA 20.26 Ovos de *Schistosoma mansoni* eliminados nas fezes. Observa-se a espícula lateral. A amostra representada em **C** foi processada segundo a técnica de Kato-Katz. Fotografias de Cláudio Santos Ferreira.

magnético para a recuperação dos ovos e ninidrina (2,2-di-hidroxi-hidrindeno-1,3-diona) para sua coloração (Favero et al., 2017). O *teste de eclosão de miracídios* é empregado principalmente no seguimento de pacientes tratados, mas sua sensibilidade talvez não seja elevada o suficiente para uso como padrão-ouro de diagnóstico na esquistossomose mansônica (Borges et al., 2013). O diagnóstico da esquistossomose urinária é feito mediante o encontro de ovos de *S. haematobium* na urina, utilizando os métodos de sedimentação ou filtração de amostras de urina descritos anteriormente neste capítulo.

A fasciolose humana aguda caracteriza-se por hepatomegalia dolorosa e febre, sintomas geralmente acompanhados de eosinofilia intensa e leucocitose, às vezes com fenômenos alérgicos cutâneos ou asma. As infecções crônicas caracterizam-se por febre baixa e dor abdominal, no epigástrio ou no hipocôndrio direito. O diagnóstico laboratorial depende da detecção de ovos nas fezes ou em amostras de suco duodenal, bem como da detecção de anticorpos específicos por sorologia.

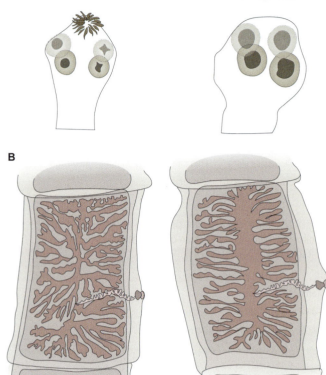

FIGURA 20.27 Esquema das principais diferenças morfológicas entre o escólex (**A**) e as proglotes grávidas (**B**) de *Taenia solium* e *T. saginata*. **A.** O escólex de *T. solium* apresenta pequenos ganchos ou *acúleos*, ausentes em *T. saginata*. **B.** Em *T. solium*, o útero grávido tem 7 a 12 ramificações uterinas principais de cada lado da haste uterina, que distalmente se ramificam em padrão dendrítico, enquanto a proglote grávida de *T. saginata* apresenta 15 a 30 ramificações uterinas de cada lado da haste uterina, que distalmente se ramificam de modo dicotômico.

Diagnóstico de infecções por cestoides

Os cestoides (ou cestódeos) são helmintos parasitos pertencentes à infraclasse Cestodaria do filo Platyhelminthes. Os vermes adultos habitam o trato intestinal de vertebrados e sua principal característica é o corpo achatado dorsoventralmente, conferindo-lhes o formato de fita. As larvas habitam os tecidos de diversos vertebrados e invertebrados. Os principais cestoides que causam doença em populações humanas, no Brasil, pertencem à ordem Cyclophyllidea, que compreende as tênias (*Taenia solium* e *T. saginata*), *Echinococcus granulosus* e *E. vogeli*, *Hymenolepis nana* e *H. diminuta*.

A infecção humana pelas tênias adultas, a *teníase*, ocorre como consequência da ingestão de carne suína ou bovina, crua ou malpassada, contendo cisticercos viáveis. O *diagnóstico da teníase* baseia-se no encontro de *ovos nas fezes* ou na região perianal e perineal, bem como no encontro de *proglotes nas fezes*. No primeiro caso, a técnica de swab anal descrita para o diagnóstico da enterobíase pode resultar em maior sensibilidade. Não é possível distinguir *T. solium* de *T. saginata* com base no aspecto dos ovos, mas a morfologia do escólex e das proglotes grávidas possibilita a diferenciação entre as espécies (Figura 20.27). O escólex de *T. solium* apresenta pequenos ganchos, conhecidos como *acúleos* (Figura 20.28), ausentes em *T. saginata*. O padrão de ramificações uterinas das

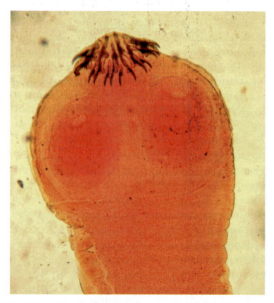

FIGURA 20.28 Escólex de *Taenia solium*, mostrando as ventosas e os pequenos ganchos (*acúleos*) que auxiliam na fixação do helminto à parede intestinal. Coloração com carmim. Fotografia de Marcelo Urbano Ferreira.

proglotes grávidas também é característico das espécies. Em *T. solium*, o útero grávido exibe 7 a 12 ramificações principais de cada lado da haste uterina, que distalmente se ramificam em padrão dendrítico, enquanto a proglote grávida de *T. saginata* tem de 15 a 30 ramificações uterinas de cada lado da haste uterina, que distalmente se ramificam de modo dicotômico. A tamisação de fezes para a pesquisa de proglotes de *Taenia*, que consiste em peneirar uma emulsão de fezes em água através de uma peneira metálica de 80 a 100 malhas/cm² e procurar proglotes retidas na peneira, é uma alternativa simples e eficaz para diagnóstico.

A infecção humana pela forma larvária, conhecida como *cisticercose*, decorre da ingestão de ovos de *T. solium*. Nesse caso, os seres humanos fazem o papel de hospedeiro intermediário acidental. O quadro clínico da cisticercose humana depende de características dos cisticercos, da resposta imune do hospedeiro, do número e da localização dos cisticercos presentes; a neurocisticercose é a apresentação clínica mais comum. O diagnóstico da neurocisticercose depende de exames sorológicos e de imagem; o encontro do parasito não tem aplicação diagnóstica.

A hidatidose é a infecção causada pela forma larvária de cestoides do gênero *Echinococcus*, em que o ser humano faz o papel de hospedeiro intermediário acidental. Os hospedeiros intermediários habituais das espécies encontradas no Brasil, *E. granulosus* e *E. vogeli*, são respectivamente o carneiro e a paca. As infecções por *E. granulosus* são encontradas no Sul do país, enquanto *E. vogeli* é detectado principalmente na Amazônia brasileira. O diagnóstico da hidatidose humana é frequentemente sugerido por exames de imagem, levando ao encontro de cistos hidáticos no fígado, nos pulmões, no cérebro e em outros sítios menos comuns, confirmado por sorologia. Não se recomenda a punção dos cistos com finalidade diagnóstica, pelo risco de infecção secundária, anafilaxia e disseminação dos protoescólices, mas o encontro de restos de membranas e de areia hidática em material de punção confirma o diagnóstico.

O diagnóstico da himenolepíase, independentemente da espécie infectante (*H. nana* ou *H. diminuta*), é feito pelo encontro de ovos nas fezes. Ovos de *H. nana* e *H. diminuta* são diferenciados com base em critérios morfológicos: os filamentos polares presentes na membrana interna dos ovos de *H. nana* não são encontrados em ovos de *H. diminuta*. Além disso, os ovos de *H. nana*, medindo cerca de 40 μm de diâmetro, são menores que os de *H. diminuta* (70 a 80 μm de diâmetro).

Diagnóstico das filarioses

As *filárias* são nematódeos afilados transmitidos por artrópodes vetores. As principais filárias que parasitam populações humanas, no Brasil, são *Wuchereria bancrofti*, que causa a filariose linfática ou elefantíase, *Onchocerca volvulus*, que causa a oncocercose ou cegueira dos rios, e *Mansonella ozzardi* e *M. perstans*, que geralmente não são consideradas patogênicas, mas ocorrem na Amazônia. Alguns casos de infecção humana pela filária de cães, *Dirofilaria immitis*, também foram relatados no Brasil e em vários outros países.

As microfilárias de *W. bancrofti*, de cerca de 260 mm de comprimento, são encontradas na circulação sanguínea e linfática e apresentam um padrão típico de periodicidade noturna no sangue periférico. Exibem uma *bainha*, que corresponde a uma casca ovular delicada que envolve o embrião, também encontrada em microfilárias de outras espécies de interesse médico fora do Brasil, como *Brugia malayi*, *B. timori* e *Loa loa*; não se encontra bainha nas microfilárias de *O. volvulus* e *M. ozzardi* (Figura 20.29). O diagnóstico parasitológico da filariose linfática depende da demonstração de microfilárias, ao exame microscópico de amostras de sangue periférico, ou de vermes adultos nos linfonodos em exame ultrassonográfico. Pesquisam-se microfilárias de *W. bancrofti* e *B. malayi* em gota espessa corada com Giemsa, preparada com sangue obtido por punção capilar à noite (normalmente entre 22 e 24 horas) (Figura 20.30A e B). As gotas espessas utilizadas para o diagnóstico da filariose linfática concentram comumente entre 20 e 60 μℓ de sangue. Podem-se empregar também os métodos de concentração descritos no início deste capítulo, a técnica de Knott e a filtração em membranas de policarbonato. Para o encontro de microfilárias de *W. bancrofti* e *B. malayi* por filtração, sugere-se o uso de membranas de policarbonato com poros de 3 μm.

Os vermes adultos de *W. bancrofti* localizam-se nos vasos linfáticos dilatados e linfonodos do hospedeiro; são, não raramente, revelados por meio de biopsias do membro afetado. A ultrassonografia evidencia os parasitos devido à sua movimentação típica no interior dos vasos linfáticos (também conhecida como *dança da filária*) da região escrotal e mamas; possibilita avaliar a eficácia de regimes terapêuticos sobre vermes adultos, cuja movimentação cessa com a morte.

As microfilárias de *M. ozzardi*, com cerca de 220 μm de comprimento, apresentam cauda fina e curta, com uma fileira de sete a nove núcleos e a extremidade desprovida de núcleos (Figura 20.30C e D). Podem ser encontradas em amostras de sangue periférico colhidas a qualquer hora do dia, pois não apresentam periodicidade. Utilizam-se, com finalidade diagnóstica, as amostras de gota espessa coradas com Giemsa ou os métodos de concentração descritos neste capítulo.

Também conhecida como *mal do garimpeiro* ou *cegueira dos rios*, a oncocercose é causada por um nematódeo parasito exclusivo do ser humano, *O. volvulus*. A oncocercose é endêmica em 38 países; no Brasil, a endemia restringe-se ao território Yanomami, entre os estados do Amazonas e Roraima, no qual aproximadamente 10 mil índios vivem sob risco de infecção. O diagnóstico parasitológico consiste essencialmente na demonstração de microfilárias na pele ou de vermes adultos em nódulos fibrosos.

Antes de iniciar a busca das microfilárias de *O. volvulus*, é importante conhecer as regiões do corpo que concentram maior número de parasitos. Em algumas áreas endêmicas, por exemplo, a região pélvica é mais frequentemente afetada, enquanto em outras o parasitismo é intenso no tronco e na cabeça. A busca pelas microfilárias é iniciada com a retirada de fragmentos superficiais da pele (no nível das papilas dérmicas), em condições assépticas. No Brasil, recomenda-se que a coleta de amostras seja realizada em regiões variadas do corpo, como a região escapular, as panturrilhas, a crista ilíaca, as nádegas, o tronco e o pescoço. Sugere-se também colher amostras em áreas da pele com alterações tróficas ou nódulos fibrosos sugestivos de oncocercose. As amostras, obtidas com lâmina de bisturi, agulha estéril ou pinça para biopsia corneoescleral, são incubadas em solução salina fisiológica (100 a 200 μℓ), para estimular a migração das microfilárias. Após 6 a 24 horas de incubação a 37°C, os fragmentos de pele e a solução salina são examinados ao microscópio invertido (objetiva de 40×). Em condições de alta parasitemia, as microfilárias

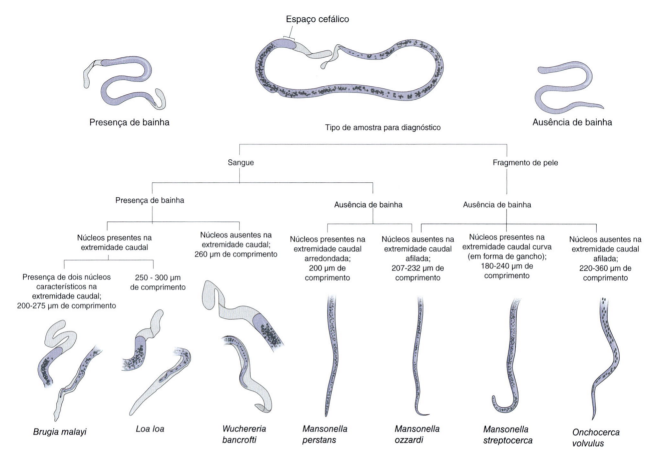

FIGURA 20.29 Características morfológicas das microfilárias das principais filárias que infectam o ser humano. Observa-se a existência ou não de bainha e a disposição dos núcleos na extremidade distal. Adaptada de World Health Organization, 1991.

são percebidas facilmente por causa da sua movimentação ativa. Preparações permanentes do material (esfregaços fixados com metanol e corados com Giemsa) são valiosas, sobretudo para a diferenciação entre as microfilárias de *O. volvulus* e *M. ozzardi*. Menos frequentemente, escarificações dérmicas são realizadas com finalidade diagnóstica; nesse caso, examina-se, a fresco, o fluido linfático extravasado em consequência ao procedimento.

Os vermes adultos são encontrados em nódulos dispostos em regiões variadas do corpo. A biopsia dos nódulos superficiais ou profundos é a técnica mais utilizada para a demonstração direta do parasito adulto. O material coletado é utilizado para análise histopatológica, principalmente quando os nódulos são muito pequenos (Figura 20.31). O exame ultrassonográfico de nódulos intramusculares profundos também pode auxiliar no diagnóstico da infecção.

As principais limitações dos exames parasitológicos para o diagnóstico da oncocercose são seu caráter invasivo e sua limitada sensibilidade. As alternativas atualmente disponíveis em laboratórios de pesquisa são a PCR, para a amplificação de sequências de DNA do parasito em amostras de biopsia de pele, e os imunoensaios, para a detecção de antígenos do parasito ou de anticorpos de subclasse IgG_4 específicos, ambos em amostras de soro ou plasma (Udall, 2007).

Discute-se o uso de dietilcarbamazina (DEC) tópica como estratégia adicional para a demonstração indireta dessa infecção, especialmente em condições de baixa carga parasitária (Stingl, 2009). Utiliza-se um creme contendo DEC aplicado em uma ou mais áreas restritas da pele. A ideia é que o medicamento estimule uma reação cutânea localizada, caracterizada pela formação de uma erupção cutânea eritematosa entre 24 e 48 horas após sua aplicação. Não ocorre reação sistêmica e ocular. A sensibilidade é estimada em torno de 60 a 80%.

Diagnóstico de parasitos em vetores

Define-se como vetor biológico o hospedeiro invertebrado de alta mobilidade responsável pela dispersão espacial da infecção e por sua transmissão para os hospedeiros vertebrados. Em sua maioria, são artrópodes pertencentes à classe Insecta com hábito hematófago. Entre as doenças parasitárias transmitidas por insetos com grande impacto na saúde pública, encontram-se a malária, as leishmanioses tegumentar e visceral, a doença de Chagas e a filariose linfática. As ações de controle dessas doenças exigem, entre outras medidas, o combate ao vetor. Na prática, conhecimentos sobre a biologia e o comportamento dos insetos, aliados a uma estimativa precisa da sua taxa de infecção natural, facilitam a escolha de métodos eficazes de controle. A detecção do parasito no vetor pode ser realizada por diferentes técnicas, desde microscopia convencional até refinadas técnicas imunológicas e moleculares. A seguir, destacamos as principais técnicas utilizadas para a detecção, em seus respectivos vetores, dos parasitos que causam a doença de Chagas, a filariose linfática, as leishmanioses e a malária.

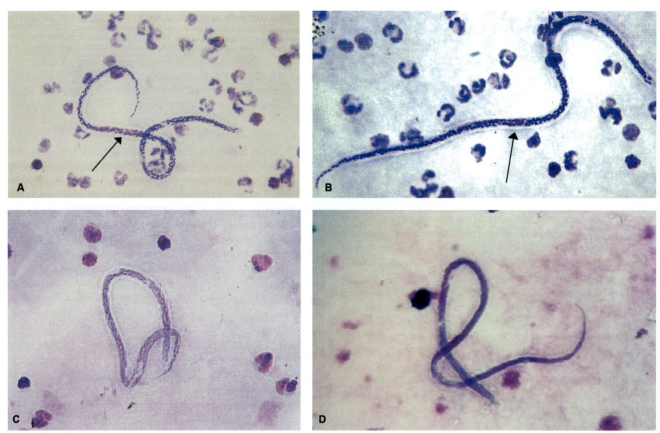

FIGURA 20.30 A e **B.** Microfilárias de *Wuchereria bancrofti* em gota espessa corada com Giemsa. Observa-se o *corpo central*, uma estrutura relativamente difusa, corada com rosa (*setas*). Fotografias de Marcelo Urbano Ferreira. **C** e **D.** Microfilárias de *Mansonella ozzardi* em gota espessa corada com Giemsa. Fotografias originais de Eliana Maria Mauricio da Rocha e Gilberto Fontes, Universidade Federal de São João del-Rei, Minas Gerais, Brasil (**C**), e Marcelo Urbano Ferreira (**D**).

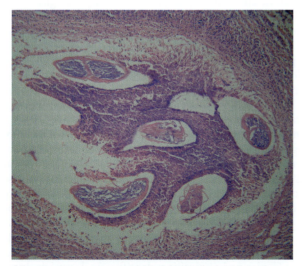

FIGURA 20.31 Corte histológico de nódulo subcutâneo (*oncocercoma*) mostrando exemplares adultos de *Onchocerca volvulus* seccionados transversalmente. Coloração pela hematoxilina-eosina. Fotografia de Marcelo Urbano Ferreira.

Doença de Chagas

Dentre as variadas formas de transmissão da doença de Chagas, a vetorial é a de maior importância epidemiológica, seguida da transfusão sanguínea e do transplante de órgãos. Quando vetorial, é transmitida pelas fezes infectadas de insetos triatomíneos, também conhecidos como *barbeiros*, eliminadas durante seu repasto sanguíneo. Atualmente, a transmissão vetorial da doença de Chagas por triatomíneos domiciliados tem sido considerada interrompida no Brasil, com a ocorrência de novos casos devendo-se majoritariamente à ingestão acidental de insetos infectados triturados junto a alimentos (caldo de cana, açaí, dentre outros). Contudo, as ações de vigilância epidemiológica focadas no vetor são de suma importância para a manutenção do controle. A detecção dos tripanossomos nos triatomíneos (ninfas e adultos) pode ser realizada por diferentes técnicas laboratoriais. Tradicionalmente, o exame microscópico a fresco do conteúdo intestinal do inseto é o método de escolha para a determinação das taxas de infecção, sobretudo quando são utilizados insetos capturados e mantidos vivos. O método de obtenção e o exame de amostras de fezes dos vetores foi descrito anteriormente, na seção sobre o xenodiagnóstico aplicado à doença de Chagas. Quando mortos, a sensibilidade da técnica reduz-se drasticamente, pois se torna praticamente impossível o encontro de tripanossomos no conteúdo intestinal analisado. As limitações relacionadas com sua sensibilidade, especialmente em situações em que é necessária a análise de grande quantidade de insetos, inclusive espécimes mortos, têm motivado o desenvolvimento e o aprimoramento de técnicas moleculares para a detecção do *T. cruzi* no vetor. Nesse contexto, a PCR tem sido rotineiramente utilizada, demonstrando sensibilidade superior a 80% em estudos epidemiológicos utilizando exemplares vivos ou mortos de *T. infestans* coletados em campo. Apesar disso, sua implantação para o monitoramento da eficácia de programas de controle de vetores em áreas endêmicas para a doença de Chagas ainda é discutida, devido principalmente ao seu alto custo.

Filariose linfática

Dependendo da região geográfica, a filariose linfática pode ser transmitida por mosquitos pertencentes aos gêneros *Culex*, *Aedes*, *Mansonia* ou *Anopheles*. No Brasil, a principal espécie transmissora foi *Culex quinquefasciatus*, o pernilongo doméstico comum. Tradicionalmente, o monitoramento das taxas de transmissão da infecção requer a detecção de microfilárias de *W. bancrofti* nos mosquitos vetores, o que é feito rotineiramente por meio de dissecação individual da cabeça e tórax dos exemplares coletados em campo, seguida de exame microscópico. A dissecção é feita em várias etapas: as asas e as patas são inicialmente removidas, e a cabeça, o tórax e o abdome são separados e colocados em 1 a 3 gotas de solução salina, sob aumento de 20×. As partes bucais são separadas com agulhas finas, sob aumento de 40 a 50×, possibilitando que as larvas L_3 escapem. Examinam-se também o restante da cabeça e o abdome em busca de estágios larvários. Em mosquitos recentemente ingurgitados, o intestino médio pode ser removido para exame, em busca de microfilárias.

A dissecção é uma técnica laboriosa, sobretudo quando não são utilizados insetos frescos e quando a taxa de transmissão local é inferior a 1% (requerendo a análise de grande quantidade de insetos). Além disso, em locais onde espécies diferentes de filárias coexistem, podendo ocorrer simultaneamente no vetor, a identificação das espécies pode ser comprometida caso não se disponham de pessoas com treinamento adequado para a análise do material. Nos anos recentes, a detecção do DNA do parasito por meio de técnicas moleculares, tais como a PCR, tem demonstrado excelentes resultados. Utilizando insetos individualmente ou agrupados (*pool*), essa técnica detecta DNA de microfilárias de *W. bancrofti* tanto em espécimes frescas quanto preservadas (Pedersen et al., 2009).

Leishmanioses

Os *flebotomíneos*, ou *mosquitos-palha*, são os vetores das leishmanioses no Novo e no Velho Mundo. Existem cerca de 17 espécies de flebotomíneos descritas, mas não está bem definido se todas são capazes de transmitir leishmânias. A incriminação de uma espécie de flebotomíneo como vetor requer, dentre outros critérios, a demonstração do parasito. O método tradicional é a dissecação do inseto para a observação, a fresco, de promastigotas ao microscópio. Contudo, em situações em que a taxa de infecção natural é baixa, com necessidade de análise de uma quantidade elevada de insetos, o método torna-se extremamente laborioso. Além disso, sua sensibilidade depende fundamentalmente da experiência do profissional responsável pela análise das preparações. A inoculação em animais de laboratório, a reação de imunofluorescência (RIF) direta, o imunoensaio enzimático (ELISA) e a PCR também têm sido utilizadas para indicar a existência do parasito nos exemplares de insetos coletados em campo.

Para a inoculação em animais de laboratório, geralmente são utilizados homogenatos constituídos de número variado de insetos. Normalmente, a lesão no animal é observada algumas semanas após o inóculo, podendo o parasito ser detectado diretamente em esfregaços de aspirados ou biopsia da lesão ou depois de cultivo do material obtido da lesão do animal. A RIF também tem sido indicada para a detecção de promastigotas no inseto vetor. Geralmente, utiliza-se como alvo uma glicoproteína de superfície das leishmânias conhecida como *gp63*. O imunoensaio enzimático, com base na utilização de anticorpos monoclonais espécie-específicos, tem demonstrado bons resultados na detecção e caracterização das leishmânias no vetor. A taxa de infecção vetorial observada por esse método é comparável àquela determinada por meio do exame microscópico de exemplares dissecados. Atualmente, a PCR é o método mais utilizado para a detecção de leishmânia nos flebótomos, em razão de sua elevada sensibilidade. A técnica, que pode ser realizada com insetos individuais ou agrupados (em *pools*), é capaz de detectar o DNA de apenas um parasito na amostra (Lopez et al., 1993). Além de possibilitar a identificação da espécie de leishmânia por meio de genotipagem, o processamento de uma grande quantidade de insetos é rápido, tornando a etapa de análise do material coletado em campo menos laboriosa. Sua principal limitação é, no entanto, o alto custo.

Malária

A malária humana é veiculada por mosquitos do gênero *Anopheles*; o complexo *Anopheles gambiae* reúne as principais espécies vetoras no continente africano, e *An. darlingi* é o principal vetor no Brasil.

Tradicionalmente, a presença do parasito é determinada pela observação direta dos esporozoítos ou oocistos na glândula salivar e no intestino médio do anofelino, respectivamente. Embora a demonstração dos esporozoítos seja o método preconizado para determinar o potencial infectante de uma espécie de anofelino, o processo de dissecação da glândula salivar é relativamente complexo, exigindo experiência do executor. As técnicas de dissecação de glândulas salivares e oocistos são descritas nas Figuras 20.32 e 20.33, respectivamente. As glândulas salivares, uma vez dissecadas (Figura 20.32), são colocadas, misturadas em solução salina fisiológica, entre lâmina e lamínula, e analisadas ao microscópio óptico a fresco. Se necessário, o material pode ser fixado com metanol e corado com Giemsa ou laranja de acridina (Gilles, 1993). A demonstração dos oocistos no intestino médio é mais simples (Figura 20.33), mas não define a capacidade vetorial da espécie de mosquito analisada. O uso de solução de mercurocromo a 2% pode facilitar a visualização microscópica dos oocistos (Gouagna et al., 1999). Uma limitação do exame direto é que os oocistos só se tornam visíveis microscopicamente depois de, pelo menos, 7 dias da infecção, enquanto os esporozoítos são detectados nas glândulas salivares do inseto por volta de 2 semanas após o repasto sanguíneo infectante. Outra limitação dessa técnica é não permitir a identificação da espécie de plasmódio presente no vetor (Gilles, 1993).

A RIF foi primeiramente utilizada para facilitar a detecção e quantificação de oocistos e pré-oocistos (zigotos e ooicinetos) de *P. falciparum*, empregando um anticorpo monoclonal, conjugado com fluoresceína, que tem como alvo Pfs25, um antígeno proteico expresso nos estágios esporogônicos do plasmódio (Gouagna et al., 1999). O processo é simples: consiste em incubar o intestino médio dissecado do inseto com o anticorpo monoclonal anti-Pfs25 marcado com fluoresceína. O material é, então, montado entre lâmina e lamínula e analisado

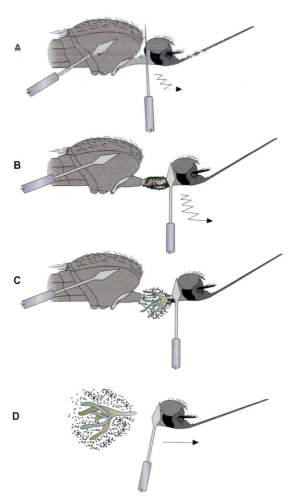

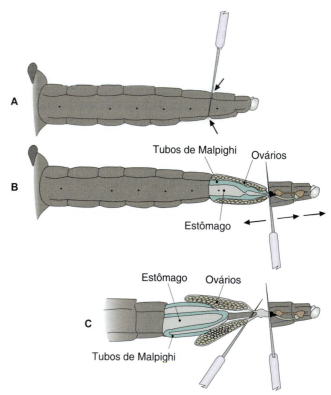

FIGURA 20.32 Técnica para a dissecção das glândulas salivares de anofelinos em busca de esporozoítos de plasmódios. **A.** Fixação do tórax com uma pinça ou agulha não cortante. **B.** Tração suave da cabeça do mosquito, até que ela se desprenda do tórax. **C.** Remoção das glândulas salivares presas à cabeça, colocando-se uma gota de solução salina fisiológica sobre elas. **D.** Separação das glândulas salivares do restante da cabeça, para seu posterior exame ao microscópio.

FIGURA 20.33 Técnica para a demonstração de oocistos de plasmódios no estômago (intestino médio) de anofelinos. **A.** Com uma agulha, são feitos dois pequenos cortes nas posições indicadas com *setas*, correspondentes ao tegumento do sétimo segmento abdominal. **B.** Com tração suave, destaca-se a extremidade posterior do abdome dos demais segmentos, expondo o estômago e os tubos de Malpighi. **C.** Os tubos de Malpighi são cortados junto à sua inserção e o intestino é cortado logo abaixo da ampola pilórica, separando-os das demais partes do inseto; o estômago é examinado ao microscópio, adicionando-se uma gota de solução salina.

diretamente ao microscópio de fluorescência ou adaptado a um fotômetro. Por meio dessa técnica, a identificação dos estágios evolutivos do parasito no vetor requer a observação do seu padrão típico de fluorescência. Quando comparado à microscopia convencional, esse método mostra-se mais sensível, possibilitando a detecção de formas jovens do parasito 6 horas após a infecção do inseto.

Fundamentada na utilização de anticorpos monoclonais que reconhecem especificamente uma proteína de superfície dos esporozoítos, a proteína circunsporozoíta (CS), o ELISA de captura é considerado o padrão-ouro para a determinação da infectividade dos mosquitos transmissores de malária (Appawu et al., 2003). A amostra teste é comumente constituída de um homogenato individual de cabeça e tórax (para a pesquisa de oocistos e esporozoítos) ou somente da cabeça do vetor (para a pesquisa de esporozoítos), distribuída em microplacas de poliestireno previamente incubadas com anticorpo monoclonal antiCS. Uma amostra individual que contenha o antígeno pode ser verificada a olho nu ou após a determinação de absorbância em colorímetro de microplacas. Essa técnica apresenta como limitações principais o fato de poder gerar resultado falso-negativo e o relativo grau de complexidade para sua execução. A sensibilidade e especificidade do método são estimadas entre 95 e 99%, respectivamente.

Tanto a RIF quanto o ELISA são técnicas de difícil aplicação em situações de campo. Portanto, há grande investimento no desenvolvimento ou aprimoramento de testes rápidos destinados à detecção de parasitos, os chamados testes imunocromatográficos. O VecTest®, disponível no mercado, é um exemplo. Semelhante ao ELISA, também detecta a proteína CS espécie-específica, mas utiliza uma fita de nitrocelulose com anticorpo monoclonal antiCS adsorvido conjugado a ouro coloidal. O resultado positivo é determinado pela formação de uma linha horizontal vermelha na fita em que o anticorpo espécie-específico (anti-*P. falciparum* ou anti-*P. vivax*) está adsorvido. Esse teste, realizado em aproximadamente 15 minutos, tem sensibilidade e especificidade superior a 89 e 99%, respectivamente (Ryan et al., 2001; Appawu et al., 2003; Sattabongkot et al., 2004), e oferece como vantagem a praticidade no manuseio e na interpretação dos resultados em situações de campo. Entre suas limitações, estão a necessidade da utilização dos mosquitos imediatamente após sua coleta ou armazenamento dos homogenatos a –20°C até o momento do uso, além do alto custo.

Nos anos recentes, a PCR vem sendo amplamente utilizada para detecção de material genético (DNA) dos plasmódios no vetor, possibilitando identificar a espécie de plasmódio infectante. Quando comparada aos demais métodos, a PCR demonstra boa sensibilidade, podendo detectar até menos de 10 esporozoítos por glândula salivar (ou 0,2 pg de DNA por amostra) (Moreno et al., 2004). Dentre suas limitações, estão a impossibilidade de execução em campo, a necessidade de equipamento adequado e o alto custo.

Referências bibliográficas

Appawu MA, Bosopem KM, Dadzie et al. Detection of malaria sporozoites by standard ELISA and VecTest™ dipstick assay in field-collected anopheline mosquitoes from malaria endemic site in Ghana. Trop Med Int Health. 2003;8:1012-7.

Barda BD, Rinaldi L, Ianniello D et al. Mini-FLOTAC, an innovative direct diagnostic technique for intestinal parasitic infections: Experience from the field. PLoS Negl Trop Dis. 2013;7:e2344.

Beal C, Goldsmith R, Kotby M et al. The plastic envelop method, a simplified technique for culture diagnosis of trichomoniasis. J Clin Microbiol. 1992;30:2265-8.

Borges DS, Souza JS, Romanzini J et al. Seeding experiments demonstrate poor performance of the hatching test for detecting small numbers of *Schistosoma mansoni* eggs in feces. Parasitol Int. 2013;62:543-7.

Cândido RR, St. Pierre TG, Morassuitti AL et al. Eggs and magnetism: New approaches for schistosomiasis diagnosis. Trends Parasitol. 2018;34:267-71.

Clarke SC, McIntyre M. Modified detergent Ziehl-Neelsen technique for the staining of *Cyclospora cayetanensis*. J Clin Pathol. 1996;49:511-2.

Ellis RC, Zabrowarny LA. Safer staining method for acid fast bacilli. J Clin Pathol. 1993;46:559-60.

Favero V, Frasca Candido RR, De Marco Verissimo C et al. Optimization of the Helmintex method for schistosomiasis diagnosis. Exp Parasitol. 2017;177:28-34.

Ferreira CS. Refractive index matching applied to fecal smear clearing. Rev Inst Med Trop Sao Paulo. 2005;47:347-50.

Ferreira CS, Amato Neto V, Alarcón RS et al. Identification of *Cryptosporidium* spp. oocysts in fecal smears stained with Heidenhain's iron hematoxylin. Rev Inst Med Trop Sao Paulo. 2001;43:341-2.

Ferreira CS, Bezerra RC, Pinheiro AA. Methylene blue vital staining for *Trypanosoma cruzi* trypomastigotes and epimastigotes. Rev Inst Med Trop Sao Paulo. 2006;48:347-9.

Ferreira CS, Carvalho ME. Diafanização de esfregaços fecais. Rev Saude Publica. 1972;6:19-23.

Ferreira CS, Ferreira MU, Nogueira MR. The prevalence of infection by intestinal parasites in an urban slum in São Paulo, Brazil. J Trop Med Hyg. 1994;97:121-7.

Ferreira CS. Staining of intestinal protozoa with Heidenhain's iron hematoxylin. Rev Inst Med Trop Sao Paulo. 2003;45:43-4.

Gilles HM. Diagnostic methods in malaria. In: Gilles HM, Warrell DA. Bruce Chwatt's Essential Malariology. 3. ed. London: Edward Arnold, 1993. p.78-95.

Gouagna LC, Bonnet S, Gounoue R et al. The use of Anti-Pfs25 monoclonal antibody for early determination of *Plasmodium falciparum* oocyst infections in *Anopheles gambiae*: Comparison with the current technique of direct microscopic diagnosis. Exp Parasitol. 1999;92:209-14.

Herwaldt BL. Leishmaniasis. Lancet. 1999;354:1191-9.

Kawamoto F, Liu Q, Ferreira MU et al. How prevalent are *Plasmodium ovale* and *P. malariae* in East Asia? Parasitol Today. 1999; 15:422-6.

Lindholz CG, Favero V, Verissimo CM et al. Study of diagnostic accuracy of Helmintex, Kato-Katz, and POC-CCA methods for diagnosing intestinal schistosomiasis in Candeal, a low intensity transmission area in Northeastern Brazil. PLoS Negl Trop Dis. 2018;12:e0006274.

Lopez M, Inga R, Cangalaya M et al. Diagnosis of *Leishmania* via the polimerase reaction: A simplified procedure for field work. Am J Trop Med Hyg. 1993;49:348-56.

Kightlinger L, Kightlinger MB. Examination of faecal specimens by the formalin-detergent technique. Trans R Soc Trop Med Hyg. 1990;84:417-8.

Methanitikorn R, Sukontason K, Sukontason KL et al. Evaluation of the formalin-Tween concentration technique for parasitic detection. Rev Inst Med Trop Sao Paulo. 2003;45:289-91.

Moitinho M, Bertoli M, Guedes TA et al. Influence of refrigeration and formalin on the floatability of *Giardia duodenalis* cysts. Mem Inst Oswaldo Cruz. 1999;94:571-4.

Moreno M, Cano J, Nzambo S et al. Malaria panel assay *versus* PCR: Detection of naturally infected *Anopheles melas* in a coastal village of Equatorial Guinea. Malar J. 2004;3:20.

Pedersen EM, Stolk WA, Laney SJ et al. The role of monitoring mosquito infection in the Global Programme to Eliminate Lymphatic Filariasis. Trends Parasitol. 2009;25:319-27.

Petersen E. Toxoplasmosis. Semin Fetal Neonatal Med. 2007;12:214-23.

Ryan JR, Dav K, Emmerich E et al. Dipsticks for rapid detection of *Plasmodium* in vectoring *Anopheles* mosquitoes. Med Vet Entomol. 2001;15:225-30.

Sattabongkot J, Kiattibut C, Kumpitak C et al. Evaluation of the VecTest malaria antigen panel assay for the detection of *Plasmodium falciparum* and *P. vivax* circumsporozoite protein in anopheline mosquitoes in Thailand. J Med Entomol. 2004;41:209-14.

Singh S. New developments in diagnosis of leishmaniasis. Indian J Med Res. 2006;123:311-30.

Stingl P. Onchocerciasis: Developments in diagnosis, treatment and control. Int J Dermatol. 2009;48:393-6.

Teixeira AR, Nitz N, Guimaro NC et al. Chagas disease. Postgrad Med J. 2006;82:788-98.

Teles HM, Ferreira CS, De Carvalho ME et al. Eficiência do diagnóstico coproscópico de *Schistosoma mansoni* em fezes prensadas. Rev Soc Bras Med Trop. 2003;36:503-7.

Udall DN. Recent updates on onchocerciasis: Diagnosis and treatment. Clin Infect Dis. 2007;44:53-60.

Wendel KA, Workowski KA. Trichomoniasis: Challenges to appropriate management. Clin Infect Dis. 2007;44:S123-9.

World Health Organization. Basic laboratory methods in Medical Parasitology. Genebra: WHO, 1991.

Leitura sugerida

De Carli GA. Parasitologia Clínica – Seleção de métodos e técnicas de laboratório para o diagnóstico de parasitoses humanas. 2. ed. São Paulo: Atheneu, 2007.

World Health Organization. Basic laboratory methods in Medical Parasitology. Genebra: WHO, 1991.

Índice Alfabético

A

Abscesso amebiano de fígado, 111
Acanthamoeba spp., 139, 140, 144
Acantopódios, 140
Acari, subclasse, 15
Ácaros, 276
- de poeira domiciliar, 283, 284
- de produtos armazenados, 283, 284
- do ecossistema domiciliar, 283
- hematófagos, 276, 280
- indutores de sarna, 281
- não hematófagos indutores de dermatoses e alergias, 281
- primários, 284
- secundários, 285
- terciários, 285
Acessos palúdicos, 30
Acetábulo, 219
Acidentes de laboratório, 75
Acidose metabólica, 30
Acúleos, 245
Adenite aguda, 203
Administração periódica de anti-helmínticos em larga escala, 186
Albendazol, 184
Alça de platina, 292
Álcool polivinílico, 291
Allovahlkampfia spelaea, 141
Alvos, 91
- para o desenvolvimento de novos medicamentos, 72
Amastigotas, 60
Amebas
- de vida livre potencialmente patogênicas, 139
- intestinais, 105
Amebíase, 105
- aspectos
- - biológicos, 105
- - clínicos da, 109
- diagnóstico laboratorial e tratamento da, 111
- extraintestinal, 111
- intestinal, 109, 303
- prevenção e controle da, 112
Ameboma do cólon, 109
Ampla gama de células hospedeiras, 49
Análises de isoenzimas, 146
Ancilostomíase, 173
Ancilostomídeos, 173, 197
Âncora de glicosilfosfatidilinositol, 85
Ancylostoma
- *caninum*, 177
- *ceylanicum*, 174
- *duodenale*, 2, 167, 173, 310
Anéis polares, 47
Anemia, 31
- ferropriva, 177
- grave, 30
Anofelinos
- endofágicos, 37
- endofílicos, 37
- exofágicos, 37
- exofílicos, 37

Anopheles
- *gambiae*, 316
- *maculipennis*, 12, 38
Antígenos, 184
- circulantes
- - anódicos, 240
- - catódicos, 240
- parasitários, 246
Antropofilia, 37
Antroponoses, 2, 20, 236
Apendicite amebiana, 109
Apical membrane protein (AMA) 1, 28
Apicoplasto, 48
Apólise, 245
Apoptose, 108
Aquagliceroporina, 89
Arachnida, classe, 15
Arachnomorpha, subfilo, 15
Araneae, subclasse, 15
Areia hidática, 251
Armillifer armillatus, 18
Artemisinina, derivados da, 35
Artesunato
- amodiaquina, 35
- sulfadoxina pirimetamina, 35
Arthropoda
- características dos, 14
- filo, 13, 261
- morfologia interna e desenvolvimento, 14
- origem e a evolução dos, 13
Artrópode(s), 2, 9, 13
- com importância médica, 15
- definição, 13
- exterior do, 10
- interior do, 11
- que causam doença humana, 261
- vetores das principais filarioses humanas, 215
Ascaríase, 170
Ascaris, 170
- *lumbricoides*, 2, 167, 170
Asilos, 118
Asma brônquica, 199
Associações entre seres vivos, 1
Atrofia de vilos e a hiperplasia das criptas, 115
Autofertilização, 245
Autoinfecção, 128
- interna, 180
Avermectina, 185
Axonemas, 113, 304
Axóstilo, 160

B

Balamuthia mandrillaris, 140, 141, 144
Balanceiros, 19
Balancins, 19
Balantidium coli, 118
Baqueteamento de dedos, 173
Bartonella quintana, 10, 271, 273
Benznidazol, 71
Benzoato de benzila, 283
Benzonidazol, 71
Berne, 264

Bicho
- da areia, 198, 310
- de pé, 270
- do porco, 270
- geográfico, 198, 310
Biolarvicidas, 41
Biomphalaria glabrata, 229
Biossistemática, 11
Bitacaia, 270
Blackwater fever, 30, 31
Blastocystis hominis, 118, 120
Bloqueio mecânico do intestino delgado, 172
Borrachudos, 206
Borrelia
- *duttoni*, 11
- *recurrentis*, 11, 271
Borrifação intradomiciliar, 41
Brachycera, subordem, 20
Bradizoítos, 47, 50
Brugia malayi, 201
Busca ativa
- de casos, 91
- de indivíduos infectados, 41

C

Caenorhabditis elegans, 167
Calcificação da bexiga urinária, 239
Cálices de Hoffman, 292
Camada
- adventícia, 250
- germinativa, 250
- laminar, 250
Campanhas de educação em saúde, 186
Canal
- ginecóforo, 223
- periflagelar, 159
Câncer de bexiga, 239
Cancro de inoculação, 85
Capacidade
- de dispersão dos adultos, 90
- vetorial, 21
Cápsula(s)
- bucal na mucosa, 175
- prolígeras, 250
Carcinoma de células escamosas, 239
Cariossoma, 105
- proeminente, 140
Carrapatos, 276
- de um hospedeiro, 278
Casca externa albuminosa espessa, 171
Categoria taxonômica, 11
Cegueira dos rios, 201, 313
Células natural *killer*, 68
- T, 68
Centrifugação, 292
Ceratites por *Acanthamoeba*, 140, 144, 147
Cercárias, 222, 232, 237
Cestódeo, 245
Cestoides, 245
Chato, 273
Chilomastix mesnili, 121

Chilopoda, classe, 18
Ciclo
- endêmico, 20
- enzoótico, 20
- epidêmico, 20
- gonotrófico, 37
- heterogônico, 180
- indireto, 180
- lítico, 54
- pré-eritrocitário, 26
- pulmonar, 171, 175
Ciclosporíase, 133
- aspectos biológicos, 133
- diagnóstico laboratorial da, 134
- prevenção e controle da, 135
Cimex lectularius, 274, 275
Cinetoplasto, 3, 94
Circulação arterial, 180
Cisteína-proteases, 72
Cisticercose, 248, 254, 313
- humana, 246
Cisto(s), 105
- hidáticos, 250
- - férteis, 251
- imaturos, 105
- maduros, 106
- secundários, 250
- tecidual, 50
Cistoisosporíase, 135
- diagnóstico laboratorial da, 136
- prevenção e controle da, 136
Citoaderência, 32
Citóstoma, 3, 119
Coccídeos intestinais, 127
Cochliomyia hominivorax, 266
Coleta e conservação de amostras, 289
Colite fulminante, 109
Coloração(ões)
- pela hematoxilina férrica, 299
- permanentes, 299
Comensal, 1
Comensalismo, 1
Compartimento vacuolar, 48
Competência vetora, 21
Complexo
- apical, 28, 47
- de espécies, 12
- do núcleo de edição do RNA ou RECC, 63
Comprometimento imunitário grave, 179
Conceito
- biológico de espécie, 11
- de vetor, 8
- politípico de espécie, 12
Conoide, 47
Contribuição antrópica, 246
Controle da filariose linfática e da oncocercose, 216
Convulsões generalizadas, 30
Copepoda, subclasse, 18
Corante
- de Kinyoun, 300
- tricrômico, 299
Cordylobia anthropophaga, 264

Corpo(s), 276
- cromatoides, 106, 303
- medianos, 113
- parabasais, 113, 160, 304
Creches, 118
Criptosporidiose, 128
- aspectos clínicos e patológicos, 130
- diagnóstico laboratorial da, 131
- fatores de virulência, 130, 133
- prevenção e controle da, 131
Criptozoítos, 27
Crustacea, superclasse, 18
Cruzaína, 72
Cryptosporidium
- *hominis*, 1, 127, 128
- *parvum*, 1, 127, 128
Ctenocephalides felis, 269
Culex quinquefasciatus, 316
Cyclospora cayetanensis, 127, 133
Cystoisospora belli, 127, 135

D

DALY (*disability adjusted life year*), 8
Dança da filária, 313
Demodex
- *brevis*, 281
- *folliculorum*, 281
Demodiciose, 281
Densidade, 21
Derivados da artemisinina, 35
Dermatite
- cercariana, 224, 238
- oncocercótica, 206
- serpiginosa, 198
Dermatobia hominis, 10, 264
Detoxificação, 246
Di-hidroartemisinina piperaquina, 35
Diagnóstico parasitológico, 289
- das filarioses, 313
- de infecções por
- - cestoides, 312
- - por nematódeos intestinais, 310
- - por protozoários
- - - cavitários, 303
- - - teciduais, 305
- - por trematódeos, 311
- - em vetores, 314
Diarreia sanguinolenta, 109
Dicloro-difenil-tricloroetano, 40
Dicrocoelium denditricum, 11
Dientamoeba fragilis, 121
Dietilcarbamazina, 314
Difilobotríases, 256
Dimorfismo sexual, 180
Dioicos, 3
Diphyllobothrium latum, 256
Diplopoda, classe, 18
Diptera, ordem, 19
Dirofilaria immitis, 214
Dirofilariose humana, 214
Disco
- adesivo, 113, 304
- suctorial, 113, 304
Disenteria amebiana, 109
Disfunção hepática, 30
Djigan, 270
Doença(s), 1
- de Chagas, 59, 305, 315
- - aspectos
- - - biológicos, 60
- - - clínicos, 69
- - diagnóstico laboratorial da, 70
- - organização celular, 61
- - prevenção e controle da, 74
- - tratamento da, 71
- - vetores da, 72
- - de transmissão vetorial, 7
- do sono, 79, 306
- - aspectos
- - - biológicos, 81
- - - clínicos da, 86
- - diagnóstico laboratorial da, 87
- - prevenção e controle da, 90
- - tratamento da, 88
- - vetores da, 89

- ocupacionais, 285
- transmitidas por vetores, 7
- tropicais negligenciadas, 8
Dormência, 67
Dracunculíase, 213
Dracunculus medinensis, 9, 11, 18, 201, 213

E

Ecdises, 261
Ecdisonas, 181
Echinococcus, 2
Ectoparasitas, 2
Ectoparasitos humanos, 261
Edema
- de Calabar, 212
- pulmonar, 30
Edição de RNA, 62, 63, 94
Editossomo, 62
Educação em saúde, 187
Efeito
- moluscicida, 230
- Wahlund, 2
Eficácia vetorial, 20
Eflornitina, 88
Egresso, 49
Elefantíase, 201, 203, 313
Embrião hexacanto, 245
Encefalite amebiana
- granulomatosa, 140, 147
- - por *Acanthamoeba*, 144
- por *Balamuthia mandrillaris*, 140, 144
Encefalopatia reativa, 89
Encephalitozoon intestinalis, 154
Endodiogenia, 49
Endolimax nana, 121
Endoparasitas, 2
Endósporo, 152
Endossoma, 105
Entamoeba
- *bangladeshi*, 105
- *coli*, 121
- *dispar*, 105, 108, 112, 303
- *gingivalis*, 121
- *hartmanni*, 121
- *histolytica*, 2, 105, 108, 112, 139, 303
- *moshkovskii*, 105
Enterobíase, 181
Enterobius, 181
- *vermicularis*, 181, 182, 297
Enterocytozoon bieneusi, 154
Enteromonas hominis, 121
Entomologia
- forense, 262, 267
- médica, 7, 22
Enxofre, 283
Enzimas da orla em escova da mucosa intestinal, 115
Epicelulares facultativos, 128
Epilepsia, 199
Epimastigota(s), 60, 61, 81
- curtos e grossos, 85
- intracelular, 67
- longos, 85
Epimerite, 128
Epimerito, 128
Equinococose(s), 249, 253, 254
- alveolar, 250
- cística, 250, 253, 254
- policística, 253
Escabiose, 281
Escherichia coli, 10
Escólex
- armado, 248
- desarmado, 248
Escudo, 160, 276
Esferomastigotas, 64
Esfregaço sanguíneo, 306
- delgado, 301
Esparganoses, 256
Espécies gêmeas, 12
Espiráculos, 261
- anteriores, 262
Esporocisto, 219
- primário, 222, 237

- secundário, 222, 237
Esporogonia, 29, 52, 152
Esporoplasma, 151
Esporozoítos, 47
Esquistossomos do grupo Haematobium, 235
Esquistossomose
- crônica, 226, 239
- forma
- - hepatoesplênica da, 224
- - - descompensada da, 225
- - hepatointestinal da, 224
- - pseudoneoplásica da, 226
- intestinal, 224
- mansônica, 224
- na África, prevenção e controle da, 242
- toxêmica aguda, 239
- urogenital, 235, 238
Esquistossômulo, 223, 237
Esquizodemas, 60
Esquizogonia, 27, 51, 152
Esquizonte, 27, 51
Estágios
- epicelulares, 128
- extracelulares, 128
- extracitoplasmáticos, 128
- intracelulares, 128
Estercoral, 180
Estróbilo, 245, 250
Estrófulo, 269
Estrongiloidíase, 178
- disseminada, 180
Eucariotos primitivos, 151
Evasão da resposta imune do hospedeiro, 246
Exame
- de amostras sanguíneas, 300
- de gota espessa, 306
- - e esfregaço sanguíneo delgado, 300
- direto, 290
- - a fresco, 292
- estratégias de, 291
- parasitológico de fezes, 289
Exflagelação, 29

F

Falácia de Schaudinn, 27
Fasciola hepatica, 219, 231
Fasciolose humana, 231
Fase
- hemolinfática, 86
- meningoencefálica, 86
Fator(es)
- de indução de formas curtas, 83
- de necrose tumoral, 33
- de transformação do crescimento β, 168
- de virulência da
- - *Cystoisospora belli*, 135
- - microsporidiose, 152
- líticos de Tripanossomas, 83
Febre
- das trincheiras, 10, 271
- de Katayama, 224, 239
- hemoglobinúrica, 30, 31
- recorrente cosmopolita ou epidêmica, 11
Fibroblastos hepáticos, 226
Fibrose
- de Symmers, 226
- em haste de cachimbo, 226
- hepática, 224
- - esquistossomótica, 225
- periportal, 225
Filamento polar, 151, 152
Filária(s), 201, 313
- de Medina, 213
Filariose(s), 201
- diagnóstico das, 313
- linfática, 201, 202, 204, 216, 313, 316
Filogenia, 11
- molecular, 3
Filotraqueias, 14

Filtração, 298
- de membrana de policarbonato, 210
- do sangue em membranas, 303
Fitófagos, 73
Fixador de Schaudinn, 291
Flebotomíneos, 99, 316
Flebótomos, 99
Flutuação, 292
Fômite, 9
Forese, 1
Formação de rosetas, 33
Formas procíclicas, 85
Fotometria, 296
Fototaxia positiva, 222

G

Gametas haploides, 85
Gametócitos, 29
Gametogonia, 51
Gênero, 12
Genoma(s)
- de microsporídios, 155
- nuclear dos plasmódios, 25
Gestantes, 31
Giardia, 2
- *duodenalis*, 112, 113
- taxonomia de, 112
- variação antigênica em, 123
Giardíase, 112, 303
- aguda, 116
- aspectos
- - biológicos, 113
- - clínicos da, 116
- canina, prevenção da, 118
- diagnóstico laboratorial e tratamento da, 117
- prevenção e controle da, 118
Giardinas, 113
Glândula(s)
- adesivas, 222
- de penetração, 222, 223, 237
Glicoproteínas variantes de superfície, 83
Glicossomo, 63, 82
Glideossomo, 49
Gliding, 48
Gotas espessas, 300
Grandes endemias, 7
Granuloma, 225
Guelras, 14

H

Hábito de picada humana ou agressividade para o ser humano, 21
Haemoproteus columbae, 27, 29
Halteres, 19
Helmintos, 2
- achatados dorsoventralmente, 245
Hematofagia, 175
Hematofagismo, 261
Hemimetábolos, 272
Hemiptera, ordem, 19
Hemocele, 261
Hemolinfa, 261
Hemostasia, distúrbios da, 31
Hepatopâncreas, 222
Hidátides, 245
Hidatidoses, 249, 313
Hidrogenossomos, 160
Himenolepíases, 255
Hiperparasitemia, 30
Hipertensão portal, 226
Hipertermia, 30
Hipnozoítos, 27
Hipobiose, 175
Hipoglicemia, 30
Hipostômio, 276
Hipótese da higiene, 168
Holometabola, superordem, 19
Homocele, 13
Hormônio esteroide, 180
Hospedeiro(s), 1, 2
- de transporte, 1
- definitivo, 2, 245, 289
- intermediário, 2, 229, 289

- invertebrado, 2
- paratênico, 2
- vertebrado, 2

Hymenolepis
- *diminuta*, 255
- *nana*, 11, 255

I

Icterícia, 30
- na malária, 31
Idiossoma, 276
Imunidade
- clínica, 30
- concomitante, 226, 228
- contra *Trypanosoma cruzi*, 68
Imunomodulação, 246
Índice
- de antropofilia, 21
- esporozoítico, 22
Infecção(ões)
- assintomáticas, 41
- cerebral por *Sappinia pedata*, 144
- crônica complicada, 238
- da mosca-tsé-tsé, 84
- estabelecida, 238
- por amebas de vida livre
- - prevenção e controle das, 147
- - tratamento de, 146
- por cestoides, diagnóstico de, 312
- por flagelados teciduais, 305
- por nematódeos intestinais, diagnóstico de, 310
- por protozoários
- - cavitários, diagnóstico de, 303
- - intestinais emergentes, 304
- - teciduais, diagnóstico de, 305
- por trematódeos, diagnóstico de, 311
- sem doença, 1
Infrapopulação, 2
Ingestão de oocistos esporulados, 53
Insecta, classe, 18
Inseticidas, 91
Insetos, 261
- ametábolos, 261
- estéreis, 91
- hemimetábolos, 261
- holometábolos, 89, 262
Insuficiência
- renal, 31
- - aguda, 30
- respiratória, 31
Invasão, 238
- celular, 67
- de células hospedeiras por *Toxoplasma gondii*, 56
Iodamoeba bütschlii, 121
Iscas vivas, 91
Ivermectina, 185, 274
Ixodes auritulus, 278
Ixodidoses, 277

J

Junção(ões)
- aderentes, 121
- apertada, 28

L

Labium, 19
Larva *migrans*
- cutânea, 193, 197
- visceral, 193, 311
Larva(s)
- biontófagas, 262
- de helmintos, 184
- filarioides, 179
- - infectantes, 180
- rabditoides, 169, 179
Larvicidas, 41
Larvíparas, 90
Leishmania, gênero, 93
Leishmaniose, 93, 307, 316
- aspectos
- - biológicos, 93
- - clínicos, 97
- diagnóstico laboratorial, 98

- disseminada, 97
- prevenção e controle das, 101
- quimioterapia das, 101
- tegumentar, 97, 307
- - localizada ou cutânea, 97
- tratamento, 98
- vetores das, 99
- visceral, 97, 307
Lêndeas, 272
Lesão(ões)
- de pele e mucosas, 140
- endotelial, 226
- intestinal causada por *Entamoeba histolytica*, 108
- patognomônica da esquistossomose urogenital, 239
- pseudoneoplásicas do cólon, 224
Linfangiectasia subclínica, 203
Linfangite, 203
Linfopoietina estromal tímica, 167
Linguatula serrata, 18
Liquenificação, 207
Líquido hidático, 250
Liver infusion tryptose (LIT), 70
Loa loa, 201, 211
Loíase, 211
Longevidade, 21
Lupas
- comuns, 289
- conta-fios, 289

M

Macrófagos clássicos M1, 167
Macrogametas, 52
Mal
- das cadeiras, 80
- do garimpeiro, 313
Malária, 25, 308, 316
- álgida, 30
- alterações de hemostasia, 30
- aspectos biológicos, 26
- cerebral, 30, 31
- diagnóstico laboratorial da, 34
- *falciparum*, 31, 308
- fisiopatologia, 32
- grave ou complicada, 30
- medidas profiláticas contra a, 41
- prevenção e controle, 39
- tratamento da, 35
- vetores da, 36
- *vivax*, 33
Mandibulata, subfilo, 18
Mansonella
- *ozzardi*, 201, 208, 209, 313
- *perstans*, 201, 208, 211
- *streptocerca*, 201, 208, 211
Mansoneloses, 208
Matacanha, 270
Maturação, 238
Maxillopoda, classe, 18
Mebendazol, 184
Mecanismos
- de lesão
- - epitelial, 161
- - intestinal causada por *Giardia duodenalis*, 115
- de transmissão, 10
- - localização na cavidade geral, 10
- - localização no revestimento exterior, 10
- - localização no tubo digestório, 10
Medidas
- de saneamento, 230
- entomológicas nas doenças de transmissão vetorial, 20
Medula óssea, 29
Membrana
- ondulante, 60
- peritrófica, 85
Meningoencefalite amebiana primária, 140, 146
- por *Naegleria fowleri*, 143
Merogonia, 152
Merontes, 152
Merossomo, 27

Merozoite surface proteins (MSPS), 28
Merozoítos, 27, 28, 51
Metabola, 19
Metabolismo redox, 72
Metacercárias, 219
Metacestódeo, 245
Metacestoide, 245
Metaciclogênese, 66
Metamorfose simples, 261
Metapopulação, 3
Metatripanossomas, 85
Método(s)
- de Faust, 293
- de Kato-Katz, 295
- de Ritchie, 293
- de Willis, 293
- Lamp, 34
Metronidazol, 117
Micro-hematócrito, 302
Microfilárias, 209
- de *M. ozzardi*, 313
- de *W. bancrofti*, 313
Microflora intestinal, 116
Microgametas, 52
Micronemas, 47
Microscopia, 70
- de fluorescência, 300
Microscópios, 289
- biológicos, 289
Microsporídios, 151, 304
Microsporidiose(s), 151
- aspectos
- - clínicos e patológicos da, 154
- - de importância econômica, 155
- diagnóstico laboratorial das, 154
- fatores de virulência da, 152
- prevenção e controle das, 154
Microtríquias, 246
Microtúbulos subpeliculares, 48
Migração
- anômala, 173
- pulmonar, 180
- visceral, 181
Miíase(s), 262
- acidentais, 263
- cutâneas ou cavitárias, 263
- facultativa, 262
- obrigatória, 262
- primária, 262
- secundárias, 262, 266
Miracídio, 219, 221, 232, 236
Mitose fechada, 160
Mitossoma, 107
Moléstia dos vagabundos, 274
Moranga, 270
Mosca, 262
- aplicações em medicina, 267
- berneira, 264
- tumbu, 264
Mosca-varejeira, 266
Mosquiteiros impregnados com inseticidas piretroides, 41
Mosquitos-palha, 316
Motilidade intestinal, aumento da, 116
Motor, 49
Muquirana, 272
Musca domestica, 10, 262
Mutualismo, 1
Myriapoda, superclasse, 18

N

Naegleria fowleri, 1, 140
Necator americanus, 167, 173, 310
Necrose amebiana de fígado, 111
Nematocera, subordem, 19
Nematódeos
- biologia dos, 169
- intestinais, 167
- - em populações humanas, 187
Neospora caninum, 47
Neurocisticercose, 248, 249
Nifurtimox, 71
Nígua, 270
Nimorazol, 117

Ninho de taquizoítos, 47
Nitazoxanida, 184
Nomenclatura, 11

O

Obstrução
- intestinal por *Ascaris*, 172
- vascular, 226
Onchocerca volvulus, 201, 313
Oncocercomas, 206
Oncocercose, 201, 206, 207, 216, 313
Oncosfera, 248
Oocineto, 30
Oocisto, 30
Órgão de Haller, 277
Ornidazol, 117
Ornithodoros moubata, 11
Ostíolos, 140, 141
Ovos
- decorticados, 171
- férteis, 171
- inférteis, 171
Oxyurus vermicularis, 181

P

Países de baixa ou média renda, 7
Panexapoda, superclasse, 18
Panstrongylus megistus, 74
Papila apical, 222
Paradoxo "anofelismo sem malária", 38
Paragonimus westermani, 11
Paraneoptera, superordem, 19
Parasitismo, 1
Parasito(s), 1, 2
- cavitários, 2
- classificação de, 3
- demonstração do, 87
- em populações, 3
- em vetores, diagnóstico de, 314
- estenoxenos, 2
- eurixenos, 2
- heteroxenos, 2
- identificação morfológica de, 289
- monoxenos, 2
- teciduais, 2
Parasitologia, 1
- e compromisso social, 4
Parasitose
- delírio de, 286
- ilusão de, 286
Passagem transplacentária, 177
- de taquizoítos, 53
Pediculus humanus, 10, 11, 271
Pedipalpos, 15
Peixes larvívoros, 41
Pelta, 160
Pentamidina, 88
Pentastomida, subclasse, 18
Pentatrichomonas hominis, 121, 159
Percevejos, 274
Percevejos-de-cama, 274
Período de incubação
- extrínseca, 21
- extrínseco, 212
Permeabilidade intestinal, 116
Permetrina, 283
Pesquisa
- de anticorpos específicos, 54
- de larvas de helmintos nas fezes, 296
- de oocistos de *Cryptosporidium* e *Cyclospora*, 300
- de ovos de
- - *Enterobius vermicularis*, 297
- - *Schistosoma haematobium* na urina, 298
Phthirus pubis, 271
Phtiraptera, ordem, 19
Piolho-do-corpo, 272, 273
Piolhos sugadores, 271
Piolhos-da-cabeça, 272, 273
Piuns, 206
Placas, 276
- de lise, 54
- estigmáticas, 262
Plasma, 261

Plasmódios, 25
Plasmodium
- *falciparum*, 2, 25
- *vivax*, 25, 28
Point of care (POC)-CCA, 228, 240
Polarização da resposta imune do hospedeiro para um padrão Th2, 167
Poliembrionia, 219, 237
Porocephalus spp, 18
Posição taxonômica dos protozoários, 3
Potencial zoonótico, 118
Praziquantel, 240
Pré-cistos, 105
Predadores, 72
Principais categorias taxonômicas, 11
Prociclina, 85
Proglote
- distal, 250
- grávida, 250
- imatura, 250
- madura, 250
Programa
- Bahia Azul, 186
- de eliminação da oncocercose para as américas, 216
- global para a eliminação da filariose linfática, 216
Promastigotas metacíclicos, 96
Promoção da higiene, 187
Proteína(s)
- circunsporozoíta, 317
- de choque térmico, 130
- de resistência ao soro, 84
Protoescólex, 250
Protoescólices, 246
Protoninfa, 281
Protozoários, 2
- anfizoicos, 139
- intestinais
- - clássicos, 105
- - emergentes, 127
- que habitam o trato digestório humano, 121
Protuberâncias, 32
Prurigo
- agudo infantil, 269
- de hebra, 269
Pseudocéfalo, 262
Pseudoceloma, 169
Pseudocistos, 47, 49
Pseudomiíases, 263
Pthirus pubis, 273
Ptilíneo, 262
Pulex irritans, 269
Pulga(s), 268
- d'água, 213
Pupa, 262
Pupário(s), 262
- por uma fenda circular, 262

Q

Quelíceras, 15
Quimioprofilaxia, 41
Quimioterapia
- das leishmanioses, 101
- preventiva da esquistossomose, 242

R

Ramificações uterinas, 248
Reação em cadeia da polimerase, 70
Rédia, 219, 232
Relação(ões)
- filogenéticas, 3
- sinal-ruído, 289
Reprodução
- meiótica, 180
- sexual, 85
Reservatório(s)
- animal, 2
- crípticos, 91
- de infecção, 1
Reservossomos, 64

Resistência
- aos antimaláricos, 36
- aos compostos nitroimidazólicos, 117
Respostas regulatórias, 168
Ressonância nuclear magnética, 249
Retardo de crescimento físico, 173
Retortamonas intestinalis, 121
Rhipicephalus microplus, 278
Rickettsia prowaseki, 10, 271
Ritmo circadiano, 223
Roptrias, 47
Ruído, 289
Ruptura esplênica, 30, 31

S

Sais de piperazina, 185
Sappinia pedata, 141
Sarcoptes scabiei, 281
Sarna
- crostosa, 281
- demodécica, 281
- dos especieiros causada por *Tyrophagus putrescentiae*, 284
- norueguesa, 281
- sarcóptica, 281
Schistosoma
- *guineensis*, 241
- *haematobium*, 235, 298
- *intercalatum*, 241
- *mansoni*, 219, 220
Scorpionida, subclasse, 15
Secnidazol, 117
Secreção de cloretos, 116
Sedimentação, 292, 298
Simbiose, 1
Sinal de Romaña, 69
Síndrome
- da angústia respiratória do adulto, 30
- de disfunção linfática, 203
- de Ekbom, 286
- de Katayama, 224, 239
- de Loeffler, 173, 178
Siphonaptera, ordem, 20
Sistemas biológicos das doenças de transmissão por vetores artrópodes (dtv), 20
Sítios de expressão, 86
Sizígia, 128
Solenofagia, 261, 272
Solenófagos, 275
Solitária, 248
Solução
- de iodo, 291
- de Lugol, 291, 292
Sorologia, 70
Sowda, 207
Speothos venaticus, 251
Strongyloides, 178
- *stercoralis*, 1, 2, 169, 170
Superóxido dismutase dependente de ferro, 72
Surra, 80

T

Taquizoítos, 47
Taxa entomológica de inoculação, 21, 22
Taxonomia, 11
Técnica(s)
- de anal *swab*, 249
- de concentração, 292
- - de sangue, 301
- de flutuação de Sheather, 293
- de Kato-Katz, 226, 294, 295
- de Knott, 303
- de quantificação de cargas parasitárias, 294
- de Ritchie, 292
- de Rugai, Mattos e Brisola, 296
- de Strout, 302
- de Willis, 292
- de Ziehl-Nelsen ou Kinyoun, 300

Telmofagia, 261
Teníases, 246, 248, 254
Terapia larvária, 262
Terebratório, 222
Teste(s)
- de aglutinação em cartão, 87
- de eclosão de miracídios, 227, 297, 312
- de flagelação, 145
- diagnósticos rápidos, 34
- imunocromatográficos, 34
Tifo
- epidêmico, 10, 271
- exantemático, 10, 271
Tinidazol, 117
Tomografia computadorizada, 249
Tórsalo, 264
Toxocara, 193
- *canis*, 177, 193
- *cati*, 193
Toxocaríase
- asma brônquica e epilepsia, 199
- comum, 196
- diagnóstico laboratorial da, 196
- humana
- - aspectos clínicos, 195
- - tratamento da, 196
- ocular, 195, 196
- oculta, 195
- prevenção e controle da, 197
- visceral, 195
- - clássica, 195
Toxoplasma gondii, 2, 47, 310
Toxoplasmose, 47, 310
- aspectos
- - biológicos, 49
- - clínicos, 53
- diagnóstico laboratorial da, 54
- medidas profiláticas contra a, 56
- prevenção e controle da, 55
- tratamento da, 55
Transmissão
- ativa, 9
- horizontal, 10
- passiva, 9
- tipos de, 9
- vertical, 9
Transmissor
- ativo, 9
- passivo ou "transportador", 9
Transplante de órgãos, 75
Tratamento
- direcionado, 186
- em massa de escolares, 186
- intermitente preventivo
- - direcionado a crianças com idade inferior a 1 ano, 42
- - na gravidez, 41
- - semestral, 186
Trematódeos, 219
- digenéticos, 219
Triatoma infestans, 74
Triatomíneos, 66, 72
Tribendimidina, 184
Trichomonas vaginalis, 159, 304
Trichuris, 173
- *muris*, 167
- *trichiura*, 173
Tricomoníase, 159, 304
- aspectos
- - biológicos, 159
- - clínicos, 162
- diagnóstico laboratorial e tratamento da, 163
- prevenção e controle da, 164
Tricuríase, 173
Tripânides, 86
Tripanossomas, 59
- africanos, 79, 80
- - de importância veterinária, 79
Tripanossomíase africana humana, 9
Tripomastigotas, 60, 81, 305
- metacíclicos, 60, 85

- sanguícolas ou sanguíneos, 60
- sanguíneos pleomórficos, 82
Tritoninfa, 281
Trofozoítos, 29, 106, 113
- de *E. histolytica/E. dispar*, 105
- de *G. duodenalis*, 304
Trogocitose, 109
Trypanosoma
- *brucei*, 10
- - *brucei*, 79
- - ciclo biológico, 82
- - *equiperdum*, 79, 80
- - *evansi*, 79, 80
- - *gambiense*, 79, 81
- - *rhodensiense*, 79, 81
- *cruzi*, 59
- - ciclo de vida, 64
- - entrada e sobrevivência na célula hospedeira, 75
- - imunidade contra, 68
Tubérculos anais, 262
Tunga penetrans, 270
Tungíase, 270
Tyrophagus putrescentiae, 284

U

Unidades discretas de tipagem, 60
Ura, 264

V

Vacinas
- antimaláricas, 42
- contra a cisticercose e a equinococose, 258
Vacúolo(s)
- de glicogênio, 106
- parasitóforo, 67, 128, 152
Variabilidade genética, 90
Variação antigênica, 32, 83, 85
Vênulas do plexo mesentérico inferior, 224
Verdadeiro "vetor", 9
Verme-da-Guiné, 213
Verme(s)
- de vida livre, 180
- do olho, 211, 212
Vetor(es), 9
- biológicos, 2, 9
- classificação de, 3
- conceito de, 8
- da doença
- - de Chagas, 72
- - do sono, 79, 89
- - da malária humana, 36
- - das leishmanioses, 99
- mecânicos, 9, 118
- foréticos, 264
Via
- de síntese
- - de esteróis, 72
- - de poli-isoprenoides, 72
- transplacentária, 75
- de salvação de purinas e de biossíntese de nucleotídios, 72
Vida livre, 1
Vigilância epidemiológica, 228

W

Wuchereria bancrofti, 201, 313

X

Xenodiagnóstico, 70, 306
- artificial, 70
- natural, 70

Y

Yersinia pestis, 10

Z

Zimodema, 59, 108
Zona de anexação do flagelo, 62
Zoonose(s), 2, 20
- transmitida pelo solo, 195